U0189299

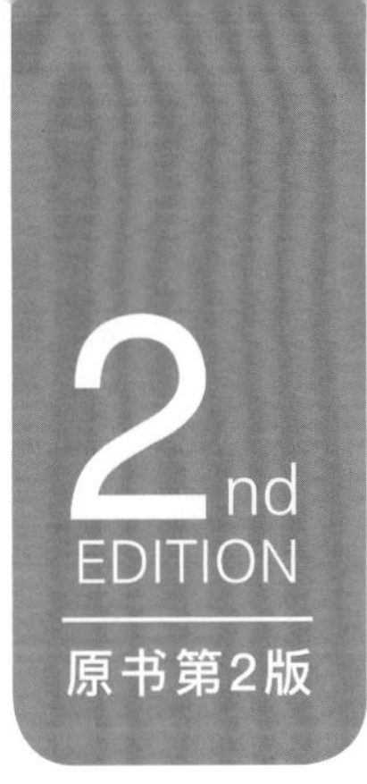

Management of Complications in Oral and Maxillofacial Surgery

口腔颌面外科并发症预防与治疗

原著 [美] Michael Miloro [美] Antonia Kolokythas
主审 谭颖徽 主译 何海涛 徐晓刚

中国科学技术出版社
·北 京·

图书在版编目（CIP）数据

口腔颌面外科并发症预防与治疗：原书第 2 版 /（美）迈克尔・米洛罗 (Michael Miloro),（美）安托尼亚・科洛基萨斯 (Antonia Kolokythas) 原著；何海涛，徐晓刚主译 . -- 北京：中国科学技术出版社，2024. 10. -- ISBN 978-7-5236-1010-7

Ⅰ. R782.05

中国国家版本馆 CIP 数据核字第 2024N1X608 号

著作权合同登记号：01-2024-1779

策划编辑 延 锦 孙 超
责任编辑 张凤娇
装帧设计 佳木水轩
责任印制 徐 飞

出　　版 中国科学技术出版社
发　　行 中国科学技术出版社有限公司
地　　址 北京市海淀区中关村南大街 16 号
邮　　编 100081
发行电话 010-62173865
传　　真 010-62179148
网　　址 http://www.cspbooks.com.cn

开　　本 889mm × 1194mm 1/16
字　　数 641 千字
印　　张 27.5
版　　次 2024 年 10 月第 1 版
印　　次 2024 年 10 月第 1 次印刷
印　　刷 北京盛通印刷股份有限公司
书　　号 ISBN 978-7-5236-1010-7/R・3346
定　　价 378.00 元

（凡购买本社图书，如有缺页、倒页、脱页者，本社销售中心负责调换）

版权声明

Title: *Management of Complications in Oral and Maxillofacial Surgery, 2e*
By Michael Miloro, Antonia Kolokythas
ISBN: 9781119710691
Copyright © 2022 John Wiley & Sons, Inc.

This edition first pubished 2022
Edition History
© John Wiley & Sons，Inc.（Ie，2012）

All Rights Reserved. This translation published under license. Authorized translation from the English language edition, Published by John Wiley & Sons. No part of this book may be reproduced in any form without the written permission of the original copyrights holder.
Copies of this book sold without a Wiley sticker on the cover are unauthorized and illegal.

本书中文简体版专有翻译出版权由 John Wiley & Sons, Inc. 公司授予中国科学技术出版社。未经许可，不得以任何手段和形式复制或抄袭本书内容。
本书封底贴有 Wiley 防伪标签，无标签者不得销售。
版权所有，侵权必究。

译者名单

主　审　谭颖徽

主　译　何海涛　徐晓刚

副主译　张　纲　汪　昆　唐　震

译　者（以姓氏笔画为序）

王　悦　王　蓉　田　刚　吕　俊　朱　强　乔馨玮　任昊天
全知怎　刘　欢　汤玉芳　苏润青　李　刚　李　晨　李万山
李鹏飞　杨欣谕　肖　宜　吴小波　何海涛　汪　昆　张　纲
陈　玉　陈　彤　陈佳楠　陈珀羽　郁　莹　项　钊　胡凯凯
夏　超　徐　帅　徐昱婷　徐晓刚　高建勇　郭昱皞　唐　震
黄君杰　董　强　韩　煦　曾　勇　雷　涛　蔡　齐　蔡　俊
蔚一博　廖礼姝

内容提要

本书引进自 WILEY 出版社，是一部详细介绍口腔颌面外科潜在并发症的实用著作。全书共23章，依次讨论了门诊麻醉、第三磨牙拔除术、种植手术、口腔颌面部手术中的科技与导航、颌面部创伤、正颌手术、牵张成骨、阻塞性睡眠呼吸暂停手术、唇腭裂及颅颌面外科手术、面部微创美容手术、面部美容外科、颞下颌关节手术、口腔头颈部肿瘤切除术、唇癌、皮肤病和皮肤癌、硬组织重建、软组织重建、血管化重建、头颈部放射治疗、显微神经外科手术、经口腔机器人手术、涎腺内镜及唾液腺手术，详细介绍了相关并发症的治疗策略。书中包含大量高清临床图像及手术流程图，可为口腔颌面外科医生提供临床指导。本书内容实用，阐释系统，贴近临床，是口腔颌面外科医生及住院医师的必备实用指南，也可作为口腔科医学生的参考学习资料。

主审简介

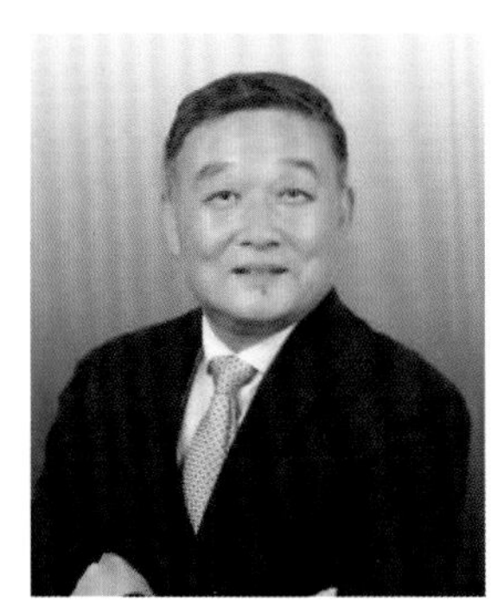

谭颖徽

主任医师、教授，博士研究生导师，军队专业技术三级、文职一级，享受国务院政府特殊津贴，军队优秀技术人员岗位津贴获得者。中央军委保健委员会会诊专家、健康教育专家，教育部口腔医学专业教学指导委员会委员，陆军军医大学口腔医学首席专家。中华口腔医学会理事，军队口腔医学专业委员会副主任委员，中国医师协会口腔医师分会常务委员，重庆市口腔医学会副会长。

从事口腔医学医疗、教学、科研工作近40年，擅长口腔颌面部创伤、肿瘤和整形的临床治疗，特别是口腔颌面部组织损伤的临床救治。先后荣获国家科学技术进步三等奖、军队科学技术进步一等奖、重庆市科学技术进步二等奖、军队医疗成果二等奖等省部级二等奖以上奖项11项，国家发明专利5项。获军队院校育才奖金奖。荣立二等功1次、三等功3次。主持国家自然科学基金课题4项，军队重点项目、指令性课题分题等10项。主编《中华战创伤学·第3卷：口腔颌面部战创伤》《军事口腔医学》，参编院士丛书2部，全国统编本科生、研究生教材各1部。以第一作者和通讯作者发表论文190余篇，SCI收录论文38篇。已招生培养博士后2名、博士27名、硕士41名。

主译简介

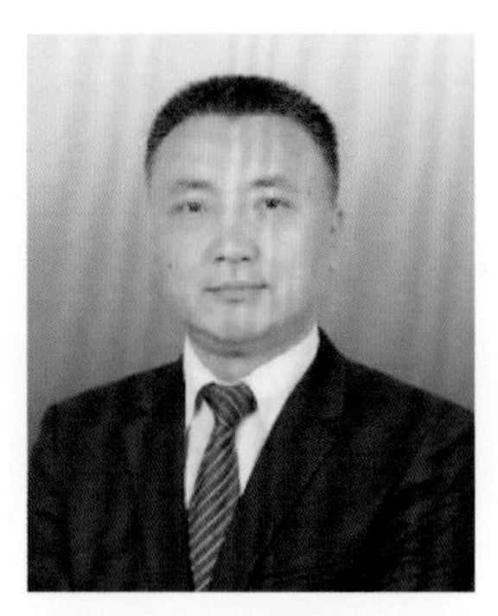

何海涛

医学博士，副主任医师、副教授，硕士研究生导师，陆军军医大学第二附属医院（新桥医院）口腔科主任，国家住院医师规范化培训基地主任，国家专科医师规范化培训基地主任，全军口腔颌面外科中心主任。中华口腔医学会创伤与正颌专业委员会常务委员，中华口腔医学会口腔颌面头颈肿瘤专业委员会委员，中华口腔医学会口腔医学教育专业委员会委员，中国医师协会口腔医师分会委员，中国整形美容协会口腔整形美容分会委员，全军口腔医学专业委员会青年委员，重庆市口腔医疗质量控制中心专家委员会副主任委员，重庆市口腔医学会副会长，重庆市口腔生物专业委员会主任委员，重庆市抗癌协会头颈肿瘤专业委员会候任主任委员，重庆市口腔颌面外科专业委员会副主任委员，重庆市老年口腔专业委员会副主任委员,《中华创伤杂志英文版》《创伤外科杂志》特约审稿专家、通讯编辑。从事口腔颌面外科医疗、教学和科研工作 26 年，先后到德国法兰克福大学、海德堡大学、中国香港中文大学等国内外知名院校访问学习。主要研究方向为颌面部战创伤损伤与修复重建，擅长口腔颌面战创伤综合救治及肿瘤的微创治疗和综合治疗，率先在国内开展计算机辅助下膜诱导技术治疗感染性创伤性下颌骨缺损，率先在西南地区开展经口腔机器人手术治疗口咽肿瘤，率先在重庆地区开展内转流下颈动脉体瘤切除术等临床新技术，先后获得陆军军医大学临床新技术新业务二级甲等、二级乙等奖项。2018 年获大渝网“重庆名医”奖，2020 年入选首届重庆市住院医师规范化培训名师，2022 年获陆军军医大学红医名师（医疗领域）。主持和参与国家自然科学基金、全军医学科技青年培育项目、重庆市自然科学基金重点项目、陆军“十四五”规划项目、国家重点实验室开放性课题等项目 10 余项，以第一作者和通讯作者身份发表论文 10 余篇，SCI 收录论文 5 篇。主编教材 3 部，参编《黄家驷外科学》《国际交通医学》《灾害医学》《中华战创伤学》等专著 6 部，参与军用标准、团体标准制订 2 项。

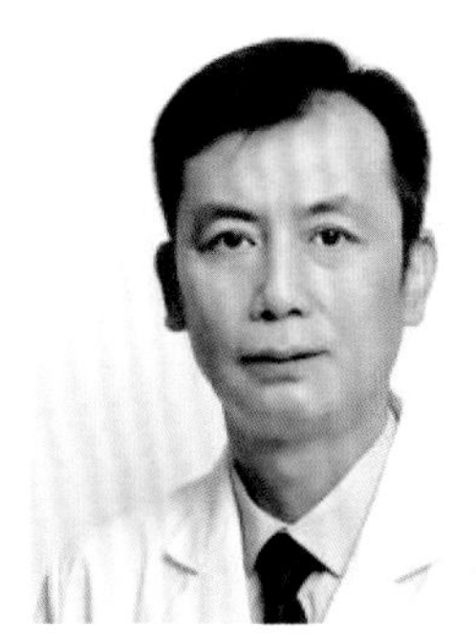

徐晓刚

医学博士，主任医师、教授，博士研究生导师，海军军医大学第一附属医院口腔科主任。中央军委保健委员会会诊专家，中华口腔医学会口腔颌面外科专业委员会委员，上海市口腔医学会理事，上海市口腔医学会口腔种植专业委员会副主任委员，上海市口腔医学会头颈肿瘤专业委员会常务委员。2008 年美国纽约大学牙科学院种植中心和纽约 Memorial-Sloan Kettering Cancer Center 访问学者。从事口腔颌面外科专业和口腔种植专业工作，在口腔颌面恶性肿瘤外科综合治疗和口腔颌面部战创伤救治方面具有明显特色，擅长口腔颌面部恶性肿瘤联合根治与颌面部大型缺损修复重建及颌面部战创伤紧急救治；擅长各类复杂疑难种植和微创化数字化种植。主持完成国家自然科学基金面上项目、军队重点专项等多项课题，曾获军队医疗成果一等奖、三等奖等多项成果，发表论著 40 余篇，SCI 收录论文 20 余篇。

译者前言

口腔颌面外科学是传统口腔医学中口腔外科学和临床医学中颌面外科学相结合发展起来的，是一门新兴的交叉学科，涉及颅颌面、颈部等多个解剖区域和相关病种。我国口腔颌面外科学创建于20世纪50年代初，经过几代人的努力已取得了长足进步，诊疗内容涉及头颈肿瘤外科、整复外科、美容外科、显微外科、导航外科、机器人外科、内镜外科等，被国外同行誉为“中国式口腔颌面外科”。由于口腔颌面外科学治疗病种复杂、治疗区域广泛、治疗方法多样，如果处置不当易发生各种并发症。

本书是专门针对口腔颌面外科手术并发症防治的实用专业著作，由伊利诺伊大学芝加哥分校口腔颌面外科 Michael Miloro 教授和罗切斯特大学伊斯曼学院史壮纪念医院口腔颌面外科 Antonia Kolokythas 教授主编，编写人员均具有丰富的临床经验。相较于第1版（2012年），本书新增和更新了部分内容。难能可贵的是，该书的大部分病例是作者自己的临床病例，他们以科学、实事求是的态度分享了治疗失败的经验教训，这种严谨求实的治学精神非常值得学习。

本书共23章，几乎涵盖了口腔颌面外科治疗的所有领域，包括近年来国内逐渐兴起的经口腔机器人手术、涎腺内镜手术、显微神经外科手术等。为方便国内广大口腔颌面外科及其他相关专业从业者阅读，在中国科学技术出版社的大力支持下，陆军军医大学第二附属医院（新桥医院）口腔科组织了海军军医大学附属长海医院、重庆医科大学附属儿童医院、陆军军医大学附属西南医院等从事口腔颌面外科工作的中青年专家和骨干对本书进行了翻译。希望能为国内口腔颌面外科同仁引进国外先进的理念，借鉴国外同行临床实践经验，为提高中国式口腔颌面外科治疗水平尽绵薄之力。本书不仅对口腔颌面外科及口腔科医生有重要的临床指导价值，对头颈肿瘤外科、创伤外科、整形外科、耳鼻咽喉科等相关专业的医生也有很好的参考价值和借鉴意义。由于中外术语规范及语言表述习惯有所不同，中文翻译版中如有欠妥之处，敬请同仁和读者批评指正。

何海涛　　徐晓刚

原书前言

“犯错误的医生是坏人吗？不是的，假如这样的话那我们都是坏人了。”“人们需要练习才能变得擅长自己的工作。在医学上唯一的不同之处是：我们在人身上练习。”

— Atul Gawande，*Complications: A Surgeon's Notes on an Imperfect Science*

许多外科医生都说：“我们从并发症中学到的东西比从手术成功中学到的东西更多。”手术并发症不应削弱外科医生的信心，而应被视为学习的机会，以防止未来发生类似的情况，并最终改善对患者的照护。外科医生总要面对这样或那样的并发症，为了提高作为外科医生的水平，必须认识、接受并恰当地处理并发症。口腔颌面外科是一个执业范围广泛、不断被重新定义和扩展的外科专业，我们所做的许多手术都有可能出现轻微和（或）严重的并发症。本书第 1 版于 2012 年出版，在实习医师和执业外科医生中获得了巨大成功，但是由于近 10 年执业的模式和范围发生了变化，有必要对本书进行修订更新。因此，我们推出了全新第 2 版。

我们的目标是提供一部全面的参考书，包括在口腔颌面外科小手术和大手术后可能遇到的轻微或严重并发症。

本书的目的是为口腔颌面外科医生提供一个前沿、全面、条理清晰的并发症处理参考，这些并发症是由口腔颌面外科医生实施的手术导致的，相关内容由他们亲自撰写。全新版本将为正在受训的住院医师及口腔颌面外科执业医师及扩大范围执业的临床医师提供系统的并发症识别和处理方法。全新第 2 版的一个重大更新是加入了并发症处理的流程图，用于指导临床医生选择各种治疗途径。此外，本书也是备考的绝佳资源，因为在并发症识别和处理方面的坚实知识基础是临床实践的重要组成部分。

每一章的作者都是各自专业领域的杰出代表，撰写的内容都是基于他们所在领域的独特培训和实践。感谢这些作者愿意以诚实和专业的方式分享他们的不良结果和治疗失败的心得。作者采用以证据为基础的方法，对目前的文献及他们自身的临床经验和专业知识进行批判性的评估，为并发症的处理提供建议。作者使用的临床和影像学数据，以及各种迁延不愈的并发症，可为临床医生提供一个具象的观点。每位作者的出色贡献都反映了他们在各自临床专业领域的丰富经验和深厚学识。书中强调的口腔颌面外科实践中可能遇到的并发症，不论常见与否，简单还是复杂，每一个合格的口腔颌面外科医生都应该熟悉。书中介绍了如何及时识别每种并发症、考虑预防措施，并针对已受损的临床情况给出精准的处理策略。这些信息条理清晰，形式新颖，易于理解。我们感谢作者及他们的患者提供的病例展示，这些对本书而言至关重要，这将为所有接受培训和正在执业的口腔颌面外科医生提供更多的知识基础，为减少未来患者的发病率做出贡献。

Michael Miloro

Antonia Kolokythas

献 词

致所有理解并发症的确存在的患者、住院医师，以及所有明白并发症原因、能够识别问题关键所在、能够正确处理并发症、希望引领人们避免出现类似不良事件的人。处理手术并发症是外科医生在教育和训练过程中必不可少的组成部分，甚至可能最为关键。

致 Beth 和 Macy，感谢你们的爱和支持。

Michael Miloro

致我的患者、我的实习医生和我的双胞胎 Michael 和 Tom。

Antonia Kolokythas

目　录

第 1 章　门诊麻醉
Ambulatory Anesthesia

Vasiliki Karlis　Lauren Bourell　Robert Glickman 著　　李　刚 译

门诊麻醉是口腔颌面外科医生（oral maxillofacial surgeon，OMS）在私人或学术实践中常见的辅助程序之一。为实现从轻度镇静到全身麻醉不同的麻醉状态，主要使用静脉注射（introvenous，IV）药物，但偶尔也使用吸入性药物。当进行麻醉时，其可以极大地促进牙槽手术以及其他门诊外科手术，提高患者的舒适度、满意度和手术效率。门诊麻醉常被推荐用于第三磨牙拔除等手术，并且很多患者无论实施何种手术都要求麻醉。儿科患者情况特殊，患者的合作性可能不佳，经常处于高水平的焦虑情绪，使用门诊麻醉的作用可能会更大。对于儿童和成人，门诊麻醉可以在门诊环境完成更多的手术，而这些手术通常需要在手术室进行，有潜在的风险和更高的成本。

考虑到门诊麻醉的诸多好处，每年有大量的麻醉由门诊的 OMS 进行也不足为奇。每年为数以千计的患者提供辅助麻醉，而在提供门诊麻醉的过程中，报告的并发症数量相当低，在一般麻醉病例中的发生率低于 1%[1]。在这些报告的并发症中，严重不良事件所占的数量更少。为了确保门诊麻醉的安全，人们付出了很多努力，特别是在外科医生培训、并发症预防、患者监测和应急协议等方面。虽然手术医生对非住院麻醉的使用和安全性表现出信心，但他们也必须保持高度的警惕，以防麻醉并发症，并在出现并发症时进行适当的处理。

许多在门诊环境中提供麻醉的手术医生也在医院的手术室中进行手术，而且在这两种环境中进行的手术类型经常有重叠。然而，在手术室里进行的麻醉与在门诊进行的麻醉有一些明显的不同。在手术室里，麻醉几乎总是由外科医生以外的人提供，通常由麻醉师或注册麻醉师提供。这使外科医生能够一心一意地专注于手术。相反，在门诊麻醉中，OMS 通常充当外科医生 – 操作者，或“操作者 – 麻醉师”模式，同时提供麻醉和手术操作。有数据显示，在由外科医生实施麻醉并进行手术的门诊环境中，麻醉相关的并发症发生率非常低，这也支持了手术医生的这种双重角色[1]。门诊麻醉的实施需要外科医生的额外关注，必须同时监控麻醉和手术过程。保持这种注意力的平衡是很有挑战性的，而且可能需要一套不同于以往的技能。

在手术室实施的麻醉和非住院麻醉之间的其他重要差异，也会导致门诊麻醉的相对安全性更高。两个重要的因素是：在手术室环境中进行的手术风险和复杂性更高；在门诊环境中低风险患者［美国麻醉师协会（American Society of Anesthesiologists，ASA）Ⅰ级和Ⅱ级］更多，而高风险患者（ASA Ⅲ级和以上）可能在手术室环境中更多。这些因素强调，仔细选择患者和手术有助于预防门诊麻醉的并发症。

手术室的患者监测设备和应急设备往往比门诊更多，尽管这种差异在很大程度上由于设备和技术成本的降低而变得越来越小。某些侵入性的患者监测模式，如动脉或中心静脉管，仍局限于手术室。然而，许多相同的心脏和呼吸功能监测模式在手术室和门诊都有使用。此外，手术室的急救设备已经被复制，以便在门诊环境中有效使用。由于手术室位于医院内，在广泛的应急准备和获得训练有素的工作人员、血液和组织产品，以及专家咨询方面保持优势。然而，由于手术程序的复杂性增加和（或）风险较高的患者群体较多，手术室中的麻醉可能会增加风险。这些差异对于在这两种环境下工作的手术医生来说非常重要，因为它们对麻醉并发症的预防和管理具有重要意义。

一、门诊麻醉并发症的预防

（一）根据患者特征选择麻醉方法

麻醉并发症的最佳和最有效的管理是预防其发生。有充分的证据表明，围术期患者的某些特征对麻醉和手术风险有很大的影响。其中一些特征（如患者的年龄）很容易量化，并具有相当可预测的麻醉风险模式。其他患者的特征，如潜在的医疗条件、药物、既往手术史、过敏史、心脏和呼吸系统的储备，以及体重指数（body mass index，BMI），可能更难分配风险。详细的病史和体格检查，加上适当的术前实验室检查，以及与主治医生的沟通，对于识别那些可以在门诊环境下安全接受麻醉的患者是最重要的。

几种基于患者特征的麻醉风险算法和分类系统被普遍使用，其中 ASA 标准的使用最为广泛（表 1–1）。已有相关文献提出 ASA 分级的效用，证明 ASA 分级（Ⅰ～Ⅴ级）和麻醉并发症的风险之间存在明确关联[2]。ASA 分级被广泛认可且易于使用，是纳入其他患者风险决定因素的有效起点。杜克活动量表指数（表 1–2）是另一个衡量患者身体状况的有效指标。它根据个人的运动耐力和进行各种日常生活活动的能力，对身体能力进行功能评估。从事运动或日常体力活动的能力与麻醉并发症的风险成反比，并为患者筛选提供了额外的参数。

对门诊麻醉患者的风险管理辅助措施包括对气道的具体评估和分类。Mallampati 分类法是一个简单的视觉分类系统，分为四类，根据口咽后部结构（悬雍垂、咽峡、软腭和硬腭）的可见度来评估口咽后部气道的通畅性。舌骨和下颏之间

表 1–1　ASA 身体状况分级

分　级	表　现
Ⅰ级	无全身性疾病，不吸烟，不饮酒或饮酒量极少
Ⅱ级	患轻度至中度全身性疾病，疾病状态得到良好控制（如控制良好的 DM、轻度哮喘或癫痫），怀孕，目前吸烟，社会性饮酒，BMI 为 30～40kg/m²
Ⅲ级	限制活动但不丧失能力的严重全身性疾病，如未控制的 DM、CVA、MI，3 个月前置入支架的 CAD，轻度 COPD，BMI＞40kg/m²，酒精滥用或依赖，心脏起搏器，ESRD 正在接受透析治疗
Ⅳ级	限制活动且危及生命的严重全身性疾病，如过去 3 个月内有 CVA 或 MI，严重的 CHF，严重的 COPD，持续的心脏缺血或瓣膜功能障碍，脓毒症
Ⅴ级	预计不能存活 24h 的患者
Ⅵ级	器官捐献者

CAD. 冠心病；CVA. 脑血管意外；MI. 心肌梗死；CHF. 充血性心力衰竭；COPD. 慢性阻塞性肺疾病；DM. 糖尿病；ESRD. 晚期肾病

表 1-2 杜克活动量表指数

功能等级	代谢当量	具体活动量表
Ⅰ	＞7	患者可以进行繁重的家务劳动，如移动家具或擦洗地板，并能参加适度的娱乐活动，如打保龄球、跳舞、滑雪或双打网球
Ⅱ	＞5	患者可以做简单的家务，如除尘或洗碗，可以爬一层楼梯，可以参加中等程度的娱乐活动，如打保龄球、跳舞、滑雪或双打网球。能爬一层楼梯，并能以每小时 4 英里的速度在平地上行走
Ⅲ	＞2	患者可以自己穿衣服、洗澡、铺床和在室内行走
Ⅳ	＜2	患者不能在没有帮助的情况下进行日常生活，并可能卧床不起

的距离可以作为气道通畅性和插管便利性的额外指标来评估，尽管很粗糙，但颏舌距离越短说明气道风险越大。甲颏距离用于预测插管的难度，是在头部伸展的情况下从下颏到甲状软骨测量所得的距离（＜7.0cm 表明存在插管困难的可能性）。此外，患者体型特征，如肥胖或存在短而粗的颈部，可以作为麻醉期间气道塌陷风险的一般预测因素。也可以评估头颈部的运动，大于90° 被认为是在正常范围内。当然，有限的开口度、上颌门牙前倾、有限的上唇咬合试验和后退的下颌骨可能会给维持气道和进行气管插管带来风险。这些解剖学和功能性因素都可以用来计算"气道评分"。

BMI 过高（＞25kg/m^2）和阻塞性睡眠呼吸暂停（obstructive sleep apnea，OSA）是麻醉期间气道阻塞的风险因素，并且在美国的发病率有所增加。对于没有已知 OSA 病史的患者，STOP-BANG 问卷可以作为一种有用的筛查工具来识别高危患者。该问卷根据风险因素，如打鼾、白天嗜睡 / 疲倦、睡眠中观察到的喘息 / 咳嗽 / 呼吸不畅、高血压、BMI＞35kg/m^2、年龄＞ 50 岁、颈围＞16 英寸或 40cm，以及男性性别，对个人进行 0～8 分的评分。0～2 分被认为是低风险，而 5～8 分是中度至高度风险，3～4 分的中间分数可能是最难定性的，但风险随着男性性别和 BMI 的增加而增加。STOP-BANG 问卷有中等程度的假阳性风险。然而，对于 OMS 来说，增加对潜在困难气道的预测是有用的 [3]。

肥胖，定义为 BMI＞30kg/m^2，是公认的麻醉相关并发症的风险因素。注意 BMI 的分类：＜18.5kg/m^2 为体重不足；18.5～24.9kg/m^2 为正常；25～29.9kg/m^2 为超重；30～39.9kg/m^2 为肥胖；＞40kg/m^2 为严重肥胖。肥胖与呼吸功能残气量（functional residual capacity，FRC）的减少有关，并可导致呼吸系统并发症的发生率增加，特别是气道塌陷和氧饱和度降低。肥胖患者在门诊麻醉过程中出现呼吸道并发症的风险增加了 4 倍 [4]。在儿科人群中，肥胖也被认为是一个日益严重的问题。Setzer 和 Saade 的一项研究发现，在一组接受牙科手术门诊麻醉的肥胖儿科患者中，呼吸道并发症和意外入院的发生率增加（与非肥胖的队列相比）[5]。手术中患者的合适体位可能有利于预防肥胖患者的不良呼吸道并发症，因为一项研究表明，在诱导全身麻醉之前，以直立（90° 坐姿）与仰卧姿势进行预吸氧的肥胖患者的脱饱和时间增加 [6]。使肥胖的 OMS 患者保持直立或半卧位是门诊麻醉的常规做法，通过最大限度地提高 FRC 和减少重力对口咽后部气道塌陷的影响，可能有助于防止呼吸系统并发症。

年龄也是决定麻醉和手术风险的一个重要因素。年龄很容易量化，而且有证据表明，在非常年轻和非常年长的两个极端，并发症的风险会增加。在生命的第一个月和一年内，与麻醉和手术有关的风险大大增加 [7]。就年龄的增长和并发症的风险而言，虽然这种关联是渐进式的，但仍有很强的正相关关系。在年龄小的情况下，麻醉风险的增加可归因于婴儿和儿童在解剖学和生理学上的相对不成熟。这使得麻醉的机制更加困难（如气道管理、液体置换、患者监测），而小儿麻醉药物的治疗指数降低，大大增加了它们的毒性。在年龄的另一端，高龄会导致医疗合并症的增加和正常老化过程中生理储备的减少。这也降低了对生理损伤的耐受性，降低了许多药物和干预措施的治疗指数。

除了患者的特点外，另一个有助于预防术后并发症的因素是确保患者会有一个负责任的成年人/陪护，可以在麻醉和术后陪同并照顾患者[8]。

（二）根据手术特征选择麻醉方法

除了对患者进行适当的手术筛选外，牢记手术的复杂性和计划中的手术所需的时间长度也很重要。某些手术，如第三磨牙拔除，几乎总是在门诊环境下进行。其他外科手术，如微创颞下颌关节（temporomandibular joint，TMJ）手术（如颞下颌关节镜）和广泛的骨移植或复杂的牙齿种植手术，可以在手术室或门诊环境中进行。这在很大程度上取决于外科医生和患者的偏好，是否有适当的仪器和设备，以及财务问题。预防并发症的最重要考虑是确保计划的手术过程不比特定的门诊环境所能容纳的更复杂或更长。患者的风险因素和手术的风险因素应该是平衡的，这样就可以避免在那些手术风险较高的患者身上进行更长和更复杂的手术。对于复杂或漫长的手术，如果有一个额外的医生或受过训练的人协助对患者进行麻醉管理，将有益于手术的进行。这将有助于抵消手术本身所需增加的一些注意力。通过适当的计划，大多数常规的OMS手术有可能在门诊环境下使用单人操作–麻醉师模式完成。

（三）患者筛选

门诊麻醉手术的患者筛选目的是确定每个患者的麻醉风险因素，并确定哪些患者可以在门诊环境下安全地进行手术。第一步是进行全面的病史和有针对性的体格检查。要收集的信息包括先前的麻醉经历、先前住院情况、急诊就医情况、以前的手术情况、对任何药物的过敏或不良反应以及当前所有的药物（包括非处方药和维生素或草本补品）。草本药物的使用较常见（约25%的患者使用），大蒜、银杏和人参（“三G”）在围术期服用可能特别危险，因为它们影响血小板功能，还可能增加出血的风险[9]。

对系统的审查可以确定患者是否有任何未诊断的医疗状况，可能会影响到计划的麻醉程序。特别是，旨在引出潜在的呼吸系统、神经系统或心脏疾病的问题尤为重要。打鼾、过敏性鼻炎、喘息、呼吸短促（用力或自发）以及最近的上呼吸道或下呼吸道感染的病史可以提供有关呼吸道并发症的可能风险的重要信息。需要注意的某些医疗条件和风险因素包括哮喘病史、慢性阻塞性肺疾病（chronic obstructive pulmonary disease，COPD）和吸烟。Chung等发现哮喘在门诊麻醉期间的呼吸道并发症会增加5倍，而吸烟的风险会增加4倍[4]。另外，使用大麻可能改变/增加对某些麻醉药的耐受性。慢性阻塞性肺疾病患者在门诊麻醉期间发生呼吸道并发症的风险比其他患者高2倍[10]。确定患者的运动耐力也可以提供大量的信息，包括呼吸系统或心脏疾病的症状和体征，以及肌肉骨骼或任何运动范围的限制。对于不经常运动的患者，可以用日常生活活动的问题来代替，如走几个街区、爬一层以上的楼梯、买菜、洗几件衣服或做大量的家务。

获得家族史是有帮助的，尤其是年轻或病史发现不多的患者，要确定直系亲属是否曾经有过与麻醉有关的不良事件、不寻常的遗传病、先天性心脏缺陷、过早或突然意外死亡。对烟草、酒精和非法药物使用史的询问很重要。对于经常饮酒的患者，询问其通常的摄入量和典型反应（如嗜睡、“微醺”），有时可以提供对麻醉反应的大致指示。在计划进行手术的前一天，应该记录每个患者的生命体征，因为有助于建立一个特定患者的基线。例如，这可能有助于区分一个在手术当天因焦虑而出现高血压的患者和一个基线血压通常较高的患者，后者是在计划手术当天才发现有麻醉风险，需要推迟手术并获取医疗咨询。

病史和体格检查为决定患者是否需要在预期的麻醉前进行进一步的测试或评估提供了依据。进一步的评估可以采取多种形式，包括实验室测试、心电图/胸部X线检查，或者与患者协商，包括根据需要转诊给专家。有复杂病史、多种慢性合并症、最近做过手术或住院，以及在过去一年中多次住院的患者，显然需要进一步评估。这些类型的患者显然风险较高，可能是也可能不是门诊麻醉手术的合适人选。然而，更值得关注的可能是那些门诊麻醉风险不明确或未知的患者。在这种情况下，实验室测试和其他检查的作用是确定患者是否可以在门诊环境下安全地进行镇静。那些病史不清楚或不明确的患者显然属于这一类，在系统检查中出现几个阳性结果的患者或有慢性病的患者似乎控制得不好，也属于这一类。此外，对于那些报告没有问题、在过去三年或更长时间内没有进行过常规体检的患者，尤其是中年或老年或有其他明显的医疗风险因素的患者，应该谨慎对待。像这样的患者可能有未被诊断的疾病，可能会大大影响计划中门诊手术的安全性。

患者可能会被要求进行多种多样的实验室检查，但就常规使用而言，可能很少甚至没有必要。最近的科学研究表明，外科手术前的常规实验室检查被过度使用，而且没有用处。与术后结果可能没有关联[11]。全血细胞计数（complete blood count，CBC）和基本代谢组合（basic metabolic panel，BMP）代表了两个最常用的基本实验室检测资料。全血细胞计数可以提供关于是否存在感染或炎症（白细胞计数升高）、血细胞的相对比例、是否存在贫血（血红蛋白和血细胞比容）和血型（红细胞大小和形态）的信息，并验证是否有足够数量的血小板用于止血。全血细胞计数不提供有关血小板功能或血液凝固能力的信息，为此需要进行部分凝血活酶时间和凝血酶原时间（通常报告为国际正常化比率）。有关血小板功能的信息可以从血小板功能测试中获得，其中有几种不同的测试。BMP将提供有关电解质和酸/碱平衡，以及肾功能（血尿素氮和肌酐水平）的信息，可以用完整的代谢组合来代替，其中包括肝功能标志物（通常是天门冬氨酸和丙氨酸转氨酶肝酶水平）。对于有糖尿病、肝脏或肾脏疾病的患者，可以考虑肾脏和肝脏功能的标志物，因为它们可以显示疾病的进展及修改麻醉药物剂量的潜在需要。对于育龄女性，一些医生也会要求进行β-人绒毛膜促性腺激素（β-human chorionic gonadotropin，β-hCG）试验，以核实患者的怀孕状况。血清β-hCG的敏感性更高，但尿液β-hCG测试的费用较低，且易于操作。目前ASA的建议是，当怀孕测试的结果会对患者产生影响时，应向育龄女性提供怀孕检测。风险最高的手术是那些直接影响生殖器官或接触已知致畸物的手术。目前，普通麻醉药对胎儿的安全性还没有得到证实[12]。前30天内进行的实验室检查通常被认为是最新的，不一定需要重复。病情变化较快的患者，如服用华法林的患者，将需要更多近期的实验室检查。如果有必要的话，β-hCG检测最好是在预定麻醉手术的1周内进行。

对已知或怀疑有心血管疾病的患者进行术前筛查存在特殊考虑。心血管疾病越来越常见，麻醉过程中的心血管并发症也是最严重的。筛查心血管疾病的基本方法包括标准的12导联心电图和胸片检查。更先进的诊断方法包括超声心动图和心脏压力测试。根据机构和外科医生的偏好，一些手术室的医生会对超过一定年龄的患者进行常规的心电图和胸片检查。有时这种做法只限于安排手术的患者，有时也延伸到门诊麻醉手术。对于ASA Ⅰ级（和大多数ASA Ⅱ级）患者的低风险手术，如果已经进行了详细的病史和体格检查，基本上没有必要进行心电图和胸片检查。对于有心脏并发症临床风险因素的患者，可以考虑进行心脏检查，这是美国心脏病学会（American College of Cardiology，ACC）和美国心脏协会（American Heart Association，AHA）在2014年修订的心脏风险指数中提出的。这些因素包括缺血性心脏病史、代偿性心力衰竭或既往心力衰竭、脑血管疾病、糖尿病或肾功能不全[13]。心脏风险的次要预测因素包括 70 岁以上、未受控制的高血压、异常心电图和非窦性心律，但这些因素在非心脏手术中并没有被证明可以作为心脏风险的独立标志[14]。以“代谢当量”（metabolic equivalents，MET）衡量患者的心血管功能是 2007 年 ACC/AHA 围术期心血管评估指南中评估的一个重要参数。与有足够功能储备的患者相比，功能差（＜4MET）的患者代表着更大的心脏并发症风险。2014 年 ACC/AHA 指南并不推荐 12 导联对无症状的低风险手术患者进行心电图检查，如常规的非住院牙槽手术。该指南是根据文献的证据所制订的，表明在非心脏手术前对不同患者群体进行术前干预具有临床优势。

如果需要进行额外的检查，应在计划麻醉前与患者的医生联系，因为患者最近可能已经做了心电图或其他心脏检查。胸部 X 线片或心电图如有异常，总是表明需要进一步检查，尽管可能不需要进一步检查。如果以前的心电图或胸部 X 线片显示的异常随着时间的推移而保持稳定，并且患者的医生已经表明了这一点，那么进一步检查不太可能改变临床的评估。然而，任何新的或从以前的检查结果中发现的异常，都应该与患者的主治医生一起进行随访，并根据需要进行额外的检查。

术前检查有助于识别患者的异常情况及定量评估其疾病的程度和类型，但临床医生必须最终收集这些数据，并以临床实用的方式解读。目前，已经开发了一些算法和分类方案，可以将临床数据转换为麻醉风险的衡量标准，从而帮助外科医生确定特定患者接受门诊麻醉手术的相对风险。其中最受欢迎的是 ASA 分级，前面已经提到过。特别是针对心血管风险因素，存在一些风险分层方案，包括 ACC/AHA 的最新指南（如上所述）。

术前患者筛查不仅有助于识别代表门诊麻醉危险的患者，而且对低、中风险患者也有助于识别其特定的风险，并有助于提前计划。

（四）术中患者监测

随着技术的进步，出现了越来越多新型和改进型设备，用于术中监测患者的生命体征和镇静水平。患者监测器不仅能让人放心地了解患者的情况，而且还能在并发症开始发生时提供早期警告。理想情况下，有效的术中监测可以使潜在的严重情况得到早期识别和有效控制。门诊麻醉期间的基本测量包括脉搏血氧仪、潮气末二氧化碳（end-tidal carbon dioxide，$ETCO_2$）（波形毛细管成像）、心率监测和间歇性无创血压监测。

1. 脉搏血氧仪

脉搏血氧仪旨在估计外周动脉经皮血氧饱和度（SpO_2），并通过测量红外线能量传输而工作。在吸烟者中，由于循环中存在碳氧血红蛋白的水平，脉搏血氧仪的读数可能会被人为地提高。对于那些在麻醉手术后几小时内抽过烟的人来说，情况尤其如此。脉搏血氧仪不能区分吸烟者血液中的碳氧血红蛋白和携氧血红蛋白，因此高估了真实的血氧饱和度。指甲油或寒冷的四肢可能会干扰脉搏血氧仪的功能。

脉搏血氧仪提供的读数（SpO_2）是动脉血氧饱和度（SaO_2）的良好近似值，90% 的 SpO_2 水平是标准分界值，低于此值时，脱氧开始产生明显的临床影响。当 SpO_2 为 90% 时，SaO_2 约为 60%（氧合血红蛋白解离曲线），这就是为什么脉搏血氧仪上的低 SpO_2 警报应设置在 92% 或以上范围。患者的真实氧饱和度和脉搏血氧仪读数之间有一个时间延迟，许多血氧仪会在患者的氧饱和度读数低于 93% 或 94% 时发出警报。大多数健康的成年人在室内空气中的 SpO_2 为 98%～100%，但偶尔有潜在呼吸障碍的患者会有 94%～95% 的基线氧饱和度。在开始手术前了解这一点很重要，可以避免错误地认为基线氧饱和度低的患者因麻醉而出现呼吸抑制的情况。

2. 心率和心律监测

在许多情况下，基本的心率监测器就足够了。然而，三导联或五导联心电图监测器将提供心律追踪，如果出现心律失常、ST 段抬高或压低、缺血/梗死的并发症，这可能是不可或缺的。

3. 血压

至少在麻醉手术前后以及患者出院前都应进行血压测量。可以设置在不同时间间隔内读数的自动血压袖带（无创血压）是一个有效的选择。常规的间隔血压测量（间隔 5min）对所有患者都是有用的，因为即使是低风险的患者也可能出现血压变化的麻醉并发症。对于高风险的患者，血压监测尤其重要，有利于及时了解高血压、低血压或心输出量的变化。

4. 二氧化碳检测

二氧化碳检测（capnography）是利用化学探针测量潮气末二氧化碳（$ETCO_2$）水平，从而进行呼吸检测的一种设备。它通常与鼻罩、鼻罩盖、鼻导管联合使用。然而，这种“开放式”系统的局限在于，如果患者是通过口呼吸而不是通过鼻子呼吸，其有用性会受到限制。它的益处是提供了潮气量、呼吸率和呼吸深度的测量值。虽然不提供血氧饱和度的估计值，但在检测呼吸抑制和呼吸暂停方面比脉搏血氧仪更敏感。

5. 心前（食管）听诊器

心前区或食管听诊器是一种钟形听诊器，放置在胸骨切迹附近的气管前区。医生可以通过一到两个听筒或蓝牙系统对患者的呼吸进行听诊，并在患者呼吸速率、深度或质量出现变化时接到提醒。虽然这种术中监测方法很敏感，但它似乎并没有在 OMS 中特别流行。D'Eramo 的研究报告称，只有 36% 的从业人员使用心前听诊器，而血压和脉搏血氧仪监测的利用率为 93%[1]。在环境噪音增加或患者过度运动的情况下，听诊器会变得不那么可靠，因为这可能会使听诊器的喇叭口移位。尽管如此，食管听诊器可以提供有关患者呼吸状况的额外临床信息。在治疗小儿（或其他快速呼吸衰竭风险增加的人）和肥胖患者时，它可能是最有用的，因为在这些患者中，有时很难观察到胸部上升和其他通风努力的迹象。

（五）人员准备

在执行门诊麻醉时，应严格遵守特定的指南以及各州法规的规定，关于适当的人员数量和培训要求的细节。熟悉监测设备、紧急设备和设置、药物和剂量是进行安全门诊麻醉的关键。除了应急设备的设置和操作外，治疗团队应经常练习应急场景的应对，以确保做好准备，并预测和预防不良事件的发生。最近一项对麻醉人员的研究表明，如果提供了麻醉紧急情况的实战模拟训练，那么麻醉人员的表现会更好[13]。此外，应经常性地实施定期和不定期的药品和设备库存检查，并对过期药品和故障设备进行检测。

（六）设备和急救物资

表 1-3 列出了在门诊麻醉环境中可能需要的一些最常见的急救药物和设备。急救药物可以从制造商那里获得适当的稀释液，这些稀释液被预先包装在专为单个患者使用的注射器中。虽然以这种形式购买急救药物会增加成本，但它允许医生在需要时选择和使用急救药物，而不会拖延，并可能将计算错误降至最低。

（七）术后监护

当手术和麻醉程序完成后，患者被送往术后区域，在那里，患者的麻醉恢复通常由外科医生以外的人员监督。由于目前使用的多数麻醉药物的短效特性，患者多在手术过程结束时即苏醒。然而，由于患者对麻醉的反应不同，一些患者在到达恢复区时可能仍处于明显的镇静。术后应继续监测生命体征。训练有素的工作人员应始终在紧邻的恢复区，并应观察患者的状况，如肤色、呼吸频率和胸部起伏、对语言或身体刺激的反应，以及任何激动或无法唤醒的迹象。一旦患者恢复清醒，如果恢复区的空间允许，家人或朋友可以过来陪伴。

二、门诊麻醉并发症的发生率

虽然没有什么历史数据，但在过去的几十年里，门诊麻醉的安全性似乎已经提高。最近的一项大型研究报告显示，门诊麻醉并发症的发生率为 1.45%，而住院麻醉的并发症发生率为 2.11%[15]。用于提供麻醉和患者监测设备设计

表 1-3　急救设备和药品

急救设备	急救药品
• 除颤仪 • 抽吸器（便携式） • 带备用的氧气瓶 • 面罩（非呼吸式带阀面罩） • 喉镜及光源、刀片、备用电池 • 气管导管，带袖带 / 无袖带 • 喉罩通气管 • 口腔通气管 • 鼻腔通气管 • MacGill 钳 • 气管切开术 / 环甲膜切开术套件	• 肾上腺素 • 血管加压素 • 硝酸甘油 • 腺苷 • 拉贝洛尔 • 艾司洛尔 • 劳拉西泮或地西泮 • 胰高血糖素 • 纳洛酮 • Albuterol 计量吸入器 • 阿托品 • 琥珀酰胆碱 • 甘草酸钠 • 利多卡因 • 美托洛尔 • 苯海拉明 • 氢化可的松 • 50% 葡萄糖 • 氟马西尼 • 阿司匹林

的改进，以及工程控制、安全操作和从业人员培训的改进，对麻醉并发症的总体低发生率做出了贡献。一些比较常见的麻醉并发症，如恶心和呕吐，虽然机构成本可能很高，但发病率相对较低。其他的并发症，如呼吸或心搏骤停，尽管发生率很低，但已经做出了很大的努力来充分预防和处理它们。一部分并发症是由于潜在的患者因素造成的，如患者的年龄和医疗合并症，而医生对此几乎没有控制权，但也有证据表明，许多并发症是操作错误、设备故障或系统故障的结果。可预防的并发症为临床医生个人和整个专业提供了机会，使他们能够做出改进，提高患者的安全和麻醉的成功率。

三、神经系统并发症

（一）晕厥

晕厥是麻醉中最常见的并发症之一，通常发生在术前，但有时也发生在术后（流程图 1-1，流程图 1-2）。晕厥是指意识短暂丧失并自发恢复的过程。D'Eramo 的一项研究显示，在 240 例有静脉镇痛的病例中和 521 例全身麻醉中，晕厥是最常见的并发症 [1]。晕厥通常与患者术前焦虑有关，并常在插入静脉导管进行输液时发生 [16]。将患者放置在垂头仰卧位可有效缓解晕厥，因为此位置使头部比胸腔低，加快脑部血液回流。应始终补给氧气，以预防晕厥，对于接近晕厥的患者也可有所帮助。氨水嗅盐也可能有所助益，在垂头仰卧位和供氧不能使患者迅速恢复意识的情况下通常会使用。

在术后，当患者从坐位或仰卧位快速起身时，可能会因血管迷走神经反应或短暂的直立性低血压而发生晕厥。这种并发症可以通过协助所有患者站立或开始行走来预防，因为在这些情况下，晕厥会带来摔倒受伤的额外风险。处理方法包括患者体位、补充氧气和必要时使用氨盐。

任何持续数分钟的患者意外昏迷期都不被视为真正的晕厥。如果意识丧失持续超过几分钟，应立即调查其他原因，包括低血糖、低血压、脱水、部分性癫痫发作、过度疲劳或脑血管意外的可能性。

过度麻醉是在门诊手术中常见的事件，它会迅速发展成为严重疾病。过度麻醉最初表现为患者对适当的刺激没有足够的反应。例如，之前对大声的语言或强烈的物理刺激有反应的患者可能会突然没有反应了。在极度的过度麻醉情况下，患者多不能对越来越痛的刺激做出反应，当达到全身麻醉后，患者会失去防护性气道反应。如果没有干预而让过度麻醉进一步发展，它可能会迅速进展为气道阻塞、低通气或呼吸暂停，导致缺氧。在严重情况下，呼吸抑制可能导致呼吸骤停和心排出量下降。

门诊手术中的过度麻醉有两种表现形式：手术过程中意外的深度镇静或全身麻醉；手术后清醒时间延长或被延迟。手术过程中，过度麻醉通常是由于给药剂量过高或给药速度过快造成的。

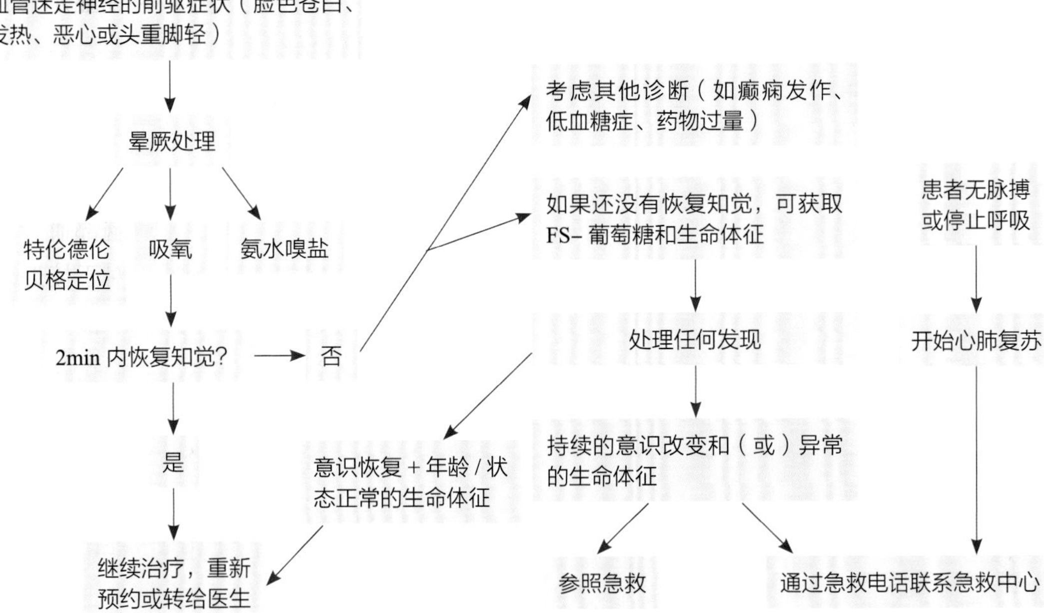

▲ 流程图 **1–1** 意识丧失伴有血管迷走神经症状

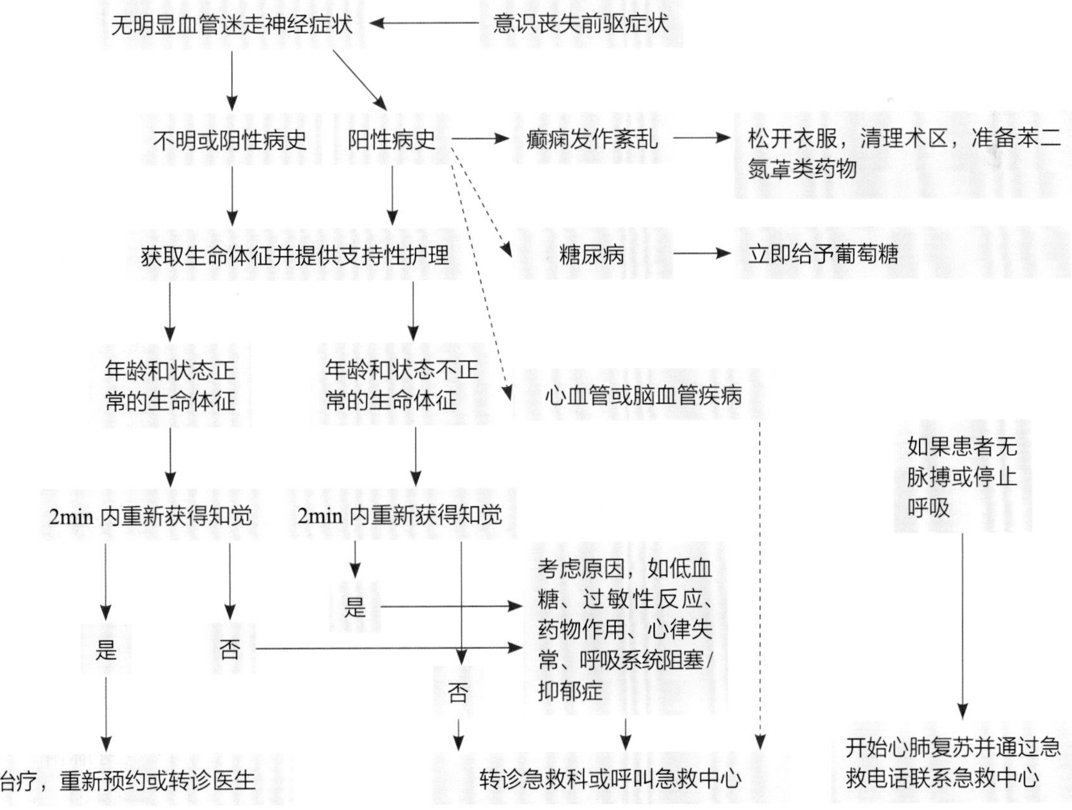

▲ 流程图 **1–2** 无血管迷走神经症状的意识丧失

患者因素在过度麻醉中往往起着重要作用，因为对麻醉药产生敏感反应或药物消除速度迟缓的患者，其治疗范围与“普通”患者相比更为狭窄。在这样的患者中，调节麻醉药物可能非常困难，导致过度麻醉更容易发生。

年龄会影响麻醉反应。随着年龄的增长，对麻醉药物的敏感性和达到给定镇静水平所需剂量的变化显著。尽管这在老年患者中似乎是显而易见的，但研究表明，在 40—45 岁就开始降低麻醉所需的剂量 [17]。超过 40 岁后，每 10 年，需要的芬太尼剂量降低 10%，而丙泊酚的剂量降低约 8% [17]。儿童对麻醉药物的反应特别不同，镇静药物的调节在这个年龄段更具挑战性。讽刺的是，焦虑水平非常高的患者可能容易产生过度麻醉，因为他们通常需要高剂量的麻醉药才能达到镇静效果，但在维持给定镇静水平时药物剂量通常会显著降低。如果在这些患者的首次诱导剂量之后不能充分减少麻醉剂量，则可能导致过度麻醉。

过度麻醉可能由于药物的注射速度太快或间隔时间太近引起的。这通常发生在麻醉手术期间，当患者开始苏醒或变得焦躁时，额外的药物会被注射以迅速加深麻醉。由于所有麻醉药物都需要一段时间才能发挥作用，如果没有等待药物发挥作用，可能会观察到剂量不足，从而给患者注射额外的药物。随后，当额外的药物注射发挥作用时，患者可能会进入比预期更深的麻醉水平。这可以通过按一定时间间隔注射药物和了解已使用麻醉药物的起效时间来部分预防。然而，并非所有药物都表现出一级动力学，药物起效速度也可能因患者血浆药物水平而增加或减少。

当手术刺激水平迅速或急剧下降时，可能会导致过度麻醉。由于手术刺激往往会抵消麻醉药物的镇静作用，因此在进行刺激性较大的手术时，通常需要较高的麻醉剂量。如果减少或停止刺激，处于适当麻醉水平的患者可能很快变得过度麻醉。在可以预测手术刺激水平变化的情况下，留出时间让麻醉药失效或降低输液速度可以有效防止这些情况下的大部分过度麻醉。

轻度过度镇静的管理包括短暂中断麻醉药物的施用，并观察患者是否恢复到所需的麻醉水平。如果发现任何程度的呼吸道阻塞或呼吸困难，还应进行旨在张开气道的操作，如提下颏或推下颏。鉴于许多麻醉药物的快速再分布和作用持续时间短，轻度过度镇静可在几分钟内通过支持措施进行自我纠正。

尽管不是主要的治疗手段，但给予逆转剂可以作为过度镇静的辅助治疗。在门诊麻醉使用的药物中，很少有逆转剂，但纳洛酮能够逆转阿片类激动剂药物的作用，氟马西尼是苯二氮䓬类药物的有效拮抗药。这些逆转剂可以有效逆转由药物过量引起的过度镇静的效果，但它们同时会逆转药物的所有作用，包括止痛、催眠和抗焦虑作用等本需要达到的效果。它们可用于治疗术后期的过度镇静和持续清醒状态，并且通常耐受性良好。研究并不支持常规使用逆转剂加快门诊麻醉程序的恢复速度。

（二）癫痫

癫痫包括部分性和强直 – 阵挛性发作，代表中枢神经系统的异常兴奋。由于麻醉药的作用是引起中枢神经系统的抑制，因此在麻醉过程中不太可能发生癫痫活动。然而，在患有癫痫病的患者中，癫痫发作可能在术前和术后发生。癫痫发作的处理包括让患者固定以避免受伤，并尽可能地松开紧身或限制性的衣服。大多数癫痫发作将在几分钟后终止，不需要其他治疗，但可以通过静脉注射或肌内注射苯二氮䓬类药物，如咪达唑仑、劳拉西泮或地西泮来终止癫痫。由于患者在强直 – 阵挛性发作的阵挛期通常会出现缺氧，因此在发作后不久补充氧气是有效的。

四、呼吸和心血管系统并发症

（一）呼吸抑制和呼吸停止

麻醉药物的影响是门诊麻醉中呼吸抑制的最常见原因（流程图 1–3）。过量的麻醉药几乎在所有的情况下都会产生呼吸抑制，如果不及时纠正，可能会发展为完全的呼吸停止。即使是常规剂量的麻醉药物也会在一部分患者中引起一定程度的呼吸抑制。

原发性呼吸抑制是由麻醉本身引起的，是指通气或吸氧不足或两者都有。呼吸抑制可能采取机械性阻塞的形式，由口咽部软组织塌陷或舌头、分泌物堵塞气道引起。以呼吸不足或呼吸暂停为特征的中枢性呼吸抑制，也可以单独或同时发生。

通常情况下，机械性阻塞在较低麻醉剂量下比中枢性呼吸暂停发生得更频繁，并且在某种程度上发生在易感人群中。肥胖患者、颈部短粗者、下颌后缩患者和OSA患者是最易受影响的群体。在严重的情况下，这可能使患者不适合进行非卧床麻醉手术。在其他大多数情况下，患者的体位可以在气道阻塞中起作用。由机械性气道梗阻引起的呼吸道梗阻可以通过仔细抽吸、将舌头调整到向前的位置，以及抬下颏或推下颏的手法来处理。如果有必要，可以降低麻醉水平，因为镇静水平的提高会加重气道梗阻的程度。在罕见的情况下，可能需要使用口腔或鼻腔气道来克服后咽部的阻塞，并将气道支架打开。尽管氧气本身并不能缓解机械性气道阻塞，但是补充氧气可以帮助减轻与轻度至中度阻塞相关的氧饱和度

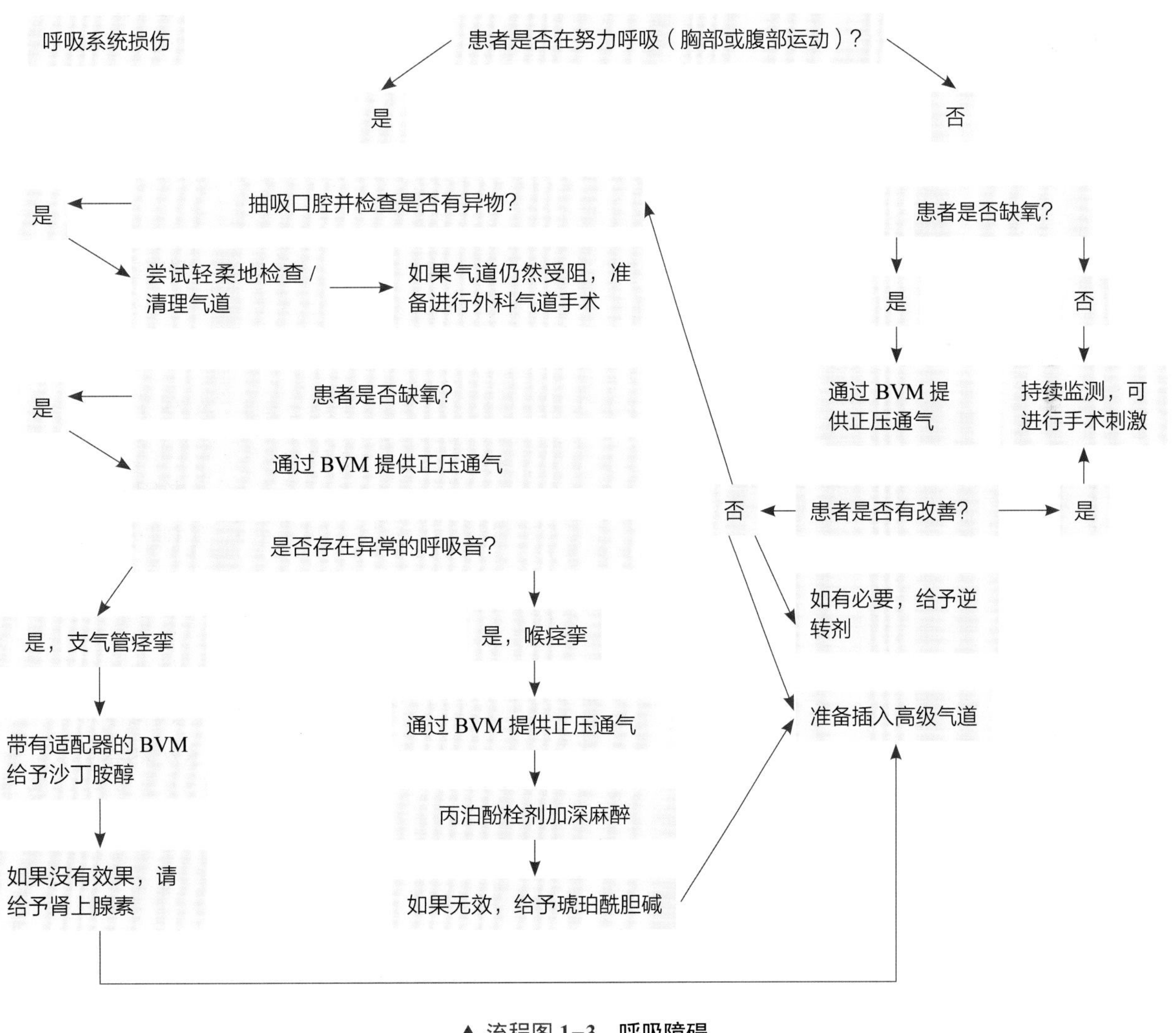

▲ **流程图 1-3 呼吸障碍**

BVM. 球囊面罩

下降。

呼吸抑制也可能是“中枢性”的，其特点是呼吸频率降低或出现呼吸暂停。麻醉药的作用最常见，因为它们对脑干髓质呼吸中枢的影响导致呼吸动力下降和对高碳酸血症的反应下降。在中等水平的麻醉药作用下，呼吸频率的降低伴随着潮气量的代偿性增加，以防止氧饱和度下降。在较高的麻醉性镇静水平下，呼吸抑制可发展为呼吸暂停和呼吸停止。通过面罩补充氧气的形式进行短暂的呼吸支持，同时停止麻醉药物的使用，这可能是管理方面所需要的全部内容，特别是在呼吸储备良好的患者中使用短效药物。然而，只要直接呼吸暂停的情况下出现氧饱和度下降时，患者的通气才由正压面罩辅助，直到自主呼吸恢复。

在某些情况下，使用面罩通气，带有口腔或鼻腔气道导管，可能无法克服气道阻塞并提供充分的氧合。在这种情况下，应采用其他方法建立气道并实现有效通气，包括喉罩气道（larynaeal mask airway，LMA）置入或经气管插管进行高流量氧气正压通气。由于经气管插管是一项技术复杂的操作，需要专门的设备，尤其是在紧急情况下，其失败率很高。插管只应考虑用于低氧血症、不能有效使用面罩通气的患者。LMA 可以成功用作通气支持的替代方法，而不是经气管插管，并且相较于传统的气管插管具有以下几个优点，LMA 可以快速、轻松地插入，无须特殊设备。使用 LMA 不会意外插入食管或主支气管，也不会损伤声带。对气道的刺激很小，一旦自主呼吸恢复，LMA 的拆除就很容易完成。无论采用何种方法建立高级气道，早期识别潜在需求，熟悉可用设备，并熟练掌握其有效的使用至关重要。

除了麻醉药物引起的呼吸抑制或停止外，引起呼吸系统并发症的其他原因包括脑卒中或心肌梗死（myocardial infarction，MI）。在接受门诊麻醉的患者中，脑卒中或急性冠状动脉综合征的体征和症状可能被明显掩盖，呼吸抑制或骤停最初可能被诊断为过度镇静。任何对适度干预没有反应或发展到需要建立气道和支持通气的呼吸系统并发症，都应检查是否有其他的诱因或潜在的可能性。

（二）喉痉挛、支气管痉挛和急性哮喘

第二类在门诊麻醉过程中可能出现的呼吸道并发症包括反应性气道状况，如喉痉挛、支气管痉挛和急性哮喘。一项对门诊麻醉并发症的分析发现，喉痉挛、喘息和梗阻是最常观察到的不良事件，占并发症的 40%[15]。哮喘的急性发作在术前更为频繁，可能与患者的焦虑有关。喉痉挛和支气管痉挛通常是由气道刺激和麻醉镇静共同导致。

急性哮喘和支气管痉挛临床表现为有声哮鸣（呼气时更为明显）、呼吸急促、气短，通常伴随着氧饱和度的降低。它们代表了大气道过度反应的过程，导致支气管收缩和气流阻塞。许多因素可能引发哮喘发作或支气管痉挛，但在口腔外科手术环境中，任何导致气道刺激的因素都可能是主要的病因。例如，手术期间产生的气溶胶或分泌物清理能力降低时可能刺激气道并引起咳嗽。相比之下，喉痉挛是一种急性上呼吸道阻塞，通常表现为喘鸣（不完全喉痉挛）或通气失败（完全喉痉挛，声门完全关闭）。上呼吸道阻塞由于异物吸入也可能出现急性的喘鸣，临床应该进行排除。喉痉挛是一种感觉性关闭喉孔的保护性气道反射，不会发生在清醒的患者或全身麻醉的患者身上，但在轻度或中度的镇静阶段可以发生[16]。

急性哮喘发作可使用吸入式 β_2 受体激动药支气管扩张药物，如沙丁胺醇进行治疗。这些药物通常通过计量喷雾器口服给药，可带或不带吸入器辅助装置。清醒且警觉的患者可自行用吸入药物，而接受镇静的患者可能需要协助。在镇静的患者中，吸入辅助装置可以帮助将药物输送到肺部，并防止过量药物在口咽部沉积，导致无治疗效果。

吸入性支气管扩张剂也是治疗支气管痉挛的

首选药物，其使用方法与此类似。在插管的患者中，这些吸入性药物可以通过 ET 或 LMA 给药，不过剂量必须大大增加（多达 10～20 口），已考虑到大量药物包裹在气管上而不能到达肺部。急性哮喘和支气管痉挛都能从补充氧气中获益。对于吸入 β 受体激动药没有反应的严重病例，可以考虑用静脉注射或皮下注射肾上腺素作为抢救治疗。肾上腺素的不良反应，特别是心动过速和血压升高限制了其在反应性气道疾病中的应用。对于有潜在心脏疾病的患者，如果有的话，使用时应谨慎。

喉痉挛的治疗与哮喘或支气管痉挛的治疗不同。因为它发生在处于“较轻”麻醉水平的患者身上，加深麻醉水平将有助于取消保护性气道反射并放松声带以允许空气通过。正压通气，特别是在喉痉挛的早期进行，常常能成功地“打破”痉挛。如果口咽部的分泌物或出血可能是促成因素，用扁桃体（Yankauer）抽吸器进行短暂的抽吸可能有帮助。但应注意这不会延迟正压通气，而且抽吸本身也不会进一步激起喉痉挛的反射。如果加深麻醉和正压通气都不成功，那么治疗喉痉挛的首选方法是使用神经肌肉阻断剂琥珀酰胆碱。用于治疗喉痉挛的琥珀胆碱最初的剂量为 20～40mg，如果第一剂量证明不够，则在 1～2min 后再给予 20～30mg[18]。这个剂量小于琥珀胆碱的“标准插管剂量”，但无论何时给予麻痹剂，最安全的做法是假设可能发生完全麻痹，医生应准备协助患者通气，直到药物充分失效，患者无须辅助即可正常通气。

（三）误吸

误吸是指意外吸入血液、唾液、胃内容物或异物进入肺部。误吸发生的原因是气道的保护性反射降低或消失，并且胃食管张力降低会加重误吸的风险。有神经肌肉退变或卒中病史的患者，以及接受镇静和全身麻醉患者的误吸风险增加。其他风险因素包括胃食管病变，如胃食管反流病（gastroesophageal reflux disease，GERD）、食管裂孔疝或失弛缓症，以及食管手术或胃旁路手术史[19]。误吸胃内容物的风险最大。这可能导致急性呼吸窘迫综合征或化学性肺炎，由于胃液的低 pH 和胃液酶的存在会对肺部造成损害。在麻醉过程中，被动反流胃内容物或主动呕吐均可能导致误吸。在麻醉过程中开始咳嗽或呕吐的任何患者都应该让其头部降低（垂头仰卧位）以避免误吸到肺部，同时应该小心地吸出口腔和口咽部的呕吐物。已知或怀疑吸入呕吐物的患者应仔细监测其呼吸状况，因为他们可能需要选择性插管，并对支气管树进行灌洗和抽吸。类固醇和抗生素治疗在这些患者中的作用受到质疑，因此不常规使用这些药物。在没有呼吸损伤迹象的情况下，误吸的处理是观察。患者在这种情况下通常不会接受类固醇和抗生素治疗，这种治疗作用存在争议。

误吸异物后，如果可能的话，外科医生可以仔细尝试观察和取出异物。这种情况下，喉镜和 MacGill 镊子可能会有所帮助。如果不能看到异物并将其取出，应根据需要对患者的呼吸进行监测和支持，并将患者转移到医院。

（四）术前禁食期

为了减少误吸的风险，通常要求接受麻醉手术的患者在术前禁食一段时间。要求在手术前一天的午夜后不得进食或饮水，目的是让早上做手术的患者有一个完全空的胃来进行手术。最近有一些关于术前禁食指南的辩论，认识到需要使其尽可能方便患者，同时也认识到由于个人胃排空的差异，可能会出现患者在遵守禁食指南的情况下仍不能完全空腹的情况。目前，ASA 建议在接受麻醉前 6h 内吃“清淡”的固体食物，在接受麻醉前 2～3h 吃清淡的液体。这样做的目的是为了最大限度地减少因饱腹而导致的误吸风险，同时避免因长时间禁食而导致的脱水和低血糖症。糖尿病患者可能需要个性化的禁食指南，因为他们特别容易发生低血糖，而且还可能因为胃痉挛而出现胃排空延迟。幼儿是另一个群体，在开具术前禁食指南时可能需要特别考虑。

（五）急性血管事件

急性血管事件是围术期最严重的并发症之一，包括心肌缺血、MI 和脑血管意外（脑卒中）。由于心血管和动脉粥样硬化疾病在成人中的高发率，任何办公室的应急计划中都应该预见到这种性质的并发症。心肌缺血和心肌梗死在术后最常见[16]，可能与手术过程、麻醉或两者有关。对于有缺血性心脏病史且非常焦虑的患者，术前有发生急性心绞痛的风险。急性血管事件的风险因素包括心脏病或脑血管病史、手术时间长、侵入性强，以及由于麻醉药物或手术操作导致的心率、呼吸或血压的明显变化。尽管任何患者都应避免心率、血压或呼吸的剧烈波动，但对于有急性冠状动脉或脑血管并发症潜在危险因素的人来说至关重要。对于这些患者，生命体征应保持在接近基线的水平，以避免血流动力学失调。

急性心绞痛的特征是一种持续性的疼痛、紧迫感或重压感，位于胸骨下区域，并可能伴随呼吸急促、焦虑和出汗。如果患者没有心绞痛发作史，很难区分急性心绞痛和恐慌发作或胃食管反流病 / 急性胃炎。急性心绞痛的治疗包括停止任何刺激性操作，给予一定剂量的硝酸甘油舌下含服，通过面罩或鼻导管提供额外的氧气，并持续监测生命体征。如果存在低血压，不应使用硝酸甘油，此外，对于最近服用磷酸二酯酶抑制药，如西地那非类药物的患者，硝酸甘油是禁忌的。如果疼痛在 10min 内没有完全消退，则可以再给予一剂硝酸甘油。有人建议最多使用 3 次硝酸甘油来缓解心绞痛的症状，但外科医生在决定何时呼叫 EMS（紧急医疗服务）时，应考虑到患者的病史和痛苦程度。建议在中度至严重胸痛持续 30min 或更长时间时、疼痛似乎在加剧时，以及 2～ 3 次硝酸甘油不能提供缓解，则应立即通知急救服务，并准备好急救药物和用品 [加强心脏生命支持（advanced cardiac life support，ACLS）方案]，对于任何血流动力学不稳定的患者也是如此。

在怀疑有心肌梗死的情况下，应该给患者服用 325mg 阿司匹林（咀嚼或压碎为佳，因为它能加速药物的吸收），舌下含服硝酸甘油，并补充氧气。如果有吗啡，也应给予吗啡，这既是为了止痛，也是因为它能引起外周血管扩张，从而提高心输出量。在急救中心到达之前，应持续监测患者的生命体征，特别是心电图（心律失常可能伴随着心肌缺血，并可能预示着心脏即将停止）和血压。如果患者恶化到心搏骤停的情况，应毫不迟疑地开始实施 ACLS 方案（注：充分和不间断的胸部按压现在被认为是成功复苏的关键。如果患者坐在没有坚硬、平坦的背部或不能完全倾斜的牙科椅上，最好将患者放在地板上，这样就可以在一个坚固的支撑表面上进行足够力度的胸外按压）。

对疑似脑卒中 / 脑血管意外的患者的管理包括通知急救中心和采取支持性措施。应补充氧气并监测患者的生命体征。简短的神经系统检查可以将真正的脑血管并发症与麻醉药物导致的混乱或迷失方向区分开来。对于疑似脑卒中的患者，不应给予阿司匹林，因为可能存在脑内出血。在严重高血压（收缩压＞200mmHg，舒张压＞110mmHg）的情况下出现神经认知障碍症状的患者，应该用药物治疗来降低血压。在静脉注射药物中，拉贝洛尔（一种 α 受体和 β 受体拮抗药的组合）通常是治疗急性严重高血压的首选。

（六）心律失常

心律失常可能是自发产生的，也可能与心肌缺血、呼吸抑制、代谢紊乱或其他生理紊乱有关。一些麻醉药可以引起或促成心律失常，特别是在易感人群中。心律失常可根据速率分为快速性心律失常和缓和性心律失常，或根据起源的位置——室上异位心律的产生与室性心律失常。一些心律异常，如室性早搏和房性早搏在其他正常人群中自发发生，不需要干预。同样，某些心动过速（轻度，与焦虑有关）和心动过缓（由于长期使用 β 受体拮抗药治疗，或在竞技运动员中）的情况可能在可接受的范围内。然而，任何有症状的心律失常，有转化为更危险的心律风险，或伴有血流动力学不稳定，都应及时处理。如果心律失常是由潜在的生理障碍引起的，应努力治疗潜在的疾病。否则，心律失常的管理策略包括药物干预或心脏复律 / 除颤。

因应激、焦虑或疼痛引起的心动过速通常会对麻醉加深和额外镇痛有所反应，对于难治性病例，可以考虑给予 β 受体拮抗药。应用选择性 β_1 药物以避免不良的支气管收缩。艾司洛尔是一种起效快、作用时间短的 β 受体拮抗药。美托洛尔是另一种选择性 β_1 药物，作用时间较长。这两种药物都可用于静脉注射，并可根据效果进行滴定。一般来说，在低心输出量状态下，如急性心肌梗死或充血性心力衰竭急性加重的患者，由于负性肌力作用，最好避免使用 β 受体拮抗药。当心动过速继发于低血压、低血容量或发热时，最好是治疗潜在的生理紊乱。

对于阵发性室上性心动过速的病例，可以首先尝试迷走神经操纵，这包括面部冰敷或贺氏动脉反射操作。药物干预包括使用腺苷药物。对药物治疗没有反应的室上性心动过速或宽复性心动过速（室性心动过速）应采用同步 / 非同步的心脏复律（电击）治疗。对于与血流动力学不稳定相关的心动过速，也首选心脏复律。与心搏骤停有关的心律，即心室颤动或无脉电活动，应根据 ACLS 方案进行治疗。

心动过缓是指心率<60 次 / 分，可能出现在窦性心律（窦性心动过缓）或房室传导阻滞（心房室分离）中。任何新发生的房室传导阻滞都需要专科医师评估。携带心脏起搏器的患者可能会出现慢性房室传导阻滞，其病情情况稳定。门诊麻醉期间的窦性心动过缓可能是心肌抑制的迹象，应引起关注。可使用阿托品或格吡司铵（两种迷走神经阻滞药），或者使用类交感药物，如麻黄碱或肾上腺素来治疗。

（七）高血压和低血压

在麻醉过程中，可能会遇到高血压和低血压两种情况。高血压通常伴随着患者焦虑、疼痛刺激或麻醉过轻。高血压也可能出现在未按照正常计划服用抗高血压药物的高血压患者中。高血压可通过加深麻醉或谨慎使用降压药物来治疗。通常优先使用 α 受体和 β 受体拮抗药（拉贝洛尔），但也可以使用选择性 β 受体拮抗药（如美托洛尔）或扩血管药（如肼屈嗪）。对于基线血压升高的患者（高于 120/80mmHg），不要太快或大幅度降低血压，以避免引起心输出量降低。

在麻醉过程中也可能会遇到低血压。一些常用的药物（如丙泊酚），可以引起短暂的血压下降，特别是当作为栓剂给予时。对于没有潜在心脏疾病的年轻患者来说，中等程度的血压下降通常是可以忍受的。然而，由于低血压也可能是低血容量状态或即将发生心血管衰竭的征兆，因此应密切监测并在有必要时积极治疗。特别是在儿科患者中，低血压通常发生在心搏骤停之前，是一个重要的警告信号 [20]。降低麻醉深度，增加静脉输液速度，并给予静脉输液栓塞，都是处理低血压适当的第一个步骤。如果这些步骤不能纠正，可以给予血管收缩药物，如麻黄素或去氧肾上腺素，同时还要调查任何致病因素，如潜在的医疗条件、过敏性休克 / 过敏反应、迷走神经刺激增加。

五、消化系统并发症

恶心和呕吐

术后恶心和呕吐（postoperative nausea and vomting，PONV）是麻醉最常见的并发症之一，患者常常抱怨此问题。许多用于门诊麻醉的药物都有可能引起恶心和呕吐，特别是卤代气体（异氟烷、氟烷、七氟烷）和抗胆碱酯酶。麻醉性药物，如吗啡和芬太尼也可能引起恶心和呕吐，巴比妥类药物也是如此。苯二氮䓬类药物没有被认为是导致 PONV 的原因，而丙泊酚已知具有镇吐的特性。

除了麻醉药物的影响外，还有一些已知的患者因素会增加 PONV 的风险，如女性、过去有 PONV 或晕动病史、不吸烟、术后使用阿片类药物，以及年龄较小 [21]，都可能在麻醉后容易出现恶心和呕吐，脱水也可能是一个因素。

因为 PONV 是门诊麻醉手术后延迟出院的一个常见原因，因此，预防 PONV 是一个重要的问题[16]。一旦发生恶心和呕吐，治疗就变得更加困难且效果不佳，预防则显得尤为重要。保持合理的术前禁食期，避免脱水和低血糖，并在手术过程中静脉输液，这些都会对大多数患者有益。避免使用挥发性麻醉药和笑气，倾向使用异丙酚，并在术后限制使用镇痛药，这些都有助于预防 PONV。此外，筛查患者中那些有 PONV 风险的人可以让外科医生采取药物预防和治疗的方法。有几种有效的药物可以通过口服或静脉注射，来预防和（或）治疗恶心和呕吐（表 1–4）。

六、内分泌系统并发症

（一）低血糖症

在遵守术前禁食的任何时候，低血糖都是门诊麻醉的一种潜在并发症。糖尿病患者、年轻瘦弱的女性和老年人，尤其容易发生低血糖。缩短术前禁食期并在术前（或在手术中）静脉给予输液有助于预防低血糖。此外，识别那些有低血糖风险的患者（如糖尿病患者）并通过指套监测血糖是非常有效的管理策略。低血糖可能会表现为非特异性症状，如头晕、心动过速、低血压、出汗、颤抖或恶心，但可以通过简单的手持式血糖仪轻易地诊断。低血糖症很容易通过口服或静脉注射糖源来治疗。在症状严重的低血糖情况下，可以注射 D50（50% 葡萄糖）或胰高血糖素。

（二）肾上腺危象

肾上腺危象是一种罕见但严重的肾上腺释放皮质醇受抑制的并发症，如果不及时诊断和纠正皮质醇缺乏，可迅速导致血流动力学衰竭。急性肾上腺危象的风险因素包括患者和手术因素。侵入性和引起高水平生理压力的外科手术具有最高的风险。最有可能发生肾上腺危象的患者通常是那些有长期的中高剂量外源性皮质激素补充史的患者，尽管肾上腺危象通常与 Addison（原发性慢性肾上腺皮质功能减退）有关。由于在门诊进行的大多数手术都是微创的，而且时间很短，因此发生肾上腺危象的风险很低。应该对患者进行 Addison 病或皮质类固醇使用史的筛查，对于任何被认为有风险的患者，术前应考虑辅助性补充皮质类固醇。肾上腺危象的急性处理（如静脉注射皮质醇）和支持性措施。

七、免疫系统并发症

超敏反应

超敏反应或过敏反应在普通人群中很常见，在门诊麻醉环境下，各种常见物质都可能产生超

表 1–4　常见镇吐药物

药　物	使用方法
多拉司琼、昂丹司琼、格雷司琼	5-HT_3 受体拮抗药（PO，IV）；在手术结束时给予
氟哌利多、氟哌啶醇	丁酮类药物（IV）；在手术结束后给予
阿瑞匹坦、卡索匹坦、罗拉匹坦	NK-1 受体拮抗药（PO）；手术前给予
奋乃静	吩噻嗪衍生物（PO，IV，IM，PR）
茶苯海明、美克洛嗪	抗组胺药（IV，PO）
东莨菪碱	抗胆碱能剂（透皮贴）；手术前给予
地塞米松	类固醇（PO，IV，IM）；诱导时给予

PO. 口服；IV. 静脉注射；IM. 肌内注射；PR. 直肠栓剂

敏反应。有过敏性哮喘、过敏症或自身免疫性疾病病史的患者可能是最危险的。轻微的反应包括荨麻疹、脸红和瘙痒，严重的反应可以表现为血管性水肿、喘息、恶心和呕吐，甚至过敏性休克。最常见的并发症是局部皮肤反应，如对用于固定静脉注射管的胶布反应。门诊麻醉中使用的一些药物（丙泊酚或琥珀胆碱）已经被牵涉过敏反应中，但这种情况一般很少见[20]。同样，对局部麻醉药过敏的患者也是非常少见的。大多数超敏反应是温和的，可以对症处理。严重的反应，如血管性水肿或覆盖全身的皮疹需要更积极地处理，如使用抗组胺药物（苯海拉明）和可能的皮质类固醇。血管性水肿或其他急性过敏性面部肿胀应仔细监测气道损伤的发生——这是一个不太可能但又可能发生的后遗症。过敏反应是一种危及生命的紧急情况，需要用肾上腺素、皮质类固醇、抗组胺药、β_2受体激动药吸入剂和心肺复苏来治疗。

八、精神和情绪并发症

患者的焦虑是门诊麻醉中最常遇到的情绪并发症，但患者也可能出现欣快、谵妄、激动或幻觉。儿童和老年人的风险最大，而且某些麻醉药物，如氯胺酮与情绪或认知障碍的可能性较高有关。这些类型的并发症可能会让患者感到痛苦，但通常较温和，并具有自限性。防止患者因激动或谵妄而受伤是管理的主要目标，密切检测仍然是最佳策略。

许多麻醉药物（如苯二氮䓬类药物）会产生某种程度的失忆症。失忆通常是麻醉的预期效果，因此本身并不是一种并发症，但医生应该注意，给患者的任何指示或信息都可能受到失忆或认知扭曲的影响。患者可能无法区分梦境和麻醉期间实际发生的事件，从而导致对麻醉体验产生不恰当的联想。目前还不知道这种情况作为门诊麻醉的并发症发生的频率有多高，但只要给予改变患者意识和感知的药物，就有可能出现认知和情绪扭曲的情况。

九、与患者体位相关的并发症

在持续时间有限的门诊手术中，患者因定位不当而受伤的风险相对较小。对于易受影响的患者或时间较长的手术，应避免肌肉骨骼的损伤，对患者的定位要特别小心。麻醉的实施会导致肌肉骨骼系统的放松，从而导致关节的过度伸展。另外，患者长时间不动，会导致静脉血栓、外周血池和产生压力点。老年、有肌肉骨骼损伤或关节炎病史、肥胖患者发生与体位有关的并发症风险增加，马方综合征、埃勒斯－丹洛斯综合征或其他关节过度活动的疾病的患者也可能有风险。唐氏综合征（21三体综合征）患者的颈椎活动范围增加，如果头部或颈部过度伸展，椎体脱位的风险也会增加。OMS特别关注的是，由于手术时间较长及张口度过大，镇静的患者可能会发生颞下颌关节的损伤。关键的预防措施是将患者置于中立的身体位置，尽量减少易感者的手术时间，并确保牙科椅子有缓冲，且尺寸适合患者。

十、与静脉置管相关的并发症

静脉置管引起的并发症最常见，且患者也最为担忧。静脉输液部位最常见的并发症是疼痛、轻微瘀斑和局部渗透，但可以进行对症处理。更严重的并发症，如注射部位的静脉炎和血栓性静脉炎，通常与某些刺激性药物（如静脉注射安定）相关，尤其是在小静脉或高浓度下给药。静脉炎可能需要几周时间才能完全恢复，且需要止痛和抗炎药物。一种罕见但潜在严重的并发症是注射药物时意外将药物注射入动脉内，最常见的是安眠药，这会导致极度疼痛和血管坏死。通过精心的静脉置管技术和使用完整的静脉输液装置，可使药物得到适当的稀释，可以减少并发症的发生并对患者的满意度和安全性产生可衡量的影响。

十一、儿科患者的麻醉并发症

儿科围术期麻醉的并发症在许多方面与成人

相似。对于 ASA 分级较高的儿童和不满 1 个月和 1 岁以下的儿童，报道的不良事件发生率更高，特别容易出现与麻醉相关的并发症[22]。对于儿童和成人患者，麻醉并发症的风险大多可归因于潜在的疾病状态和手术风险因素。尽管如此，由于儿童的生理储备较低，该人群存在额外的风险因素。

儿童与成人在解剖和生理方面存在巨大差异，并不是缩小的成人。儿童不成熟的心脏、肝脏、肾脏和呼吸系统意味着药物效应、药物代谢和心肺代偿存在着巨大差异。其中一些差异是可预测的，而其他差异则不是。一般而言，与成人相比，儿童患者之间的个体间变异性可能更大，这需要在麻醉的提供方面更加谨慎，并且会使常见麻醉药物的滴定变得更加复杂。

因为儿童体型小且体重轻于成人，因此可能安全使用的麻醉药物总剂量会更少。由于肝脏酶在出生时尚未成熟，婴儿的药物代谢效率不如成人，并且许多药物的清除时间可能会显著延长，大多数个体在约 1 岁时才达到完全的肝微粒体功能[16]。其他生理系统需要更长时间才能达到成熟，特别是心血管和呼吸系统。

小儿气道的特点是喉部位置更靠头，会厌更厚，声带有一定的角度，这使直接观察更具挑战性（图 1–1）[20]。此外，小儿气道最窄的部分发生在声带下方的环状软骨水平。相反，成人气道的最窄部分通常是声门本身。婴幼儿的胸壁和上呼吸道更顺应，因此更容易发生气道塌陷，导致气道阻塞[20]。儿童不仅更容易发生气道阻塞，而且他们对氧气和新陈代谢需求的增加使他们对缺氧更敏感。如果不及时处理，呼吸停止会迅速导致心搏骤停。

小儿的心血管系统也与成人不同。在儿童中，心输出量主要通过心率而不是全身血管阻力来维持。由于外周血管阻力的增加相对缺乏补偿，心率的突然或持续下降会使儿童的血压和心输出量严重下降。在实践中，这意味着大多数儿童心搏骤停前都有心动过缓的现象。

儿童的体表面积相对于他们的体重也有所增加，比成人更容易出现体温过低和无知觉的液体损失。他们可能更容易发生低血糖和脱水，并且更不能忍受长时间的术前禁食。儿童经常不太能

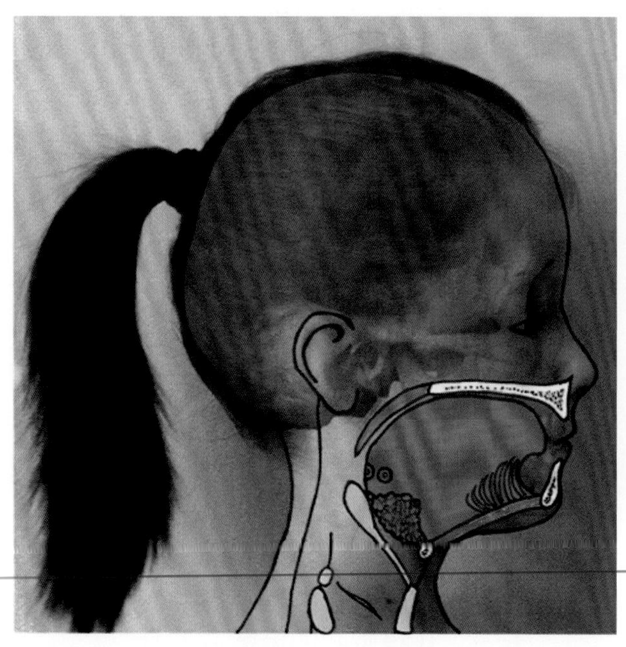

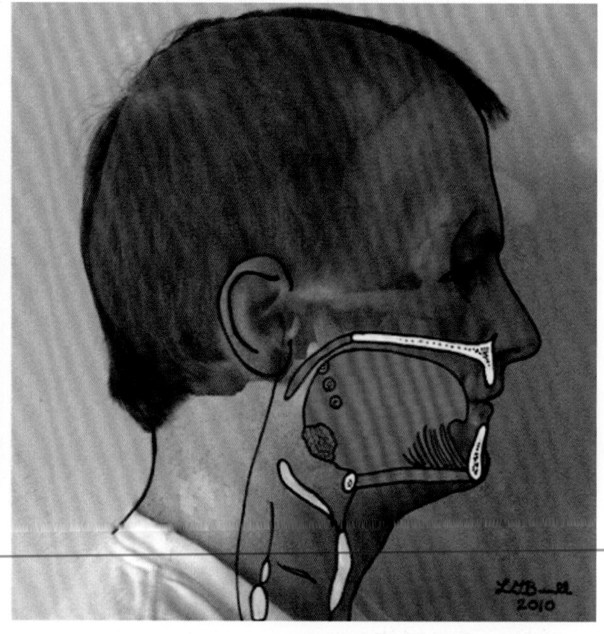

▲ 图 1–1　与成人气道相比，小儿气道显示出声带的头侧位置、会厌较宽且有角度，舌头和淋巴组织（包括扁桃体）相对较大，以及较窄的漏斗形状的环状软骨

够有效地沟通，不太合作，而且更容易焦虑和情绪失控。一些儿童的情绪不稳定会使这些患者在术前管理上面临挑战，并会使术后恢复期复杂化和延长。儿童患者的年龄和预期的合作程度往往决定了麻醉计划，小儿患者有时需要在计划的手术前进行口服预处理。

儿科患者在门诊麻醉期间可能发生的并发症范围与成人相同，尽管并非所有的并发症都以类似的频率发生。在儿童中，呼吸系统并发症是经常报告的严重不良反应之一。在不同的研究中，儿童的总体不良事件发生率（1.45%～6%）高于成人[15, 23, 24]。

（一）小儿呼吸系统并发症

儿科人群的呼吸系统并发症是最经常观察到的不良事件，通常性质温和，对补充氧气或调整头部位置反应良好。儿童最常见的并发症是呼吸抑制和血氧饱和度低，根据不同研究，其范围在1%～11% 以下[24]。观察到更多的呼吸抑制和血氧饱和度是在静脉注射药物组合中出现的，特别是麻醉药和苯二氮䓬类药物或麻醉药和丙泊酚的组合[24]。在儿科镇静研究联盟最近发表的一份关于门诊手术使用丙泊酚镇静 / 麻醉的报告中，呼吸系统并发症的数量明显多于其他并发症，并包括以下按频率递减的具体事件：饱和度低于 90% 且超过 30s、气道梗阻、咳嗽、分泌物过多，以及呼吸暂停、喉痉挛[23]。该研究的作者指出，每 65 个麻醉者中就有 1 个因不良呼吸事件而变得复杂，每 70 个麻醉者中就有 1 个需要进行气道干预，包括放置口或鼻气道、正压通气或气管插管[23]。Kakavouli 等的研究报告称，术中呼吸道并发症的总发生率为 1.9%，喉痉挛和支气管痉挛被认为是最常见的不良事件[22]。两项关于儿童围术期心搏骤停的独立研究将呼吸系统事件[7]和气道相关原因[2]列为可归因于麻醉的心搏骤停的主要原因。Cravero 等报告了 2 例儿童心搏骤停的案例，其中一例是继发于喉痉挛和深度缺氧，另一例是在呼吸暂停和心动过缓后发生的[23]。这些案例强调了这样一个事实，即儿童的心搏骤停往往是在呼吸停止之前发生的，而成人更多的是继发于 MI 或心律失常的心搏骤停。

（二）小儿心血管系统并发症

儿童通常不会像成人患者那样患有全身性高血压、冠状动脉疾病或充血性心力衰竭。尽管总是存在未被诊断的先天性心脏病的可能性，但大多数接受门诊麻醉的儿童都没有心脏疾病。尽管如此，心脏并发症确实发生在小儿群体中，但发生率要低得多。在 Kakavouli 等的研究中，心脏并发症占所有观察到的并发症的 8.6%[22]。Cravero 等报告的心脏并发症（定义为心率、血压或呼吸频率变化超过 30%）的发生率为每 10 000 个麻醉病例发生 60.8 例[23]。心搏骤停虽然罕见，但确实发生在接受麻醉的儿童身上，据报道，其发生率为 4.95/ 万[2]～22.9/ 万[7]。大多数与麻醉有关的心搏骤停是心脏性的，主要由于手术失血造成的低血容量。导致心搏骤停的呼吸系统损害是第二常见的，其中大部分是由呼吸道阻塞引起的，如喉痉挛。与药物有关的心搏骤停是第三种最常见的情况，随着七氟烷取代氟烷，这种情况已明显减少[25]。

（三）其他儿科并发症

在许多方面，可能发生在儿童身上的麻醉并发症与发生在成人身上的类似。成人和儿童的吸入率（每 10 000 例中有 1～4 例）是相似的，PONV 的发生率也是相似的，尽管儿童使用某些药物（如氯胺酮）时可能会出现更多的呕吐。给予某些镇静催眠药物时，儿童可能会变得兴奋。此外，儿童在摆脱麻醉后可能更容易出现激动、谵妄或幻觉。调查研究估计，在服用氯胺酮的儿童中，术后躁动、做噩梦和（或）行为问题的发生率为 4%～17%[24]。氯胺酮还与较高的 PONV 发生率有关（6%～12%）[24]。咪达唑仑和氯胺酮的组合似乎可以减少呕吐的发生率，但不能减少术后躁动的发生率[24]。过敏反应（过敏性休克，罕见），与咪达唑仑、氯胺酮、甲氧苄啶和吗啡有关。其中，大多数与甲氧苄啶有关。对丙泊酚过敏也有报道。但是，大多数严重的病例也包括用其他麻醉药物治疗。丙泊酚过敏与鸡蛋、大豆和花生过敏的关系已被否定[26]。

十二、儿科麻醉并发症的预防和处理

儿科患者的术前检查会比较简单，因为大多数患者都没有复杂的病史。实验室检查在这些患者中很少有意义。特别值得注意的是哮喘或最近的上呼吸道感染病史，因为这两种情况都可能在麻醉期间容易出现呼吸道并发症。上呼吸道感染在学龄儿童和年龄较小的儿童中非常普遍，有些人注意到在急性症状缓解后，对气道的不利影响会持续数周[20]。应向家长询问任何咳嗽、咽喉痛或“流鼻涕”的情况，如果对孩子的情况有任何怀疑，应重新安排手术时间。

儿童麻醉并发症的处理与成人类似，但有一些区别。儿科高级生命支持方案（pediatric advanced life support，PALS）与成人的 ACLS 方案类似，只是 PALS 指南建议，对有明显心动过缓(＜60/ 分）和低灌注迹象的儿童开始胸外按压。氧气面罩（袋式面罩）、ET、喉镜、口腔和鼻腔呼吸道，以及适当大小的 LMA 都应该准备好供小儿患者使用。受到惊吓的儿童可能会变得越来越不合作，并在门诊麻醉期间的各个阶段无意中伤害到自己。在门诊麻醉过程中，可能需要其他工作人员在场，以便在手术开始时安抚和分散儿童的注意力，并在恢复期间提供协助。

小儿患者的术后监测与成人类似。迅速与父母或照顾者团聚对儿童有益，应努力使父母在手术后尽快出现在术后恢复区。有父母或家庭成员在场可以帮助安抚焦虑的儿童，并有助于处理任何术后药物引起的躁动。

总之，在 OMS 手术的门诊麻醉中有安全记录，并且该领域的最新进展提高了其功效和可靠性。尽管门诊麻醉并发症不太常见，但充分的知识和准备可以预防及有效处理多种严重的不良事件。

结论

一般来说，口腔颌面外科医生有能力提供安全有效的门诊麻醉，但仍可能发生一些并发症。然而，通过适当的患者评估和麻醉计划、配合医生的解剖知识和经验，这些并发症可以得到最好的预防，或者在发生时将其最小化并进行有效管理。

参考文献

[1] D’Eramo, E.M. (1999). Mortality and morbidity with outpatient anesthesia: the Massachusetts experience. *J. Oral Maxillofac. Surg.* 57: 531-536.

[2] Ahmed, A., Ali, M., and Khan, M. (2009). Perioperative cardiac arrests in children at a university teaching hospital of a developing country over 15 years. *Pediatr. Anesth.* 19: 581-586.

[3] Chung, F., Abdullah, H., and Liao, P. (2016). STOP-Bang questionnaire a practical approach to screen for obstructive sleep apnea. *Chest* 149 (3): 631-638.

[4] Chung, F., Mezei, G., and Tong, D. (1999). Preexisting medical conditions as predictors of adverse events in day-case surgery. *Br. J. Anaesth.* 83: 262-270.

[5] Setzer, N. and Saade, E. (2007). Childhood obesity and anesthetic morbidity. *Pediatr. Anesth.* 17: 321-326.

[6] Altermatt, F.R., Munoz, H.R., Delfino, A.E. et al. (2005). Pre-oxygenation in the obese patient: effects of position on tolerance to apnoea. *Br. J. Anaesth.* 95: 706-709.

[7] Gobbo Braz, L., Braz, J.R., Módolo, N.S. et al. (2006). Perioperative cardiac arrest and its mortality in children. A 9-year survey in a Brazilian tertiary teaching hospital. *Pediatr. Anesth.* 16: 860-866.

[8] Borkowski, R.G. (2006). Ambulatory anesthesia: preventing perioperative and postoperative complications. *Cleve. Clin. J. Med.* 73 (Suppl. 1): S57-S61.

[9] Michota, F.A. Jr. (2006). The preoperative evaluation and use of laboratory testing. *Cleve. Clin. J. Med.* 73: S4-S7.

[10] Arozullah, A.M., Khuri, S.F., Henderson, W.G. et al. (2001). Development and validation of a multi-factorial risk index for predicting postoperative pneumonia after major noncardiac surgery. *Ann. Intern. Med.* 135: 847-857.

[11] Bennaroch-Gampel, J., Sheffield, K., Duncan, C. et al. (2012). Preoperative laboratory testing in patients undergoing elective, low-risk ambulatory surgery. *Ann. Surg.* 256 (3): 518-528.

[12] American Society of Anesthesiologists, Committee on

Quality Management and Departmental Administration. (2016)."Pregnancy testing prior to anesthesia and surgery."

[13] Shavit, I., Keidan, I., Hoffmann, Y. et al. (2007). Enhancing patient safety during pediatric sedation: the impact of simulation-based training of nonanesthesiologists. *Arch. Pediatr. Adolesc. Med.* 161 (8): 740-743.

[14] Fleisher, L.A., Fleischmann, K.E., Auerback, A.D. et al. (2014). 2014 ACC/AHA guideline on perioperative cardiovascular evaluation and management of patients undergoing noncardiac surgery: a report of the American College of Cardiology/American Heart Association Task Force on Practice Guidelines. *Circulation* 130: e278-e333.

[15] Fecho, K., Moore, C.G., Lunney, A.T. et al. (2008). Anesthesia-related perioperative adverse events during in-patient and out-patient procedures. *Int. J. Health Care Qual. Assur.* 21 (4): 396-412.

[16] Dunn, P.F. (2007). *Clinical Anesthesia Procedures of the Massachusetts General Hospital*, 7the. Philadelphia, PA: Lippincott Williams & Wilkins.

[17] Martin, G., Glass, P.S., Breslin, D.S. et al. (2003). A study of anesthetic drug utilization in different age groups. *J. Clin. Anesth.* 15: 194-200.

[18] American Association of Oral and Maxillofacial Surgeons (2006). *Office Anesthesia Evaluation Manual*, 7e. Rosemont, IL: AAOMS.

[19] Sakai, T., Planinsic, R.M., Quinlan, J.J. et al. (2006). The incidence and outcome of perioperative pulmonary aspiration in a university hospital: a 4-year retrospective analysis. *Anesth. Analg.* 103: 941-947.

[20] Miller, R.D., Eriksson, L.I., Fleisher, L.A. et al. (2009). *Miller's Anesthesia*, 7e. Philadelphia, PA: Churchill Livingstone. 21. Gan, T.J., Diemunsch, P., Habib, A.S. et al. (2014). Consensus guidelines for the management of postoperative nausea and vomiting. *Anesth. Analg.* 118: 85-113.

[22] Kakavouli, A., Li, G., Carson, M.P. et al. (2009). Intraoperative reported adverse events in children. *Pediatr. Anesth.* 19: 732-739.

[23] Cravero, J.P., Beach, M.L., Blike, G.T. et al. (2009). The incidence and nature of adverse events during pediatric sedation/anesthesia with propofol for procedures outside the operating room: a report from the Pediatric Sedation Research Consortium. *Anesth. Analg.* 108 (3): 795-804.

[24] Mace, S.E., Barata, I.A., Cravero, J.P. et al. (2004). Clinical policy: evidence-based approach to pharmacologic agents used in pediatric sedation and analgesia in the emergency department. *Ann. Emerg. Med.* 44 (4): 342-377.

[25] Bhananker, S.M., Ramamoorthy, C., Geiduschek, J.M. et al. (2007). Anesthesia-related cardiac arrest in children: update of the pediatric perioperative cardiac arrest registry. *Anesth. Analg.* 105: 344-350.

[26] Hertzog, J.H., Preisberga, K., and Penfil, S. (2019). The incidence and nature of allergic and anaphylactic reactions during pediatric procedural sedation: a report from the Pediatric Sedation Research Consortium. *Hosp. Pediatr.* 9 (16): 16-24.

第2章 第三磨牙拔除术
Third Molar Surgery

Thomas Schlieve Raza A. Hussain Michael Miloro 著 雷 涛 陈珀羽 译

任何没有在预期时间内萌出至牙弓正常位置的牙齿被定义为阻生牙。造成牙齿无法在适当的时间内萌出至正常位置的因素主要有以下几点：牙弓长度不足导致的拥挤（Bolton 指数不调）、第三磨牙成熟迟缓、邻牙错位、相关病理变化（牙源性囊肿和肿瘤）、创伤、手术史、致密的冠部骨组织或软组织阻力（横向定位）及全身状况（各种综合征）等。最常见的阻生牙是下颌和上颌第三磨牙，其次是上颌尖牙和下颌前磨牙。因此，拔除第三磨牙（阻生牙）成为口腔颌面外科医生几乎每天进行的最频繁的手术。

美国口腔颌面外科医师协会（the American Association of Oral and Maxillofacial Surgeons，AAOMS）已经对阻生牙（特别是第三磨牙）拔除的适应证和时机进行了规定，在此不再赘述。拔除阻生第三磨牙并发症的发生率为 4.6%～30.9%，平均约为 10%[1–6]。并发症的发生率因外科医生的经验、患者的年龄和阻生深度而变化。以下因素也会增加并发症的风险，如年龄过大、女性、冠周炎、口腔卫生差、吸烟、阻生深度和外科医生经验不足等[2, 3, 6]。本章的目的旨在全面综述与阻生第三磨牙手术相关的常见、少见和罕见的围术期和术后并发症，及其预防和处理方法。

一、牙槽骨炎

病因：术前感染和炎症、吸烟、手术时间长、手术创伤、术中冲洗不足等。

处理：预防、冲洗、清创、药物填塞。

牙槽骨炎（alveolar osteitis，AO）或“干槽症”，是一种临床诊断，其发病率为 1%～37%[1, 4–7]。过于宽泛的发病率说明 AO 缺乏统一的临床定义，一些研究将 AO 定义为拔牙术后出现剧烈疼痛，而其他研究则基于 AO 的典型临床诊断。此外，一些研究只报道了那些需要手术，不包括非手术或使用其他手术方案的牙齿[5–8]。根据 AAOMS 的调查，私人诊所中 AO 的平均发病率为 6.5%[6]。导致 AO 发生的因素包括使用口服避孕药、吸烟、年龄增长、女性、智齿冠周炎、手术时间过长、手术创伤和医疗状况不佳[6–8]。

AO 通常被描述为拔牙窝内的血凝块在形成肉芽组织之前出现减少、溶解或破裂。患者相关临床症状和体征大多出现在拔牙后 3～5 天，其中最常见的症状是疼痛、呼吸异味和恶臭，口服镇痛药疗效不佳，并且疼痛导致患者无法入睡等。临床上可见拔牙窝内有灰褐色凝块或完全没有组织血块，伴随或不伴随食物残渣，周围组织可出现红肿。该部位触痛明显，患者通常会感觉疼痛转移至头颈部的其他部位，包括耳朵、眼睛、颞部和额部。

多种干预措施可以有效降低 AO 的发生率，这些干预措施均侧重于减少手术部位的细菌量。临床证明，无论在进行或不进行后期冲洗的情况下，使用 0.12% 的葡萄糖酸氯己定对冠周进行冲洗或漱口有利于降低 AO 的发生率 [7–9]。据报道，用生理盐水对手术部位进行大量冲洗可有效减少 AO 的发生。有研究指出，术前和术后用氯己定和“Cepacol”冲洗与用生理盐水冲洗一样有效。其他研究表明，脉冲灌洗和手持注射器灌洗之间没有显著差异。牙槽骨内使用抗生素，特别是四环素、林可霉素和克林霉素，也可降低 AO 的发生率 [8]。术后使用抗生素并不能一致地表现出抑制 AO 发展的效果，而关于术前或术中全身应用抗生素的疗效也存在一定的争议 [3, 7, 8]。大多数研究表明没有显著差异。总的来说，适当的手术方式、最小的医源性损伤、大量的冲洗，以及使用氯己定冲洗或局部应用抗生素可有效减少 AO 的发生率。

治疗 AO 的主要目的是减轻患者的疼痛，直到拔牙窝愈合足够成熟。大多数治疗模式侧重于温和冲洗，可进行或不进行机械清创，并放置敷料（例如，用苯佐卡因、丁香酚、秘鲁香脂和三氯叔丁醇浸泡过的碘仿纱布）。目前临床上通常使用碘仿纱布（纱条）和丁香酚对拔牙窝进行填塞，更换频率为每天 1 次或隔天 1 次 [4, 8]。丁香酚是一种苯基丙酸类化合物，其作用机制是抑制神经传递和神经毒性。碘仿是一种具有抗菌特性的有机碘化合物，自 20 世纪初以来一直被用作消毒的敷料。大多数市售的干槽症糊剂或敷料都含有丁香酚和其他药物，如愈创木酚、三氯叔丁醇、秘鲁香脂和氨苯丁酯。有研究报道，明胶海绵可用作丁香酚的载体和表面敷料。治疗期间应定期对患者进行随访，以确保症状消除，如果为不可吸收的碘仿辅料，应定期进行更换或在后期去除敷料。这一点很重要，因为如果患者的疼痛得到缓解，他们可能不会再来复诊，而不可吸收材料可能导致感染。需要注意的是，在下牙槽神经（inferior alveolar nerve，IAN）或舌神经（lingual nerve，LN）暴露时，应避免使用丁香酚和其他神经毒性化学物质。尚未有证据表明，使用全身性抗生素是有效的，因此，不推荐使用全身性抗生素治疗 AO[8]。患者的症状通常会在 3～5 天消退，有些患者可能需要 14 天才能完全消退 [4, 8]。综上所述，AO 是第三磨牙拔除手术最常见的并发症之一，通过简单易行的术前含漱、冲洗和（或）局部应用抗生素即可降低发生率（流程图 2–1）。

二、感染

病因：术前感染或炎症、术后碎屑、冲洗不彻底等。

处理：切开引流、冲洗伤口、使用抗生素。

第三磨牙拔除后的伤口感染率为 0.8%～4.2%，且几乎全部为下颌第三磨牙 [1–6, 10, 11]。根据大多数普通外科和感染性疾病文献报道，口咽内的任何外科操作均被视为清洁污染伤口、Ⅱ类伤口，手术部位感染（surgical site infection，SSI）风险低于 10%。如果术区伴有脓性分泌物的炎症，例如冠周炎，则伤口被归类为受污染的Ⅲ类伤口，其 SSI 风险为 20%。如果术后出现化脓或组织坏死，SSI 风险为 40%。相关文献数据支持清洁污染伤口的手术，可于术前使用抗生素进行预防性治疗；但不支持在术后 24h 之后再继续给予抗生素 [12–14]。就第三磨牙拔除术而言，50% 的感染是在手术后 2～4 周发生的局部骨膜下化脓感染 [10]。这种类型的感染是由于手术翻瓣留下的碎屑所致，并且无法使用抗生素进行预防。其余的第三磨牙 SSI 很少严重到需要进一步手术或使用抗生素治疗。在术后 1 周内发生 SSI 的风险仅为 0.5%～1%[10, 11, 15]。

第三磨牙拔除术后的 SSI 发生率会因为阻生程度、去骨或分牙、是否存在牙龈炎、牙周病和（或）冠周炎、外科医生的临床经验、患者年龄和抗生素的使用而不同。系统性使用抗生素对第三磨牙拔除术后 SSI 发生率的益处尚不明确，并且使用抗生素出现不良反应的概率（11% 和 0.8%～4.2%）相较于 SSI 发生率更高，因此，目前不建议使用抗生素 [10, 11, 15]。围术期全身应用抗

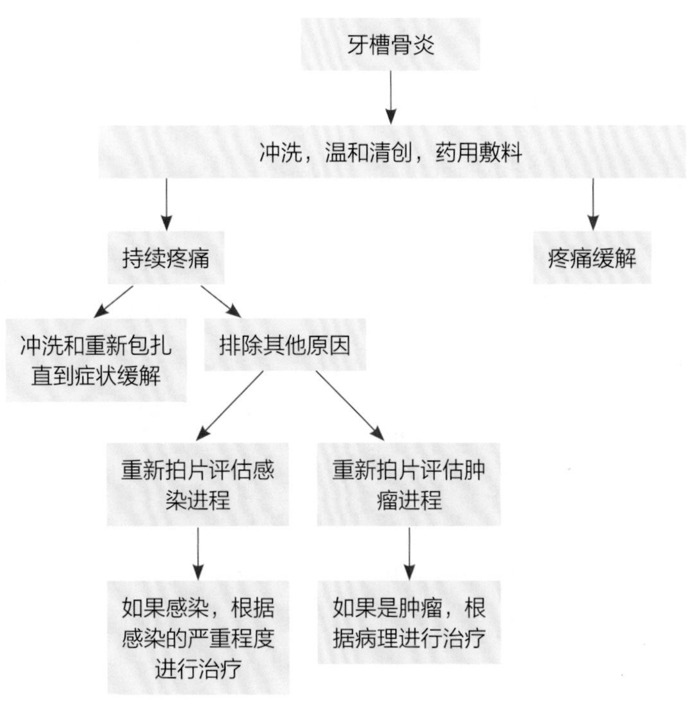

▲ 流程图 2-1　牙槽骨炎

生素对上述迟发性骨膜下感染可能无明显益处[10]。

SSI 的体征包括局部红肿、出现波动感、张口困难或伴有发热、脱水等全身表现[10]。第三磨牙拔除术 SSI 的治疗方案除了全身使用抗生素外，还包括手术切开引流。青霉素经常被用于微生物混合菌群引起的感染，其中厌氧链球菌和革兰阳性链球菌引发的感染最常见。阿莫西林相较于青霉素的抗菌谱更加广泛，并且阿莫西林可配合甲硝唑控制厌氧菌引发的感染。对于青霉素过敏的患者，克林霉素是较好的选择，其对需氧菌和厌氧菌均具有较好的抗菌活性。患者通常会出现前庭、下颌骨体部或局限性骨膜下脓肿，少数情况下感染可沿筋膜组织平面扩散并累及多个潜在间隙。若出现这种情况则需手术引流、静脉注射（IV）抗生素，并密切随访；若感染至咽旁间隙、下颌下间隙和咽后间隙可能导致气道窘迫，甚至形成纵隔脓肿危及生命[10, 15]（流程图 2-2）。

三、渗血 / 出血

病因：血管损伤、未确诊的血管畸变等。

处理：加压和填塞，血管结扎，电灼术，骨蜡，局部止血剂，介入放射学。

第三磨牙拔除术后继发性出血的发生率为 0.2%～5.8%[4-6]。根据 AAOMS 对与年龄相关第三磨牙的研究，约 0.7% 发生在术中，0.1% 发生在术后[1]。与上颌第三磨牙拔除术（20%）相比，下颌第三磨牙拔除术（80%）发生严重的渗血或出血更常见[16]。具体风险因素包括高龄、远中阻生和深位埋伏阻生[6]。术中大量出血较少发生，通常归因于未确诊的动静脉畸形（arteriovenous malformation，AVM）[16]。因此，术前必须检查手术部位的牙龈颜色、触及的震颤或杂音。影像学检查显示 AVM 区域存在多腔隙的透射影。此类 AVM 患者在拔牙之前，使用血管造影术进行诊断和栓塞治疗也是必不可少的。

血友病为最常见的遗传性出血性疾病，发病率约 1%。每 5000 名婴儿中就有 1 名患有血友病 A 或血友病 B。根据患者的年龄和性别，第一次接受的手术可能是第三磨牙拔除术，此前并未确诊患有轻度到中度的凝血障碍。获得性或先天

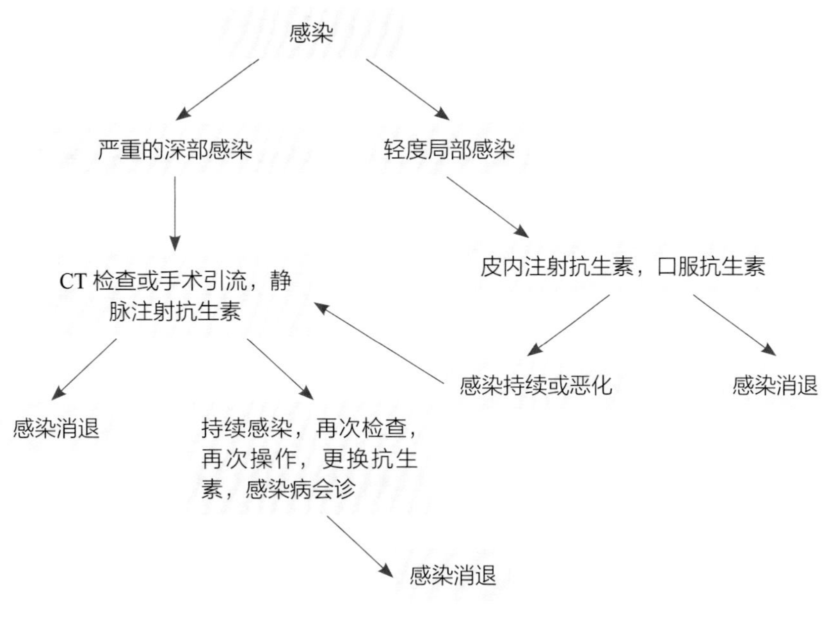

▲ 流程图 2-2　**手术部位感染**

性凝血功能障碍的患者需要在手术前完善相关的检查。根据患者具体情况，术前可对各项血液数据、凝血功能等进行检查，必要时请血液科会诊或进行住院手术和制订血液管理方案。

在拟进行第三磨牙拔除的患者中时常会遇到正在使用华法林（Coumadin）、氯吡格雷（Plavix）和阿司匹林等药物进行抗栓治疗的情况。华法林和氯吡格雷是美国排名前 100 的处方药，大约有 25% 的 75 岁以上人群正在服用华法林。据 FDA 的数据，每年有超过 1000 亿粒阿司匹林被消耗。目前大多数文献不建议因简单的拔牙手术而停用上述药物，毕竟血栓栓塞的风险已超过停用药物的益处。服用华法林的患者在术前借助国际标准化比值（international normalized ratio，INR）评估当前的出血风险可能具有价值。根据 Potoski 的说法，对于小手术，INR 为 4.0 是可以接受的。如果患者同时服用氯吡格雷、阿司匹林或其他抗血小板药物，则 INR 为 3.0 是可以接受的。对于较复杂或预计有明显出血的手术，首选 INR 为 2.5[16]。

渗血或出血的处理措施首选局部止血，包括用纱布加压和敷料填塞（明胶海绵或胶原蛋白）。术中周围软组织的渗血通常可以通过电灼术进行控制，但应注意避免损伤附近的血管神经。控制骨损伤所致出血或拔牙窝出血可以在牙槽窝内填塞止血剂（如明胶海绵、surgicel、微纤维胶原 Avitene、Collaplug、Collatape、凝血酶、TISEEL 血黏蛋白黏合剂或骨蜡），上述填塞止血剂可以单独使用，也可以组合使用。对拔牙窝进行过度缝合和一期缝合有助于止血，并有助于固定各种止血剂。使用抗纤溶剂，如 Amicar（ε-氨基己酸）或 Cyclokapron（氨甲环酸）冲洗可防止出现纤维蛋白溶解，并有助于形成稳固血凝块[16]。

如果出现长时间的术后出血，应指导患者轻柔地去除松散的血凝块，并紧咬湿润的纱布维持 30min。如果不能止血，应在局部麻醉下完成伤口探查和清创，检查过程中不建议使用血管收缩剂，以便直观诊断出血原因。清除肉芽组织和不规则的骨尖，并在拔牙窝内填塞止血剂控制出血。与术中出血一样，过度缝合和一期缝合有助于止血和固定拔牙窝内的止血剂（流程图 2-3）。

四、下颌骨骨折

病因：拔牙过程使用过度和不适当的力。

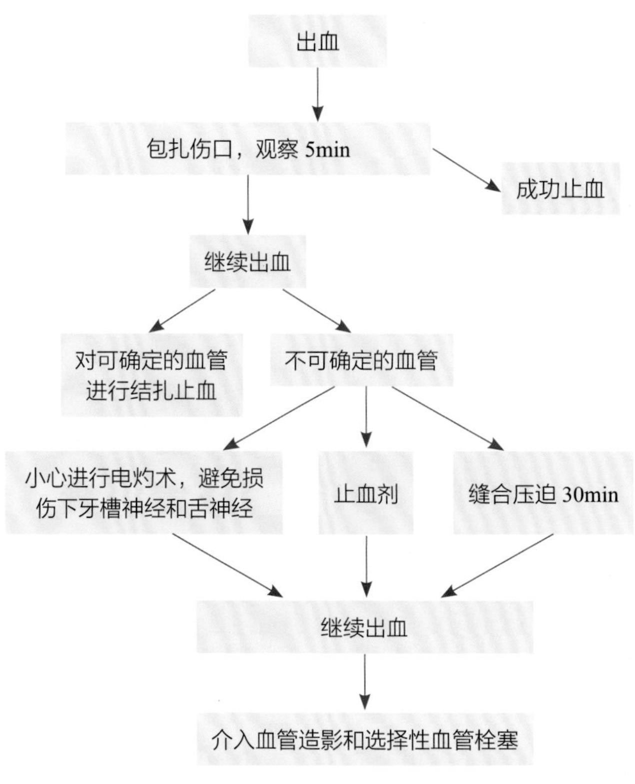

▲ 流程图 2–3 出血

处理：进食细软、好消化的食物、封闭式治疗、切开复位和内部固定。

第三磨牙拔除术后发生下颌骨骨折的情况很罕见，通常见于 40 岁以上第三磨牙深位埋伏阻生的患者 [17]。根据 Iizuka 和 Krimmel 等的研究，在术中和术后发生下颌骨骨折的概率为 0.000 03%～0.004 9%，平均骨折时间为手术后 6.6～14 天 [18, 19]。术后 28 天内发生的骨折也有报道，但没有手术后 6 周内发生自发性下颌骨骨折的报道 [18, 19]。这段时间发生骨折与张口受限、疼痛和水肿导致的咀嚼力增加有关。Libersa 等在对 750 000 例拔除手术的研究中发现有 37 例骨折，其中 10 例迟发性骨折中有 8 例发生在男性，并且有 6 例发生在咀嚼过程中 [17]。骨折的风险因素包括年龄大于 40 岁、男性、下颌骨萎缩、相关疾病如囊肿或肿瘤、骨质疏松、全牙列和磨牙症等 [17–19]。下颌角区容易发生骨折是因为该区域横截面积较小，且该区域为下颌体与下颌升支之间近 90° 的弯曲。发育完全且深位埋伏的第三磨牙会占据下颌角区很大一部分（尤其是外斜嵴），因此，在拔除下颌第三磨牙后，下颌角区几乎没有骨支撑 [18]。第三磨牙拔除术期间发生的下颌骨折几乎都是由于术中施加了过度或定向不当的力。下颌骨骨折通常发生在使用牙挺时 [4]。在 40 岁以上且存在部分骨阻生（外斜嵴缺失）和其他风险因素的患者中，即使是轻微的力也可能导致下颌骨骨折 [17]。

如果在第三磨牙拔除术期间或之后发生骨折，应及时采取措施。这些即刻骨折通常移位较小，本质上是有利的。使用 Champy 单皮质钢板和螺钉结合张力带钢板固定技术可以轻松实现切开复位和内部固定（图 2–1）。在某些情况下，闭合复位加颌间固定也是可行的。无论采用何种技术，都应告知患者和（或）监护人并发症，并尽快开始治疗。

五、口腔上颌窦穿通

病因：用力过度、鼻窦气化、上颌骨缺损、

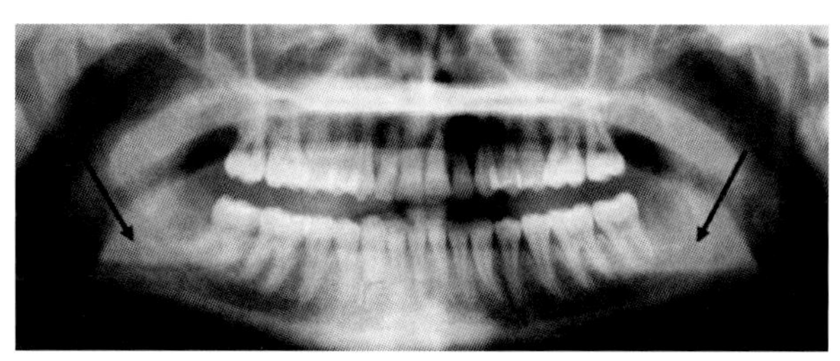

▲ 图 2-1　下颌第三磨牙拔除术后双侧无移位的下颌角骨折

无意中穿孔至上颌窦。

处理：观察、一期缝合、局部皮瓣和分层缝合。

上颌磨牙的拔除可导致上颌窦与口腔穿通。如果这种穿通没有痊愈或处理不当，可能会导致口腔上颌窦瘘（oral-antral fistula，OAF）的发展。第三磨牙拔除术引起口腔上颌窦穿通（oral-antral communication，OAC）的发病率为 0.08%～0.25%。然而，由于大多数 OAC 的自限性和第三磨牙拔出术后及时通过皮瓣关闭瘘口（如果存在可有效治疗 OAC），导致有记录的病例可能低于实际病例数[1-6]。OAC 最常见于上颌第一磨牙，其次是第二磨牙，因此，外科医生应告知患者拔除上颌磨牙后出现 OAC 和 OAF 的可能性[3, 4]。

当被拔除的磨牙靠近上颌窦时，尤其是在影像学上发现气化的鼻窦和广泛分散的牙根时，应避免过度用力，可考虑进行分根拔除。OAC 的诱因包括牙根周围的气化、根尖周感染、急性 / 慢性鼻窦炎、邻近的无牙间隙和创伤性拔除[3, 4, 6]。OAC 的评估应包括缺损的原因、位置和尺寸。可以通过让患者进行擤鼻试验或 Valsalva 试验来确诊 OAC。患者应将鼻孔捏到一起，防止空气流出鼻孔。接下来，让患者尝试轻轻擤鼻的同时观察拔牙部位，如果存在 OAC，空气将通过瘘口，出现血液 / 液体在拔牙窝中起泡的现象。当拔牙窝内无明显液体，则可在拔牙窝附近放置口镜，通过擤鼻实验，观察口镜是否起雾，某些患者张口度较小，无法直接观察到深部的拔牙窝，该测试也特别适合于上颌第三磨牙拔除术后的 OAC。此外，如果在检查拔除的牙时，发现牙齿根尖附着一段骨，则可能存在 OAC；如果没有骨骼也不能排除 OAC 的可能性。外科医师应避免用锐器或盲目探查可能穿孔部位，因为这个操作可能刺破完整的上颌窦黏膜，并将细菌等异物引入窦腔。

一旦外科医生确认 OAC 存在，应确认缺损的大小。由于骨缺损通常大于软组织的缺损，因此可以使用钝性探针探查 OAC 周围的骨缺损，以确定骨缺损的尺寸。当缺损的直径＜2mm 时，缺陷通常会自行闭合，也可以采取措施确保拔牙窝内有稳固的血凝块，如放置胶原栓、明胶海绵和（或）配合缝合以帮助形成和保护血凝块。当缺损直径为 2～6mm 的中等尺寸时，通常需要采取额外措施来帮助闭合 OAC，应在牙槽窝上进行 8 字缝合以维持血凝块或放置明胶海绵和胶原栓帮助形成稳定的血凝块。此外，应开具药物来预防鼻窦充血，防止上颌窦炎的发生和发展。可以预先开具阿莫西林、头孢菌素、复方阿莫西林或克林霉素等药物。鼻腔收缩药物（如伪麻黄碱）应与鼻腔冲洗剂（盐水鼻喷雾剂）一同使用以确保口鼻正常的引流。羟甲唑啉只能使用三天，因为长期使用可能发生药疹性鼻炎。此外，患者应采取相应的鼻窦预防措施，避免增加或降低鼻窦内的压力，包括张开嘴打喷嚏、避免吸烟、避免用吸管喝水、避免弯腰 / 举起重物、避免擤鼻涕，如患者无法戒烟，则要告知患者在抽烟的情况下出现 OAF 的风险增加，并建议该患者尽量减少吸烟量，以避免鼻窦压力出现急剧显著的变化。当缺损直径＞7mm 时，可能需要额外的手术，例如旋转颊瓣或腭瓣来进行初次闭合。

患有 OAF 的患者可能在拔牙后数周、数月甚至数年出现下列症状，如单侧鼻窦疼痛、鼻塞、口内出现分泌物或脓液、味觉不佳、呼吸异味或口鼻之间有液体流动的症状。检查时，该区域黏膜可出现红肿，伴有肉芽组织从瘘管中凸出，或者表现为外观正常、没有炎症的黏膜。对该区域进行轻柔地探查，并在瘘管内使用阻射材料（牙胶尖）进行 X 线检查，可以确认是否存在 OAF。治疗通常涉及初始阶段系统性使用抗生素、鼻腔收缩剂、鼻冲洗剂和鼻窦预防措施。在尝试修复 OAF 之前，确保存在“安全窦道”是至关重要的，因为如果进入中鼻道的窦道引流不畅，那么修复将失败。在急性感染消退和鼻窦炎症减轻后，可进行外科修复。在“探测”缺损以确定骨缺损的总体尺寸之后，在骨性缺损之外的 2mm 处“切除”瘘管，并采用荷包缝合法将袋口翻转入鼻窦，这样可以闭合 OAF 的“鼻窦侧”。然后，可以用颊黏膜推进瓣或腭岛指状瓣封闭 OAF 的“口腔侧”，其他选择包括使用颊脂垫作为推进瓣、带蒂舌瓣、颊黏膜瓣、面动脉肌黏膜瓣（facial artery myomucosal，FAMM）、颞肌筋膜瓣等（图 2–2A 至 C）。在已发表的文献中可以找到这些技术的详细描述[4, 20]。作为封闭支撑的“第三层”，可以使用异体或自体骨移植物、金箔或生物可吸收材料等植入材料。最近，Watzak 描述了一种压制自体骨材料移植的技术，随后通过常规提升上颌窦和植入自体骨材料来关闭 OAF[21]。手术后，应给予患者三周鼻窦预防措施，持续使用抗生素、鼻腔收缩剂和鼻用盐水冲洗，并对患者进行密切监测（流程图 2–4）。

六、邻牙损伤 / 拔错牙

病因：未识别的邻牙风险因素、术间休息不够、缺乏沟通。

处理：修复邻牙、与患者沟通后转诊牙医、通过缝合、金属线或黏结固定。

邻牙最常见的损伤是口内修复体的松动或断裂[3, 4]，其他损伤包括因牙挺使用不当导致的邻

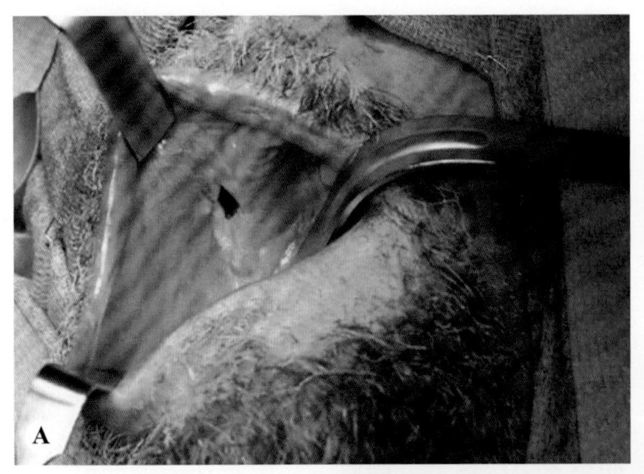
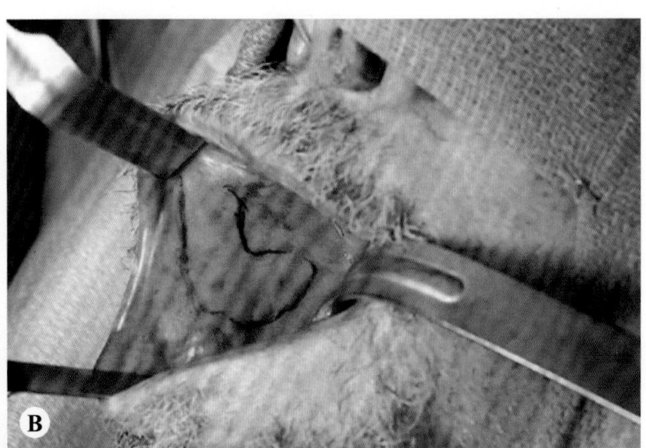
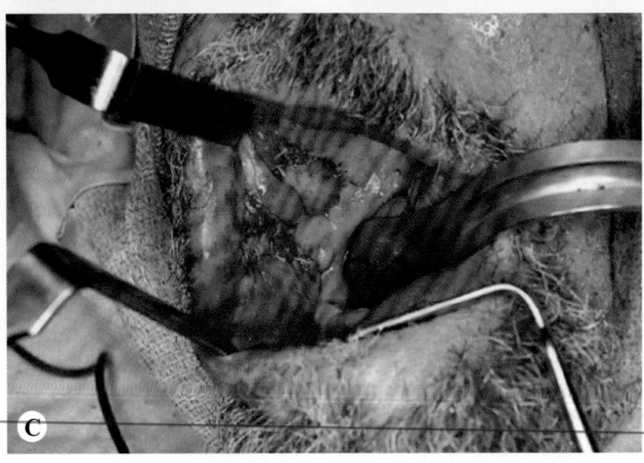

▲ **图 2–2 A. 创伤性拔牙术后右侧 OAF 的术前表现；B. 拟用于重建的 FAMM 的轮廓；C. 应用带血管蒂的 FAMM 修复缺损**

FAMM. 面动脉肌黏膜瓣；OAF. 口腔上颌窦瘘

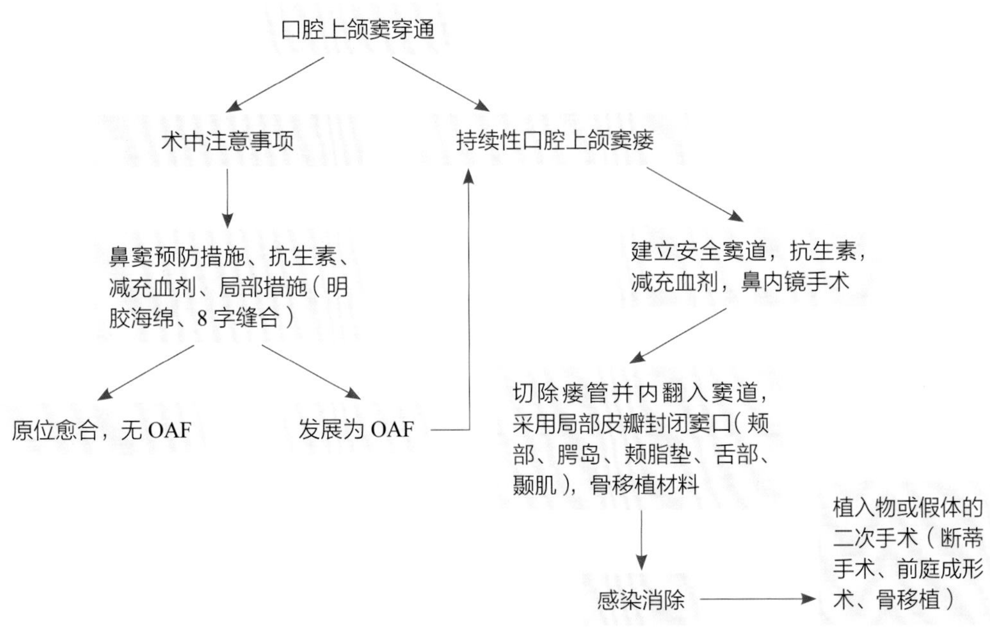

▲ 流程图 2–4　口腔上颌窦穿通

牙松动，龋齿引起的邻牙冠折，以及意外错拔邻牙 [3, 4]。在进行第三磨牙拔除手术时，相邻第二磨牙发生损伤的概率在 0.3%～0.4%[1, 2, 5, 6]。然而，关于第三磨牙拔除术中意外拔除邻牙的数据有限，拔错牙的总发生率为 0.026%～0.047%[3]。因正畸所需拔除前磨牙时，拔错牙的概率有所增加，这也凸显了外科医生与专科医生进行良好沟通的必要性。

邻牙会因修复体、龋齿或继发龋的存在而更易受到意外伤害。拔牙前应对邻牙进行临床检查和影像学检查，并应告知患者邻牙受伤的可能性。如果邻牙具有很高的受伤风险，应尽量避免牙挺以靠近邻牙的位置作为脱位的支点，或者考虑根本不使用牙挺。为避免在拔牙过程中造成对颌牙的损伤，应避免使用过大的牵引力。如果牙齿突然脱位，可能导致医疗器械损伤对颌牙的牙尖或切端。此外，将手指或吸引器放在拔牙钳和对颌牙之间，可防止对颌牙的损伤。如果在拔牙过程中给予足够的注意，拔错牙将永远不会发生。需拔出的牙齿应在 X 线片上标记，并在患者和助手均能理解的情况下与患者确认（图 2–3）。如果对拔牙计划中的目标牙有疑问，应立即联系有关的口腔医生或专科医生。

如果发生邻牙的伤害，应及时进行处理，并通知所有相关方。可以对受损的牙齿或修复体进行临时处理，并通知相关医生。如果没有继发龋、松动或脱落的牙冠可以重新黏结；如果发现有继发龋，可以进行临时黏结。如果发现邻牙松动，则应进行复位和固定。一般情况下只需要简单固定，牙齿就可以不松动。但如果松动明显，则应使用低刚性的固定方法（不锈钢丝和复合材料构成的非刚性夹板）固定 10～14 天，以避免

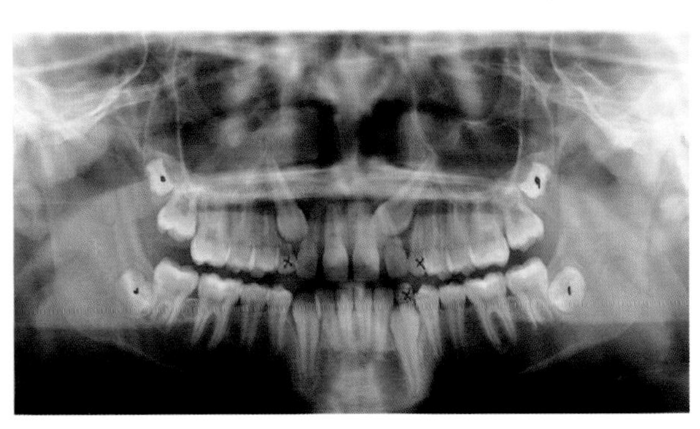

▲ 图 2–3　在口腔全景片上标记需拔除的牙齿

出现强直或根吸收的风险。如果拔错牙齿被及时发现可以作为牙脱位进行处理，应将牙齿重新植入拔牙窝，并用非刚性夹板固定 7～10 天。如误拔非目标正畸牙，并应立即通知转诊的正畸医生[3]，可与正畸医生协商修改正畸治疗计划，采取新的矫治方案。如果需要继续拔除原计划拔除的牙齿，应在进一步拔牙前确认意外拔除牙齿的健康状况和稳定性。当拔牙没有注意到此类错误时，显然不再适合重新种植该牙。务必彻底记录所有错误拔牙情况，并通知所有相关医生。根据美国口腔颌面外科国家保险公司的数据，46% 的错误拔牙索赔都得到了赔偿。因此，与患者和转诊牙医的及时记录和沟通有利于避免诉讼。

七、周围骨损伤

病因：用力过大、患者解剖结构异常。

处理：去除死骨，用随附的骨膜供血维持骨骼，将牙齿与骨骼分开，固定骨折的骨骼。

在进行第三磨牙拔除时，特别是上颌第三磨牙拔除的过程中，周围骨骼有意外骨折的风险。在拔除上颌第三磨牙期间，最有可能发生骨折的部位是颊侧骨板和上颌结节。与第三磨牙拔除相关的上颌结节骨折发生率约为 0.6%，通常是由于牙钳或牙挺用力过大引起的。Ⅳ型骨骼、无远端支撑，上颌窦累及的间隙都可能导致上颌结节骨折[3, 22]（图 2–4）。

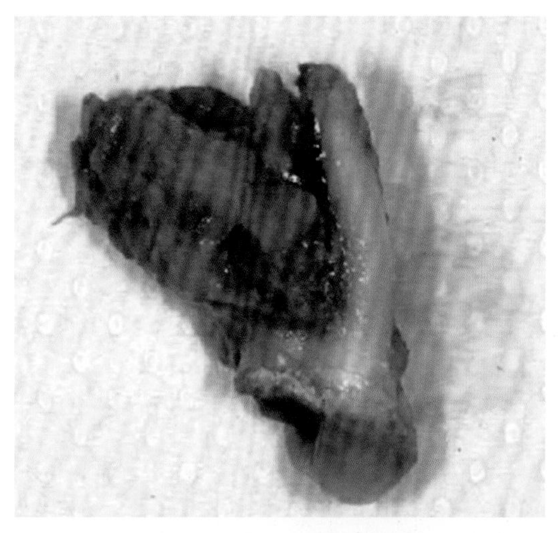

▲ 图 2–4　骨折的上颌结节与拔除的第二磨牙

上颌结节骨折或颊侧骨板骨折会影响未来的修复，因为上颌结节是全口义齿的重要解剖固位点，颊侧骨板骨折可导致软组织撕裂和残余牙槽骨不规则。为了避免这些并发症，当需要过度施力进行拔牙时，外科医师应确保施力适当，并以可控的方式去除骨骼。此外，在第三磨牙的远端使用骨膜剥离器将其与牙周膜和粗隆分离，有助于预防结节骨折。

当颊侧骨板骨折时，医生应评估骨折段的稳定性、尺寸和软组织附着（骨膜）。一般来说，如果骨膜在骨折段上完好无损，应考虑维持骨折段；但如果骨膜分离，骨折段是骨骼的“非血管化”部分，医生需根据骨碎片的大小、缺损程度和可用于支撑骨折段的软组织量来权衡维持骨折段的弊益。如果在拔牙过程中术者一直用手指支撑牙槽骨，可以早期预估皮质骨骨折的可能，此时应该在固定牙齿的同时用牙挺或其他锐利的器械将皮质骨从牙齿中剥离出来。将骨头和软组织剥离后，拔除牙齿，组织被缝合固定。如果软组织皮瓣从骨骼表面分离出来，骨折段的供血将受损，如果不去除该部分将出现坏死。上颌结节骨折的处理方式同上。一旦发现骨折，应将骨折端与牙齿分离。可以通过机头分离骨折段与牙齿，并进行分根，以便进行无创拔除。如果仍存在足够的软组织附着（骨膜），则可通过缝合软组织稳定结节。如果无法从牙齿上分离出结节，则应重新评估拔牙的主要原因。如果无症状，可以通过腭弓或正畸固定方式将牙齿和连接的结节部分固定 6～8 周，而后通过局部去骨和分牙进行手术拔除。如果出现症状，则必须拔出牙齿，同时去除结节部分，平整剩余的骨骼，缝合软组织。治疗上颌结节骨折的总体目标是保持骨骼处于原位，除非其有必要被去除[3, 22]。

八、疼痛和肿胀

病因：手术创伤、手术持续时间长。

处理：良好的外科技术、甾体药物、止痛

药、局部麻醉。

第三磨牙拔除术后的疼痛和肿胀是拔牙创愈合过程中的炎症阶段可预估但不可避免的后果。肿胀和疼痛的出现与局部的前列腺素、白三烯和血栓素 A_2 的水平升高直接相关。疼痛通常在术后 3～5h 达到峰值。水肿在 24～48h 达到峰值，然后通常在术后 3～4 天开始下降。影响疼痛和肿胀的因素包括操作时间过长、拔牙难度高、牵拉过度、医生经验少和手术创伤程度大 [3, 4]。

肿胀和疼痛可以在术前开始预防性治疗。多项研究已证实，在手术前静脉注射甾体药物可减轻水肿和疼痛，并改善生活质量 [23]。已有研究证明在手术过程中，采取良好的手术技术、大量的冲洗及使用疗效持久的局部麻醉药（如布比卡因）可以减轻疼痛和肿胀。在术后使用非甾体抗炎药（NSAID）比麻醉药缓解疼痛更有效，麻醉药更适合用于突发性疼痛 [3, 4]。

九、颞下颌关节损伤

病因：用力过大、下颌骨支撑不足。

处理：使用殆垫，避免过度张口或用力，关节穿刺术。

文献中暂时没有关于第三磨牙拔除术导致颞下颌关节（TMJ）损伤的报道。在 Threlfall 等的一项研究中，确诊关节盘前移位的患者接受过第三磨牙拔除术的可能性并不比对照组大 [24]。并且，仅有 9.5% 的关节盘前移位患者在过去 5 年内进行过第三磨牙拔除。张口受限通常是由于局部麻醉引起的创伤、咀嚼肌炎症和（或）身体自我保护机制限制功能防止出现进一步创伤 [24]。

如果使用过大的力，在拔出第三磨牙时未安装殆垫，或张口度过大都可能导致 TMJ 受伤 [4, 24]。这种短暂损伤通常可以通过食用软食、热敷、下颌休息和使用 NSAID 来解决。当观察到严重的“关节盘卡顿”时，可以用 TMJ 关节穿刺术进行有效治疗 [24]。

第三磨牙拔除手术前必须评估所有患者是否存在 TMJ 疾病或肌筋膜疼痛，并完整记录相关病史。TMJ 出现咔嗒声、弹响音、捻发音、张口过度，咀嚼肌的压痛等情况均应特别注意。如果术前存在 TMJ 功能障碍，在拔牙过程中应避免对颞下颌关节造成创伤。

十、牙移位

病因：患者解剖结构异常、用力过大。

处理：立即或择期拔除移位的牙齿，观察。

上颌和下颌第三磨牙向相邻间隙的医源性移位是一种罕见的并发症，其发生率未知 [25]。上颌第三磨牙可以移位到上颌窦、颊前庭或向后穿过骨膜进入颞下窝 [3, 4]（图 2-5）。上颌第三磨牙移位的促成因素包括深位阻生、远中阻生、可视化差、骨骼去除不充分、缺少远端止点和操作不细致等 [25]。据报道，下颌第三颗磨牙在拔牙过程中可移位到颌下、舌下、翼下颌、咽旁间隙，甚至牙根移位到下牙槽神经管（inferior alveolar canal，IAC）[3, 4]（图 2-6）。下颌舌侧骨板从前到后逐渐

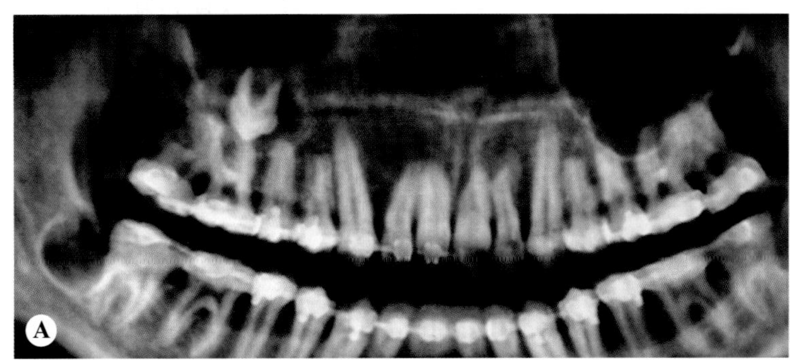

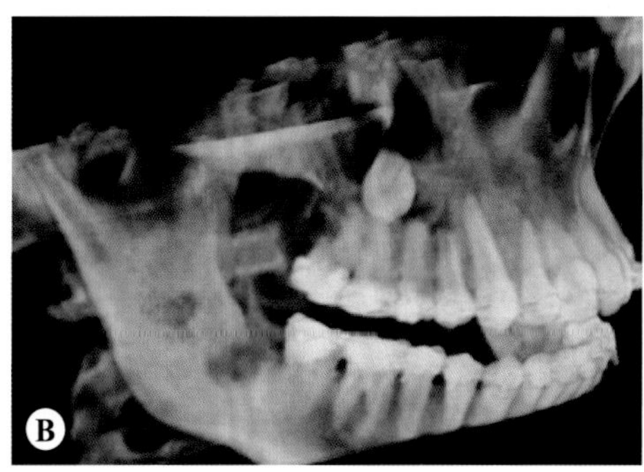

▲ 图 2-5 A. 全景片示，拔除 #1 时，其移位至上颌窦；B. 3D 重建图示，#1 移位至上颌窦

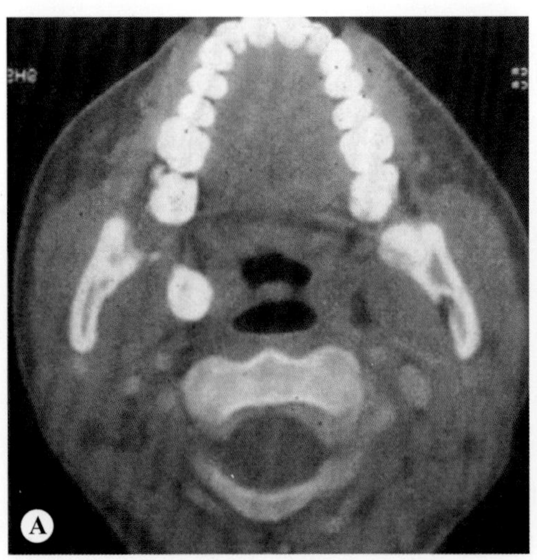
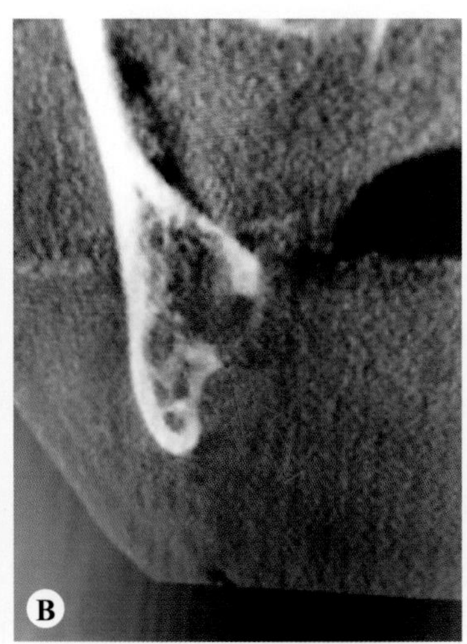
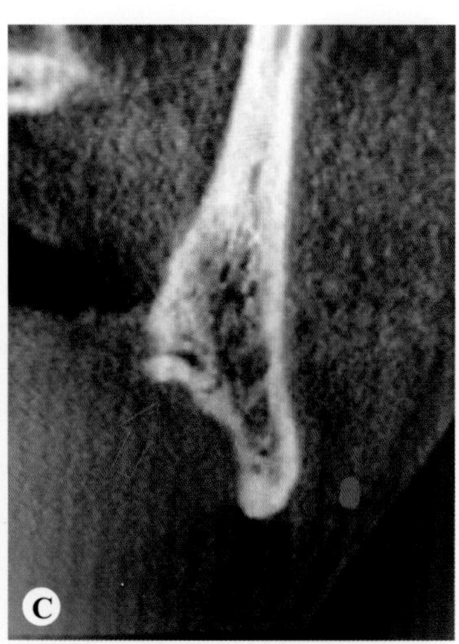

▲ 图 2-6 A. 第三磨牙水平的 CT 轴位图显示 #32 牙移位到下颌下间隙；B 和 C. 冠状面锥形束 CT 显示下颌第三磨牙根尖与下颌下间隙接近，移位风险高

变薄，这通常会导致舌侧骨板极薄甚至缺如。任何根尖导向的力都可以很容易地将牙根或整个牙齿推至上述间隙内[3]。

第三磨牙或牙根移位的管理措施根据所涉及的间隙不同而有所差异。上颌第三磨牙移位至上颌窦时应拔除。但如果拔牙前没有牙齿或鼻窦感染，并且最初的拔牙手术失败，根尖 3mm 可滞留于鼻窦黏膜内[3]。在这种情况下，进行额外手术的并发症率超过了拔除的好处。如果必须要去除时，可以将吸引头放在开口附近并进入鼻窦，尝试从牙槽窝吸出牙齿。此外，可以通过 OAC 冲洗鼻窦，并在开口处放置吸引头，尝试将牙齿或牙根冲洗出来。如果移位部分可直接看到，可尝试扩大开口以便对移位部分进行拔除。如果不成功，外科医生应放弃进一步通过牙槽窝取出，并通过 Caldwell-Luc 术式将牙齿从上颌窦移除。这可以在初次手术或二期手术时完成。如果计划延迟取除移位部分，则应给患者使用抗生素和减充血剂，并按照前文所述关闭 OAC[3, 4]。

取回进入颞下窝的上颌第三磨牙可能因翼丛出血、视野不佳，以及无法定位和稳定牙齿而变得复杂[25]。一般情况下，第三磨牙位于翼外板外侧和翼外肌下方。侧位和后前位头颅片可以帮助定位牙齿。如果条件允许，首选 CT（图 2-7）。外科医师应将原始切口向远端延伸到扁桃体表面，并尝试通过钝性分离定位牙齿。如果该操作不成功，应将牙齿留在原位，然后让患者使用抗生素。在视野不清或视野有限时应避免探查牙齿，因为这可能会伤害相邻结构或导致牙齿进一步移位。如果患者无症状，可以将牙齿留在原位，并密切关注患者后期情况。疼痛、感染、张口受限（移位牙齿影响到冠突）和患者要求拔除患牙都是摘除移位牙的指征。并且这需要在 4～6 周完成，以免发生纤维变性，固定牙齿，并进行适当的影像学检查（CT、锥形束 CT）。文献中描述了多种方法，包括 CT 引导手术、针引导荧光镜检、经口取回和半冠状翻瓣[3, 4, 25]。

移位的下颌第三磨牙通常位于下颌下间隙，低于下颌舌骨肌平面。尝试拔除时应先用手指按压下颌骨舌面，迫使牙根回到口腔 / 拔除部位。稍微扩大口底开口可以帮助取出移位牙，但应谨慎完成以避免损害附近的 LN。可以小心进行舌全厚翻瓣，并切开下颌舌骨肌进入下颌间隙。但由于空间有限、出血和视野差，可能很难通过这种方法拔除牙齿或断根。因此，后期取出移位牙或根部是可以接受的方案。这通常是在手术室和 CT 完成后通过口外路径完成。Yeh 描述了一种口内 / 口外方法，其中 4mm 的皮肤切口允许插入止

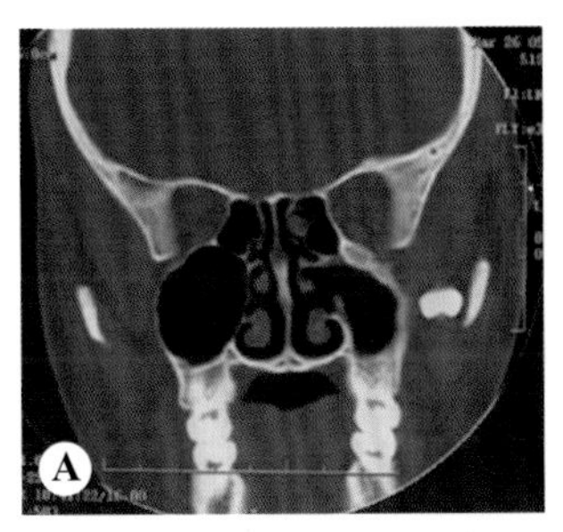
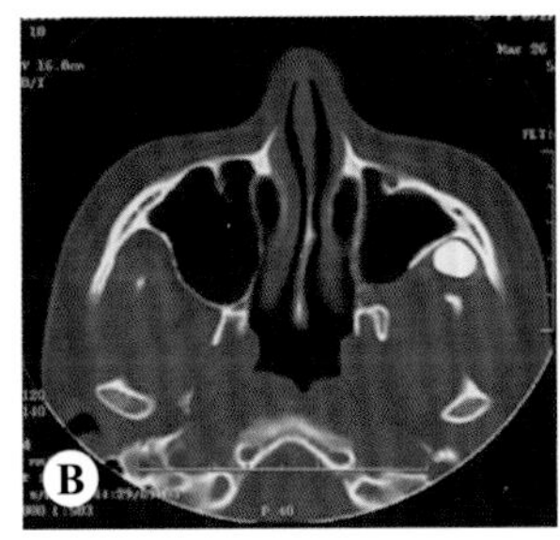
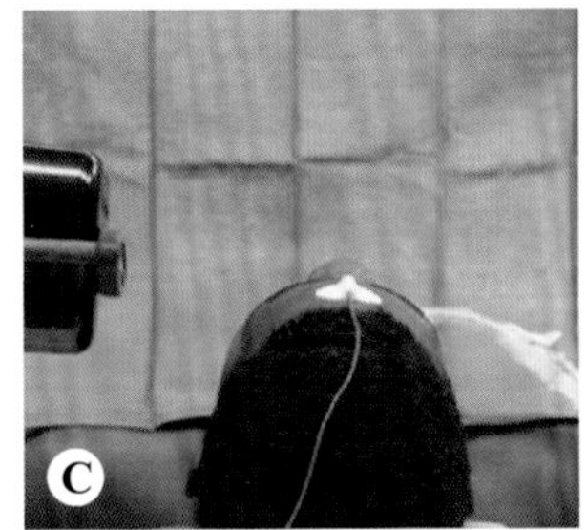
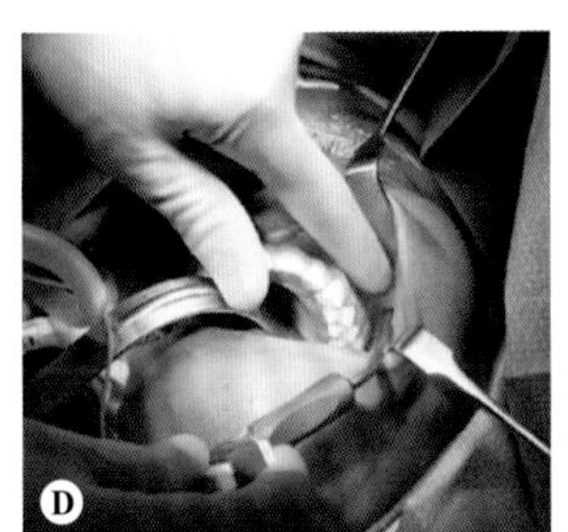
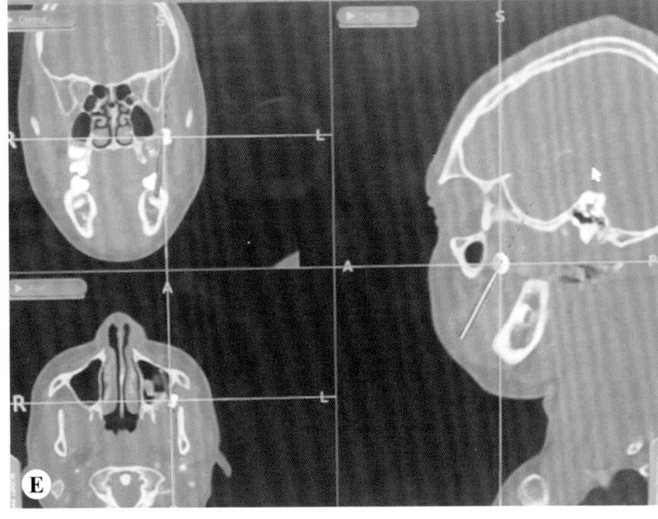
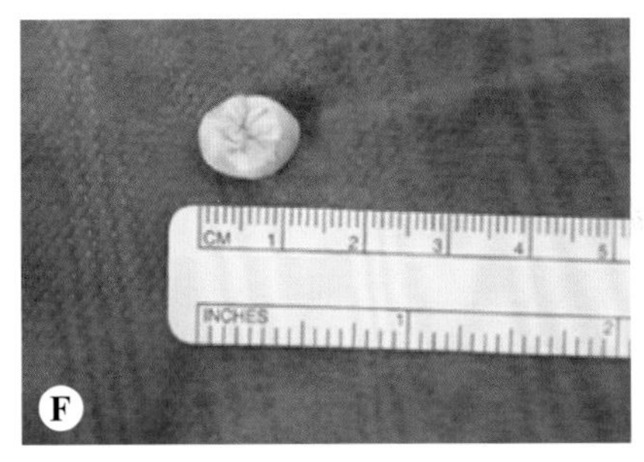

▲ 图 2-7 **A. 冠状位 CT 显示 #16 移位至颞下窝；B. 轴位 CT 显示 #16 牙移位到颞下窝，位于冠突和颧骨之间，限制了最大开口度；C. 计划术中导航定位；D. 导航系统通过小切口对移位牙进行定位；E. 术中通过三维导航定位以最小创伤取除移位牙；F. 取出的 #16 牙齿**

血钳和（或）凯利钳稳定牙齿，同时通过口内舌全厚翻瓣进行定位并移除牙齿[26]。

对于移位到 IAC 中的牙齿应谨慎处理，因为取出该处的牙齿可能会进一步损坏 IAN 或使根段发生进一步移位。如果根段未感染，且患者未出现神经症状，则移位的根段可不进行处理。如果根部出现感染，或患者自诉出现神经症状，则必须谨慎清除，并考虑转诊至神经外科医师，以评估是否有必要进行神经修复[4]。

十一、异物吸入 / 吞咽

病因：不使用或不恰当地使用咽喉填塞 / 咽筛。

处理：抽吸、Heimlich 手法、喉镜检查、支气管镜检查。

异物、牙齿误吸或误食的发生率在文献中可能被低估。其中约 92.5% 的异物或者牙齿被吞入消化道，而其余 7.5% 则被吸入呼吸道[3, 4]。接受第三磨牙拔除术的患者通常因服用镇静药导致他们的呕吐和咳嗽反射迟钝。所有患者都应使用咽帘，以防在手术过程中出现误吸或吸入。如果患者没有咳嗽或任何呼吸困难，则很可能已经吞咽了牙齿，应立即被送往急诊室进行腹腔和胸部 X 线检查，以确认异物的位置。外科医生应对持续咳嗽或出现呼吸困难提高警惕，说明有可能出现误吸。首先应尝试从口咽部吸出异物，并启动基本生命支持（basic life support，BLS）及在必要时采取加强心脏生命支持（ACLS），或者尝试采取 Heimlich 手法取出异物。在有喉镜等检查设备时，在患者出现发绀或失去知觉的情况下，可以尝试通过直接喉镜检查取出异物。如果上述方案失败，可能需要进行紧急环甲膜切开以确保气道通畅。如果异物穿过声带很有可能最终进入右主支气管或右肺（右主支气管与左主支气管相比，与气管垂直偏移更大），患者应被送往急诊室，并由经验丰富的医生进行支气管镜检查并取除异物（图 2–8）。

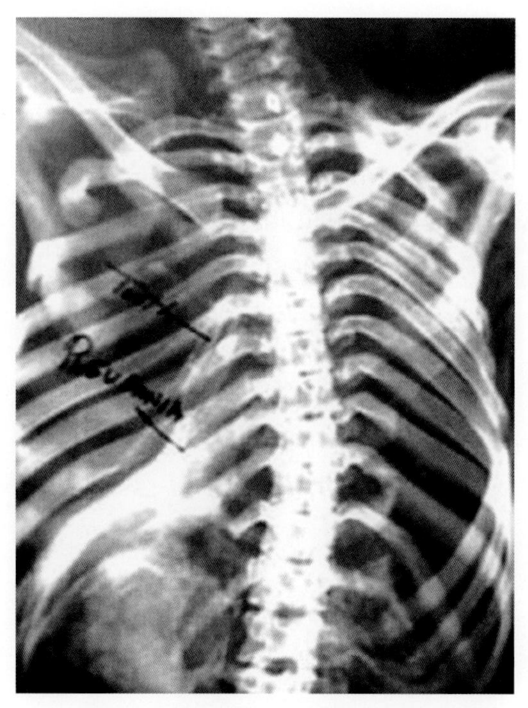

▲ 图 2–8　胸部 X 线片显示患者误吸牙齿

十二、神经系统并发症

病因：未能识别风险因素、患者解剖结构异常、不良手术技术。

处理：监测、系列神经感觉检查、显微神经外科手术、医疗管理。

第三磨牙拔除术出现神经并发症的发生率为 0.4%～11%[1, 2, 5, 6, 27]。96% 的 IAN 损伤可自发性恢复，LN 损伤的自发性恢复率约为 87%[27]。持续 1 年以上的感觉缺陷则会是永久性的损伤，并且自发性恢复一般发生在术后的前 8 周内[27]。根据 AAOMS 第三磨牙白皮书报道，第三磨牙拔除术后 1～7 天发生 IAN 损伤的概率为 1%～5%，而 6 个月后仍有持续性感觉异常的概率为 0%～0.9%[1]。第三磨牙拔除术后 1 天内出现 LN 损伤的概率为 0.4%～1.5%，0%～0.5% 的患者在 6 个月时感觉持续异常[1]。在 Tay 等的一项研究中发现，在 170 位第三磨牙拔除过程中出现 IAN 损伤的患者中，20% 的患者在 1 周的随访中报告感觉异常，6% 的患者在 1 年后感觉持续异常[28, 29]。

IAN 损伤后持续性神经感觉障碍的风险与年龄增加、女性性别、完全骨阻生、牙水平阻生、多次分牙、去骨、外科医生经验和手术时间有关[27]。此外，Rood 等还描述了 7 个潜在神经损伤的影像学预测因素[30, 31]。该研究发现，最重要的问题包括 IAC 移位、根部变暗和 IAC 白线中断。1/3 的 IAC 移位患者和 1/4 的根部变暗或 IAC 白线中断患者表现出感觉障碍。这些征象对神经损伤风险具有较高的灵敏度，但特异度不高[30]。因此，没有任何神经损伤显著征象的患者不太可能受伤，有神经损伤的患者可能有至少一项预测指标。其他影像学指标，如牙根偏斜、牙根过细、根尖分叉暗影和 IAC 狭窄均与神经损伤无关[30]。

LN 损伤与年龄增加、女性性别、牙齿远中倾斜度、牙齿舌向的位置、舌侧骨皮质穿孔，以及术前冠周炎有关（这往往会使 LN 更靠近表面黏膜形成的“瘢痕”，增加受伤的可能性）[32, 33]。通常情况下，进行翻瓣、分牙延伸至舌侧骨板或舌侧骨板断裂都可能是造成损伤的原因[32, 33]。由于神经位置多变，在做切口和翻瓣时必须小心。Miloro 等的报告提出，10% 的 LN 位于舌嵴上方，25% 与舌侧骨板直接接触[28, 29, 34]。LN 与舌嵴的平均垂直距离为 2.75mm，LN 与舌板的平均水平距离为 2.53mm[29]。舌侧骨板的穿孔或缺损可能代表正常的解剖结构［术前锥形束 CT（cone-beam CT，CBCT）显示 50% 的患者可能具有先天舌侧骨板缺损］，或者可能是高速手机造成的医源性损伤。

局部麻醉注射损伤 LN 或 IAN 的发生率约为 1/785 000，其中 79% 影响 LN，21% 影响 IAN。发病率最高的是 4% 的丙胺卡因或 4% 的阿替卡因溶液。85% 的病例在 8 周内会自行恢复，其余 15% 的病例有 1/3 最终会自行恢复[31]。但是无法恢复的患者是不适合进行显微神经外科修复，因为进入翼下颌间隙的通路是有限的，而且局部麻醉注射损伤可能是机械性的（来自针头本身或针尖上的倒刺）或化学性的（来自局部麻醉液的浓度效应），因此，由于损伤的性质，神经可能无法表现出易于识别的损伤区域或神经瘤形成区域，以便切除和修复。

应对所有报告感觉异常的患者进行密切随访，以寻求解决方案并进行适当的客观神经感觉测试。首先应该进行临床神经感觉测试以评定损伤程度，并评估是否需要进行显微神经外科干预。Zuniga 等的研究有三个水平的测试[35]。机械感受测试从 A 级测试开始，它由方向判别和两点判别两部分组成。测试正常区域（以建立基线）和异常区域同样重要，可在患者皮肤上直接标记感觉受损区域，并考虑在照片上面标记以供后期参考和比较。两点判别可以使用 Boley 测量仪或两个棉签的末端测试两点鉴别。测试应在两点之间以 2mm 的变量进行，直到患者不能再分辨两个不同的点。通常情况下，IAN 的判别阈值为 3～5mm，LN 为 2～4mm[27]。B 级测试包括使用 von Frey 单丝或 Semmes-Weinstein 单丝进行接触检测，这些单丝会随着一定的压力施加而偏转，并且这些单丝也存在标准值。最后，伤害感受的 C 级测试包括疼痛（针刺）和热辨别，通常被记录为全有或无反应。味觉通常不会在 LN 伤害中进行测试。显微神经外科修复的适应证包括 1～2 个月以上的完全麻木，3 个月后出现的严重、不可缓解的感觉减退（低于功能感觉恢复水平），早期感觉障碍（可能提示神经瘤形成），以及手术时临床上观察到的 Sunderland V 神经切断[27, 36]。如果符合上述任何标准或外科医生不熟悉神经测试和相关的治疗方案，则应转诊给精通显微神经外科的外科医生进行治疗[27]。一般而言，感觉障碍可通过药物治疗（如加巴喷丁、普瑞巴林、阿米替林），而感觉迟钝 / 麻木可通过显微神经外科进行治疗。显微神经外科修复的细节超出了本章的范围（流程图 2–5）。

死骨和舌侧骨板暴露也是潜在的并发症，虽然影响较小但仍需及时关注和彻底处理。小块死骨可能会从软组织中自行排出，通常只引起暂时的不适。首先需要去除松动的骨头，并告知患者或家属该区域没有余留的牙齿。软组织损伤在几天内即可恢复，医师应嘱咐患者避免在该区域造成咬合创伤直到恢复。因为舌侧骨板和下颌舌骨嵴的黏膜非常薄，因此该区域的暴露很常见。常见主诉是吞咽时疼痛和在该区域检测到骨尖。此时有必要在局部麻醉下使用骨锉或钳子将尖锐的骨尖去除，磨平。叮嘱患者避免食用爆米花或薯片等食物以防出现进一步损害，保证该区域的自行修复。注意口腔卫生和使用氯己定漱口有助于该区域的恢复。

十三、骨髓炎

病因：外科技术不熟练、感染。

处理：抗生素、外科清创、去皮质术、死骨切除术或手术切除。

第三磨牙拔除术导致骨髓炎的发生率很少在文献中报道，但它却是一种常见的术后感染、骨折和（或）拔牙术后的并发症。骨髓炎是骨髓的炎症，由于下颌骨血液供应依赖于下牙槽动脉和骨膜，以及血管化不良的皮质骨，因此在口腔中最常见下颌骨骨髓炎。由于上颌骨有丰富的血液供应，因此发生骨髓炎的可能性较小。骨髓腔内存在细菌会导致炎症和水肿，后期可出现压迫血管和供血减少。血流量的减少会导致局部缺血、骨坏死和细菌增殖。脓性分泌物和细菌可通过哈弗斯系统和 Volkmann 管在骨髓内扩散，并延伸至骨皮质。一旦皮质骨和骨膜受累，血液供应就会进一步受损，并可能发生软组织穿孔，导致瘘管形成。骨髓炎发生的易感因素包括以下几类抑制宿主防御机制的因素，如糖尿病、酒精中毒、营养不良综合征、自身免疫性疾病、放疗、化疗、类固醇使用、骨硬化症和骨髓增生性疾病均可导致骨髓炎的发展。

文献中常用的 Hudson 骨髓炎分类法包括急

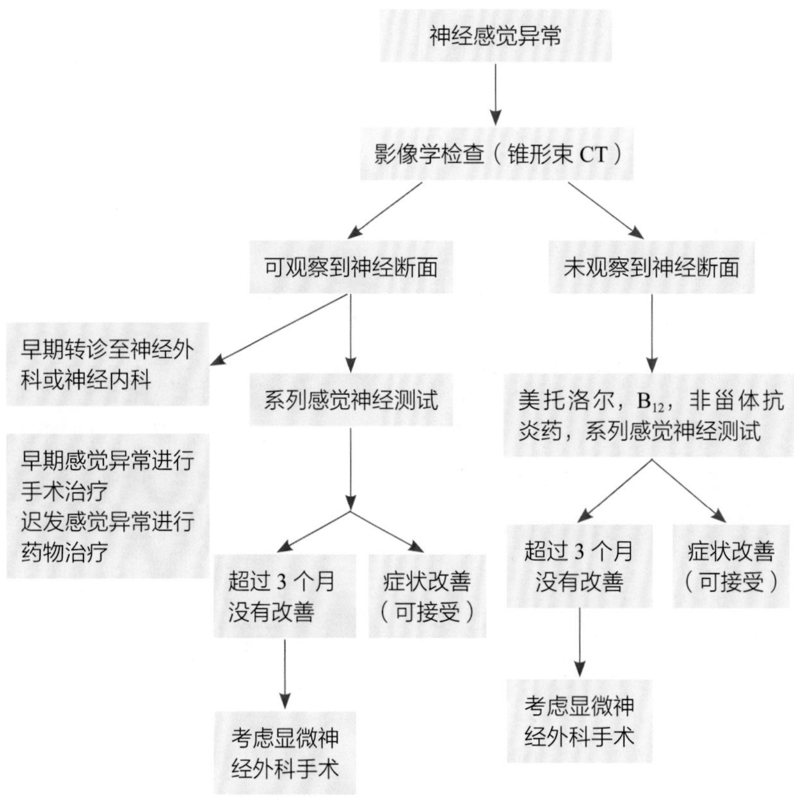

▲ 流程图 2-5　神经感觉异常

性骨髓炎和慢性骨髓炎，其主要根据病情持续时间来分类，若持续时间在 1 个月（30 天）以内则为急性，若持续时间超过 30 天则为慢性 [37]（表 2-1）。

骨髓炎患者通常的主诉为钝痛、深部疼痛、周围组织红肿、IAN 感觉异常、张口困难、淋巴结肿大、瘘管、发热和不适 [38, 39]。对于慢性骨髓炎患者，通常不存在发热等急性感染症状，口内外的瘘管更常见。典型影像学表现为“虫蚀样”外观或存在密度增高的死骨。CT 扫描有助于确定病变范围，但需注意，需有 30%～50% 的骨脱矿才能显示出影像学改变 [38]（图 2-9）。在慢性骨髓炎中，由于骨炎性反应和增生反应，可能出现不透射影像。实验室检查将显示急性白细胞增多症，以及红细胞沉降率（erythrocyte sedimentation rate，ESR）和 C 反应蛋白（C-reactive protein，CRP）水平升高。治疗期间可进一步对 ESR 和 CRP 水平进行检测以评估疾病的治疗情况。培养

表 2-1　骨髓炎的类型
急　性
• 连续性病灶 • 进展性 • 血源性
慢　性
• 复发性多病灶 • 骨髓炎伴增生性骨膜炎 • 化脓性或非化脓性 • 硬化性

改编自 Alpert 等的研究 [37]

标本通常会产生传统上导致牙源性感染的细菌，如拟杆菌属、消化链球菌属、梭杆菌属和链球菌属。偶尔存在不太常见的牙源性细菌，包括乳酸杆菌、真杆菌属、克雷伯菌属、不动杆菌属和铜绿假单胞菌。颌骨骨髓炎不同于其他骨骼的骨髓

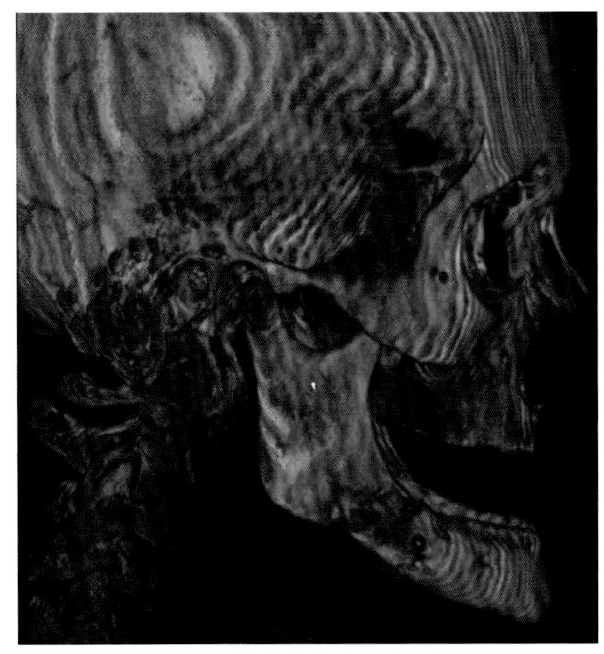

▲ 图 2-9 三维重建显示右侧下颌骨骨髓炎的"虫蚀样"表现

炎，葡萄球菌通常不是主要的病原菌[38]。

骨髓炎的治疗包括手术治疗和药物治疗。在适当情况下，可通过会诊综合考虑对合并的系统性疾病进行治疗。在等待最终培养和药敏实验结果的同时，应给予经验性抗生素治疗。青霉素/甲硝唑或克林霉素是经验性抗生素的首选。在慢性病例中，进行死骨去除术、去皮质骨术、骨碟形手术是有必要的，以便将受累骨清创至有活力的出血性骨缘，以加速愈合。去除骨皮质并将骨膜直接附着于骨髓间隙，有助于血液流动和血运重建。在进行病灶清除术后，可能需要进行固定和稳定，以防止出现病理学下颌骨骨折或稳定已有的骨折。可采用外固定、坚强内固定或颌间固定，具体固定方式取决于术者的偏好和手术清创的成功程度[38, 39]（图 2-10）。也有研究提出其他治疗方法，例如使用可吸收和不可吸收的载体（抗生素浸渍珠）和高压氧（hyperbaric oxygen，HBO）进行局部抗生素给药，但目前还存有争议。已有骨科手术中使用庆大霉素浸渍的聚甲基丙烯酸甲酯微球进行治疗。然而，由于其局部释药量不足和亚抑菌抗生素水平，治疗结果可能令人失望。此外，还需要进行第二次手术才能取出微球。根据有限的可用文献，尚未证明 HBO 对治疗结果有显著影响[40, 41]。Esterhai 等研究了 28 例使用 HBO 的慢性难治性骨髓炎患者，对照试验证明 HBO 对住院时间、伤口修复率或感染复发没有影响[40]。

十四、器械断裂/异物移位

病因：过度用力、仪器使用不当。

处理：立即或延迟清除异物、观察。

在第三磨牙拔除术中，术者因个人操作、经验和偏好使用的器械有很大差异。几乎每个外科医生都有适合不同情况的首选器械，在许多情况下，这些器械的可靠性和弹性可能被认为是理所当然的。

器械的结构破损可导致断端移位至上颌窦、颞下窝、舌下间隙、气道、胃肠道等部位并出现相关并发症。局部麻醉针断裂是一种有据可查且可避免的并发症，通常发生在 IAN 阻滞麻醉期间。在很多情况下，临床医生习惯在针座处弯曲针头，以便更容易接近升支和下颌孔的内侧，确保局部麻醉药注射充分[42]，从而导致断针的可能。

已经发生器械断裂时，应首先确定器械断裂部分的位置，并确保其没有损伤或可能损伤周围的任何重要结构（如神经、血管）。一旦确定断裂部分的位置，外科医生应在两个选项中做出选择：保留断裂部分并监测其是否有任何移位；在发生纤维化后决定立即或延迟取除断裂器械。

决定清除残留异物后，通常需要在手术室中进行全身麻醉，采用最安全的方法取出异物。由于破损器械的尺寸总是很小，因此通常需要配合荧光镜检或导航引导。不建议盲目探查颞下窝或其他地方的断针。在极少数情况下，如果在取回折断器械或针的过程中可能发生潜在血管损伤，则需要神经外科或介入神经放射学团队的协助[43]（图 2-11，流程图 2-6）。

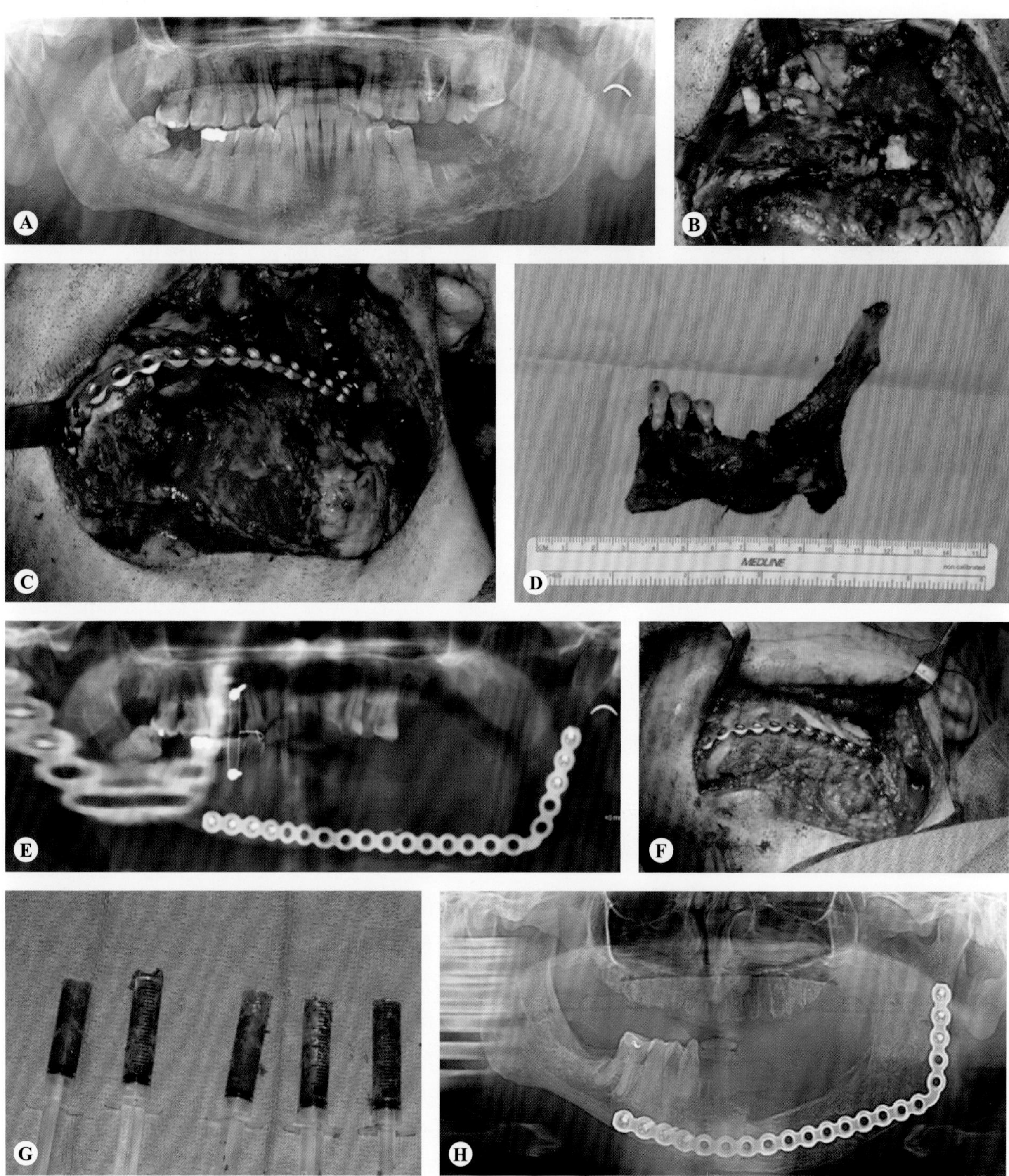

▲ 图 2-10　**A.** 全景片证实左下颌骨骨髓炎，显示骨硬化、反应性骨膜炎和骨的“虫蚀样”表现；**B.** 术中可见左下颌骨反应性骨的形成和疾病晚期表现；**C.** 术后行左下颌骨切除及重建骨板置入；**D.** 边缘阴性的手术切除样本；**E.** 术后全景片显示大面积连续性骨缺损；**F.** 首次手术后 3 个月进行二期髂骨重建并且完成 6 周静脉抗生素治疗；**G.** 将髂骨移植物压缩进注射器运送到缺损部位；**H.** 二期重建手术后 6 个月，影像学显示植骨部位良好，下颌骨连续性恢复

结论

尽管牙槽外科手术有许多可能的风险和并发症，但只要有充分的准备、完善的知识和熟练的临床技能，大多数并发症仅是“可能发生的”，而不是“很可能发生的”。患者应对术中并发症知情并理解，以便患者可以在不太可能发生的并发症中做好心理准备。

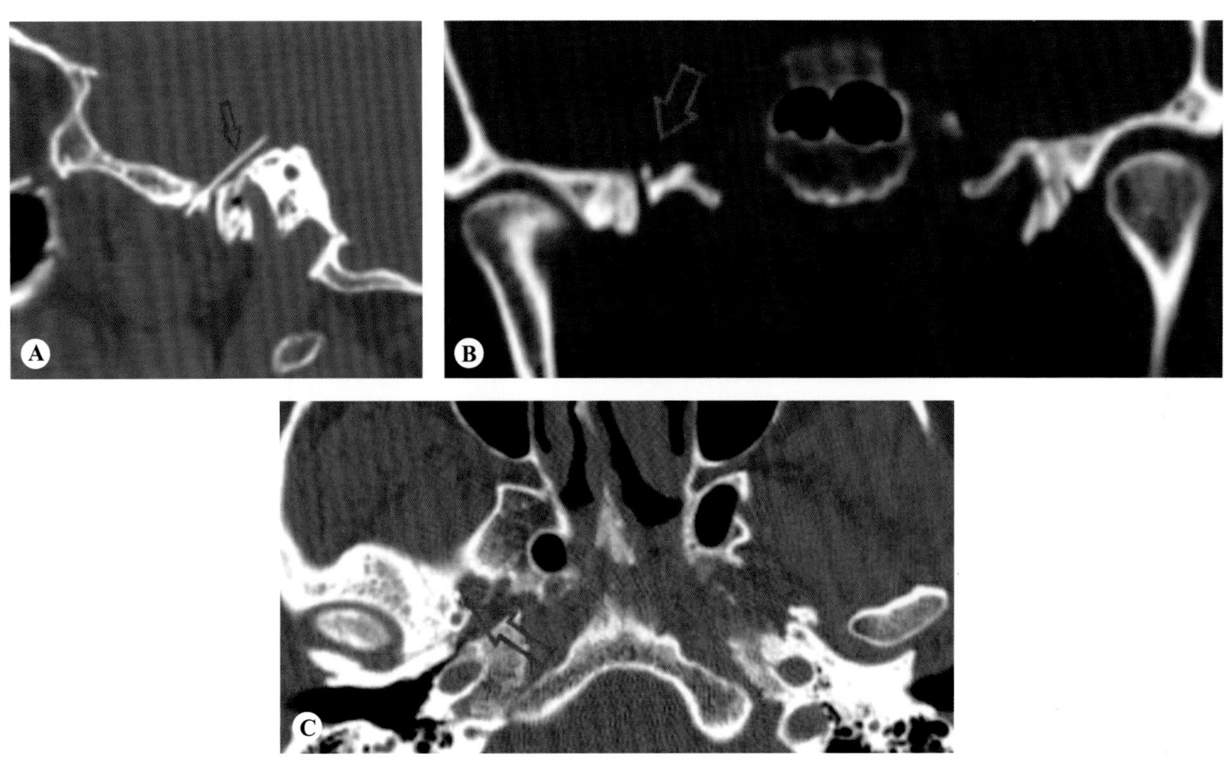

▲ 图 2-11 **A. 矢状位 CT 显示上牙槽后神经麻醉期间 25 号针头发生移位，穿过卵圆孔进入颅中窝，引起疼痛和间歇性面部麻木，患者需要进行右翼点开颅手术进行治疗；B. 移位针穿过卵圆孔的冠状位影像；C. 移位针穿过卵圆孔的轴位图**

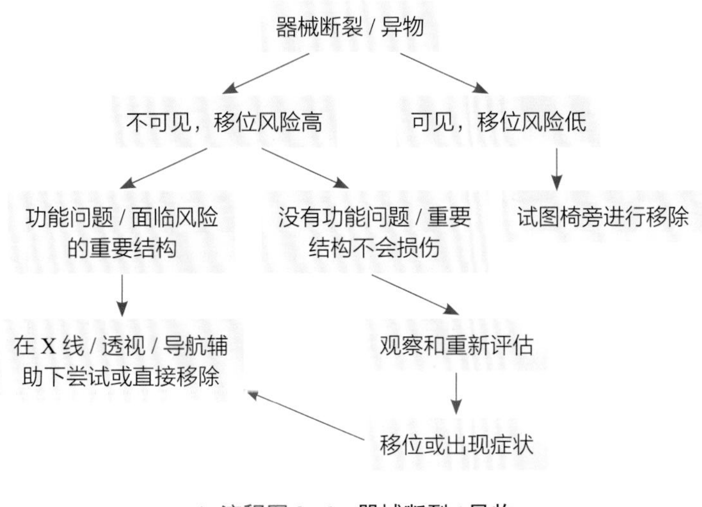

▲ 流程图 2-6 **器械断裂 / 异物**

参考文献

[1] Haug, R.H., Perrott, D.H., and Gonzalez, M.L. (2005). The American Association of Oral and Maxillofacial Surgeons Age-Related Third Molar Study. *J. Oral Maxillofac. Surg.* 63: 1106.

[2] Osborn, T.P., Frederickson, G. Jr., and Small, I.A. (1985). A prospective study of complications related to mandibular third molar surgery. *J. Oral Maxillofac. Surg.* 43: 767.

[3] Peterson, L.J. (2003). *Prevention and Management of Surgical Complications. Contemporary Oral and Maxillofacial Surgery*, 4e. St Louis: CV Mosby.

[4] Ness, G. (2004). *Impacted Teeth. Peterson's Principles of Oral and Maxillofacial Surgery*, 2e. London: BC Decker Inc.

[5] Bouloux, G.F. (2007). Complications of third molar surgery. *Oral Maxillofac. Surg. Clin. North Am.* 19 (1): 117-128, vii.

[6] Bui, Seldin, and Dodson (2003). Types, frequencies, and risk factors for complications after third molar extraction. *J. Oral Maxillofac. Surg.* 61: 1379.

[7] Larsen, P.E. (1992). Alveolar osteitis after surgical removal of impacted mandibular third molars: identification of the patient at risk. *Oral Surg. Oral Med. Oral Pathol.* 73: 393.

[8] Alling, Alling. Biology and Prevention of Alveolar Osteitis, Selected Readings in Oral and Maxillofacial Surgery 4:2. 1-19.

[9] Larsen, P.E. (1991). The effect of chlorhexidine rinse on the incidence of alveolar osteitis following the surgical removal of impacted mandibular third molars. *J. Oral Maxillofac. Surg.* 49: 932.

[10] Figueiredo, R., Valmaseda-Castellon, E., and Berini-Aytes, L. (2005). Incidence and clinical features of delayed-onset infections after extraction of lower third molars. *Oral Surg. Oral Med. Oral Pathol. Oral Radiol. Endod.* 99: 265.

[11] Kirby, J.P. (2009). Prevention of surgical site infection. *Surg. Clin. North Am.* 89 (2): 365-389, viii.

[12] Sweet, J.B., Butler, D.P., and Drager, J.L. (1976). Effects of lavage techniques with third molar surgery. *Oral Surg.* 42: 152-168.

[13] Goldberg, M.H., Nemarich, A.N., and Marco, W.P. (1985). Complications after mandibular third molar surgery: a statistical analysis of 500 consecutive procedures in private practice. *J. Am. Dent. Assoc.* 111: 277-279.

[14] Mangram, A.J., Horan, T.C., and Pearson, M.L. (1999). Guideline for prevention of surgical site infection. *Infect. Control Hosp. Epidemiol.* 20: 250-278.

[15] Bratzler, D.W. and Hunt, D.R. (2006). The surgical infection prevention and surgical care improvement projects: national initiatives to improve outcomes for patients having surgery. *Clin. Infect. Dis.* 43: 322-330.

[16] Pototski, M. and Amenábar, J.M. (2007 Dec). Dental management of patients receiving anticoagulation or antiplatelet treatment. *J. Oral Sci.* 49 (4): 253-258.

[17] Libersa, P., Roze, D., and Cachart, T. (2002). Immediate and late mandibular fractures after third molar removal. *J. Oral Maxillofac. Surg.* 60: 163.

[18] Iizuka, T., Tanner, S., and Berthold, H. (1997). Mandibular fractures following third molar extraction: a retrospective clinical and radiological study. *Int. J. Oral Maxillofac. Surg.* 26: 338.

[19] Krimmel, M. and Reinert, S. (2000). Mandibular fracture after third molar removal. *J. Oral Maxillofac. Surg.* 58: 1110.

[20] Egyedi, P. (1977). Utilization of the buccal fat pad for closure of oro-antral and/or oro-nasal communications. *J. Maxillofac. Surg.* 5: 241.

[21] Watzak, G. (2005 Sep). Bony press-fit closure of oro-antral fistulas: a technique for pre-sinus lift repair and secondary closure. *J. Oral Maxillofac. Surg.* 63 (9): 1288-1294.

[22] Ngeow, W.C. (1998). Management of the fractured maxillary tuberosity. *Quintessence Int.* 29: 189.

[23] Beirne, O.H. and Hollander, B. (1986). The effect of methylprednisolone on pain, trismus, and swelling after removal of third molars. *Oral Surg.* 61: 134-138.

[24] Threlfall, A.G., Kanaa, M.D., and Davies, S.J. (2005). Possible link between extraction of wisdom teeth and temporomandibular disc displacement with reduction: matched case control study. *Br. J. Oral Maxillofac. Surg.* 43: 13.

[25] Oberman, M., Horowitz, I., and Ramon, Y. (1986). Accidental displacement of impacted maxillary third molars. *Int. J. Oral Maxillofac. Surg.* 15: 756-758.

[26] Yeh, C.-J. (2002). A simple retrieval technique for accidentally displaced mandibular third molars. *J Oral Maxillofac Surg* 60 (7): 836-837.

[27] Ziccardi, V. and Zuniga, J. (2007). Nerve injuries after third molar removal. *Oral Maxillofac. Surg. Clin. North Am.* 19: 105-115.

[28] Miloro, M., Halkias, L.E., and Slone, H.W. (1997). Assessment of the lingual nerve in the third molar region using magnetic resonance imaging. *J. Oral Maxillofac. Surg.* 55: 134-137.

[29] Tay, A.B. and Go, W.S. (2004 May). Effect of exposed inferior alveolar neurovascular bundle during surgical removal of impacted lower third molars. *J. Oral Maxillofac. Surg.* 62 (5): 592-600.

[30] Seddon, H.J. (1943). Three types of nerve injury. *Brain* 66: 237-288.

[31] Rood, J.P. and Shehab, B.A. (1990 Feb). The radiological prediction of inferior alveolar nerve injury during third molar surgery. *Br. J. Oral Maxillofac. Surg.* 28 (1): 20-25.

[32] Sunderland, S. (1951). A classification of peripheral nerve injury producing loss of function. *Brain* 74: 491-516.

[33] Pichler, J.W. and Beirne, O.R. (2001). Lingual flap retraction and prevention of lingual nerve damage associated with third molar surgery: a systematic review of the literature. *Oral Surg. Oral Med. Oral Pathol. Oral Radiol. Endod.* 91: 395-401.

[34] Queral-Godoy, E. (2006 Mar). Frequency and evolution of lingual nerve lesions following lower third molar extraction. *J. Oral Maxillofac. Surg.* 64 (3): 402-407.

[35] Zuniga, J.R., Meyer, R.A., Gregg, J.M. et al. (1998). The accuracy of clinical neurosensory testing for nerve injury diagnosis. *J Oral Maxillofac Surg* 56: 2-8.
[36] Pogrel, M.A. and Thamby, S. (2000 Jul). Permanent nerve involvement resulting from inferior alveolar nerve blocks. *J. Am. Dent. Assoc.* 131 (7): 901-907.
[37] Alpert, B., Colosi, T., Von Fraunhofer, J.A. et al. (1989). The in-vivo behavior of gentamicin PMMA beads in the maxillofacial region. *J. Oral Maxillofac. Surg.* 47: 46.
[38] Hudson, J.W. (2000). Osteomyelitis and osteoradionecrosis. In: *Oral and Maxillofacial Surgery*, vol. 5 (ed. R.J. Fonseca), 484-495. Philadelphia (PA): W.B. Saunders.
[39] Chisholm, B., Lew, D., and Sadasivan, I. (1993). The use of tobramycin impregnated polymethylmethracrylate beads in the treatment of osteomyelitis of the mandible. *J. Oral Maxillofac. Surg.* 51: 444.
[40] Marx, R.E. (1991). Chronic osteomyelitis of the jaws. *Oral Maxillofac. Surg. Clin. North Am.* 2 (2): 367-381.
[41] Coviello, V. (2007). Contemporary concepts in the treatment of chronic osteomyelitis. *Oral Maxillofac. Surg. Clin. North Am.* 19 (4): 523-534. vi.
[42] Margolis, A., Loparich, A., Raz, E. et al. (2020). Use of intraoperative biplanar fluoroscopy for minimally invasive retrieval of a broken dental needle. *J. Oral Maxillofac. Surg.* July, 13 78: 1922-1925.
[43] Aoun, S.G., El Ahmadieh, T.Y., Ban, V.S. et al. (2020). Retrieval of an intracranially migrated dental injection needle through the foramen ovale: 2-dimensional operative video. *Oper. Neurosurg. (Hagerstown)* 19 (2): E168.

推荐读物

[1] Esterhai, J.L., Pisarello, J., Brighton, C.T. et al. (1987). Adjunctive hyperbaric oxygen therapy in the treatment of chronic refractory osteomyelitis. *J. Trauma* 27 (7): 763-768.
[2] Van Merkesteyn, J.P., Bakker, D.J., and Van der Waal, I. (1984). Hyperbaric oxygen treatment of chronic osteomyelitis of the jaws. Int. *J. Oral Surg.* 13 (5): 386-395.

第3章 种植手术

Implant Surgery

Raza A. Hussain Pooja Gangwani Michael Miloro 著 汪 昆 译

显然，自从 Branemark 提出骨结合理论并被全世界接受以来，牙种植治疗的临床实践完全改变了牙列缺损，无牙颌患者的修复方式。虽然种植体骨结合失败的发生率很低，而且种植体状态的临床和放射学特点是众所周知的（表 3–1），但从修复或功能的角度来看，已经获得成功或骨结合良好的种植体或许不见得就是成功的。幸运的是，我们可以通过许多方法甚至包括种植体取出及再种植等，避免牙种植相关的并发症。然而，某些类型的牙种植体失败可能会对患者的身体、心理和经济造成严重的后果，也可能对外科医生的信心产生负面影响。本章将重点讨论与牙种植手术相关的常见并发症，包括在术前、术中和术后治疗阶段的并发症，以及避免和处理这些与种植体相关并发症的策略。将考虑以下几方面：①术前计划和在治疗计划阶段避免并发症；②术中对骨结合失败和术中急性并发症的影响；③术后早期失败；④术后晚期失败，包括种植体周围炎（表 3–2）。

一、术前计划

（一）患者评估

在患者进行种植体植入评估时，有许多重要的关键因素需要考虑。即使在进行实际的临床评估之前，临床医生也应该合理地了解患者是否有可能获得成功的种植体治疗结果。在评估患者的牙种植体和假体重建时，患者配合治疗的能力以及后期的卫生维护需求应该是首要关注的问题。如果患者不具备进行种植体长期维护的意识、灵活性和技能，短期成功的种植手术结果（骨结合）虽然重要，但并不能确保种植体修复的长期成功。此外，对患者期望的评估是确定患者是否能够认为自己的治疗是成功的关键，也是在失败和并发症发生时成功应对的关键因素。

文献中描述了各种全身情况，这些情况往往被认为是种植体骨结合失败的危险因素，许多研究引用了被认为是种植体植入绝对或相对禁忌证的特定情况。通常，这些并存的情况包括糖尿病、骨质疏松症、皮质类固醇的使用、吸烟、双膦酸盐的使用、化疗和头颈部放射治疗（表 3–3）。最近，几项结果研究都指明了这样一个事实，上述情况可能不是绝对的，甚至不是相对的禁忌证，而其他通常不包括在这个清单中的因素，可能是导致种植失败的更重要因素。一项研究 [1] 分析了其他 35 项研究的数据，这些研究包括糖尿病患者和吸烟者的植入失败率。研究结果表明，虽然吸烟对植入失败有显著影响，但糖尿病没有影响。然而，一项与之矛盾的研究回顾了 4680 颗种植体 [2]，发现糖尿病和吸烟者植入失败的概率确实显著增加。此外，与植入失败风险增加相关的其他情况包括患者年龄＞60 岁、头部和颈部接受过放射治疗，以及绝经后雌激素的使用。相

表 3–1　种植体状态与临床和放射学表现

种植体状态	临床和放射学表现
成功	功能上无疼痛 / 压痛 无活动度 首次手术后放射学上骨量丧失＜2mm 无渗出物
状态满意	功能上无疼痛 无活动度 首次手术后放射学上骨量丧失 2～4mm 无渗出物
状态一般	功能上可能敏感 无活动度 首次手术后放射学上骨量丧失＞4mm 或不足种植体长度 1/2 探诊深度＞7 mm 可能有渗出物
失败	功能上疼痛 有活动度 放射学上骨量丧失超过种植体长度 1/2 持续性渗出物 完全脱落

表 3–2　种植失败的阶段

在种植体植入时
• 产热明显，骨灼伤 • 种植体表面污染 • 种植体缺乏初期稳定性 • 感染 • 加载偏差
早期（1～2 年）
• 软组织健康状况差 　– 缺乏角化组织 　– 种植体周围炎 　– 口腔卫生差 　– 全身性问题（如吸烟） • 过大的生物力学负荷 　– 口腔修复问题 　– 种植体和组件折裂
晚期（＞2 年）
• 进行性稳定期骨丧失 • 卫生维护不佳 • 口腔修复问题

反，性别、高血压、冠状动脉疾病、肺部疾病、类固醇治疗、化疗和没有接受激素替代治疗（绝经后女性）都与植入失败的发生率增加无关。

尽管有文献支持种植牙可能没有任何绝对禁忌证这一事实，但临床医生必须了解某些局部和全身条件是如何影响种植牙成功骨结合的。这些知识将有助于对患有系统性疾病或障碍患者的治疗计划进行适当的判断。例如，在糖尿病患者中，由于微血管异常（如毛细血管基底膜增厚）导致的局部组织血管减少和受区组织床的循环受损，可能会导致一般伤口愈合受损，而中性粒细胞趋化和吞噬活性的异常可能会使糖尿病患者更容易受到感染，或愈加不能对抗既定的感染[3]。对于代谢性骨骼疾病（如骨质疏松症、甲状旁腺功能亢进症、Paget 病），临床医生必须考虑对骨结合过程至关重要的异常骨矿化的可能性。

大多数情况下，文献没有区分种植失败和与种植相关的医疗并发症之间的区别[4]。然而，临床医生应该区分可能容易导致植入失败的情况和可能直接对患者造成伤害的情况。例如，接受过颌骨放射治疗或接受了抗骨质吸收双膦酸盐（或其他）药物的患者，可能分别有更大的风险发生放射性颌骨坏死或药物相关的颌骨坏死，以及可能的种植失败。虽然文献相互矛盾，但大多数研究明确表明，接受放疗患者的种植失败率更高，但在服用双膦酸盐类药物的患者中，失败率没有显著增加。然而，在这些患者中，应严格选择植入治疗方案，并明确告知患者，同时考虑到目前

表 3-3　影响种植体成功的因素

状　态	建　议
糖尿病	血糖控制（HbA1c<8%），抗生素预防
颌骨放疗	评估剂量和范围，避免种植，高压氧预防
吸烟	戒烟，避免种植
激素	有争议的，停激素
牙周病	植入前治疗，口腔卫生指导
高龄	承担风险
副功能习惯	植入、咬合矫治、理疗、药物（肉毒杆菌毒素）前解决
骨质疏松症	有争议的
双膦酸盐	有争议的，静脉注射过双膦酸盐者避免植入，考虑停药

HbAlc. 糖化血红蛋白

对于种植结果的不确定性水平[4]。

一般来说，如果患者有较好的动手能力和心理能力来进行修复后的种植体卫生和维护，有合理的期望，并能够安全地接受手术，而不会对他们的身体健康造成不必要的风险，他们被认为是种植体修复的候选对象。知情同意讨论应针对每位患者量身定做，注意确定可能导致种植失败风险增加或对患者造成医疗或身体伤害的问题。

（二）临床检查

在制订种植治疗计划之前，必须进行彻底的临床检查，不仅要评估种植体植入部位，还要评估患者目前的牙列、牙齿和牙龈健康状况、副功能习惯、不良咬合或其他可能影响种植体失败的因素。临床医生必须记住，虽然受区部位可能是种植体放置和骨结合的最佳位置（例如，足够的局部软硬组织），但如果种植体不能恢复到正常的功能和美观（例如，咬合空间不充分），那么会导致整个种植 – 修复计划的失败。

自从种植牙问世以来，对有牙周病病史的患者植入种植体的治疗效果一直存在争议。在已发表的研究中，有几个因素使得比较结果变得困难。例如，每项研究在牙周炎的定义、牙周炎的严重程度和治疗方法、结果测量、种植时的牙周状态等方面可能有不同的标准。由于研究设计的异质性，尚不确定因既往或当前牙周炎而经历牙齿脱落的患者是否有更高的风险发展为种植体周围炎或其他种植体骨结合并发症。

副功能习惯和磨牙症被认为是导致种植体部件折裂的潜在因素（例如，种植体基台、基台螺丝和种植体）。虽然不存在确切的因果关系，但文献中的普遍共识认为，种植体折裂与副功能习惯之间存在关联。当为磨牙症患者制订种植治疗计划时，临床医生应计划将非轴向力降到最低，消除悬臂，并考虑放置额外的种植体来分担咬合负荷。考虑到种植体折裂风险时，还有另外两个主要原因：加工误差和修复体密合性差[5]。虽然这些因素也可能导致种植体折裂，但与副功能影响相比，文献对它们的描述要低得多。在种植体折裂之前，通常会发生多次基台螺丝断裂和由此导致的骨丧失，这可能为临床医生提供潜在的咬合和（或）功能问题的预警。一项研究[5]分析了 4045 个正常使用了 5 年的种植牙，发现只有 8 个种植体折裂（0.2%）。6 个是支持后置修复体，有趣的是，所有患者都被诊断出有副功能习惯。这些患者中的大多数在种植体折裂之前就存在有修复体或基台螺丝松动或折断的问题。

当检查种植体周围软组织时，传统认为必须有适量的角化牙龈，以防止种植体周黏膜炎或种植体周围炎等慢性问题。然而，最近的研究表明，角化牙龈的数量可能只是一个与美观密切相关的问题，而与种植体和种植体周围的健康无关。没有研究表明，在角化黏膜不足（＜2mm）的区域，种植体的骨丧失会增加。一项研究[6]表明，在黏膜角化不足的区域，可能会增加牙龈退缩和边缘骨质丧失的风险，但这并不一定会造成不良影响，除非它位于美学区，这样会使美观受损。另一项研究[7]报告了类似的发现，这是对接受下颌固定种植义齿修复的无牙颌重建患者进行的前瞻性 5 年随访的一部分。种植体周围黏膜角化＜2mm 的患者，种植体舌侧表面的菌斑堆积和探诊出血（bleeding on probing，BOP）更多。据报道，在角化牙龈不足的患者中，5 年内种植体颊侧软组织的退缩也更大。这些研究表明，种植体周围角化黏膜不足的患者在常规卫生要求方面可能面临更大的挑战，从而导致随后的牙周问题，这些问题可能会也可能不会影响种植体和修复体的整体成功。

骨质被认为是影响种植体初期稳定性和后期骨结合的最重要因素之一。然而，术前很难使用计算 Hounsfield 单位的 CT 来评估骨质，而且，如果同时存在骨量不足的情况，在术前不进行骨移植和牙槽骨增量，这也是一个无法改变的因素。人们普遍认为，Misch 2 类或 3 类牙槽骨是最有利于初期骨结合的，但很多时候，外科医生在手术时可能面对的是 1 类或 4 类骨，即使患者的解剖学和影像学检查正常[3]。有时，根据患者的最初表现并不难预测。例如，一名下颌骨严重萎缩的患者，如果多年来一直使用全口义齿，其下颌骨前部很可能主要是皮质骨（而非松质骨）。外科医生必须熟悉这些类型的患者情况，以便在考虑骨质的同时对种植体的选择和放置位点进行调整。例如，锥形种植体可能比柱状种植体更好，反之亦然，种植后骨愈合时间可能需要延长，或者可能需要分两个阶段手术或延迟种植，而不是一期手术。

（三）虚拟手术计划

虚拟手术计划（virtual surgical planning，VSP）提供了一种在计算机上三维设计和模拟手术的机会，包括修复计划。引导手术允许使用 VSP 和 3D 打印机制作的手术导板。总之，这有助于简化种植程序，减少手术时间，准确植入种植体，并防止神经损伤和上颌窦穿孔等并发症。2019 年，一项包含 12 名受试者的随机对照病例研究[8]得出结论，与传统自由手种植手术相比，引导手术放置的种植体的角度偏差更小。然而，重要的是要理解，尽管技术进步，但 VSP 和引导手术的使用都可能会出现误差，导致种植体定位不良，使义齿修复具有挑战性，并最终影响功能和美观效果。从数据收集（CBCT 采集）到种植体植入，VSP 过程中的每一步都可能出现不准确性。例如，较差的 CBCT 分辨率、患者在 CBCT 检查过程中的移动，以及扫描不合适的含钡修复体（如果使用）都将导致术前数据库错误，以及设计的不准确和手术导板制造的不精确。另一个误差来源包括，由于套筒插件的固有公差允许一定程度的错位[9, 10]，在连续的种植钻骨手术过程中可能会出现钻头偏差。最后，在手术过程中未能适当地固定和稳定种植导板可能会导致一些并发症，如重要结构损伤和种植体位置不佳。因此，重要的是要认识到牙齿支持的手术导板比骨支持的导板更稳定，而黏膜支持的导板最不稳定。在植入过程中，可以使用固位钉来稳定导板，以防止医源性移动。在植入过程中，外科医生应该定期对连续的钻骨手术进行验证，特别是在重要结构的区域。使用外科导板植入种植体时，为了使偏差最小，关键是将钻头放在导板的中心，并与套筒 / 圆柱体平行[9, 10]。此外，使用限制性更强的长钻杆和套筒可能会提高精确度，从而得到更理想的结果[9, 10]。考虑到与使用手术导板相关的担忧，动态导航系统在植入性手术治疗中获得认可，以试图提高精确度和准确性。表 3-4 描述了静态导板 / 支架和动态导航系统在

表 3-4　静态导板和动态导航在植入手术中的区别

类　别	静态导板	动态导航
治疗计划	外科医生使用 CT 生成的手术导板进行连续的钻骨手术，并直接可视化	外科医生使用导航屏幕进行连续的钻骨手术，在患者口腔中直接可视化的钻头最少
支架或夹子的使用	CT 生成的金属套筒外科导板	使用含有三个金属靶标的夹子获得锥形束 CT，该夹子放置在患者不需手术的牙齿上
种植体定位	种植体放置在预定的位置，术中不允许改变位置	实时可视化种植体植入，能够根据需要进行修正
种植体系统	需要有专门针对种植体系统的手术装置，一旦 CT 手术导板制作完成，就无法更换种植体系统	与任何种植体系统兼容。也允许在植入过程中改变种植体的大小
冷却冲洗钻头	由于接触骨的途径有限，在手术过程中很难对钻头进行冷却冲洗，可能会增加热量的产生	在手术过程中可以对钻头进行连续冷却冲洗
张口受限	对于张口受限的患者来说，使用手术导板可能具有挑战性，特别是在第二磨牙部位植入种植体时	允许在难以进入的患者中植入种植体
学习曲线	可能使用第三方来设计病例	可变的学习曲线以获得熟练程度

资料来源：基于 Block 和 Emery[11]；Block 等[12]

植入手术中的区别[11, 12]。

（四）口腔修复和外科治疗计划

种植体重建的治疗计划是一个团队的概念。修复医生和外科医生都必须提供意见，确保以修复为导向的治疗计划过程中患者能获得最佳效果。如果在最初的治疗计划阶段没有将修复医生包括在内，可能会由于位置不正确、角度问题或美学问题而导致种植体缺乏可修复性，导致修复失败。外科医生和修复医生应该做好术前沟通，并就种植体数量和位置达成一致。通常，修复医生提供手术导板以帮助确定种植体的位置和角度，这是很有帮助的。这种修复手术导板与 CT 生成的手术导板的不同之处在于，牙修复医生可以使用修剪掉钻孔的复制义齿，以向外科医生指示应该用于种植体植入的区域范围。根据种植体的位置及外科医生的经验和技能，手术导板并不总是必要的，但对于复杂的病例和美学区病例，特别是涉及多个种植体的病例，手术导板非常有用。最近，计算机辅助治疗计划、手术导板的制作、计算机引导手术和导航技术的使用受到了更多的关注。目前，还没有多中心前瞻性临床试验表明，使用这种计算机辅助和导航技术比传统的徒手种植技术具有统计上的显著优势。虽然植入前 CT 或 CBCT 通常是禁行的，但当治疗计划部位可能有明显的解剖学限制（如接近神经或上颌窦），或治疗复杂手术时（如上颌窦提升、牙槽骨增量），它是最有益的。

治疗计划不仅涉及种植体的位置，而且还包括拔牙和种植体植入之间的理想时间间隔，种植体负载时间或即刻负载方案，以及到最终修复体修复的时间间隔。所有这些因素都可能对种植体的初期骨愈合以及一期和二期种植体的稳定性起作用。拔牙后牙槽骨会经历硬组织和软组织的尺寸变化。一些研究已经评估了拔牙后随着时间的推移发生的骨量丧失。这些研究表明，拔牙后 3～12 个月水平宽度的损失为 30%～50%[13-15]。

即刻和早期植入种植体已成为一种常规技术，试图抵消这些解剖变化的影响。然而，一项研究[16]评估了18名患者的21颗即刻种植体，在4个月后再次评估时，发现种植体周围仍存在骨质吸收：颊侧约50%的骨丧失，舌侧约30%。另一项研究[17]也发现了类似的结果，并得出结论，即刻植入种植体并不能防止牙槽骨吸收。尽管这些研究表明，无论拔牙后何时植入种植体，骨质吸收都会继续发生，但没有证据表明早期或即刻种植技术的骨结合成功率明显低于（或高于）延迟种植技术。然而，为了帮助指导选择适当的种植治疗方案，需要进行有明确定义的长期随访的前瞻性随机临床研究。

文献中对种植体负载的时间间隔也有争论，可能对种植体骨结合的整体成功有影响。一项系统综述[18]检查了牙种植体加载的时机，只确定了22篇纳入研究的论文，由于研究设计的异质性、不同的临床应用、不同的结果及缺乏高水平的证据，作者不能就牙种植体负载时机得出明确的结论。趋势是支持延迟负载，但没有迹象表明立即或早期负载不能安全进行。由于需要考虑许多变量（如骨的数量和质量、种植体的类型、相对于拔牙的种植体植入时间、患者局部和全身因素、修复计划、种植体植入时的稳定性等），目前不可能支持任何一种牙种植体负载策略优于其他策略。

另一个与种植体植入和负载时机有关的考虑因素是牙槽嵴增量或上颌窦植骨。一项系统综述[19]尝试确定哪些硬组织增量手术在为种植体植入提供理想的骨性基础支持方面是最成功的。该研究纳入了90篇可接受的数据提取和分析的文章，发现用同种异体或非自体复合移植物进行上颌窦提升术对种植体的长期固位效果最好（93%）；自体骨移植次之（92%），再就是同种异体材料（82%）。在评估牙槽骨增量时，种植体存活率最高的部位是引导骨再生（guided bone regeneration，GBR）、块状骨移植和牵张成骨。该系统综述的确承认可接受的研究数量有限，并且这些研究中的差异使研究者无法确定哪一种骨增量技术更有利于种植体的长期稳定。

二、术中并发症

尽管有最细致的治疗计划和准备，种植手术中仍可能出现并发症。这些并发症大多可以通过额外的手术，或对修复方案进行细微改变而得到解决。这些并发症中几乎没有危及生命或导致患者永久残疾的，但出现这些严重并发症的可能性并非不存在。临床医生有责任在知情同意过程中讨论“可能与潜在”的风险。讨论内容应包括出血、疼痛、肿胀、感染、邻牙损伤、神经感觉障碍、骨结合失败、无法修复、种植体移位（如移位到上颌窦、筋膜间隙）、种植体或种植体组件吸入或吞入、下颌骨骨折，以及可能需要额外手术。当然，手术培训和经验会影响并发症的发生，就像任何外科手术一样。

（一）神经损伤

在毗邻重要解剖部位进行种植手术，术前需要进行仔细的评估和计划。术中应谨慎小心，避免并发症的发生。例如，在下颌骨后部种植，必须谨慎设计种植体的位置，以避免损伤下牙槽神经管（inferior alvelar canal，IAC）内的下牙槽神经（inferior alvelar nerve，IAN）。大多数作者都认为，种植体末端进入IAC上方2.0mm范围内可能会引起永久性的感觉障碍，一般认为2.0mm的安全边界是种植体接近IAC的临界值。同样重要的是，临床医生必须熟悉所使用的特定种植系统，因为有些钻头的尖端延伸（0.5～1.0mm）超过了钻头本身所示的长度。种植体植入导致IAN损伤的可能机制有多种。直接的IAN损伤可能是由种植体钻头本身造成的，由于钻头的过度穿透，造成横断或部分横断。种植体进入IAC内太深可能会造成IAN的压迫。另外一个原因，即使钻头或种植体没有侵犯IAC，IAC附近的骨发热引起的热损伤也会导致IAN损伤。这可以通过使用高效切割的新锋利钻头来预防，并使用正确的植入钻速来避免医源性骨过热，因为钻头顶端没有冲洗来减少发热。另外，下牙槽动脉或下牙槽静脉横断或部分横断导致 IAC 内持续出血，出现“腔隙综合征”并伴有根管内压升高，可导致 IAN 受压。虽然大多数其他非种植体相关的神经损伤（如拔除第三磨牙）会导致感觉迟钝（感觉减退或麻木），但与种植体相关的损伤（以及与牙髓有关的损伤）更有可能产生令人不适的疼痛感觉（感觉障碍）。这些与种植体有关的神经损伤也更有可能是永久性的，而且不适合用显微神经外科手术来解决，最好用药物治疗（如加巴喷丁、普瑞巴林、阿米替林、巴氯芬）来处理。需要注意的是，由于 IAC/IAN 的解剖位置，在植入种植体时下颌第二前磨牙区和下颌第二磨牙区是最容易造成 IAN 医源性损伤的两个位置。另外，拔牙时即刻植入种植体，以及下颌的倾斜种植体，也可能增加神经损伤的风险。如果在二维 X 线片上发现 IAC 上方的骨高度不足，可以使用替代的三维成像技术（CT、CBCT）来获得 IAC 附近可用骨的更精确测量。当然，如果存在骨高度不足，可以考虑进行牙槽嵴增高术或神经重塑术（神经移位或神经侧方化）。但是，这些手术本身也存在引发神经感觉障碍的风险。一些外科医生认为，三维成像（CT、CBCT）结合使用 CAD/CAM 制作种植体植入手术导板，可以消除 IAN 损伤的可能性。然而，没有研究直接比较这些组别。一份报告[20]提出，医源性下颌后部种植体侵入 IAC 的部分原因是该解剖区的髓腔骨质量较差。有人提议，下颌后部的骨松质比下颌前部丰富，密度更低，这种低密度的骨阻力最小，难以阻止种植体穿透 IAC 上部的皮质骨。在这种情况下，钻头在制备窝洞时往往会“落入”髓腔，并穿过 IAC 的皮质骨，因此，如果钻头控制不当，IAN 很容易受到损伤（图 3-1 和图 3-2）。当种植体植入时，阻力也较小，即使在拧紧愈合基台或覆盖螺丝的时候，种植体也可能超出预备的深度[20]。如果术后即刻发现有 IAC 侵犯（图 3-3 和图 3-4），外科医生应考虑移除种植体并延迟更换，或立即更换较短的种植体，并考虑在无

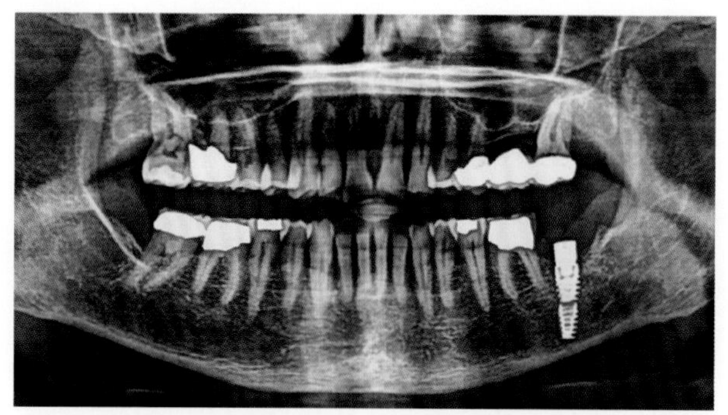

▲ 图 3-1　种植体在下牙槽神经管内移位导致下牙槽神经损伤

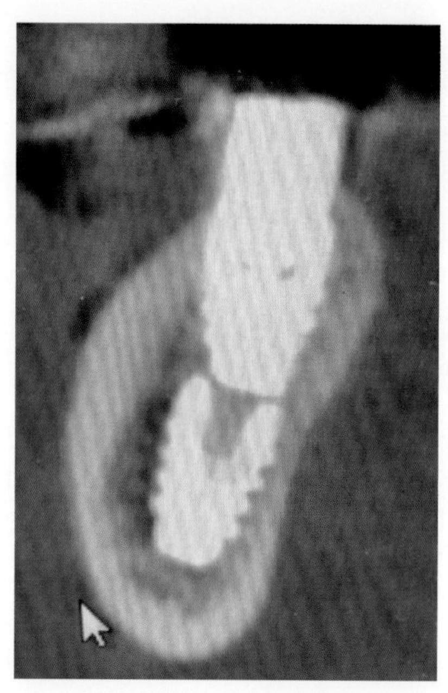

▲ 图 3-2　导致下牙槽神经横断的锥形束 CT 图像

法解决麻木或感觉障碍时及早转诊给显微神经外科专家进行评估，以便及时进行显微神经外科手术。在术后 X 线片上没有 IAC 侵犯时，可以使用甲泼尼龙来减少神经周围水肿，也可以考虑每日服用维生素 B_{12} 和非甾体抗炎药来促进神经感觉的自发恢复。此外，应进行一系列的神经感觉测试，如果 3 个月内没有改善，应考虑进行显微神经外科手术探查和修复。早期和晚期的感觉障碍应分别通过手术和药物进行处理。种植体植入过程中 IAN 损伤的真实发生率尚不清楚，但严谨的术前计划和细致、可控的手术技术将使这种并发症降到最低。尽管如此，作为知情同意过程的

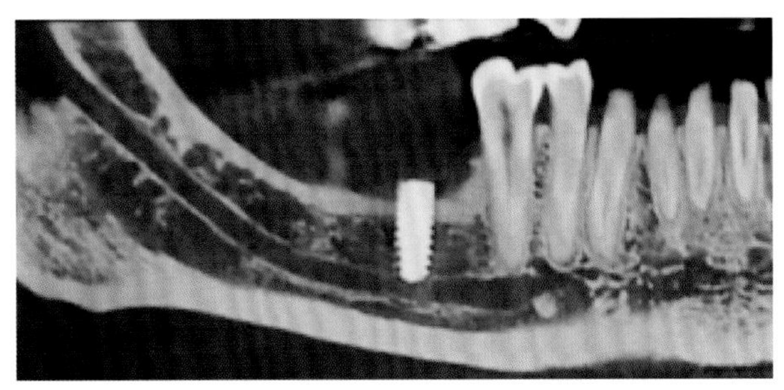

▲ 图 3-3 种植体侵犯了下牙槽神经管的上缘

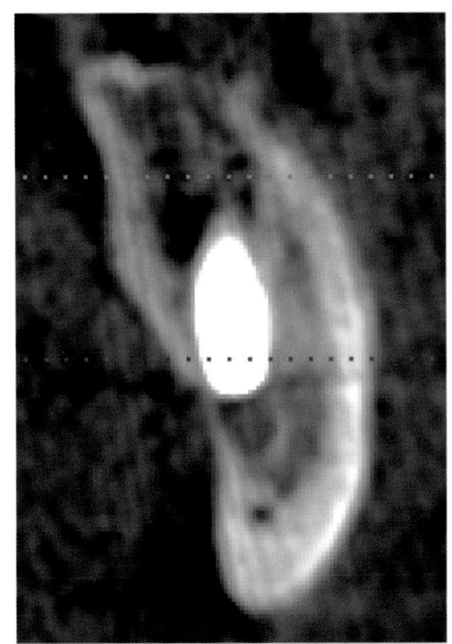

▲ 图 3-4 侵犯下牙槽神经管的锥形束 CT

一部分，应该让患者知道感觉异常的可能性（流程图 3-1）。

（二）邻牙损伤

牙种植体相对于邻牙的位置不佳会导致各种潜在问题（图 3-5）。种植体的不当位置可能会导致美学问题，需要改变牙冠的形状或导致基台外露，也可能会损害牙齿和邻牙的牙周健康。涉及的致病原因包括手术计划不当、种植体植入不正确和（或）角度不当、由于将直径过宽的种植体植入狭窄的牙间隙而对邻牙造成的直接损伤，以及由于牙齿附近产生过多的热量而造成的间接牙齿损伤（类似于前面讨论的临近 IAC 附近的热损伤）[21]。由于破坏了牙周韧带间隙，可能会导致邻牙失活，以及牙根外吸收，从而需要额外的治疗，如牙髓治疗、根尖切除术、牙齿漂白，甚至拔牙。为了避免对邻牙的损伤，术前临床和放射学评估是最重要的。放射学分析应包括天然牙之间的测量，以及确定与计划的种植部位相邻的牙齿是否存在牙根膨大和倾斜。考虑到牙周韧带间隙和生物宽度，建议种植体与天然牙的最小距离为 1.5mm，种植体间的最小距离为 3.0mm。种植体离得太近可能会导致牙周组织受损和种植体间骨质丧失（图 3-6 和图 3-7）。

为了防止种植体植入过程中过度倾斜和角度不当，如果种植体以自由手的方式植入，临床医生应使用平行技术（paralleling technique）。初次备洞后，术中带定位钻或种植体引导钻行根尖 X 线片检查，有助于指导种植体备洞的重新定向，实际上是为种植体植入做进一步准备（流程图 3-2）。当然，使用 CT 生成的手术导板或动态导航技术可能也有助于减少邻牙医源性损伤的可能性。

然而，如前所述，牙槽骨内的钻头尖端无法冲洗（注：内冷却钻头过去曾被使用过，但易被骨头碎屑堵塞，功能性欠佳），所以应当选择正确的钻孔速度，使用锋利的新钻头，以避免产生过多的热量。

（三）种植体移位

由于手术过程中可能发生种植体的医源性移位，因此在知情同意讨论中提到这种风险是谨慎的做法。由于上颌窦的位置和大小，邻近上颌后牙，且上颌后牙区的骨质较差，因此上颌窦是发生种植体移位的常见部位（图 3-8 和图 3-9）。

牙齿和牙根、根管填充材料和牙种植体是移位到上颌窦的常见物体，文献中的病例报告便是例证。种植体移位进入上颌窦内可能在术中即刻出现或远期出现。急性移位的原因包括窦嵴距高度不足（<4.0mm），导致种植体初期稳定性差，种植体立即或远期移位至窦内。考虑在种植体植入前使用窦底提升技术来增加骨高度，以保持种植体的稳定性的手术计划可能是错误的。此

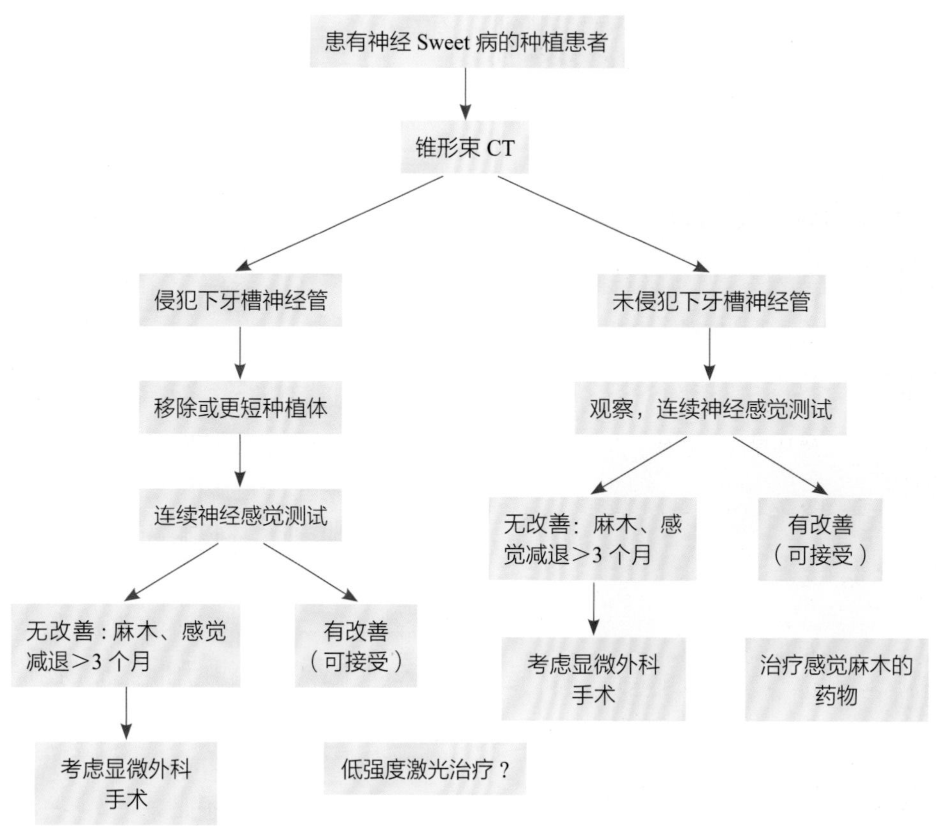

▲ 流程图 3-1　神经损伤

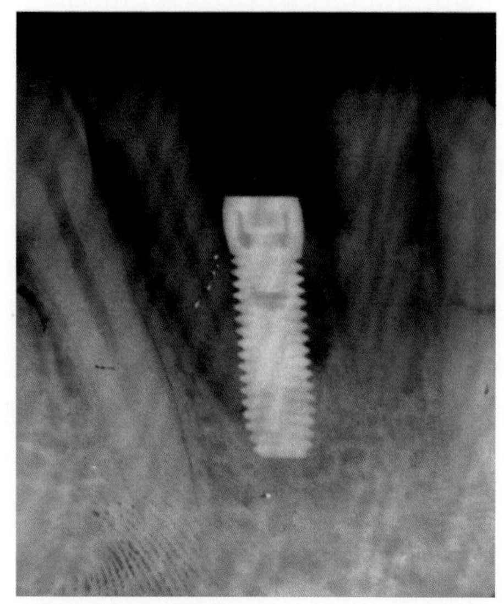

▲ 图 3-5　种植体位置不良导致邻牙损伤和骨质丧失

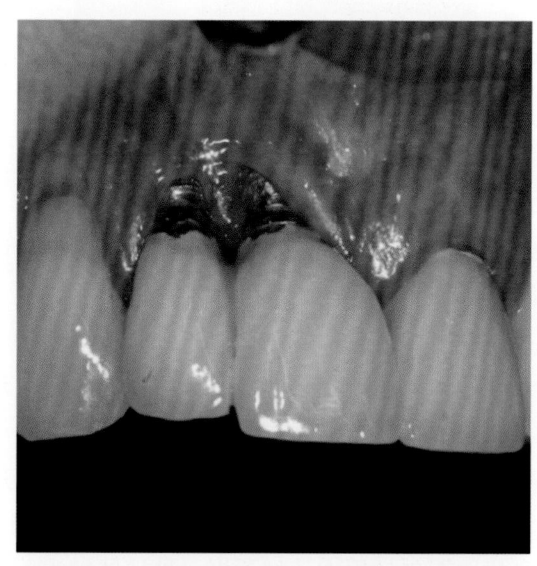

▲ 图 3-6　种植体间距过小会影响牙龈美学和牙周健康

外，使用不当的手术技术损伤了施耐德膜或先前的窦底提升后植入的骨再生不成功，同样会导致骨量不足，无法确保种植体的稳定性[23]。更常见的是，种植体在植入时移位，然而有一些报道描述种植体初次植入后数周、数月或数年内移行到上颌窦内，甚至发生在骨结合和修复后。尚不清

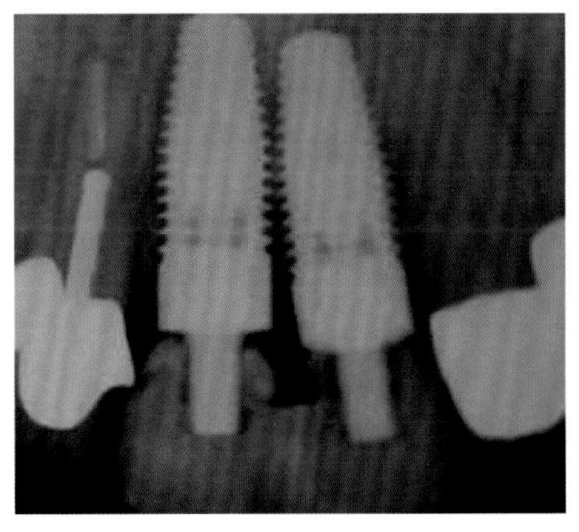

▲ 图 3-7　根尖 X 线片显示种植体植入过近导致骨丧失

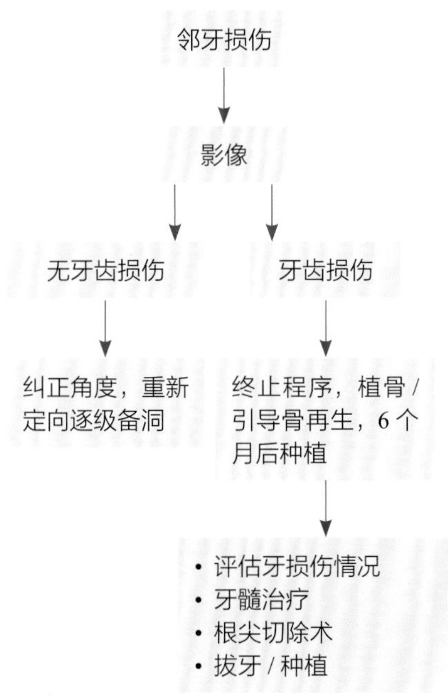

▲ 流程图 3-2　邻牙损伤

楚是什么原因造成的这种种植体的迁移，但被广泛接受的原因是单纯的骨质减少 / 骨质疏松症或过度咬合力和种植体周围炎症反应的结合，导致持续性骨破坏与种植体移动 [23]。有时，植入物移位进入上颌窦后位于中鼻道或从鼻腔转移，这是由于鼻窦黏膜的纤毛试图清除鼻窦中的异物。无论是术后即刻还是后期出现，通过上颌窦侧壁开窗上颌窦根治术，或者经鼻内镜、口内镜取出种植体，如果将来计划在同一部位植入另一个种植体，外科医生可选择同期上颌窦提升并植骨。

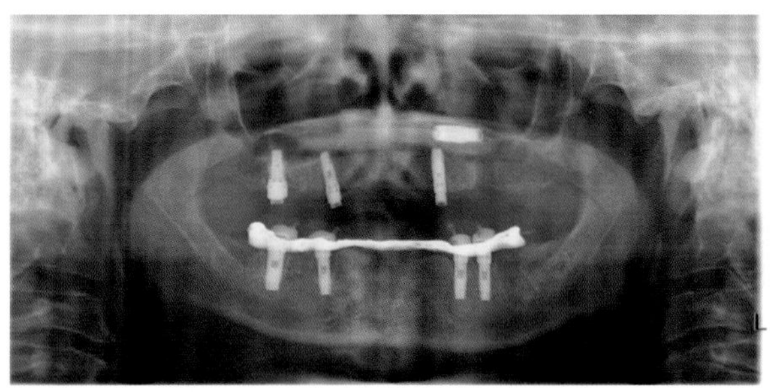

▲ 图 3-8　种植体移位进入左侧上颌窦

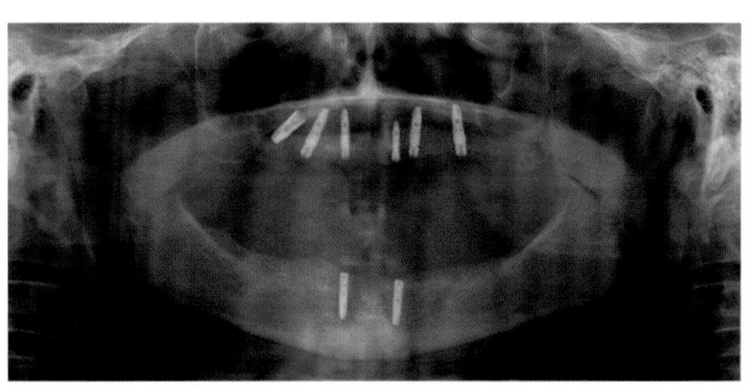

▲ 图 3-9　种植体移位进入右侧上颌窦

在罕见的临床情况下，当外科医生植入穿翼种植体时，种植体可能会移位到翼腭窝或颞下窝。导致这种并发症的两个已知原因通常是由于使用更大直径种植体和穿翼种植体植入时的倾斜度不正确导致的种植体初期稳定性差和不当的外科技术。在 CT 引导下内镜取出种植体，内镜可以通过鼻腔进入上颌窦，最终进入翼腭窝，可用于种植牙取出。如果位于无法经口进入的部位，颞下窝内移位种植体可优先通过口内上颌骨后入路或耳屏前半冠入路取出。在尝试性的种植体取出手术中，可能会发生进一步的种植体移位，使这一过程更具挑战性。因此，等待 3～6 周的时间，让种植体周围发生足够的纤维化，以稳定其位置，可能有助于取出 [24, 25]。在这些情况下，应使用 3D 成像在软组织中精确定位种植体，如果种植体位于难以进入的位置，可能需要 CT 引导和针定位。种植体移位不仅会在上颌种植手术中发生，在下颌种植手术中也会发生。植体进入相关解剖间隙，如舌下和下颌下间隙是一种罕见的并发症。在各地的文献中很少有病例报告，在这些病例中，据报道种植体以延迟的方式移位进入这些间隙。据报道，种植体位置不佳、缺乏初期种植体稳定性、主要由于种植体周围炎引起的舌侧皮质骨侵袭或吸收，以及种植体植入过程中舌侧皮质骨断裂，都是这些并发症的原因[26, 27]。一旦识别，CT 用于定位和计划种植体取出。如果移位的种植体位于舌下间隙，则可采用口内入路，并且应采用口外入路进入下颌下间隙，尤其是在口内口底无法触及种植体的情况下。最后，如前所述，种植位点的过度预备，种植体初期稳定性丧失、存在局灶性骨质疏松性骨缺损等，都可导致植入物移位进入 IAC 或下颌骨骨髓腔中。进行 CBCT 扫描后，应通过口内入路去骨取出种植体（流程图 3–3）。

（四）牙种植体吸入

牙种植体或种植体部件的误吸是种植体植入过程中可能出现的并发症之一。咳嗽、呛咳、喘息、声嘶、胸痛和气短是吸入后继发呼吸窘迫的症状和体征，这代表需要医疗急救。在这种情况下，应立即开始基本的生命支持，并应用监护仪，包括无创血压监测、脉搏血氧测定、三导联心电图、潮气末二氧化碳监测和补充氧气。在极端情况下，气管插管可被视为确保气道安全。一些作者使用手指取出吸入物，但仅当口腔内可见植入物或异物时可行，否则可能导致异物进一步移位到气道中。如果怀疑意外吞入，应进行 Heimlich 手法，必要时应给患者补充氧气。如果可以看到吸入的植入物或植入物组件，则可以使用麦氏钳和喉镜。如果血氧饱和度下降，可能需要气管插管或紧急手术环甲膜穿刺术[29]。在大多数误吸病例中，异物（牙种植体）卡在右主支气管内，这是因为与左主支气管相比，右侧气管更垂直，直径更大。必须进行胸部 X 线检查以确认吸入物的位置，这可能需要到急诊科就诊。一旦确定种植体已被吸入，应请呼吸科或胸外科进行适当的会诊，并紧急进行支气管镜检查以取出种植体。

（五）牙种植体吞入

种植体或种植体组件误吞可能会引起几个问

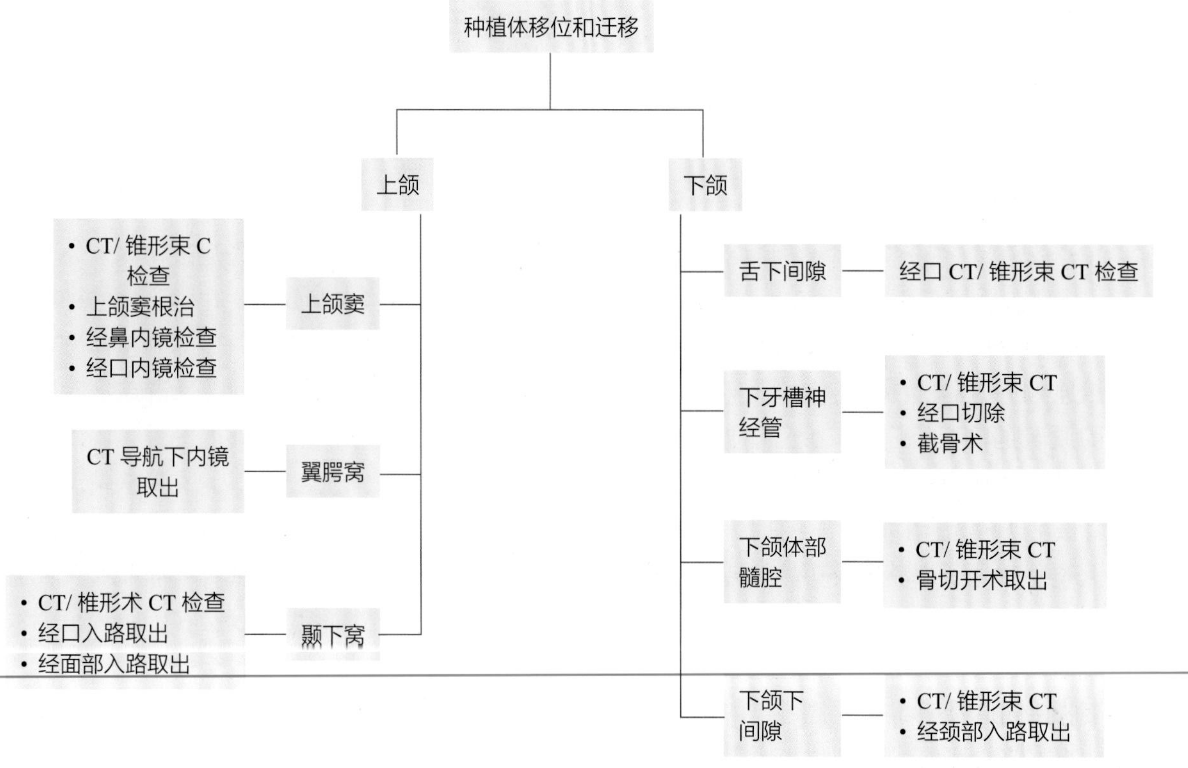

▲ 流程图 3–3 种植体移位和迁移

题。由于其体积小，种植体和部件比硬币小，通常不会卡在食管内；在X线片上可以在胃内发现，然后通过消化道移动而不发生意外；大多数情况下（90%），摄入的异物通过胃肠道不会发生并发症，也很少滞留回盲瓣。约10%的情况下，如果植入物不能完全自发地穿过胃肠道，可能需要内镜下取出。尽管大多数据显示，小而钝的物体能够平稳地通过胃肠道，但据估计，在1%的情况下，需要进行胃肠外科手术才能取回吞入的物体[29]。保守治疗该并发症的方法应包括临床腹部检查、腹部X线检查和及时大便检查，以证明种植体已通过。胃肠道内穿孔是罕见的，但尖锐异物更可能发生，这就需要转诊给胃肠科医生，以便对胃肠道进行早期开放或内镜评估并取出异物。如果物体未自发通过，出现时间超过2周，或者患者出现腹痛或反跳痛、腹肌紧张、恶心或呕吐等症状，建议进行手术干预[29]。此类病例需要及时转诊给胃肠科医生进行诊断和治疗。

（六）出血

牙种植术中大出血是一种罕见的并发症，但也可能发生，并可能危及生命。未能认识到上颌骨和下颌骨的血管解剖变异可能导致植入过程中医源性血管损伤和大出血。许多文献报道，在下颌骨前部植入种植体时，最常发生危及生命的出血。大多数患者经历了一定程度的气道损伤，需要插管或开放气道（图3–10）。出血往往是由于钻孔或植体突破舌侧骨板、舌下动脉或颏下动脉的终末支血管损伤引起的（图3–11和图3–12）[30]。舌下动脉或颏下动脉的终末支可能存在分支通过舌侧皮质骨的副舌孔进入下颌骨的舌侧（图3–13）。此外，10%的患者舌下动脉和颏下动脉之间可能存在动脉吻合。在系统性评价中[30]，所有出现大出血的患者都接受了长度≥15mm的植入物。另一个导致出血频率增加的因素是血管损伤和血肿形成时收缩压显著升高，导致血肿扩大。治疗包括气道管理和出血控制，以及在急诊科进行是否入院的评估。应采取控制出血的基本措施，如立即在怀疑血管损伤的部位加压，以及

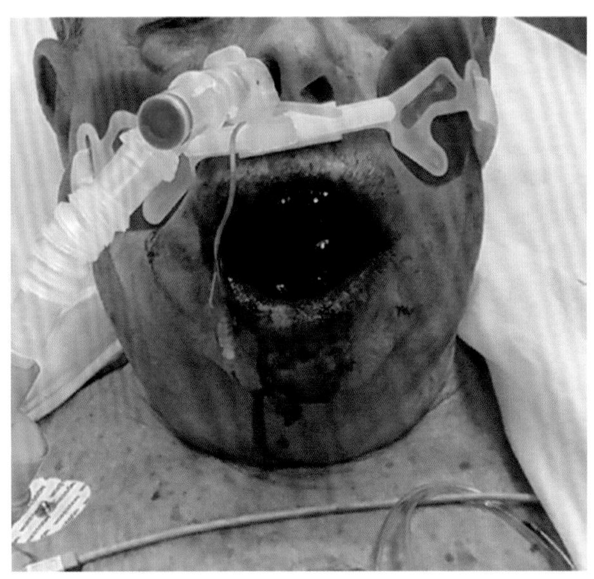

▲ 图3–10 下颌前牙种植术后口底血肿

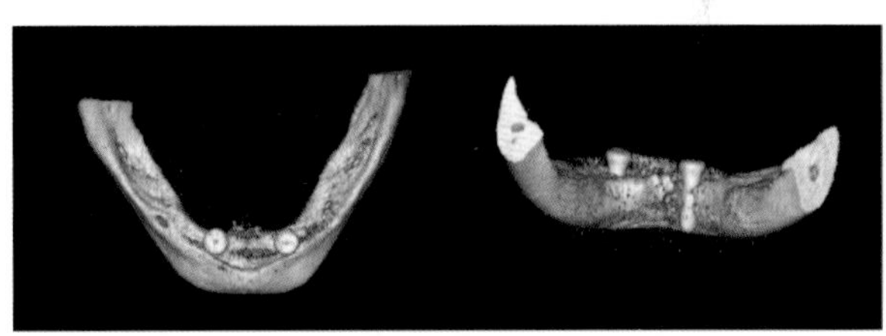

▲ 图3–11 种植体侵犯舌侧骨板，可能切断舌下或颏下血管，导致口腔出血

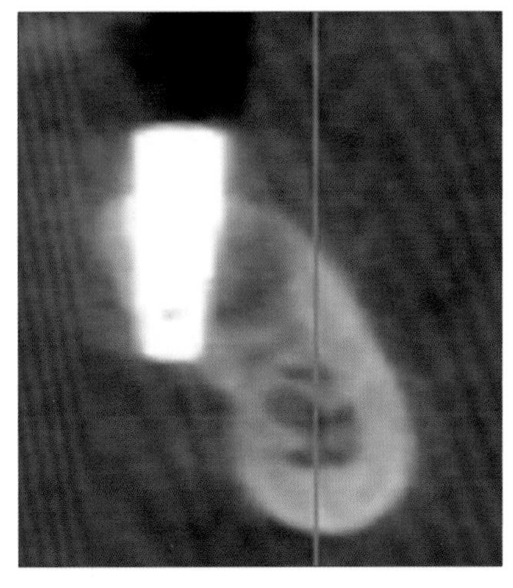

▲ 图3–12 锥形束CT显示种植体侵犯舌侧骨皮质

控制血压。使用带有血管收缩剂的局部麻醉溶液也可能有用。有人认为，由于组织充血和侵犯血管回缩到口底较深的组织中，动脉结扎在技术上

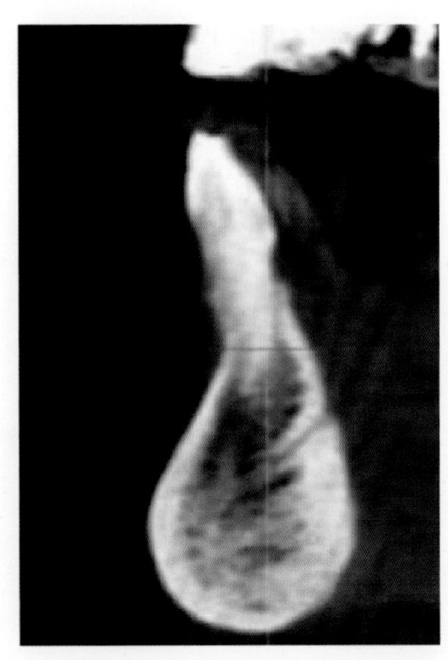

▲ 图 3-13 下颌骨前部的舌侧营养管，可能导致种植体植入后口底出血

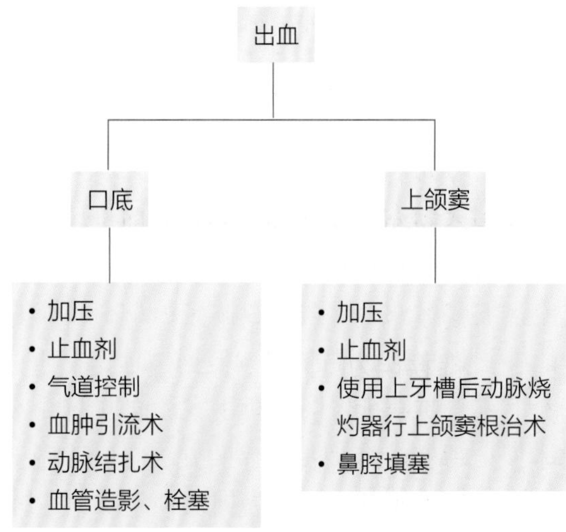

▲ 流程图 3-4 出血

可能很困难，并且只能在出血无法控制的情况下进行，没有其他可用的急性治疗选择。如果手术干预被认为必要时，首选颌外动脉结扎术，但血管造影和栓塞仍是医院影像中心的主要治疗方法（流程图 3-4）。医疗管理应包括使用全身性抗生素以防止血肿感染，皮质类固醇可帮助减少肿胀，防止进一步的气道损害。

在上颌窦提升过程中，种植体植入前也可能出现快速和搏动性动脉出血。上颌窦的血供来自上牙槽后动脉、眶下动脉和鼻后外侧动脉，存在器械损伤风险。在上颌窦提升术中暴露上颌窦外侧壁时，可以看到上牙槽后动脉及其分支在骨内走行，如果可能应尽量避开，或者在开放外侧骨窗之前将其烧灼。上牙槽后动脉分支与眶下动脉终末支吻合口位于上颌牙槽嵴上方 19mm 处。由于血管的口径小，且容易回缩到骨管，纱布加压填塞可能无法完全有效止血。由于不断出血，骨蜡可能不会黏附，并且可能无法打磨骨。因此，应考虑使用止血剂，如局部凝血酶海绵（明胶海绵）或微纤维胶原[31]（流程图 3-4）。

（七）空气栓塞

空气栓塞是一种罕见、致命的并发症。在文献中描述的所有病例中，空气进入下颌骨松质骨骨髓腔，形成空气栓塞并进入静脉系统。随后，空气栓子进入上腔静脉，然后进入右心房，导致心肺衰竭，甚至心搏骤停。在所有报告的病例中，均使用了空气和水相结合的内冷式植入钻。这种并发症可以通过使用非空气驱动的植入钻来预防，并且没有由空气压力驱动的冷却系统。这种并发症并不局限于种植手术，因为在接受其他牙科相关程序的患者中已经报告了一些事件。同样，在这些情况下，汽水驱动的冲洗钻孔机被认为是将空气引入静脉系统的来源。

（八）下颌骨骨折

下颌骨骨折属罕见并发症，多集中在几乎完全萎缩的无牙颌种植重建过程中。在为这些病例制订治疗计划时，需要考虑几个因素。首先要考虑的是，并非每个下颌骨都是植入重建的候选对象，尤其是在下颌骨严重萎缩的情况下，其获益必须大于风险。影像学不仅要清楚地勾勒出下颌骨的高度，还要勾勒出下颌骨的宽度。植入物所需的最小高度为 7～10mm，最小宽度为 6～8mm。在大多数骨报告中，下颌骨骨折发生在种植体修复后，修复体的功能期为数月至数年。在植入重建即刻或修复重建之前发生的下颌骨骨折是罕见的，通常发生在萎缩性无牙颌下颌骨中（图 3-14）。治疗应遵循有关萎缩性下颌骨骨折的基本原则（流程图 3-5）。萎缩下颌骨的骨髓比例下降，皮质成分增多导致其愈合能力下降，这时应采用固定螺钉进行骨折的内固定，并进行骨移植以保证能正常愈合（图 3-15）。在将种植体植入萎缩、无牙颌下颌骨之前，也可考虑进行额外的骨移植以进行增强。几种促进重建萎缩下颌骨的技术已被描述。虽然使用经下颌入路种植已被推荐作为严重萎缩下颌骨的解决方案，但最近的证据表明，长期结果可能并不优于（或等同于）传统的种植技术，这种形式的下颌骨重建已不建议实施。

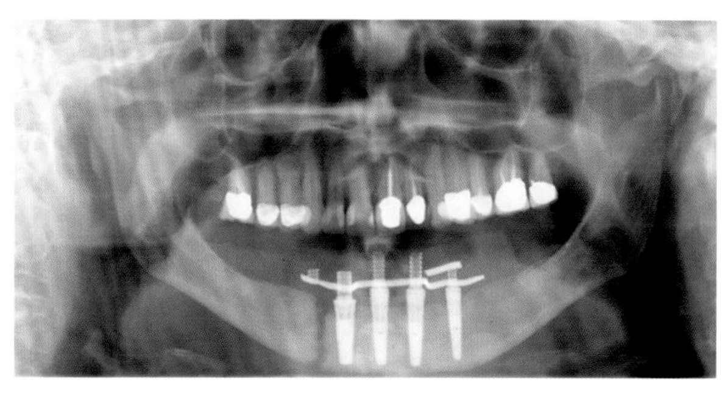

▲ 图 3-14 种植体植入致右下颌骨骨折

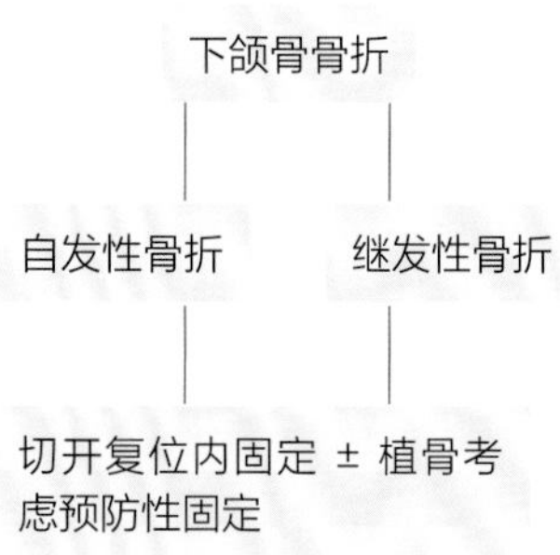

▲ 流程图 3-5 下颌骨骨折

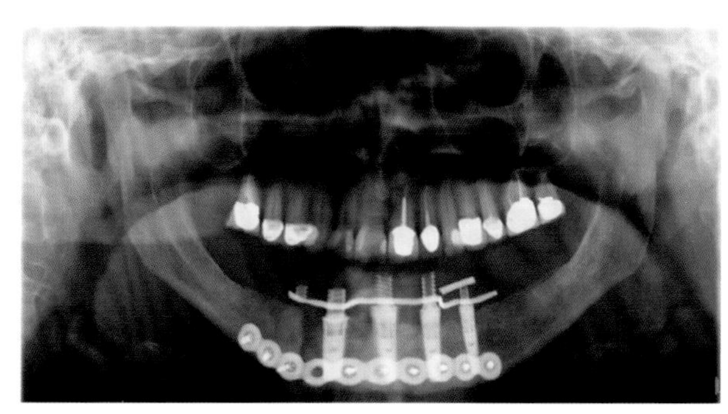

▲ 图 3-15 下颌骨骨折切开复位内固定术

三、术后并发症

（一）感染

由于手术过程的清洁污染性质，牙槽骨和牙种植手术后的伤口感染并不少见，在大多数情况下，仅需进行局部伤口护理、切口引流，以及全身抗生素应用处理[32]。与感染相关的异物，如牙科种植体，会使感染情况变得更复杂。感染性并发症可分为早期感染和晚期感染。早期牙种植体感染发生在术后早期阶段，通常在种植体植入后几天到几周内。出现的症状和体征与急性感染过程（蜂窝织炎）相一致，包括疼痛、水肿、局部皮肤黏膜发红和化脓等。避免早期牙种植体感染的最佳方法是严格无菌外科操作，对所有种植体部件和器械进行细致的无菌处理。虽然不需要一个完全无菌的术区，临床医生应共同努力，以减少细菌负荷和现场污染。这包括仅使用无菌器械处理植入材料和仅使用钛钳操作牙科种植体。在种植牙之前，应尽一切努力减少任何局部碎屑或其他潜在污染物进入预备好的手术部位。大量反复冲洗是减少潜在细菌和牙科材料在口腔内沉积的理想方法。所有均应根据所选种植体制造商的建议进行准备，且植入钻的使用寿命不得超过其建议的使用寿命。在准备期间和之后也应注意某些骨愈合不良或血管受损的指标可能会在手术期间出现。极为疏松和极为致密的骨可能导致植入后出现问题，应在外科手术报告中予以注意。按照两阶段方案放置牙种植体后，应尽一切努力确保种植体上方软组织无张力一期闭合。值得注意的是，目前两阶段植入方案的使用频率要低得多。修复部位的张力或软组织裂开会使食物残渣和细菌滞留在暴露的覆盖螺钉或种植体表面。这可能损害骨结合过程，并可能在种植体上方的软组织中形成局限性小脓肿或黏膜下脓肿。治疗方法是切开引流和尽可能早地愈合基台放置，有助于软组织愈合和改善该部位的口腔卫生。如果无法选择早期种植体暴露，则不应尝试此种治疗方法。如果有较大的开裂并期望获得理想的软组织覆盖，则应进行完全重新暴露并用有新鲜软组织边缘的局部转移皮瓣修复，但这是不必要的。如前所述，一期植入手术（如修复基牙或临时牙冠或假体的植入）比两阶段手术更为常见，因此，如果种植体具有足够的初期稳定性，并且似乎不会对修复计划产生任何影响，则应尽一切努力进行一阶段种植体植入，并避免两阶段手术的一些问题[33]。在初始植入手术期间放置愈合基台或临时修复体不仅使患者省去了额外的手术，而且还促进在种植体 / 愈合基牙界面袖口周围的软组织愈合，从而减少细菌沿种植体 / 骨界面的迁移。

对种植牙术后感染患者的评估应包括对其并发症的审查，以及根据感染的严重程度通过影像和实验室分析对系统性脓毒症的存在进行评估。局部牙龈感染或前庭脓肿可以通过局部麻醉及必要时静脉镇静下的切开引流进行治疗。种植牙的状况也应该通过根尖片或 CBCT 来评估。如果种植体周围存在与牙源性感染相似的透射区域及种植体松动，那么谨慎的下一步是取出种植体并对手术部位进行清创。如果种植体和骨结构看起来稳定，那么可以治疗局部软组织感染并保留种植体，密切随访以确保感染不会复发，种植体晚期感染会以松动等多种不同的方式出现，种植体周围炎的并发症很复杂，将与其他晚期种植体感染分开讨论。尽管罕见，但涉及头颈部深筋膜间隙、鼻窦和其他区域的严重感染必须在住院的环境下进行积极治疗。感染的位置和相邻解剖空间 / 腔的受累将指导治疗程序。上颌窦受累的受感染上颌种植体需要使用系统性抗生素，不仅针对牙源性致病菌，还针对典型的上颌窦菌群（如肺炎链球菌、流感嗜血杆菌、卡他莫拉菌）[34]。受感染的种植体的取出也可能因口腔 – 上颌窦瘘的产生或持续而变得复杂，最终封闭可能需要借用局部黏膜或肌肉瓣，或使用颊脂垫进行分层修复。对于严重的继发性筋膜间隙受累，使用 CT 扫描进行适当评估，并使用培养和药物敏感性指导的静脉内抗生素进行开放手术探查（可能还有传染病咨询）是标准方案。在这些情况下，尽管种植体可能看起来稳定或愈合，但应适当考虑取出种植体，以消除可能导致顽固性或复发性感染的细菌定植异物。在更换种植体之前，必须考虑识别和纠正所有导致最初感染的可能因素（流程图 3–6）。

（二）种植体周围炎

种植体周围骨有吸收，但没有炎症，因此“种植体周围炎”这一术语在专业上并不适用[35]。大多数外科医生认为，要诊断为种植体周围炎，应存在牙龈退缩、种植体暴露、骨吸收等临床表现。种植体周围炎和种植体周围黏膜炎的区别在于：种植体周围炎植体周围有骨质吸收（图 3–16）；种植体周围黏膜炎的炎症仅限于黏膜，无明显骨吸收（表 3–5）。在临床检查中，种植体周围炎的骨吸收称为种植体周围的“碟形”骨缺损，在影像中称为种植体周围的放射性骨缺损（图 3–17）。种植体周围炎通常在首次接受种植手术后数年出现，因此被列入晚期感染。通常，种植体周围的骨吸收在常规检查的牙片上偶然发现，如果位于牙槽后部则在一段时间内可能无法及时发现牙龈炎症、疼痛、出血、化脓和退缩等症状。通常认为种植体周围炎是由于金黄色葡萄球菌在植体表面定植并形成生物膜，但金黄色葡萄球菌并不是牙周炎常见的微生物。种植体周围炎的危险因素包括牙周炎病史、吸烟史、口腔卫生不良、种植体螺纹或涂层的暴露和深牙周袋。种植体周围炎的治疗包括使用超声波或钛丝刷对植体表面进行机械清洁、使用 Er:YAG 激光、5% 柠檬酸溶液或氯己定冲洗清洁植体表面、局部使用抗生素（25% 四环素凝胶或纤维），全身使用抗生素（奥硝唑或甲硝唑），以及通过改进种植体设计（如螺纹或基台）从而加强口腔卫生。此外，组织重建的再生性手术包括骨移植、GBR 或结缔组织移植，以及骨成形术和根向复位。

如果该区域内有残留的黏结剂，则应去除。在清创术、切除术、移植术和 GBR 等方法中，骨移植和 GBR 更可能促进种植体周围炎病例中

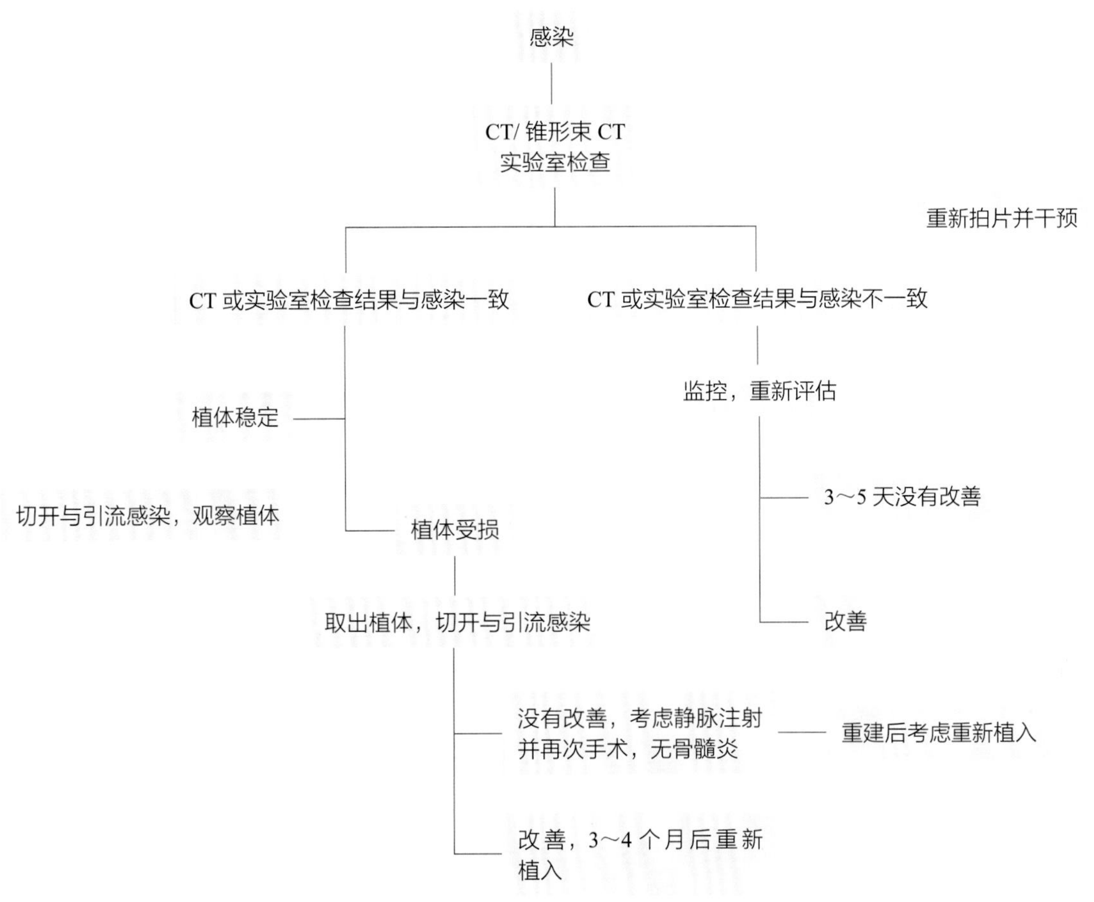

▲ 流程图 3-6　切开与引流感染

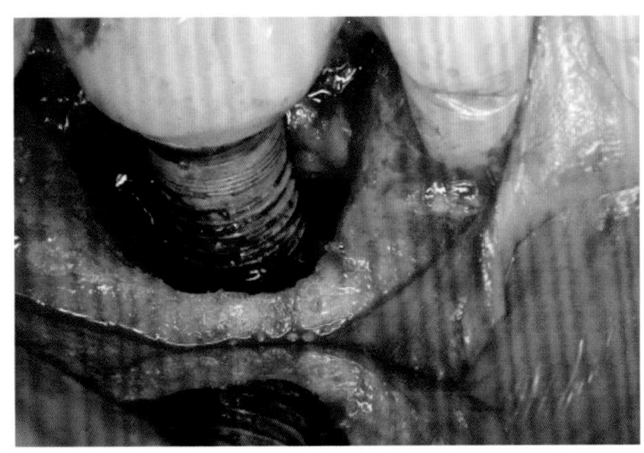

▲ 图 3-16　种植体周围炎导致骨吸收（弹坑状缺损）

的骨形成并降低牙周袋深度。

需要明确区分是单纯种植体周围探诊深度的增加还是种植体周围炎。通常，种植体周围的骨水平是理想的。然而，以龈袋等形成的软组织血管翳可能会导致缺乏经验的临床医生误诊为种植体周围炎[36]。尽管深龈袋的存在不理想，可能会形成口腔卫生问题，从而导致骨吸收，但这是可以避免的结果。通过细致的维护口腔卫生和密切随访，植体周围通常可以得到维护，避免了产生不良影响。在某些情况下，软组织增生需要进行牙龈切除术，但对于前牙区的牙龈必须谨慎，不能影响软组织美观。

一旦确诊为种植体周围炎，临床医生必须控制其影响因素，评估角化龈是否存在，种植体表面、位置、修复问题及是否存在副功能习惯[37]。之前已经讨论过以上因素，此次讨论将集中在局部骨吸收和炎症并存的植体植入术上，同时了解已经解决的其他促进因素，以达到更好的预后。种植体周围炎的初始阶段治疗方法与牙周病相同。非外科种植体周围清创术包括化学和机

表 3-5　种植体周围黏膜炎与种植体周围炎的比较

临床表现	种植体周围黏膜炎	种植体周围炎
探诊深度增加	±	+
探诊出血	+	+
化脓	±	+
种植体松动	–	±
影像学骨吸收	–	+

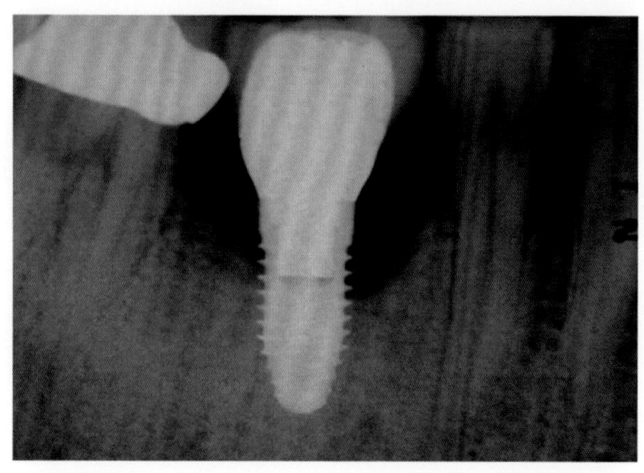

▲ 图 3-17　根尖片显示种植体周围炎导致的骨吸收

械清创术。化学清创术一般使用各种局部外用制剂，如氯己定、柠檬酸、过氧化氢和四环素。机械清创常用，种植体刮垢器、钛刷和激光。这些治疗方法应与口腔卫生宣教相结合，以减少种植体周围软组织的炎症，增加植体基台周围组织黏附性（软组织封闭）[38]。这种增加的软组织减少了植体表面的细菌聚集，可更好地预防感染和骨吸收的发生。更严重的种植体周围炎病例（骨吸收率高达 50%）也需要进行评估，以保证种植体的长期预后。如果植体被认为是可保留的，则需要开放性的外科清创手术、引导组织再生的骨移植术，以及暂时取出现有的已修复组织[39]。有证据表明，一旦骨和软组织恢复，种植体周围有了充足的骨组织生成，植体应该暴露并进行冠修复。种植体周围炎的骨吸收超过 50%，植体出现动度、反复感染等情况发生时，往往需要拔除植体，进行骨移植及延期再种植（流程图 3-7）。

（三）种植体折断

种植体会发生各种生物力学和植体各部分的并发症（表 3-6），随着牙医和专家使用种植体数量的增加，种植体折断和种植体部件折断增多。从口腔修复学的角度来看，种植体牙冠崩瓷与天然牙牙冠崩瓷的处理方式相同（图 3-18）。如果牙冠是用螺钉固定的，可以容易地将其拆下，并进行维修或更换。关于牙科种植体内部的折断部件（如基牙螺钉、覆盖螺钉、愈合基台），如果无法取出断裂部件，则需要取出和更换植体[40]，这一过程更为复杂。一旦确定，应取出折断的植体或者松动的部件部分，以避免误吸、吞入等（图 3-19）。总之，应避免在取出时视野出现盲区，这可能会导致折断的异物永久留在植体中，因为它们无法正确修复，即使植体完整也需要取出。植体内部通道可视化非常困难，尤其是在上颌骨和下颌骨靠后的位置，因此，当试图取出破损的螺钉或植体内的其他部分时，需要放大视野。市场上有可用的螺钉取出工具，有助于取出折断的植体部件，但通常在植体脆弱的内部通道使用旋转器械，造成的医源性损伤也需要取出植体，必须谨慎使用。在多数情况下，折断的螺钉或植体可以用牙科的基础器械耐心地取出。一旦使用放大镜或显微镜直观放大裂缝时，可以将葡萄糖酸氯己定溶液作为冲洗和润滑液取出折断的螺钉。

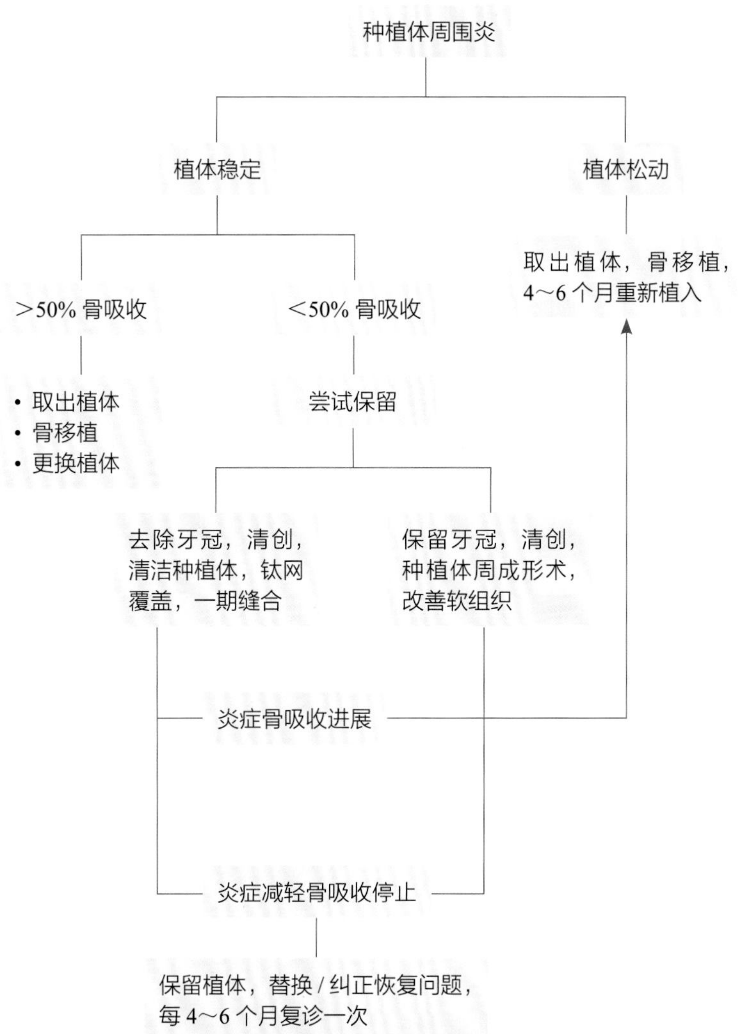

▲ 流程图 3–7 **种植体周围炎**

表 3–6 种植体的生物力学并发症

- 丙烯酸树脂断裂（22%）
- 覆盖义齿附着体断裂（17%）
- 早期植入失败（16% 由于骨质差或短种植体）
- 崩瓷（7%）
- 植体螺钉松动（7%）
- 覆盖义齿丙烯酸基托断裂（7%）
- 基台螺丝松动（6%）
- 假体支架折断（3%）
- 基台螺钉断裂（2%）
- 种植体折断（1%）
- 种植体周围的边缘骨吸收（1%）

为了成功取出螺钉，对螺钉进行的操作都应该采用逆时针方向。在某些情况下，Cavitron 装置的新超声波可以帮助旋转取出折断的种植体部件。取出后应仔细检查所有取出的碎片，以确保所有碎片都已取出。取出后，应放置一个尺寸合适的愈合基台，并拍片确认新更换的部件已完全就位。在佩戴以前的牙冠之前，应尽量找出种植体折断的原因。通常情况下，基台螺钉可以承受较大的力量，但过大的角度误差（>20°）或咬合关系不佳也可能导致螺钉折断[41]。这些因素应该在新的修复计划中得到解决和纠正。

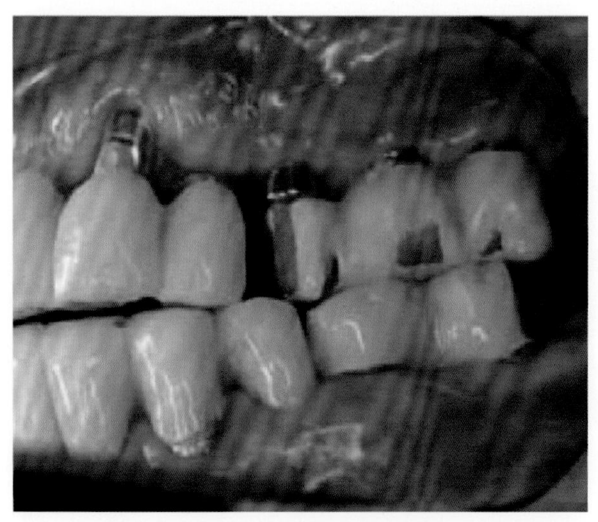

▲ 图 3-18　种植牙冠崩瓷

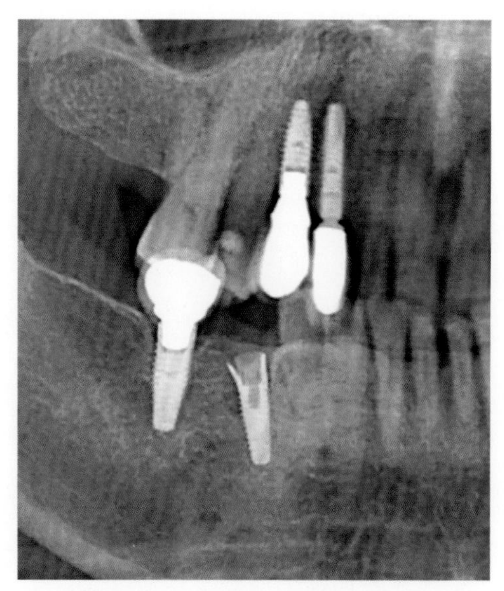

▲ 图 3-20　种植体折断的 X 线片

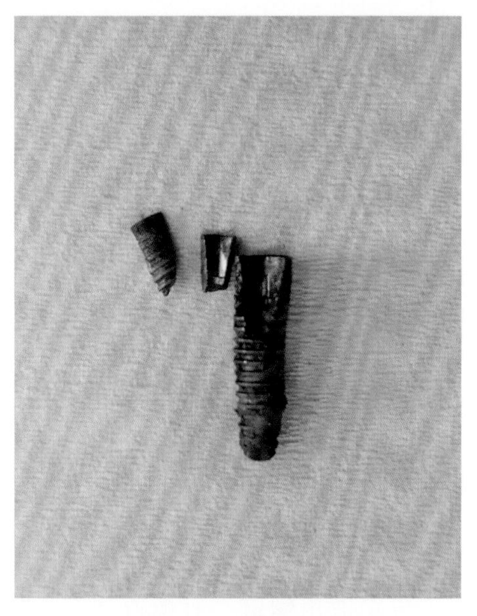

▲ 图 3-19　折断的种植体

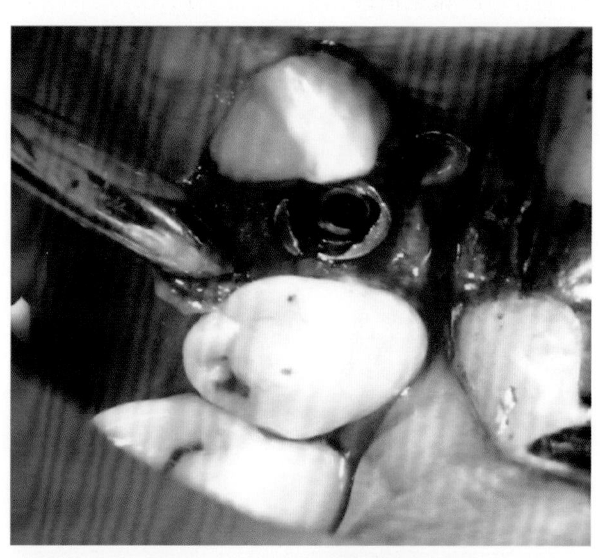

▲ 图 3-21　种植体折断的临床图片

折断的种植体通常需要取出，因为植体变得不可修复（图 3-20 和图 3-21）。在大多数情况下，再次折断可能与过大的咀嚼力和咬合负荷、副功能习惯或不良的咬合关系有关，这会导致同样糟糕的结果。要解决这些因素，应制订计划以避免类似的情况。根据折断的位置，以及植体的内部通道是否完整，有几种方法可以取出折断的种植体。最初的方法应该是"简单地"将种植体从骨中旋出来。这并不简单或直接，但当考虑下次重新种植时，对保存牙槽骨可能会有很大的好处。在理想的条件下，重新植入种植体可以与取出断裂植体同时进行。取出过程中可以使用反向扭矩扳手，但如果种植体内部通道受损，反向扭矩扳手可能无法正确就位并使用。在这种情况下，植体需要使用外科环钻去除[42]。为了尽可能多地保留天然骨，应选择适合植体直径的最窄环钻，通常以较慢的速度运行，并与手动器械配合，以取出断折的植体。与骨粘连的牙齿拔除相类似。取出后应检查折断的种植体，以确认完全取出，并以合适的方式修复手术部位，可以采用骨移植或GBR，或考虑使用直径更大的种植体进行即时植入。取出多个种植体可能会造成巨大的骨缺损，可能会损害下颌骨的完整性。在这种情况下，外科医生和患者术前应讨论，是否需要额外的固定以治疗和（或）预防下颌骨骨折。在极少数情况下，种植体折断发生在种植体可以保留可修复的水平或方式。尽管这还远远不够理想，但外科、修复医生和患者必须就折断的植体是取出还是重新植入进行讨论。

对于骨质疏松的患者，最好保留可修复的折断种植体，并密切随访监测，以确保不会发生感染或部件的损坏。总之，没有完全相同的两种临床情况，在确定最终治疗计划时必须考虑所有的因素（流程图 3-8）。

四、颧骨植入术的并发症

颧骨种植体因为可用于上颌窦气化和严重上颌萎缩患者，或肿瘤切除或创伤后有明显上颌骨缺损的患者，越来越受到外科医生的青睐。颧骨种植体利用上颌骨后部现有的天然骨及颧弓和颧骨，在不需要骨移植的情况下可稳定使用长（>30mm）植体。使用颧骨种植体有几个优点，包括显著缩短整体治疗时间，降低成本，减少从第二个手术部位取骨的创伤，降低了并发症。然而，使用颧骨种植体不是没有并发症。在一项系统综述[43]中，提到以下并发症，包括鼻窦炎、种植体骨结合失败、感染、口腔窦瘘、眶下神经和颧面神经感觉异常、穿透眼眶和唇部撕裂伤。鼻窦炎和颧骨种植体骨结合失败较其他并发症更为常见。据文献，颧骨种植体植入术后上颌窦炎

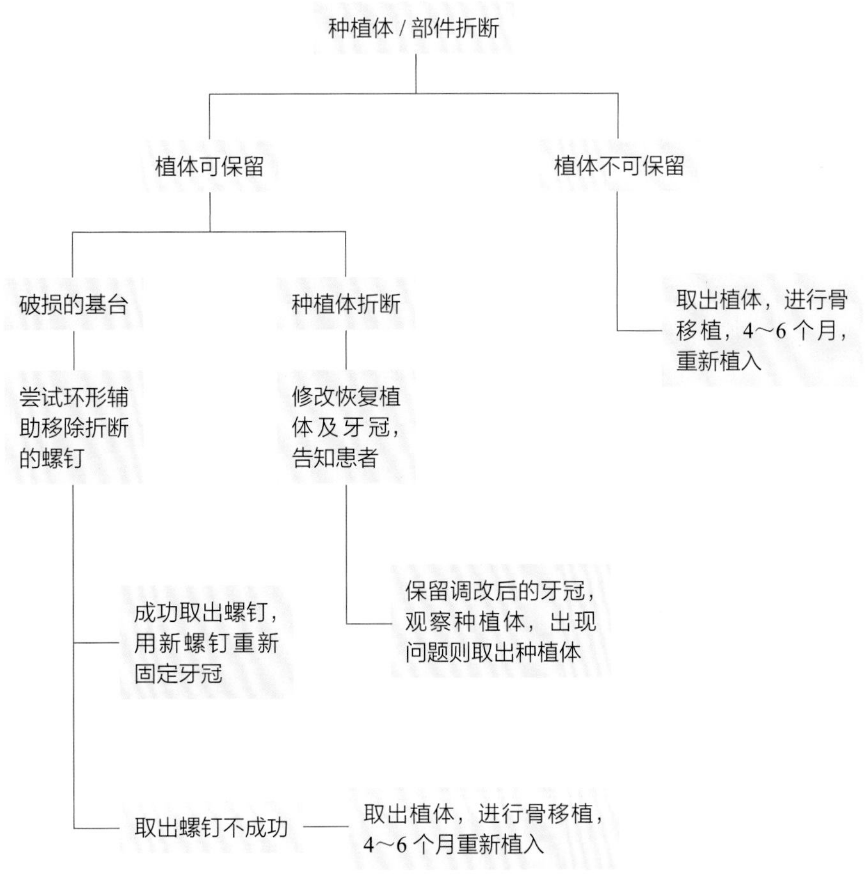

▲ 流程图 3-8　种植体 / 部件折断

发生率为 0%～26.6%（图 3-22）。发生率范围的变异是由用于鼻窦炎体征和症状的不同标准分类引起的。一项回顾性队列研究[44]评估了颧骨种植体与上颌窦炎之间的关系，并表明与术前鼻窦状态相比，术后鼻窦炎的影像学证据有统计学上的增加。进一步的分析显示，通过“窦内”和“窦外”技术进行颧骨种植体植入的患者，上颌窦影像学改变的现象增加。然而，从临床角度来看，术前和术后症状无统计学差异。

尽管研究尚未发现鼻窦炎与颧骨种植体植入的因果关系[45]，但为了将上颌窦炎的风险降至最低，应使用有助于保持 Schneiderian 膜完整性的手术方式[44]。一项对 352 位无牙颌患者使用上颌窦外技术种植了 747 个颧骨种植体回顾性研究[46]发现，上颌窦感染的发生率为 7%（n=26）。然而，26 名上颌窦感染患者中有 21 人在放置颧骨种植体之前有鼻窦炎病史。该并发症在 7 名患者中使用抗生素和非手术治疗，在 8 名患者中非手术清除种植体表面的沉积物并用氯己定冲洗，在 5 名患者中需要进行功能性鼻窦内镜手术。有些作者也建议使用上颌窦开窗术以降低术后上颌窦炎的发病率[46]。

骨结合失败的病因，包括植入过程中植体表面的污染、备洞时骨产热过多、骨量不足、骨质差、缺乏初期稳定性和不恰当的即刻负载[43]。这些并发症可以通过确保有更多部分被皮质骨包绕，并在植入过程中充分的冲洗，只有在达到初步稳定性的情况下才能即刻加载来避免骨结合的失败[45]。事实上，最近的研究表明，在颧骨种植体中即刻负荷方法（immediate load protocol，ILP）可以通过同时植入的其他种植体的稳定性[标准上颌前种植体或使用四个颧骨植入体（四个颧骨选项）]来促进即刻颧骨种植体的稳定。有人建议，如果颧弓内所有种植体的总扭矩为 120N·m，则可以成功使用 ILP。此外，当使用颧骨种植体时，需要考虑当种植体骨结合失败时口腔上颌窦瘘存在的问题[47]。如果种植体没有形成骨结合，并且存在口窦相通，应取出种植体，

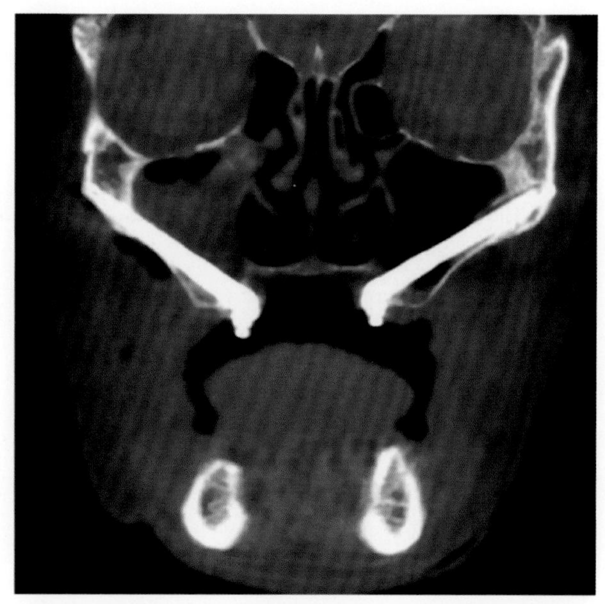

▲ 图 3-22　右颧骨种植体伴右上颌窦炎

通过颊脂垫关闭口窦的相通。一旦愈合，颧骨种植体可以在 3～4 个月重新植入[47]。颧骨种植体也会发生种植体黏膜炎和种植体周围炎。窦外技术降低了上颌窦炎的发病率，同时，植入颧骨种植体时可以更偏颊侧（而不是腭侧），但已表明会导致其他不良后果，如黏膜炎和种植体周围炎，因为种植体的很大一部分位于骨皮质外的黏膜下[48]。为了解决这个问题，外科医生[48]使用颊脂垫覆盖颧骨种植体的颊侧表面，这不仅增加了颧骨种植体表面的牙龈厚度，还可以防止牙龈退缩（图 3-23）。

与其他种植体治疗计划一样，颧骨种植体植入的位置应以修复为导向，种植体更偏颊可以改善牙冠修复的位置，避免种植体放置在偏腭侧时牙冠对舌体空间的占据和言语功能的干扰[49]。在极少数情况下，颧骨植体根尖区的无菌性坏死会导致皮肤瘘。如果只涉及种植体的一小部分，可以通过切除瘘管和突出的顶端部分来控制，不用取出种植体和牙冠。颧骨种植体的其他少见的并发症包括种植体穿透眼眶和颅内腔，以及上颌窦真菌感染导致的曲霉病[45, 50–52]（图 3-24）。一份病例报告[53]报道了一位 61 岁的女性，因颧骨种

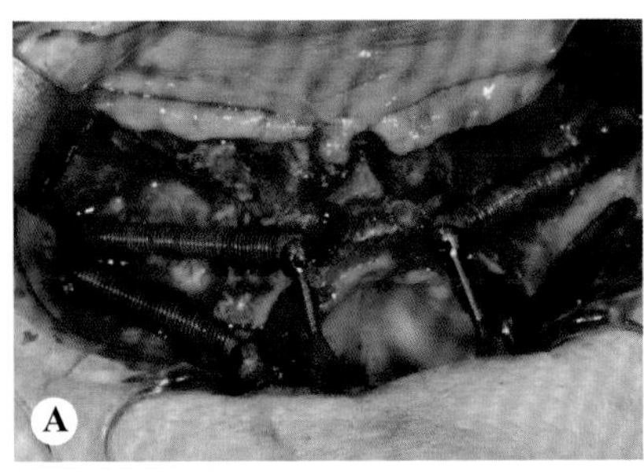
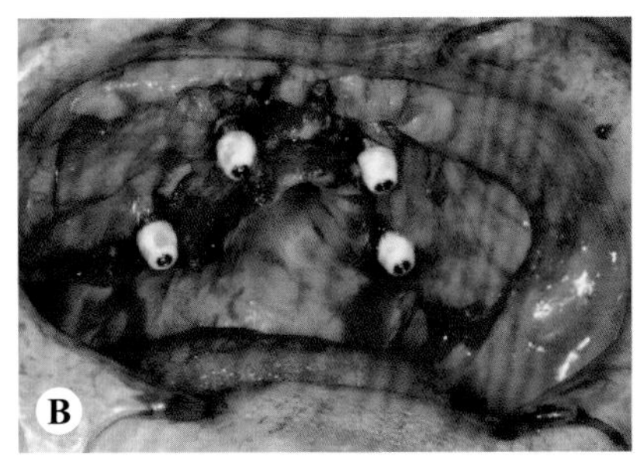
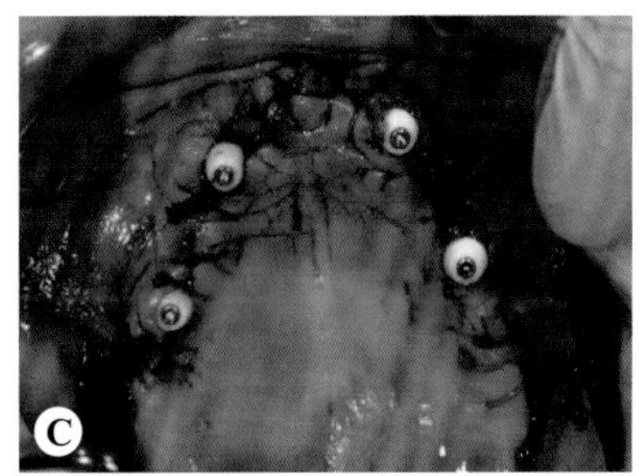

▲ 图 3-23　四个颧骨种植体，覆盖颊脂垫

植体意外穿透右侧眶壁，导致右侧外眼角术中突然出血。术后，右眼活动受限，双眼复视，需紧急入院，请眼科会诊，取出颧骨种植体[54]。处理这种并发症的理想方法是预防、精心设计并严格遵守合适的手术方案。有人建议在进行颧骨上部的钻骨术时[55]使用眶下神经作为参考点，以保持钻头的倾斜方向，同时在颧骨的上部进行钻骨。如果该路径向后偏移到颞下窝，可能会导致大出血（图 3-25）。如果方向更直且更靠前，种植体可能会进入眼眶[56]。为了防止意外进入眼眶和颅内腔，在进行该手术时，必须清楚地了解钻头和种植体的方向。当颧骨或颧颌支柱暴露时，应直视下观察颧骨种植体钻头尖端，以确保其未进入眼眶、颅骨、翼上颌或颞下窝（图 3-26）。当然，颧骨种植体植入术是一项具有挑战性的手术，只有经过大量训练的外科医生才能进行。与所有种植牙并发症的预防和治疗一样，手术经验在最大限度减少发病率和实现成功的整体治疗结果方面是最为重要的。

结论

尽管在种植牙植入过程中可能会出现轻微和严重的并发症，但在手术过程中，只要有足够周密的计划和对细节的严格把控，大多数并发症都可以避免。此外，诊断成像和 3D 设计方面的科技进步，以及在手术过程中使用计算机生成的指南、导航辅助，也可以减少并发症的发生，并保证植体和牙冠修复的短期与远期成功。

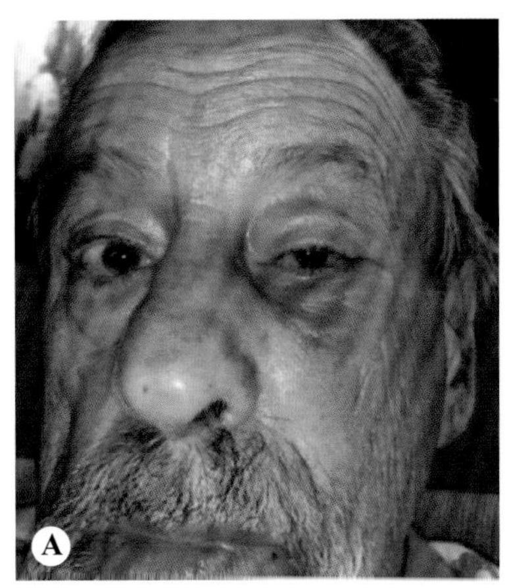
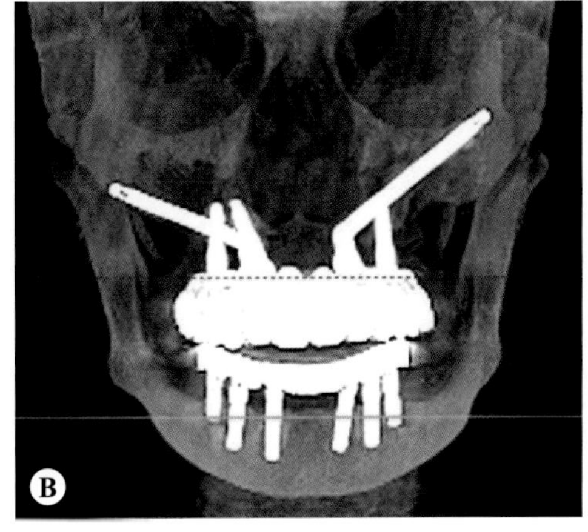
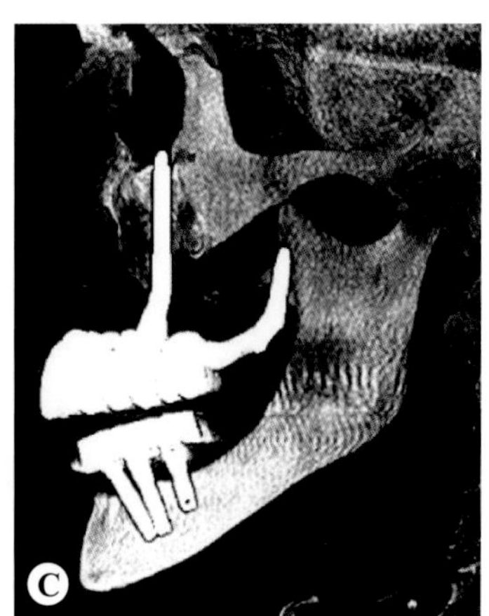

▲ 图 3-24　将颧骨种植体植入左眶腔内，导致眶周蜂窝织炎

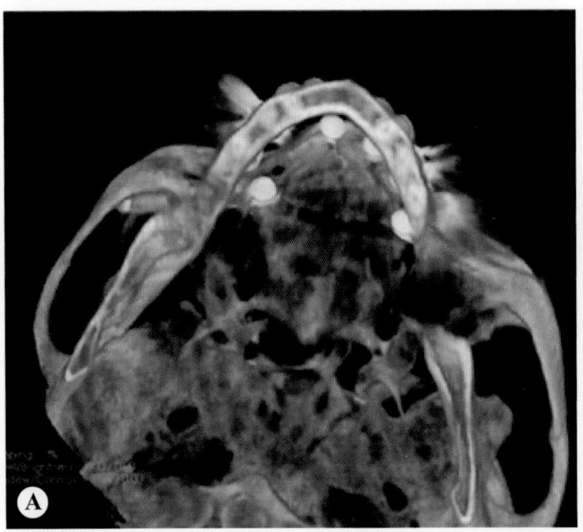
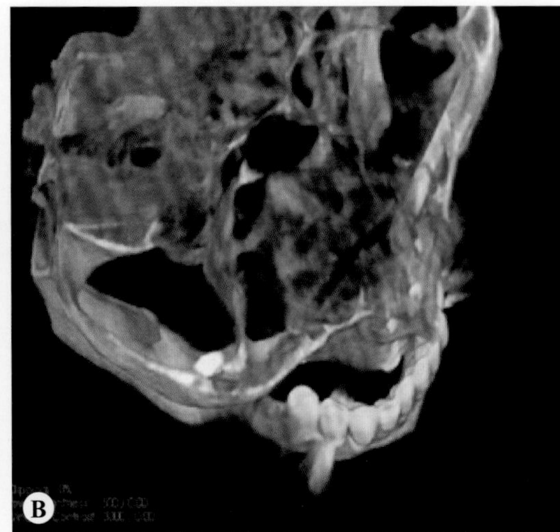

▲ 图 3-25　将颧种植体植入右侧颞下窝

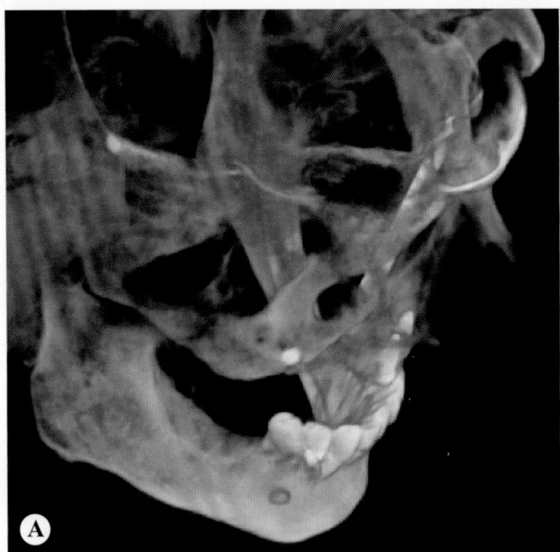
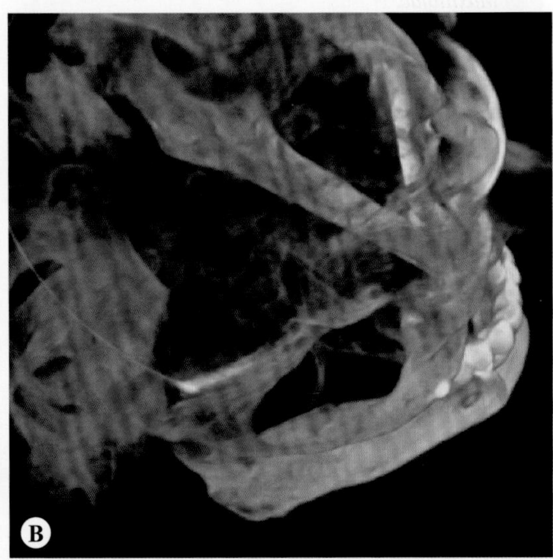

▲ 图 3-26　植体取出并重新植入，与颧骨充分结合

参考文献

[1] Klokkevold, P. and Han, T. (2007). How do smoking, diabetes, and periodontitis affect outcomes of implant treatment? *Int. J. Oral Maxillofac. Implants* 22: 173-206.

[2] Moy, P., Medina, D., Shetty, V., and Aghaloo, T. (2005). Dental implant failure rates and associated risk factors. *J. Oral Maxillofac. Implants* 20: 569-577.

[3] Martin R, Carter J, Barber HD. Fonseca R, Powers M, Barber HD Surgical Implant Failures. Chapter in Oral and maxillofacial surgery. *WB Sauders Company* Philadelphia. 2000; 1st ed. Vol 7.

[4] Cochrane, D.L., Schou, S., Heitz-Mayfield, L.J.A. et al. (2009). Consensus statements and recommended clinical procedures regarding risk factors in implant therapy. *Int. J. Oral Maxillofac. Implants* 24: 86-89.

[5] Balshi, T. (1997). An analysis and management of fractured implants: a clinical report. *J. Oral Maxillofac. Implants* 11: 660-666.

[6] Kim, B.S., Kim, Y.K., Yun, P.Y. et al. (2009). Evaluation of peri-implant tissue response according to the presence of keratinized mucosa. *Oral Surg. Oral Med. Oral Pathol. Oral Radiol. Endod.* 107 (3): e24-e28.

[7] Schrott, A.R., Jimenez, M., Hwang, J.W. et al. (2009). Five-

year evaluation of the influence of keratinized mucosa on peri-implant soft-tissue health and stability around implants supporting full-arch mandibular fixed prostheses. *Clin. Oral Implants Res.* 20 (10): 1170-1177.

[8] Magrin, G.L., Rafael, S.N.F., Passoni, B.B. et al. (2020). Clinical and tomographic comparison of dental implants placed by guided virtual surgery versus conventional technique: a split-mouth randomized clinical trial. *J. Clin. Periodontol.* 47 (1): 120-128.

[9] Van Assche, N. and Quirynen, M. (2010). Tolerance within a surgical guide. *Clin. Oral Implants Res.* 21 (4): 455-458.

[10] Koop, R., Vercruyssen, M., Vermeulen, K., and Quirynen, M. (2013). Tolerance within the sleeve inserts of different surgical guides for guided implant surgery. *Clin. Oral Implants Res.* 24 (6): 630-634.

[11] Block, M.S. and Emery, R.W. (2016). Static or dynamic navigation for implant placement-choosing the method of guidance. *J. Oral Maxillofac. Surg.* 74 (2): 269-277.

[12] Block, M.S., Emery, R.W., Lank, K., and Ryan, J. (2017). Implant placement accuracy using dynamic navigation. *Int. J. Oral Maxillofac. Implants* 32 (1): 92-99.

[13] Schropp, L., Wenzel, A., Kostopoulos, L., and Karring, T. (2003). Bone healing and soft tissue contour changes following single-tooth extraction: a clinical and radiographic 12 month prospective study. *Int. J. Periodontics Restorative Dent.* 23: 313-323.

[14] Camargo, P.M., Lekovic, V., Weinlaender, M. et al. (2000). Influence of bioactive glass on changes in alveolar process dimensions after exodontia. *Oral Surg. Oral Med. Oral Pathol. Oral Radiol. Endod.* 90 (5): 581-586.

[15] Lasella, J.M., Greenwell, H., Miller, R.L. et al. (2003). Ridge preservation with freeze-dried bone allograft and a collagen membrane compared to extraction alone for implant site development: a clinical and histologic study in humans. *J. Periodontol.* 74: 990-999.

[16] Botticelli, D., Berglundh, T., and Lindhe, J. (2004). Hard-tissue alterations following immediate implant placement in extraction sites. *J. Clin. Periodontol.* 31 (10): 820-828.

[17] Covani, U., Bortolaia, C., Barone, A., and Sbordone, L. (2004). Bucco-lingual crestal bone changes after immediate and delayed implant placement. *J. Periodontol.* 75: 1605-1612.

[18] Jokstad, A. and Carr, A. (2007). What is the effect on outcomes of time-to-loading of a fixed or removable prosthesis placed on implant(s)? *Int. J. Oral Maxillofac. Implants* 22: 19-48.

[19] Aghaloo, T.L. and Moy, M.P. (2007). Which hard tissue augmentation techniques are the most successful in furnishing bony support for implant placement? *Int. J. Oral Maxillofac. Implants* 2007: 49-70.

[20] Theisen, F., Shultz, R., and Elledge, D. (1990). Displacement of a root form implant into the mandibular canal. *OOOOE* 70 (1): 24-28.

[21] Yoon, W.J., Kim, S.-G., Jeong, M.-A. et al. (2013). Prognosis and evaluation of tooth damage caused by implant fixtures. *J. Korean Assoc. Oral Maxillofac. Surg.* 39: 144-147.

[22] Eriksonn, A.R. and Albrektsson, T. (1983). Temperature thresholds for heat-induced bone tissue injury: a vital-microscopic study in the rabbit. *J. Prosthetic Dent.* 50: 101-107.

[23] Jeong, K.I., Kim, S.G., Oh, J.S., and You, J.S. (2016). Implants displaced into the maxillary sinus: a systematic review. *Implant. Dent.* 25 (4): 547-551.

[24] Dryer, R.R. and Conrad, H.J. (2019). Displacement of a dental implant into the pterygoid fossa: a clinical report. *J. Prosthodont.* 28 (9): 1044-1046.

[25] Nocini, P.F., De Santis, D., Morandini, B., and Procacci, P. (2013). A dental implant in the infratemporal fossa: case report. *Int. J. Oral Maxillofac. Implants* 28 (4): e195-e197.

[26] Cariati, P., Fernandez-Solis, J., Marin-Fernandez, A.-B. et al. (2016). Accidental displacement of a dental implant into the sublingual space: a case report. *J. Clin. Exp. Dent.* 8 (4): 459-461.

[27] Kim, B.H., Kim, B.C., and Lee, J. (2016). Accidental displacement of a dental implant into the submandibular space during explantation. *Br. J. Oral Maxillofac. Surg.* 54 (6): 686-688.

[28] Kim, J.W., Paeng, J.Y., Choi, S.Y., and Kwon, T.G. (2017). Displacement of dental implants into the mandibular bone marrow space: cause and treatment. A case study and literature review. *J. Oral Implantol.* 43 (2): 151-157.

[29] Hou, R., Zhou, H., Hu, K. et al. (2016). Thorough documentation of the accidental aspiration and ingestion of foreign objects during dental procedure is necessary: review and analysis of 617 cases. *Head Face Med.* 12 (1): 23.

[30] Balaguer-Marti, J.C., Penarrocha-Oltra, D., Balaguer-Martinez, J., and Penarrocha-Diago, M. (2015). Immediate bleeding complications in dental implants: a systematic review. *Med. Oral Patol. Oral Cir. Bucal.* 20 (2): e231-e238.

[31] Lee, C.Y. (2010). Brisk, prolonged pulsatile hemorrhage during the sinus graft procedure: a case report with discussion on intraoperative hemostatic management. *Implant. Dent.* 19 (3): 189-195.

[32] Dallaserra, M., Poblete, F., Vergara, C. et al. (2020). Infectious postoperative complications in oral surgery. An observational study. *J. Clin. Exp. Dent.* 12: e65-e70.

[33] Byrne, G. (2010). Outcomes of one-stage versus two-stage implant placement. *J. Am. Dent. Assoc.* 141 (10): 1257-1258.

[34] Mehra, P. and Jeong, D. (2008 May). Maxillary sinusitis of odontogenic origin. *Curr. Infect. Dis. Rep.* 10 (3): 205-210.

[35] Tolstunov, L. (2020). Peri-implant disease: Peri-Implantitis versus "Peri-Implantosis". *J. Oral Maxillofac. Surg.* 78 (5): 680-681.

[36] Coli, P. and Sennerby, L. (2019). Is Peri-implant probing causing over-diagnosis and over-treatment of dental implants? *J. Clin. Med.* 8 (8): 1123-1136.

[37] Yukna, R.A. (1993). Optimizing clinical success with implants: maintenance and care. *Compend. Suppl.* 15: S554-S561.

[38] Wang, W.C., Lagoudis, M., Yeh, C.W., and Paranhos, K.S. (2017). Management of peri-implantitis -a contemporary synopsis. *Singap. Dent. J.* 38: 8-16.

[39] Hussain, R.A. (June 6, 2019). Salvage of the Ailing Implant, AAOMS Webinar.

[40] Sanivarapu, S., Moogla, S., Kuntcham, R.S., and Kolaparthy, L.K. (2016 Jan-Feb). Implant fractures: rare but

not exceptional. *J. Indian Soc. Periodontol.* 20 (1): 6-11.

[41] Coray, R., Zeltner, M., and Ozcan, M. (2016). Fracture strength of implant abutments after fatigue testing: a systematic review and a meta-analysis. *J. Mech. Behav. Biomed. Mater.* 62: 333-346.

[42] Lee, J.B. (2017). Selectable implant removal methods due to mechanical and biological failures. *Case Rep. Dent.* 2017: 9640517.

[43] Molinero-Mourelle, P., Baca-Gonzalez, L., Gao, B. et al. (2016). Surgical complications in zygomatic implants: a systematic review. *Med. Oral Patol. Oral Cir. Bucal.* 21 (6): e751-e757.

[44] D'Agostino, A., Trevisiol, L., Favero, V. et al. (2016). Are zygomatic implants associated with maxillary sinusitis? *J. Oral Maxillofac. Surg.* 74 (8): 1562-1573.

[45] Chrcanovic, B.R., Albrektsson, T., and Wennerberg, A. (2016). Survival and complications of zygomatic implants: an updated systematic review. *J. Oral Maxillofac. Surg.* 74 (10): 1949-1964.

[46] Malo, P., de Araujo, N.M., Lopes, A. et al. (2015). Extramaxillary surgical technique: clinical outcome of 352 patients rehabilitated with 747 zygomatic implants with a follow-up between 6 months and 7 years. *Clin. Implant. Dent. Relat. Res.* 17 (Suppl 1): e153-e162.

[47] Filho, H.N., Amaral, W.S., Curra, C. et al. (2017). Zygomatic implant: late complications in a period of 12 years of experience. *Rev. Clin. Periodoncia Implantol. Rehabil. Oral* 10 (3): 176-179.

[48] Guennal, P. and Guiol, J. (2018). Use of buccal fat pads to prevent vestibular gingival recession of zygomatic implants. *J. Stomatol. Oral Maxillofac. Surg.* 119 (2): 161-163.

[49] Ponnusamy, S. and Miloro, M. (2020). A novel prosthetically-driven workflow utilizing zygomatic implants: the restoratively aimed zygomatic implant routine. *J. Oral Maxillofac. Surg.* 78: 1518-1528.

[50] Tzerbos, F., Bountaniotis, F., Theologie-Lygidakis, N. et al. (2016). Complications of zygomatic implants: our clinical experience with 4 cases. *Acta Stomatol. Croat.* 50 (3): 251-257.

[51] Reychler, H. and Olszewski, R. (2010 Mar-Apr). Intracerebral penetration of a zygomatic dental implant and consequent therapeutic dilemmas: case report. *Int. J. Oral Maxillofac. Implants* 25 (2): 416-418.

[52] Sato, F.R., Sawazaki, R., Berretta, D. et al. (2010). Aspergillosis of the maxillary sinus associated with a zygomatic implant. *J. Am. Dent. Assoc.* 141 (10): 1231-1235.

[53] Hinze, M., Vrielinck, L., Thalmair, T. et al. (2013). Zygomatic implant placement in conjunction with sinus bone grafting: the "extended sinus elevation technique." a case-cohort study. *Int. J. Oral Maxillofac. Implants* 28 (6): e376-e385.

[54] Krauthammer, M., Shuster, A., Mezad-Koursh, D. et al. (2017). Extraocular muscle damage from dental implant penetration to the orbit. *Am. J. Ophthalmol. Case Rep.* 5: 94-96.

[55] Duarte, L.R., Filho, H.N., Francischone, C.E. et al. (2007). The establishment of a protocol for the total rehabilitation of atrophic maxillae employing four zygomatic fixtures in an immediate loading system--a 30-month clinical and radiographic follow-up. *Clin. Implant. Dent. Relat. Res.* 9 (4): 186-196.

[56] Bedrossian, E. (2010 Nov-Dec). Rehabilitation of the edentulous maxilla with the zygoma concept: a 7-year prospective study. *Int. J. Oral Maxillofac. Implants* 25 (6): 1213-1221.

第 4 章 口腔颌面部手术中的科技与导航

Technology and Navigation in Oral and Maxillofacial Surgery

Michael R. Markiewicz Donald D. Pitcher 著 唐 震 徐昱婷 全知怎 译

与其他手术辅助手段类似，当前科技和手术导航的应用可能有助于手术的实施，但如果运用不当，甚至即便正确运用，也可能会导致手术并发症。与外科医生和团队采用的传统模拟方法相比，该技术值得推崇的一个优势是它有助于消除“人为错误”并减少所需的手术步骤。然而，随着新技术的出现，需要在治疗过程中新增一些以处理和传输数据为主的步骤。这些新的步骤，就像以前传统意义上“人类”所做的工作一样，也有可能出错。这些错误都可能造成手术相关并发症，而这正是本章的主题。本章将讨论如何识别、规避这些潜在的并发症，以及在可能的情况下如何管理它们。这些将在计算机辅助手术的五个阶段中进行讨论：①数据采集阶段；②手术设计阶段；③生产制作阶段；④手术阶段；⑤评估阶段（表 4–1）。新技术、术前虚拟手术计划（VSP）和导航，如今已经被应用于各种颅颌面外科手术中，包括但不限于颅颌面创伤与重建（如颧骨重建、眼眶重建、面部创伤中的下颌骨重建）[1, 2]、正颌外科 [3]、颅颌面外科 [4, 5]、头颈部消融和重建手术 [6]，以及牙种植术 [7–9]。由于整本书都是关于这些领域技术应用的，因此针对每个特定亚专业的并发症进行讨论超出了本章的范围。本章将尝试从计算机辅助手术的五个阶段入手，回顾头颈部颅颌面外科手术，尤其是计算机辅助手术和导航的牙种植术中，科技和导航最常见及最重要的手术并发症。

一、数据采集阶段的并发症

数据采集阶段从患者的病史收集和体格检查的记录开始。这一阶段与以往的“前科技”时代相比基本没有变化且同样重要。该阶段的错误将对后期的计算机设计阶段和术前计划的实施产生深远影响。体格检查可以在患者本人、二维（2D）或三维（3D）照片上进行，也可以通过使用患者的动态视频完成 [10]。最好使用患者本人分析和图像 / 视频分析相结合的方法。采用上述任何一种方法，都可以收集到用于正颌、唇腭裂、颅面手术患者、外伤及肿瘤 / 重建手术患者的人体测量数据。虽然前面讨论的这些特定患者的一些数据可以通过照片收集，但对于肿瘤患者而言，其大部分数据应该通过对患者本人的临床检查来采集和记录，因为通过照片不可能确定和了解肿瘤的深度及侵袭性。此外，肿瘤对患者造成的功能障碍，比如可以指导肿瘤切除的相关神经感觉障碍也无法在照片上检查。进行计算机设计的患者需要记录的其他数据包括：牙列的印模或激光扫描、咬合记录及 CT（使用标准扫描算法，0.625mm 扫描层厚 [9]、25cm 或更小视野、0° 机架倾斜和 1∶1 间距下的 512 × 512 矩阵）、患者的扫描数据、导入 DICOM 数据的相应设计软件、肿瘤的范围及建议的边界、自然头位、面部或颅

表 4-1 计算机辅助手术的步骤

步骤	任务	举例
数据采集阶段	• 获取临床信息 • 获取患者影像资料 • 潜在患者的特殊资料：获取印模、测量数据和 STL 文件	• 口内牙齿、咬合和石膏模型的激光扫描 • 消融部位和受植部位的 CT 扫描 • 选择硬件制造商，以便可以导入 STLS 文件
设计阶段	• 将 CT 扫描结果导入软件程序 • 进行虚拟手术 • 通过虚拟操作植入虚拟植入物；为患者设计定制植入物	• 导入消融和供区部位的 CT 扫描 • 虚拟实施消融和重建手术 • 模拟截骨术和骨段移动 • 设计患者定制植入物
制造阶段	• 使用 3D 打印机制作患者定制植入物、殆板、导板和内固定板	• 打印用于消融和重建手术的截骨导板 • 打印模拟正颌骨段移动和建立咬合关系的支架
手术阶段	• 运用虚拟手术计划，以及在制造阶段运用 CAD/CAM 制作的导板、支架和患者的定制植入物来实施手术	• 使用截骨导板进行消融手术 • 使用截骨导板进行重建手术 • 植入患者定制植入物
评估阶段	• 运用术中导航和成像来评估是否实现了虚拟手术计划	• 运用术中导航和成像技术来评估手术边缘、去骨量和植入物的位置

面部手术患者的表面扫描数据或 3D 摄影照片。

（一）术前 CT 未使用正确的参数 / 不正确的后期处理

病因：用于手术设计的术前影像，比如 CT，需要使用特定参数获取，其中最重要的就是层厚（扫描的分辨率）和层间隔（扫描层面之间的间隔）。在 VSP 阶段，使用不充分 / 不恰当参数获取的 CT 数据可能无法提供足够详细的解剖学信息。

这种并发症通常是由于下医嘱的人没有具体说明 CT 需要的正确参数，或者放射科医生或放射技师没有正确遵循医嘱。另外，数据可以来自原始扫描。然而，当原始扫描数据被放射团队重新格式化以后，它的层间隔和层厚可能太大（图 4-1A 和 B）。有运动伪影的 CT 是采集扫描时患者移动造成的。如果 CT 有大量噪声（图 4-1C 至 E），手术团队应要求额外的后处理（图 4-1F 至 H）。这在儿童患者的 CT 扫描中非常常见，如果不能纠正，可能需要对患者重新扫描。

处理：这种差异的最佳管理方法是以明确的 CT 参数设定来预防，并与放射团队沟通。同样的，对于运动伪影的最佳管理方法也是提前预防。如果 CT 扫描不符合术前设计所要求的参数设置或在扫描时患者移动，外科团队应与放射团队再次确认是否可以获取原始数据，以及扫描数据是否可以重新格式化。如果不行，应重新进行扫描。对于扫描患者移动的情况，如果患者在扫描过程中不能静卧（如儿童患者），应重新进行扫描，并可使用镇静药（流程图 4-1）。

（二）记录不充分 / 不正确

病因：数据记录中的误差可能由多种因素造成。有可能是因为激光扫描的数据不完整（图 4-2A）。图 4-2B 呈现了牙齿处于咬合状态时的理想激光扫描结果。印模上可能有缺口，会导致数字化环境转换不佳（图 4-2C）。无论是使用激光扫描还是传统的咬合记录材料，咬合记录都有可能出现误差。具体来说，咬合记录材料太大，覆盖了太多牙齿，可能无法准确反映患者的咬合情况（图 4-2D 和 E）。记录不充分的数据通常在术前设计阶段就能被发现。咬合记录错误很

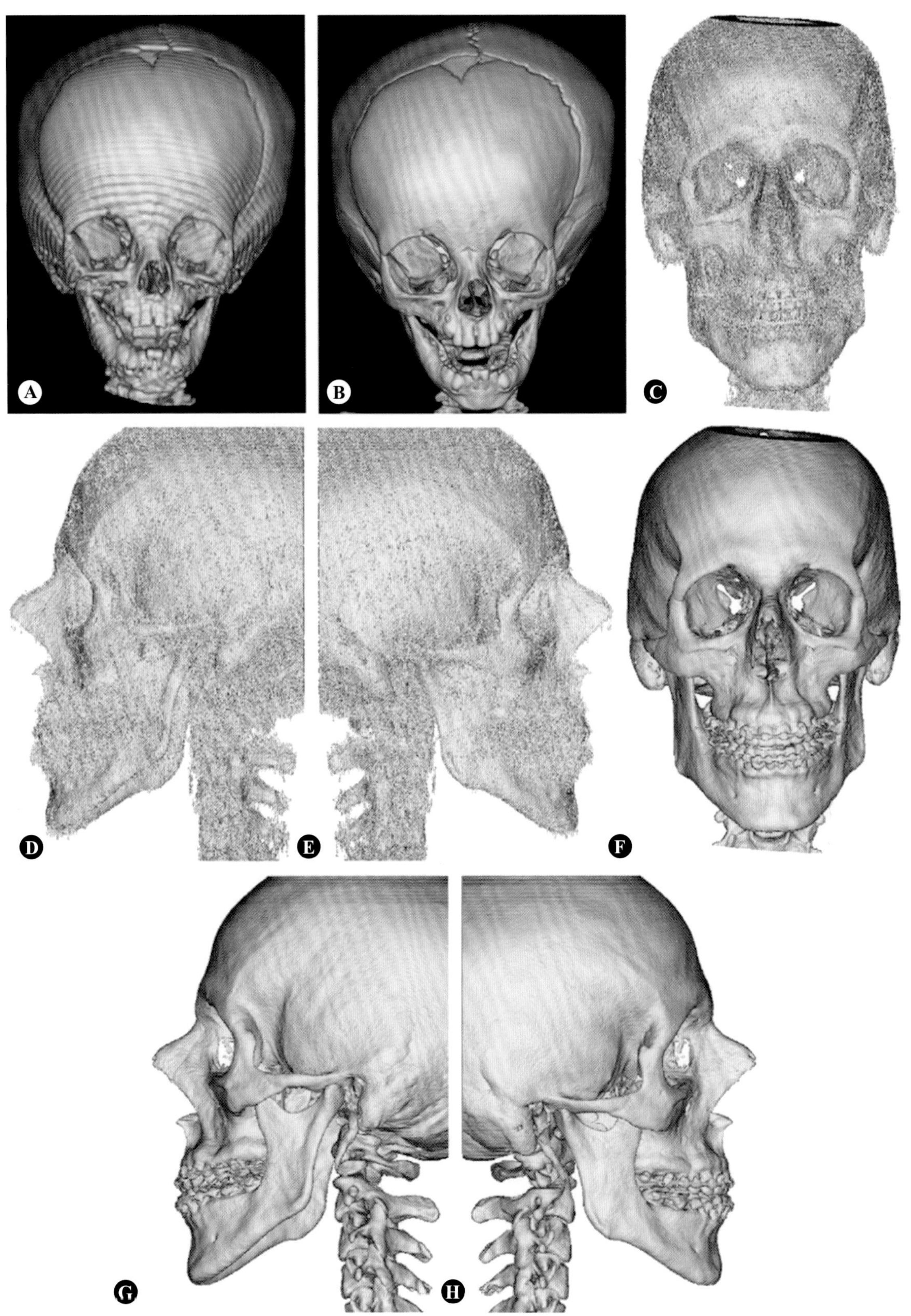

▲ 图 4-1　**A.** 使用 **5mm** 层厚的连续切片（无重叠）手动完成的婴儿颅颌面骨骼的三维 **CT** 重建，这种三维 **CT** 表现具有与过大层厚相关的典型外观；**B.** 同一患者，但使用 **CT** 的原始数据创建三维 **CT** 重建，重定格式为 **0.5mm** 层厚，**0.3mm** 层间隔，这使得层面有了重叠并消除了接缝和台阶（线）

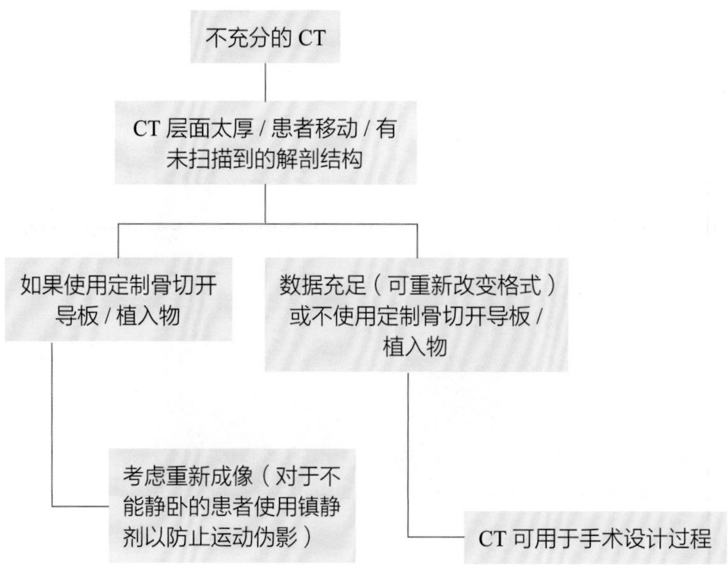

▲ 流程图 4-1　**数据采集（成像）**

常见。在激光扫描方面，患者的移动、装置的存在（如矫治器），以及扫描路径的限制（如小口畸形、牙关紧闭）都会导致牙列和咬合记录不充分。其他记录误差包括在提交给第三方公司的石膏上错误地定位或标记节段性骨切开位置，或没有在 CT 扫描时的同一正中关系（或正中𬌗）位置记录患者的咬合。然而，术前不正确的数据记录可能在手术设计阶段之后和手术过程中才被发现，那就可能面临非常棘手的处境。

处理：在实际外科手术前的任何阶段发现记录误差时，应重新进行记录和测量并重新完成整个手术设计。如果误差直到外科手术时才被发现（术中），外科医生应解决问题并尝试以合理的方式进行手术。如果这一误差将严重影响手术的结果、患者功能，或者影响肿瘤病例的手术生存率，外科医生可以考虑终止手术（例如种植牙手术），后期再重新设计和实施手术。但作者认为，最后一种选择通常是不存在的（如颅面手术或消融手术）。因此，外科医生应根据实际需要解决问题（流程图 4-2）。

二、术前设计阶段的并发症

虽然术前设计阶段是虚拟的，也可能出现许多并发症，因为它仍然需要人工处理数据和虚拟构图。此外，如果手术组使用不同的团队，比如工程学团队来完成计算机设计，将增加更多误差的可能性，因为任何一个团队都可能犯错误。

术前设计阶段误差导致的并发症

病因：术前设计阶段的错误包括错误或不恰当地传输数据集、分割出解剖结构、对数据集去噪、未能将患者定位在正确的平面（自然头位）、错误地标记虚拟肿瘤切除边缘，以及未恰当地描述外科医生的手术计划（这通常是由于外科医生和工程学团队之间的沟通失误）。

处理：避免术前设计过程出现错误的最好办法就是细致地准备和对细节的关注。这包括记录数据（给工程学团队的影像、扫描及照片）的传递。即使在外科医生过去曾与该工程学团队合作过的情况下，他们也应在数据导入、患者的虚拟设置和手术计划等各个方面仔细检查。这最好通过在术前设计期间展示患者的记录（临床检查、照片、影像、测量数据）来完成（图 4-3）。这些记录应被用来确认虚拟设置和指导患者的虚拟手术。例如，在正颌患者虚拟三维设计过程中发现的颌骨在“平面垂直向上的倾斜（cant）”或“水平面上的扭转畸形（yaw）”，应结合患者的临床

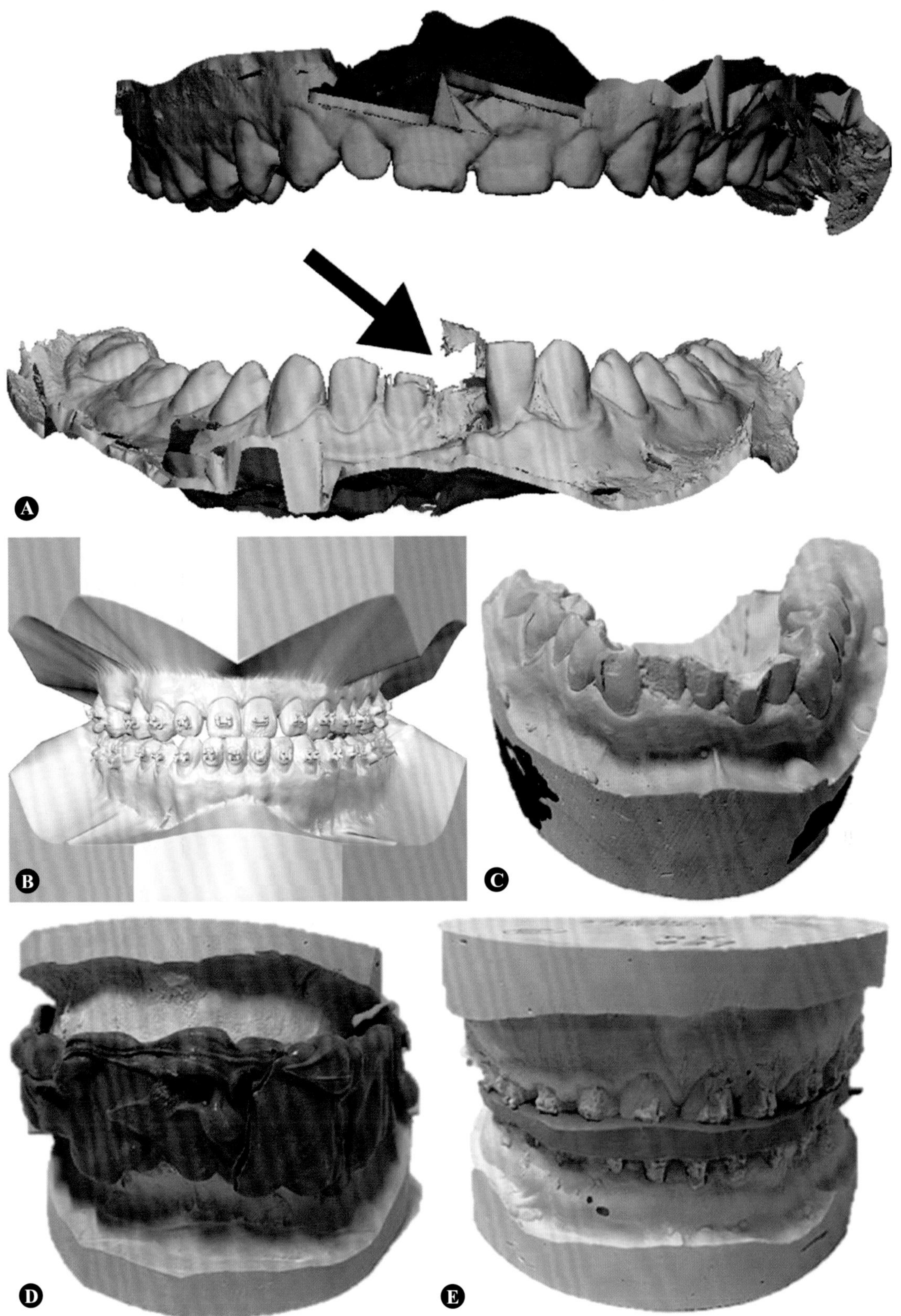

▲ 图 4-2　**A.** 数据缺失患者的激光扫描（黑箭）；**B.** 患者处于咬合状态，没有任何数据丢失的理想扫描；**C.** 切牙处有缺口的印模，这将导致不准确的结果；**D.** 咬合记录太厚，无法准确翻印患者的咬合状况；**E.** 恰当且准确的咬合记录

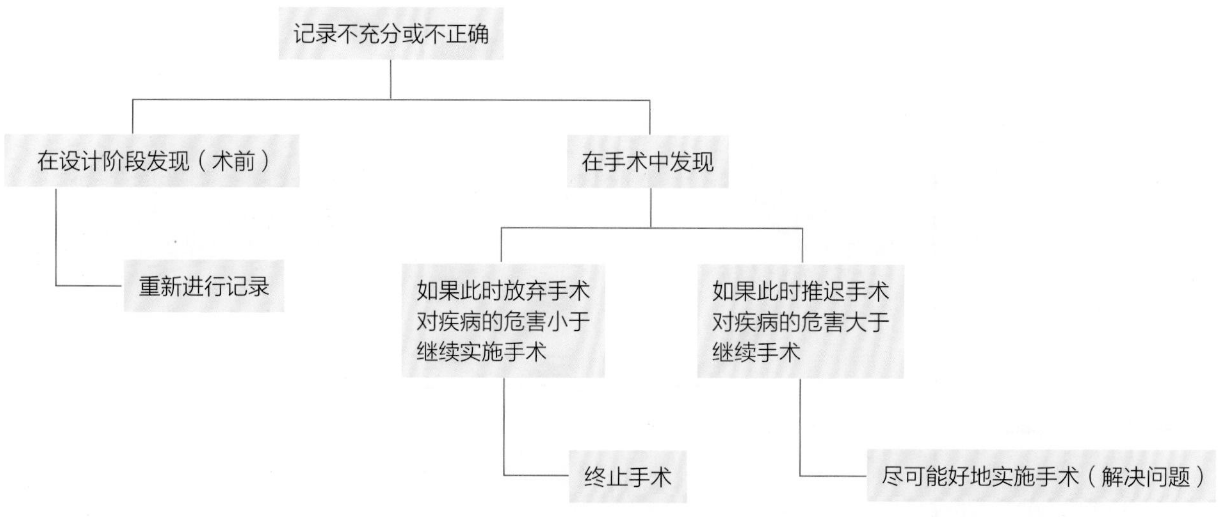

▲ 流程图 4-2　数据采集（记录和测量）

检查和临床照片一起确认。当与第三方团队合作时，最初的“虚拟设计”通常会通过电子邮件发送给外科医生。该设计应详细检查：①它是否与基于术前记录的手术计划相吻合；②它是否与术前设计期间讨论和执行的计划相吻合（如血管定位及制取皮瓣的方向，正颌手术设计时的自然头位）（流程图 4-3）。

三、制造阶段的并发症

制造不准确的 3D 材料

病因：制造阶段包括打印立体光刻模型、骨切开导板及殆板、患者定制的植入物，比如定制的打印接骨板及异体植入物。这些材料的准确性不足可能源于数据收集或手术设计阶段的误差，或者来源于制造阶段本身。此外，如果不仔细按照制造商的说明书操作，定制的塑料植入物在消毒过程中也可能会扭曲变形，这并不罕见。图 4-4 展示了一组模型，按照制造商的指南，这些模型应该使用酶解液清洗，然后进行蒸汽灭菌。由于没有严格按照说明书操作，致使模型扭曲、变暗及孔隙率增加。

处理：通常无法修复不准确的模型或骨切开导板。此外，虽然正颌的板可以在手术前试戴，但大多数患者的定制材料，如骨切开导板和定制接骨板，要到手术时才能为患者使用。对于那些在手术前发现的误差，可以推迟手术。在手术前，可以用立体光刻（stereolithography，SLA）技术检查骨切开导板和殆板。如果检查之后，骨切开导板和殆板在术中仍无法匹配，那么结论很可能是这些定制材料在消毒过程中损坏了。此时，外科医生可能不得不推迟手术，或者更可能的是外科医生要解决如何在不使用患者定制材料的情况下完成手术的问题（流程图 4-4）。

四、手术阶段的并发症

如果没有其他原因，在手术中使用患者定制材料的误差很可能是外科医生失误造成的。也就是说，如果在前几个阶段没有出现上述错误，那么很可能是这些材料使用不正确。

（一）患者定制的骨切开导板或殆板不匹配

病因：在前期手术设计阶段已经确认没有其他错误的情况下，如果定制的骨切开导板和殆板（包括正颌外科的殆板）不适合患者体内的解剖结构，要么是材料使用不正确，要么就是患者的解剖结构与前期手术设计阶段相比发生了变化（图 4-5）。

处理：当外科医生在术中放置骨切开导板却发现无法紧密贴合时，外科医生应确保放置导板

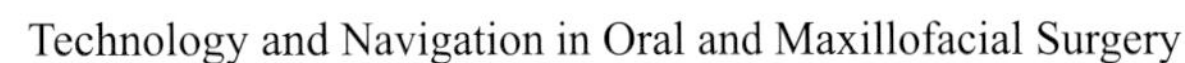

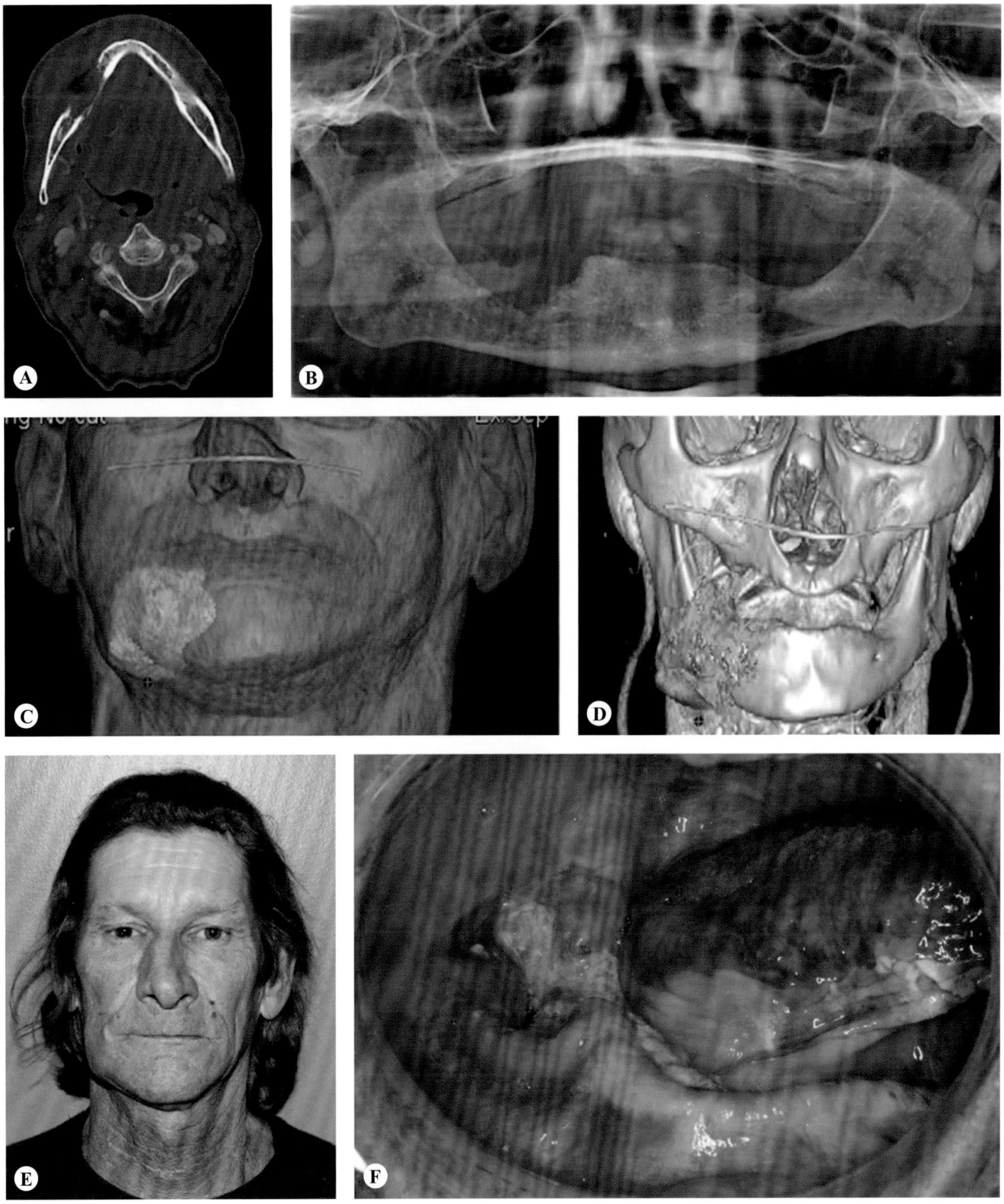

▲ 图 4-3　下颌牙龈 $cT_4aN_1M_0$ 鳞状细胞癌患者术前 CT 的骨窗轴向视图

从这个视图来看，有少量证据表明肿瘤侵犯了皮肤。图 A 病变与图 B 全景片一样，都显示患者的肿瘤与右侧下颌骨分离开了。三维软组织（C）和硬组织（D）的 CT 图像重建显示了类似结果。然而，在检查时，患者的肿瘤固定在右侧下颌骨上的皮肤上（E），在口腔内检查时，肿瘤不仅累及右侧（译者注：原文为左侧，有误，应为右侧）磨牙后区、下颌骨体部和旁正中联合区（F）

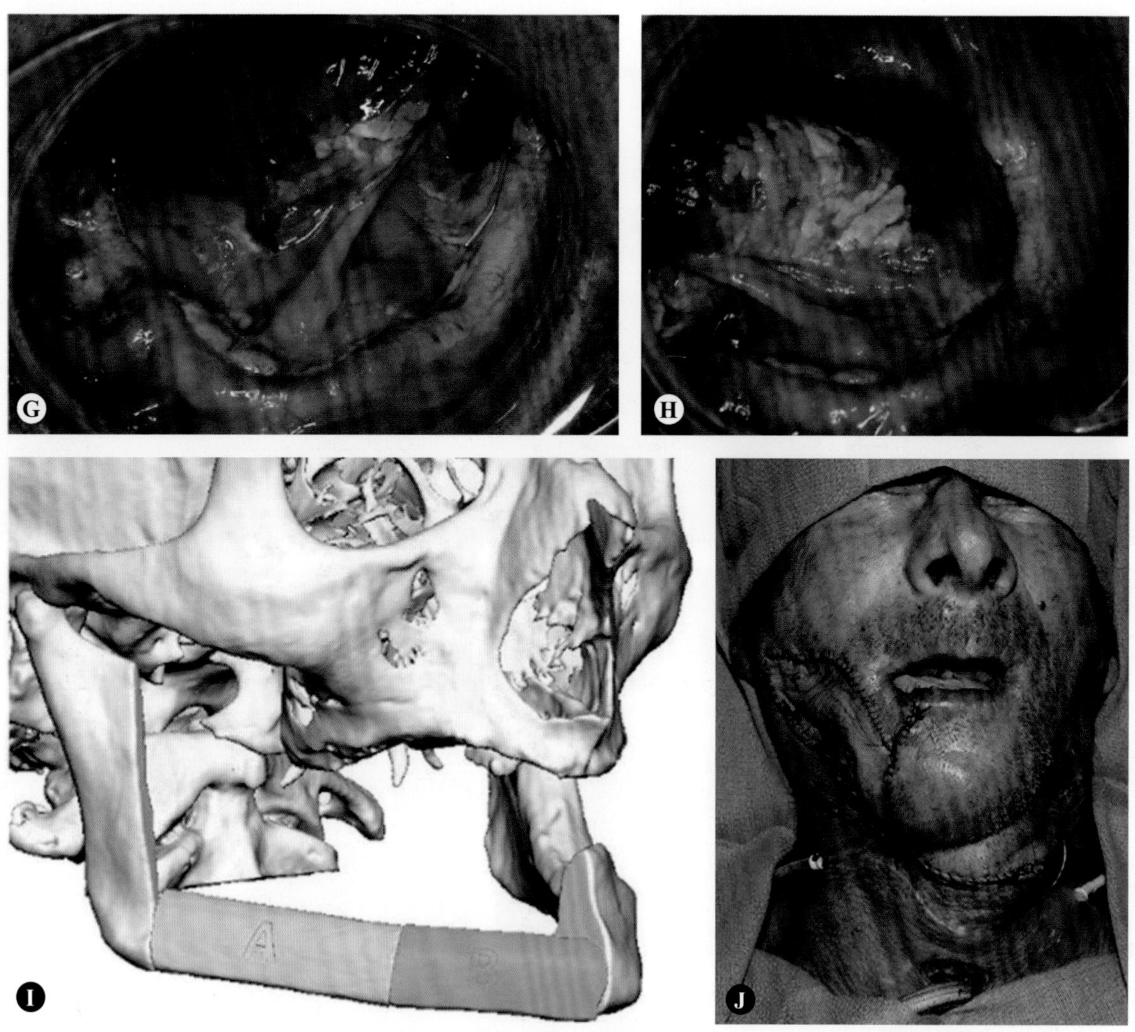

▲ 图 4–3（续） 下颌牙龈 $cT_4aN_1M_0$ 鳞状细胞癌患者术前 CT 的骨窗轴向视图

还累及右侧和左侧舌腹、口底和前牙槽嵴（G），以及左舌、牙槽嵴和磨牙后区（H）。这些部位经切取活检证实为恶性肿瘤。根据这些临床发现和在术前计划阶段使用的照片（I），患者计划进行下颌骨右侧和前部联合切除术，以及左下颌骨方块切除术、舌切除术和口底切除术，并使用腓骨复合前臂桡侧游离皮瓣进行重建（J）。如果在术前设计阶段仅使用 2D 和 3D 计划而没有临床数据，则患者可能只设计做一个联合切除手术并用一个皮瓣（腓骨）进行重建，这在手术时是不恰当的

的通道足够通畅，没有多余的软硬组织阻挡。这通常可以通过扩大通路来纠正和确认。当咬合支持式导板不合适的时候，外科医生应确保牙齿咬合面上没有干扰且患者的牙列没有改变后再重新定位导板（流程图 4–5）。在诸如游离皮瓣制取、颅面手术或消融手术等骨支持的骨切开导板不密合时，第一步是重新定位导板。如果依旧无法匹配，要确认是否有软组织（未列入术前设计中的）阻挡导板放置。如果暴露的骨段不能完全安放导板的整体，则要通过扩大切口或进一步牵拉软组织来扩大通道。如果经过前面的步骤后导板仍无法匹配，就要评估这个导板是否“足够接近正常”而可以使用或改用类似的方法继续手术。如果在导板对手术成功至关重要的情况下，就可能要推迟甚至取消手术（流程图 4–6）。例如，在颅缝早闭修复手术中需要使用骨切开导板时，由于患儿的生长或材料在消毒过程中变形，导板不能准确匹配，但仍然可以用来协助完成手术，因为一些小的导板误差对手术成功并不是至关重要的。然而，在骨切开导板准确性至关重要的情况下，例

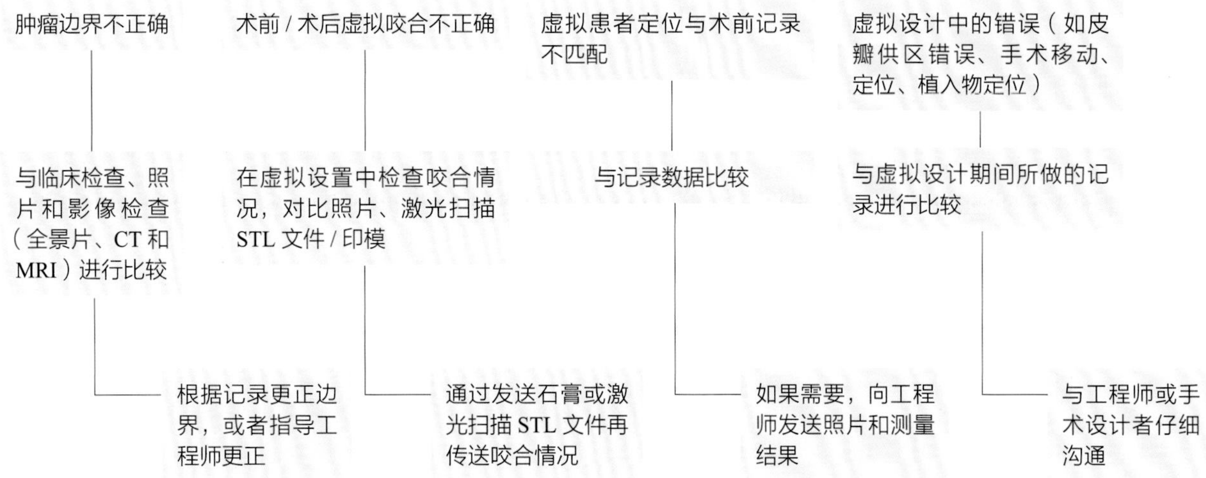

▲ 流程图 4-3　术前设计

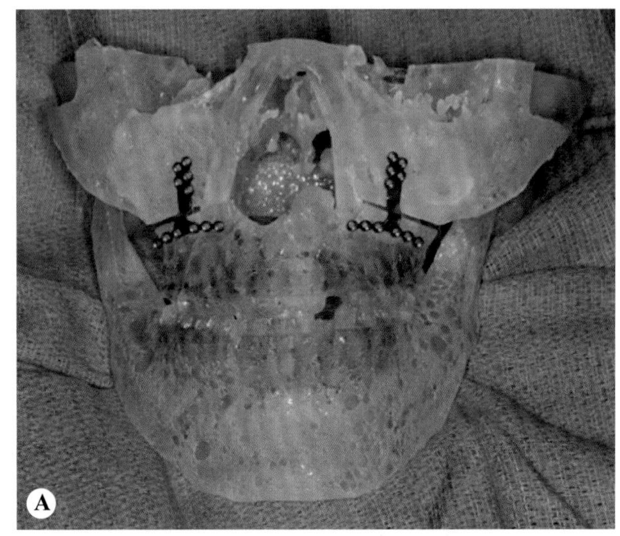
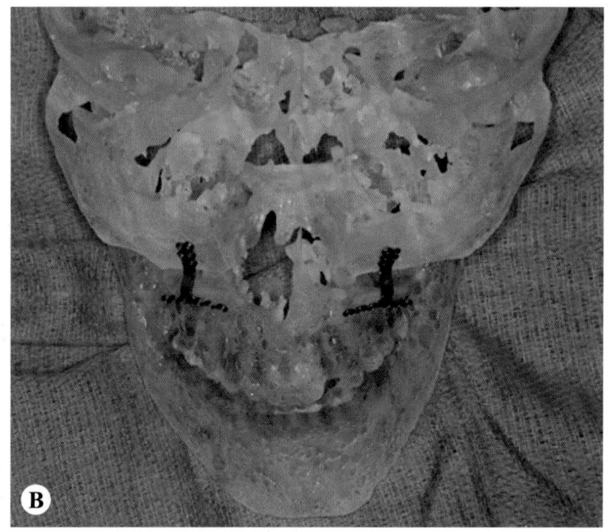

▲ 图 4-4　未按照制造商指南进行清洁和消毒的 SLA 模型。注意模型的白垩色及多孔隙外观。在灭菌之前，这些模型是透明的，没有孔隙
SLA. 立体光刻

如计划将种植体和修复体植入切取的腓骨瓣时，如果导板的差别很大，外科医生可以考虑放弃手术。

（二）患者定制植入物不匹配

病因：这可能是由于术前设计阶段的误差、植入物的定位不佳、植入物植入过程中软、硬组织的干扰、术前设计阶段之后患者解剖结构发生变化（患者生长发育）造成的。

处理：具体如流程图 4-7。

1. 重新定制植入物。

2. 去除或牵拉开任何植入物下方不在计划内的衬垫组织（成像中未纳入的软组织和纤维组织）。

3. 在 SLA 模型上检查植入物。如果植入物合适，可能是由于设计和手术阶段之间存在延迟，而患者在此期间生长发育了（儿科患者）。或者由于之前阶段的误差，SLA 可能不准确。

4. 如果植入物弯折或扭曲变形：①如果不可

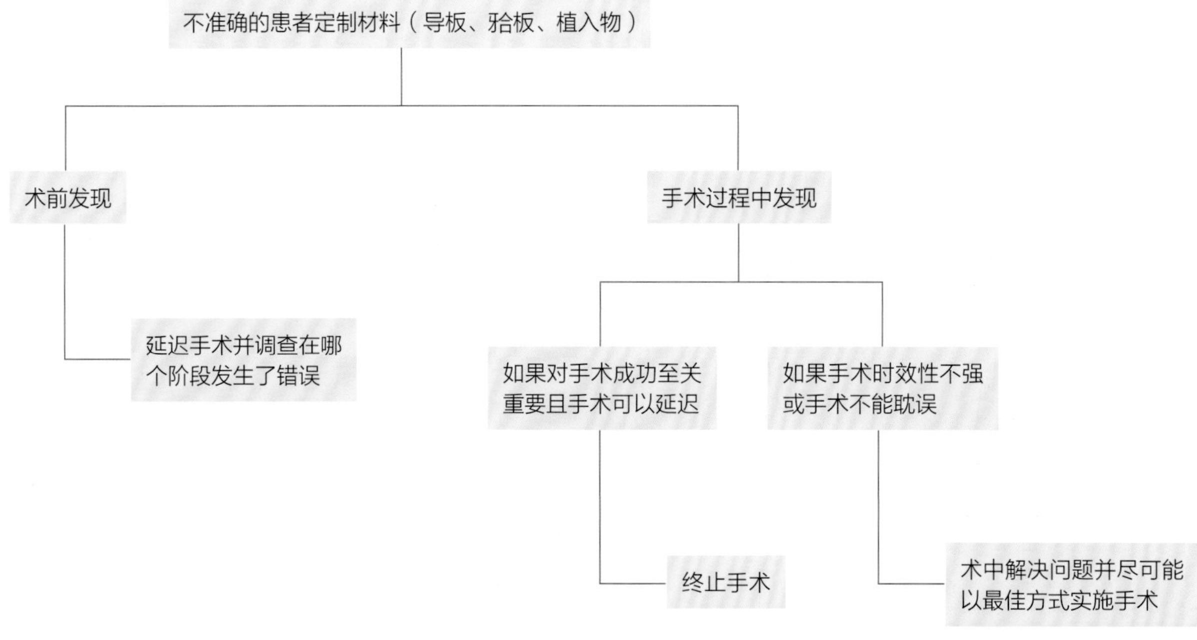

▲ 流程图 **4-4** **制造**

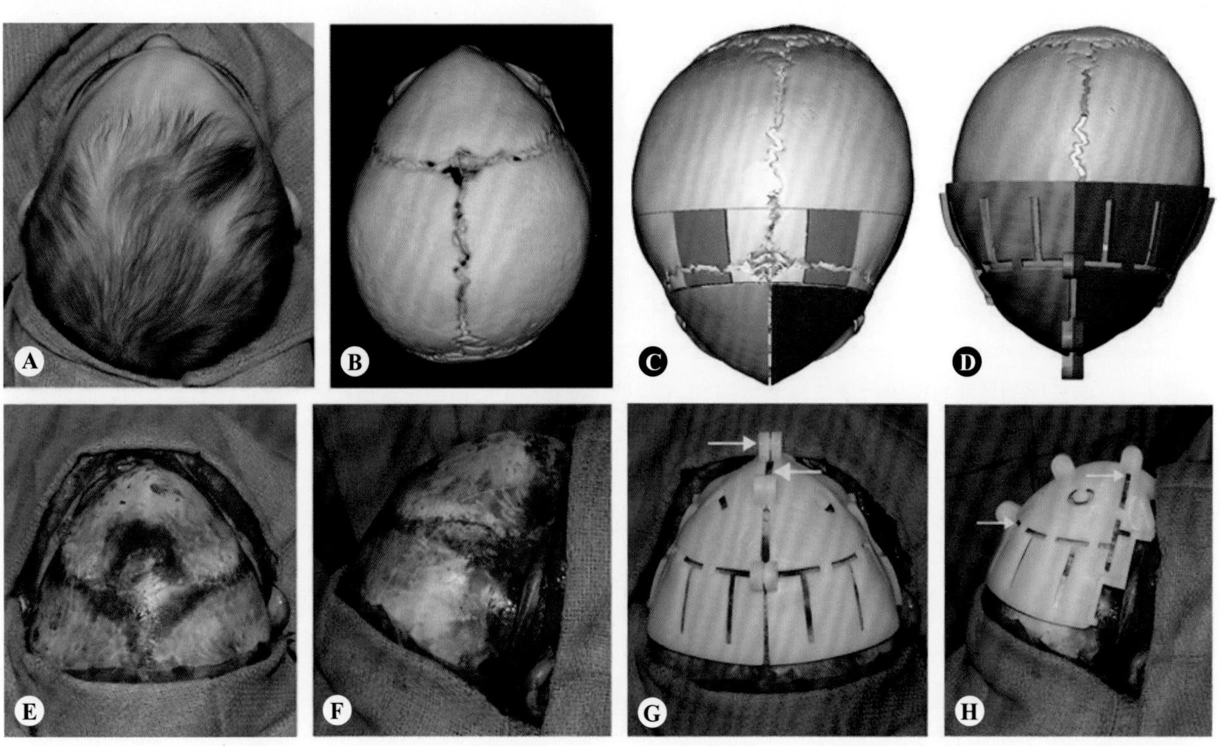

▲ 图 4-5 **A.** 8 个月大的男性患儿，患有单发的非综合征型额部颅缝早闭症。**B.** 用于术前计划的 CT 扫描采用了正确的参数。**C** 和 **D.** 直到 CT 检查后 **2** 个月才进行术前设计。**E** 和 **F.** 分别为患者畸形的鸟瞰图和右侧面观。**G** 和 **H.** 直到手术当天，外科医生才意识到患者的生长足够显著，以至于定制的截骨导板不能紧密贴合颅顶，黄箭展示了截骨导板和颅骨之间的间隙，以及如图 G 所示无法将两个半块导板完全契合到一起。考虑到差异极小，而且与其他可能需要取消的颅颌面外科手术不同，外科医生继续手术，因为截骨标记与术前设计的截骨非常匹配，可以放心地应用

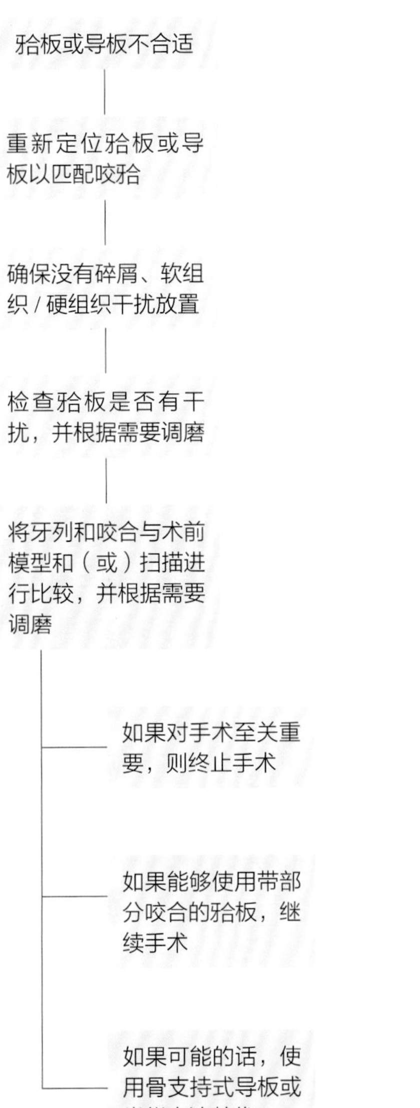

▲ 流程图 4-5 手术（咬合支持式导板或殆板不匹配）

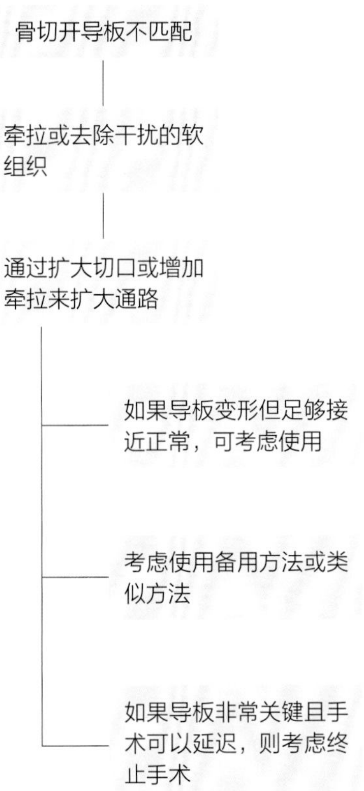

▲ 流程图 4-6 手术（骨支持式截骨导板不匹配）

用，则采用其他方案，或考虑终止手术（例如患者定制的下颌骨 / 腓骨重建板），或考虑在 SLA 模型上用备用的接骨板现场弯制；②如果弯曲变形却“足够适配”，可考虑使用并实施手术（例如颅骨植入物，颅顶和植入物之间有很小的间隙）。

五、术中和术后评估的并发症

术中评估以术中导航和术中成像的形式进行。导航可以作为手术阶段的一部分，例如肿瘤的入路，识别肉眼看不到的位点，或者更常见的是在颅颌面外科中，用于对比实际和计划的肿瘤边缘，以及确定植入物的位置。术中成像最常见的是术中 CT，可以在肿瘤消融、植入物放置、面部骨骼重新定位后使用，并根据术前设计评估这些手术的准确性。

六、术中成像的并发症

术中 CT 是否确实显示了关注区域

病因：术中 CT 分辨率低，可能无法在术中提供评估指定解剖结构所需的信息。一般而言，术中 CT 无法再现标准 CT 所见图像的分辨率。在移动显示装置上观看时经常可能会错过关注区域。例如，给定的层厚较大，而且术中 CT 的分辨率较低，CT 可能会“跳过”外科医生关注的区域。例如，术中 CT 可能会错过解剖结构或植入物的关键区域。术中可能无法判断这一点，因为术中 CT 会给人一种解剖学上的“错觉”，只有术后在切片厚度较薄、分辨率较高的标准 CT 上

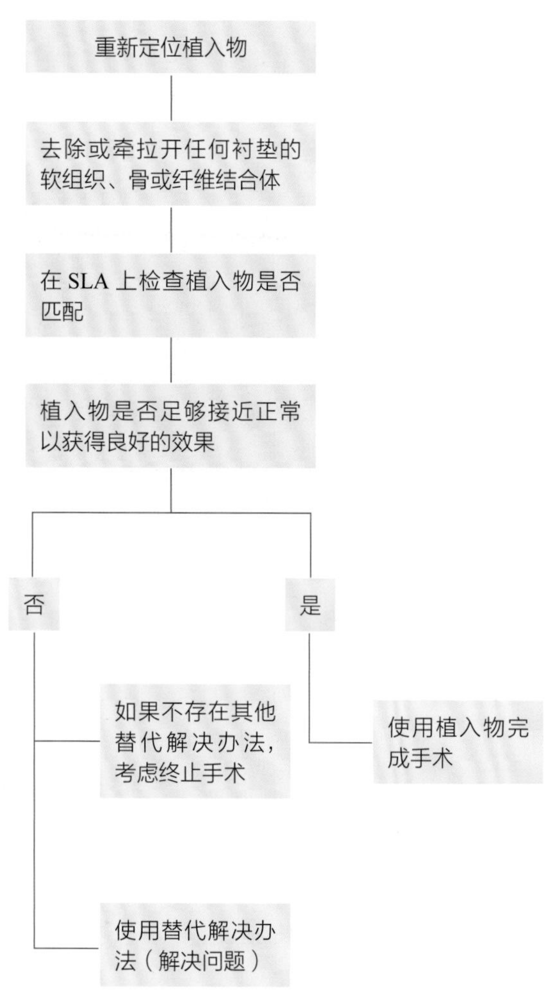

▲ 流程图 4-7　**患者定制植入物不匹配**
SLA. 立体光刻

才能确定。

处理：具体如下。

1. 重新评估所有视图（轴向、矢状、冠状、3D），以查看关注的区域是否可见。

2. 与放射技师讨论扫描数据，以查明图像是否可以重新格式化。

3. 考虑重新扫描患者以捕获关注区域：考虑改变 CT 机架的位置。

七、导航的并发症

术中导航引导最初用于神经外科[11-13]和内镜鼻窦手术[14]，现在已广泛用于颅颌面外科手术，比如头颈肿瘤外科[15]、复杂眼眶和颧骨修复[16]以及颅面外科[17]。与术中导航相关的最普遍并频繁出现的问题是显示器上的导航图像无法准确再现探头位置[18]。图像配准是将患者的解剖结构与显示器上图像的虚拟解剖结构（即 CT、MRI）相链接的过程。导航过程开始于获取影像并将影像的 DICOM 文件传输到导航台。此阶段很少出现误差。下一阶段是配准，可以是有创的或无创的。有创配准包括经皮放置的“旋入标记物”，可以是口腔外或口腔内。无创配准使用解剖标志，从技术角度来说其优势是更简单，并提供了即时治疗的能力。具体来说，配准过程可以是外部的（胶粘标记、立体定向框架或旋入式标记），也可以是表面的（配准面部解剖结构、胶粘皮肤标记）。其他配准方法包括使用牙弓夹板。手术器械或探针由追踪系统跟踪，该追踪系统用于将器械在空间中的位置链接到显示器图像上的相同位置。追踪系统有各种类型，最常见的是光学系统[19]，其探针上的发光二极管（light-emitting diodes，LED）由红外摄像机探测。这些主动发光的 LED 光源已经被反射器取代。光学系统必须始终使器械可见。另一种常用的系统是电磁系统，该系统使用小型线圈探测器[20]、磁场发生器和磁场探测器。传感器和器械之间无须视觉接触即可进行追踪。然而，这类系统容易受到磁场和金属物体的干扰，其误差可能会高达 4mm。

八、显示器上虚拟探针的位置不能再现患者身上器械的位置

病因：这可能是由于未能将图像恰当地传输到导航台，未能将患者正确地配准到追踪系统，或者在使用外部标记的情况下，标记发生移动（图 4-6）。当使用光学追踪系统时，器械可能在摄像机的视野之外。在电磁系统中，金属物体可能会产生噪音和追踪不准确。

处理：电磁追踪系统（流程图 4-8）。①确认正确获取并传输了影像；②确认正确且准确地进行了配准；③清除可能阻碍磁场的金属物体；④确保配准以后，有创的、表面或外表面标记没

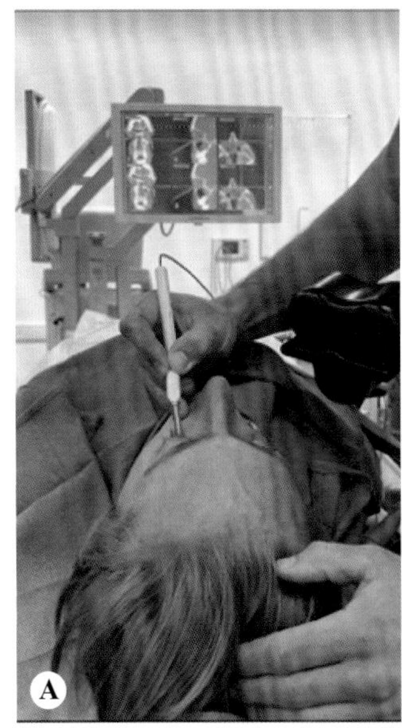
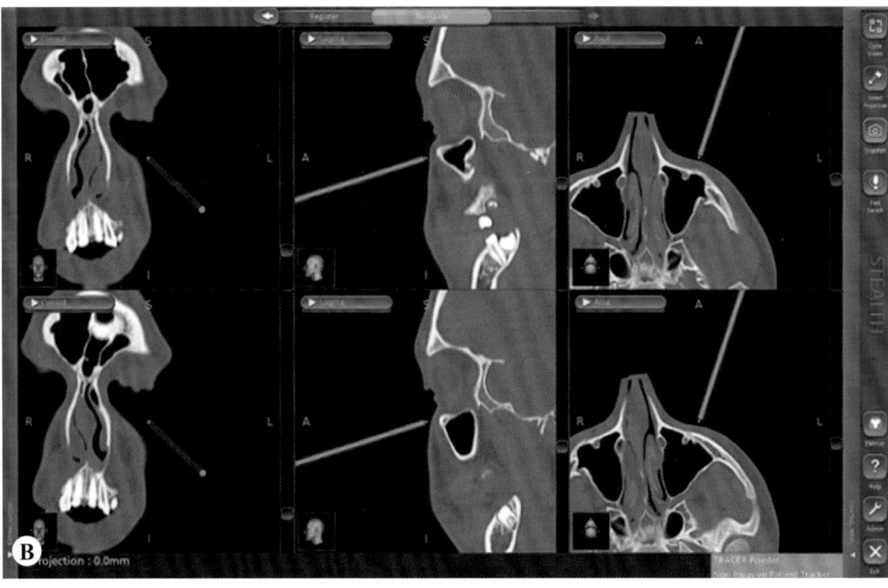

▲ 图 4-6　患者在颧骨 - 上颌骨复合体骨折错位愈合后，计划对颧骨和眼眶进行二次重建
A. 配准过程；B. 导航探针接触的部位与图 A 相同，但在手术期间，显示器上表现出的患者解剖结构并不准确，术中需要对患者进行重新配准以纠正这种差异

有移动；⑤导航塔可能需要移动到某个地点，以便摄像机与手术器械处于更好的位置；⑥重新配准患者。

处理：光学追踪系统（流程图 4-9）。①确认正确获取并传输了影像；②确认正确且准确地进行了配准；③确保去除过多的环境光和自然光；④确保移除直接位于手术器械和摄像机之间的任何障碍物（洞巾、人手、手术器械）；⑤确保配准以后，有创的或外表面标记没有移动；⑥导航塔可能需要移动到某个地点，以便摄像机与手术器械处于更好的位置；⑦重新配准患者。

九、与种植牙、科技相关的并发症

牙种植体动态 / 手术导航系统使用光学技术在空间内追踪患者的位置[21, 22]。动态导航能使外科医生在手术中实时运用 CBCT 或 CT 数据进行更精准的操作[23]，并允许医生控制植入物的姿态（位置、角度和深度）。动态导航使用附着在患者和手术器械上的跟踪阵列进行追踪。光学追踪系统按跟踪阵列发射还是反射光线来进行分类。主动跟踪阵列向立体摄像机发射光线[24]。被动跟踪阵列则是将光源产生的光线反射到立体摄像机上。在美国，用于牙种植体植入的三个主要动态导航系统是 X-Guide、Navident 和 Neocis。上述三个系统都是利用附着在患者和手术器械上的被动跟踪阵列来实现追踪。

这些动态导航系统最初是为单颗牙种植体植入而开发并批准使用的，采用牙支持式跟踪阵列。随着科技的完善，导航系统的使用范围已经扩大到全口无牙殆种植病例和其他与种植无关的手术，例如，困难牙拔除、冠状动脉瘤切除术、建立根管通路和用器械疏通钙化根管、病理学方面应用、上颌窦底提升，以及其他类型的骨移植或骨增量手术[25–28]。根据所使用的系统，外科医生可以选择使用弯手机或直手机。

动态导航曾经需要依靠放置靶标标记来获取 CBCT 扫描数据，而如今 X-Mark（X-Guide）和 Tap（Navident）的新协议允许使用 CBCT 扫描数据时无须靶标标记。每个导航系统都有其特定的方式将跟踪阵列固定在患者身上，并有其独特的仪器跟踪模式。一般来说，根据导航系统的不同，患者的跟踪阵列可以是牙支持式的，也可

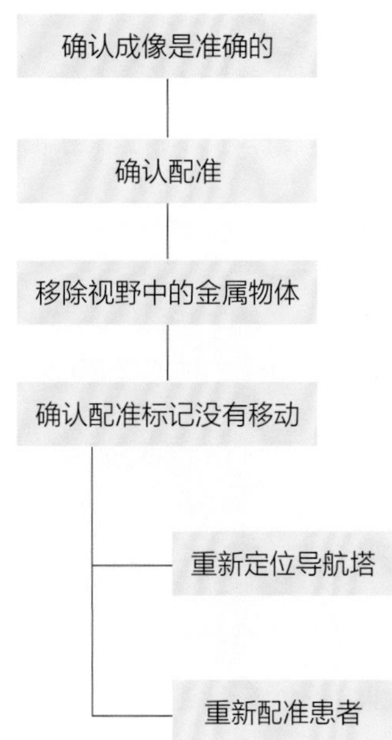

▲ 流程图 4-8　导航并发症（电磁追踪系统）

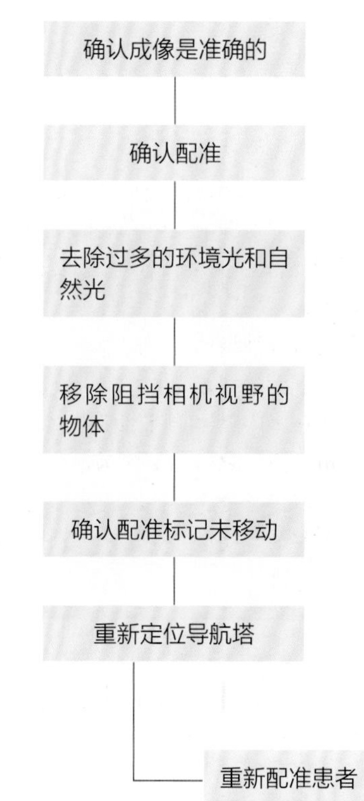

▲ 流程图 4-9　导航并发症（光学追踪系统）

以是固定在颌骨和（或）头部的。对于口腔外科手术（如种植体植入）而言，动态导航的唯一局限就是跟踪阵列必须固定在正在手术的同一牙弓上。

与静态的丙烯酸导板相比，动态导航在种植体植入方面有诸多优势和益处[29]。一个重要的益处在于，外科医生可以随时通过使用系统检测来评估和验证系统的准确性。系统检测是一种可视化检测，通过触碰患者口腔内 CBCT 图像上易于识别的牙齿或已知的解剖结构（具有代表性的牙尖、窝、沟）来完成，以验证软件内追踪的位置是否正确。表 4-2 中列出了动态导航的其他优点。

在工作室或齿科技工室制作常规的静态丙烯酸导板，是有详细记录的。种植外科医生对使用静态丙烯酸导板的挑战也是非常熟悉的（表 4-3）。

动态导航的步骤如下。

1. 建立牙弓（图 4-7）。
2. 合并 STL 和 DICOM 文件（图 4-8）。
3. 放置虚拟牙冠（图 4-9）。
4. 规划种植体的大小和位置（图 4-10）。
5. 系统校准（图 4-11）。
6. 植入种植体时使用 GO 板测量钻头的长度（图 4-12 和图 4-13）。
7. 植入和最终修复（图 4-14）。

（一）患者追踪器安装不稳定或不舒服

病因：临床上牙冠较短、倒凹不足或松动牙可能不适合作为固定 X 形夹（患者追踪器）的牙齿。

处理：如果在手术前发现安装不稳定，要确保 X 形夹是否被正确加热和冷却。X 形夹可以进行重新加热和塑形。在制作 X 形夹时不要摇晃，确保将 X 形夹直接拉出，待其完全冷却变硬后再重新插入，以评估其适配情况。前磨牙通常是用来固定 X 形夹的最理想牙齿。也可以在牙齿的颊面临时黏结少量复合树脂以提高固位效果[30]。如果在手术时发现 X 形夹安装不稳定（图 4-15），且是由于固位不良导致不稳定，但在其他方面是准确的，可以用改良的咬合垫稳定夹子或用手指固定，但在钻孔前一定要用系统检查验证其准确性（图 4-16）。如果 X 形夹佩戴不舒服，则修剪掉引起不舒服或干扰 X 形夹就位的塑料。如果

表 4-2 动态导航的优点

- 由于工作流程更加快捷，使当天手术成为可能。不需要取印模或技工室操作
- 每次手术的费用明显低于使用静态导板
- 动态导航使外科医生能够在手术中根据需要改变手术设计
- 即使手术当天匹配不准确，也无须取消手术并重新预约时间
- 与静态导板相比，对有限的颌间距离或垂直手术空间没有任何限制。只要患者开口度足够使用弯手机、置入种植体和取印模，就可以植入种植体
- 动态导航可与所有种植系统匹配
- 外科医生可以毫无障碍地查看植入部位，并在钻孔和植入过程中观察颌骨的情况
- 允许外科医生在术中随时验证准确性
- 改善工作人员和医生之间的交流沟通
- 允许外科医生以更符合人体工程学的姿势进行手术
- 对无牙殆病例准确性更高
- 用户界面非常直观

表 4-3 使用静态导板进行种植的相关挑战

- 等待静态导板设计好，然后在工作室打印或在技工室制作并交付使用，都需要耗费时间
- 静态导板需要占用患者口腔内更大的空间以容纳手术套环、钻头导板和更长的钻头
- 静态导板覆盖并阻碍了外科医生对截骨部位的观察
- 与使用动态导航或自由手种植相比，静态导板限制了对手术部位的冲洗
- 切口设计必须迁就静态导板的就位
- 与动态导航相比，无牙殆患者使用静态导板时发生不准确的概率更高
- 静态导板在术前规定了种植体的位置，如果必须改变手术计划，那么在术中修改计划的可能性很小
- 评估静态导板是否精确就位只能凭借听到导板卡入位置的声音，确保其不摇晃并通过观察窗观察其是否完全就位。这不如用动态导航进行系统检查更可靠，系统检查可以验证系统校准和引导就位是否正确

不能验证其准确性，就不能依靠 X 形夹来实施手术。

（二）患者追踪器安装不准确

病因：这通常是由于干扰阻碍了 X 形夹完全就位，采集 CBCT 时 X 形夹就位不完全，患者咬住 X 形夹使其变形，或在校准过程中出现误差。另外还需考虑在手术导板制作和种植手术之间患者是否进行过修复治疗。

处理：确保 X 形夹凹陷处没有松动的塑料，必要时通过修剪干扰部分来调改 X 形夹，以改善导板就位。确保患者追踪器固定正确，重新校准 X 形夹，然后再次评估是否准确安装。如果 X 形夹仍然不精确，则重新扫描患者或使用 X-Mark 协议（如果有的话）重新校准 X 形夹的位置。

（三）摄像机和跟踪阵列之间的视线受阻

病因：学习使用并依赖动态导航进行手术是很难的。在手术过程中，动态导航可以改善人体工效，但对于外科医生和他们的助手来说，在他们已经用其他方法完成过无数次的手术过程中学习新的习惯并改变自己的体位可能会很困难。

处理：确保花时间培训工作人员，以便在手术中运用正确的体位。

（四）修复体松脱，包括全冠、固定桥、填充物

病因：像印模材料或静态丙烯酸导板可能损伤牙齿一样，X 形夹也会对牙齿造成损伤。

处理：选择牢固的牙齿来稳固 X 形夹。避免选用松动牙或固定桥修复体。使用印模材料封闭

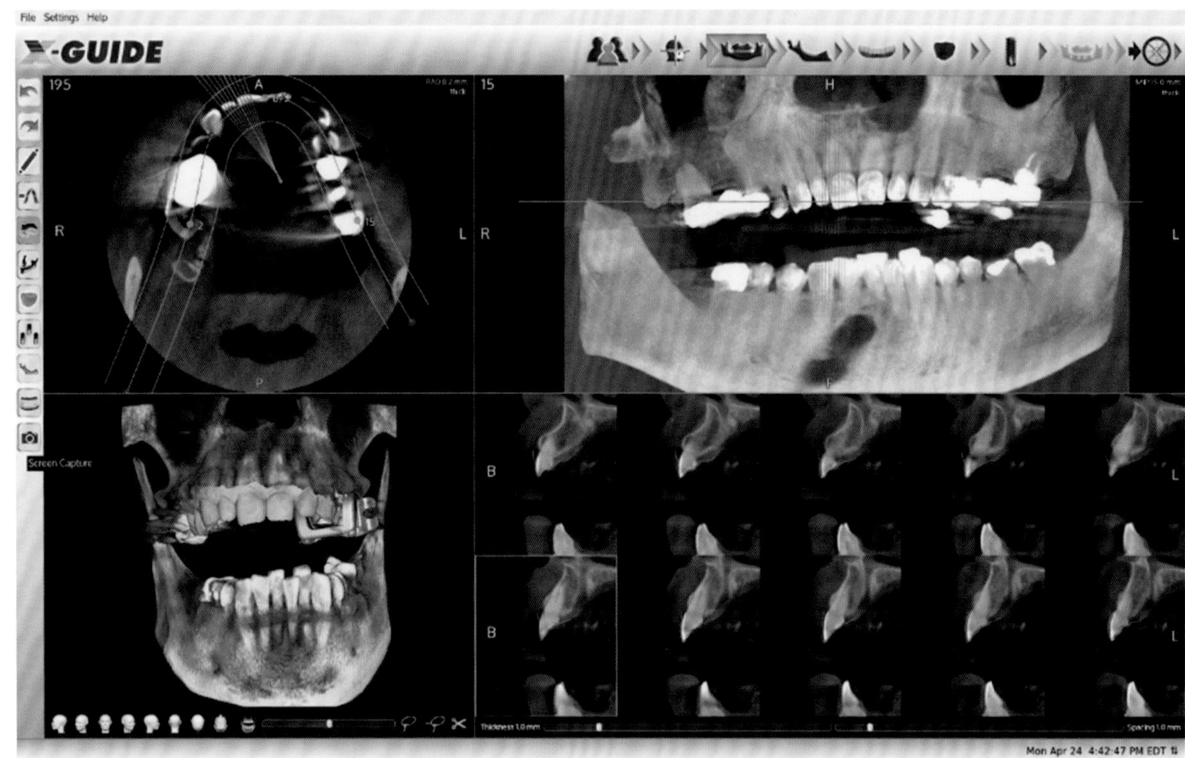

▲ 图 **4-7** 由锥形束 **CT** 重建的全景片

引自 Nobel Biocare Services AG

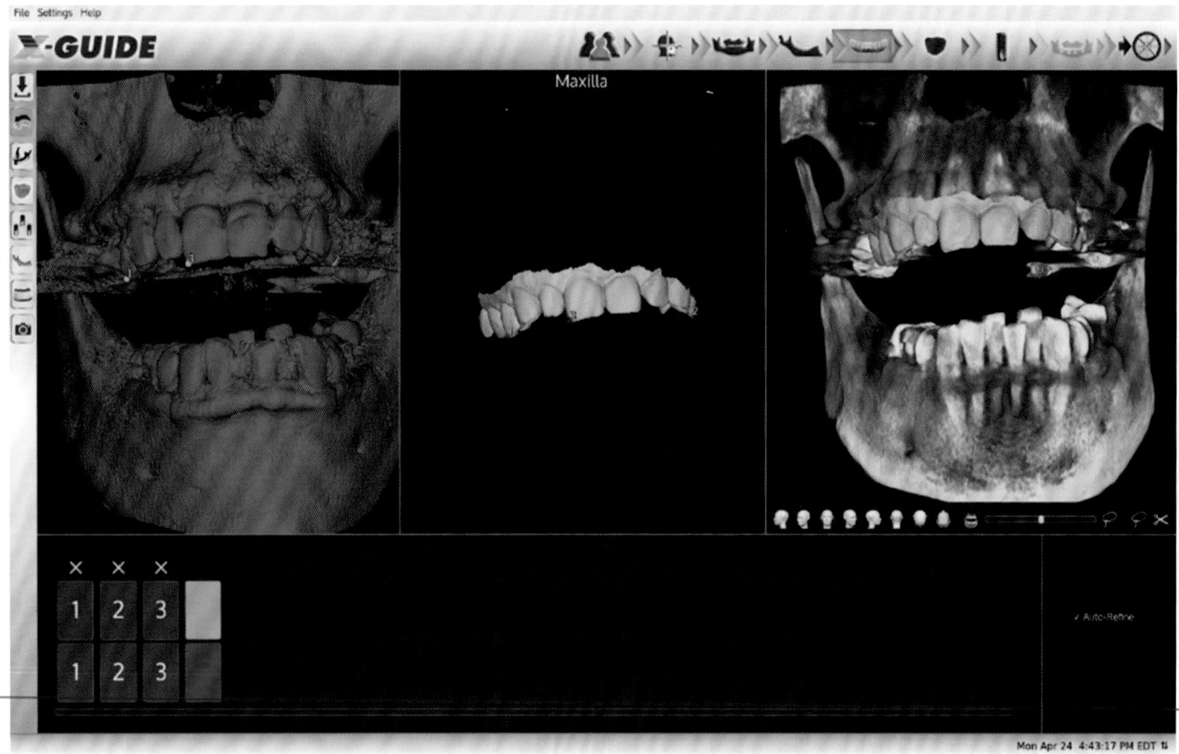

▲ 图 **4-8** **STL** 和 **DICOM** 文件合并

引自 Nobel Biocare Services AG

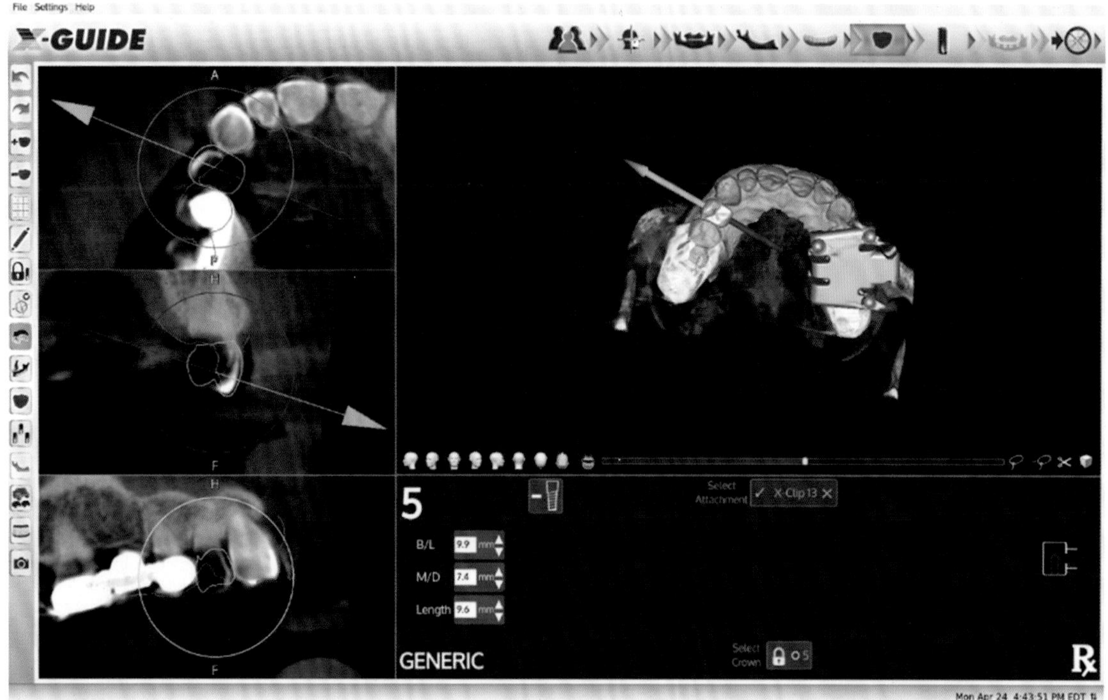

▲ 图 4-9 放置一个虚拟牙冠。如果上颌和下颌的 **STL** 文件获取时带有咬合记录，外科医生就可以充分评估最终的咬合结果

引自 Nobel Biocare Services AG

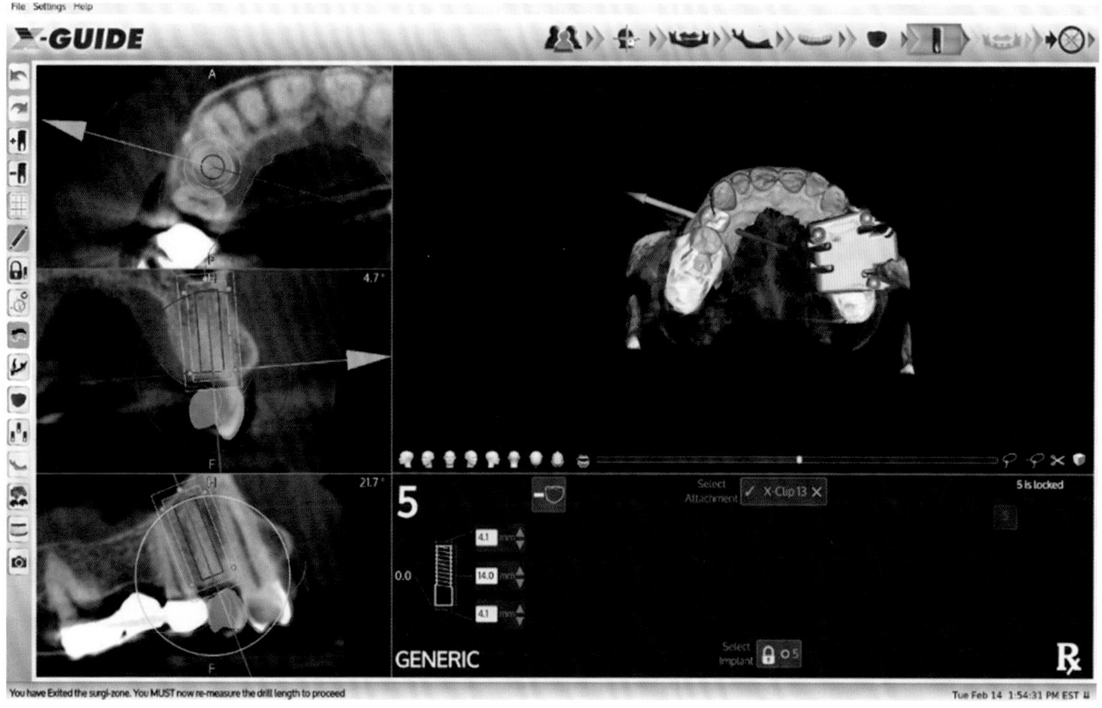

▲ 图 4-10 该软件允许外科医生指定种植体的尺寸，并与所有种植系统兼容。蓝色的轮廓代表种植体，白色的轮廓（光晕）可以设置为显示离种植体的指定距离（即 **1.5mm**、**2.0mm** 和 **3.0mm**），以便直观地看到与相邻结构，如牙齿或种植体、上颌窦、颊舌侧骨壁或神经的距离

引自 Nobel Biocare Services AG

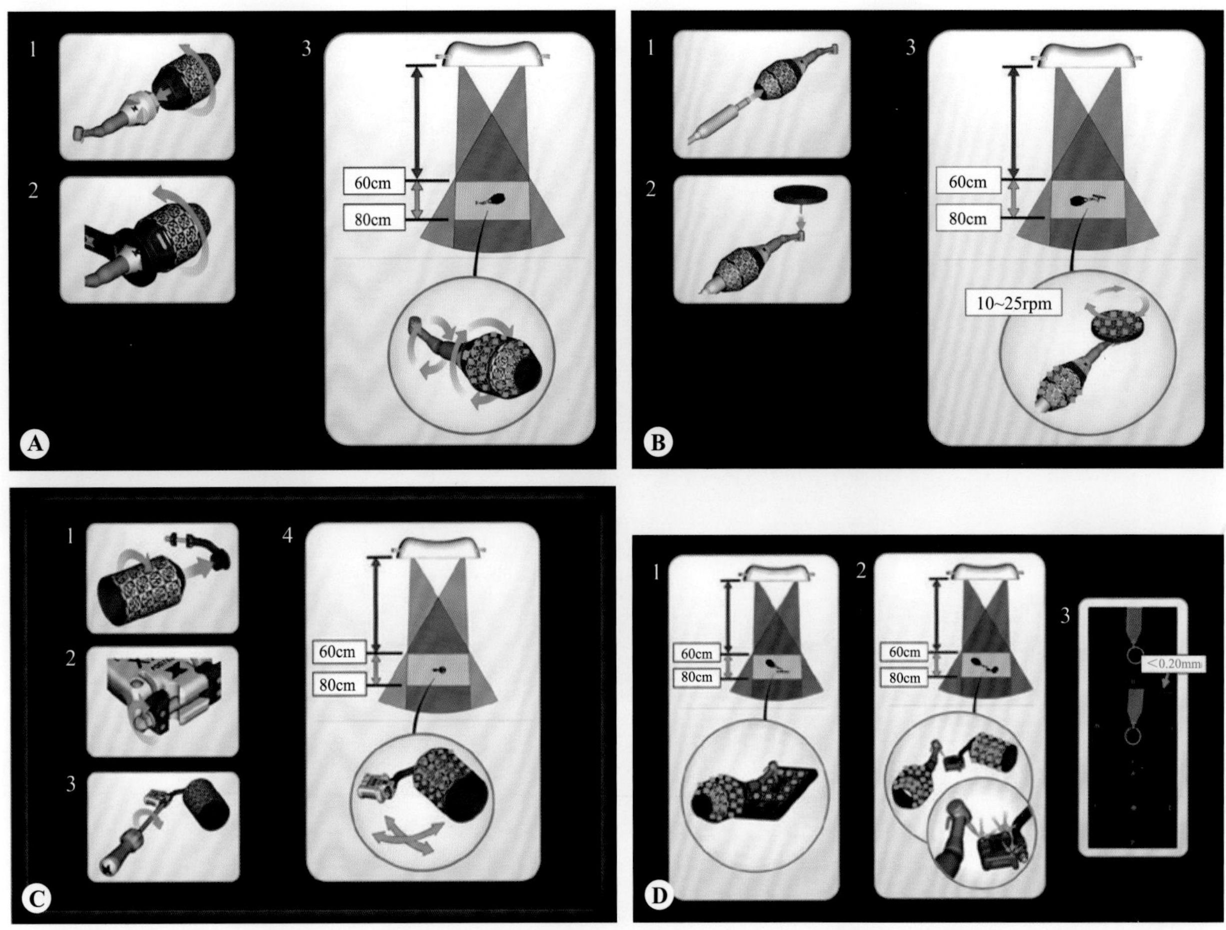

▲ 图 4-11 将种植手机和患者追踪器上的模式在光学追踪系统中进行配准

A. 将手机追踪器主体固定在手机上，并在每次手术前校准；B. 接下来对手机的卡盘进行校准；C. 患者追踪器主体连接到 X 形夹上并进行校准；D. 通过用手机触碰 X 形夹上的基准点来进行校准检查，以确保测量结果在 0.20mm 以内

全冠和固定桥的倒凹。仔细检查 X 形夹部位以确认是否有容易松脱或折裂的受损牙齿或修复体。在移除 X 形夹之前，不要让其在口内完全硬化。由于 X 形夹可黏附在多孔修复材料上，因此应避免将其固定在戴临时冠或固定桥的牙齿上。如果有任何问题，都应该在制作 X 形夹之前给予患者提醒和建议。

（五）患者追踪器松脱

病因：如果利用骨量不足、薄或松软的骨质部位来固定患者追踪器，在手术中就更容易松脱。这种情况在上颌骨的菲薄骨质上更常见。将 X 形夹放在松动或缺损的牙齿上也可能造成患者追踪器的松脱。如果患者追踪器压在面颊上，圆胖脸的患者也会妨碍上颌手术中 X 形夹的完全就位。在 X 形夹上放置咬合垫也会导致 X 形夹移动或松脱。

处理：选择无损伤、不松动的牙齿来稳固 X 形夹。如果没有无损伤、不松动的牙齿，可考虑使用无牙颌方案或静态导板。如果骨锚出现松动，则应更换骨锚，并重新校准患者追踪器。改变追踪器臂的角度或找到一个更靠前的位置，以便患者追踪器完全就位，使其不会压在患者的脸上。在 X 形夹上使用咬合垫时需谨慎，不要让患者咬得太紧。如果存在牙齿支持不足、骨量不够或不足，或者不清晰的解剖结构，则不能使用动态导航。

（六）种植或骨切开定位不佳

病因：这通常是由于在种植骨切开和种植体

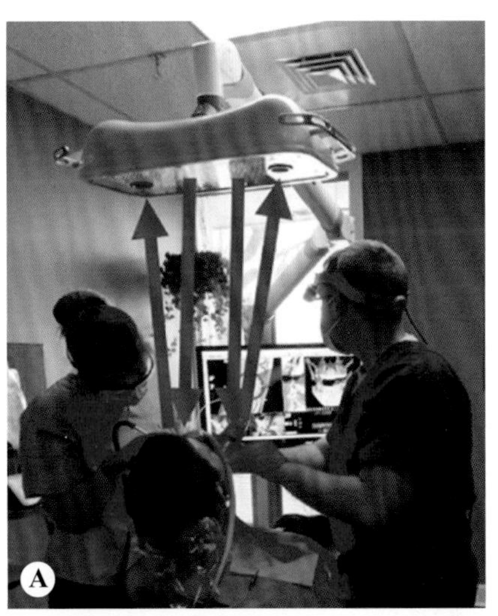

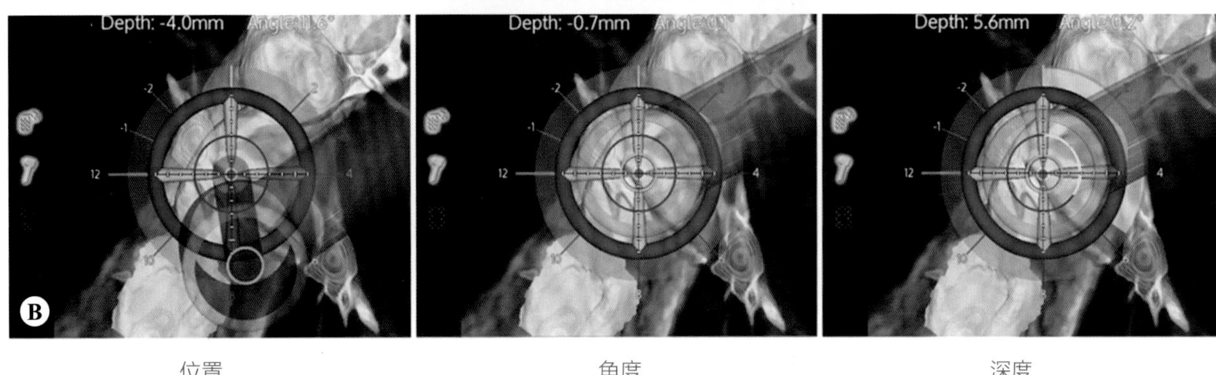

▲ 图 4-12　**A. 动态导航用于种植体植入的示例。该系统使用被动制导模式。光线从种植手机和患者追踪器上反射到立体摄像机上；B. 图形用户界面的工作方式。定位是通过对准十字线内的蓝点来完成。角度调整是用户通过虚拟圆柱体笔直向下看，来完成钻头定向。植入深度如外圈的黄色阴影区域所示，最终深度显示在 9 点钟的位置**

植入前和植入过程中没有进行充分的系统检查，以至于在种植体植入后才发现患者追踪器的移位。其他可能导致种植体植入位置不正的因素还包括植入种植体与 X 形夹在同一象限，而不是在对侧象限使用 X 形夹；在引导骨切开后自由手植入种植体；使用自攻螺纹设计的种植体；种植部位的骨质差或骨密度不同；手术设计不佳；STL 和 DICOM 文件的拟合不准确，或在 CBCT 采集时患者移动。

处理：不要仅依赖手术开始时的术前校准和系统检查。在手术过程中，必须对每个钻头进行系统检查（图 4-17），并应在多个区域进行（远离 X 形夹和邻近骨钻开部位的牙齿上）。系统检查失败可能意味着需要重新进行校准，X 形夹放置不正确或钻头弯曲等。在钻孔过程中和钻孔后，除了观察计算机显示器上的图形用户界面外，还要经常目测评估骨切开部位，以确保骨切开和种植定位正确。

动态导航软件能帮助外科医生非常快速地进行病例设计，但重要的是要仔细设计每个病例。X-Guide 软件中的算法可以检查 CBCT 过程中患者的移动，但即使 X 形夹没有因移动而变形且正确配准，检查 CBCT 以确保 X 形夹没有跨牙弓移动仍然很重要。患者的移动通常表现为皮质骨影像的模糊、有条纹或中断（图 4-18）。

验证 STL 和 DICOM 文件是否正确拟合是很重要的。应考虑使用减少伪影的软件来提高影像质量，以方便 STL 和 DICOM 文件的拟合。

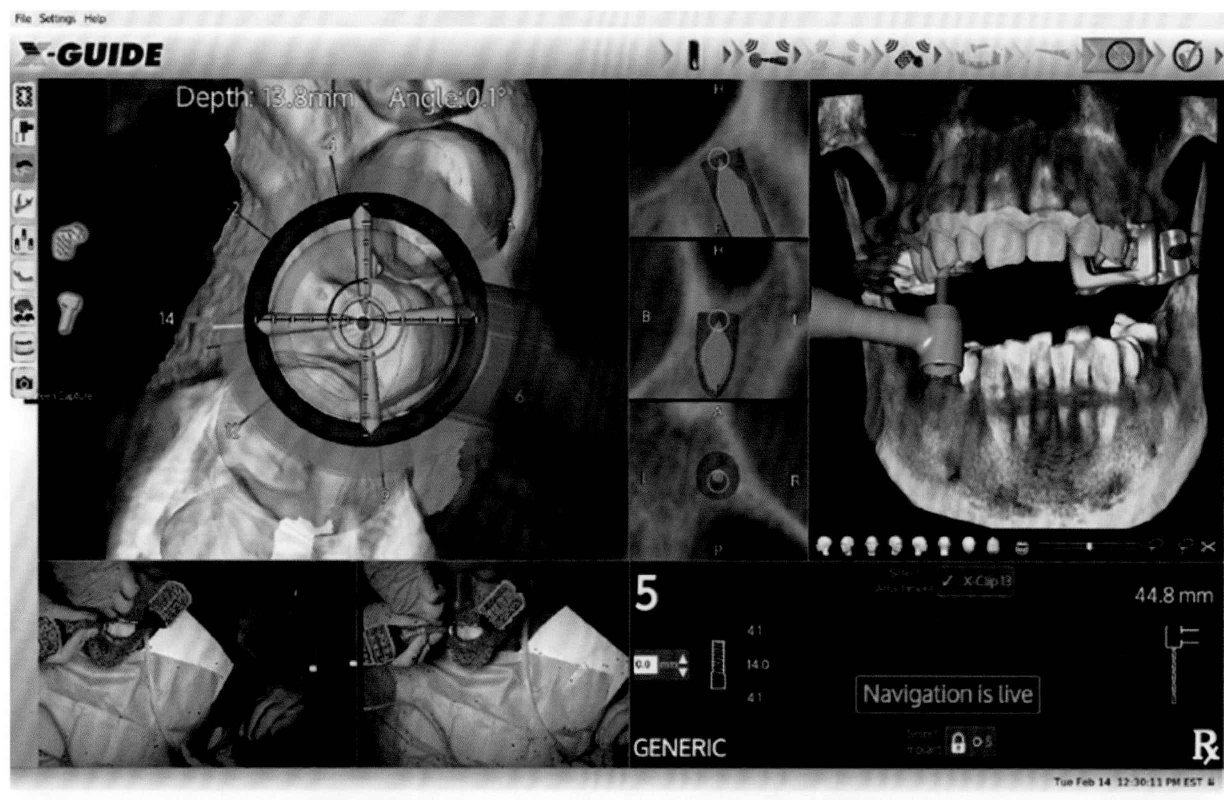

▲ 图 4-13　图形用户界面。左上图中间的蓝点对准十字线内。该图像显示了骨切开准备和 **4.1mm×14mm** 种植体的植入

引自 Nobel Biocare Services AG

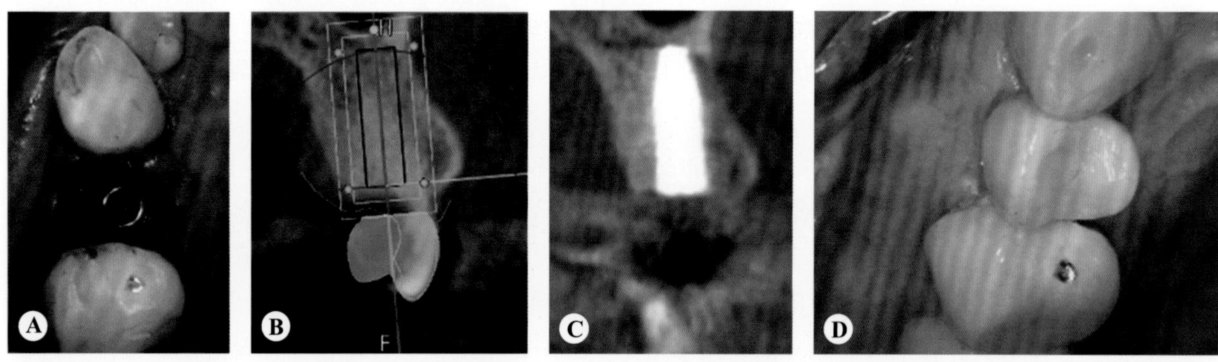

▲ 图 4-14　**A.** 种植体植入时的照片；**B.** 计划植入位置；**C.** 锥形束 **CT** 横断面显示的最终植入位置；**D.** 术后 **1** 年的最终螺丝固位冠

如果种植体已经植入，评估它是否可以恢复。确定种植体是否与邻牙靠得太近或侵犯了邻近的牙齿或解剖结构。导航软件不能防止种植医生侵犯邻近结构，如上颌窦、口底、邻近的牙齿或种植体。当接近和达到种植深度时，X-Guide 可以提供视觉和听觉反馈。

如果种植体植入时距离下牙槽神经太近，导航软件确实可以提供预警，但这依赖于外科医生在种植设计时正确标出了下牙槽神经的位置。

（七）直接损伤下牙槽神经

病因：如果系统使用不当、X 形夹不稳定、外科医生在手术中未能正确测量每个钻头或种植

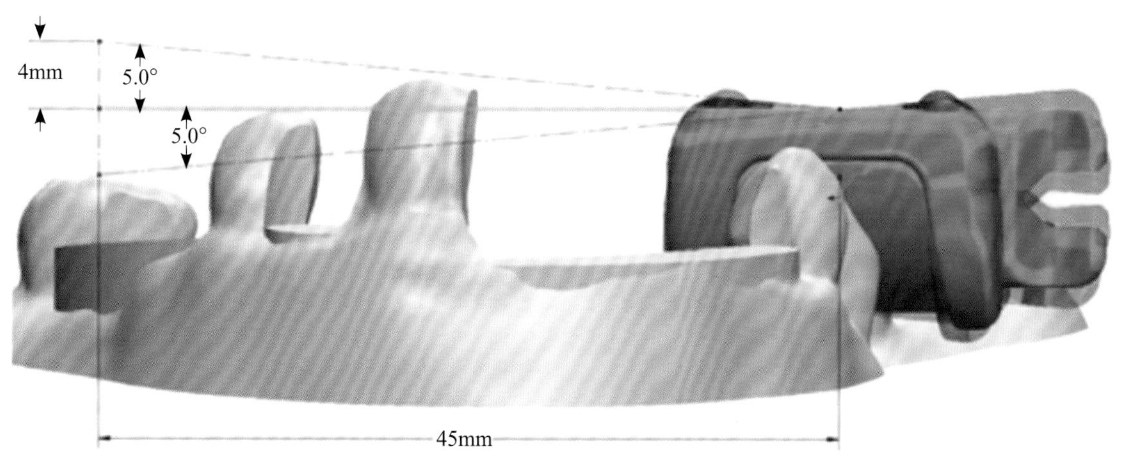

▲ 图 4-15 显示 X 形夹位置的微小偏差如何在患者的牙弓上被放大

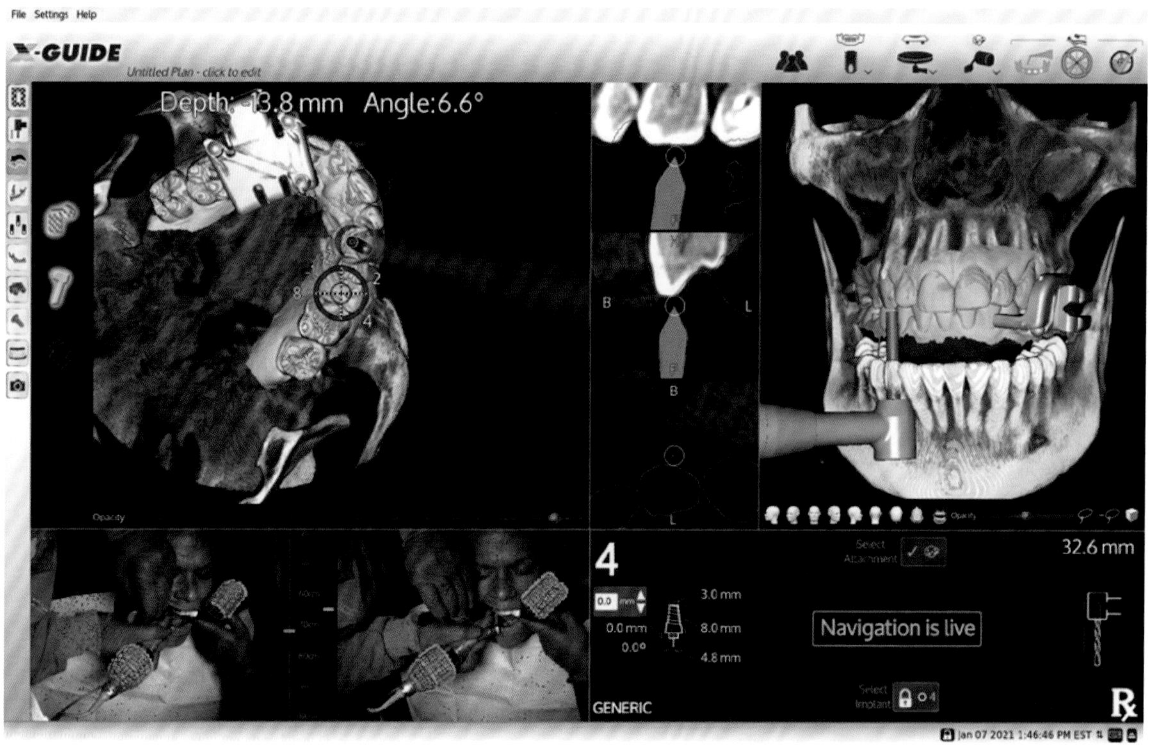

▲ 图 4-16 在手术时 X 形夹晃动的示例。通过触及尖牙牙尖进行系统检查。中间的图像显示在患者口中触及的区域与动态导航显示的区域之间存在差异。系统检查应在逐级骨钻开过程中常规进行。在这种情况下，系统检查失败，X 形夹需要重新定位

引自 Nobel Biocare Services AG

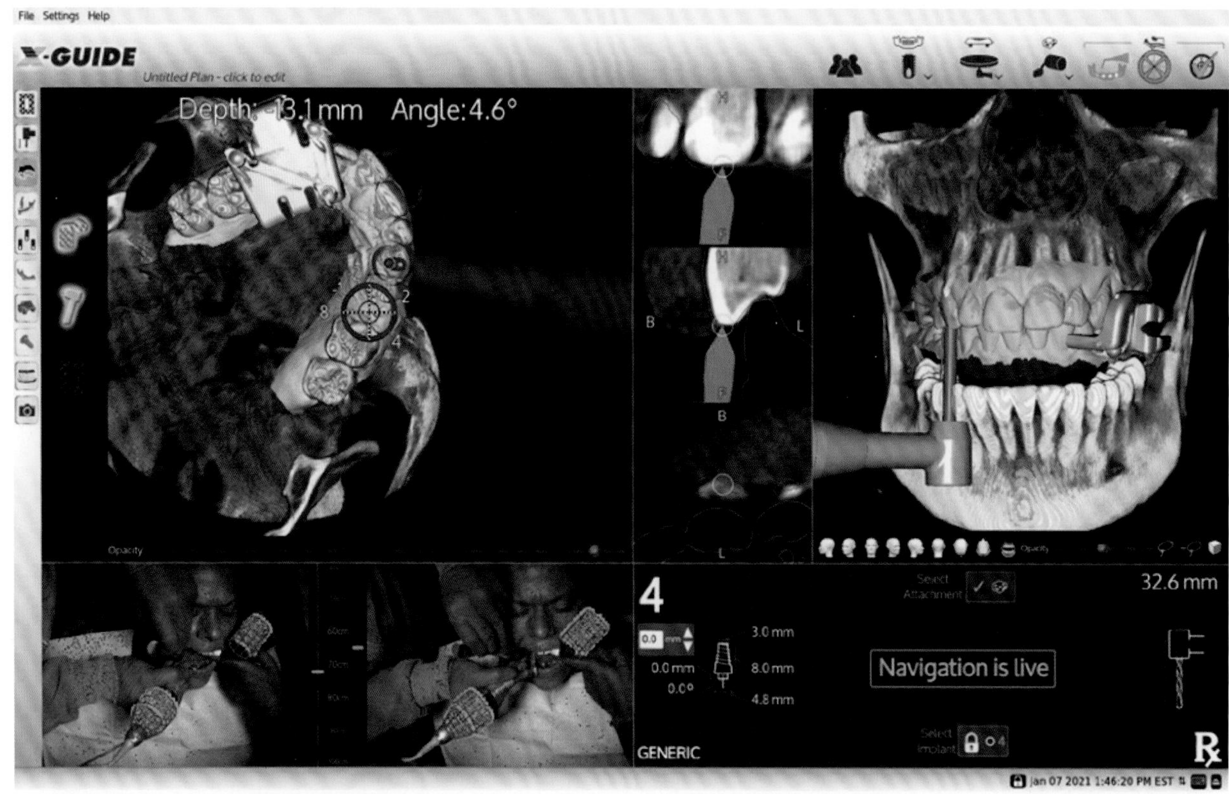

▲ 图 4-17 良好的系统检查和准确性得到了验证，因为牙尖在被钻头触及时，计算机上确认了牙尖正在被钻头触及

引自 Nobel Biocare Services AG

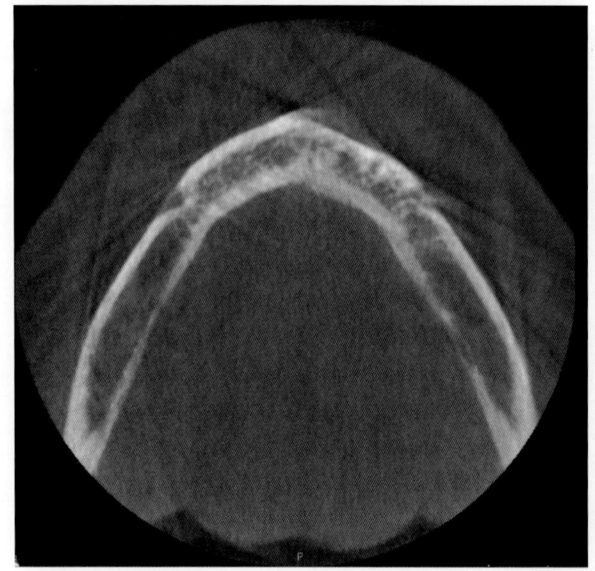

▲ 图 4-18 患者在锥形束 CT 采集过程中移动，导致患者下颌正中联合处影像出现细微模糊和条纹

体、忽略系统检查、错误识别下牙槽神经，或将种植体设计在离下牙槽神经太近的位置，都可能导致神经损伤。

处理：对于外科医生来说，熟悉动态导航系统的操作指南、了解适当的协议、确保坚持种植体植入时与重要解剖结构保持适当距离的手术原则都是非常重要的。

（八）损伤邻近软组织

病因：由于外科医生不能同时注视电脑屏幕和直视种植部位，因此，牵拉不足或患者移动都可能导致邻近软组织损伤，如舌体、颊部、口底或唇部。

处理：确保充分牵拉开舌体、颊部、唇部和口底，以防止割裂。确保在观看电脑屏幕时始终将注意力放在患者身上，以尽量减少因患者移动而造成损伤的可能性。确保手术助手了解他们的工作是保护患者，要将注意力完全集中在患者的口腔上，以确保钻头放置恰当，并且组织被充分牵拉开。

（九）种植部位骨质不佳

病因：尽管有良好的手术设计和术前成像，种植部位的骨质问题可能直到手术时才被发现。

处理：评估是否可以改变种植体的位置，以便将种植体放置在一个合适的、利于修复的位置，或者评估是否应该取消或推迟种植体的植入。导航软件可以在使用 CBCT 的同时对手术设计进行修改，这样即使情况或设计发生变化，外科医生仍然可以进行有指导的种植体植入，而不是依靠自由手种植。熟悉患者的 CBCT 和导航软件可以使外科医生在钻孔时实时修改植入方案。例如在牙槽骨骨质不佳的情况下，可以将种植体植入得更深。对于更复杂的变化，外科医生可以返回至软件种植设计部分，改变种植体的大小、位置或角度，然后重新开始种植体植入。

结论

虽然新兴科技和导航技术已经彻底改变并提高了为患者提供医疗护理的准度和精度，但如果这些辅助手段未正确应用，可能会由于不恰当的数据采集、VSP 或既定设计的执行不当而出现误差。随着科技的不断提高，临床医生全面了解科技和导航的恰当运用及可能的并发症，将有助于预防并发症的发生。

参考文献

[1] Gelesko, S., Markiewicz, M.R., and Bell, R.B. (2013). Responsible and prudent imaging in the diagnosis and management of facial fractures. *Oral Maxillofac. Surg. Clin. North Am.* 25: 545-560.

[2] Azarmehr, I., Stokbro, K., Bell, R.B., and Thygesen, T. (2020). Contemporary techniques in orbital reconstruction: a review of the literature and report of a case combining surgical navigation, computer-aided surgical simulation, and a patient-specific implant. *J. Oral Maxillofac. Surg.* 78: 594-609.

[3] Hsu, S.S., Gateno, J., Bell, R.B. et al. (2013). Accuracy of a computer-aided surgical simulation protocol for orthognathic surgery: a prospective multicenter study. *J. Oral Maxillofac. Surg.* 71: 128-142.

[4] Khechoyan, D.Y., Saber, N.R., Burge, J. et al. (2014). Surgical outcomes in craniosynostosis reconstruction: the use of prefabricated templates in cranial vault remodelling. *J. Plast. Reconstr. Aesthet. Surg.* 67: 9-16.

[5] Tel, A., Tuniz, F., Fabbro, S. et al. (2020). Computer-guided in-house cranioplasty: establishing a novel standard for cranial reconstruction and proposal of an updated protocol. *J. Oral Maxillofac. Surg.* 78: 2297. e2291-2297 e2216.

[6] Ettinger, K.S., Alexander, A.E., and Arce, K. (2018). Computed tomographic angiography perforator localization for virtual surgical planning of osteocutaneous fibular free flaps in head and neck reconstruction. *J. Oral Maxillofac. Surg.* 76: 2220-2230.

[7] Ramezanzade, S., Keyhan, S.O., Tuminelli, F.J. et al. (2020). Dynamic-assisted navigational system in zygomatic implant surgery: a qualitative and quantitative systematic review of current clinical and cadaver studies. *J. Oral Maxillofac. Surg.* 79: 799-812.

[8] Deeb, G.R., Tran, D.Q., and Deeb, J.G. (2020). Computer-aided planning and placement in implant surgery. *Atlas Oral Maxillofac. Surg. Clin. North Am.* 28: 53-58.

[9] Zhou, W., Fan, S., Wang, F. et al. (2021). A novel extraoral registration method for a dynamic navigation system guiding zygomatic implant placement in patients with maxillectomy defects. *Int. J. Oral Maxillofac. Surg.* 50: 116-120.

[10] Song, J.Y., Yang, H., He, X. et al. (2021). Surgery-first for a patient with mild hemifacial microsomia: a case report and review of literature. *World J. Clin. Cases* 9: 148-162.

[11] Smith, J.S., Quinones-Hinojosa, A., Barbaro, N.M., and McDermott, M.W. (2005). Frame-based stereotactic biopsy remains an important diagnostic tool with distinct advantages over frameless stereotactic biopsy. *J. Neuro-Oncol.* 73: 173-179.

[12] Barnett, G.H., Miller, D.W., and Weisenberger, J. (1999). Frameless stereotaxy with scalp-applied fiducial markers for brain biopsy procedures: experience in 218 cases. *J. Neurosurg.* 91: 569-576.

[13] Brinker, T., Arango, G., Kaminsky, J. et al. (1998). An experimental approach to image guided skull base surgery employing a microscope-based neuronavigation system. *Acta Neurochir.* 140: 883-889.

[14] Freysinger, W., Gunkel, A.R., Bale, R. et al. (1998). Three-dimensional navigation in otorhinolaryngological surgery with the viewing wand. *Ann. Otol. Rhinol. Laryngol.* 107: 953-958.

[15] Gregoire, C., Adler, D., Madey, S., and Bell, R.B. (2010). Basosquamous carcinoma involving the anterior skull base: a neglected tumor treated using intraoperative navigation as a guide to achieve safe resection margins. *J. Oral Maxillofac. Surg. 69:* 230-236.

[16] Bell, R.B. and Markiewicz, M.R. (2009). Computer-assisted planning, stereolithographic modeling, and intraoperative navigation for complex orbital reconstruction: a descriptive study in a preliminary cohort. *J Oral Maxillofac Surg* 67: 2559-2570.

[17] Taub, P.J. and Narayan, P. (2007). Surgical navigation technology for treatment of pneumosinus dilatans. *Cleft Palate Craniofac. J.* 44: 562-566.

[18] Wei, B., Sun, G., Hu, Q., and Tang, E. (2017). The safety and accuracy of surgical navigation technology in the treatment of lesions involving the skull base. *J. Craniofac. Surg.* 28: 1431-1434.

[19] Shin, H.S., Kim, S.Y., Cha, H.G. et al. (2016). Real time navigation-assisted orbital wall reconstruction in blowout fractures. *J. Craniofac. Surg.* 27: 370-373.

[20] Ali, M.J. and Naik, M.N. (2015). Image-guided dacryolocalization (IGDL) in traumatic secondary acquired lacrimal drainage obstructions (SALDO). *Ophthalmic Plast. Reconstr. Surg.* 31: 406-409.

[21] Panchal, N., Mahmood, L., Retana, A., and Emery, R. 3rd. (2019). Dynamic navigation for dental implant surgery. *Oral Maxillofac. Surg. Clin. North Am.* 31: 539-547.

[22] Emery, R., Merritt, S., Lank, K., and Gibbs, J. (2016). Accuracy of dynamic navigation for dental implant placement-model-based evaluation. *J. Oral Implants* 42: 399-405.

[23] Block, M. (2017). Implant placement is more accurate using dynamic navigation. *J. Oral Maxillofac. Surg.* 75: 1377-1386.

[24] Du, Y., Wangrao, K., Liu, L. et al. (2019). Quantification of image artifacts from navigation markers in dynamic guided implant surgery and the effect on registration performance in different clinical scenarios. *Int. J. Oral Maxillofac. Implants* 34: 726-736.

[25] Retana, A., Emery, R., and Keir, V. (2019). Removal of impacted supernumerary teeth using dynamic surgical navigation: a case report. *J. Oral Maxillofac. Surg.* 77: 1130-1134.

[26] Emery, R., Korj, O., and Agarwal, R. (2017). A review of in-office dynamic image navigation for extraction of complex mandibular third molars. *J. Oral Maxillofac. Surg.* 75: 1591-1600.

[27] Dianat, O., Nosrat, A., Tordik, P. et al. (2020). Accuracy and efficiency of a dynamic navigation system for locating calcified canals. *J. Endod.* 46: 1719-1725.

[28] Kalsow, O. and Agarwal, R. Outcomes using dynamic guided dental implants in conjunction with osseodensification for reduced height in the posterior maxilla. AAOMS 2018 Convention.

[29] Block, M. and Emery, R. (2016). Static or dynamic navigation for implant placement—choosing the method of guidance. *J. Oral Maxillofac. Surg.* 74: 269-277.

[30] X-Guide Dynamic 3D Navigation User Manual, X-Nav Technologies, Lansdale, PA, USA, 2020.

第5章 颌面部创伤
Maxillofacial Trauma

Michael R. Markiewicz R. Bryan Bell Savannah Weedman 著 董 强 黄君杰 刘 欢 译

颅颌面损伤治疗中的并发症经常发生，即使是最有经验的术者，有时也可能发生。许多（但不是全部）软组织和硬组织并发症可以通过坚持恰当的手术、既定的治疗方案，以及认识可能发生的功能或美学并发症来预防。虽然更常见的手术并发症，如感染、神经损伤和下颌骨骨折不愈合，如果处理得当，仍能获得良好的结果，但与面中部和眼眶骨折复位不准确有关的并发症，可以导致面部变宽和眼球内陷，极难进行二次矫正。因此，颅颌面创伤患者的最终疗效较少取决于并发症的发生，而更多取决于在治疗和处理并发症时对并发症的认识，因为这些并发症在复杂颌面创伤的治疗过程中不可避免。

一、软组织损伤

颌面部软组织损伤可能因感染或功能损害以及局部解剖结构的改变而变得复杂。识别并发症发展的风险因素在预防中至关重要。对于大多数面部伤口、神经血管和导管损伤，即使是严重污染的伤口，一次修复也是可行的，也是首选的（图 5-1）。这种方法的基本原理是，大量患者不会被感染，因此可以受益于一次伤口愈合的美学和功能益处。对于高度污染的伤口或具有撕脱成分的伤口，可考虑进行二次重建。对感染性伤口进行破伤风预防和适当的全身抗生素治疗通常被视为临床标准，并应遵循当前基于证据的指南。然而，对具体伤口预防建议的讨论不在本章的范围。

（一）动物咬伤

在美国，每年被狗和猫咬伤的急诊患者约占 1%[1, 2]。据估计，60% 的动物咬伤来自狗，10%～20% 来自猫，狗咬伤的发生率正在下降[3]。与狗咬伤相关的死亡非常罕见，1979—1996 年只有 300 起死亡事件与狗咬伤有关[4]。与狗咬伤相关的潜在骨折或复杂软组织撕裂伤的发生率为 4%～7%[5]。

感染是与狗和猫咬伤相关的最常见并发症，约 20% 的病例发生感染[6]。与动物咬伤相关的感染中，最常见的细菌是嗜二氧化碳噬细胞菌、犬咬嗜二氧化碳菌和巴斯德菌。巴氏杆菌属是革兰阳性、兼性厌氧、非孢子形成的杆菌，可以成对或短链出现，最常见的亚型是多杀性巴氏杆菌、犬巴氏杆菌、口腔巴氏杆菌和达氏巴氏杆菌。多杀性疟原虫是某些哺乳动物（如猫）上呼吸道正常菌群的一部分，因此更常见于猫咬伤[7]。犬科嗜核细胞吞噬菌的感染具有攻击性，实验室诊断往往很困难。因此，当怀疑犬毛滴虫感染时，应尽早开始经验性全身抗生素治疗。

1. 犬类咬伤

较大的犬种，如比特斗牛犬、罗威纳犬和德国牧羊犬，在攻击性犬伤排行榜上名列前茅，大多会造成高压挤压伤，而较小的犬种通常会造成

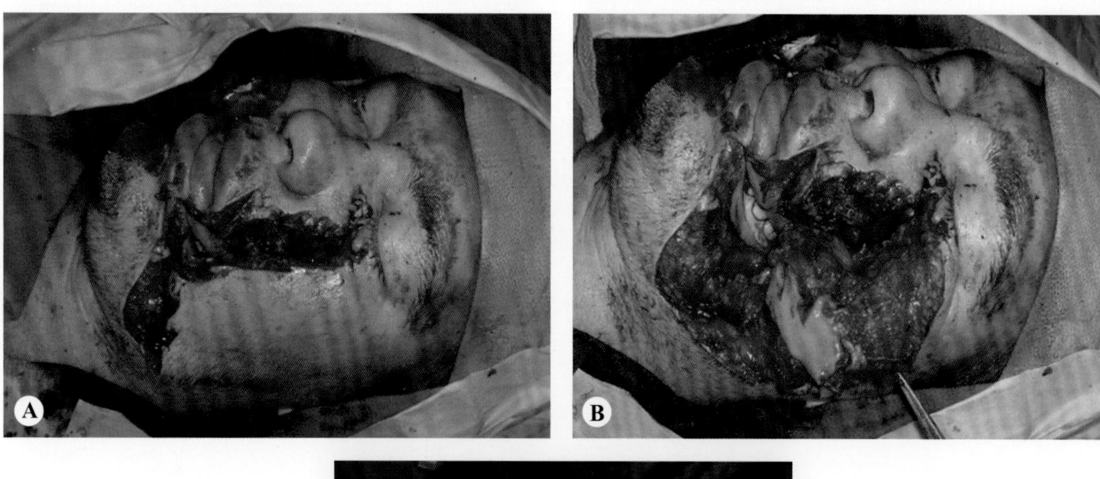

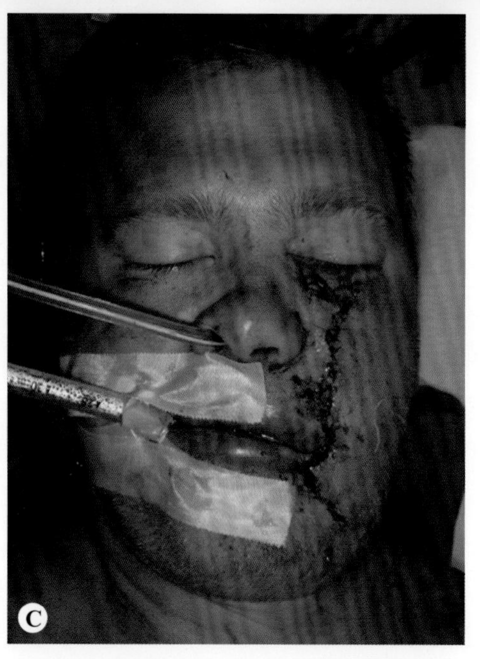

▲ 图 5-1 复杂的软组织损伤。对于大多数面部伤口、神经血管和导管损伤，即使是严重污染的伤口，初次修复既是可行的，也是首选的

A. 术前外观；B. 术中照片；C. 术后外观

有限的软组织皮肤损伤（图 5-2）[6]。成年人最常被咬伤手，儿童最常被咬伤面部[8, 9]。狗咬伤伤口特有的细菌包括需氧菌，如巴斯德菌、链球菌、葡萄球菌和奈瑟菌，以及厌氧菌，如梭杆菌、拟杆菌、卟啉单胞菌、普雷沃菌和犬毛梭菌[8]。

严重的“咬伤”型狗咬伤会导致破坏性的神经血管并发症，如骶神经病变或失血性出血，尤其是涉及颈部或腮腺区域的损伤，在最终修复之前应进行彻底的临床和放射学检查。对于严重的神经血管损伤或鼻泪管、腮腺导管破裂的原因和治疗，我们应考虑原发性神经损伤（面神经）、导管修复（Stensen 管）及血管修复（面横动脉或其他分支）。

2. 猫咬伤

猫咬伤比狗咬伤更有可能导致面部受伤[10]。此外，由于猫的牙齿窄且锋利，它们更有可能通过在较深的软组织层上造成穿刺伤口来“接种”受害者，因此导致比狗咬伤更高的并发症发生率。与猫咬伤有关的最常见并发症是局部伤口

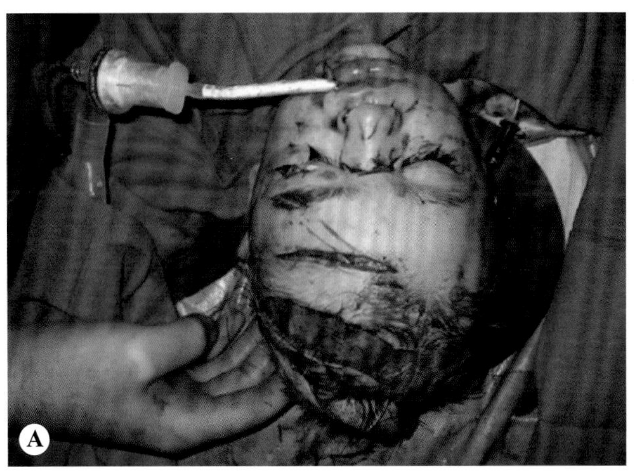
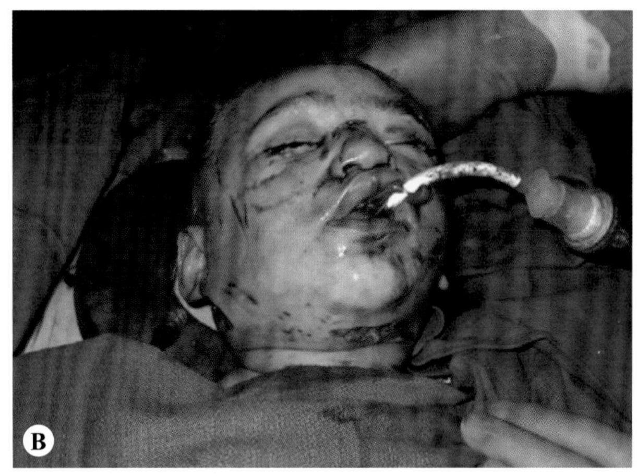

▲ 图 5-2 **3 岁儿童被狗“咬伤”**
A. 俯视图；B. 仰视图

感染、感染性关节炎（如手指关节咬伤）和骨髓炎。

3. 人咬伤

与由动物咬伤造成感染的动物伤口不同，人类咬伤通常会有 10%～20% 发生继发性感染 [11, 12]。与人类咬伤相关的病原体包括人类口腔菌群，如啮蚀艾肯菌、A 组链球菌、消化链球菌、普雷沃菌、卟啉单胞菌和梭杆菌，以及人类皮肤菌群（葡萄球菌、链球菌）。初次伤口缝合是安全的，最好在充分清洁伤口后进行 [13]。

4. 治疗

受伤后 8h 以上接受治疗的动物咬伤发生化脓性并发症的风险很高，猫咬伤的进展速度比狗咬伤快 [8]。预防性经验性抗生素应用于选定的病例，其覆盖范围应基于特定的动物类型或人类咬伤。卡氏梭菌和巴斯德菌对克林霉素、红霉素、双氯西林或头孢氨苄不敏感。因此，这些抗生素不应用于治疗咬伤 [14]。阿莫西林－克拉维酸对多杀性巴氏杆菌、犬科梭菌、啮蚀艾肯菌（人类咬伤）、厌氧菌和易感金黄色葡萄球菌具有良好的覆盖率，应被视为一线抗生素治疗。多西环素联合甲硝唑应考虑用于青霉素过敏患者。如果耐甲氧西林金黄色葡萄球菌在社区中高度流行，则可以考虑口服多西环素作为预防措施。对于住院治疗，应将氨苄西林－舒巴坦、哌拉西林－他唑巴坦或替卡西林－克拉维酸作为一线药物。头孢曲松、氨曲南和氟喹诺酮具有良好的革兰阴性覆盖率，与甲硝唑联合使用是足够的替代品。碳青霉烯类药物，如厄他培南、美罗培南、多里培烯或亚胺培南－西司他丁也可考虑单药治疗。住院适应证包括发热、败血症、无法控制的蜂窝织炎、水肿或骨折、功能丧失、免疫功能低下的患者或不顺从的患者（流程图 5-1）。

（二）腮腺导管损伤

对于腮腺导管和 Stensen 管损伤，应怀疑面颊或邻近区域有深度撕裂伤。Van Sickels[15] 将腮腺和导管损伤分为三个不同的解剖区域：区域 A，腺体区域；区域 B，分布在咬肌表面的导管区域；区域 C，与口腔相通的导管区域，该区域

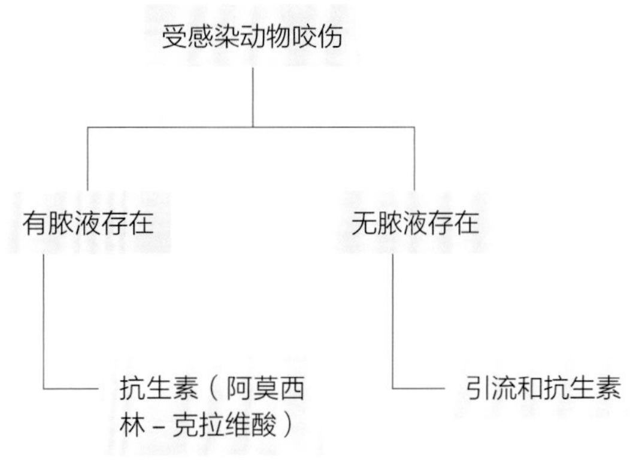

▲ 流程图 5-1 **软组织损伤**

邻近上颌第二磨牙的颊黏膜。初步评估应包括完整的脑神经检查。由于面神经的颊支在穿过咬肌浅层并离开腮腺后与腮腺导管一起行进，因此面神经（第Ⅶ对脑神经）运动功能也应与腮腺导管损伤一起评估，特别是上唇的运动功能。在初次缝合之前，我们应探查伤口以确定腮腺导管的完整性。

腮腺导管修复的手术选择包括初级修复、结扎，以及将导管造瘘连通口腔[16]。随着周围软组织水肿和组织浸润，Stensen 管的支架置入和一期修复变得困难。一些学者建议在导管修复后将支架放置在导管内数周，以实现上皮化[17, 18]，而另一些学者则建议在导管初次缝合后立即移除支架[16, 19]。反对者指出长期支架置入术会使涎腺囊肿形成的发生率更高。延期腮腺导管重建已被成功报道，从技术角度来看，可能比水肿情况下立即修复更可行。在 Lewis 和 Knottenbbelt[20] 的一项研究中，19 名腮腺导管损伤患者接受了一期伤口缝合术。尽管有 10 名患者出现并发症（7 名患者患有涎腺瘘，4 名患者患有涎腺囊肿），但所有伤口都在没有手术干预的情况下愈合。只要可行，我们通常首选支架外一次修复（图 5–3）。如果无法识别和重新评估腮腺导管的近端和远端，建议通过在腮腺处放置一个引流管，引流管的起点和末端位于口腔黏膜中形成的口中来创建“假导管”（造瘘程序）（流程图 5–2）。

涎腺囊肿

涎腺囊肿是由于受损的唾液管或唾液腺渗漏而积聚在组织中的唾液潴留，是腮腺管损伤和修复后常见的后遗症。离腺体更近的涎腺囊肿已被证明对药物治疗更有效，包括服用抗唾液酸和抗生素。如上所述，手术管理包括空针抽吸涎腺囊肿囊液和放置压力敷料，以及实施瘘管手术。将肉毒杆菌毒素注射到有瘘管的腮腺中也被证明能有效解决涎腺囊肿[21, 22]，也可以考虑低剂量放射治疗（100cGy）。如果这些治疗无效，导管、腺体的长期并发症可以通过腮腺切除术来治疗，尽管很少需要这样做（流程图 5–3）。

（三）外周面神经损伤

耳屏和唇之间的任何创伤都可能发生颅外周面神经损伤。House–Brackmann 对面神经功能的分类有助于确定和记录损伤后的面神经完整性（图 5–4）。准确评估相关解剖结构和识别颅颌面创伤后面神经损伤的位置对于确定最理想的治疗干预措施最为重要。

在进行完整的神经系统检查后，我们应在修复前对伤口进行彻底评估。面神经外周段损伤，如果损伤靠近眼外斜肌，最好使用显微外科技术通过直接对接进行修复，无须神经移植(图 5–5)。面神经修复的目标包括恢复面部紧实度、面部对称性，以及面部肌肉自主运动[24]。如果不能进行无张力对接，可以考虑使用神经移植物。我们通常首选耳大神经，它在该区域可用，容易获取且没有第二个切口。或者自体腓肠神经移植物也可以作为神经移植物修复神经缺损。另一种选择是使用带或不带移植的舌下神经进行神经吻合，但是由于额外的供区并发症，这种技术作为次选[25]。当然，周围神经同种异体移植可用于神经移植，避免自体神经收获导致供体部位并发症。如果可行，我们可以在神经损伤后不久在上眼睑插入金负荷体来治疗兔眼，并且可以在功能恢复之后移除金负荷体。面神经损伤的完全治疗超出了本章的范围，但提供了一种通用的治疗策略供参考（流程图 5–4）[26]。

（四）鼻外伤

鼻泪管器损伤通常发生在面中部和眼睑损伤之后，约 20% 与鼻眶筛（nasoorbitoethmoidal, NOE）骨折有关。目前鼻泪管损伤的临床表现是典型的溢泪。鼻泪腺的原发性破裂须与眼睑错位（如外翻）区分开来，眼睑错位是指泪点与眼球不相对，这两种情况都会导致溢泪。此外，面神经麻痹可能与继发于麻痹性外翻或正常泪泵功能所需的眼轮匝肌无力的溢泪有关。泪囊炎可能会使泪点的慢性炎症和阻塞变得复杂，泪囊炎会在内眼角区域产生红、肿、痛的肿块，此时需要引起注意[27]。

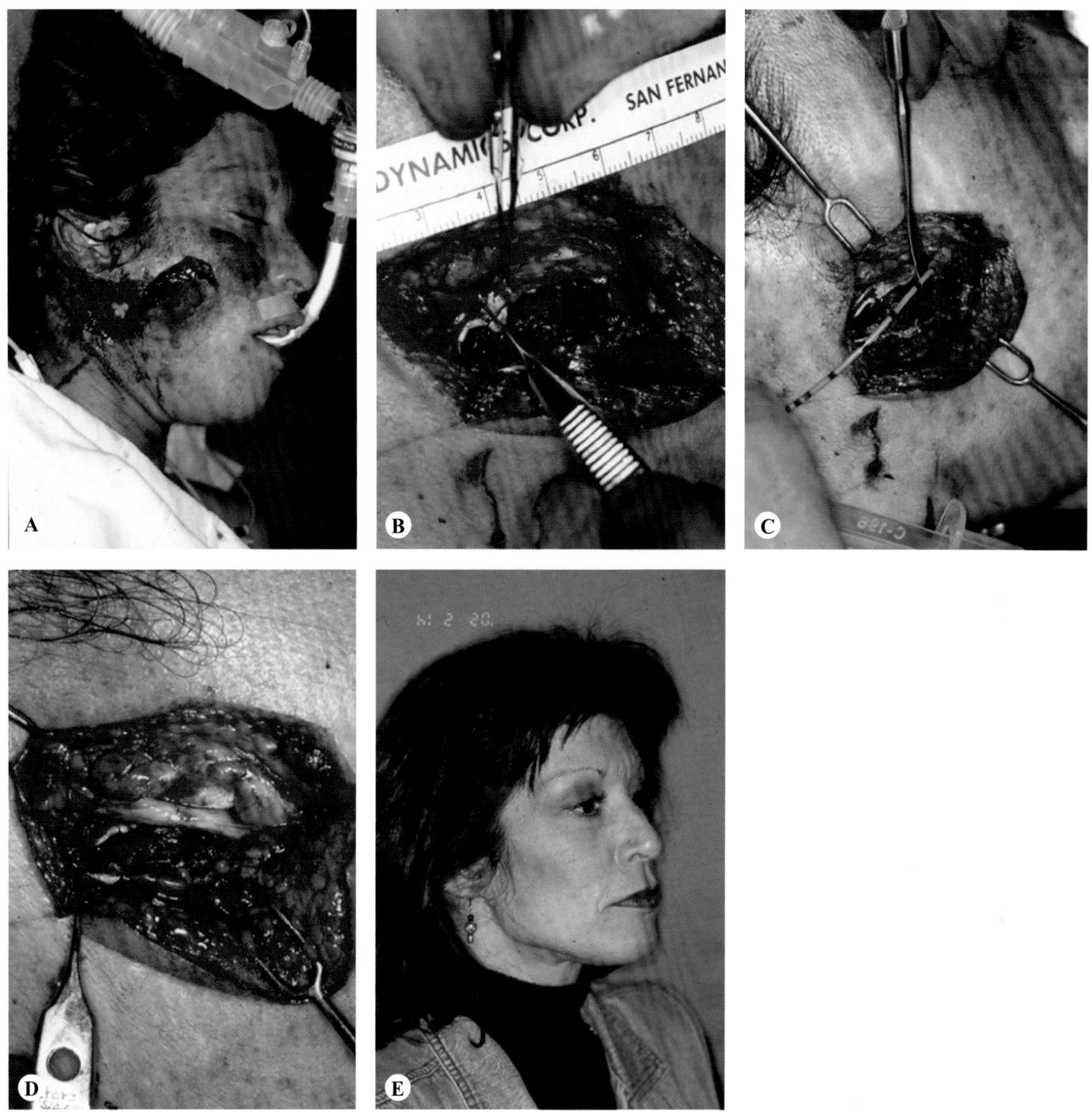

▲ 图 5-3　**面部刀伤的 43 岁女性患者**

A. 术前外观；B.Stensen 管近端和远端残端的识别；C.Stensen 管支架；D.7-0 尼龙缝线一期吻合；E. 术后外观

Schirmer 分泌试验可用于评估和量化泪液的产生。局部麻醉剂给药后，将白色滤纸条放在下部中间和外侧 2/3 的交界处在患者闭上眼睛的情况下保持 5min。如果在 5min 内产生大于 10mm 但小于 30mm 的泪液，则认为试验正常。荧光素染料消失试验也可以使用，并通过给予局部麻醉剂和将荧光染料放置在双眼下穹窿处。在 5～10min 的时间内对泪膜进行比较。染料应通过专利流出系统快速排出，10min 后泪膜中的染料表明泪道流出异常。肛门扩张和泪小管探查，以及泪道冲洗、Jones Ⅰ和 Jones Ⅱ测试、泪囊造影和泪囊移行术，也用于评估泪道功能。

在原发性创伤的情况下，鼻泪管的破裂可以通过插管、解剖和泪管插管来控制[28]（图 5-6）。

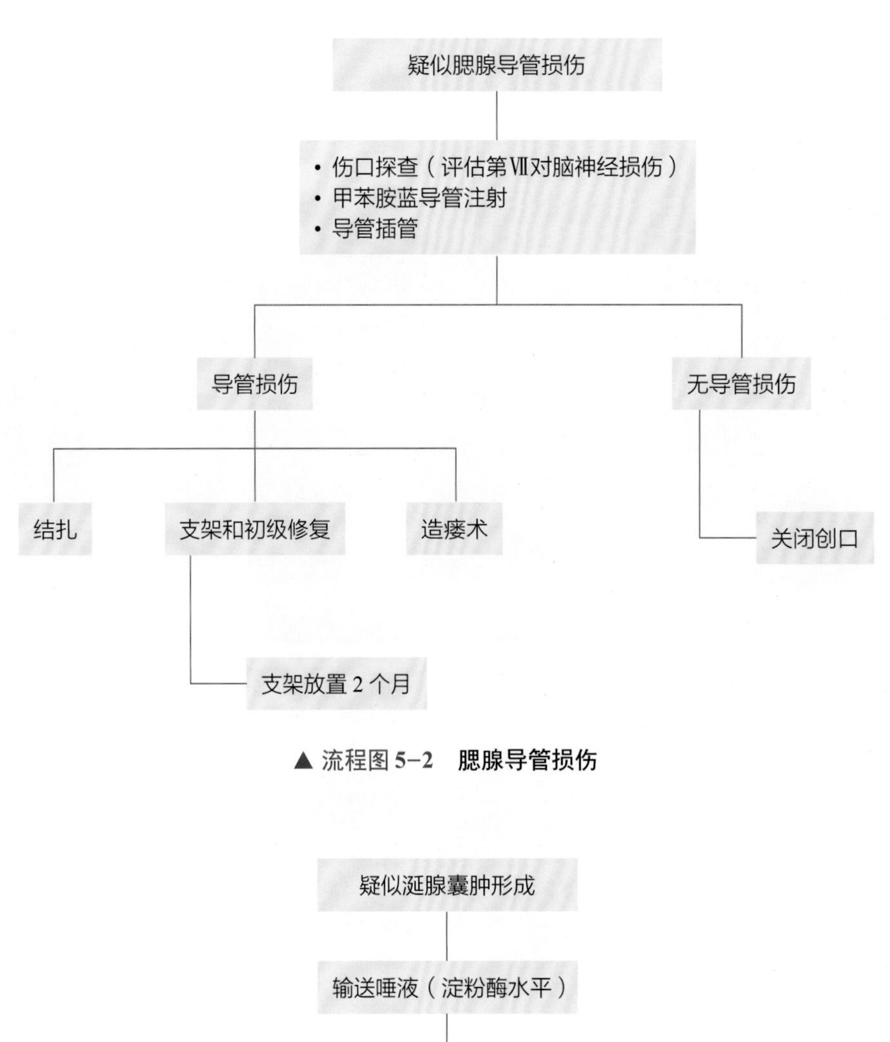

▲ 流程图 **5-2　腮腺导管损伤**

▲ 流程图 **5-3　涎腺囊肿形成**

慢性泪道阻塞最成功的治疗方法是泪囊鼻腔造瘘术[29]，通过鼻内镜进行，以提供改进的可视化效果（流程图 5-5）。

（五）眼睑外翻

眼睑外翻有几种类型，包括先天性、老年性、瘢痕性和神经源性。瘢痕性外翻最常见于创伤后。面中部创伤后的软组织瘢痕可能导致下眼睑挛缩和由此产生的巩膜显示。并发症可能是医源性的，这是由于下眼睑手术入路进入眼眶进行骨折修复、重建后，不适当的眼睑重新定位、再悬吊造成的。外斜视可能涉及上眼睑、下眼睑或两者均涉及，并导致溢泪和其他眼部相关并发症。瘢痕收缩区可以是内侧或外侧，并且可以包括垂直缩短、水平缩短或两者并存。

1. 内侧外翻

内侧外翻可能是由于鼻背皮肤上的软组织烧

分级	定义
Ⅰ	各区面肌运动正常
Ⅱ	仔细检查时有轻度的面肌无力，轻轻用力时眼能完全闭合。用力微笑时面部轻度不对称，刚能察觉的连带运动，无挛缩或痉挛
Ⅲ	面肌明显无力，但无损面容。可能抬不起眉毛。用力时眼能完全闭上，用力时口部运动有力但不对称。明显的连带运动或痉挛，容貌无损
Ⅳ	面肌明显无力，有损面容，不能抬眉，用力时不能完全闭拢。口部运动不对称，严重的连带运动或痉挛
Ⅴ	刚能察觉到的闭眼不全，口角仅能轻微运动，通常无连带运动、挛缩或痉挛
Ⅵ	面肌不能运动，张力消失，无连带运动、挛缩和痉挛

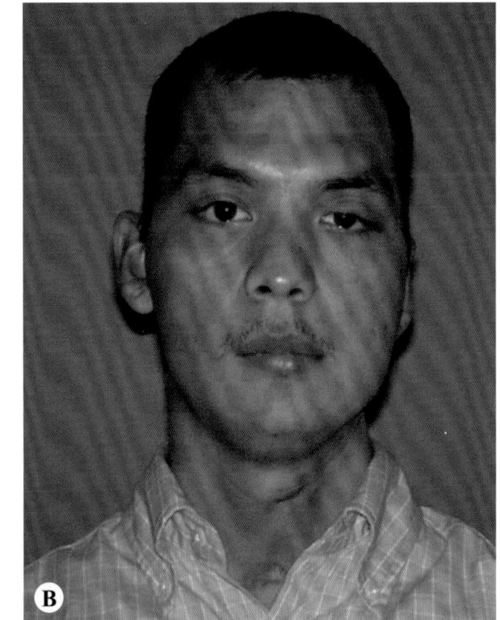

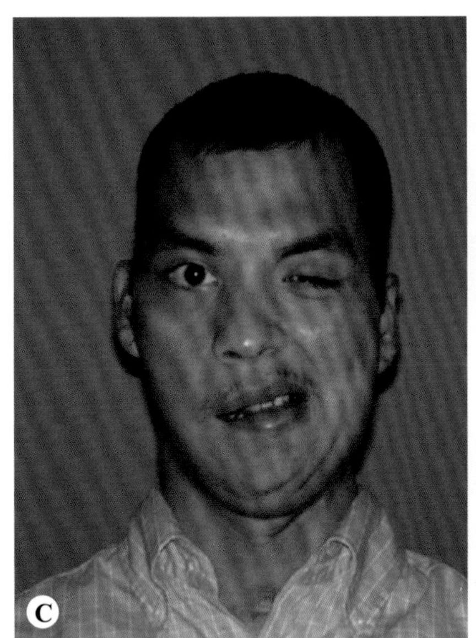

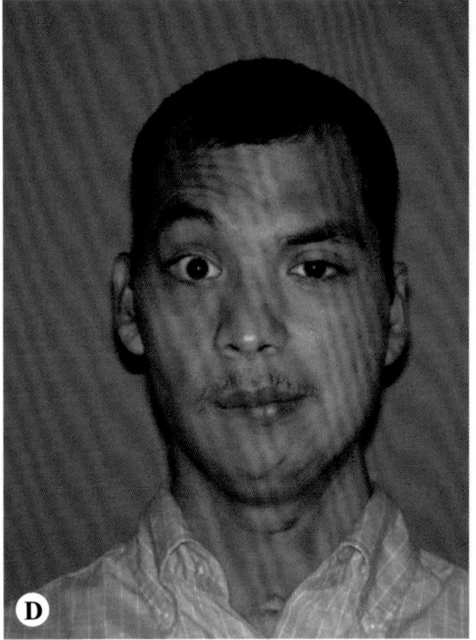

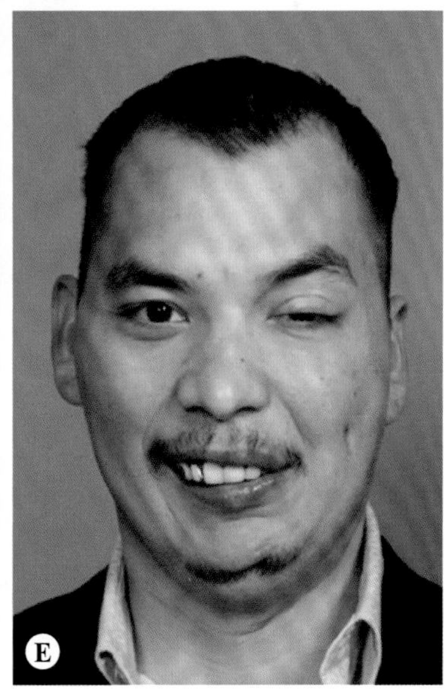

▲ **图 5-4　面部功能的 House-Brackmann 量表**

A. 大纲；B. 面神经损伤，休息状态；C 和 D. 面神经损伤，激动状态；E. 面神经损伤，神经移植术后 5 年

图 A 引自 House, J.W. and Brackmann, D.E.（1985）Facial nerve grading system. *Otolaryngol. Head Neck Surg.*, 93, 146–147. 图 B～D 引自 House 和 Brackmann[23]

伤或组织丢失引起，从而导致前内侧内眼角瘢痕挛缩。这通常表现为内眦赘皮、溢液和角膜暴露。治疗的一般原则是恢复扭曲组织的原始大小和位置，并用原始结构的组织替换缺失的组织。内侧外翻的瘢痕松解包括上眼睑、外鼻和下眼睑上的 C 形切口 [30]（图 5-7），然后用皮片移植由此产生的缺陷。为了优化结果并限制复发，我们将鼻子上方的皮肤切开，以实现最大限度的松解，上颌骨的额突被切除，以使移植物黏附在骨上。我们收获厚度充分的移植物，以最大限度地减少二次收缩。并且我们还可以进行辅助性内眼角成形术 [31]。

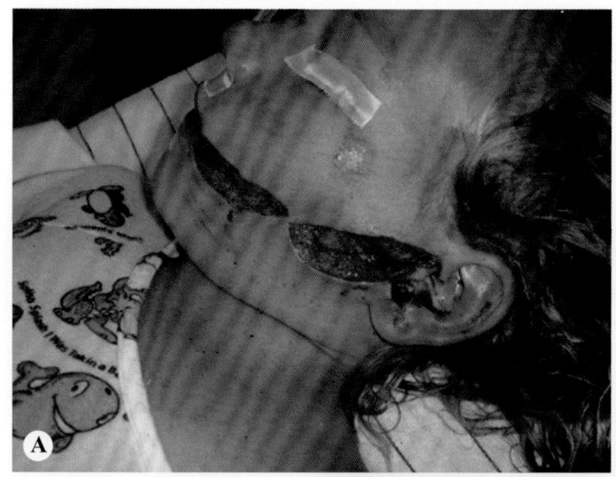
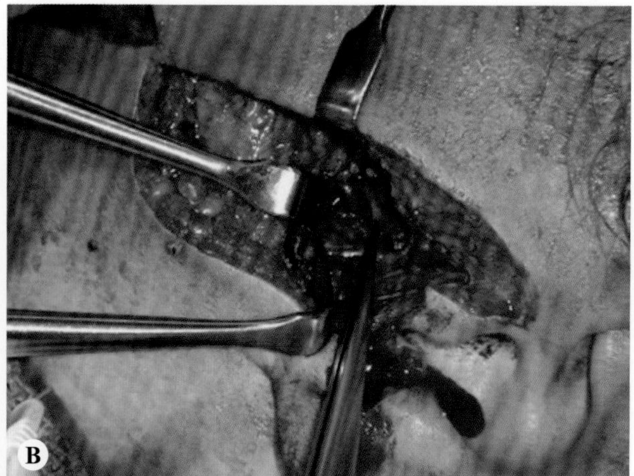
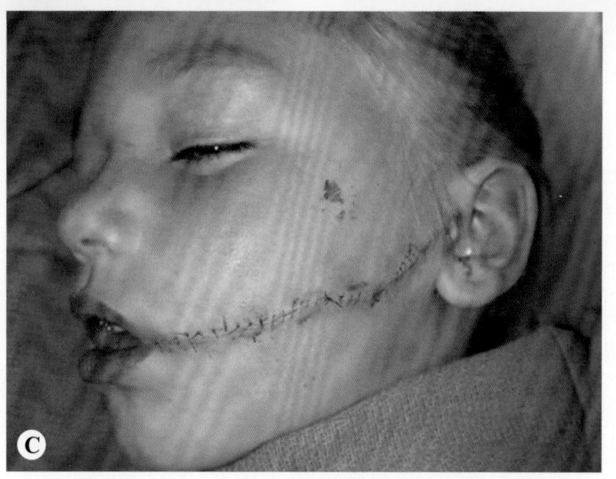

▲ **图 5-5　5 岁女孩，面颊撕裂伤，靠近外眼角**

A. 术前外观；B. 面神经的术中探查；C. 伤口缝合

2. 外侧外翻

外侧外翻是一种相对常见的医源性并发症，与下眼睑手术入路有关（图 5-8）。外翻在颌面创伤手术中是不可避免的，我们应避免传统的睑缘入路，选择经结膜和中段切口，可以最大限度地减少其发生率。

Denonviliers 对 Z 形整形术的最初描述是用于治疗下眼睑外侧外翻（图 5-9）[32]。Z 形整形术的优点是将缩回的下眼睑组织向上和向后移位，使眼睑边缘更好地适应眼球。然而，在这个区域进行 Z 形整形术后获得的额外瘢痕可能不美观 [33]。

眼睑垂直缩短的瘢痕性外翻可采用睑缘松解术，也可采用结膜下入路。切口短于内外眼角。我们抬高皮瓣使缝线接近上眼睑和下眼睑边缘。从而我们进行骨锚定的外眦固定术。如有必要，进行皮肤移植，如果担心复发，则立即或延期分离眼睑。如有必要，上述 C 形松弛切口可以与该方法相结合，但该方法应首先完成 [31]（图 5-10）。除了松解和移植外，还介绍了各种局部皮瓣用于修复下眼睑瘢痕性外翻 [33, 34]。一般来说，修复中应采用外眦固定术（固定在骨上），偶尔结合使用骨膜下中部提拉术（流程图 5-6）。

（六）眼睑内翻

创伤后睑内翻通常被视为下眼睑入路的并发症，该入路将眼睑和睫毛向内转向眼球，并与巩膜显示增加和慢性眼部刺激有关 [35]（图 5-11）。睑内翻的并发症包括眼部不适、倒睫、角膜擦

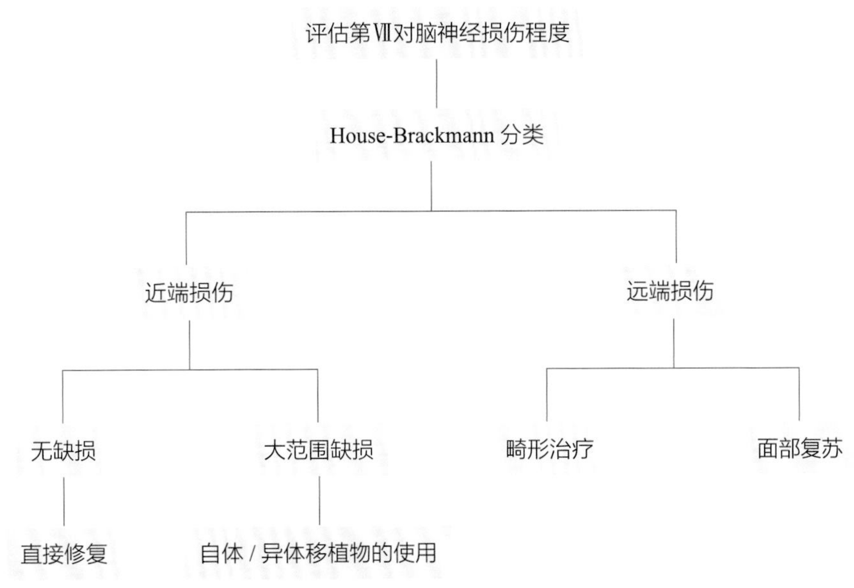

▲ 流程图 5-4　外周面神经损伤

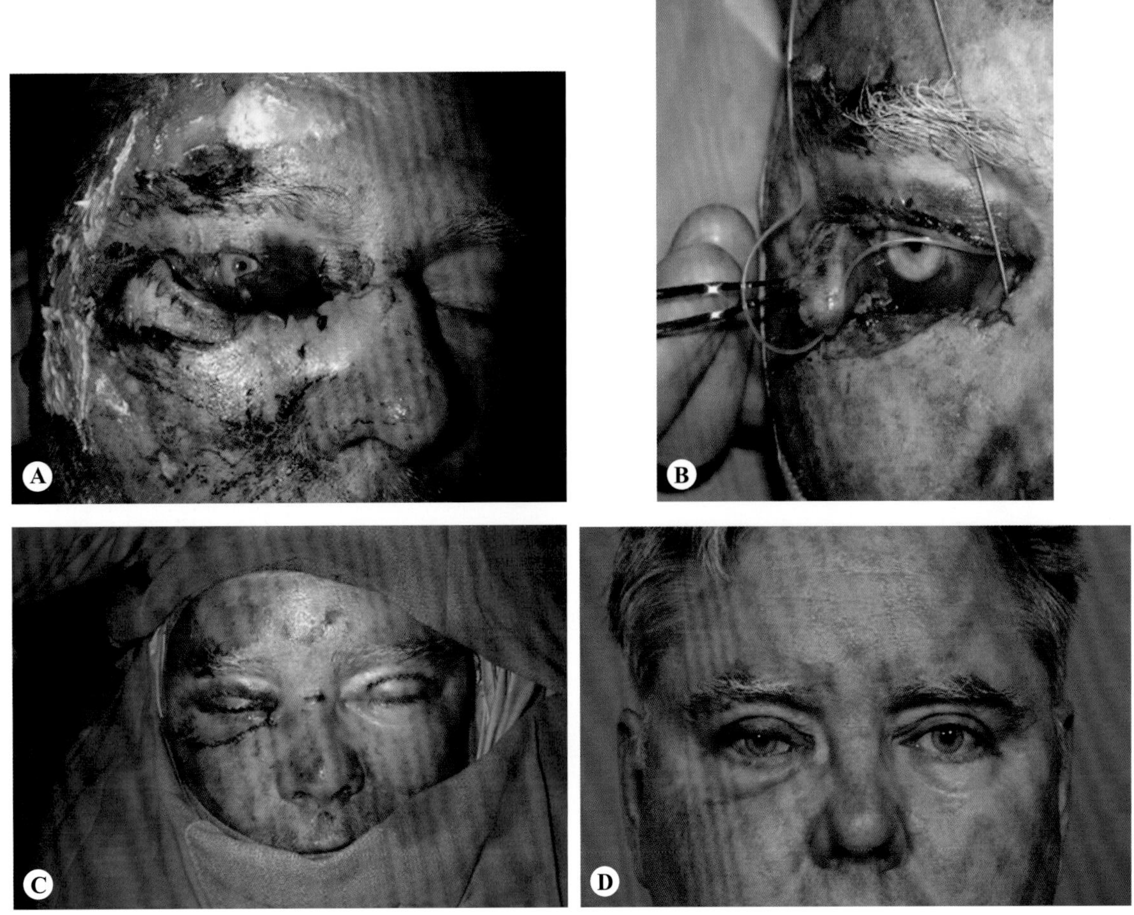

▲ 图 5-6　**58 岁复杂的贯穿眼睑损伤患者**

A. 术前外观；B. 泪管插管；C. 眼睑修复，用眼角固定术和上眼睑皮肤移植；D. 术后外观

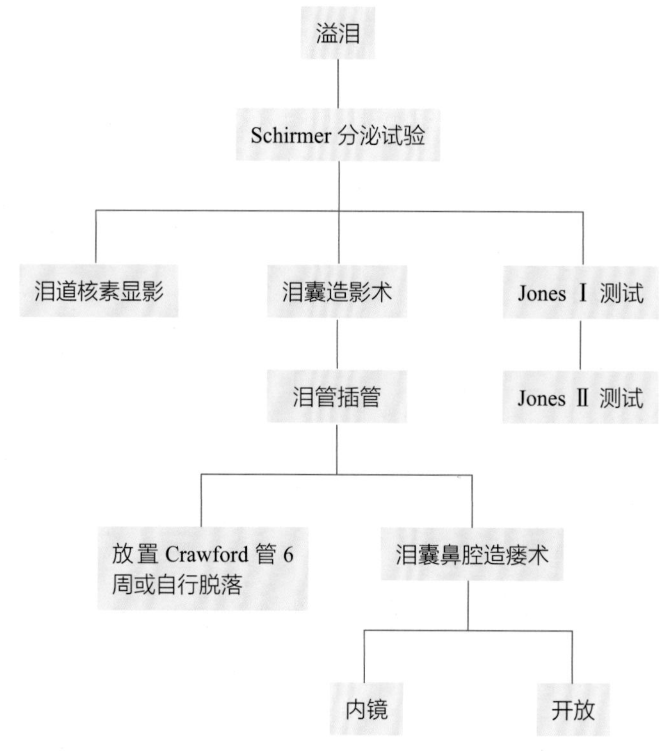

▲ 流程图 5-5　鼻外伤

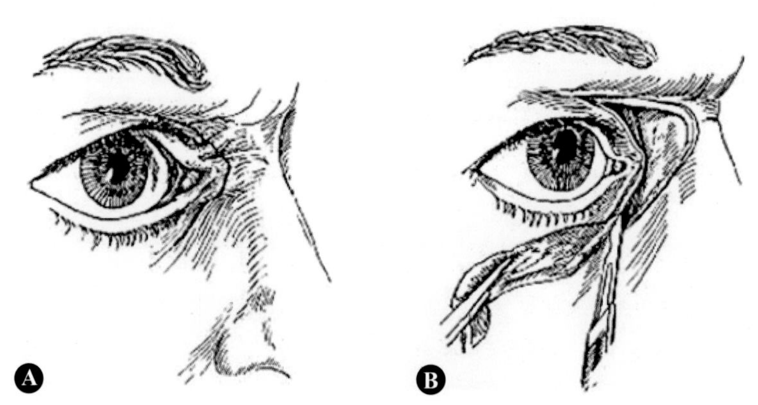

▲ 图 5-7　内侧外翻修复技术

A. C 形切口；B. 组织前进与皮肤移植的缺陷（引自 Montandon[30]）

伤、微生物性角膜炎、角膜充血和视力丧失[36]。而老年性睑内翻是由不同的病理机制造成的，如眼睑松弛的丧失、下开睑器张力的丧失和眼轮匝肌的改变，创伤后睑内翻是瘢痕性的，通常与经结膜入路进入眼眶有关。瘢痕性睑内翻可以通过硬腭的角质化组织移植来治疗[37]。治疗还包括将外侧跗骨尖端锚定在眶缘，并使用单针侧楔技术[38]（流程图 5-7）。

二、硬组织损伤

（一）下颌骨骨折（联合、体、角）

治疗下颌骨骨折的主要目标是：①通过使患者恢复损伤前的咬合，尽可能实现解剖复位，恢复形态和功能；②取得可预测的骨愈合。实现这

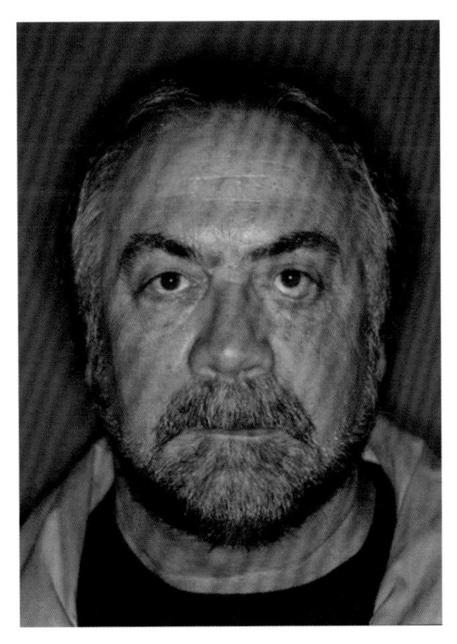

▲ 图 5-8　下眼睑外翻伴巩膜增厚

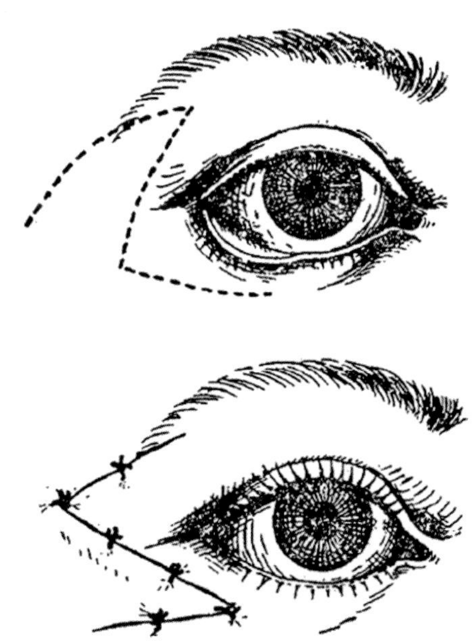

▲ 图 5-9　下眼睑外侧外翻的除皱 Z 形整形术（引自 Ivy[32]）

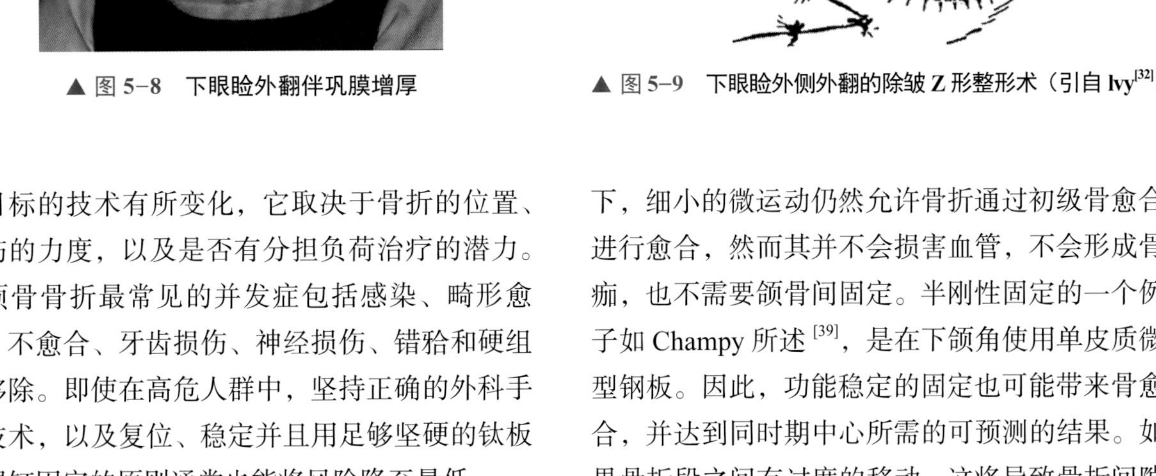

些目标的技术有所变化，它取决于骨折的位置、创伤的力度，以及是否有分担负荷治疗的潜力。下颌骨骨折最常见的并发症包括感染、畸形愈合、不愈合、牙齿损伤、神经损伤、错𬌗和硬组织移除。即使在高危人群中，坚持正确的外科手术技术，以及复位、稳定并且用足够坚硬的钛板和螺钉固定的原则通常也能将风险降至最低。

（二）坚强内固定原理

固定系统将提供绝对（刚性）稳定性或功能稳定性。刚性稳定发生在骨折间隙没有任何移动的情况下。刚性稳定是一种理想的治疗原则，可能没有固定系统能够在下颌骨这样动态的结构中提供所有维度的绝对稳定。功能稳定（功能稳定的固定或“半”刚性固定）发生在骨折间隙内任何可能的移动，但被外力平衡并保持在一定限度内，允许骨折进展到骨愈合。虽然骨折部位的过度活动会导致骨吸收和纤维组织向内生长（不愈合），但实现骨愈合通常不需要绝对的刚性。当移动性存在时，任何内部装置都可能促进骨吸收和感染。

根据研究数据和临床经验，功能稳定的固定是大多数骨折成功愈合所必需的。在这种情况下，细小的微运动仍然允许骨折通过初级骨愈合进行愈合，然而其并不会损害血管，不会形成骨痂，也不需要颌骨间固定。半刚性固定的一个例子如 Champy 所述[39]，是在下颌角使用单皮质微型钢板。因此，功能稳定的固定也可能带来骨愈合，并达到同时期中心所需的可预测的结果。如果骨折段之间有过度的移动，这将导致骨折间隙中的血管破裂，缺乏哈弗斯系统的重建，并导致纤维愈合（不愈合）。

固定的要求是根据骨及用于骨折稳定的骨板和螺钉承担功能的能力来考虑的。负重固定表明在愈合阶段有足够的硬体强度来抵抗功能性咀嚼力，主要骨折部位与钢板和螺钉没有或只有很少的功能负荷。相比之下，负荷分担固定指的是在骨折部位的硬件和骨折段之间分担功能性咀嚼负荷的方案。提供负重固定的适应证是骨段粉碎性骨折、萎缩性下颌骨骨折和骨节撕脱或缺失骨折。市售的提供承重固定的钛板和螺钉通常具有 2.3mm 或 2.4mm 的厚度，并使用锁定装置作为重建板。在没有粉碎或骨缺损的情况下，以及骨折复位后完整的骨皮质对位正确且碎片间有足够的摩擦时，建议采用负荷分担固定。大多数齿状下

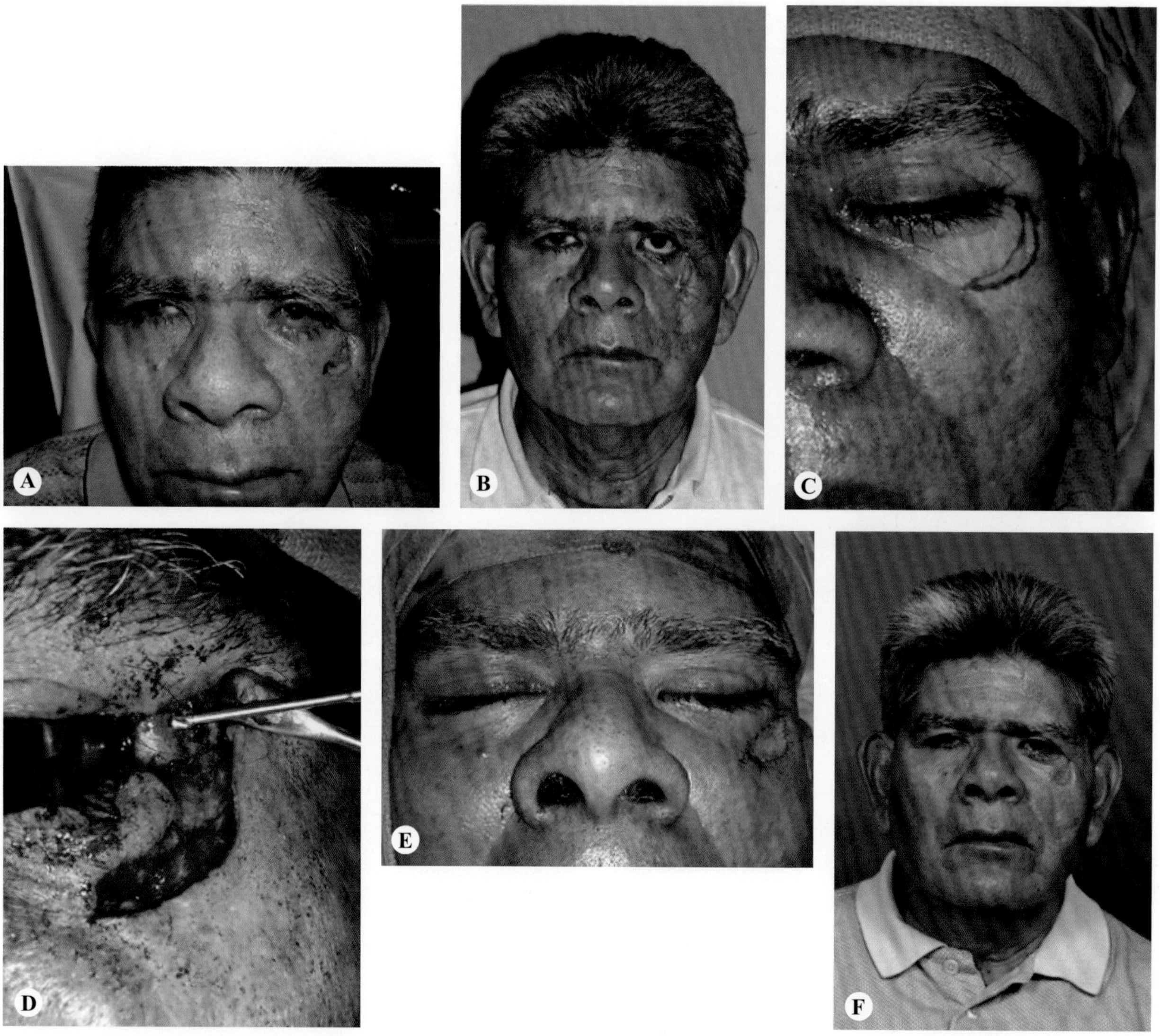

▲ 图 5-10 外侧外翻

A. 暴露性角膜病变伴继发性结膜炎；B. 术前表现为瘢痕挛缩继发外侧外翻；C. C 形切口轮廓；D. 骨锚定外眦固定术；E. 通过下眼睑复位和外眦固定行全厚皮肤移植术；F. 术后外观

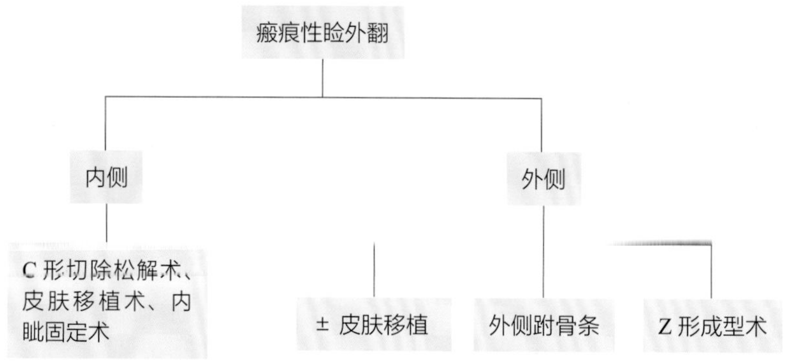

▲ 流程图 5-6 瘢痕性睑外翻

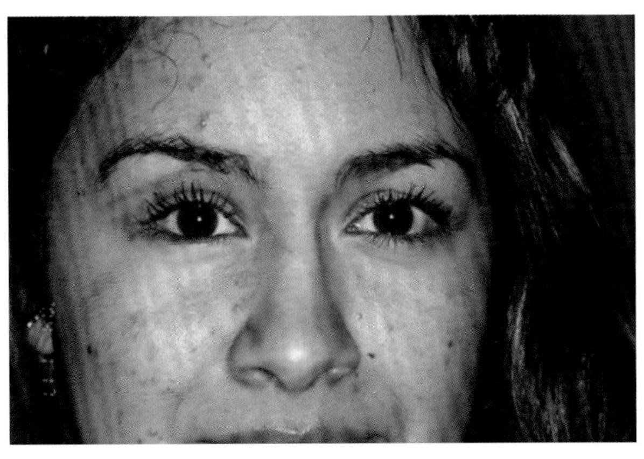

▲ 图 5-11　经结膜入路眶底外角切开术后右下眼睑内翻

颌骨折均可采用负荷分担固定治疗。

（三）下颌骨折线上的牙齿

几十年来，对于下颌骨折线上牙齿的处理一直是文献中的争议之一。虽然，在骨折线上保留严重松动或感染的牙齿易导致伤口愈合并发症是很明显的，但目前尚不清楚所有患者骨折线上的牙齿应如何处理。

不同的研究者试图使用特定的标准来确定骨折线上牙齿的拔除，如牙齿的动度、对骨折复位的干扰、牙髓病理和骨折的位置，以确定是否应该拔除牙齿[40-47]。多数证据表明，一般情况下，在骨折线上的牙齿（包括第三磨牙）如果不影响骨折的复位、稳定和固定，并且没有严重的移动或感染，则可以保留。虽然没有统一的标准，但所有处于骨折线上的牙齿通常都是保留的，除非它们严重移动、感染或限制骨折复位。无论骨折线上是否有牙齿，这种方法的并发症发生率与其他报道的并发症发生率相似[48]。

（四）感染

感染是接受下颌骨折治疗患者中最常见的并发症，其发生率为 1%～32%[49-59]。许多危险因素与术后感染有关，包括药物滥用，患者不遵守术后治疗方案[49]，以及治疗严重延误[60]。在下颌骨折修复术前使用抗生素，已被证明能够有效预防感染[61, 62]。然而，同样的治疗效果在术后抗生素的使用中尚未得到证实[63, 64]。然而一些研究者得出结论，下颌骨折损伤后的治疗时机似乎没有任何预后价值，因为早期和晚期修复的感染率相对一致[65-68]。其他研究表明，在创伤后 3～5 天内进行治疗是将感染率降至最低的最佳选择[69]。其他危险因素包括高速伤害、严重粉碎、严重污染和高速弹道伤。

大多数与下颌骨骨折相关的感染本质上是多微生物的，需氧菌和厌氧菌都是常规分离可见的。最常见的细菌是葡萄球菌、溶血性链球菌和拟杆菌，以及革兰阴性菌。青霉素 G，含或不含甲硝唑（Flagyl）（取决于革兰染色结果）或克林霉素，是经验总结的首选药物。

对确定性感染的成功处理需要充分的切口和引流、去除致病源，并使用适当的抗生素治疗。如果感染的原因与可移动的内固定物有关，并且骨愈合良好，则需要取出松动的内固定物。或者，如果骨折节段的稳定性明显不足，则应取出之前放置的固定物，并用更刚性的固定物代替，通常采用带锁定重建的钛板固定。虽然需要

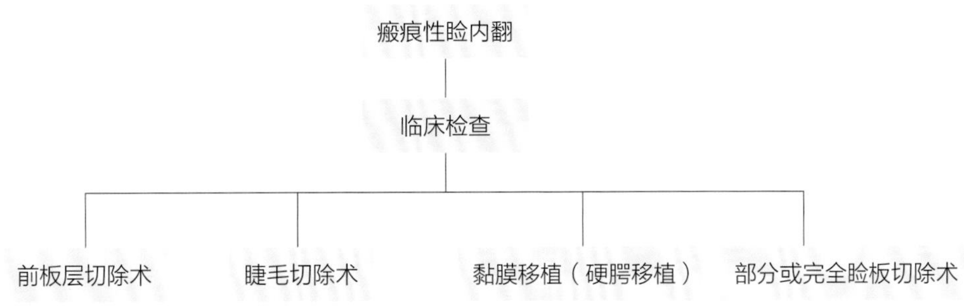

▲ 流程图 5-7　瘢痕性睑内翻

细致筛选患者，但对于感染的下颌骨折，进行坚强内固定的即刻植骨和适当的术中清创，是一种有效的治疗方式，可以实现一次手术和成功的骨愈合[70]。

（五）畸形愈合 / 错殆

当骨折段在一定位置实现骨愈合导致功能障碍或变形时，就会发生畸形愈合。复杂或高速损伤，以及患者不遵守术后医嘱增加了畸形愈合的风险。当外科医生违反复位、稳定和固定的基本原则时，也会出现不良的功能或美观结果（流程图 5-8）。

下颌联合、副联合和全身骨折

涉及下颌齿状部分的下颌骨折治疗后的错殆通常发生在手术医生未能充分复位、稳定和对骨折节段应用适当的内固定时（图 5-12）。

在上颌间使用牙弓夹板固定的情况下，牙间钢丝、上颌间固定螺钉或手动稳定复位时，可用骨复位钳复位骨段。在这个过程中，评估咬合是否存在锁合、下颌角喇叭口样变化，以及咬合磨损面的准确定位是很重要的。先前存在的前牙开殆可能很难评估，但通常缺乏磨损面，以及门牙中存在的乳突，将表明确实可能没有前牙咬合存在。然而，不应该假设磨损面少的患者之前就存在前牙开殆。

一旦用复位钳复位并稳定，坚强内固定就要使用。张力带和压缩带都必须稳定。如果使用弓形杆，它可以作为张力带，在下颌骨的下边缘放置一个 2.0mm 或 2.4mm 的锁定或非锁定钛板，通常可以充分稳定联合、副联合或体处的骨折。然而，如果不使用弓形杆，则可能需要对张力带区进行额外的固定。应先放置张力带板，以防止牙沿骨折段展开，螺钉应以单皮质方式放置。下端加压带钢板可采用大量冲洗的双皮质方式放置。一些外科医生更喜欢在张力带（2.0mm 钢板和螺钉以单皮质方式放置）和下缘（2.0mm 加压带钢板和螺钉以双皮质方式放置）处提供两个固定点。精确的固定方案因外科医生而异，许多医生选择使用最少的硬件来实现单个骨折功能稳定的固定。研究表明，使用的硬件越多，这些“异物”感染的风险就越高。单侧下颌骨骨折更适合使用半刚性、负荷分担固定（Champy 原则），而双侧骨折可能需要至少一个骨折采用更刚性的固定治疗。当然，粉碎性和萎缩性无牙颌的下颌骨折通常需要更刚性、承重的固定，以确保骨愈合。

复位、稳定和固定骨折后，评估患者是否存在错殆。在下颌骨的齿状部分，通常表现为骨折线上牙齿之间的间隙或台阶。在稳定压迫带之前，确保张力带复位良好，咬合处于稳定的颌间固定状态，可以防止这种间隙的发生。如果间隙存在，则取出固定物并重复该过程。如果在术后第一周或第二周发现错殆，建议在骨愈合前进行

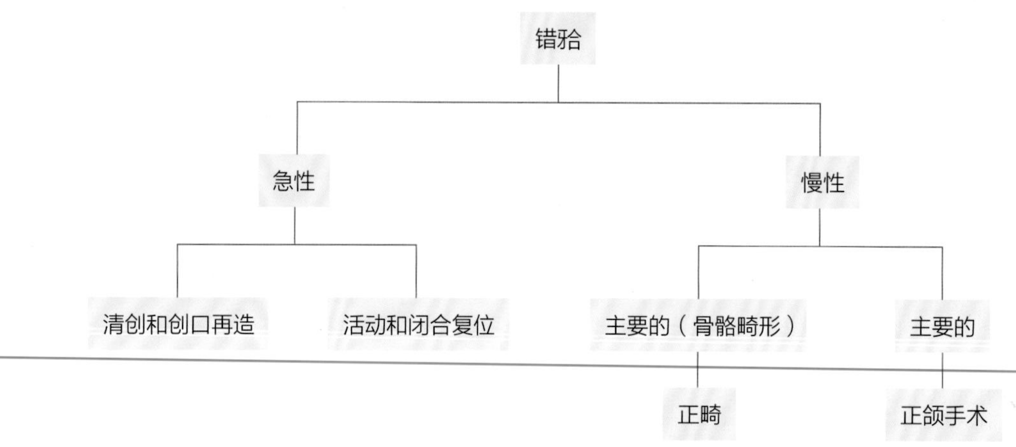

▲ 流程图 5-8　错殆（无畸形愈合）

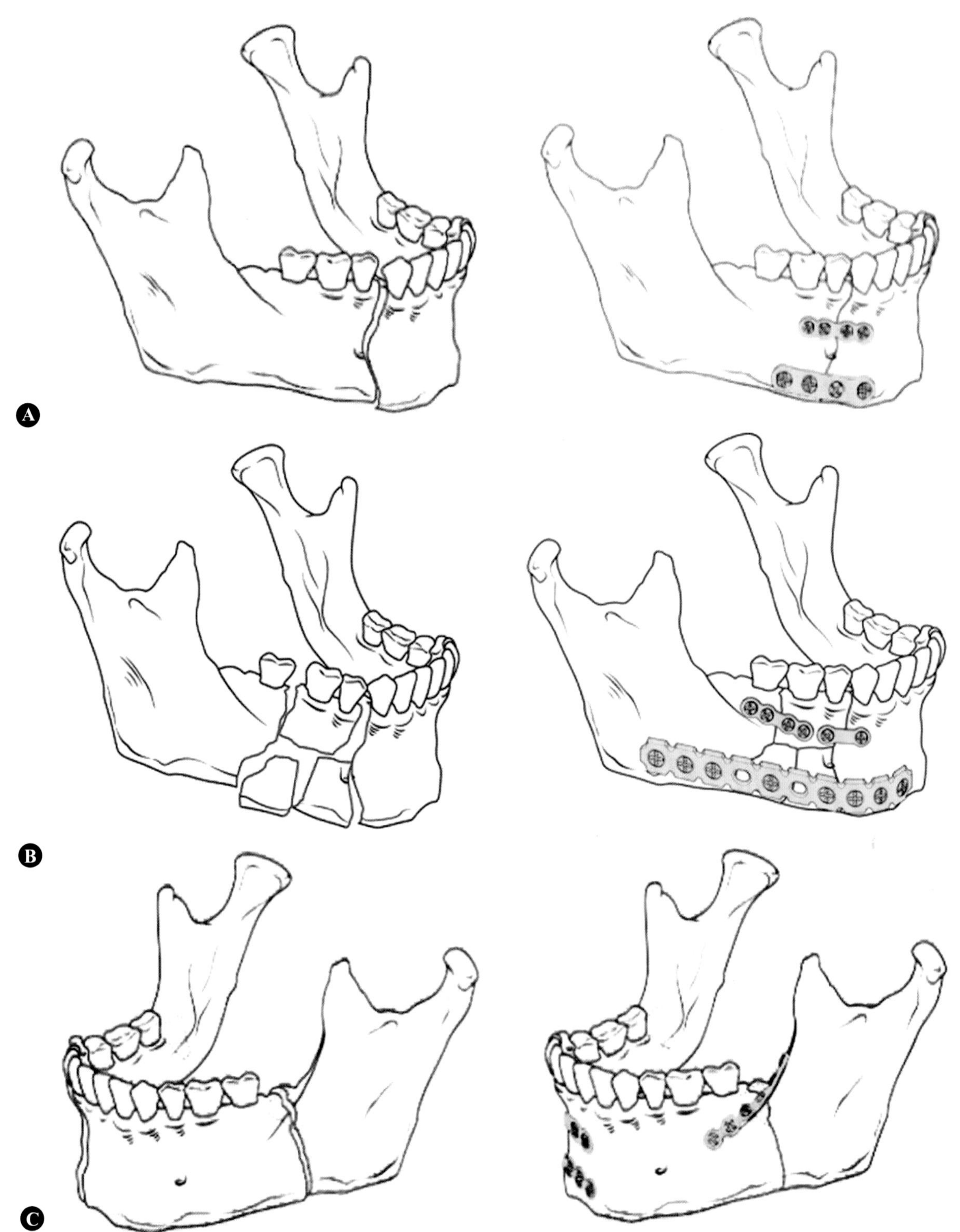

▲ 图 5-12 下颌骨坚强内固定的原理

A. 负荷分担固定，右副骨节线状骨折（左），固定系统与非粉碎性骨折节段的解剖基台提供的稳定力一起提供稳定性（右），固定应用于下缘（压迫区）和上缘（张力区）；B. 负重固定，右下颌骨粉碎性骨折（左），功能稳定性仅由固定系统提供（右），现代固定系统包括 2.3mm 或 2.4mm 的下缘锁定重建钢板结合上缘粉碎节段的二次固定；C. 沿 Champy 理想骨愈合线稳定功能，位于第一前磨牙近端的骨折可以在中间位置放置一个微型钢板（2.0mm）来安全稳定，第一前磨牙前方的骨折应用两个钢板（一个张力带和一个压缩带）固定，间隔 4～5mm，通常放置在颏神经的两侧（引自 Prein [71]）

翻修手术。如果术后 2～3 周才发现错𬌗，建议先让骨愈合，必要时再考虑二次治疗（如调整咬合、正畸、正颌手术）。

由于下颌齿状部分复位不足导致错𬌗的二次矫正可能包括全面的正畸治疗，以使牙列水平并对齐。正畸治疗通常是必要的，以纠正间距或台阶问题。如果不能咬合或纠正的正畸手段单一或有明显的审美问题，必要时行下颌骨截骨术。

（六）下颌角骨折

下颌角骨折的理想治疗方法一直存在争议。伴有第三磨牙出现的下颌角骨折，是所有下颌骨折中术后并发症发生率最高的[46, 72, 73]。许多技术已被用于治疗下颌角骨折。治疗下颌骨角骨折的方法包括沿上缘放置一个微型钢板（Champy），沿上缘和下缘放置微型钢板，沿下缘放置加压带钢板，沿下缘放置重建钢板，以及放置拉力螺钉。

根据所采用的技术不同，治疗下颌角骨折的并发症发生率为 0%～32%[50–59]。并发症的发生率通常很难解释，因为并发症的定义是可变的。Bell 和 Wilson[48] 报道了 162 例下颌角骨折患者的并发症发生率为 32%。然而，这个数字具有误导性，因为几乎所有患者都有成功的骨愈合并且恢复术前正常的咬合。除了 2 名患者外，所有患者的并发症都是在门诊治疗的基础上，在局部麻醉或静脉镇静下，几乎全部达到骨结合。大多数并发症包括炎症问题，需要在门诊摘除硬组织。

当两个动态加压钢板通过经颊套管针入路稳定下颌角骨折时，并发症发生率最高，并发症类型也最多（32%）[55]。通常情况下，必须重回手术室以控制并发症。与传统的国际内固定研究协会（Arbeitsgemeinschaft für Osteosynthesefragen，AO）/ 美国内固定研究协会（Association of the Study of Internal Fixation，ASIF）技术相比，经口入路使用单个无压缩微型钢板（Champy）治疗下颌角骨折很少需要返回手术室（2.5%）[50, 51, 57]。

一些外科医生治疗下颌角骨折的方法已经从 AO/ASIF 加压钢板原则的应用，发展到经颊套管针置入下缘钢板与上缘钢板联合，再到 Champy 所描述的经口置入单个上缘钢板的方法，该方法的并发症发生率最低[48]。

下颌角骨折导致的错𬌗通常会导致单侧骨折的同侧后牙开𬌗或双侧下颌角骨折的前牙开𬌗。与下颌骨牙齿相关的错𬌗（通常可以单独使用正畸治疗）相反，与下颌角骨折相关的开𬌗通常需要截骨术来纠正（图 5–13）。尽管也可以使用下颌体截骨术，手术的选择通常是单侧或双侧矢状劈开截骨术。建议同时进行正畸治疗，但为了获得良好的治疗效果，可能不是必需的。

（七）骨不愈合

下颌骨骨折不愈合是一种罕见的治疗后遗症，即使是最有经验的外科医生也可能发生。高速损伤导致严重粉碎，固定不充分或放置不当，患者依从性差是不愈合的常见原因（图 5–14）。

粉碎性骨折需要负重固定，因为周围的骨碎片无法分担愈合过程中传递的任何功能负荷。在粉碎区两侧各使用 3 颗或 4 颗螺钉的 2.3 级或 2.4 级锁定重建钢板通常可提供足够的承重固定。一旦主要的近端和远端骨段稳定锁定重建钢板，剩余节段可稳定为一节段，另一种使用多个较小的微型板或不锈钢线。在严重粉碎的情况下，通常首先用微型钢板稳定较小的骨折，然后将锁定重建钢板应用于剩余的结构，以提供承重支撑。治疗通常包括再次手术，对软组织和不能存活的骨进行清创，随后用锁定重建钢板稳定和应用坚强内固定，必要时进行即刻或延迟植骨。

（八）萎缩性无牙颌下颌骨折

萎缩性无牙颌下颌骨骨折历来是骨折不愈合的主要危险因素。附着的肌肉力通常会导致明显的骨段移位，患者无法佩戴假牙，并伴有疼痛和咀嚼功能障碍，使这些患者成为“口腔残疾”。此外，由于骨内或骨膜血液供应不足，骨表面积严重减少，没有负荷分担能力，骨折愈合潜力受损。结论是，负重固定是实现骨愈合所必需的。由于张力区和压力区非常靠近，不愈合率高，因

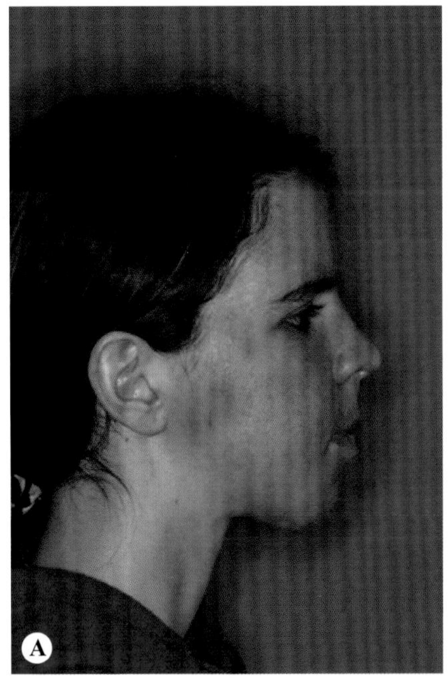
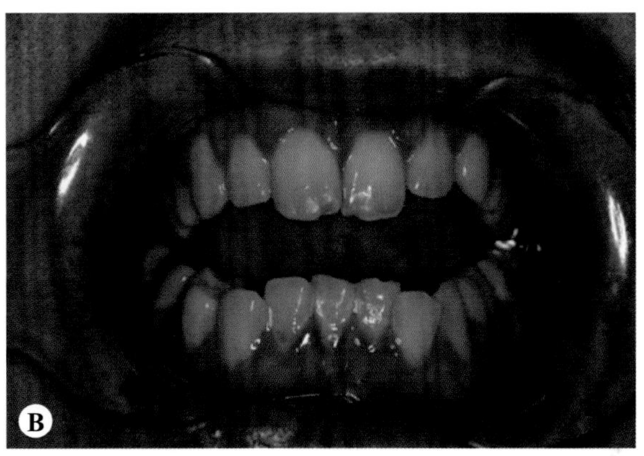

▲ 图 5-13　未经治疗的双侧下颌角骨折愈合不良

A. 侧视图（注意面部伸长）；B. 咬合（注意前牙开殆）

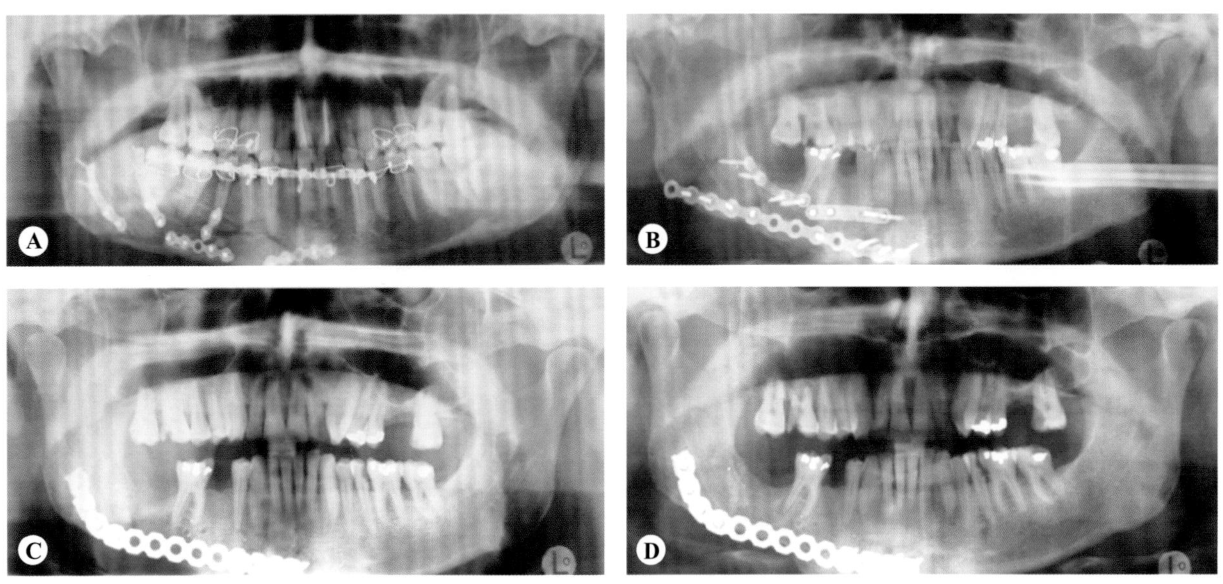

▲ 图 5-14　固定不充分导致感染和骨不连

A. 无支撑骨折，如下颌骨体部粉碎性骨折，出现愈合并发症的风险很高；B. 不适当的（2.0mm 钢板）和不适当的（DCP）固定治疗无支撑骨折；C. 患者负重 2.4 mm 锁定重建钢板修复后的术后全景 X 线片；D. 长期愈合的影像学证据

此使用微型钢板是禁忌。一般情况下，下颌骨越小（萎缩），所需钢板越大，一般采用锁定重建钢板进行承重固定（图 5-15）。

现代治疗萎缩性无牙颌下颌骨折是通过颏下切口，下颌骨从升支到升支暴露。注意尽量减少下颌骨舌面剥离。骨折节段可以用微型钢板或不锈钢丝进行复位并暂时稳定。在解剖复位后采用临时稳定，使用 2.0mm 锁定重建钢板进行负重

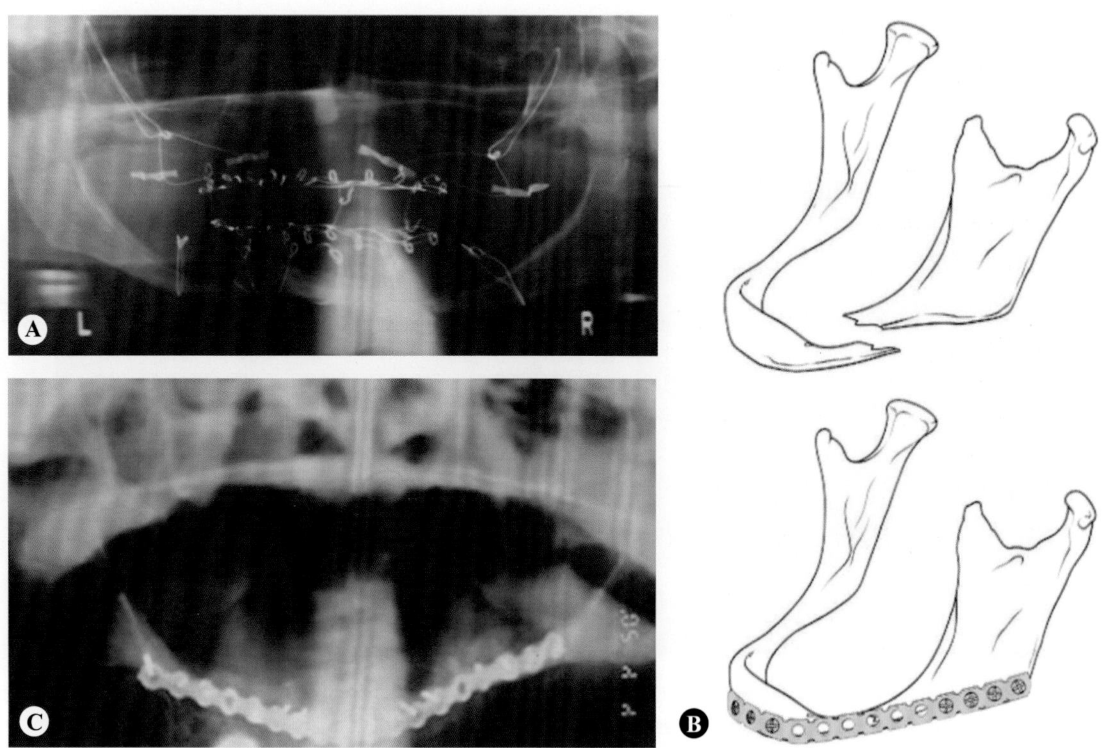

▲ 图 5-15 A. 全景 X 线片显示用 Gunnings 夹板和颌骨周围及颧骨周围钢丝技术固定萎缩无牙颌下颌骨骨折失败的闭合复位尝试；B. 图示在萎缩性无牙颌下颌骨骨折病例中，适当使用重建钢板承重固定以提供足够的稳定性；C. 全景 X 线片显示萎缩性无牙颌下颌骨骨折负重重建钢板复位和稳定

改编自 Ellis and Zide [74]

刚性内固定。骨折两侧至少应放置 3～4 颗螺钉。虽然一些外科医生使用两个钢板治疗双侧“桶柄样”骨折，但可能更倾向于使用单个承重锁定重建钢板，从一个角度延伸到另一个角度。锁定钢板有助于防止弱骨段向非锁定钢板“滞后”而发生继发性骨折。当然，如果有足够的时间，可以使用虚拟手术计划（VSP）来定制钢板。

尽管对于在原发性创伤环境中同时进行骨移植的有效性或必要性仍存在争议 [75, 76]，但对于下颌骨骨折不愈合的二次重建，特别是严重萎缩性下颌骨骨折不愈合的治疗，植骨的必要性几乎没有分歧。初级骨移植的理论优势是皮质骨、松质骨移植可增强骨折间隙处的成骨潜能，促进骨性愈合。重组骨形态发生蛋白 2 也可在说明书外用于此目的，同种异体骨移植的使用与否或使用骨髓浓缩物是另一种选择 [77]。

（九）下颌骨扩张

对于涉及颏联合或副下颌骨区域的双侧下颌骨骨折，需要格外注意。侧向肌力会使下颌向外扩张，使下颌角向外张开，并在最前端骨折的舌侧造成缺损。这些骨折的复位包括在下颌角区施加手动内侧力以压缩骨折段，然后用骨折复位钳固定前部骨折，并“过度弯曲”刚性钢板，这些钢板用于在对合处或旁开处提供刚性固定，起到压缩舌板骨折并防止扩大的作用。因此建议使用承重锁紧重建板；如果骨愈合后可触及或有美观问题，可将钢板取出。此外，在双侧髁突骨折的病例中，如果可能的话，两个髁突都应该进行切开复位和内固定治疗，以避免外侧移位和由此导致的面部变宽。如果不能充分考虑外侧肌肉力量，将导致舌侧皮质产生间隙，并导致面部 / 下颌变宽（图 5-16）。在下颌骨和面中部合并骨折的情况下，下颌骨的差异将是累积的，因为面上部骨骼将以加宽的下颌骨为基础重建，面部外观也将加宽。必要时，包括对舌侧骨板未复位且呈张开的骨折部位进行“再截骨”，在双侧下颌角区域通过手动加压过度复位骨折，并应用负重刚性固定（过度弯曲板）来稳定联合。当然，如果一开始就遵循这些步骤，那么可能就不需要进行翻修手术了（流程图 5-9）。

（十）面部不对称

Cillo 和 Ellis[78] 认识到处理所谓的双单侧下颌骨骨折以防止面部不对称的重要性（图 5-17）。在对 1287 例下颌骨折患者的回顾中，他们发现，2.5% 的患者在同侧有不止一次骨折，在这一亚组中，有 25% 的患者出现了包括骨裂和锁殆的并发症。在本研究队列中，58% 的患者发生下颌角与下颌体骨折，35% 的患者发生髁突与下颌体骨折，6% 的患者发生髁突与下颌角骨折。

为了预防面部不对称，必须实现所有骨折的绝对解剖复位。因此，通常更倾向于在骨折的含牙部分（如果存在）进行负重固定，并在需要时（髁突移位 / 脱位，升支高度丢失）对髁突骨折进行切开复位和内固定，以确保髁突位于窝内，并重建后垂直面高度。也可以考虑在上下边界用钢板稳定相关的下颌角骨折，以确保有利的复位和稳定，并尽量减少或防止下颌角骨折。

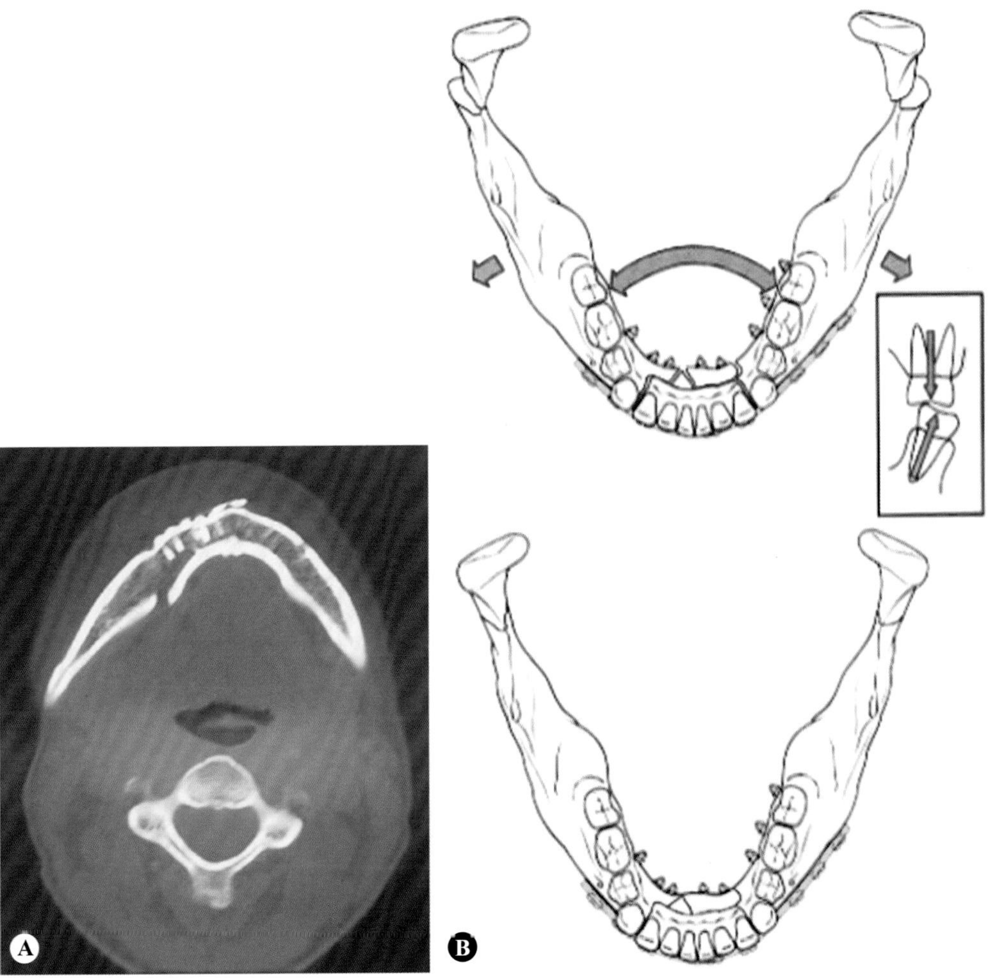

▲ 图 5-16　双侧下颌骨骨折伴面部变宽

A. 术前轴位 CT 图像显示联合骨折复位和固定不充分（注意下颌骨舌缘的移位）；B. 图示计划的手术治疗包括在联合处放置负重固定和双侧下颌髁突切开复位内固定（过弯钢板）（引自 Prein[71]）

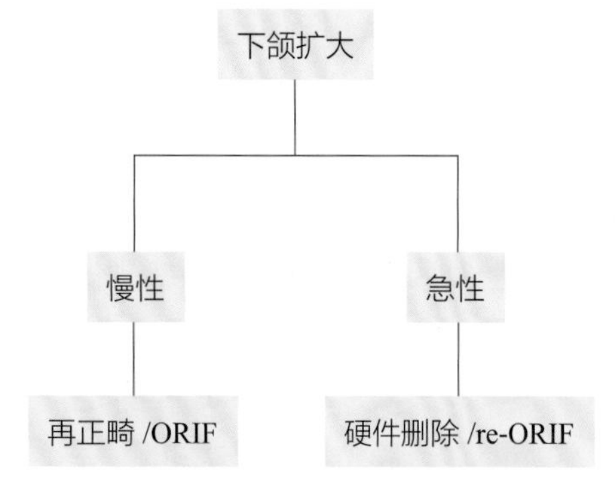

▲ 流程图 5-9　下颌扩大

ORIF. 切开复位内固定；re-ORIF. 再切开复位内固定

（十一）下颌髁突骨折

下颌髁突创伤的并发症可能很常见，包括各种问题如错𬌗、咀嚼功能障碍、面部不对称、颞下颌关节（TMJ）内部紊乱、TMJ 强直、张口受限、退行性关节疾病和慢性疼痛。治疗的目标包括恢复形态和功能，预防张口受限，实现与术前水平相当的无痛最大切口，在下颌偏移和前伸中对称的下颌运动，损伤前咬合，稳定的 TMJ 功能以及可接受的面部美学和下颌对称。为了达到这些

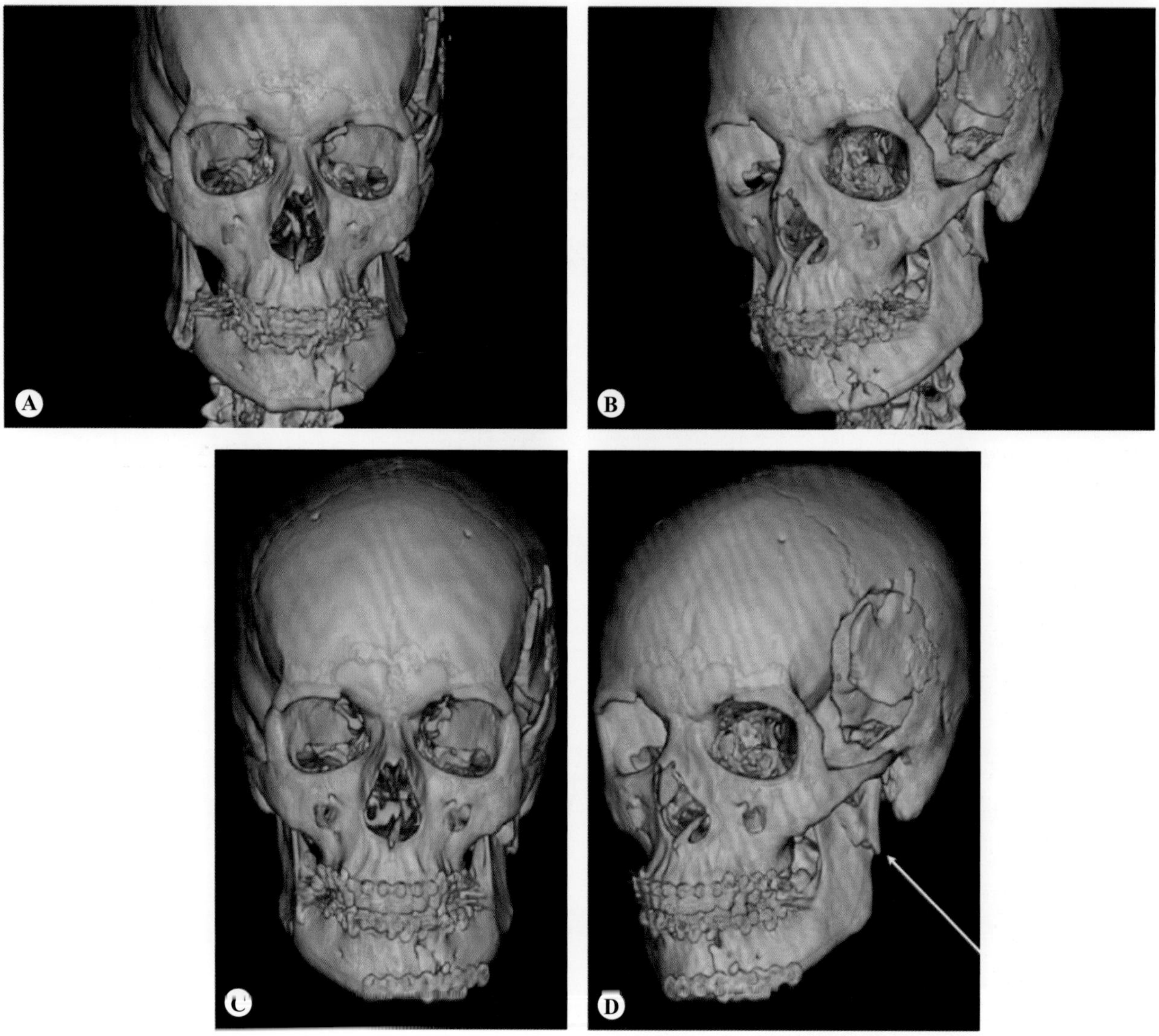

▲ 图 5-17　面部不对称与治疗不足的“双单侧”下颌骨骨折有关

A. 患者右侧骨折、左侧副骨（粉碎性）和左侧髁突骨折的术前 3D CT 图像；B. 斜侧位视图；C. 左髁突下骨折闭合治疗右角骨折及左副骨骺 ORIF 术后 CT 图像（注意：内侧旋转，左支缩短，左角变宽）；D. 斜侧位视图（注意：左髁突分支单位缩短，分支 / 体节段内侧移位。理想情况下，双单侧骨折应使同侧骨折复位并稳定）。ORIF. 切开复位内固定

目的，髁突骨折的治疗方法存在争议，但通常包括封闭或开放治疗。目前的方法包括在不使用上颌骨固定的情况下进行即时功能治疗，使用上颌骨固定一段时间（封闭治疗）后再进行功能治疗，或切开复位内固定。开放治疗可通过口内或口外入路进行，并可采用内镜辅助。髁突骨折治疗的首选方法存在很大争议，每种方法都有有效的论据。然而，应该根据每个具体的病例做出具体的治疗决定。

在使用封闭治疗的大病例系列中报道了良好的结果[79-85]，从这些数据可以清楚地看出，采用封闭治疗方法可以满足大多数下颌髁突骨折患者的治疗目标。当然，很难确定哪种髁突骨折，如果以封闭方式治疗，更有可能导致并发症，因此在考虑开放手术风险的同时，以开放方式治疗更适合。封闭治疗有一些潜在的可预测的并发症如下，其中包括髁突节段明显移位（＞35°）或从关节窝直接脱位，下颌升支高度明显下降（＞5mm），囊内粉碎性骨折[86]，年龄增加[87]，双侧髁下骨折，双侧单侧下颌骨折[78]，以及与面中部或全面部骨折相关的髁突骨折。在每一种情况下，必须考虑开放治疗的风险和益处。具体的开放技术和固定方法因外科医生的训练和经验而异。

（十二）畸形愈合 / 错𬌗

下颌髁突骨折闭合或开放治疗后的畸形愈合 / 错𬌗通常是由于升支 / 髁突单位垂直尺寸损失引起的（图 5-18）。最常见的情况是，这种高度损失的后果是由于翼外肌活动的损失而导致开口时下颌向同侧偏斜，但咬合过早和正中关系 / 正中咬合差异也相对常见。在一些单侧髁突骨折的病例中，错𬌗会表现为对侧后部开𬌗。在颞下颌关节创伤的病例中，没有骨折，但有关节积血，由于受累关节间隙内的水肿，可能存在同侧开𬌗。当然，前牙开𬌗可以在任何双侧下颌骨骨折出现，包括双侧髁突、髁下、支、角、体和副联合骨折。

由于髁突骨折的闭合或开放治疗导致的严重错𬌗的处理可能涉及调𬌗、正畸和正颌手术的组合，通过手术逆时针旋转下颌骨来重新定位牙负重段。技术的选择取决于原始骨折的水平。如果骨折位于下颌髁突内，那么口内矢状劈开截骨是下颌复位的首选方法。如果原始骨折位于髁突下或升支区，则可选择经颈椎倒 L 形截骨术（带或不带植骨术）。后一种技术允许更大限度地延长翼颌韧带和更多的逆时针旋转，复发的风险更小。

（十三）面部不对称

Ellis 和 Throckmorton[88] 在 2000 年强调了髁突骨折开放和封闭治疗中面部对称性的差异。采用闭合治疗的覆盖性（重叠节段）骨折或明显成角的患者由于患侧支高度缩短而出现面部不对称[89]。虽然没有提出开放治疗的客观指南，但 Kleinheinz 等[89] 发现，在采用封闭技术治疗时，离上升支矢状面＜37° 的髁突位移会导致升支垂直高度轻微而不显著的损失（图 5-19）。因此，为了防止封闭治疗的并发症，建议开放治疗下颌髁突骨折的指征包括：①髁突位移＞35°；②升支垂直高度明显降低（＞5mm）[89]。

（十四）下颌活动能力低下 / 颞下颌关节强直

创伤后下颌活动能力低下的病因尚不清楚。一种提出的机制与颞下颌关节创伤有关，它会导致关节出血，并导致一系列事件，包括椎间盘力学改变、软骨退变，以及炎症介质和细胞因子的释放。这些炎症介质反过来引起关节积液、可能的内部紊乱、纤维粘连和活动能力低下。持续的活动能力低下可导致张口进一步受限，最终导致纤维性和骨性强直。

预防下颌髁突外伤后的运动能力低下是至关重要的。无论是封闭式（物理治疗）还是开放式（手术），治疗活动能力低下的目标是提供无痛的最大切口，使其达到损伤前状态，在所有运动中都有足够的下颌运动、损伤前咬合、可接受的 TMJ 功能，以及正常的面部对称性和美观。

一般来说，非强直性颞下颌关节活动能力低下的非手术治疗采用非甾体抗炎药物、软性饮

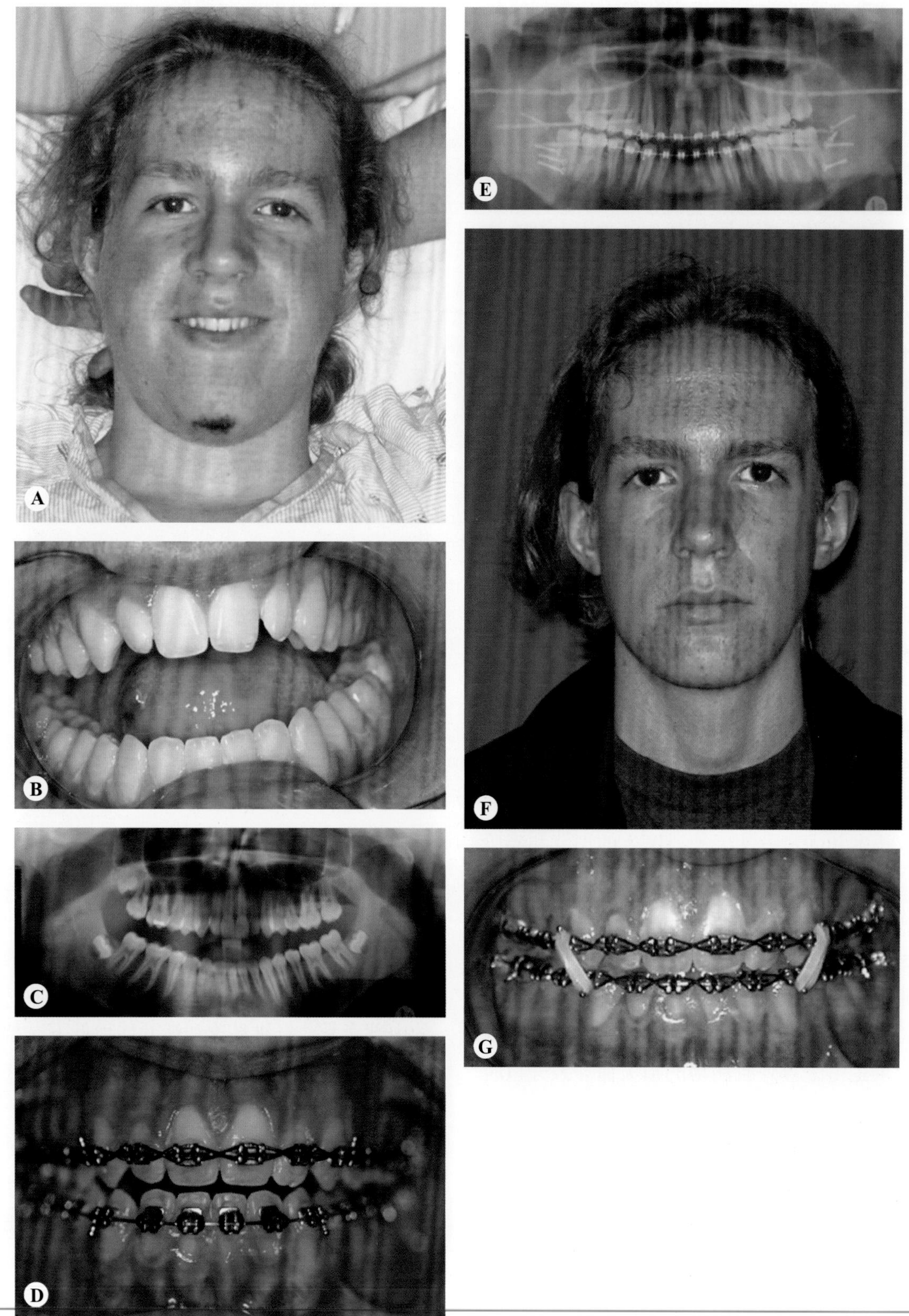

▲ 图 5-18　**15 岁男性，双侧下颌髁突骨折，闭式治疗，并发前牙开殆**

A. 预处理的外观；B. 处理前的咬合；C. 封闭治疗后的全景 X 线片；D. 封闭治疗后的咬合；E. 双侧矢状面劈开截骨术（BSSO）矫正闭塞 6 周后的全景 X 线片；F. BSSO 后 6 周的面部外观；G. BSSO 后 6 周的口腔外观

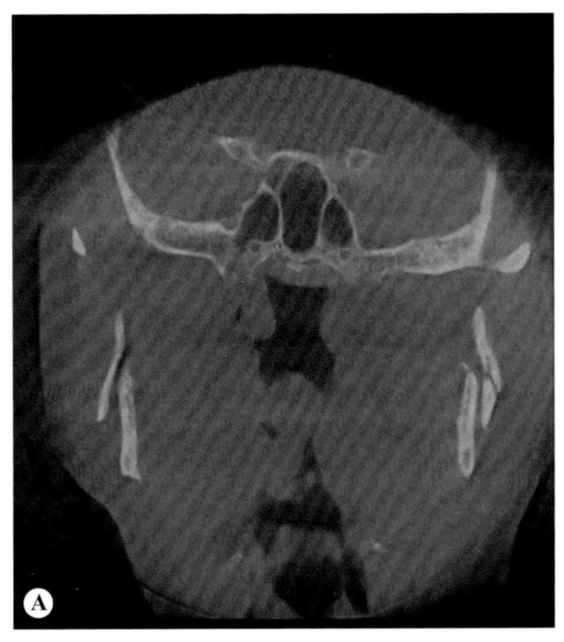

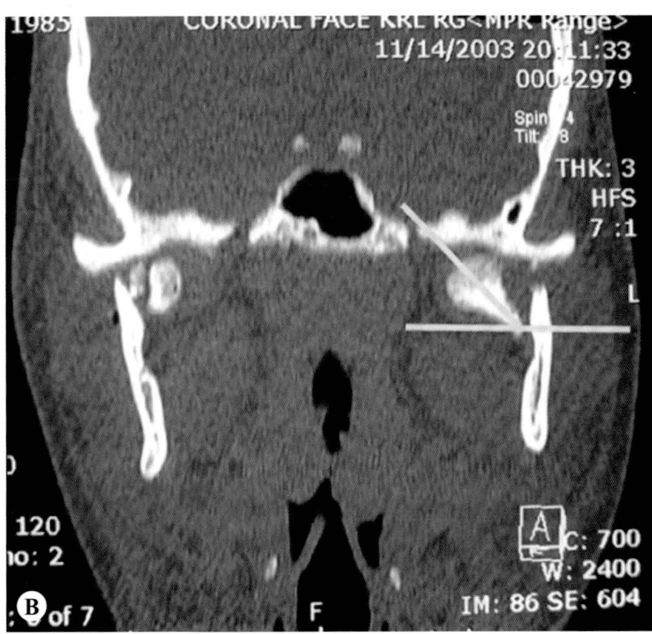

▲ 图 5-19 下颌髁突骨折封闭治疗不良结果的危险因素

A. 重叠的左下颌髁突骨折伴垂直尺寸丧失；B. 当采用封闭技术处理时，角度为37°～45° 的垂直高度损失可以忽略不计

食、热敷和物理治疗结合积极的有限范围活动锻炼。关节穿刺 / 关节镜检查是治疗症状性颞下颌关节内部紊乱的一种微创方法。根据磁共振成像确定的 TMJ 内部紊乱的 Wilkes 分期，非手术治疗后症状持续，在某些情况下，椎间盘折叠或椎间盘切除术的开放关节成形术可能是一种治疗选择。

颞下颌关节强直是下颌髁突骨折后可能出现的严重并发症。创伤后 TMJ 强直的病因尚不清楚，但可能与骨折类型本身有关，因为继发于髁突骨折的 TMJ 强直患者中有相当大比例的患者除了伴有第二次下颌骨骨折外，还伴有髁突囊内骨折。据推测，包括矢状囊内骨折、相关体或联合骨折，以及骨折复位不足在内的多种因素，可能导致下颌骨变宽，髁外侧极或髁残端相对于颧弓的外侧或上外侧移位，随后融合导致强直（图 5-20）。由此得出结论，在这一人群中，开放性解剖复位骨折可以最大限度地减少创伤后颞下颌关节强直的发生率。

下颌骨性强直一般采用间隙关节置换术和自体或同种异体重建的颞下颌关节重建。尽管存在

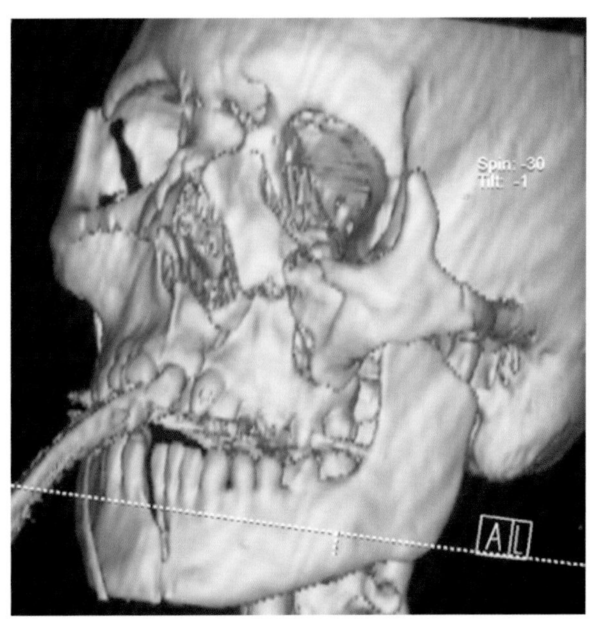

▲ 图 5-20 颞下颌关节强直和面部骨折背后的假设理论包括矢状囊内骨折、相关的体或联合骨折，以及骨折复位不充分，这导致下颌骨变宽，髁突外侧极或髁突残端外侧或上外侧相对于颧弓的移位，并在此融合

很大程度的不可预测性，特别是肋软骨（肋骨）移植，但有几种自体选择可用于重建髁突 – 升支单元，并且有成功的历史。游离皮瓣颞下颌关节

重建使用腓骨皮瓣是自体重建的另一种选择。一般来说，在骨强直间隙关节成形术后重建髁突和关节窝时，首选使用定制的同种异体全关节假体（流程图 5-10）。

（十五）下颌骨入路或口内入路面神经损伤

面神经可以在髁突颈部和头部的开放入路中遇到。面神经下颌缘支支配降口角肌、降下唇肌、口轮匝肌和颏肌的下纤维，在下颌下、Risdon、颈下或下颌后手术入路时可能遇到它。在 Dingman 和 Grabb1962 年的研究中，在面部血管的后面，面神经的下颌缘支 81% 的时间在下颌骨下缘以上，其余 19%，最低位置在下颌骨下缘以下 1cm 处，而在面部血管前面，下颌缘支总是（100%）在下颌骨下缘上方 [90]。这就是下颌下切口在下缘下 1.5cm 处的原因，以避免损伤面神经下颌缘支。然而，在下颌骨与面部血管的夹角之间，可能存在两支、三支或四支面神经下颌缘支的解剖变异。面部血管位于面神经的表面。因此，一旦通过手术入路到达该组织平面，面神经的风险就很低。有些人主张不要解剖到下颌下腺，也不要识别下颌缘支，因为神经牵引损伤可能会发生更严重的情况 [91]。通过这种方法，面部血管得以完整保存，下颌下腺的包膜向下颌边界抬高，组织瓣抬高下颌缘支，从而保护神经。或者，也可以采用经咬肌入路，在下颌基底边缘上方 10～20mm 处切开咬肌 [92]。此外，内镜辅助固定髁突颈骨折，虽然技术上具有挑战性，但对面神经的发病率较低。然而，与开放治疗相比，功能结果没有显著差异 [93]。

（十六）三叉神经损伤

在颌面部创伤后，三叉神经的所有三个分支都可能受到损伤 [94]。下颌创伤后下牙槽神经损伤的发生率约为 58.5%。神经损伤的病因可能包括软组织水肿、继发性缺血、神经横断和挤压损伤，以及骨折线位于椎间孔和骨碎片撞击下牙槽神经的情况 [94]。如果不及时处理，后一种原因可导致永久性麻痹、感觉异常和感觉障碍。此外，下牙槽神经管的破坏可能导致骨增生和管狭窄，导致下牙槽神经受压 [95]。

Bagheri 等描述了一种治疗创伤相关三叉神经损伤患者的演示 [94]。在术前，对于有神经感觉功能障碍的患者，应进行下牙槽神经的探查和修复。然而，如果显微手术无法修复，则应进行骨折切开复位，并进行 3 个月的神经感觉测试。持续 3 个月的神经感觉功能障碍患者应转诊显微神经外科医生。在骨折修复后出现神经感觉功能障碍的情况下，如果 3 个月后没有改善，或者患者不能接受，则应进行神经探查和修复。

三、额窦骨折

额窦损伤较为常见，占面部骨折的 4%～8%[96]。机动车事故是最常见的病因，鉴于较大力量（800～2200 磅）的撞击才会造成额骨骨折，因此许多患者还伴有其他部位的损伤并需要多学科联

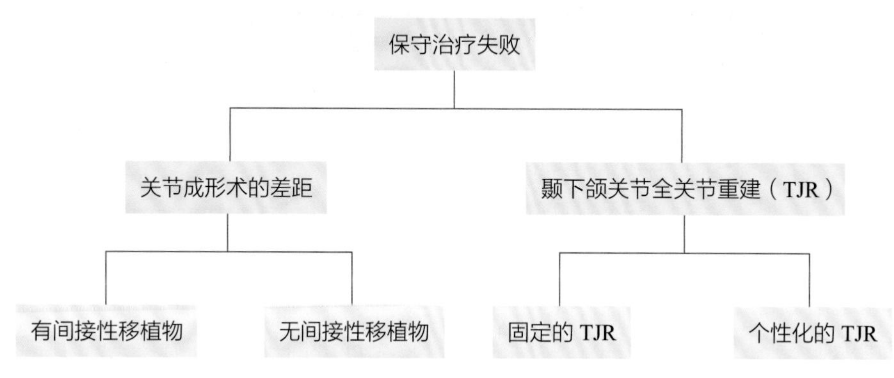

▲ 流程图 5-10　颞下颌关节僵硬

TJR. 全关节置换术

合治疗。10%～20% 的额窦骨折患者会出现即刻或迟发并发症，有些并发症甚至会危及生命。

额窦损伤治疗的目标是恢复美观和功能并预防并发症。因为接受手术治疗的患者和仅进行观察的患者都发生了并发症，所以目前还不清楚术后并发症的主要原因是受损的额窦还是不适当的手术。Chuang 和 Dodson[97] 尝试通过现有文献分析手术患者与非手术患者发生严重并发症的概率。他们在 Medline 检索了 1980—2003 年与额窦损伤相关的炎症性并发症的相关文章，排除综述文章和病例报告后，仅有 25 项研究中报道了严重炎症并发症并提供了研究细节。但这些研究设计存在不足（4 级证据），并且纳入和排除标准不统一。尽管存在许多局限性，但分析结果显示，严重并发症的发生率约为 9%（范围为 0%～50%），95%CI 0%～21%。此外，为了评估非手术患者的并发症发生率，他们检索了由颌面外科手术造成的额窦损伤相关文献，并对符合要求的 9 篇文献进行分析，结果显示，医源性额窦损伤非手术治疗的并发症发生率约 3%（范围 0%～2%），95% CI 0%～14%[122-130]。虽然直接比较额窦骨折的非手术治疗与手术治疗的前瞻性研究既不可行也不符合伦理，但数据表明，较轻的损伤可仅进行观察且短期并发症发生率较低。较重的损伤可通过手术进行修复，且短期并发症发生率也比较低。

（一）额窦损伤处理原则

目前对额窦损伤的最佳治疗方式还未达成共识。Stanley 和 Schwartz[119] 在 1989 年提出的问题在 30 年后仍然没有明确的答案。①哪些骨折如果不及时治疗会导致即刻或延迟并发症？②如果认为有必要对骨折进行手术治疗，适当的手术程序是什么？

是否进行手术取决于损伤是否会导致功能性或美观性后遗症[131-133]。根据一般经验，如果额骨的凹陷大于其自身厚度，则可能会造成畸形，需要进行手术治疗。如果鼻额管（nasofrontal duct，NFD）阻塞，或可能发生阻塞，则增加了患者发生化脓性并发症的风险。一旦决定手术，外科医生必须首先决定是保留功能性额窦引流，还是通过闭塞术将窦腔与鼻腔分离。一般来说，最好能够保留额窦功能，通常适用于仅有前壁移位、无鼻额管（NFD）损伤、极少或未累及后壁的患者。通过使用超薄钛板和钛钉或降解性材料固定骨片，可简单修复前壁并保留鼻窦功能。对于前壁移位、有鼻额管阻塞、很少或未累及后壁的患者，应考虑进行额窦闭塞术。有严重移位或粉碎性额窦骨折、明显累及后壁、硬脑膜撕裂、持续性脑脊液漏和（或）脑损伤的患者，通常需要开颅手术。

Bell 等[96] 报道了采用上述治疗原则对 116 例额窦骨折患者的治疗结果。66 例未移位的额窦骨折患者采用非手术治疗。50 例额窦损伤患者需要手术修复，包括：①保留窦黏膜的前壁切开复位内固定（n=29）；②去除所有窦黏膜，用自体腹部脂肪填塞额窦，前壁重建（n=5）；③去除所有窦黏膜，经额窦开颅，用颅骨骨膜瓣修复鼻额隐窝（16 例）。其中 6 名患者死于伴发损伤。随访时间为 0～90 周，非手术治疗的患者无明确并发症。82% 的患者维持正常的额窦功能和解剖结构，总并发症率为 6.9%。手术治疗的患者中有 16% 出现并发症。5 例患者出现短期（急性）并发症（术后不到 1 个月），包括脑脓肿（n=1）、额骨骨髓炎（n=1）、血肿（n=2）、脑脊液漏（n=1）和脑膜炎（n=1）。4 例患者（术后 1 个月至 2 年）出现长期（慢性）并发症，包括黏液囊肿（n=2）和面部轮廓畸形（n=2）。在修复性手术时，注意到 2 例黏液囊肿患者在第一次手术时未完全切除窦黏膜组织，因此强调需要仔细切除所有窦黏膜以防止黏液囊肿和黏液囊肿伴感染的形成。

（二）感染 / 鼻窦炎

局部伤口感染、血肿或血清肿形成也可在术后发生。这些并发症通常可以通过术后 2～3 天使用吸引器引流来预防。发生该类并发症后，外科引流和适当的抗生素治疗通常是有效的，且无明显长期后遗症。

如果术后感染通过额窦后壁骨折或硬脑膜撕裂处蔓延，则可能形成急性硬膜外脓肿或脑脓肿（图 5-21）。也可能导致脑膜炎，尤其是前后壁严重损伤需要进行开颅手术的患者。及时识别症状、抗生素和神经外科干预是确保成功治疗的必要措施。

（三）鼻窦炎的并发症

1. 黏液囊肿和黏液囊肿伴感染

慢性鼻窦炎引起的炎症和额窦口瘢痕可导致黏液囊肿的形成。黏液囊肿最常见于额窦或上颌窦，是额窦骨折的严重并发症。其危险主要在于易感染（黏液囊肿伴感染），这可能导致潜在的颅内感染或脑脓肿。额窦黏液囊肿（或黏液囊肿伴感染）应通过手术进行额窦填塞，在某些情况下甚至需要进行开颅手术。

黏液囊肿形成是指由于鼻额隐窝和引流系统阻塞而引起的窦内充满黏液的病变。黏液的持续分泌导致病变体积扩张和窦内压力增加，从而导致骨溶解和骨血供减少。压力升高也可能会引起骨髓炎，或造成病变向颅内延伸或累及眼眶。若病变发生感染，就使用“mucopyocele”这个术语。一旦黏液囊肿伴发感染，可能会迅速扩散到硬膜外间隙或引起脑脓肿，并可能导致额骨骨髓炎或眼眶蜂窝织炎 / 脓肿。

黏液囊肿在术后诊断可能很困难，因为它们可能发生于创伤和手术修复之后很长一段时间（1～25 年）。其症状通常是非特异性的。如果黏液囊肿局限于额窦，额部疼痛是最常见的症状。如果眼眶受累，患者可能会出现复视、眼球突出和眼球运动受限。伴有或不伴有眼部症状的眼眶周围蜂窝织炎是额窦损伤后的常见症状。CT 是首选的诊断方法，可准确评估病变的大小和位置。

黏液囊肿的治疗方法是手术切除（图 5-22），通常包括使用自体组织（如腹部脂肪）填塞（流程图 5-11）或开颅手术。必须确保清除所有黏膜，包括任何在 Breschet 孔内的内陷黏膜残留物。必要时需使用旋钻进入并消除这些部位的黏膜以

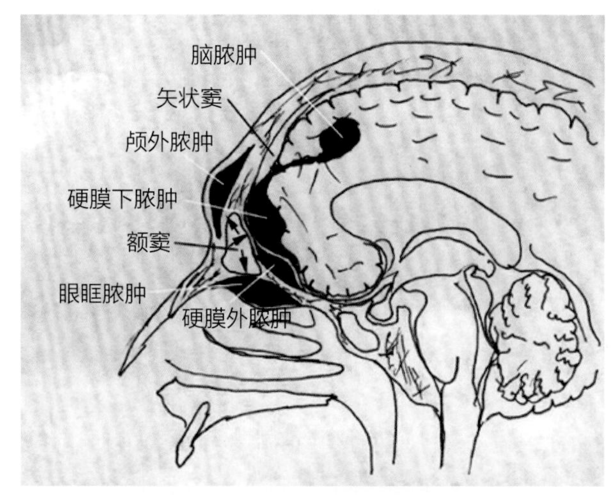

▲ 图 5-21　额窦骨折的可能并发症
引自 Bell 和 Dierks[134]

避免术后黏液囊肿的形成。如前所述，应使用致密的颅骨骨膜瓣封闭鼻额管（NFD）。如果眶顶已经被破坏，也应该使用自体骨或同种异体骨材料进行眶部重建。

2. 眶部并发症

眶部并发症可能发生于额窦炎或额窦手术后。鼻窦炎的并发症主要涉及眶部或颅内结构。眶部并发症比较常见，其原因是鼻窦和眶部结构之间仅有薄层骨板相隔（图 5-23）。感染易扩散到眶部的另一个原因是局部血管解剖结构。眼上下静脉无瓣膜，可与鼻、筛、面、眶、海绵窦相通。

眶部感染分为 5 类：①炎性水肿，表现为上眼睑水肿、眼球运动正常、视力正常；②眼眶蜂窝织炎，表现为非化脓性眼眶周围水肿，常导致眼球突出、球结膜水肿、眼外肌功能受损或视力受损；③骨膜下脓肿，表现为眼眶内侧积液，常导致眼球向下移位、眼外肌功能受损和视力改变；④眼眶脓肿，表现为眼眶内脓肿，可导致严重的眼球突出、动眼神经完全麻痹和视力损害，常导致失明；⑤海绵窦血栓形成，即海绵窦感染，表现为脓毒症、眶部疼痛、球结膜水肿、眼球突出和眼肌麻痹。第 1 类和第 2 类的治疗为抗生素注射治疗。化脓性感染，如第 3、第 4 和第 5 类，需要紧急手术引流，常通过外部入路。

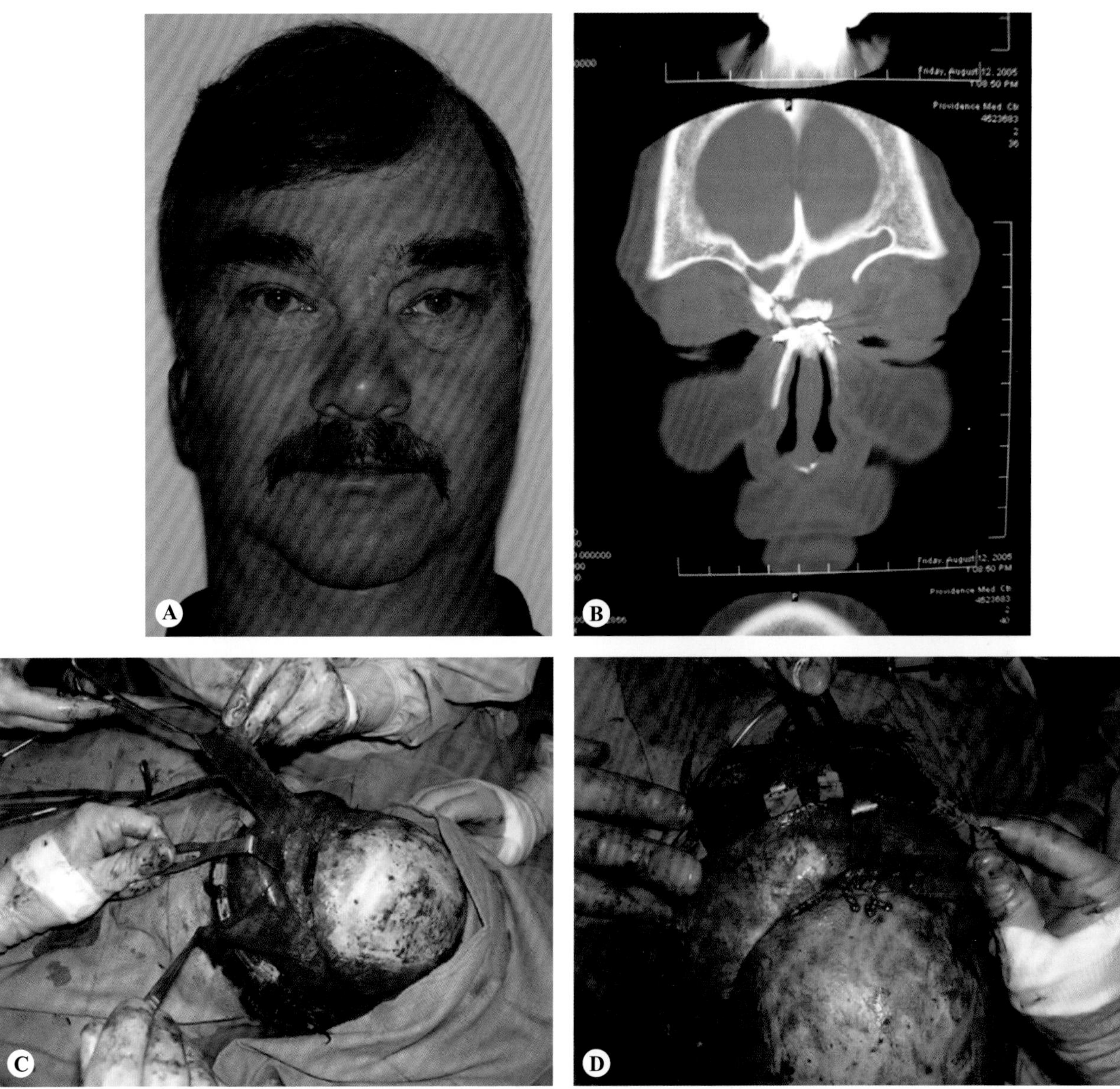

▲ 图 5-22　**52 岁男性，慢性额窦炎，合并额窦骨折的鼻眶筛骨骨折修复术后 12 年。多次尝试内镜手术恢复鼻额管引流失败**

A. 术前外貌；B. CT 冠状位图像显示既往手术和鼻额管阻塞；C. 术中使用自体脂肪和颅骨骨膜瓣封闭额窦；D. 术中显示颅骨骨膜瓣就位

（四）额骨骨髓炎

额骨骨髓炎有时被认为是额窦炎、黏液囊肿或黏液囊肿伴感染所形成的并发症。当以骨膜下脓肿为特征时，称为 Pott 头皮肿块（图 5-24）。这些疾病可能与皮质静脉血栓形成、硬膜外脓肿、硬膜下脓肿和脑脓肿相关。静脉血栓形成的原因可能与额窦的静脉引流有关，其引流静脉板障静脉与硬脑膜静脉丛相通。额窦内可形成感染性血栓，通过该静脉系统传播。治疗方法是对受影响的骨和软组织进行彻底的外科清创，并进行抗生素治疗。

1. 脑膜炎

脑膜炎通常被认为是额窦炎最常见的颅内并发症。通过腰椎穿刺脑脊液检查进行诊断。脑脊液培养可用于指导抗生素治疗，通常采用具有脑脊液渗透性的大剂量非肠道给药抗生素治疗。

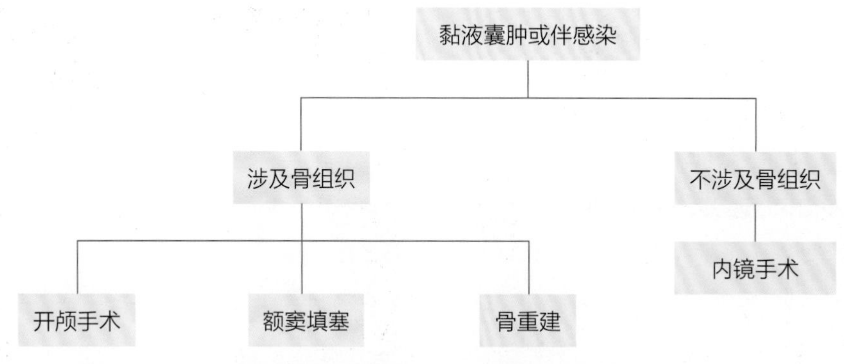

▲ 流程图 5-11　黏液囊肿和黏液囊肿伴感染

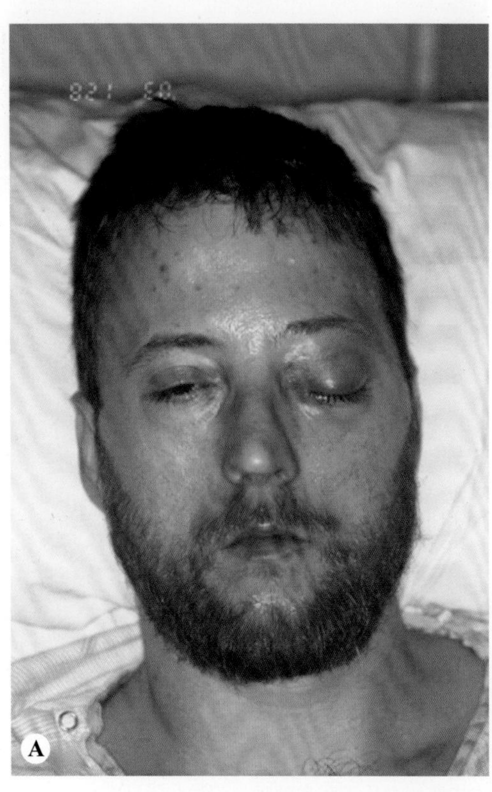

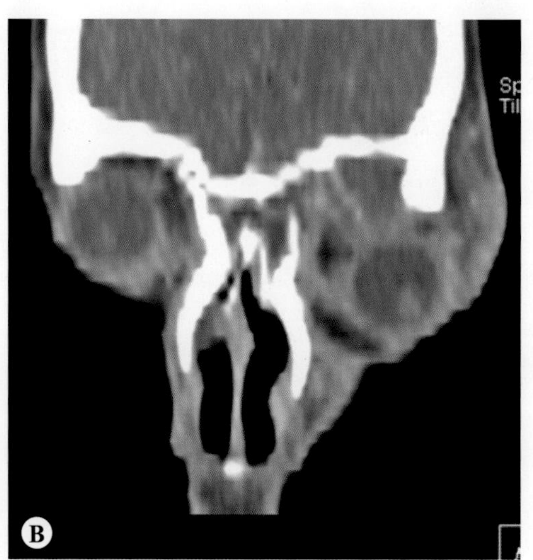

▲ 图 5-23　继发于全组鼻窦炎的眶周蜂窝织炎

A. 术前外观；B. 术前轴位 CT 图像（注意眶内容物嵌顿和眼球移位）

2. 颅内脓肿

额窦炎最严重的并发症是硬膜外、硬膜下和脑内脓肿，死亡率接近 20%～30%[3, 14]（图 5-25）。大多数脓肿发生在额叶，表现为头痛、行为改变、发热和脓毒症等症状和体征。依据 CT 影像和实验室检查进行诊断。治疗方法包括及时的神经外科会诊、开颅手术和鼻窦引流。

3. 海绵窦血栓

海绵窦血栓形成是感染通过面部、鼻窦和眼眶的无瓣静脉逆行扩散引起的。其表现非常明显，主要表现为大量眶周水肿、眼肌麻痹、眼球突出、球结膜水肿，偶有视力改变（图 5-26）。CT 影像可提示海绵窦血栓形成，但血管造影是诊断金标准。治疗方式为大剂量注射抗生素、肝

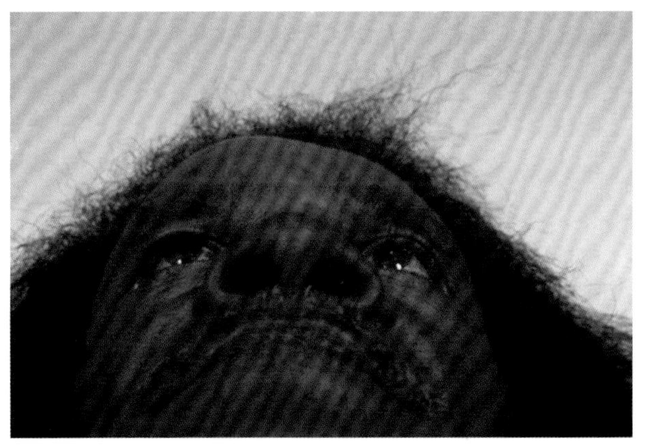

▲ 图 5-24 Pott 头皮肿块

素化治疗和窦内引流。若感染仅局限于海绵窦，死亡率为 30%；若感染发展到矢状窦，死亡率为 80% [14]。

（五）脑脊液漏

Bell 等 [131] 报道了一项包含 735 例颅底骨折病例的研究结果，显示脑脊液漏的发生率约为 4.6%。前颅底骨折引起的持续性脑脊液漏（持续 7 天以上）并不常见，如果在损伤发生时进行适当处理，一般可以预防。许多颅面骨折患者会发生严重的神经损伤，需要神经外科医生进行检查和修复硬脑膜撕裂、去除血肿、清理坏死脑组织。如果损伤涉及额窦并发生鼻额管（NFD）阻塞，谨慎的做法是行额窦开颅手术，并将颅腔与鼻咽分离，防止脑脊液鼻漏。在冠状入路时应采用坚韧的颅骨膜瓣修补颅底并堵塞额隐窝。需要仔细清除所有的窦黏膜、异物和失活组织。如果脑损伤非常严重需要进行涉及额窦的去骨减压术，则应去除窦黏膜并行外周骨切除术，择期行额骨重建术。

在损伤后立即诊断出脑脊液鼻漏比较困难，因为鼻腔分泌物、血液和软组织水肿都会影响诊断。可使用实验室检测进行辅助诊断，包括检测葡萄糖、β_2 转铁蛋白和 β 微量蛋白（前列腺素 D 合成酶）。葡萄糖检测灵敏度和特异度低；β_2 转铁蛋白具有高度特异度，但有时并不可行。鞘内注射荧光素、放射性血清白蛋白或铟有助于术前和(或)术中的检测，当与高分辨率CT相结合时，

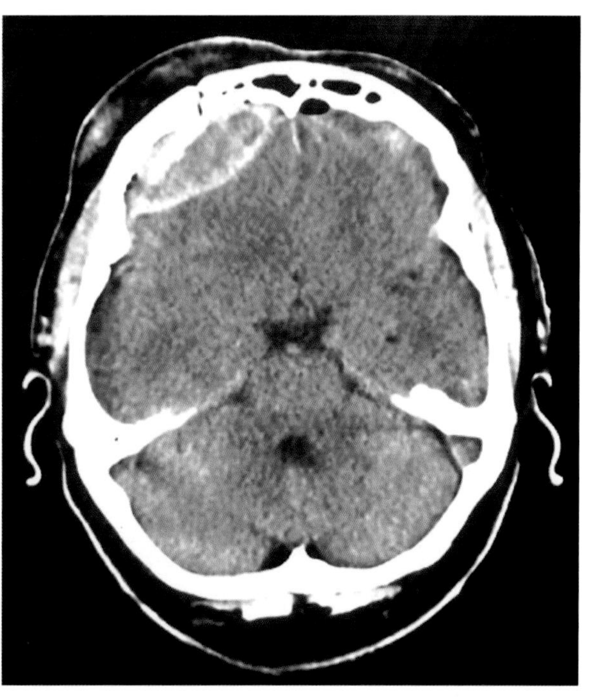

▲ 图 5-25 额颅骨骨折合并硬膜外血肿患者的 CT 水平面图像

有助于准确判断泄漏的位置（图 5-27）。

脑脊液漏有四种治疗方式：观察、腰椎脑脊液引流、经鼻内镜颅底修复术、直接经颅修复术。若不进行神经外科或颅面外科干预，卧床观察是脑脊液鼻漏患者的首选治疗方法。Bell 等 [131] 表明，85% 的患者会在 2～10 天恢复。超过 7 天的脑脊液鼻漏称为持续性脑脊液鼻漏，通常需要直接干预。作者所在的创伤中心，持续性脑脊液漏患者首先需要进行腰椎脑脊液引流。如果经腰椎引流术后仍不能愈合，则需要进行手术修复。筛板区域的微小渗漏一般可以通过鼻内镜进行颅底修复。较大的缺陷，或位于颅前窝和眶顶侧面的缺陷，是通过经颅手术进行治疗的。手术过程中会进行双额开颅术，直接修复硬脑膜，重建骨轮廓，并使用血管化组织（通常以颅周瓣的形式）覆盖前颅底。在关闭伤口之前，将基底部位于前方或侧方的颅周瓣旋转到颅前窝缺损和鼻额隐窝处，将颅腔与鼻咽隔离，然后用纤维蛋白胶封闭已填塞的鼻额管。额窦被颅骨化，脑组织可扩展到硬膜外无效腔，重建额骨前壁并使用钛板和钛

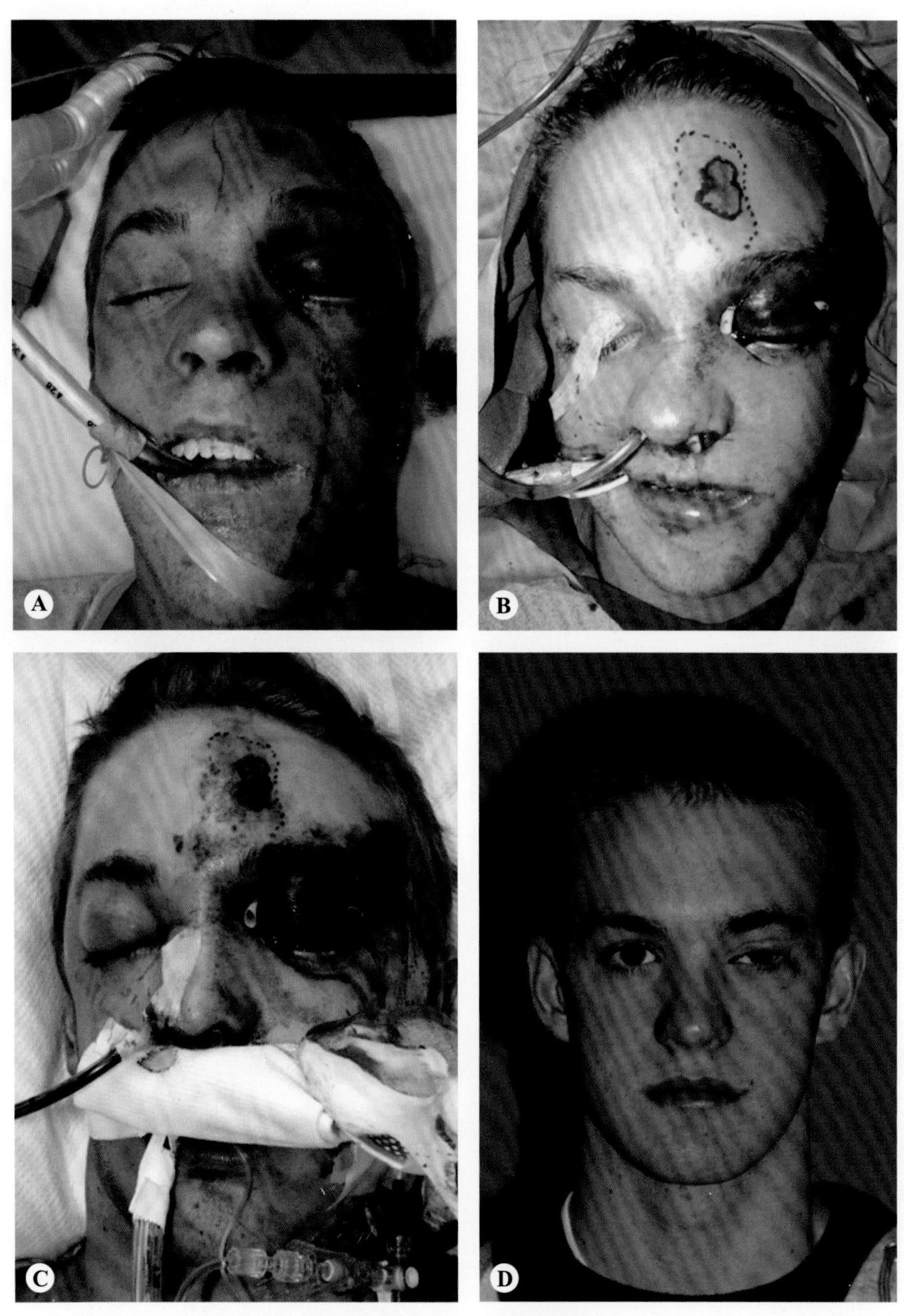

▲ 图 5-26　海绵窦血栓形成

A. 初期状态；B. 入院后 48h；C. 入院后 72h；D. 1 年后

钉固定。

（六）颅面部畸形

畸形可能发生于骨折未精确复位时，也可由感染或对坏死组织的清创术所致。若眼眶畸形未行良好重建时，还会出现眼球突出和视力问题。颅面部畸形的治疗方法是使用自体、同种异体材料或个性化材料，对额部或眶部进行二次重建。

四、眼眶骨折

一级创伤登记数据显示，因创伤入院的重伤患者中约 47% 涉及眼眶损伤 [135]。这些创伤绝大多数是钝性损伤，通常发生于交通事故、打架、

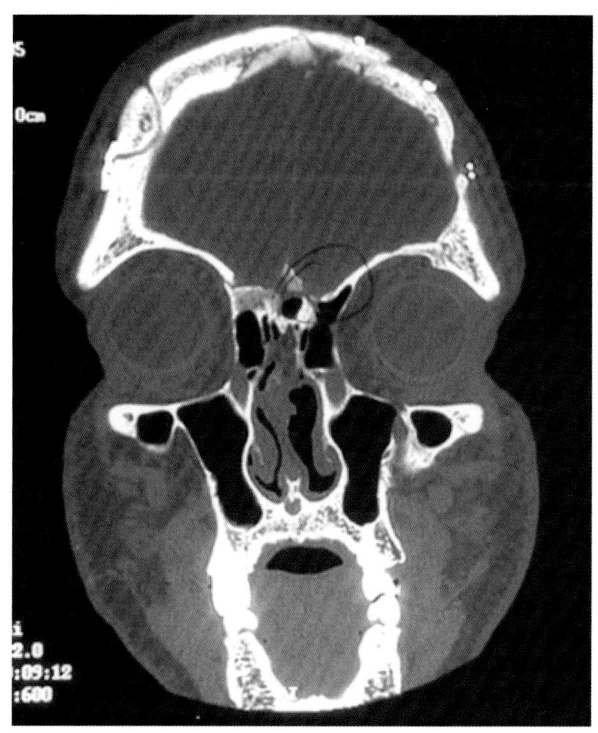

▲ 图 5-27 前颅底骨折合并脑脊液漏患者的冠状 CT 影像。有前颅底和额窦骨折的患者应怀疑脑脊液漏

运动伤、工业事故和摔伤。眼眶骨折可能会影响眶腔或眶缘，或者两者同时损伤。

眼眶骨折的治疗具有挑战性。眼眶解剖结构复杂，各种重要结构和高度特异化的器官共同存在于一个很小的空间内。眼眶重建有多种手术入路和材料可供选择，但没有一种方法或一种材料是最适合所有患者的。总的来说，眼眶原位重建可以提供最好的功能恢复。并发症与创伤本身或修复方式有关，如持续性眼球内陷或眼球运动障碍，在急性情况下（如水肿）很难准确预测此类并发症，但当这些体征和临床症状明显出现时通常已发生眶内外的纤维化，此时修复会非常困难。

（一）眼眶爆裂性骨折

眶腔骨折时，软组织内容物（眼球和附件）所占的体积可能会随眶腔骨折移位发生扩大或缩小（blow-out 或 blow-in）。blow-in 爆裂型骨折通常发生在眼眶顶部，通常与累及前颅底的高速损伤有关[4]。blow-in 爆裂型骨折导致眼眶体积缩小、眼球向下和向前移动。大多数 blow-out 爆裂性骨折发生在眼眶的下侧或下内侧，导致体积膨胀，眼球向后、内侧和侧下方移动[136]。骨折移位、眼眶体积扩大或缩小可能导致眼外肌失衡和复视、眼球内陷或眼球突出。

这些问题是明确的：眼眶容量增加本身就可能导致部分但不是所有患者的眼球内陷或眼运动障碍；眼球内陷可能在最初损伤后数周或数月后变得明显；复视或眼球运动障碍可能需要数周时间才能恢复；部分患者在满足适应证时需要进行手术；如果有手术适应证，最好在损伤后的前两周内进行手术，以减少眶内或 Tenon 囊内的继发性瘢痕形成。因此，临床医生必须明确：①哪些眼眶骨折患者将从早期手术修复中获益（是否有一个定量的体积或线性阈值来预测功能性或美观并发症的发生）；②哪些眼眶骨折患者仅需观察而无须手术干预？

CT 已用于在爆裂性骨折中将眼眶扩张体积与眼球内陷程度联系起来。眼眶体积增加 $1cm^3$ 时眼球内陷 0.89mm[137]。这些数据可被用来预测对晚期眼球内陷患者进行重建时所需植入材料的体积[138]。在最近一项研究中，Ploder[139] 发现眼眶底部面积缺陷 $3.38cm^2$、体积移位 $1.62cm^3$ 时，眼球内陷 2mm（图 5-28）。通常，2mm 的眼球内陷在临床上是可检测到的，因此被用作眼眶骨折修复的阈值。

（二）眼外肌运动受限

眼外肌失衡和复视通常是肌肉挫伤的结果。少数情况下，可由眼外肌（如下直肌）或邻近肌肉的软组织嵌顿、脑神经病变（第Ⅲ对、第Ⅳ对或第Ⅴ对脑神经）或视轴偏离引起。真正的嵌顿在成人患者中是非常罕见的。然而，儿童的眼眶爆裂性骨折（“白眼”爆裂性骨折）可能会导致眼球无法运动和眼球内陷（图 5-29A）。这种严重的眼球活动度丧失是肌肉嵌顿的临床表现，也是立即进行眼眶探查并解除眼外肌嵌顿的指征。在儿童患者中，这类伴下直肌嵌顿的眶底骨折，通常伴随着尝试眼球运动时的疼痛，以及恶心和

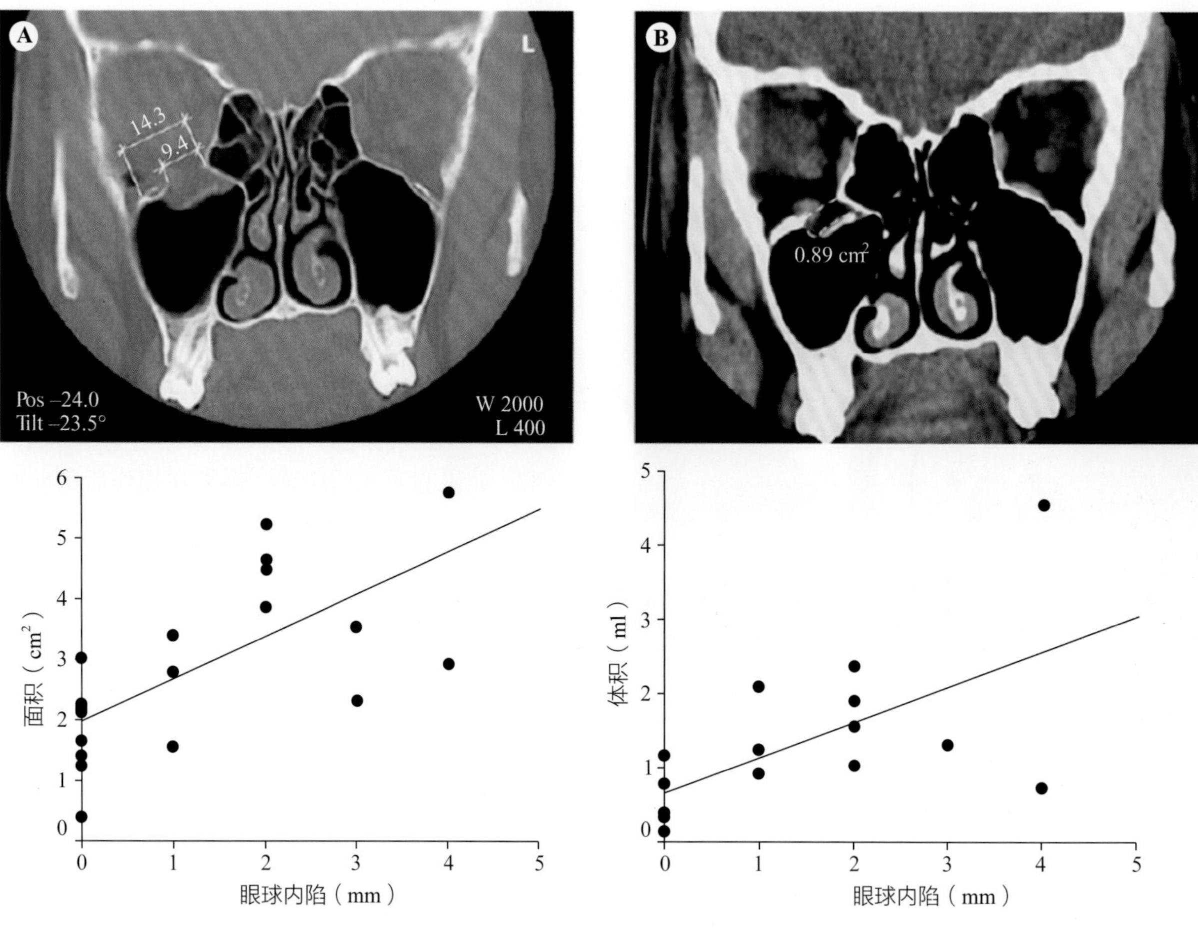

▲ 图 5-28　单纯性眶底爆裂性骨折 CT 冠状面影像中面积和体积变化与眼球内陷的关系
引自 Ploder O. 2002. J Oral Maxillofac Surg 60: 1267-1272.

呕吐，但在成年眼眶爆裂性骨折患者中是比较罕见的。

（三）眼球内陷

眼球内陷是眼眶损伤的第二大潜在并发症，主要由眼眶体积增加引起（图 5-30）。眼球内陷的其他原因包括眼外肌或眼周软组织嵌顿、脂肪萎缩或玻璃体体积减小。多年来，脂肪萎缩被认为是眼球内陷的主要病因，然而 Manson[140] 的研究表明并非如此。研究证实，眼球在眶内的支撑和在眶内的位置主要是由肌内（肌锥内间隙）脂肪的作用。脂肪主要位于眼眶前方的肌锥外间隙。然而在需要脂肪的后部，大部分脂肪位于肌锥内间隙。肌锥内脂肪被挤出到肌锥外，再加上创伤后的瘢痕形成，会导致明显的眼球内陷症状。

在眶内重建中最常见的错误是未能充分恢复眼眶后下部（鼻窦隆起）和后内侧（筛窦隆起）的眼眶隆起（图 5-31）。典型的手术错误是将植入物放置在与眼眶前部齐平的位置，并直接延伸到上颌窦后壁。

类似的错误也会发生在眶内侧，植入物进入筛骨迷路（图 5-32）。对植入物位置的影像学评估非常重要，可通过术后 CT 扫描进行轴位、冠状位和矢状位评估，也可通过术中 CT 扫描即刻确认植入位置，避免在术后 CT 扫描发现植入位置不准确而返回手术室再次手术。

（四）眼睑位置异常

下眼睑内翻或外翻会使外科医生和患者感到

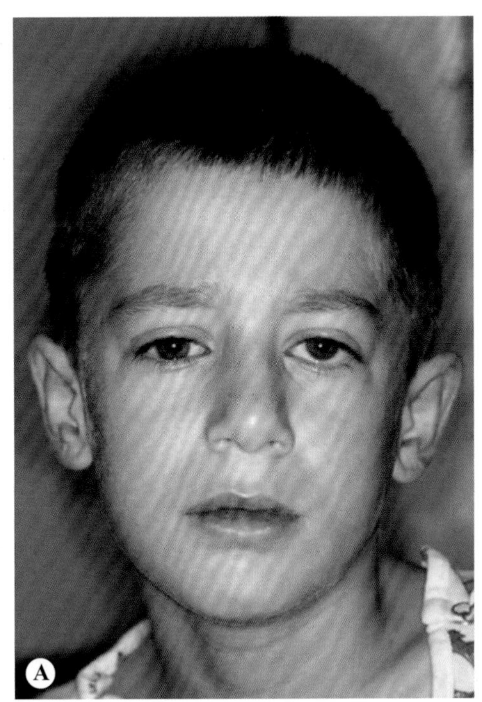

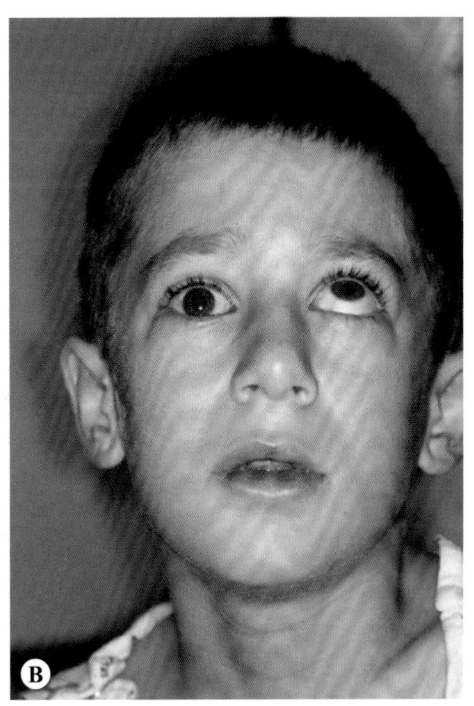

▲ 图 5-29　**9 岁患者，眶底爆裂骨折伴下直肌嵌顿。这种损伤需要外科急诊处理，必须探查眶部并迅速解除肌肉嵌顿**
A. 正面注视；B. 向上注视

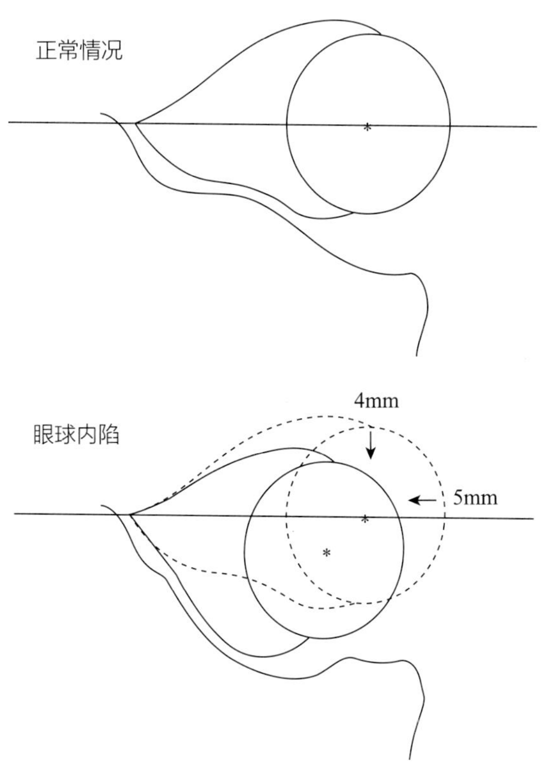

▲ 图 5-30　**眼眶骨折结构图**
A. 正常情况下，眼眶内容物呈圆锥形，眼球后方向中后部凸起；B. 外伤后眼眶底部凹陷，导致眼球内陷和垂直异位

挑战和沮丧。避免使用外眦切开术联合经结膜切口路，可将睑内翻的风险降至最低。此外，在结膜穹窿处进行经结膜切口可将术后睑内翻的风险降至最低。睑外翻可通过使用睑中切口而睑缘下切口入路来避免，后者更容易造成术后瘢痕和眼睑异位。最后，上睑下垂在颧突和眶下缘完全骨化的患者中几乎是不可避免。然而，在骨折复位、稳定和固定后，应尽一切努力将眶下软组织重新悬吊到骨或植入骨组织的金属植入物上。

多数情况下，眶底手术应采用穹窿部结膜切口入路。经结膜前入路曾是首选方式，但易形成睑外翻，与外眦切开术联合使用会进一步增加睑外翻的风险。外眦切开术在某些情况下是必须的，但应注意将眶周肌肉组织重新悬吊到 Whitnall 结节区，并在伤口愈合时准确地进行外眦固定术（后方和上方）。当需要对眶下缘进行广泛探查时，尤其是对于水肿持续存在的创伤后患者，采用睑中切口预后较好，可减少巩膜暴露或睑外翻并兼顾美观效果（图 5-33）。

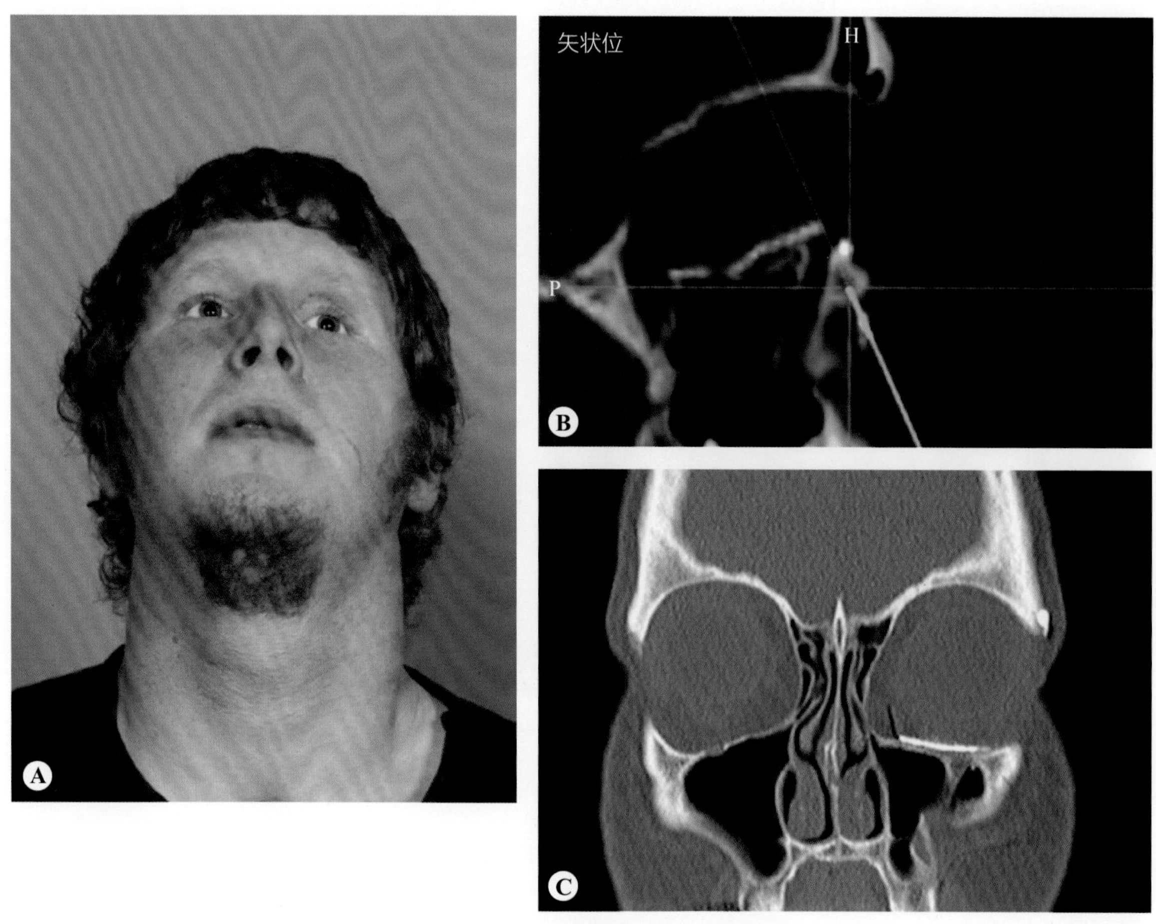

▲ 图 5-31 重建关键眶壁隆起的重要性

A. 内侧筛窦和后侧上颌窦壁重建不准确后出现眼球内陷；B. 矢状位 CT 图像显示眶内植入物没有完全位于眶内，而是沿上颌窦后壁进入上颌窦窦腔内；C. 同一患者的冠状 CT 图像，显示眶内侧筛窦隆起未恢复

眶部手术入路相关并发症发病率中，下眼睑结膜入路的巩膜暴露和睑外翻发生率低于睑缘下入路[141]。尽管研究结果有所不同，但睑缘下入路和下眼睑结膜入路的睑外翻发生率高于经结膜入路[142–145]。为减少并发症，一些外科医生推荐，在颧上颌骨骨折时采用下眼睑结膜入路，在单纯眶底骨折时采用经结膜切口。单纯眶底骨折也可采用经鼻内镜辅助的手术，避免下眼睑切口的潜在并发症[145]。

（五）颅眶骨折

复杂的颅眶骨折是最难处理和重建的颅颌面部创伤之一。高速创伤通常会造成眼眶两壁、三壁或四壁损伤。这种“眼眶粉碎性骨折”会造成眶容积增大，眶内容物大量突出到周围的解剖间隙中，偶尔还会出现脑神经病变。这类损伤通常会延伸到眼眶肌锥，并可能累及视神经管。复杂的骨折类型及失去后内侧和后下侧隆起性结构的支持作用，使恢复正常的眼眶解剖非常困难。手术方法的改进和新型生物材料的发展提高了我们重建眶部形态和功能的能力，但尽管有经验的外科医生在初次手术中做出了最大的努力，仍有很多患者需要再次手术进行整复[146, 147]（图 5-34）。

累及前颅底的四壁眼眶骨折可能需要通过开颅手术进行治疗，这类手术有时需要神经外科医生的协助，而且手术过程中可能还需要处理额窦和眶尖的损伤。由于额颞部组织会发生移位，必须采用钛网或骨移植物恢复眶顶，前颅底应进行修补以防止脑脊液漏。

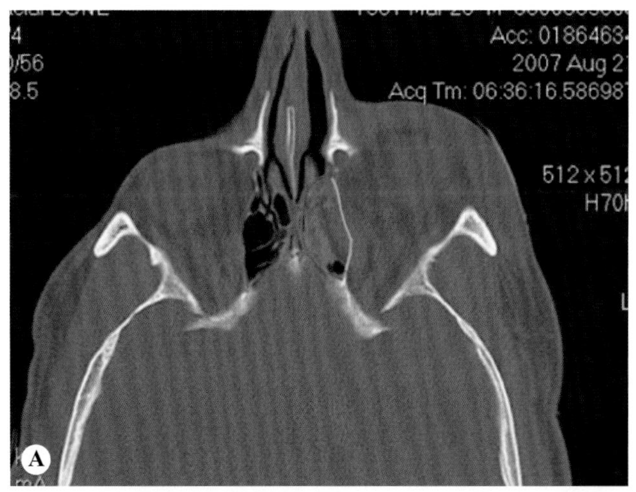

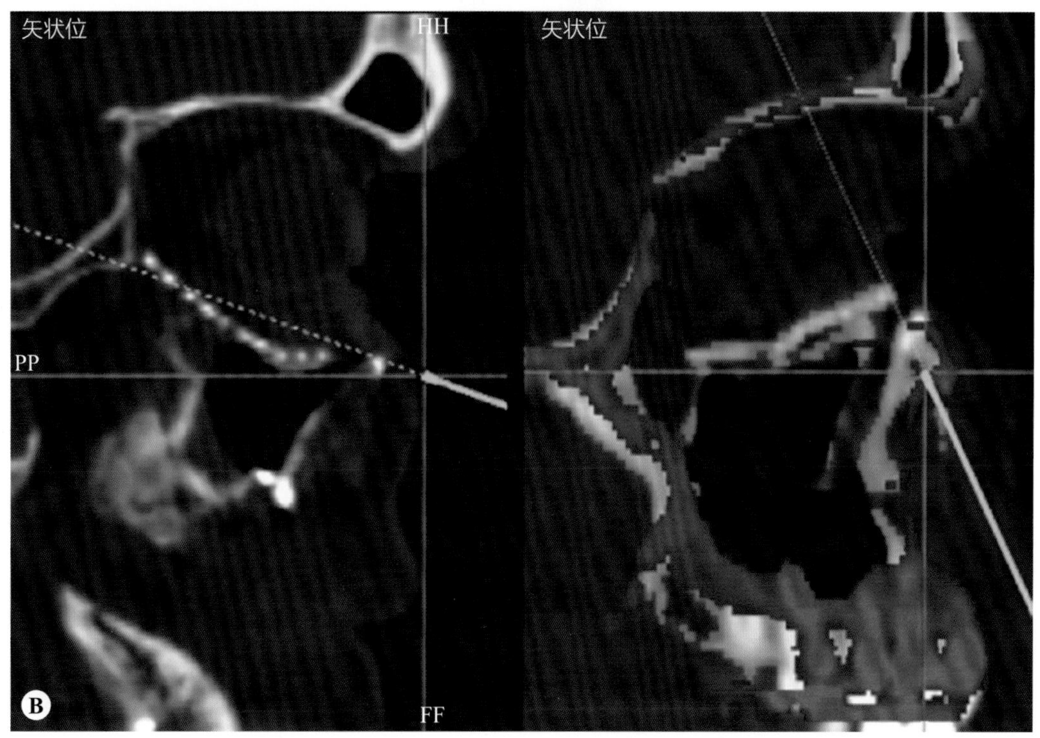

▲ 图 5-32　导致识别和精确重建眼眶骨性标志困难的因素

A. 轴向 CT 扫描显示正常的眼眶后内侧隆起（左，红色）和手术错误导致的眼眶后内侧隆起恢复不足（右，红色）；绿线表示最佳眶部轮廓。B. 矢状位 CT 扫描显示眼眶后部的正常上升坡度（左）和手术错误导致的眼眶后部高度恢复不足（右）

当整个眼眶毁损，并且没有后部解剖标志指导重建时，移植骨块或钛网的准确定位就存在困难。不易重建适当的眼眶轮廓、体积和内侧隆起，并有侵犯眶尖部和视神经的风险。当治疗时间允许时，可以使用术前虚拟手术计划（VSP）对受损眼眶进行三维重建，利用立体光刻模型确定适当的眶部轮廓，通过术中导航确保移植物在视野较差部位的准确和安全定位，提升外科医生在重建深部眼眶结构时的信心、准确性和可预测性[148]。

五、眶颧颌骨折

眶颧颌重建的目的是通过修复眼眶内外解剖

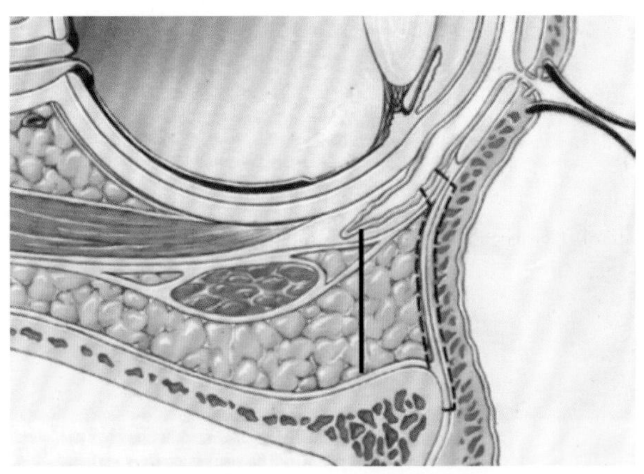

▲ 图 5-33 **结膜入路开眶。切口优先选择于穹窿结膜，而不是眶隔前或眶隔后入路，切口优先朝向结膜穹窿，以尽量减少睑内翻的风险**
改编自 Ellis and Zide[74]

形态，复位或修复嵌顿和受损的软组织，恢复损伤前的形态和功能。为了实现这些目标，需要使用不同的手术方法、技术和重建材料，没有一种选择在所有情况下都是最优选。治疗必须是个性化的，VSP 对治疗有很大的帮助 [146, 149–157]。

一般来说，在选择眼眶损伤的治疗方案时需要进行多项评估，确定损伤对功能或美观的影响。若眶外损伤的临床表现有明显的面部畸形，如面颊扁平，那么需要进行早期治疗。若眶缘能复位到正常解剖位置并保持稳定，就可以通过最小入路进行坚强内固定。眶内损伤需要评估眼球运动障碍或眼球内陷的可能性。如果 CT 图像显示眶底部缺损大于 $3cm^2$ 或体积变化大于 $1.5cm^3$，则认为有必要治疗。此外，除非患者完全没有症状，发生在眼球后侧和内侧的眶损伤通常需要手术治疗。

在大多数患者中，涉及眶缘的低速损伤（如徒手攻击或坠落地面）可在不进行内部眼眶手术的情况下恢复形态和功能。相反，大多数高速损伤（例如机动车碰撞造成的损伤）会导致严重的内部眼眶破坏，无论 CT 显示的移位程度如何，都需要进行内部眼眶修复。在进行眼眶修复时，要考虑患者的主观症状（例如视力模糊、复视）、体检结果（例如下直肌嵌顿）、眼外肌运动障碍、影像学表现（缺损大于 $3.5cm^2$ 和体积变化大于 $1.6cm^3$）和损伤机制（低速或高速）等因素，从而确定最合适的治疗方案。

眶颧颌复合体（orbitozygomaticomaxillary complex，OZMC）骨折采用渐进式手术进行治疗，通常从口腔前庭沟切开（Keen 切口）到达颧上颌支柱处。轻度至中度移位的低速 OZMC 骨折通常仅需要颧上颌支柱处的单点固定，前提是不存

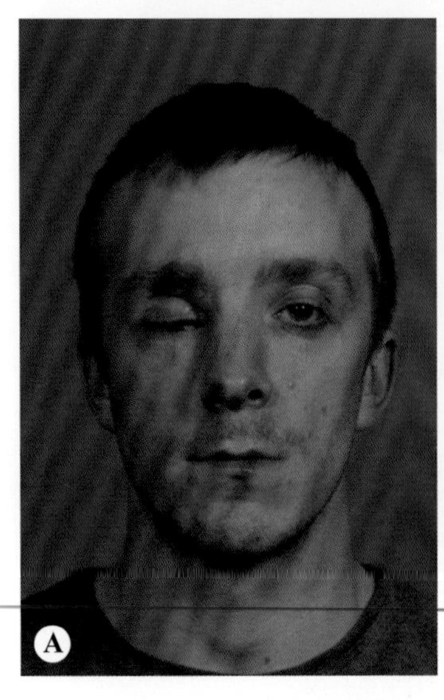

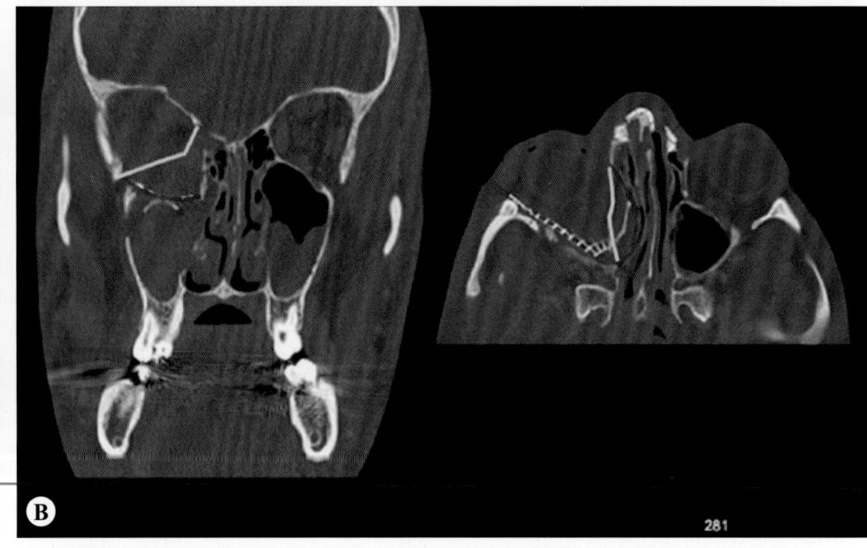

▲ 图 5-34 **“眼眶粉碎性骨折”，眼眶容量恢复不足和骨板位置不准确导致眼球内陷，并伴有眶尖综合征**
A. 术后表现（上睑下垂、眼肌麻痹和深度眼球内陷）；B. 骨板位置不准确（红线）和理想位置（黄线）

在显著的眶内容物移位。低速和高速创伤造成的中度移位，可进行简单的两点固定：一点是通过Keen切口在颧上颌支柱处固定；另一点是通过上眼睑切口在颧额缝处固定。如果在颧上颌支柱和颧额缝进行两点复位固定后，眶颧颌复合体的旋转没有得到充分减少，或者眶下缘移位未恢复，则可以通过经结膜入路将眶缘断端进行固定。如有可能，尽量避免眶下缘骨化。如果眶下缘不能达到足够的高度或宽度，则可通过结膜或睑中切口在眶下缘放置1.2mm或1.3mm微型板。

由高速损伤引起的粉碎性眶颧颌复合体（OZMC）骨折或与全面部骨折相关的OZMC骨折，通常采用四点固定修复。采用冠状切口充分评估损伤，暴露颧弓，重建面部/颧骨突度。必须将颧弓恢复为正常的"扁平"轮廓，避免形成会导致颧骨突度减少和面部变宽的"圆形"颧弓。

（一）颧部变平

Gruss等[158]认识到了颧弓在复杂面中部骨折修复和外伤后眶颧畸形矫正中的重要性。面部前后突度与面部宽度之间存在相互关系（图5-35），即颧骨突度减少会造成面部宽度增加。因此，在严重移位和粉碎性骨折中，颧骨是恢复面部/眼眶突度的关键，应恢复其自然的"扁平"轮廓。在重建颧骨突度时，最常见的错误是没有将移位的"弓形"骨段恢复为扁平的形态（图5-36）。如果不能充分展平颧弓并实现颧颌复合体的最佳旋转，将导致颧骨突度减少和同侧面部变宽。若未采用冠状切口，可通过上眼睑切口检查蝶颧缝区评估颧颌复合体是否准确旋转（流程图5-12）。蝶颧缝是OZMC是否复位的可靠解剖标志。

（二）感觉神经的并发症

OZMC骨折常会破坏眶下管和眶下孔，造成眶下神经损伤。颧颌神经和颧面神经的损伤较为少见[159]。OZMC骨折的患者通常会有下眼睑、颧部和上唇区域的麻木、感觉减退或感觉异常。

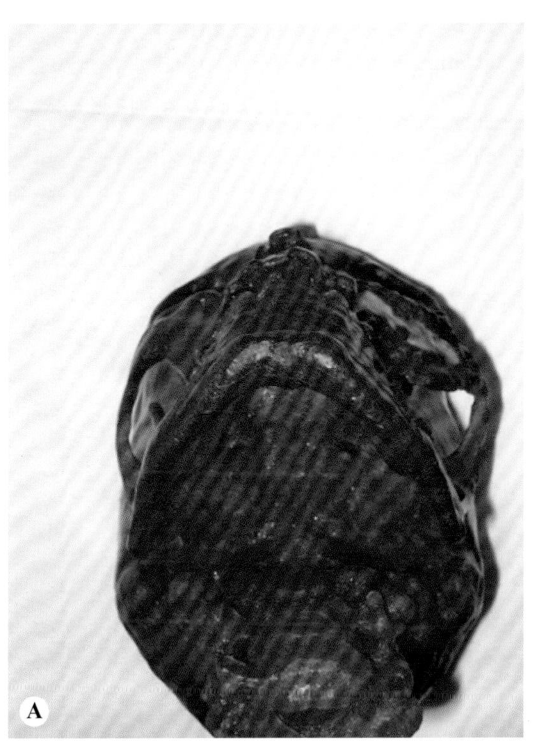

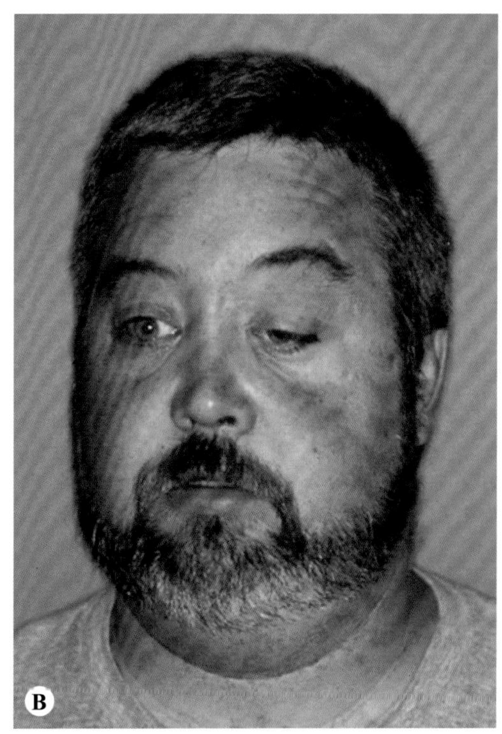

▲ **图5-35　颧骨对正常面部宽度和对称的重要性。随着面部/颧骨突度减少，面部宽度增加**

A. 面部重度粉碎性骨折切开复位和内固定后颧骨没有恢复正常凸度患者的三维模型；颧骨应该是"直的"而不是"弓形的"，这是修复眶外部解剖形态时最常见的错误之一；B. 术后外观（注意面部变宽）

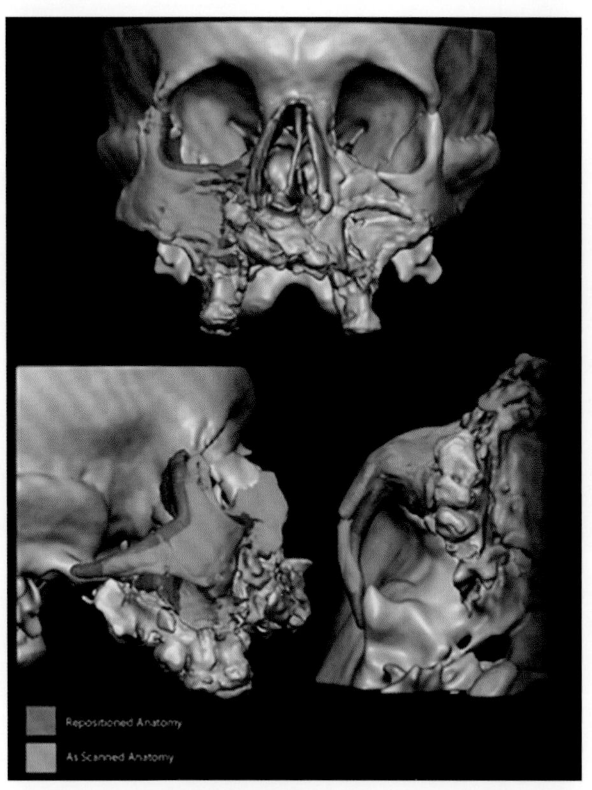

▲ 图 5-36　颧骨弓的“弯曲”（绿色）导致同侧脸与理想弓轮廓（蓝色）相比变宽

此类感觉异常通常是暂时性的，但永久性的感觉异常并不罕见。OZMC 骨折的解剖复位可以解除对眶下神经的压迫，通常可以最大限度地降低出现永久性症状的风险，但偶尔也需要在远期行眶下孔减压术 [160]。

蝶骨大翼构成眶尖的侧壁，因此必须评估第Ⅱ、Ⅳ、Ⅴ和Ⅵ对脑神经功能，确定神经是否受压迫，是否存在眶尖综合征或眶上裂综合征。眶上裂综合征表现为复视、眼肌瘫痪、眼球突出和上睑下垂。眶尖综合征与眶上裂综合征的区别在于，眶尖综合征可能会导致视神经损伤并造成失明 [161]。

六、眼外伤

来自一级创伤中心的数据表明，47% 的面部骨折因一级或二级损伤而入院 [145]。大多数眼部损伤包括角膜擦伤、前房积血和眼球破裂（图 5-37）。压迫性神经病变、眶上裂综合征和眶尖综合征很少见，但它们在功能和美学上都是毁灭性的伤害。

大量科学证据表明，进行性视力丧失、视神经管骨折、伴有眼压升高的血肿或神经周围水肿需要紧急手术探查或减压（图 5-38）。在 Rajiniganth 等的一项研究中 [162]，如果手术在受伤后的前 7 天内进行，70% 的视觉退化和 CT 数据显示对于压迫性神经病变的患者，手术干预效

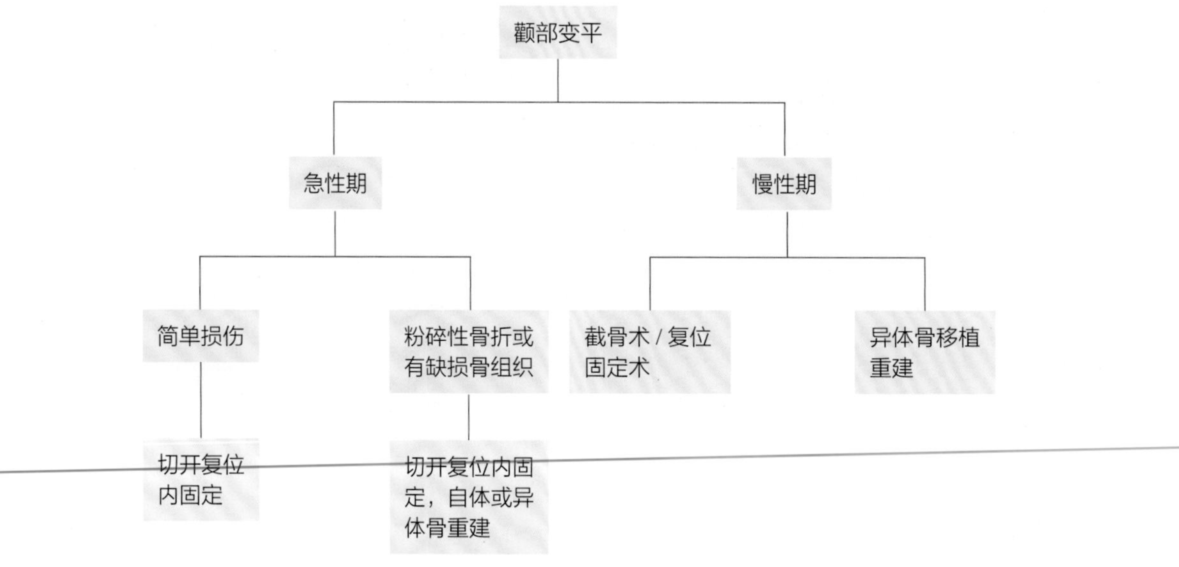

▲ 流程图 5-12　颧部变平

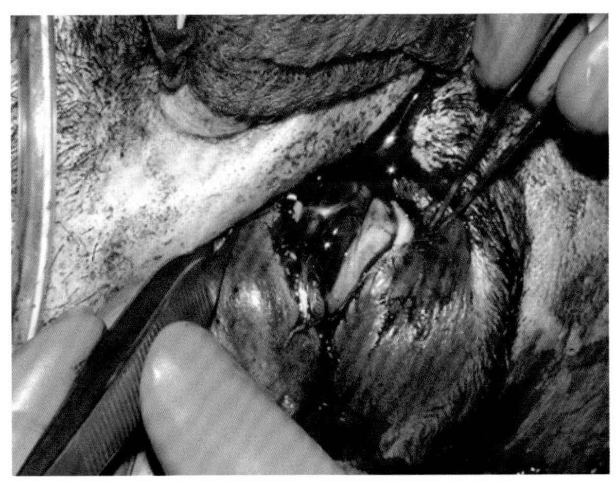

▲ 图 5-37　眼球破裂

果良好。当在损伤后 7 天以上进行减压时，成功率降至 24%。对于一些视神经管移位和延迟视力恶化的患者，经鼻或经眶内镜辅助手术是一种选择。然而，开放性手术通常是必要的，这种方法对颅内损伤的经脑神经外科修复确实很有帮助。

重要的是要协调创伤中心的所有学科，以便提供所有的治疗选择，包括医疗和外科治疗。一般来说，一种方法是对视力受损或衰竭的患者立即使用高剂量全身皮质类固醇，并考虑对以下适应证进行手术减压：①使用皮质类固醇，但视力下降；②视觉损失，CT 证实骨折压迫视神经；③视力下降，神经水肿或血肿增加；④视神经管破裂，无光感；⑤ CT 证实视神经受压的昏迷患者。

球体破裂的常规修复是立即进行的。眼眶摘除术是为不可挽救的眼球破裂而实施的，通常在受伤后 24h 内进行，以防止交感性眼炎。

七、鼻眶筛骨折

鼻眶筛（NOE）骨折的成功治疗是颅颌面创伤手术中最具挑战性的重建手术之一。未能充分恢复鼻腔突出、正常的腔间宽度和眼眶容积将导致非常不利的功能和美观结果。

NOE 骨折的典型手术方法包括冠状切口与其他眶周切口相结合。我们必须减少、稳定并固定严重的鼻骨伸缩或鼻骨粉碎，可以用自体移植物

1. 服用了类固醇，视力下降
2. 视觉损失，CT 证实骨折压迫视神经
3. 视力下降，神经水肿或血肿增加
4. 视神经管破裂，无光感
5. CT 证实视神经受压的昏迷患者

▲ 图 5-38　视神经手术减压的相对适应证

或同种异体移植物移植，以重建正常的鼻突和鼻背轮廓。颅骨支柱骨移植物已被提倡用于鼻背侧移植物（因为顶骨可通过冠状切口获得），而且也是必须的。只要额部能充分恢复，这对于鼻骨的充分解剖复位与稳定固定是必要的。一旦我们用微型钢板缩小并稳定了眼眶内框架并重建了鼻部结构，就必须注意中央 NOE 碎片的处理。经鼻内眦固定术是为了防止持续的外伤性内眦距过宽，这一手术可以通过在鼻外侧区域使用钢板或用钛倒钩网来实现。

（一）内眦距过宽

使用经鼻内眦固定术治疗内眦对于预防远视至关重要，重建 NOE 骨折的中心部分的重要性对于实现最佳的功能和美观效果至关重要（图 5-39）。此外，重要的是避免无法发现伴随侧眼眶骨折的不易识别的 NOE 骨折，我们可以通过适当的身体检查（如弓弦测试）和对 NOE 区域进行适当的 CT 进行识别。如果未识别出 NOE 骨折，外科医生手术中将修复 OZMC 成分，而忽略 NOE 成分，这可能会导致单侧内眦距过宽（流程图 5-13）。

（二）鼻泪管阻塞

鼻泪管损伤通常与 NOE 骨折有关，在 NOE 骨折切开复位和内固定后，可能有 20% 发生。这些损伤是由泪道引流系统的钝性或穿透性创伤以及内眦韧带和眼轮匝肌产生的“泵”造成的。

鼻泪管阻塞最常见的体征和症状是溢泪，这在急性情况下由于相关的眶周水肿而很少被识别。鼻泪管损伤的诊断是通过泪道探针和放大镜检查导管系统来评估的，但损伤的诊断通过 Jones 技术使用荧光素染料（或亚甲基蓝或丙泊

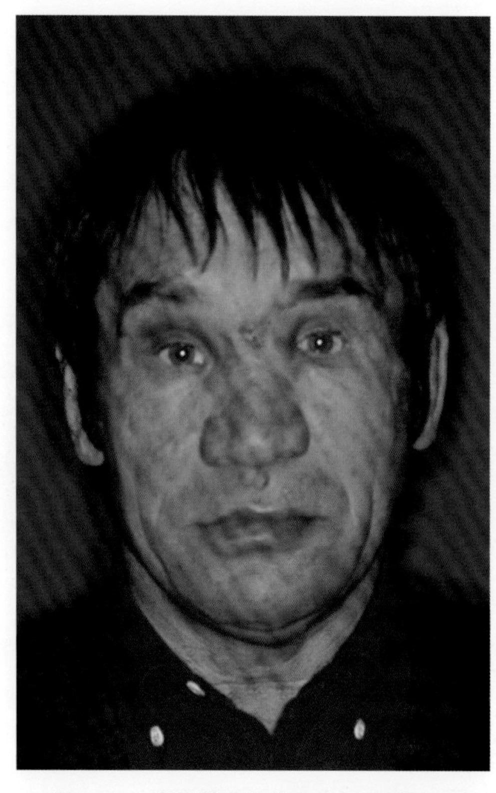

▲ 图 5-39　鼻眶筛骨折修复后的内眦距过宽

酚）来实现。Jones Ⅰ测试将染料引入穹窿，并观察鼻泪管在下鼻道的引流情况。这证实了鼻泪管的通畅性和功能。

如果在下鼻道中未检测到染料，则进行 Jones Ⅱ测试，通过将染料直接注射到泪道中并观察下鼻道的染料。这可以用于清除阻塞，并且若出现染料在下鼻道以外的区域逸出，则诊断鼻泪道撕裂。如果发现损伤，可以使用放置约 6 周的 Crawford 泪管硅胶管对鼻泪管进行插管和支架植入，或者造成自然脱落，这可能无法防止未来因瘢痕而造成的阻塞。二次鼻泪管矫正通常需要进行正式的泪囊鼻腔造瘘术。泪囊鼻腔造瘘术是通过在泪囊和鼻骨侧面之间建立一个通道来进行。然后我们将鼻黏膜缝合到泪囊黏膜上，从而形成持续的瘘管，确保泪液流入鼻子，同时避免因受损或瘢痕等原因阻塞鼻泪管。

（三）美容畸形 / 鞍鼻畸形

NOE 复合体的大规模粉碎通常与鞍鼻畸形

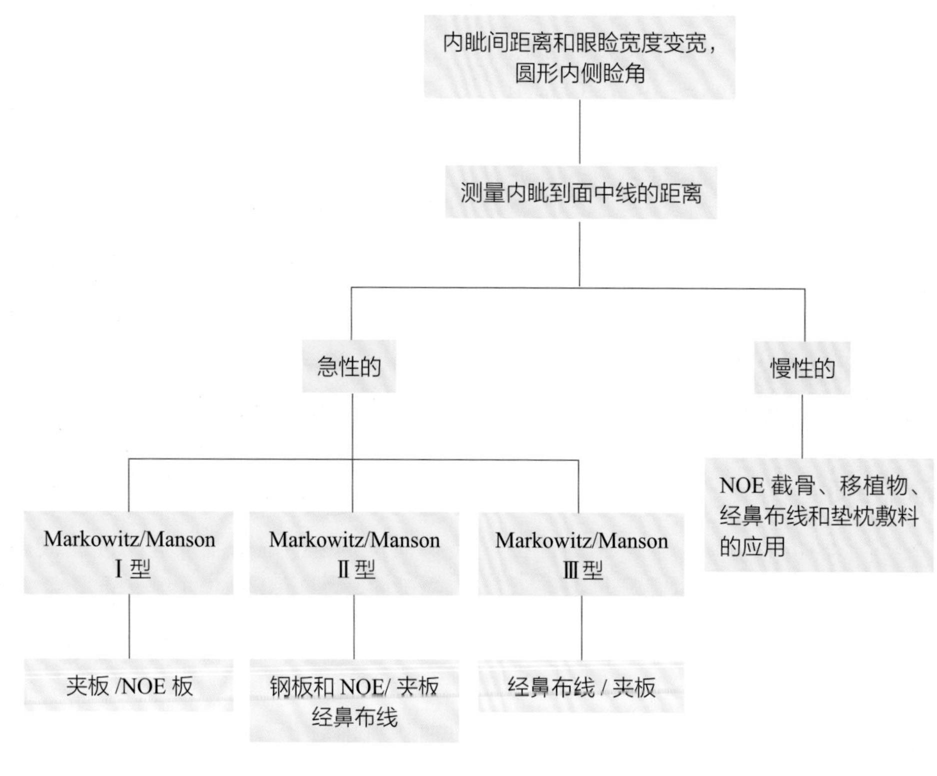

▲ 流程图 5-13　外伤性内眦距过宽
NOE. 鼻眶筛

有关，因为难以恢复 NOE 区域小而薄的骨骼的三维解剖结构。许多研究强调，对于大多数患有严重凹陷性 NOE 骨折的患者，颅骨移植有助于建立鼻腔结构、对称性和轮廓。额部的恢复更重要，并且为了在解剖学上减少鼻骨骨折可使用小的（1.0mm 或 1.2mm）微型钢板。

八、鼻骨骨折

鼻骨骨折是身体最常见的损伤之一，也是最常见的面部骨折。无论是否使用内 / 外鼻夹板，绝大多数鼻骨折可以通过观察（非移位性鼻骨骨折）或闭合复位成功治疗。然而，约 50% 接受封闭治疗的患者将受益于第二次鼻腔手术，其可以优化功能和美观效果。并发症确实会发生，但可以通过在初次就诊时进行彻底的身体检查和放射检查来将其降至最低。

（一）鼻中隔血肿

对每个颌面部创伤患者进行鼻内检查是至关重要的，因为即使在没有鼻外畸形的情况下，也可能存在隐匿性鼻中隔血肿。鼻中隔血肿患者在触诊鼻尖时会出现疼痛，以及单侧或双侧鼻中隔波动性肿胀[163]。这些损伤的发病机制被认为是由于间隔软骨骨折、受损的软骨膜血管在没有引流的情况下出血，以及软骨膜脱落的继发反应[163, 164]。渗血的压力导致软骨缺血性坏死。据报道，这种情况很少发生在鼻翼软骨和鼻尖[16-22, 24-70, 72, 73, 75-133, 135-167]。

未诊断明确的鼻中隔血肿中渗出的血液和坏死组织形成了感染的完美病灶。鼻中隔脓肿的表现与鼻中隔血肿相同，鼻黏膜上有炎症，可伴有炎症渗出物[163]。如果不加以治疗，鼻中隔脓肿可能会导致由鼻中隔血肿引起的同样的鞍状畸形[167]，脓肿可通过从鼻中隔引流到静脉和海绵窦，引起危及生命的细菌性脑膜炎感染[168]。

（二）鼻出血

顽固性鼻出血可能是由鼻外伤或颅底外伤引起的。对于最严重的病例，可能需要进行颅骨 CT 扫描，结合选择性血管造影术和随后的栓塞治疗[169]。

（三）美容畸形 / 鞍鼻畸形

“鞍鼻畸形”一词源于马鞍侧视图中鼻背投影不足（图 5-40）。这种畸形的创伤性原因包括因间隔血肿、间隔脓肿或间隔软骨骨折等原因引起的背侧软骨和骨破坏[167]。鼻畸形的大小应指导重建手术计划。小畸形，如鼻尖上凹陷，可以用从耳软骨或鼻中隔后部获得的软骨移植物进行矫正。中度缺损可用带软骨蒂的上外侧皮瓣治疗。更严重的缺陷，通常是儿童鼻腔创伤和未来生长障碍的结果，无论是骨或软骨移植还是鼻腔植入都需要更多的组织[167]。在过去，使用髂前嵴骨移植物会导致不可预测的长期吸收问题。单独的颅骨移植物可能吸收较少，并提供更好的长期结果[170]，但经验表明，随着时间的推移，它们也会经历一定程度的吸收。另一种技术选择是利用肋软骨肋移植物形成“龙骨瓣”，这在理论上具有较少的长期骨吸收的优势。

（四）鼻气道阻塞 / 间隔偏曲

鼻中隔偏曲通常是鼻外型不对称的根本原因，这是由于上下外侧软骨与鼻中隔的紧密纤维附着。在制订手术计划之前，有必要仔细检查鼻尖、鼻底、背线缺损、鼻中隔和下鼻甲。通过开放式鼻成形术实现鼻中隔直接可视化是评估和纠正这些缺陷的首选方法[171]。

残留的偏斜骨性鼻弓或“弯曲的鼻子”，可

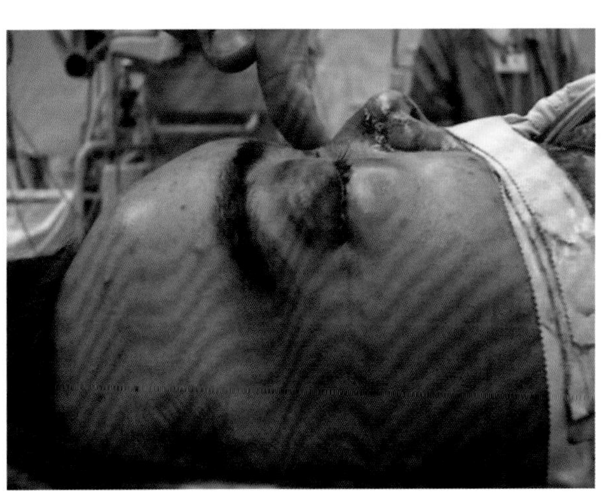

▲ 图 5-40 鼻眶筛骨折修复前的“鞍鼻”畸形

能是由于闭合复位不充分，或者闭合复位后的骨性移位造成的。内鼻夹板（Doyle 夹板，Merocel 包）和外鼻夹板（Denver 夹板）的联合应用将有助于防止鼻腔不对称。鼻骨折后的畸形愈合会导致残余鼻畸形、不对称或偏差，预先治疗包括可控的截骨切开复位和稳定[171]。

（五）瘢痕

瘢痕（瘢痕形成）可发生在鼻内和鼻外，如果不加以治疗，可能会导致严重问题（图 5-41）。枪伤可能会在鼻腔内产生严重的软组织和骨质破坏。当不放置鼻腔填塞物或支架时，伤口边缘的上皮化可能导致粘连，其严重程度可能会干扰正常的鼻腔呼吸。在这种情况下，为了防止再狭窄，颌面修复学家采用多团队方法制造定制了鼻支架[172]。

鼻翼外伤后瘢痕挛缩可导致外观和功能畸形。硬腭黏膜移植物可用于纠正这些缺陷，并被建议作为耳复合移植物的合理替代品，因为供区并发症少，患者接受度增加[173]。

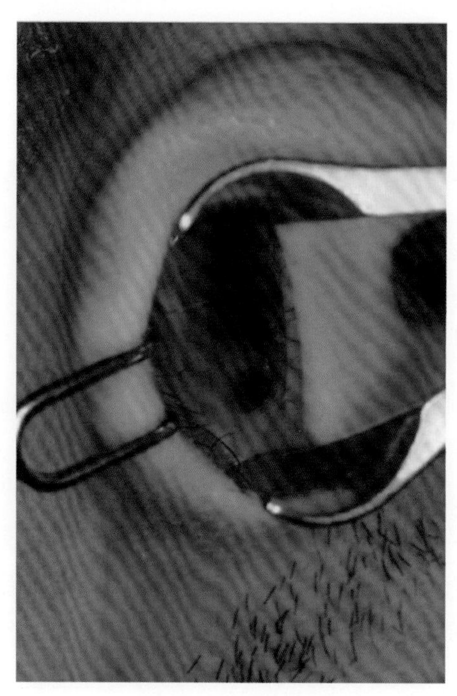

▲ 图 5-41　鼻内粘连

九、上颌骨骨折

涉及上颌骨的骨折可能是孤立的，或作为通常称为 Le Fort Ⅰ、Ⅱ、Ⅲ型骨折的一部分。与下颌骨和颧骨骨折相反，这些骨折大多是高速机动车碰撞的结果，因此与高度的动能分散有关。这一特殊因素，可能比其他任何因素都更容易导致上颌骨折的严重并发症。

用于指导下颌骨骨折切开复位和内固定的解剖复位、稳定和固定的基本原则也适用于上颌骨和面中部，以恢复形态和功能。大多数孤立的上颌骨折不通过翼板传播（在 Le Fort Ⅰ水平），通常不需要开放手术治疗。Le Fort Ⅰ型骨折应使用牙间钢丝、弓形杆或颌间固定螺钉来帮助恢复咬合。如果上颌骨的后部和上部受到影响，应注意“解除”上颌骨；这是一种常见的骨折模式，由前碰撞导致前牙开𬌗。骨折复位后，在颌间固定就位的情况下，通过前庭周围切口进行坚强内固定，暴露前梨状缘和上颌骨后壁（图 5-42）。

对于 Le Fort Ⅱ型或Ⅲ型骨折，在颧额骨接缝处用微型钛板重新定位并稳定外侧眶外组件。其次，通过减小和稳定颧弓来实现颧骨的适当凸出。然后通过经口入路稳定上颌支撑，最后眶下缘将外侧骨连接到内侧 NOE 复合体。如果存在破坏，一旦重建了眶外侧，应当注意修复中心骨骼组件。

严重的鼻骨伸缩或粉碎必须复位、稳定和固定以重建正常的鼻突。尽管已经提倡颅骨支柱移植物，但只要额骨得到充分恢复，通常只需要对鼻骨进行充分的复位和固定。一旦眶内侧用微型钛板复位并稳定，鼻突重建，必须注意中央 NOE（鼻眶筛窦）部件的处理。内眦固定术是利用钛丝网和微型钛钉放置在泪嵴后内侧眶内的后上位置。

（一）错𬌗

上颌骨折的典型初始治疗方法是利用颌间固定与完整的或重建（如果骨折）的下颌骨建立适当的咬合。一旦上下颌骨复合体适当地向上旋转（逆时针旋转），获得最大的骨接触，然后用刚性固定来固定骨折的上颌骨。然而，治疗后可能会

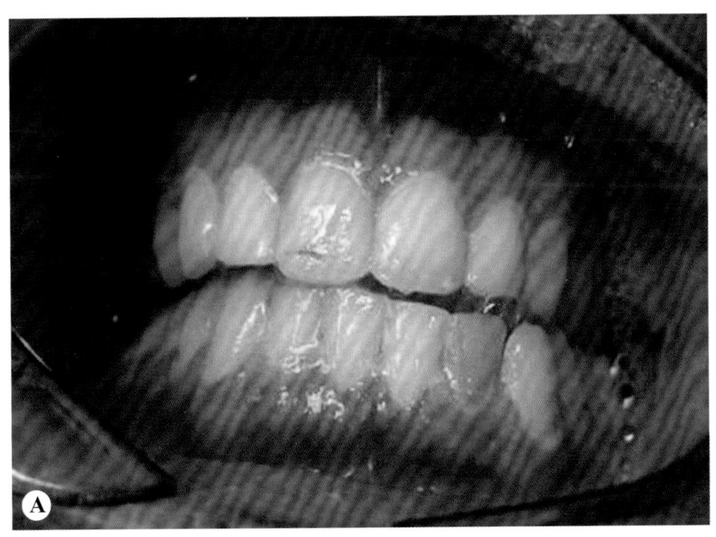
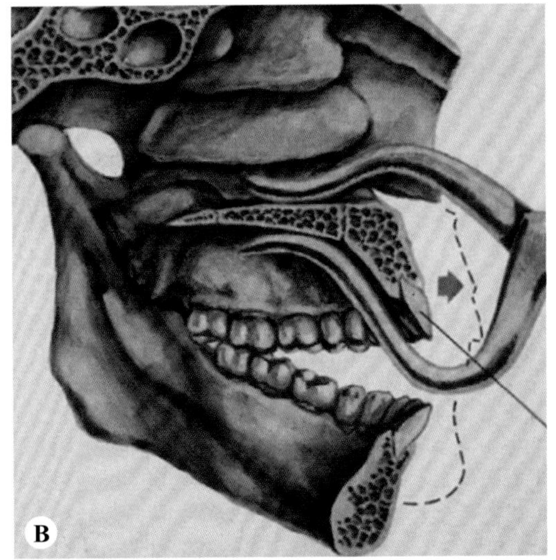

▲ 图 5-42 Le Fort Ⅰ型骨折复位不充分导致前牙开殆
A. 咬合的外观；B. 使用 Rowe 减压钳充分活动 Le Fort Ⅰ节段的冲击骨折

出现错殆，通常包括前牙开殆和（或）Ⅲ类上颌骨关系。虽然错殆可能是由于不正确的刚性固定造成的，但很可能是由于手术中上颌活动不足造成的。有时，手动操作上颌骨与下颌骨相关的正确位置也许是不可能的，此时在 Le Fort Ⅰ水平对上颌骨进行正式截骨可能有助于初步手术设置（图 5-43）[174]。

（二）面部加宽

对于包括下颌骨骨折在内的联合或副联合区的全面部骨折，需要特别注意，因为下颌骨骨折的复位是实现面部重建整体成功的关键。侧肌力会使下颌骨的角度向外（外侧）扩展，并在下颌前部骨折（联合、副联合）的舌侧造成缺损，从而导致下颌骨变宽。这些骨折的复位包括在双侧下颌骨角区施加手动内侧定向力，用骨复位钳复位并稳定下颌骨前骨折，并在联合或副联合处覆盖过度弯曲的刚性重建钛板以帮助压迫下颌骨前舌板。为此建议使用锁定重建钢板，如果大钢板可触及或存在明显的美容畸形，则可在骨愈合后取出。此外，在双侧髁突骨折的情况下，如果可以的话，两个髁突都应进行切开复位和内固定治疗，以避免外侧移位和由此导致的面部变宽。如果不能充分考虑到作用于加宽下颌骨的侧向肌肉力量，将导致下颌骨前部舌侧皮质出现间隙，不美观的面部 / 下颌骨，需要进行二次矫正。在“自下而上”的全面部骨折入路中，基于异常加宽的下颌骨重建面上部骨骼时，下颌骨宽度差异将会累积。

（三）窦性炎症

鼻旁窦骨折对鼻窦和呼吸的长期影响尚不清楚。临床和实验证据表明，损伤后的鼻窦黏膜可再生，鼻窦骨壁可完全或部分再生。然而，并发症可能发生，包括慢性鼻窦炎、鼻窦息肉、黏液囊肿形成，偶发急性或慢性鼻窦感染。颌面部创伤引起的症状性窦性并发症的发生率估计为 1.7%[175]。如果采用更客观的鼻窦疾病标准，如 X 线片证据显示黏膜增厚或内镜证据显示黏膜炎、增生或息肉，则鼻窦并发症的发生率估计为 8.4%～35%[176]。然而，大多数研究都是在常规切开复位内固定前几年完成的，因此可以想象，通过适当的解剖复位，正常的鼻窦功能可以逐渐恢复。额窦骨折的处理也是有争议的，但除了额窦炎、黏液囊肿和黏液脓肿的形成，脑膜炎也是必须考虑的并发症。

（四）出血

Le Fort 骨折的一个潜在致命并发症是颈外动

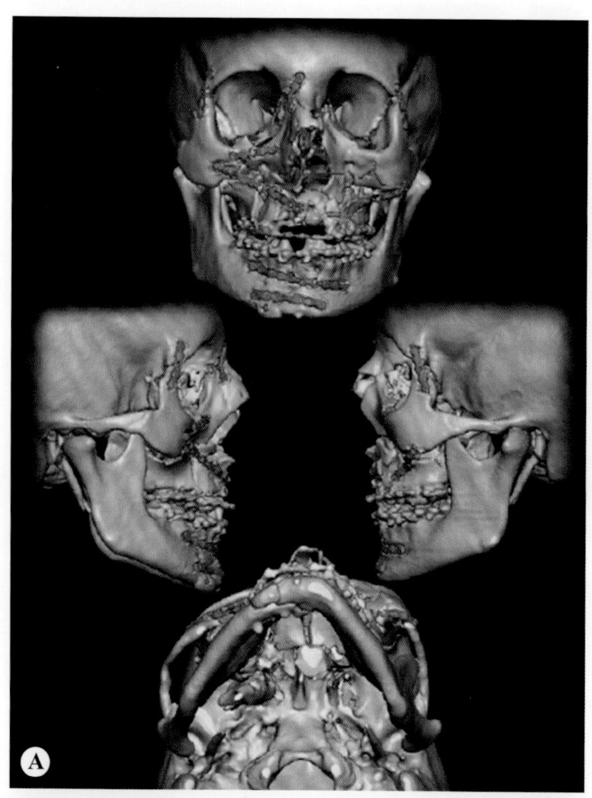

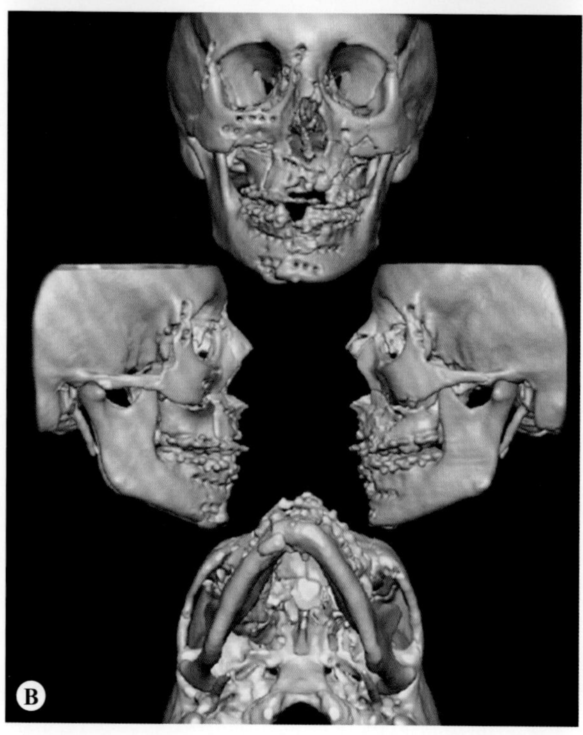

▲ 图 5-43　全面部骨折复位、稳定和固定不充分后面部变宽

A. 修复前 CT 重建［注意下颌骨变宽（关节窝外侧髁）和后移位的上颌骨复合体导致面部变宽和变平］；B. 虚拟重建（注意面部宽度和投影的恢复）

脉分支出血，最常累及上颌内动脉的上牙槽后动脉（posterior superior alveolar artery，PSA）[177]，在极少数情况下累及咽升动脉[178]。当观察到 Le Fort 骨折后局部措施难治性鼻腔或口腔灌注性出血时，应怀疑这些血管受累。特别是，PSA 出血应与任何上颌后牙槽壁骨折后的灌注性出血相怀疑。其他显著出血的症状包括血压迅速下降，血红蛋白和红细胞压积降低。如果不能直接结扎动脉，则应进行选择性造影增强血管造影并栓塞。通过造影剂外渗来确定出血区域。通常使用氰基丙烯酸正丁酯和碘油对血管侵犯区域（通常是上颌内动脉的远端 1/3）进行经导管动脉栓塞[179]。

十、颞骨骨折

22% 的颅骨骨折导致颞骨骨折，这可能导致面神经颅内部分的严重压迫[180]。横向颞骨骨折最可能沿迷路节和（或）膝神经节损伤，而纵向颞骨骨折则导致膝状神经节损伤（图 5-44），CT 无法识别的损伤通常导致乳突和（或）鼓室段损伤。尽管早期修复似乎能产生最有利的长期结果，但对于颞骨骨折继发面神经损伤的早期手术探查和减压是否能带来更好的预后，目前仍存在分歧[26, 180, 181]。

十一、气管切开术

在头颈部颅颌面外伤的整体治疗中，标准的气管内插管并不总是可行的，气管切开术通常是必要的，以创造一个安全的外科手术气道并保持足够的通气，同时不干扰或限制通路或可视化，以充分复位和稳定面部骨折。关于具体的气管切开术位置，外科医生必须小心避免气管造口管在气管旁或气管前错位。如果不仔细观察，这种管道错位可能并不明显，可能只与观察到的潮气末二氧化碳缺乏有关[182]。此外，听诊时听不到呼吸音，外科医生可能会通过抽吸导管，如果气管造口管位置不当，轻度麻醉的患者将不会出现反射性咳嗽。出血是气管切开术中最常见的并发症

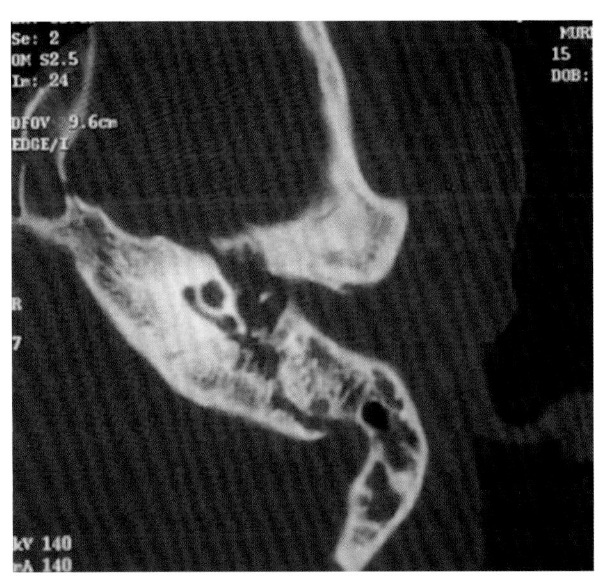

▲ 图 5-44　横向颞骨骨折

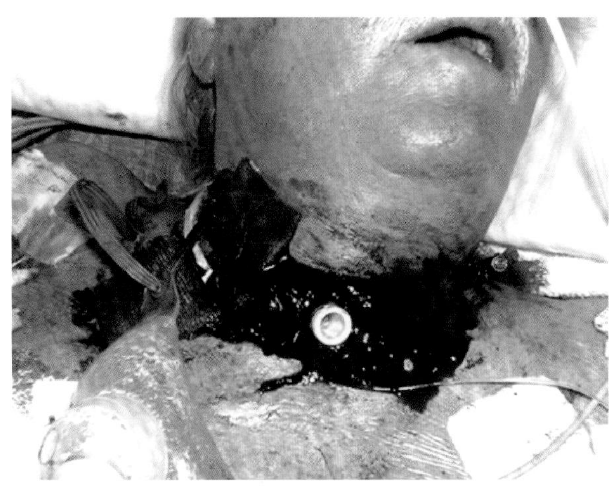

▲ 图 5-45　气管切开术后出血

（图 5-45）。表浅皮肤切口后出血很可能是由于颈前静脉的创伤。如果在解剖深层组织时出血，甲状腺很可能是罪魁祸首。如有出血，可以通过从气管抬高峡部来分割富血管的甲状腺，并缝合和结扎残端。对于气管外侧出血，应小心电灼，并注意不要损伤穿过气管食管沟的喉返神经。

气管切开术后应进行胸片检查以确认导管的放置，并应记录是否存在气胸或血胸，尽管这些是不常见的并发症，但在手术过程中发生较多外侧夹层时可能会发生。在术后，气管切开部位周围可能出现肉芽组织，这可能是潜在的出血源，当遇到这种情况时，使用硝酸银可能会有所帮助。气管切开术部位周围可能发生感染，通常可通过适当的伤口卫生和在切开术部位放置干湿填充物来控制感染。这些感染可能与邻近组织坏死有关，并可能通过二次愈合产生大量肉芽组织。长期放置气管造口管后可能发生气管皮肤瘘（tracheocutaneous fistula，TCF）[183, 184]。儿童 TCF 可在电灼瘘管壁后消退。然而，成年人可能需要对伤口进行更积极的分层缝合，并对相邻肌肉带位缝合。

气管无名瘘管可能在初次气管切开手术数月后出现，是气管前壁被管尖磨损所致。它延伸到无名动脉的后壁，在那里穿过上纵隔的气管。第二和第三气管环附近的切口使导管尖端靠近无名动脉穿过气管的地方。最初，这可以通过给气管造口管套充气或通过靠近气管造口管的气管插管来实现。如果这不能解决问题，那么可以使用 Utley 手法，打开气管切开术部位的下方，钝性解剖分离后，可以对无名动脉施加压力，使其紧贴手部。最终的治疗方法是开胸。长时间气管插管可能导致气管狭窄或气管软化，后者可通过使用大容量、低压气管切开管来预防。气管切开术中可能会出现气管周围组织内管移位，可分为两种类型[182]。Ⅰ型是由于从气管前壁到气管前皮肤的距离增加，通常是由于术后水肿。它通常发生在术后最初几天。Ⅱ型移位发生在从气管前壁到颈部皮肤的距离没有增加的情况下。这两种类型的管移位都会导致吸入管难以通过气管造口管进入气管。

肥胖患者有一系列特殊的并发症风险。在这部分患者中，可以通过使用人体测量尺和选择合适的气管造口管尺寸来防止意外脱管[185]。另外，一些肥胖患者可以从气管切开术部位切除脂肪，并通过基于下方的 Bjork 皮瓣形成造口的下壁，结合基于上方的皮瓣形成气管上壁来构建气管造口[185–187]。

气管切开术后留下的瘢痕是不美观的。持续性 TCF 可导致气胸、支气管炎和慢性误吸，患者更可能出现不良反应，如气管分泌物过多、吞咽困难、发音困难、咳嗽无效和局部皮肤刺激等[188]。TCF 瘘管的早期治疗包括在切除的 TCF 部位使用由耳甲状软骨支撑的双蒂皮瓣。皮瓣的下边缘保持开放，用于临时的空气流出，以使缝合线减压，最终达到愈合。切除和初步闭合也是一种简单可靠的选择，其他几种技术也被描述为使用皮瓣和移植物修复气管造口瘢痕，取得了不小的成功[188-193]。

结论

复杂的颌面外伤通常会引起并发症，但在初次手术过程中，最好预防并注意细节。必要时，可以通过虚拟手术计划（VSP）、患者专用的固定装置和植入物的辅助，残余的创伤后畸形的二次矫正可以成功完成。

参考文献

[1] Oehler, R.L., Velez, A.P., Mizrachi, M. et al. (2009). Bite-related and septic syndromes caused by cats and dogs. *Lancet Infect. Dis.* 9: 439.

[2] Dire, D.J. (1992). Emergency management of dog and cat bite wounds. *Emerg. Med. Clin. North Am.* 10: 719.

[3] Villalbi, J.R., Cleries, M., Bouis, S. et al. (2010). Decline in hospitalisations due to dog bite injuries in Catalonia, 1997-2008. An effect of government regulation? *Inj. Prev.*

[4] Pomara, C., D'Errico, S., Jarussi, V. et al. (2010). Cave Canem: bite mark analysis in a fatal dog pack attack. *Am J Forensic Med Pathol.*

[5] Benfield, R., Plurad, D.S., Lam, L. et al. (2010). The epidemiology of dog attacks in an urban environment and the risk of vascular injury. *Am. Surg.* 76: 203.

[6] Shuler, C.M., DeBess, E.E., Lapidus, J.A., and Hedberg, K. (2008). Canine and human factors related to dog bite injuries. *J. Am. Vet. Med. Assoc.* 232: 542.

[7] Boyce, J.D. and Adler, B. (2006). How does *Pasteurella multocida* respond to the host environment? *Curr. Opin. Microbiol.* 9: 117.

[8] Talan, D.A., Citron, D.M., Abrahamian, F.M. et al. (1999). Bacteriologic analysis of infected dog and cat bites. Emergency medicine animal bite infection study group. *N. Engl. J. Med.* 340: 85.

[9] Ostanello, F., Gherardi, A., Caprioli, A. et al. (2005). Incidence of injuries caused by dogs and cats treated in emergency departments in a major Italian city. *Emerg. Med. J.* 22: 260.

[10] Kravetz, J.D. and Federman, D.G. (2002). Cat-associated zoonoses. *Arch. Intern. Med.* 162: 1945.

[11] Lindsey, D., Christopher, M., Hollenbach, J. et al. (1987). Natural course of the human bite wound: incidence of infection and complications in 434 bites and 803 lacerations in the same group of patients. *J. Trauma* 27: 45.

[12] Agrawal, K., Mishra, S., and Panda, K.N. (1992). Primary reconstruction of major human bite wounds of the face. *Plast. Reconstr. Surg.* 90: 394.

[13] Donkor, P. and Bankas, D.O. (1997). A study of primary closure of human bite injuries to the face. *J. Oral Maxillofac. Surg.* 55: 479.

[14] Goldstein, E.J., Citron, D.M., Merriam, C.V. et al. (2001). Comparative in vitro activity of ertapenem and 11 other antimicrobial agents against aerobic and anaerobic pathogens isolated from skin and soft tissue animal and human bite wound infections. *J. Antimicrob. Chemother.* 48: 641.

[15] Van Sickels, J.E. (1981). Parotid duct injuries. *Oral Surg. Oral Med. Oral Pathol.* 52: 364.

[16] Stevenson, J.H. (1983). Parotid duct transection associated with facial trauma: experience with 10 cases. *Br. J. Plast. Surg.* 36: 81.

[17] Epker, B.N. and Burnette, J.C. (1970). Trauma to the parotid gland and duct: primary treatment and management of complications. *J. Oral Surg.* 28: 657.

[18] Steinberg, M.J. and Herrera, A.F. (2005). Management of parotid duct injuries. *Oral Surg. Oral Med. Oral Pathol. Oral Radiol. Endod.* 99: 136.

[19] Sparkman, R.S. (1950). Laceration of parotid duct further experiences. *Ann. Surg.* 131: 743.

[20] Lewis, G. and Knottenbelt, J.D. (1991). Parotid duct injury: is immediate surgical repair necessary? *Injury* 22: 407.

[21] Arnaud, S., Batifol, D., Goudot, P., and Yachouh, J. (2006). Nonsurgical management of traumatic injuries of the parotid gland and duct using type a botulinum toxin. *Plast. Reconstr. Surg.* 117: 2426.

[22] Meningaud, J.P., Pitak-Arnnop, P., Chikhani, L., and Bertrand, J.C. (2006). Drooling of saliva: a review of the etiology and management options. *Oral Surg. Oral Med. Oral Pathol. Oral Radiol. Endod.* 101: 48.

[23] House, J.W. and Brackmann, D.E. (1985). Facial nerve grading system. *Otolaryngol. Head Neck Surg.* 93: 146-147.

[24] Roland, J.T. Jr., Lin, K., Klausner, L.M., and Miller, P.J. (2006). Direct facial-to-hypoglossal neurorrhaphy with parotid release. *Skull Base* 16: 101.

[25] Sleilati, F.H., Nasr, M.W., Stephan, H.A. et al. (2010). Treating facial nerve palsy by true termino-lateral hypoglossal-facial nerve anastomosis. *J. Plast. Reconstr. Aesthet. Surg.*

[26] Tucker, H.M. (1978). The management of facial paralysis due to extracranial injuries. *Laryngoscope* 88: 348.

[27] Zaldivar, R.A., Buerger, D.E., Buerger, D.G., and Woog, J.J. (2006). Office evaluation of lacrimal and orbital disease. *Otolaryngol. Clin. N. Am.* 39: 911.

[28] Tao, J.P., Luppens, D., and McCord, C.D. (2010). Buccal mucous membrane graft-assisted lacrimal drainage surgery. *Ophthal. Plast. Reconstr. Surg.* 26: 39.

[29] Onerci, M. (2002). Dacryocystorhinostomy. Diagnosis and treatment of nasolacrimal canal obstructions. *Rhinology* 40: 49.

[30] Montandon, D. (1991). Extrinsic eyelid ectropion. *Ann. Plast. Surg.* 26 (4): 353-357.

[31] Converse, J.M. and Smith, B. (1959). Repair of severe burn ectropion of the eyelids. *Plast. Reconstr. Surg.Transplant. Bull.* 23 (1): 21-26.

[32] Ivy, R.H. (1971). Who originated the Z-plasty? (Charles Pierre Denonvilliers). *Plast. Reconstr. Surg.* 47 (1): 67-72.

[33] Levin, M.L. and Leone, C.R. Jr. (1990). Bipedicle myocutaneous flap repair of cicatricial ectropion. *Ophthalmic Plast. Reconstr. Surg.* 6 (2): 119-121.

[34] Xu, J.H., Tan, W.Q., and Yao, J.M. (2007). Bipedicle orbicularis oculi flap in the reconstruction of the lower eyelid ectropion. *Aesthet. Plast. Surg.* 31 (2): 161-166.

[35] Wozniak K, Sommer F: [Surgical management of entropion.]. *Ophthalmologe* 2010.

[36] Pereira, M.G., Rodrigues, M.A., and Rodrigues, S.A. (2010). Eyelid entropion. *Semin. Ophthalmol.* 25: 52.

[37] Swamy, B.N., Benger, R., and Taylor, S. (2008). Cicatricial entropion repair with hard palate mucous membrane graft: surgical technique and outcomes. *Clin. Exp. Ophthalmol.* 36: 348.

[38] Leibovitch, I. (2010). Lateral wedge resection: a simple technique for repairing involutional lower eyelid entropion. *Dermatol. Surg.*

[39] Champy, M. (1983). Biomechanische Grundlagen Der Strassburger Miniplattenosteosynthese. *Dtsch. Zahnarztl. Z.* 38: 358-360.

[40] Shetty, V. and Freymiller, E. (1989). Teeth in the line of fracture: a review. *J. Oral Maxillofac. Surg.* 47: 1303.

[41] Neal, D.C., Wayne, F., and Alpert, B. (1978). Morbidity associated with teeth in the line of mandibular fractures. *J. Oral Surg.* 36: 859.

[42] Amaratunga, N.A. (1987). The effect of teeth in the line of mandibular fractures on healing. *J. Oral Maxillofac. Surg.* 45: 312.

[43] Thaller, S.R. and Mabourakh, S. (1994). Teeth located in the line of mandibular fracture. *J. Craniofac. Surg.* 5: 16.

[44] Muller, W. (1964). Zur Frage des Versuchs der Erhaltung de rim bruchspalt sthenden zahne unter antibiotischem Schutz. *Dtsch. Zahn Mund Kieferheilk.* 41: 360.

[45] Greenburg, R.N., James, R.B., Marier, R.L. et al. (1979). Microbiologic and antibiotic aspects of infections in the oral and maxillofacial region. *J. Oral Surg.* 37: 873.

[46] Kahnberg, K.E. and Ridell, A. (1979). Prognosis of teeth involved in the line of mandibular fractures. *Int. J. Oral Surg.* (8): 168.

[47] Ellis, E. (2002). Outcomes oaf patients with teeth in the line of mandibular angle fractures treated with stable internal fixation. *J. Oral Maxillofac. Surg.* 60 (8).

[48] Bell, R.B. and Wilson, D.M. (2008). Is the use of arch bars or interdental wire fixation necessary for successful outcomes in the open reduction and internal fixation of mandibular angle fractures? *J. Oral Maxillofac. Surg.* 66 (10): 2116-2122.

[49] Chacon GE, Larson PE. Principles of Management of Mandibular Fractures. Miloro M, Ghali GE, Larson PE, et al. (Editors) Peterson's Principles of Oral and Maxillofacial Surgery (Edition 2). Hamilton BC Decker Incorporated, 2004, page 401-431.

[50] Ellis, E. and Walker, L.R. (1996). Treatment of mandibular angle fractures using one non-compression mini plate. *J. Oral Maxillofac. Surg.* 54: 864.

[51] Passeri, L.A., Ellis, E., and Sinn, D.P. (1993). Complications of non-rigid fixation of mandibular angle fractures. *J. Oral Maxillofac. Surg.* 51: 382-384.

[52] Ellis, E. and Ghali, G.E. (1991). Lag screw fixation of mandibular angle fractures. *J. Oral Maxillofac. Surg.* 49: 334-343.

[53] Ellis, E. and Karas, N. (1992). Treatment of mandibular angle fractures using two mini dynamic compression plates. *J. Oral Maxillofac. Surg.* 50: 958-963.

[54] Ellis, E. (1993). Treatment of mandibular angle fractures using the AO reconstruction plate. *J. Oral Maxillofac. Surg.* 51: 250-254.

[55] Ellis, E. and Sinn, D.P. (1993). Treatment of mandibular angle fractures using two 2.4 millimeter dynamic compression plates. *J. Oral Maxillofac. Surg.* 51: 969-973.

[56] Ellis, E. and Walker, L. (1994). Treatment of mandibular angle fractures using two non-compression mini plates. *J. Oral Maxillofac. Surg.* 52: 1032-1036.

[57] Potter, J.K. and Ellis, E. (1999). Treatment of mandibular angle fractures with a malleable non-compression miniplate. *J. Oral Maxillofac. Surg.* 57: 288.

[58] Ellis, E. (1999). Treatment methods for fractures of the mandibular angle. *Int. J. Oral Maxillofac. Surg.* 28: 243-252.

[59] Ellis, E. and Miles, B.A. (2007). Fractures of the mandible; a technical prospective. *Plast. Reconstr. Surg.* 120 (Supplement 2): 76S.

[60] Buchbinder, D. (1993). Treatment of fractures of the edentulous mandible, 1943-1993: a review of the literature. *J. Oral Maxillofac. Surg.* 51: 1174.

[61] Zallen, R.D. and Curry, J.T. (1975). A study of antibiotic usage in compound mandibular fractures. *J. Oral Surg.* 33: 431.

[62] Chole, R.A. and Yee, J. (1987). Antibiotic prophylaxis for facial fractures. A prospective, randomized clinical trial. *Arch. Otolaryngol. Head Neck Surg.* 113: 1055.

[63] Abubaker, A.O. and Rollert, M.K. (2001). Postoperative antibiotic prophylaxis in mandibular fractures: a preliminary randomized, double-blind, and placebo-controlled clinical study. *J. Oral Maxillofac. Surg.* 59: 1415.

[64] Miles, B.A., Potter, J.K., and Ellis, E. 3rd (2006). The efficacy of postoperative antibiotic regimens in the open treatment of mandibular fractures: a prospective randomized trial. *J. Oral Maxillofac. Surg.* 64: 576.

[65] Tuovinen, V., Norholt, S.E., Sindet-Pedersen, S., and Jensen, J. (1994). A retrospective analysis of 279 patients with isolated mandibular fractures treated with titanium

miniplates. *J. Oral Maxillofac. Surg.* 52: 931.

[66] Smith, W.P. (1991). Delayed miniplate osteosynthesis for mandibular fractures. *Br. J. Oral Maxillofac. Surg.* 29: 73.

[67] Ellis, E. 3rd and Walker, L. (1994). Treatment of mandibular angle fractures using two noncompression miniplates. *J. Oral Maxillofac. Surg.* 52: 1032.

[68] Marker, P., Eckerdal, A., and Smith-Sivertsen, C. (1994). Incompletely erupted third molars in the line of mandibular fractures. A retrospective analysis of 57 cases. *Oral Surg. Oral Med. Oral Pathol.* 78: 426.

[69] Hermund, N.U., Hillerup, S., Kofod, T. et al. (2008). Effect of early or delayed treatment upon healing of mandibular fractures: a systematic literature review. *Dent. Traumatol.* 24: 22-26.

[70] Benson, P.D., Marshall, M.K., Engelstad, M.E. et al. (2006). The use of immediate bone grafting in reconstruction of clinically infected mandibular fractures: bone grafts in the presence of pus. *J. Oral Maxillofac. Surg.* 64: 122-126.

[71] Prein, J. (ed.) (1997). *Manual of Internal Fixation in the Craniofacial Skeleton: Techniques Recommended by the AO/ASIF*. Maxillofacial Group. Springer.

[72] James, R.B., Frederickson, C., and Kent, J. (1981). Prospective study of mandibular fractures. *J. Oral Surg.* 39: 275.

[73] Chuong, R., Donoff, R.B., and Guralnick, W.C. (1988). A retrospective analysis of 327 mandibular fractures. *J. Oral Maxillofac. Surg.* 41: 305.

[74] Ellis, E. III and Zide, M.F. (eds.) (2006). *Surgical Approaches to the Facial Skeleton*, 42. Philadelphia: LWW.

[75] Tiwana, P.S., Abraham, M.S., Kushner, G.M., and Alpert, B. (2009). Management of atrophic edentulous mandibular fractures: the case for primary reconstruction with immediate bone grafting. *J. Oral Maxillofac. Surg.* 67: 882-887.

[76] Van Sickels, J.E. and Cunningham, L.L. (2010). Management of atrophic mandible fractures: are bone grafts necessary? *J. Oral Maxillofac. Surg.* 68: 1392-1395.

[77] Carter, T.G., Brar, P.S., Tolas, A. et al. (2008). Off-label use of recombinant human bone morphogenetic protein-2 (rh-BMP-2). *J. Oral Maxillofac. Surg.* 66: 1417.

[78] Cillo, J.E. and Ellis, E. 3rd (2007). Treatment of patient with double unilateral fractures of the mandible. *J. Oral Maxillofac. Surg.* 65 (8): 1461-1469.

[79] Amaratunga, N.A., S. de (1987). A study of condylar fractures in Sri Lankan patients with special reference to the recent views on treatment, healing and sequelae. *Br. J. Oral Maxillofac. Surg.* 25: 391.

[80] Beekler, D.M. and Walker, R.B. (1969). Condyle Fractures. *J. Oral Surg.* 27: 563.

[81] Blevins, C. and Gores, R.J. (1961). Fractures of the mandibular condylar process; the results of conservative treatment in 140 cases. *J. Oral Surg.* 19: 393.

[82] Dahlstrom, L., Kahnberg, K.E., and Lindhahl, L. (1989). Fifteen years follow-up on condylar fractures. *Int. J. Oral Maxillofac. Surg.* 18: 18.

[83] Hayward, J.R. (1990). Discussion; comparison of functional recovery after non-surgical and surgical treatment of condylar fractures. *J. Oral Maxillofac. Surg.* 48: 1195.

[84] Chalmers, J. (1947). Lyons Club. Fractures involving the mandibular condyles; a posttreatment survey of 120 cases. *J. Oral Surg.* 5: 45.

[85] MacLennan, W.D. (1952). Consideration of 180 cases of typical fractures of the mandibular condylar process. *Br. J. Plast. Surg.* 5: 122.

[86] Hawitschka, M. and Eckelt, U. (2002). Assessment of patients treated for intracapsular fractures of the mandibular condyle by closed techniques. *J. Oral Maxillofac. Surg.* 60: 784-791.

[87] Lieberman, D.E., Pearson, O.M., Polk, J.D. et al. (2003). Optimization of bone growth and remodeling in response to loading in tapered mammalian limbs. *J. Exp. Biol.* 206: 3125-3138.

[88] Ellis, E. and Throckmorton, G.S. (2000). Facial symmetry after closed and open treatment of fractures of the mandibular condylar process. *J. Oral Maxillofac. Surg.* 58: 719-728.

[89] Kleinheinz, J., Anastassov, G.E., and Joos, U. (1999). Indications for treatment of subcondylar mandibular fractures. *J. Craniomaxillofac. Trauma* 5 (2): 17-23.

[90] Dingman, R.O. and Grabb, W.C. (1962). Surgical anatomy of the mandibular ramus of the facial nerve based on the dissection of 100 facial halves. *Plast. Reconstr. Surg. Transplant. Bull.* 29: 266.

[91] Kanno, T., Mitsugi, M., Sukegawa, S. et al. (2010). Submandibular approach through the submandibular gland fascia for treating mandibular fractures without identifying the facial nerve. *J. Trauma* 68: 641.

[92] Lutz, J.C., Clavert, P., Wolfram-Gabel, R. et al. (2010). Is the high submandibular transmasseteric approach to the mandibular condyle safe for the inferior buccal branch? *Surg. Radiol. Anat.* 32 (10): 963-969.

[93] Schmelzeisen, R., Cienfuegos-Monroy, R., Schon, R. et al. (2009). Patient benefit from endoscopically assisted fixation of condylar neck fractures--a randomized controlled trial. *J. Oral Maxillofac. Surg.* 67: 147.

[94] Bagheri, S.C., Meyer, R.A., Khan, H.A., and Steed, M.B. (2009). Microsurgical repair of peripheral trigeminal nerve injuries from maxillofacial trauma. *J. Oral Maxillofac. Surg.* 67: 1791.

[95] Boyne, P.J. (1982). Postexodontia osseous repair involving the mandibular canal. *J. Oral Maxillofac. Surg.* 40: 69.

[96] Bell, R.B., Dierks, E.J., Brar, P. et al. (2007). A protocol for the management of frontal sinus injuries emphasizing sinus preservation. *J. Oral Maxillofac. Surg.* 65 (5): 825-839.

[97] Chuang, S.K. and Dodson, T.B. (2004). Evaluation and management of frontal sinus injuries. In: *Oral and Maxillofacial Trauma*, 3e, vol. 2 (eds. R.J. Fonseca, R.V. Walker, N. Betts, et al.), 721-735. Philadelphia, PA: WB Saunders Co.

[98] Donald, P.J. and Bernstein, L. (1978). Compound frontal sinus injuries with intracranial penetration. *Laryngoscope* 88 (2): 225-232.

[99] Larrabee, W.F., Travis, L.W., and Tabb, H.G. (1980). Frontal sinus fractures: their suppurative complications and surgical management. *Laryngoscope* 90: 1810.

[100] Wolfe, S.A. and Johnson, P. (1988). Frontal sinus injuries: primary care and management of late complications. *Plast. Reconstr. Surg.* 82: 781-789.

[101] Wallis, A. and Donald, P.J. (1988). Frontal sinus fractures: a review of 72 cases. *Laryngoscope* 98: 593-598.

[102] Gonty, A.A., Marciani, R.D., and Adornato, D.C. (1999). Management of frontal sinus fractures: a review of 33 cases. *J. Oral Maxillofac. Surg.* 57: 372-379.

[103] Ioannides, C. and Freihofer, H.P. (1999). Fractures of the frontal sinus: classification and its implications for surgical treatment. *Am. J. Otolaryngol.* 20 (5): 273-280.

[104] Gerbino, G., Roccia, F., Benech, A., and Caldarelli, C. (2000). Analysis of 158 frontal sinus fractures: current surgical management and complications. *J. Cranio Maxillofac. Surg.* 28: 133-139.

[105] Ioannides, C., Freihofer, H.P., and Friens, J. (1993). Fractures of the frontal sinus: a rationale of treatment. *Br. J. Plast. Surg.* 46: 208-214.

[106] Sailer, H.F., Gratz, K.W., and Kalavreezos, N.D. (1998). Frontal sinus fractures: principles of treatment and long-term results after sinus obliteration with the use of lyophilized cartilage. *J. Craniomaxillofac. Surg.* 26: 235-242.

[107] Levine, S.B. (1986). Evaluation and treatment of frontal sinus fractures. *Otolaryngol. Head Neck Surg.* 95: 19-22.

[108] Ducic, Y. and Stone, T.L. (1999). Frontal sinus obliteration using a laterally based pedicled pericranial flap. *Laryngoscope* 109: 541-545.

[109] Disa, J.J. (1996). Transverse glabellar flap for obliteration/isolation of the nasofrontal duct from the anterior cranial base. *Ann. Plast. Surg.* 36: 453-457.

[110] Duvall, A.J. (1987). Frontal sinus fractures: results. *Arch. Otolaryngol. Head Neck Surg.* 113: 933-935.

[111] Lakhani, R.S. (2001). Titanium mesh repair of the severely comminuted frontal sinus fracture. *Arch. Otolaryngol. Head Neck Surg.* 127: 665-669.

[112] Lee, T.T. (1998). Early combined management of frontal sinus and orbital and facial fractures. *J. Trauma* 44: 665-669.

[113] Parhiscar, A. and Har-El, G. (2001). Frontal sinus obliteration with the pericranial flap. *Otolaryngol. Head Neck Surg.* 124: 304-307.

[114] Raveh, J. and Vuillemin, T. (1988). The surgical one-stage management of combined cranio-maxillo-facial and frontobasal fractures: advantages of the subcranial approach in 374 cases. *J. Craniomaxillofac. Surg.* 16: 160-172.

[115] Rosen, G. and Nachtigal, D. (1995). The use of hydroxyapatite for obliteration of the human frontal sinus. *Laryngoscope* 105: 553-555.

[116] Thaller, S.R. and Donald, P. (1994). The use of pericranial flaps in frontal sinus fractures. *Ann. Plast. Surg.* 32: 284-287.

[117] Petruzzelli, G.J. and Stankiewicz, J.A. (2002). Frontal sinus obliteration with hydroxyapatite cement. *Laryngoscope* 112: 32-36.

[118] Shockley, W.W. et al. (1988). Frontal sinus fractures: some problems and some solutions. *Laryngoscope* 98: 18-22.

[119] Stanley, R.B. Jr. and Schwartz, M.S. (1989). Immediate reconstruction of contaminated central craniofacial injuries with free autogenous grafts. *Laryngoscope* 99: 1011-1105.

[120] Snyderman, C.H. et al. (2001). Hydroxyapatite: an alternative method of frontal sinus obliteration. *Otolaryngol. Clin. N. Am.* 34: 179-191.

[121] Wilson, B.C. et al. (1988). Comparison of complications following frontal sinus fractures managed with exploration with or without obliteration over 10 years. *Laryngoscope* 98: 516-520.

[122] David, D.J. and Sheen, R. (1990). Surgical correction of Crouzon's syndrome. *Plast. Reconstr. Surg.* 85: 344-354.

[123] Fearon, J.A. and Whitaker, L.A. (1993). Complications with facial advancement: a comparison between the Le Fort II and monobloc advancements. *Plast. Reconstr. Surg.* 91: 990-995.

[124] Krastinova-Lolov, D. and Hamza, F. (1996). The surgical management of cranio-orbital neurofibromatosis. *Ann. Plast. Surg.* 36: 263-269.

[125] Manson, P.N., Crawley, W.A., and Hoopes, J.E. (1986). Frontal cranioplasty: risk factors and choice of cranial vault reconstructive material. *Plast. Reconstr. Surg.* 77: 888-904.

[126] Posnick, J.C., Al-Oattan, M.M., and Armstrong, D. (1996). Monobloc and facial bipartition osteotomies for reconstruction of craniofacial malformations: A study of extradural dead space and morbidity. *Plast. Reconstr. Surg.* 97 (6): 1118-1128.

[127] Shons, A.R. et al. (1983). The use of methyl methacrylate in a two-stage correction of Crouzon's/Apert's deformity. *Ann. Plast. Surg.* 10: 147-153.

[128] Spinelli, H.M. et al. (1994). An analysis of extradural dead space after fronto-orbital surgery. *Plast. Reconstr. Surg.* 93: 1372-1377.

[129] Whitaker, L.A. et al. (1987). Craniosynostosis: an analysis of the timing, treatment, and complications in 164 consecutive patients. *Plast. Reconstr. Surg.* 80: 195-212.

[130] Wolfe, S.A. et al. (1993). The monobloc frontofacial advancement: do the pluses outweigh the minuses? *Plast. Reconstr. Surg.* 91: 977-987.

[131] Bell, R.B., Dierks, E.J., Homer, L., and Potter, B.E. (2004). Management of cerebrospinal fluid leaks associated with craniomaxillofacial trauma. *J. Oral Maxillofac. Surg.* 62: 676-684.

[132] Bell, R.B. (2009). Management of frontal sinus fractures. *Oral Maxillofac. Surg. Clin. North Am.* 21 (2): 227-242.

[133] Bell, R.B. and Chen, J. (2010). Frontobasilar fractures: contemporary management. *Atlas Oral Maxillofac. Surg. Clin. North Am.* 18 (2): 181-196.

[134] Bell, R.B. and Dierks, E.J. (2007). Paranasal sinuses: function, dysfunction, and surgical complications. *Oral and Maxillofacial Surgery Knowledge Update* 4: 74.

[135] Bell, R.B. (2007). The role of oral and maxillofacial surgery in the trauma care center. *J. Oral Maxillofac. Surg.* 65 (12): 2544-2553.

[136] Manson, P.N. (1999). Pure orbital blowout fracture: new concepts and importance of the medial orbital blowout fracture. *Plast. Reconstr. Surg.* 104 (3): 878-882.

[137] Fan, X., Li, J., Zhu, J. et al. (2003). Computer-assisted orbital volume measurement in the surgical correction of late enophthalmos caused by blowout fractures. *Ophthalmic Plast. Reconstr. Surg.* 19 (3): 207-211.

[138] Whitehouse, R.W., Batterbury, M., Jackson, A., and Noble,

J.L. (1994). Prediction of enophthalmos by computed tomography after 'blow out' orbital fracture. *Br. J. Ophthalmol.* 78 (8): 618-620.

[139] Ploder, O., Klug, C., Voracek, M. et al. (2002). Evaluation of computer-based area and volume measurement from coronal computed tomography scans in isolated blowout fractures of the orbital floor. *J. Oral Maxillofac. Surg.* 60 (11): 1267-1272; discussion 1273-4.

[140] Manson, P.N., Clifford, C.M., Su, C.T. et al. (1986). Mechanisms of global support and posttraumatic enophthalmos: I. the anatomy of the ligament sling and its relation to intramuscular cone orbital fat. *Plast. Reconstr. Surg.* 77 (2): 193-202.

[141] Rohrich, R.J., Janis, J.E., and Adams, W.P. Jr. (2003). Subciliary versus subtarsal approaches to orbitozygomatic fractures. *Plast. Reconstr. Surg.* 111: 1708.

[142] Converse, J. (1944). Two plastic operations for repair of orbit following severe trauma and extensive comminuted fracture. *Arch. Ophthalmol.* 31: 323.

[143] Ridgway, E.B., Chen, C., and Lee, B.T. (2009). Acquired entropion associated with the transconjunctival incision for facial fracture management. *J. Craniofac. Surg.* 20: 1412.

[144] Tessier, P. (1973). The conjunctival approach to the orbital floor and maxilla in congenital malformation and trauma. *J. Maxillofac. Surg.* 1: 3.

[145] Kim, J.H., Kook, M.S., Ryu, S.Y. et al. (2008). A simple technique for the treatment of inferior orbital blow-out fracture: a transantral approach, open reduction, and internal fixation with miniplate and screws. *J. Oral Maxillofac. Surg.* 66: 2488.

[146] Kawamoto, H.K. Jr. (1982). Late posttraumatic enophthalmos: a correctable deformity? *Plast. Reconstr. Surg.*. 69 (3): 423-432.

[147] Manson, P.N., Ruas, E.J., and Iliff, N.T. (1987). Deep orbital reconstruction for correction of post-traumatic enophthalmos. *Clin. Plast. Surg.* 14 (1): 113-121.

[148] Bell, R.B. and Markiewicz, M.R. (2009). Computer assisted planning, stereolithographic modeling, and intraoperative navigation for complex orbital reconstruction: a descriptive study on a preliminary cohort. *J. Oral Maxillofac. Surg.* 67 (12): 2559-25570.

[149] Converse, J.M., Smith, B., Obear, M.F., and Wood-Smith, D. (1967). Orbital blowout fractures: a ten-year survey. *Plast. Reconstr. Surg.* 39 (1): 20-36.

[150] Manson, P.N., Grivas, A., Rosenbaum, A. et al. (1986). Studies on enophthalmos: II. The measurement of orbital injuries and their treatment by quantitative computed tomography. *Plast. Reconstr. Surg.* 77 (2): 203-214.

[151] Schon, R., Metzger, M.C., Zizelmann, C. et al. (2006). Individually preformed titanium mesh implants for a true-to-original repair of orbital fractures. *Int. J. Oral Maxillofac. Surg.* 35 (11): 990-995.

[152] Glassman, R.D., Manson, P.N., Vanderkolk, C.A. et al. (1990). Rigid fixation of internal orbital fractures. *Plast. Reconstr. Surg.* 86 (6): 1103-1109; discussion 1110-1.

[153] Romano, J.J., Iliff, N.T., and Manson, P.N. (1993). Use of Medpor porous polyethylene implants in 140 patients with facial fractures. *J. Craniofac. Surg.* 4 (3): 142-147.

[154] Ellis, E. 3rd. and Tan, Y. (2003). Assessment of internal orbital reconstructions for pure blowout fractures: cranial bone grafts versus titanium mesh. *J. Oral Maxillofac. Surg.* 61 (4): 442-453.

[155] Metzger, M.C., Schon, R., Zizelmann, C. et al. (2007). Semiautomatic procedure for individual preforming of titanium meshes for orbital fractures. *Plast. Reconstr. Surg.* 119 (3): 969-976.

[156] Metzger, M.C., Schon, R., Weyer, N. et al. (2006). Anatomical 3-dimensional pre-bent titanium implant for orbital floor fractures. *Ophthalmology* 113 (10): 1863-1868.

[157] Scolozzi, P., Momjian, R., Heuberger, J. et al. (2009). Accuracy and predictability in use of AO three-dimensionally preformed titanium mesh plates for posttraumatic orbital reconstruction: a pilot study. *J. Craniofac. Surg.* 20 (4): 1108-1113.

[158] Gruss, J.S., Van Wyck, L., Phillips, J.H., and Antonyshyn, O. (1990). The importance of the zygomatic arch in complex midfacial fracture repair and correction of posttraumatic orbitozygmatic deformities. *Plast. Reconstr. Surg.* 85 (6): 878-890.

[159] Govsa, F., Celik, S., and Ozer, M.A. (2009). Orbital restoration surgery in the zygomaticotemporal and zygomaticofacial nerves and important anatomic landmarks. *J. Craniofac. Surg.* 20: 540.

[160] Peltomaa, J. and Rihkanen, H. (2000). Infraorbital nerve recovery after minimally dislocated facial fractures. *Eur. Arch.* 257 (8): 449-452.

[161] Reymond, J., Kwiatkowski, J., and Wysocki, J. (2008). Clinical anatomy of the superior orbital fissure and the orbital apex. *J. Craniomaxillofac. Surg.* 36: 346. *Otorhinolaryngol* 2000;257:449.

[162] Rajiniganth, M.G., Bupta, A.K., Bupta, A., and Bupuraj, J.R. (2003). Traumatic optic neuropathy: visual outcome following combined therapy protocol. *Arch. Otolaryngol. Head Neck Surg.* 129 (11): 1203-1206.

[163] Ginsburg, C.M. (1995). Infected nasal septal hematoma. *Pediatr. Infect. Dis. J.* 14: 1012-1013.

[164] Leon, M.A. et al. (2004). Deforming posttraumatic hematoma of the nasal tip: an infrequent lesion. *Plast. Reconstr. Surg.* 113: 641-644.

[165] Meehan, T. et al. (1994). Alar cartilage hematoma. *J. Laryngol. Otol.* 108: 500.

[166] Green, K.M. (1999). Alar hematoma. *J. Laryngol. Otol.* 113: 1104.

[167] Sessions, D.G. and Stallings, J.O. (1972). Correction of saddle nose deformity. *Laryngoscope* 82: 2000-2007.

[168] Eavey, R.D. et al. (1977). Bacterial meningitis secondary to abscess of the nasal septum. *Pediatrics* 60: 102-104.

[169] Borden, N.M. et al. (1996). Posttraumatic epistaxis from injury to the pterygovaginal artery. *Am.J. Neuroradiol.* 17: 1148-1150.

[170] Schipchandler, T.Z. et al. (2008). Saddle nose deformity reconstruction with a split calvarial bone L shaped strut. *Arch. Facial Plast. Surg.* 10: 305-311.

[171] Kim, D.W. et al. (2004). Management of posttraumatic nasal deformities: the crooked nose and the saddle nose. *Facial Plast. Surg. Clin. NorthAm.* 12: 111-112.

[172] Savion, I. et al. (2005). Construction of a surgical stent for

posttraumatic nasal synechiae. *J. Prosth. Dent.* 94: 462-465.
[173] Hatoko, M. et al. (2000). Correction of a posttraumatic nasal deformity using a hard palate mucosa graft. *Aesth. Plast. Surg.* 24: 34-38.
[174] Ellis, E. (2004). Passive repositioning of maxillary fractures: an occasional impossibility without osteotomy. *J. Oral Maxillofac. Surg.* 62: 1477.
[175] Steidler, N.E., Cook, R.M., and Reade, P.C. (1980). Residual complications in patients with major middle third facial fractures. *Int. J. Oral Surg.* 9: 259.
[176] Ellis, E. and Potter, J.K. (1999). The effects of trauma on the maxillary sinus. *Oral Maxillofac. Surg. Clin. North Am.* 11: 165-177.
[177] Hwang, K. and Choi, H.G. (2009). Bleeding from posterior superior alveolar artery in Le Fort I fracture. *J. Craniofac. Surg.* 20: 1610.
[178] Kurata, A., Kitahara, T., Miyasaka, Y. et al. (1993). Superselective embolization for severe traumatic epistaxis caused by fracture of the skull base. *AJNR Am. J. Neuroradiol.* 14: 343.
[179] Murakami, R., Kumazaki, T., Tajima, H. et al. (1996). Transcatheter arterial embolization as treatment for life-threatening maxillofacial injury. *Radiat. Med.* 14: 197.
[180] Jongkees, L.B. (1968). Surgery of the facial nerve. *J. Laryngol. Otol.* 82: 575.
[181] Alford, B.R., Sessions, R.B., and Weber, S.C. (1971). Indications for surgical decompression of the facial nerve. *Laryngoscope* 81: 620.
[182] Dierks, E.J. (2008). Tracheotomy: elective and emergent. *Oral Maxillofac. Surg. Clin. North Am.* 20: 513.
[183] Yavas, S., Yagar, S., Mavioglu, L. et al. (2009). Tracheostomy: how and when should it be done in cardiovascular surgery ICU? *J. Card. Surg.* 24: 11.
[184] Colman, K.L., Mandell, D.L., and Simons, J.P. (2010). Impact of stoma maturation on pediatric tracheostomy-related complications. *Arch. Otolaryngol. Head Neck Surg.* 136: 471.
[185] Waldron, J., Padgham, N.D., and Hurley, S.E. (1990). Complications of emergency and elective tracheostomy: a retrospective study of 150 consecutive cases. *Ann. R. Coll. Surg. Engl.* 72: 218.
[186] Szeto, C., Kost, K., Hanley, J.A. et al. (2010). A simple method to predict pretracheal tissue thickness to prevent accidental decannulation in the obese. *Otolaryngol. Head Neck Surg.* 143: 223.
[187] Gross, N.D., Cohen, J.I., Andersen, P.E., and Wax, M.K. (2002). 'Defatting' tracheotomy in morbidly obese patients. *Laryngoscope* 112: 1940.
[188] Stanton, D.C., Kademani, D., Patel, C., and Foote, J.W. (2004). Management of post-tracheotomy scars and persistent tracheocutaneous fistulas with dermal interpositional fat graft. *J. Oral Maxillofac. Surg.* 62: 514.
[189] Jackson, C. and Babcock, W.M. (1934). Plastic closure of tracheocutaneous fistula. *Surg Clin North Am* 14: 199-221.
[190] Goldsmith, A.J., Abramson, A.L., and Myssiorek, D. (1993). Closure of tracheocutaneous fistula using a modified cutaneous Z-plasty. *Am. J. Otolaryngol.* 14: 240.
[191] Lee, U.J., Goh, E.K., Wang, S.G., and Hwang, S.M. (2002). Closure of large tracheocutaneous fistula using turn-over hinge flap and V-Y advancement flap. *J. Laryngol. Otol.* 116: 627.
[192] Fisher, S.R. (1991). Closure of tracheocutaneous fistula with perichondrial flap following cricothyroidotomy. *Laryngoscope* 101: 684.
[193] Carlson, E.R., Marx, R.E., and Jones, G.M. (1991). Tracheostomy scar revision using allogenic dura. *J. Oral Maxillofac. Surg.* 49: 315.

推荐读物

[1] Ellis, E. 3rd and Walker, L.R. (1996). Treatment of mandibular angle fractures using one noncompression miniplate. *J. Oral Maxillofac. Surg.* 54: 864.
[2] Malata, C.M., Foo, I.T., Simpson, K.H., and Batchelor, A.G. (1996). An audit of Bjork flap tracheostomies in head and neck plastic surgery. *Br. J. Oral Maxillofac. Surg.* 34: 42.
[3] Top, H., Aygit, C., Sarikaya, A. et al. (2004). Evaluation of maxillary sinus after treatment of midfacial fractures. *J. Oral Maxillofac. Surg.* 62: 1229.

第6章　正颌手术
Orthognathic Surgery

Stephanie J. Drew　著　　徐晓刚　唐　震　陈　玉　蔡　齐　任昊天　译

唯一真正的错误是我们从中学不到的错误。

——***John Powell***

在为正颌手术患者制订计划和治疗的过程中，在任何时间点都可能发生并发症。从诊断到出院，可能出现的并发症很多，在大多数情况下，大部分并发症是可以预防的，而准备工作是关键。制订详细的治疗计划、出色的技术训练以及管理这些潜在风险的临床经验对于确保正颌手术的成功至关重要。关于并发症的发生率和类型，文献中已经有大量评论报道[1–10]。2020年，通过Medline搜索“正颌手术并发症”，显示有479篇文章，这些文章大多集中在个别外科医生使用特定骨切开技术而发生相关并发症的发生率上，属于病例系列或回顾性综述，总体上科学证据水平不高，这导致在并发症发生时如何预防和（或）处理方面缺乏共识。

正颌手术的并发症可分为3类：①术前并发症；②围术期并发症；③术后并发症。基于本章的目的，如果并发症发生在实际手术开始之前，通常是治疗计划阶段，考虑其为术前并发症。围术期并发症是指在外科手术期间发生在手术室内的并发症，术后并发症发生在手术完成后直到从正畸和正颌外科角度看整个治疗已完成的任何时间，尽管是远期、治疗后，并发症仍可能发生（图6–1和图6–2）。

一、术前并发症

始于一寸之差，终于千里之遥。

——中国谚语

（一）诊断

对面部骨性畸形的准确诊断标志着正颌手术患者治疗时间轴的开始。诊断将决定正畸计划，以及哪些骨切开手术是必要的，以便将面部骨骼及牙齿复合体调整到具有功能性、美观性和符合正颌外科标准的位置。一个充足的数据库是必要的，它包括恰当的头颅测量分析、带面弓转移的牙齿模型，或带口内扫描的计算机生成模型、面部照片以及必须准确并可重复的临床测量数据。

该数据库的准确收集对于确保手术计划的成功至关重要[11]。例如，如果在记录采集过程中自然头位置（natural head position，NHP）不正确、牙齿模型没有以正确的咬合方式安装或者面部测量不正确，颌骨复合体将无法通过手术重新定位到正确的预定位置。为了确保数据收集的一致性，必须建立协议，才能在最小的误差范围内一致的利用信息，将数据库从患者转移到实验室及计算机上制定方案并计划手术，然后再将计划准确地传送到手术室。技术上的重大进步使得数据的收集更加准确和可重复，包括三维摄影、三维成像及标志点识别、口内扫描并将牙列数据（.stl

上颌骨截骨术
• 大出血
• 牙外伤
• 折断降下不良
• 移动
• 软组织损伤
• 定位问题
• 稳定
• 不美观的软组织变化
• 神经损伤
• 气道狭窄
下颌骨截骨术
• 神经损伤
• 截骨劈裂不良
• 骨段对齐不良
• 出血
• 阻生智齿
• 髁状突的定位
• 牙外伤
• 稳定
• 移动
颏成形术
• 神经损伤
• 牙外伤
• 移动
• 稳定
• 下颌骨骨折
• 不美观的软组织变化
• 出血

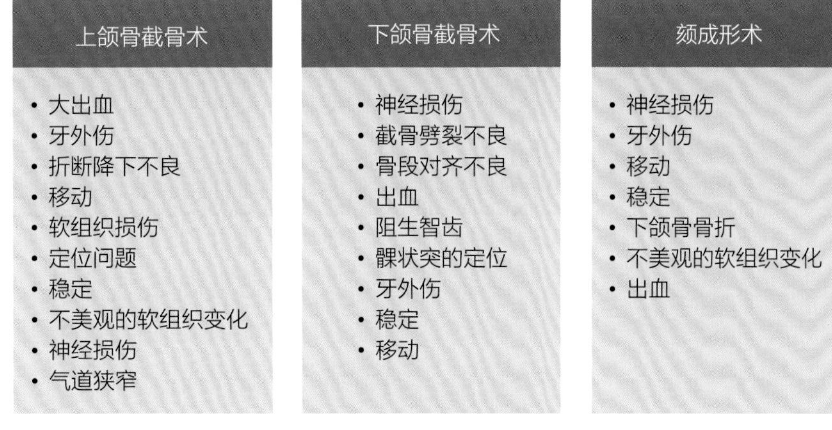

▲ 图 6-1　截骨定位的并发症

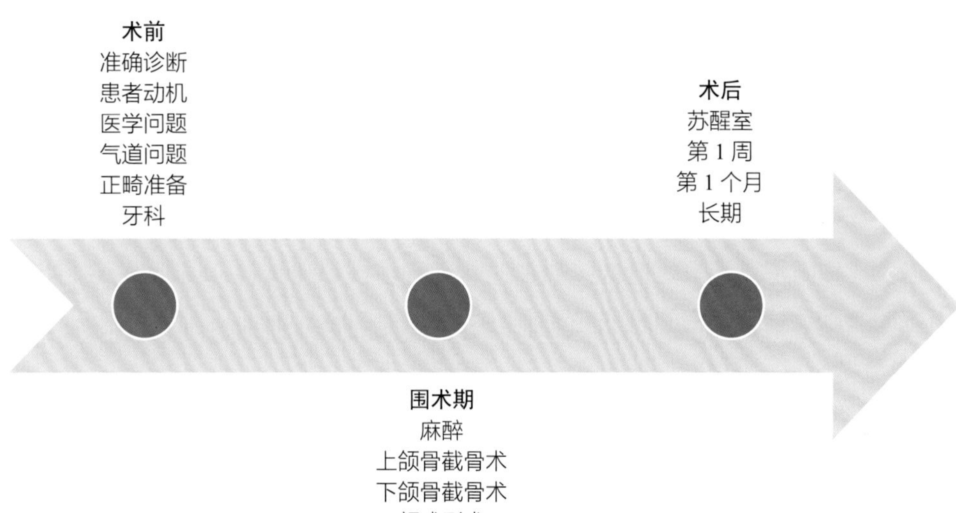

▲ 图 6-2　术前、围术期和术后并发症的时间轴

文件）数字化整合到颅骨和颌骨 CT/CBCT 扫描数据中（. dcm 文件），利用虚拟手术计划（VSP）生成 3D 打印的殆导板，以便将计算机设计方案转移到实际手术过程中[12-14]。这些治疗计划和手术方面的进展将有助于减少并发症的发生。

（二）动机

在治疗的初始阶段，确定患者寻求治疗的动机是治疗成功的另一个关键因素[15-17]。如果患者的期望无法满足或不切实际，那么无论操作流程或实际手术如何的精准，患者都不会满意。在治疗结束时，最糟糕的情况之一是外科医生很高兴，而患者不开心。对于外科医生而言也是一件令人扫兴的事，这表明治疗真正失败了。使用术前患者问卷调查，可以阐明患者最初的动机和对他们为何寻求外科咨询的理解。如果患者的期望不切实际，无法满足，那么最好的办法是延缓治疗或寻求其他治疗方案。

投入时间来指导患者及其家人直到他们能够完全理解手术的实际效果，这将使你的患者有更好的情绪和身体状态。在这方面有许多资源可以帮助外科医生，从书面材料到基于网络的教学工具，以及实际外科手术过程的视频影像。可以为每位患者定制所使用的教学工具类型，这代表了知情同意过程的开始。

（三）医学问题

可能与面部骨骼畸形相关或造成面部骨骼畸形的医学问题，也可能是一个未确诊的恐怖疾病（像电影“壁橱里的怪物”一样恐怖）。其中一些疾病包括垂体腺瘤、出血性恶病质、睡眠呼吸暂停、肌强直、颞下颌关节（TMJ）紊乱病包括颞下颌关节肿瘤、特发性髁状突骨溶解、关节炎和心理疾病。这些问题大多不仅影响患者的术中麻醉和医疗管理，而且影响手术的远期功能和治疗结果的稳定性。许多医疗状况都可能会影响整体治疗计划[18]。

（四）气道问题

正颌手术患者的初始气道评估不仅包括术前解剖问题的评估，还需要评估术后气道骨骼支撑的改变将如何影响气道的通畅性[19, 20]。扁桃体肥大、鼻中隔偏曲、慢性鼻窦疾病、舌体肥大，甚至哮喘等肺部疾病，均可能影响围术期气道状况和术后管理。因此，接受正颌手术的患者应筛查是否有气道阻塞问题以及可能存在的睡眠呼吸障碍。这包括白天过度嗜睡、打鼾、体重指数增加以及与阻塞性睡眠呼吸暂停（obstructive sleep apnea，OSA）相关的疾病情况。如果上述病症均有且怀疑是 OSA，那么这些患者应该进行全夜多导睡眠图检测（polysomnography，PSG）。如果确定有睡眠呼吸暂停，可以根据移动骨块可能造成的气道狭窄风险来修改治疗计划以增加气道空间并改善气道[21, 22]。

具体来说，外科医生应该考虑的问题包括：上颌骨的压迫是否会导致鼻中隔偏移和增加鼻气道阻力，以及是否需要进行鼻中隔成形术和（或）鼻甲切除术；上颌骨前移是否会造成腭咽闭合不全；下颌骨或上颌骨后移是否会减少后气道间隙，并可能导致 OSA 气道管理的其他问题，包括与麻醉团队就 OSA 患者的术前和术后准备进行沟通，以及对已知的肌肉骨骼疾病（限制性肺部疾病）患者和肺部疾病（阻塞性和限制性肺部疾病）患者的围术期和术后管理计划。在整个治疗过程中，规划手术程序以最大限度地减少呼吸窘迫的风险至关重要。

语音也可能受到颌骨移动的影响[23, 24]。解决语音变化的最好办法就是在治疗计划开始制订时就有语音治疗专家参与。那些存在严重骨性畸形的患者，尤其是开㕮的患者可能已经学会了用唇舌习惯来代偿语音缺陷，这需要在术前和术后加以纠正。术前进行正式的语音评估将有助于医疗团队在术后提供恰当的语音治疗。这可能将有助于患者消除唇舌的不良姿势习惯，转而提供长期稳定的语音条件并改善语音。

语音治疗师和语音病理学家还可以协助评估患者术前和术后的腭咽闭合不全情况[25, 26]。作为上颌前移手术的一个潜在后果，提前计划解决这一问题将减少患者和外科医生的“意料之外”因素。有必要通过正式的鼻内镜检查记录咽后壁和软腭的运动来确诊患者是否有腭咽功能不全。同样，那些过去做过咽部皮瓣手术的患者可能需要进行瓣松解和修整，以便为上颌骨前移提供恰当的软组织量。咽部皮瓣也可以在骨愈合和软组织血管再生后进行二次重建。此外，咽部皮瓣还可能造成两个狭窄的气管插管入口，因此，麻醉团队在气道管理期间必须了解这个问题。

（五）正畸准备

与我们的正畸同事沟通失误也是术前可能开始出现并发症的一个环节。当然，团队式的诊疗计划是至关重要的，但是，一旦从外科医生的角度与正畸医生沟通建立了初步的诊疗计划，那么在术前正畸准备期间，外科医生的密切关注非常重要。定期获得研究模型以评估咬合设置，使外科医生能够与正畸医生一起讨论当前牙列的咬合位置是否能够通过手术达到计划的正颌手术目标[27-31]。

其中最大的挑战之一是上颌骨横向发育不足的患者。这类骨骼问题如果一开始没有认识到，就可能导致术后复发。这些患者必须进行恰当的咬合分析，以确定是否可以通过合理的上颌骨节段骨切开术获得稳定咬合所需的宽度，或者在正式的正颌手术之前是否需要进行手术辅助的腭部

（上颌骨）扩弓。通常，如果存在大于 5mm 的上颌宽度不足，应考虑行 SARPE（手术辅助快速上腭扩弓）手术。

牙根之间必须有足够的空间，以使外科医生能够安全地进行牙间节段性骨切开，如果需要关闭开殆，可以对个别节段的牙列进行调整，还可以在必要时为术后修复创造空间。另一个重要的考虑因素是下颌前牙托槽位置的高度，这可能会影响在手术时建立稳定的咬合关系和适当的覆殆、覆盖。如果托槽放置得偏切端，会妨碍术后的前牙咬合，甚至可能妨碍下颌骨最大限度的前移。

前牙开殆（apertognathia）患者在正畸准备方面也必须有特殊考虑[30]。通常情况下，正畸医生不熟悉这些具有挑战性的手术病例，只是常规进行牙列的“排齐整平”，在这种情况下，可能会造成单平面殆而导致术后开殆。这是由于术前正畸时正畸垂直力学的应用，在实现牙齿移动的同时具有关闭咬合的倾向。这些垂直向的正畸力并不稳定，容易导致复发。在骨性开殆的病例中，咬合必须分前后两段建立，这样才能将骨块移动到不同的位置，使咬合平面与不同的上颌骨段保持水平。此外，在开殆病例中，上颌切牙的角度必须进行恰当的规划，通常不需要术前正畸内收，因为手术计划可能包含上颌后部骨段的嵌入，这将有助于直立上颌切牙。还需要特别注意的细节是，维持尖牙正确的垂直向位置和牙根角度，以便进行适当的节段切割和区段排列，从而尽量减少对牙齿的损伤[30]。

从术前正畸准备的角度来看，计划进行颌骨矫正手术的 OSA 患者也是一个挑战。为了增加气道的尺寸，达到功能和美观的效果，牙列必须排齐并允许上下颌骨最大限度地前移（约 10mm）。这通常会增加第一阶段的正畸准备时间，因为在双颌前移手术之前，正畸医生可能需要关闭拔牙间隙内收前牙。

（六）牙科问题

术前必须解决各种牙科问题。这些问题可能包括阻生智齿的处理、先天性缺失牙的管理及间隙的准备和维持、正颌手术期间或之后种植牙位点的骨移植、牙周问题，以及最后，在开始正畸治疗及正颌手术之前必须解决和稳定基本的牙科需求。必须处理掉任何可能构成潜在感染源的牙齿。必须评估及处理牙龈和牙周组织的炎症和感染，包括牙根上覆盖软组织很少的薄龈生物型，可以考虑软组织移植以防止正畸及正颌手术后的骨开裂。

下颌升支矢状劈开截骨术（sagittal split ramus osteotomies，SSO）中阻生智齿的存在及拔除的需要，会增加手术难度和手术时长，并可能增加意外骨切开骨折模式（不良劈裂）及下牙槽神经（inferior alveolar nerve，IAN）损伤的风险。这似乎是一个与年龄有关的问题，如果在 SSO 手术时拔除牙齿，年轻患者更有可能发生不良劈裂。有研究建议，如果计划在手术前拔除牙齿，那么至少要在骨切开前 9～12 个月进行。这可能会降低因骨切开部位存在影响骨切开模式的阻生齿而导致不良劈裂的风险[32-35]。在另一种情况下，无论 SSO 手术时是否存在阻生齿，年龄较大的患者更容易出现持续性的神经感觉缺失。关于第三磨牙对不良劈裂和神经损伤的影响存在争议，一些研究表明第三磨牙的存在会降低不良劈裂及神经损伤的发生率。

如果患者缺牙需要用种植牙代替，则必须考虑为种植体植入做准备的牙槽嵴植骨增高手术的时机[36, 37]。软组织移植和骨移植都需要设计皮瓣，如果计划进行 Le Fort Ⅰ型骨切开术，可能会影响上颌牙槽骨的血供。在移植和 Le Fort 手术之间，必须有足够的时间让这些组织完成血运重建。通常，在 Le Fort Ⅰ手术前至少应预留 6 个月，以确保充分的软组织血运重建，以防止组织坏死、裂开或缺血性坏死。先天性缺牙造成的问题与牙弓长度及修复体的重建相关。如果先天缺失的牙齿准备用种植牙替代，那么必须解决两个问题。首先，如何获得足够的三维空间来放置种植体，以及如何增加牙弓长度？这可能包括邻面片切、扩弓 [正畸或手术（SARPE）]、切牙唇倾或拔牙，这取决于所需间隙的大小。第二，一旦获得额外的牙弓空间，是否有足够的骨量支撑种植体？如果没有，那么应该何时进行植骨？例如，在牙槽嵴表面覆盖移植物时，为进入骨切开区所做的切口可能会影响局部软组织的愈合，并可能导致血管问题和伤口愈合问题。也可以在正颌手术的同时进行移植手术。然而，必须注意在正颌手术中维护这些部位软组织的血供。可能需要修改切口设计，以最大限度覆盖骨移植物，并确保足够的血运。

必须认识到严重的牙列拥挤不仅在术后建立恰当的咬合及保持稳定方面是一个潜在问题，而且在预防可能的软组织伤口愈合问题方面也存在影响[38]。如果正畸力学会导致牙根转矩或明显的位置改变，并伴随颊侧骨板进一步变薄或穿孔，这可能会引起软组织问题、牙齿脱落，或在上颌节段性骨切开术后由于血管受损（缺血性坏死）而失去一个骨段。

在这些情况下，应考虑到拔牙或手术扩大牙弓。这些决定将以实现稳定的咬合所需的最终切牙位置和角度来指导，以便将骨段重新定位到合适的正颌位置。

在某一瞬间，外科医生的临床经验（所知道的一切）对问题的解决突然变得很重要。

你不能 1 小时后做，也不能明天做。你也不能去图书馆看看。

——John W. Kirklin

二、术中并发症

从外科医生进入手术室的那一刻起，类似驾驶舱内的飞行员，他们不仅要时刻关注我们的仪表板和患者，还要时刻注意周围的环境。必须严格执行检查与交叉检查以及 time-out 程序。

为了确保手术成功，外科医生、护理人员和麻醉团队之间的恰当沟通是必不可少的。当每个人都注重自己职责的细节时，手术团队的工作效果才会最好。对工作人员进行关于各种正颌外科手术的教育和培训，将使手术过程更安全、更有效，并将并发症降到最低。一个始终如一的“正颌手术室团队”，虽然很多时候不可能，但肯定有助于改善整个外科手术的流程和实施。其他细节也很重要，例如确认所需的器械是否齐备，确保在手术后及拔管前取出咽部填塞物，以及意识到增加手术时间意味着增加失血量并可能导致潜在的并发症和不良后果。如果没有备齐合适的器械、团队没有对计划中的手术进行很好的培训、手术团队的准备和培训不足，那么手术时间就会增加。

精细的手术技术和对局部手术解剖的深刻理解对于控制失血是至关重要的。此外，控制性降压麻醉技术、使用缩血管药的局部麻醉、电凝止血和充分补液也可能有助于控制失血。在手术的不同阶段，不同的时间点都可以使用控制性降压麻醉[39]。控制性降压麻醉方案最常用于 Le Fort Ⅰ型骨切开术中将骨块脱离颌骨的阶段。但这一过程并非没有潜在的并发症，这些并发症包括循环和血管问题，特别是在监测动脉血压的情况下（图 6–3）。外科医生必须注意降压时间的长短，因为长时间的低血压可能会影响上颌骨的灌注，这在多节段的 Le Fort 手术中可能是毁灭性的，有导致骨段缺血性坏死的风险（图 6–4）。

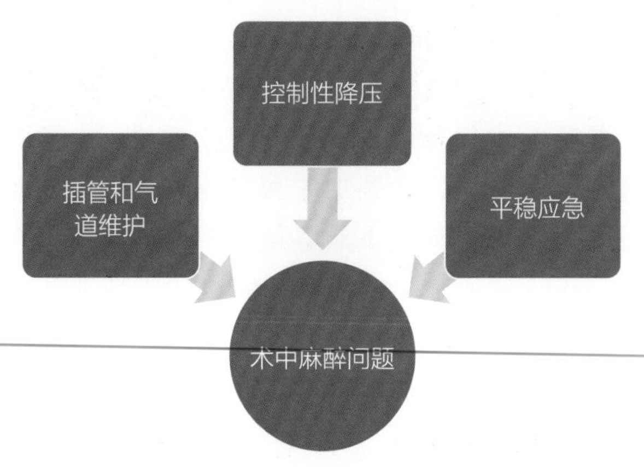

▲ 图 6–3　术中可能出现的麻醉相关并发症

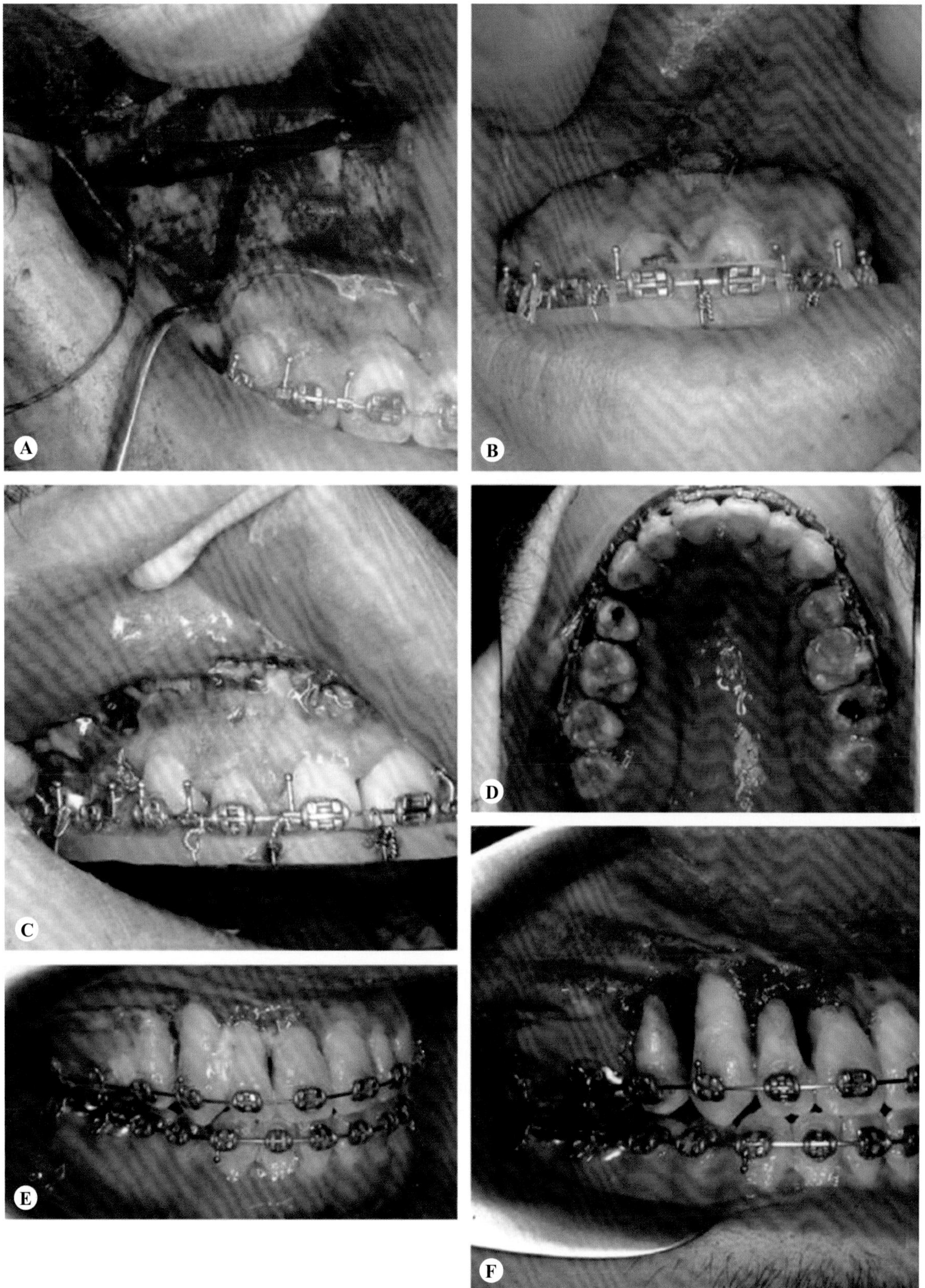

▲ 6-4 A. 分段式上颌截骨术；B. 术中上颌骨前部牙龈变暗提示血管损伤；C. 术后 1 周坏死牙龈组织的外观；D. 术后 1 周腭部无明显血管损伤的外观；E. 术后 3 周高压氧治疗前的外观；F. 高压氧治疗后 2 个月的外观，牙齿脱落并需要植骨

三、上颌手术中的并发症

上颌骨正颌手术的主要术式是 Le Fort Ⅰ型骨切开术（流程图 6–1）。文献中已有报道，出血是最常见且众所周知的并发症[40–45]。然而，该术式在实施过程中的技术性失误可能会导致牙列的损伤，以及骨和软组织愈合问题。由于术中误操作而导致的一些问题包括持续性神经障碍、鼻腔气道阻塞、鼻中隔偏曲、鼻窦炎及眼科问题，包括失明。预防术中并发症最有效的方法是制订一个周密的手术计划，术中尽可能地按照计划的一系列步骤进行，尽量减少与手术计划的偏差。当然，外科训练和经验提供的坚实基础，使外科医生懂得这一手术的关键环节，以及哪些步骤对于避免并发症至关重要。

（一）牙外伤

Le Fort 手术造成的牙外伤通常是骨切开设计和骨段放置位置不当的结果。定位过低的骨切开线可能会切断牙根尖，尤其是尖牙的根尖[46]。建议设计的骨切开线在上颌牙根尖上方至少 5mm 处（在薄的颊侧牙槽骨上这些牙根尖可能直视下就可以看见）。如果骨切开处距离根尖太近，局部组织损伤可能导致牙髓坏死，需要进行根管治疗[47–49]。其他并发症可能与上颌骨节段性骨切开术有关，在某些情况下，需要运用节段骨切开术整平𬌗平面或改变上颌骨横向宽度[50, 51]。为了避免在牙间骨切开术中损伤牙根，必须解决几个关键问题。首先，正畸准备应确保牙根远离骨切开部位，防止钻头或锯片造成医源性损伤。使用超声骨刀装置行牙间切割有助于减轻各种牙根损伤问题，即使超声骨刀尖端偶尔会触碰到牙根。从技术层面讲，牙根之间距离至少应该有 3mm 以上，才可能避免损伤牙周韧带间隙和牙根表面。其次，当手术计划采用骨段叠加方式时，如果模型外科或 VSP，没有考虑到牙根的位置应当优于牙冠，那么要将各骨段连接在一起就可能需要调磨牙根表面的骨质。尽管使用 3D 软件可以实现在牙根可视化的情况下进行 3D 骨切开规划，并可能有助于减少这些潜在的牙根损伤并发症，但如果使用模型外科，在模型上绘制出牙根表面也可能有助于解决这类 3D 可视化问题。当然，与正畸医生的提前规划还包括在上颌骨和下颌骨之间有相等的间距，以便于外科医生在上颌骨一侧预留一些空间，而不会距离牙根表面“切得太近”，这种差异可能会在术后的正畸治疗阶段得到纠正。

虽然 Le Fort 骨切开术后的牙髓坏死不常见，但也可能发生，不过，一般来说，尽管手术损伤导致血供短暂受损，但牙髓组织可以自愈[52]。牙髓活力测试并不是判断牙髓坏死的可靠指标，因为 6%～29% 的牙齿在 Le Fort 手术后的 54 个月内都可能测试呈阴性[53]。只有在临床症状或影像学证据表明有必要时，才需要进行牙髓治疗。观察到上颌切牙颜色变暗或呈粉红色并不罕见。在最初的术后随访中，最谨慎的做法是至少等待 8～12 周，再考虑牙髓病会诊，因为术后最常发生血管重建和再生，需要给予足够的时间。然而，如果长时间等待后牙齿仍然没有活力，那么就有必要进行牙髓病会诊并考虑根管治疗[54, 55]。

其他由于上颌骨本身所致的术中并发症包括上颌骨意外骨折，无法移动各骨段（例如，实现计划中的前移或宽度扩展），以及由于骨性和解剖学干扰（例如下鼻甲）而导致的上颌骨后移或上抬困难。

（二）软组织问题

这些牙间骨切开部位的牙龈和腭部组织也可因骨切开过程中锐器或旋转的钻头割裂而受伤，以及在分段骨切开过程中，骨段叠加时组织被压伤。在术前设计和术中注意这些细节将有助于预防严重的不可逆损伤。

切割器械使用不当也可导致硬腭或牙槽黏膜的软组织撕裂。这种组织损伤可能导致软组织坏死及这些区域颌骨的血管损伤。临床上，急性血管损伤可能导致口 – 鼻窦或口鼻瘘的慢性形成以及可能生成死骨，或因缺血性坏死而导致整个骨段和牙齿缺失（图 6–5）。这些软组织损伤最好在

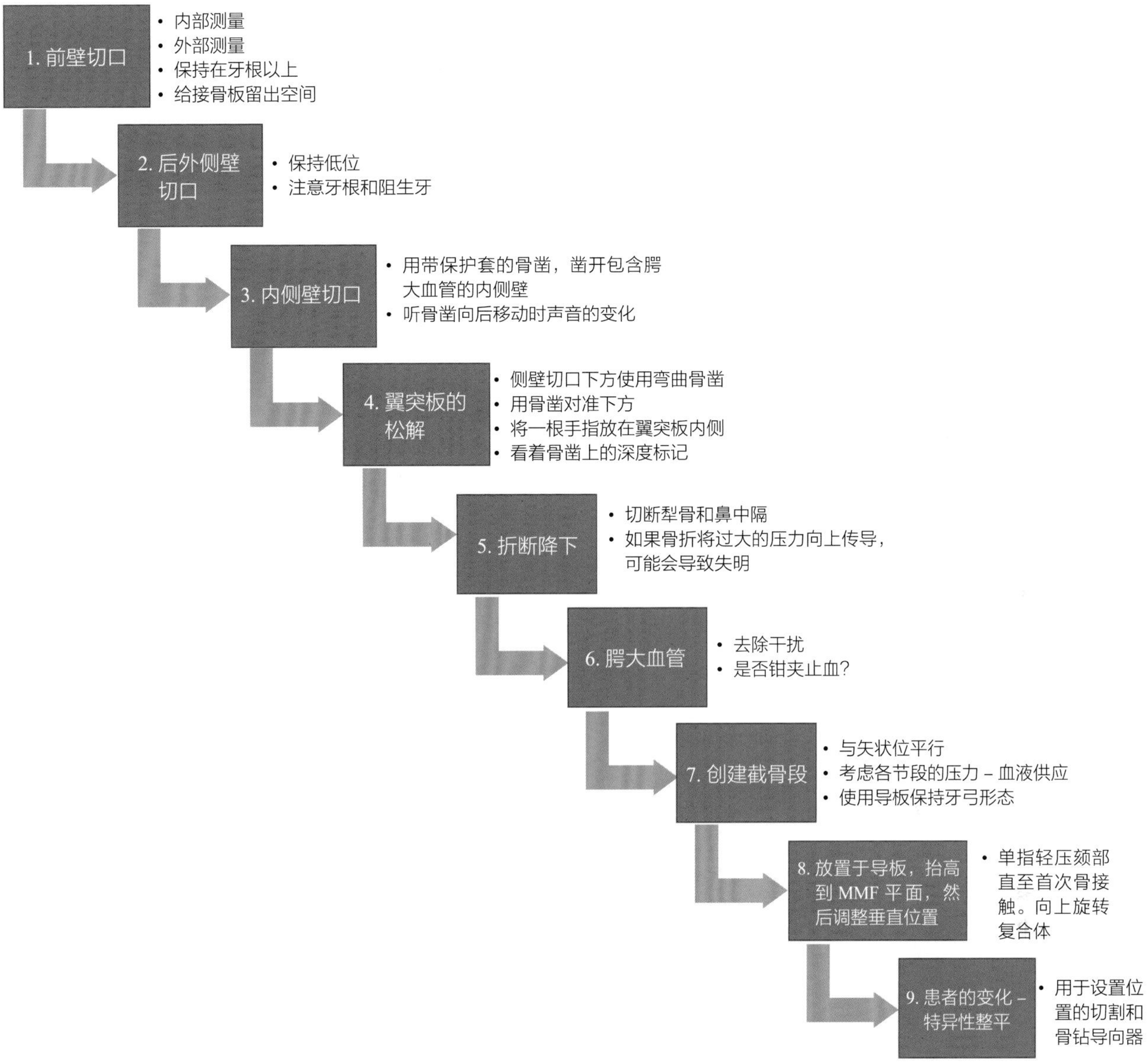

1. 前壁切口
   - 内部测量
   - 外部测量
   - 保持在牙根以上
   - 给接骨板留出空间
2. 后外侧壁切口
   - 保持低位
   - 注意牙根和阻生牙
3. 内侧壁切口
   - 用带保护套的骨凿，凿开包含腭大血管的内侧壁
   - 听骨凿向后移动时声音的变化
4. 翼突板的松解
   - 侧壁切口下方使用弯曲骨凿
   - 用骨凿对准下方
   - 将一根手指放在翼突板内侧
   - 看着骨凿上的深度标记
5. 折断降下
   - 切断犁骨和鼻中隔
   - 如果骨折将过大的压力向上传导，可能会导致失明
6. 腭大血管
   - 去除干扰
   - 是否钳夹止血?
7. 创建截骨段
   - 与矢状位平行
   - 考虑各节段的压力 – 血液供应
   - 使用导板保持牙弓形态
8. 放置于导板，抬高到 MMF 平面，然后调整垂直位置
   - 单指轻压颏部直至首次骨接触。向上旋转复合体
9. 患者的变化 – 特异性整平
   - 用于设置位置的切割和骨钻导向器

▲ **流程图 6-1　Le Fort Ⅰ型截骨序列**

MMF. 上下颌骨固定术

手术室进行妥善处理。试图通过游离软组织瓣来关闭这些缺损可能会进一步影响到其附着的上颌骨的血液供应。这可能会增加缺血坏死的风险。在术后，这些瘘管最好通过冲洗和使用非压迫性夹板进行组织覆盖以便黏膜愈合，直到上颌骨血运重建及骨愈合后，可以用局部（例如上腭）或远位（例如舌）皮瓣进行正式关闭。

（三）固定问题

当使用的固定装置不稳定，或存在先天性骨

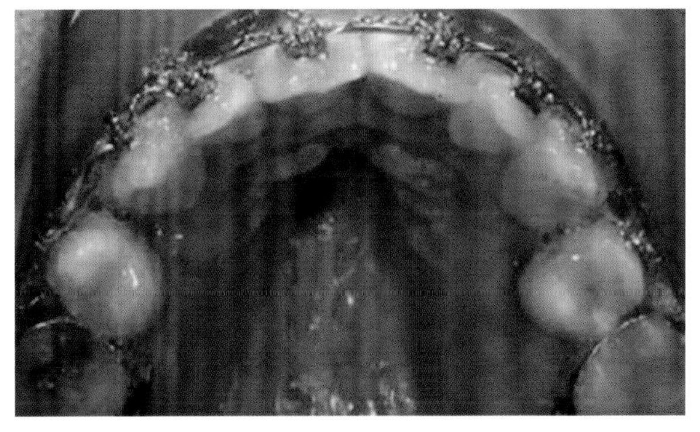

▲ **图 6-5　上颌骨分段手术后持续性口鼻瘘**

发育不良或不全等问题时，可能会出现其他并发症。最不稳定的上颌骨移动方式之一是需要同时向下向前定位[56, 57]，坚强内固定后用自体或异体骨移植来填补骨间隙，可能有助于增加稳定性和促进骨愈合。不管怎样，直接的骨接触都是维持稳定性及初期骨愈合的关键。必要时可以通过修改骨切开设计来实现最大限度的骨接触。然而，如果将骨切开方式由直线改为后方垂直骨切开的台阶式设计，那么在上颌骨下移时保持骨接触的能力就会受到垂直骨切开长度的限制（约 6mm）；更大程度的上颌骨移动可能需要植骨来维持骨接触[58]。

（四）上颌骨折断降下

实际的上颌骨折断降下（上颌骨与颅骨分离）只有在骨切开操作得当且所有骨切开都全部完成的情况下才会发生。上颌骨折断降下的过程一般需要用最小的力来实现骨性分离。

不充分的骨切开可能导致与预期的 Le Fort 设计不一致的不规则骨折模式，并可能造成意外骨折线，错误地延伸到颅底或眼眶[59-61]（图 6–6）。这些意外骨折还可能造成软组织撕裂，并导致上颌骨后部或眶窝内出血和（或）血肿形成。

如果上颌骨分离不当，不完全的骨切开在受力时也会造成意外骨折，并可能会延伸跨越整个腭板。当上颌骨板在骨切开时没有完全分离，腭骨水平板与上颌骨腭突交界处会发生骨折。当中间骨切开未完全到达腭骨锥突时，会发生腭骨锥突处的高位水平骨折。翼突板的水平骨折，伴或不伴上颌结节离断，也是由于用骨锯或骨凿对骨板进行水平切割时骨板未完全分离造成的。如果腭板仍然连接在翼突板上，上颌骨可能难以移动或重新定位。

不经意或不加控制地尝试（如过度用力）矫正不完全的骨切开，可能会导致邻近软组织、血管或神经组织的损伤；此外，如果不能实现上颌骨的被动复位，可能会发生骨性复发。

另一个可能因骨切开位置不当而产生的问题是，在鼻泪管进入下鼻道时造成损伤，从而

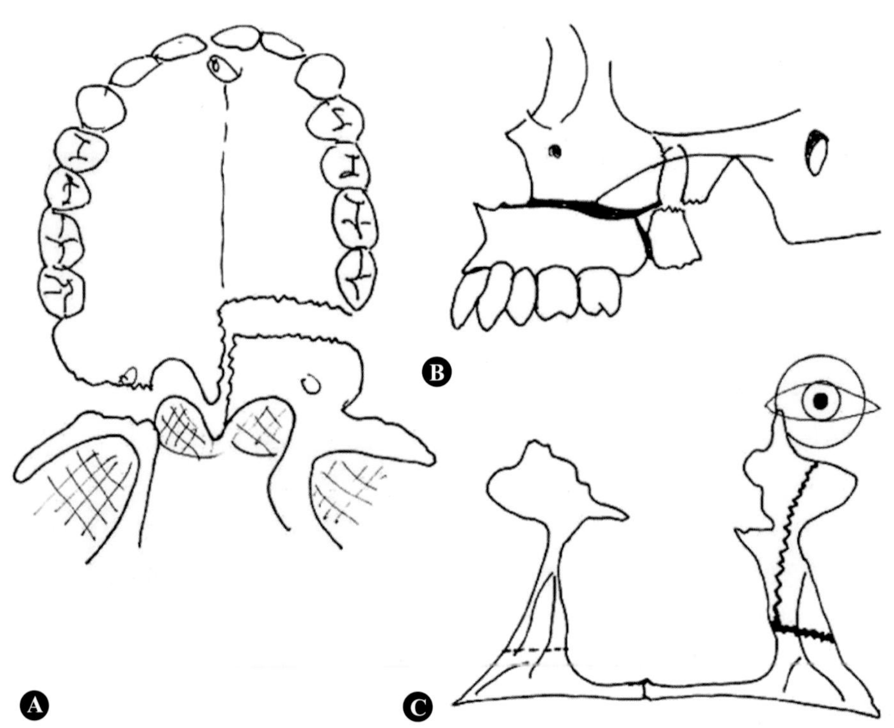

▲ 图 6–6 A. Le Fort 截骨术中上颌骨腭板的意外骨折；B. Le Fort 截骨术中翼突板骨折；C. 上颌骨向眶下裂延伸的锥状骨折

导致瘢痕和溢泪。鼻泪管位于梨状孔边缘后方11～14mm，鼻底上方11～17mm，不应在该区域附近进行骨切开[62-65]。

（五）上颌骨的移动和重新定位

如果患者在过去进行过多次上颌骨手术，那么移动上颌骨并将其重新定位到最终的设计位置可能是一个挑战。这包括唇腭裂以及上颌骨有外伤或放射史的患者。附着在上颌骨上的瘢痕软组织可能会限制上颌骨的完全移动和充分的再定位，尤其是需要大幅度移动骨块时。瘢痕组织会对固定装置产生限制性力量，可能导致更高的复发可能性。如果上颌骨需要的移动超过其“生物软组织包膜”所允许的范围，可以考虑使用牵张成骨或腭部扩弓进行“组织扩张”，以减少复发的可能性[66]。

上颌骨的重新定位问题可能会在术中进行上方、后方和下方移动时出现[67, 68]。上颌骨的上移必须考虑到可能阻碍所需移动的上气道结构。鼻中隔和下鼻甲可能会阻止上颌骨的上抬。如果这些组织结构在上颌骨挤压下被推移或变形，则可能会受到损伤、扭转或折弯，或导致鼻泪管阻塞。当由于粗大的上颌结节 / 翼突板区域或医源性 Le Fort 骨折造成多个骨性干扰而无法实现良好的骨接触时，上颌骨后部重新定位问题就会出现。一般不会出现上颌骨下移的干扰，除非下颌骨不能顺时针旋转，或上颌骨后部存在软组织限制，以及骨切开不完全。

在手术过程中必须认真关注上颌骨移动后导致的可能影响美观的软组织变化。随着上颌骨向任意方向移动，鼻尖和鼻孔会发生形状和位置的变化。较差的美学效果常发生于上颌向前和向上移动时，会造成鼻尖过度抬高和鼻翼基底部增宽。鼻中隔偏曲改变了鼻腔内部的瓣膜，引起潜在的气道阻塞，导致鼻功能不良[69-72]。但一般而言，上颌骨向上再定位将增加鼻腔内瓣的角度，改善鼻腔气流。上唇也会因为前庭切口的瘢痕化和上颌骨的移动而改变形状并变短。已有很多技术，包括 V-Y 成形术被用来延长唇红。但是，这种 V-Y 成形可能会导致上唇外侧变薄，因此应考虑在每个人中嵴位置处采用双 V-Y 成形，以实现上唇的均匀对称外翻，达到美观的丰满度[73]。

上颌骨的最终位置必须在其重新定位并稳定后进行验证[74-76]。如果模型外科是准确的，那么这种验证可以通过评估咬合和上颌切牙的垂直向位置来完成。在应用接骨板保持上颌骨恰当位置的病例，这种评估是有难度的。如果在上颌骨旋转到位时对颏部的压力太大（可能是由于上颌骨的骨性干扰没有去除而致上颌骨无法被动复位），髁状突会从关节窝中分离 / 脱位出来，从而造成升支的假性延长。一旦松开颌间固定（intermaxillary fixation，IMF），髁状突将重新复位到关节窝内，术中会立即出现咬合时前牙开𬌗。在这种情况下，必须拆除钛板和螺钉，并在髁状突处于适当的被动位置时重新固定。

在上颌骨整平过程中，髁状突可能被移动到错误位置的另一种情况是，当上颌骨壁或上颌骨后部与翼突板过度接触而发生“撞击和滑动”时，就会迫使上颌骨处于更前的位置；如果术前设计是将上颌骨沿水平面向后移动，这种情况将造成错𬌗畸形。上下颌骨复合体应能在后方体部 / 角部区域用手指加压就能双向旋转至正确位置，以实现上颌骨被动固定。任何需要施加重力的情况都表明存在骨性或软组织干扰，应在用钛板和螺钉固定上颌骨之前确定并减少干扰。

用目前可用的固定装置无法稳定上颌骨是不正常的，但如果几乎没有 / 没有达到稳定，骨切开处可能会继续形成纤维性结合（骨不连）[77]。当目前的接骨板和螺钉不能有效地稳定上颌骨时，可能需要考虑其他固定手段。可能需要考虑较早的骨钢丝悬吊技术（如环颧骨、环下颌骨、梨状孔缘钢丝）和外固定装置。当然，VSP 可以使用“骨地图”来识别上颌骨骨质密度更大的区域以固定钛板和螺钉，而定制患者专用的钛板可以将螺钉位置放置在上颌骨更坚固的区域。

（六）大出血

虽然任何外科手术过程意料之中都会发生出

血，但大出血不是。造成 Le Fort 手术大出血的原因很多。骨刀和骨凿、骨钻或往复锯、牵开器或手指等使用 / 方向不当，都可能在骨切开部位周围发生区域性血管撕裂 [78]。如前所述，在折断降下或调动过程中施加过大的力量可能会引起意外骨折，骨和骨碎片的尖锐边缘可能会造成血管割裂，导致大量出血。上颌骨经过多次手术以及既往有上颌骨外伤的患者，发生手术室出血的风险可能会增加。异常的骨骼畸形及严重的上颌骨发育不全或伴解剖结构异常的上颌骨不对称患者也存在同样的风险。对这些特殊病例必须考虑其他骨切开设计。例如，将骨切开位置调整到上颌结节区可能有助于避免这些脆弱血管的割裂 [79]。

在折断降下过程中最有可能损伤的血管是翼内外肌、上牙槽后动脉、腭降（大）动脉、上颌动脉终末支、翼静脉丛及颈内动脉。颌内动脉通常位于上颌骨与翼突板交界处基部的上方约 25mm 处，动脉的平均直径为 2.5mm。术中缝合的平均高度为 14.5mm。骨凿的平均宽度为 10～15mm[78]。这些测量值提供了从翼状骨刀边缘到上颌动脉约 10mm 的安全距离。腭大动脉位于每半上颌骨后内侧，距离梨状孔缘后方约 30～40mm（男性的距离大于女性），必须注意将侧鼻骨刀的深度限制在 25mm 以内，以避免损伤降腭血管。

如果可以看到出血点，应该用电凝或结扎 / 夹住受累血管来控制出血。加压包扎伤口并使用微纤维胶原或类似材料可能有助于初步稳定出血并辅助血凝块形成。控制性降压麻醉也有助于减缓出血直到手术控制住出血。由于头颈部的侧支循环，结扎颈外动脉并不适用，这将导致持续性出血。迄今为止，控制头颈部高压血管严重大出血最有效的手段是通过介入和选择性血管造影栓塞 [73–75]（图 6–7）。

（七）Le Fort 骨切开术中神经损伤

第Ⅱ～Ⅶ对脑神经均可能在 Le Fort 骨切开术中受到损伤。这些神经分布于眶下孔、翼上颌裂及眶上、下裂。这些神经的损伤大多在术后持续感觉异常时才被注意到。然而，在上颌骨手术操作中当进行折断降下时，如果记录到心率下降，这可能是由于第Ⅴ对脑神经受压迫的影响。三叉神经心脏反射实际上可以先引起心动过缓，

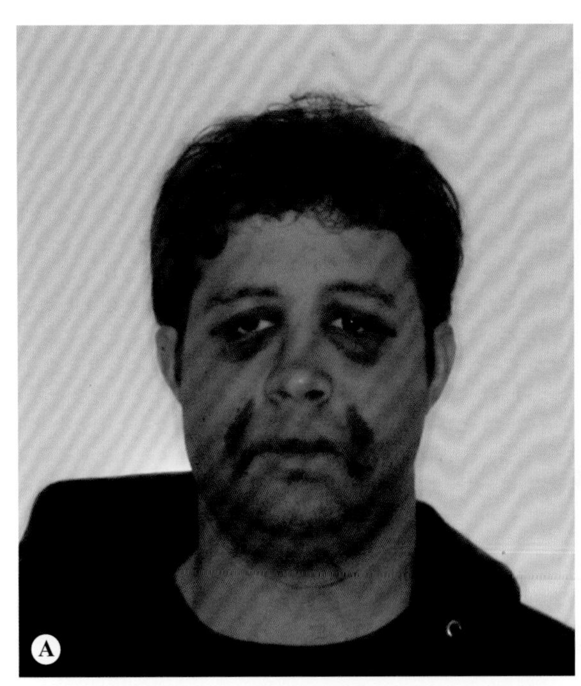

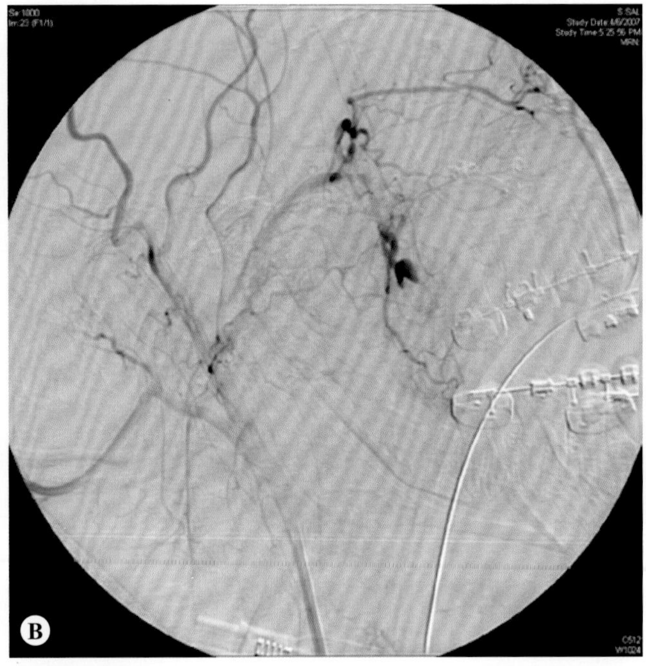

▲ 图 6–7 **A.** 术后持续瘀斑和出血，需要血管造影诊断和栓塞；**B.** 上颌动脉造影显示栓塞前有外渗

然后导致心脏停搏。术中记录到心动过缓时，应立即解除上颌骨压力，可使用阿托品或格隆溴铵提高心率。此外，在上颌后部组织中使用含血管收缩剂的局部麻醉药有助于降低神经对该区域操作的敏感性[76, 77]。

（八）气道损害

在上颌骨骨切开及折断降下时使用锋利的器械可能导致气管插管发生撕裂[80]。如果此情况发生并发现气管插管周围有气泡冒出，必须更换气管插管，尤其是破孔较大无法维持气道压力时。如果患者初次插管就属于困难气道，再次插管将特别具有挑战性。麻醉医生在此过程中必须完全掌控气道，并应尽可能地控制所有出血。可以使用换管器，也可以使用光纤内窥镜直接观察气管。如果上述方法都失败了，可能需要手术建立通气道。此外，对于气管插管而言，需要采用恰当的缠绕固定技术，必须避免在插管和鼻之间施加压力造成鼻翼受压坏死[81]。

四、颏成形术

（一）术前阶段

颏前移的主要方式有通过移动骨块的颏成形术或采用异质植入物。所期望达到的美学效果以及可用于前移的骨块量，将决定选择颏部增量的方式[82–88]。

在矫正颏部位置的治疗计划中，在水平方向上评估下唇与软组织颏前点的关系至关重要。很多时候，颏前移量可能超出了软组织限度，并且颏前点会止于下唇前方。这样的下颏会显得太大，甚至可能形成颏唇沟非常平坦（钝）的“女巫式”下颏。在垂直方向上对面部协调性的评估也很重要。必须处理好下切牙到颏下点的高度，这样面部高度才不会显得过短或过长。至关重要的一点是当下颌骨逆时针方向旋转时，颏前点处的软组织厚度会增加。也许在上颌骨需要上抬的病例中，由于下颌骨需要做顺时针旋转而显得后缩的颏部，当上颌骨上抬时，下颌骨被自动旋转到最终位置，颏部就不需要再进行前移。

相较于标准的颏成形术，另一个需要考虑的问题是何时使用异质材料（多孔聚乙烯或硅胶）。如果没有足够的骨量来前移并稳固颏部骨块，或是颏神经位置靠下，则应采用异质材料增量法，使用成品或3D定制的患者个性化植入材料。

（二）围术期

最常见的术中并发症是有损伤颏神经和下颌舌骨肌神经的风险[80–91]。骨切开应位于颏孔下方至少5～6mm处，以避开神经根部（前袢），降低神经损伤风险。口底的软组织和血管撕裂也可能导致血肿形成和气道梗阻（图6–8）。其他可能的并发症有无法前移颏部骨段、无法稳固颏部骨段以及由于疏忽导致骨段放置不对称。在骨切开之前，应在颏下骨切开部位标记基准线，以确保能够准确定位并将颏部骨段固定在最终计划位置并避免颏中线偏移。当下颌骨骨量极少或存在尖角形成了易骨折的薄弱点，下颌骨骨折也会是颏成形骨切开术的并发症。此外，与上颌手术一样，骨切开应位于下颌牙根尖下方至少5mm处进行，以避免牙根截断。

（三）术后阶段

颏成形术后并发症可能涉及切口部位的伤口愈合问题、内固定失败导致骨块不稳固、感染、下唇麻木以及颏部骨块或植入物定位不佳导致的不美观。当骨切开不当或颏孔下方骨量不足时，会发生骨切开外侧翼坏死，在与天然下颌骨相接处形成深凹陷（下缘凹槽）。伤口愈合问题是关闭伤口时未能重新悬吊颏肌而可能导致下唇下垂。

五、下颌骨术中的并发症

上颌骨骨切开主要采用Le Fort骨切开术，而下颌骨可以通过许多不同类型的骨切开设计来重新定位，包括下颌升支垂直骨切开术（vertical ramus osteotomy，VRO）、SSO、倒L形骨切开术、中线骨切开术和各种前部骨段切开术。术式选择可能取决于骨量、移动幅度、对TMJ的影响以及对重要解剖结构的考虑。与这些下颌骨骨切开

托马斯·埃默森，初始 2010.01.29，打印：2010.02.03

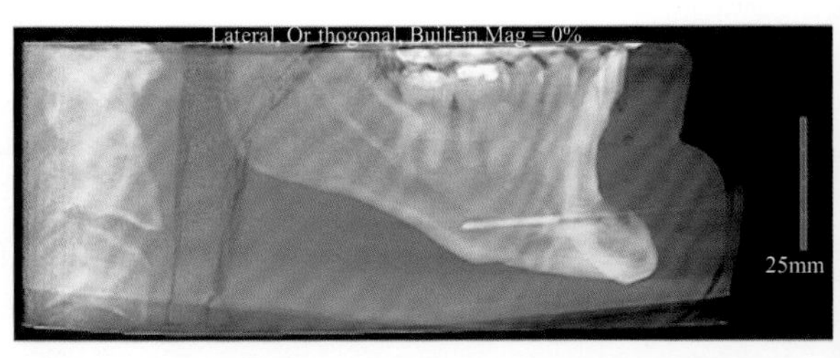

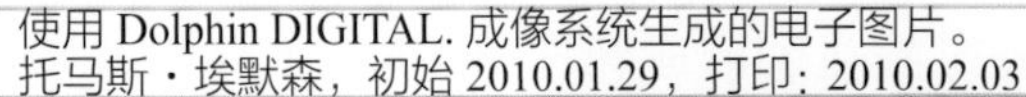

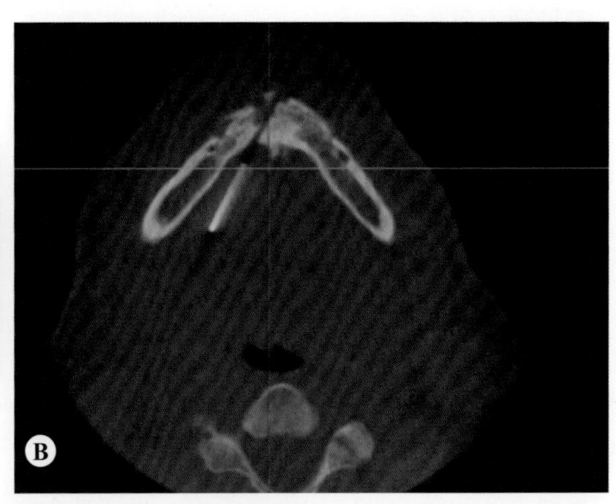

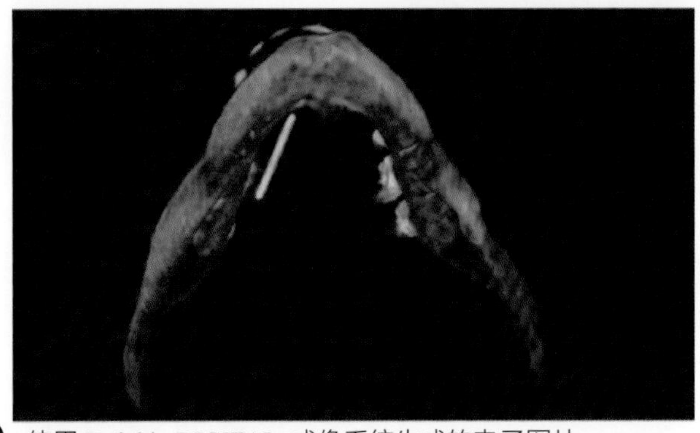

使用 Dolphin DIGITAL. 成像系统生成的电子图片

▲ 图 6-8 **A.** 头颅侧位片显示颏成形骨钉穿透；**B. CT** 扫描显示颏成形骨钉超出下颌舌侧骨板；**C. 3D CT** 显示颏成形骨钉穿入口底

术相关的并发症包括发生不良劈裂的骨切开设计不佳、血管和神经损伤、TMJ 问题，以及伤口愈合问题 [92]。

（一）口内入路下颌升支垂直骨切开术

当选择这种骨切开设计前移下颌骨或延长面后部高度时会发生围术期差错。当采用 VRO 前移下颌骨时，下颌骨的近远端骨段将没有骨接触，不进行骨移植会很难愈合。如果计划通过 VRO 来延长面后部高度，在下颌咬合未建立之前，即使有来自骨端的吊索肌肉反射，下颌吊索也只有极小程度的软组织耐受。一旦手术完成，术后不仅没有稳定的咬合，还有可能出现前牙开殆。

口内入路下颌升支垂直骨切开术（intraoral vertical ramus osteotomy，IVRO）是在有限的通道和能见度下进行 [93-98]。所设计的特定器械用于下颌骨侧面。这些牵开器可以包裹住升支后缘（Merrill-LeVasseur 牵开器），以及同时暴露乙状切迹和角前切迹（Bauer 牵开器）。牵开器的设计旨在防止损伤，但如果放置不当，它们可能导致组织牵拉造成周围血管甚至神经损害。乙状切迹内的咬肌血管也有被牵开器或往复锯损伤的风险。VRO 在乙状切迹处的位置太靠前可能会造成骨切开线过长，或者在下牙槽神经（IAN）进入下颌小舌处的下颌孔时损伤 IAN。在下颌升支位置过于向后的骨切开线可能会由于过短而导致髁突脱垂，因为这样切开分离的髁突骨段会比较小且容易移位。如果操作不当，往复锯刀片可能会在骨切开过程中发生断裂。经口内或口外入路的内镜可以辅助用于改善可视度[99]。外侧内镜辅助法不仅可以使面部瘢痕更小，还可以改善可视度并完成坚固内固定。当然，也可以使用直角器械（钻头和螺丝刀）进行经口的坚固内固定。

远心骨段的位置可能会导致近心骨段向外扭转从而引起颞颌关节内的问题。

近心骨段的内侧移位是另一个可能的术中并发症。近心骨段的这种位移可能导致髁突的转矩/转动。近心骨段也可能被下颌升支的远端部分向后“钉住”。术后位置不佳的髁突可能引起咬合紊乱和颞颌关节内及关节盘问题，这就需要返回手术室重新定位骨段。

为避免这些可能的并发症，应使用模型外科（或VSP）以确保下颌骨后部回退时不会出现过多的“左右摇晃”或横向摆动。如果为了面部协调而必然发生横向摆动，则应考虑另一种骨切开术，该术式采用移植骨作为“垫片”以使近心骨段被动定位。矢状骨劈开术允许外科医生在近心和远心骨段之间使用骨“垫片”，以使近心骨段定位时髁突头上的转矩较小。

在手术室应放置IMF，以确定骨垫片的尺寸、成型及用坚固内固定放置位置。确认近心骨段定位在正确方向上，且没有侧向位移或髁突扭转（图6–9），才可以关闭伤口。

（二）下颌升支矢状骨劈开术

这种骨切开设计是最为通用的下颌骨骨切开术（流程图6–2）。可用于延长或缩短下颌骨以及矫正不对称。还可以与IVRO手术相结合，用以纠正仅需单侧延长而另一侧需要后退的不对称情况。

然而，SSO已被证实其在正颌治疗进程中并发症的发生率最高[100]。这种骨切开术的并发症与骨切口设计有关[101]（流程图6–3）。在经典的SSO设计中，内侧切口位于下颌小舌上方。器械放置在这里以“保护”软组织和下牙槽神经。但如果不仔细操控这些器械，包括用于建立内侧水平切口的钻头或锯子，都可能损伤下牙槽神经。

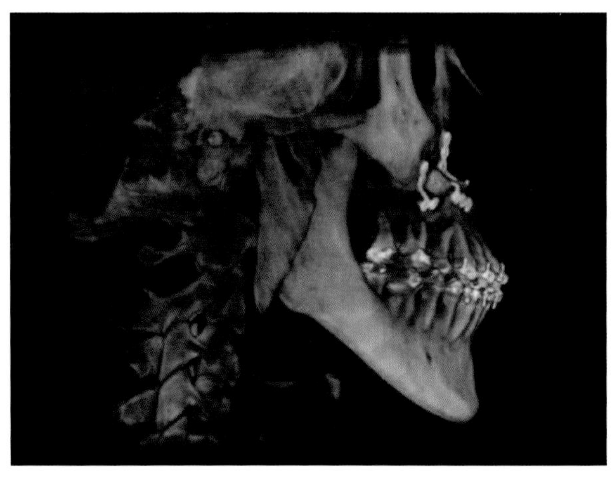

▲ 图6–9　近心骨段过度旋转的下颌升支垂直骨切开术，可能导致术后咬合紊乱

继续沿着外斜线进行矢状切割，如果向前方切割太深，钻头或锯子可能损伤牙列，也可能导致下牙槽神经损伤或横断。此外，如果垂直切口太深，或者下边缘切口太靠上，下牙槽神经也可能损伤或横断。如果从颊侧骨皮质到下牙槽神经的距离小于几毫米，则应考虑使用超声骨切割装置（超声骨刀部件）[102]（图6–10）。如果牵开器在下缘使用不当，可能因冲击压迫而损伤面动脉、静脉或神经这些组织结构[103]。

在任何类型的下颌骨骨切开术中都可能发生“不良劈开”或骨切开失误[104]。骨段的完全“破碎”也是可能的。这种并发症必须处理好，以避免骨切开部位愈合不良及由此导致的复发和咬合紊乱。不良劈开无法良好愈合的原因是由于缺乏骨接触和难以稳固这些骨段。不良劈开是由于骨切开切口不完全或位置不当，而在近心和远心骨段分离时施加了过大的力。这将产生不良的骨折线，致使近心和远心骨段无法正确分离。如果下颌骨下缘切口不完全，常导致近中颊侧骨板骨折。骨折范围不等，有时可能包括髁突（图6–11）。如果升支内侧的切口过高，喙突可能会发生骨折。如果下颌骨下缘未完全切开且存在第三磨牙，则远心骨段也可能骨折。在这种情况下，下缘将依旧附着于远心骨段。管理不良劈开的目的是为了完成骨切开术，并尽可能建立骨段

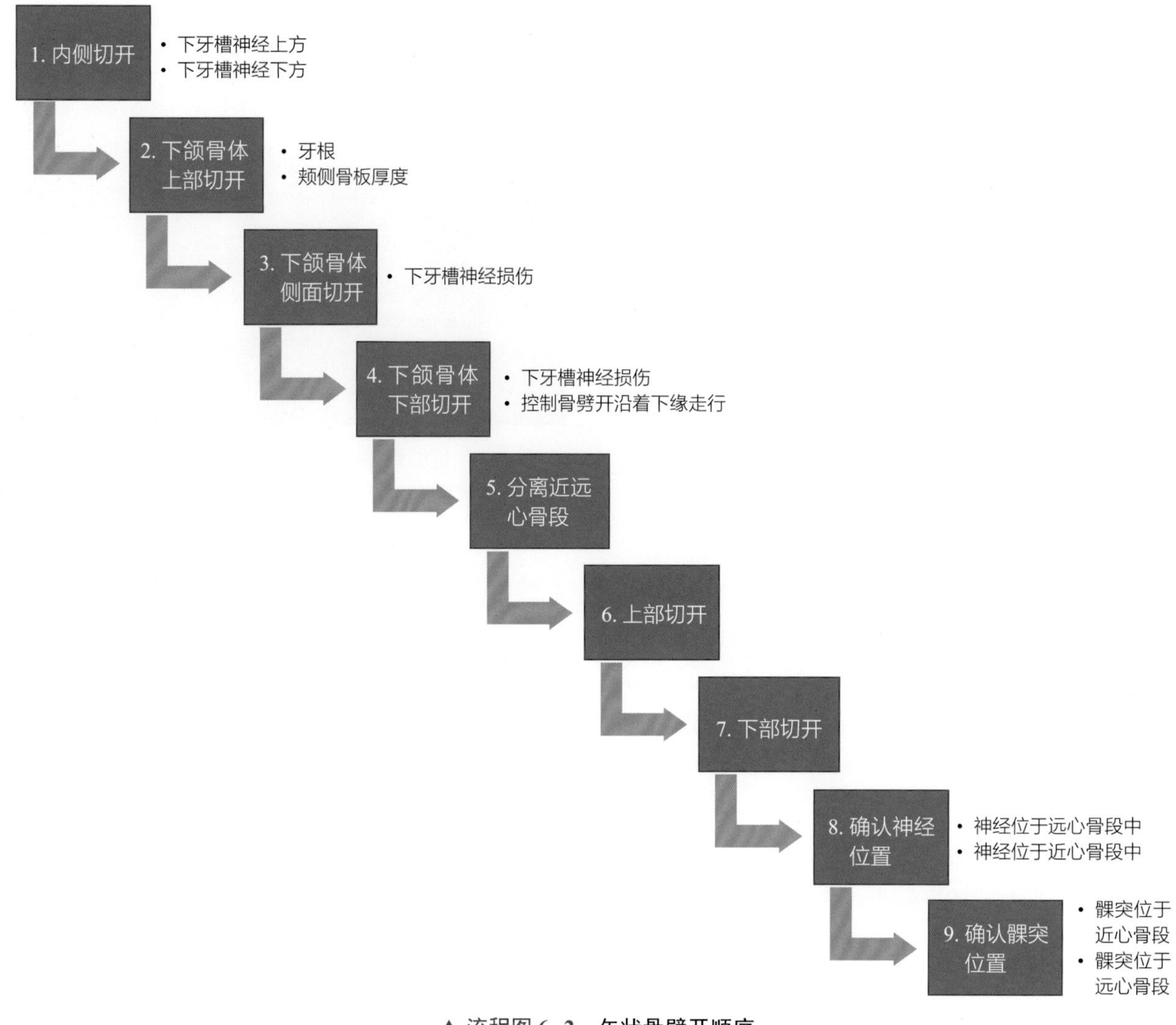

▲ 流程图 6-2 矢状骨劈开顺序

的稳定性和连续性[105]。如果无法实现，可以进行 IMF，并有计划地在骨段愈合后一段时间再返回手术室以尝试重新骨切开（图 6-12）。

显然，最好的情形是能够在下颌骨劈开之前意识到这种状况。通常，仅需要很小的压力即可正确分离近心和远心骨段。如果正确使用 Smith 扩张器或骨凿，可以看到骨髓间隙被剥开。如果遇到阻力，马上停止，重新检查所有切口，然后再次尝试。如果颊侧骨板在骨劈开完成前游离，则将其复位重新检查切口并尝试再次劈开。颊侧骨板骨折是最常见的不良劈开。由于分离过程中骨膜被剥离，意外骨折的颊侧骨段再复位时将成为游离骨移植。需要将近心骨段与远心骨段分开以完成矢状骨劈开从而建立功能。如果不能完成矢状骨劈开（SSO），首选通过经口入路下颌升支垂直骨切开术（IVRO）使髁突分离，从而解决此无法分离的灾难性问题。此情形尤其适用于下颌后退时。这类 IVRO 切开还是会有骨接触，并且髁突保持在关节窝内。然而，如果切开后将产生无法正确对齐的“大量碎骨”，也许最好放弃手术并在下颌骨稳固后再返回手术室重新尝试。

当进行下颌前移手术和需要前移远心骨段以实现功能性咬合时，IVRO 也可用于挽救不良劈开，但近远心骨段前部分离后所产生的间隙必须通过骨移植获得连续性。发生这种情况时，可能会影响坚强内固定方案，颌骨需行上下颌骨固定

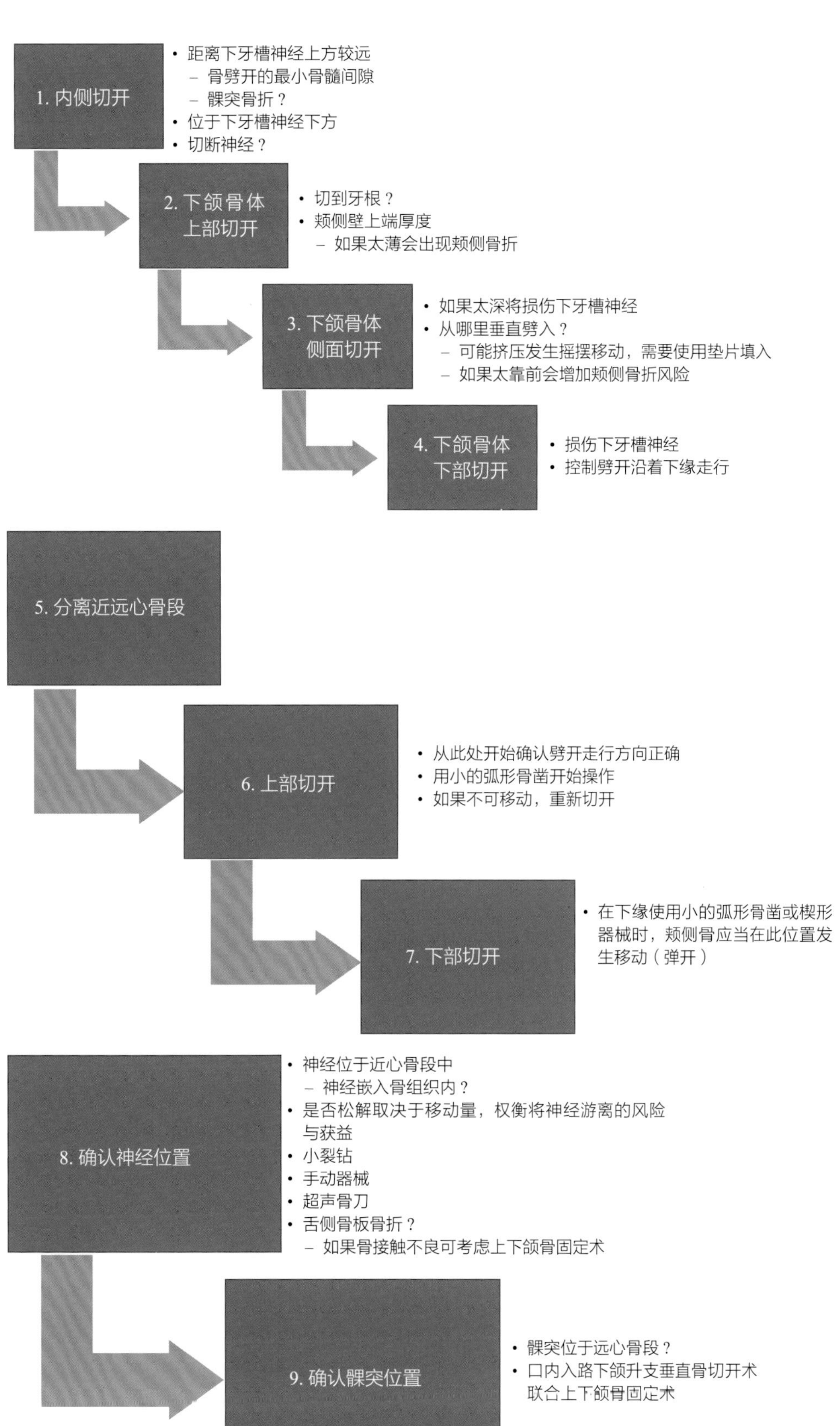

▲ 流程图 6-3 矢状骨劈开顺序

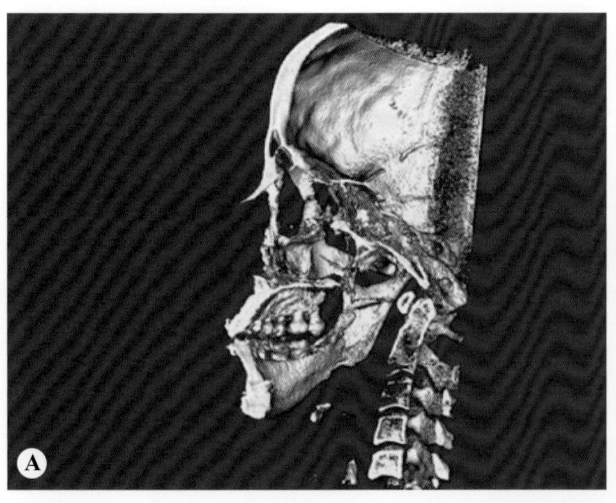

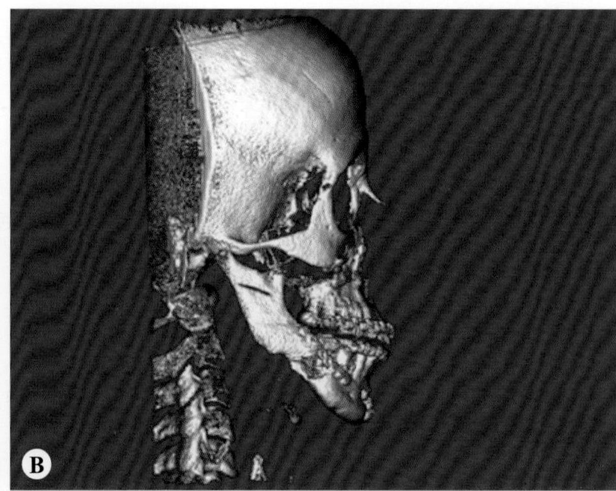

▲ 图 6-10 **A. 3D CT 扫描显示矢状骨劈开术的内侧水平骨切开；B. 3D CT 扫描显示矢状骨劈开的内侧切口过度切开至升支外侧**

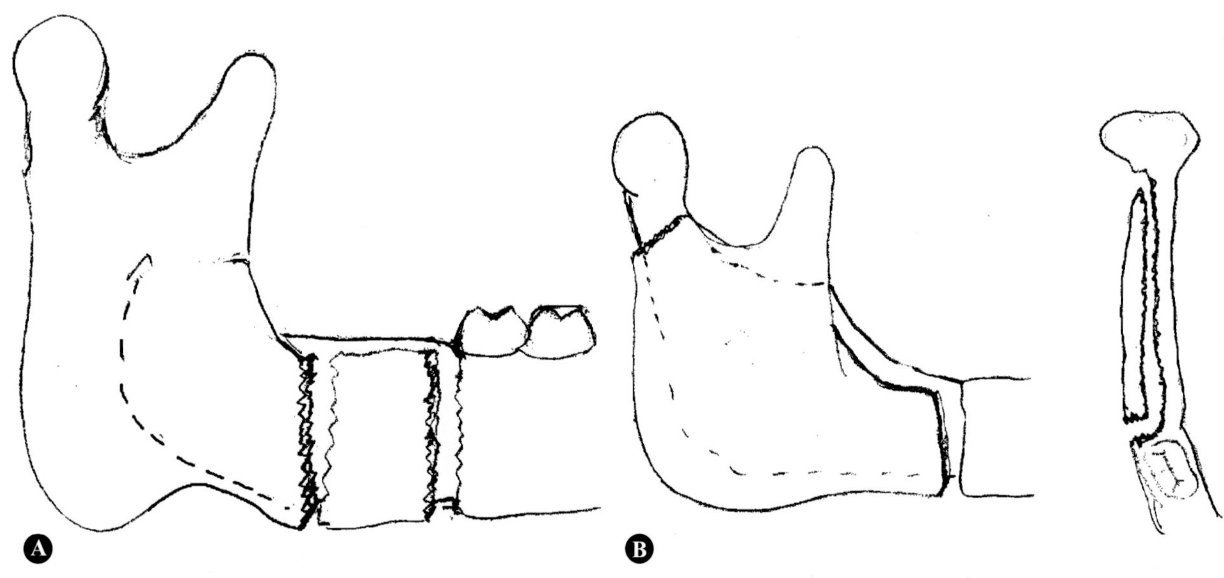

▲ 图 6-11 **A. 近心骨段颊侧骨板骨折；B. 涉及髁突下区域的高位颊侧骨板骨折**

术（maxillomandibular fixation，MMF）直到骨切开愈合。气道也可能因 IMF 受影响，尤其是对于既往有气道问题（例如肌强直）的患者。

当下颌骨被正确劈开，下牙槽神经应该在远心骨段内。然而，随着下颌骨劈开，外科医生也许会发现神经被包埋在近心骨段中；可能需要从近心骨段中游离出下牙槽神经，不过这取决于下颌骨位置改变的幅度。如果神经被切断，应立即修复以便为感觉神经恢复提供最佳时机。即使经过周密的骨切开术设计并实施，在没有直接损伤神经的情况下，也可能会在术后即刻发生感觉神经障碍，有 10%～15% 的患者会在一年内出现下牙槽神经损伤。

坚固内固定通常用于 SSO 中稳固近远心骨段。同样，如果在对齐并实施固定时，近心骨段不能被动地靠在远心骨段上，则可能会发生髁突扭转（图 6-13）。如果事先通过模型外科或 VSP 预判此问题，应计划在这些骨段间使用骨垫片。

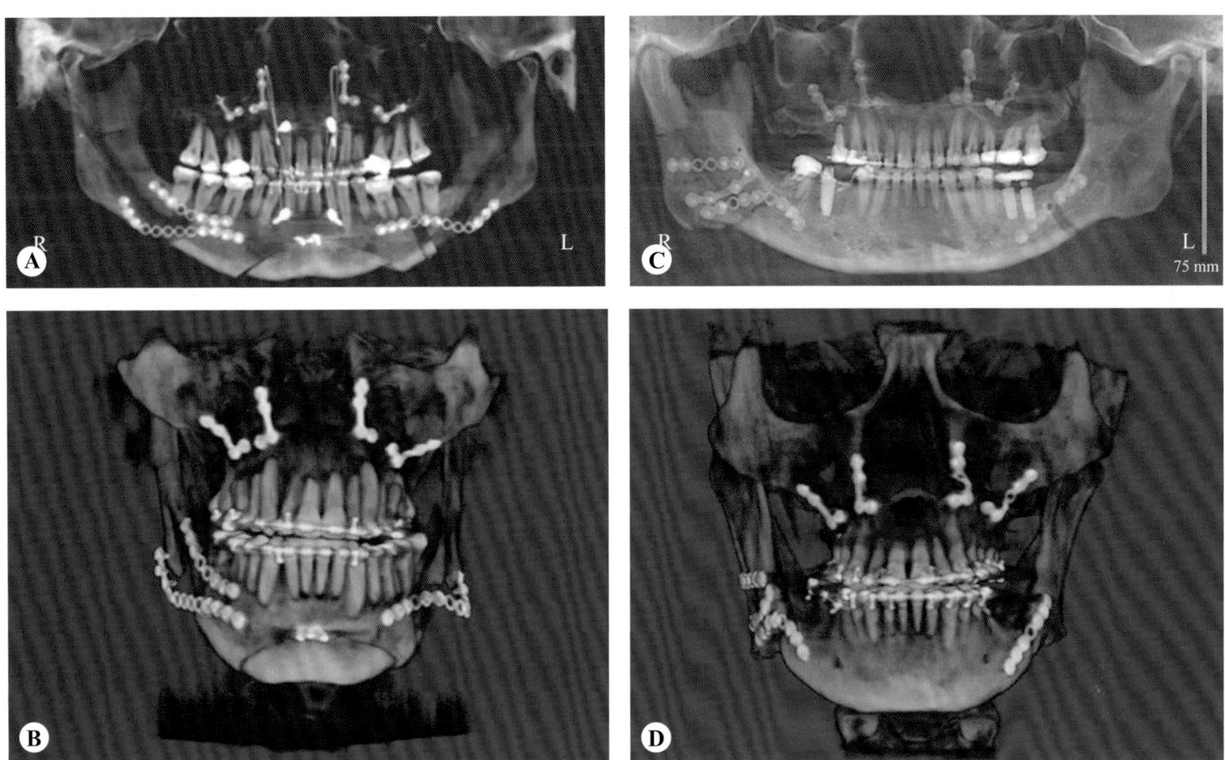

▲ 图 6-12 **A.** 全景片显示下颌骨多处不良劈开，需要额外固定；**B. 3D CT** 显示多处不良劈开的固定；**C.** 全景片显示下颌骨（包括髁突）的不良劈开，使用钛板螺钉固定；**D. 3D CT** 显示下颌骨不良劈开的固定

控制好近心骨段是保证稳定性以及防止 SSO 后复发和下颌角隆突丧失的最重要因素（图 6-14）。

骨切开区的阻生智齿可能与骨段劈开的良好控制（不良劈开）以及可能的IAN损伤相关[106, 107]。术前应使用 CT 评估牙齿发育程度、埋伏深度及其对舌侧骨板厚度的影响，这些信息可能有助于决定是在术前还是术中拔除这些牙齿。

六、其他下颌骨切开术

（一）下颌骨“中线”劈开

这种骨切开术的设计用于改变下颌骨的宽度，在中线或中线旁区域进行齿间骨切开。与这种骨切开术相关的并发症包括对相邻切牙牙根的损伤、骨段控制不佳以及随后的骨愈合不良和咬合紊乱。处理这些并发症的最好方法是通过使用坚固内固定来控制附着在下颌骨上的肌肉牵拉。应考虑使用坚固内固定结合下颌舌面丙烯酸塑料夹板来正确对齐和稳固骨段。其他与下颌骨加宽相关的问题有髁突头位置的平移和（或）扭转。转矩也是造成术后出现 TMJ 功能障碍的重要原因。

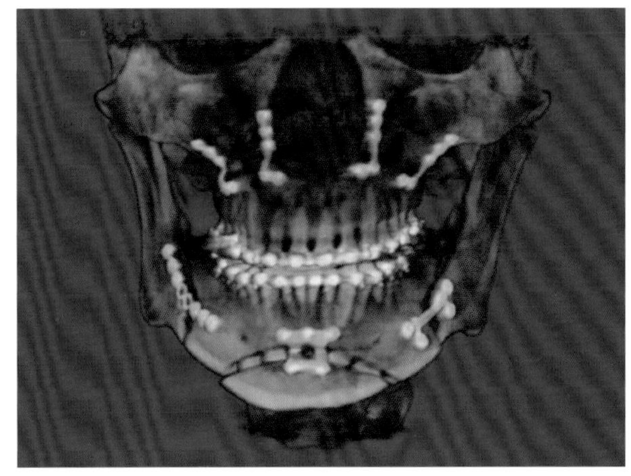

▲ 图 6-13 **3D CT** 显示正颌手术后明显的近心骨段侧方扭转

（二）前段骨切开术

这类骨切开术用于处理过量的前部牙槽骨

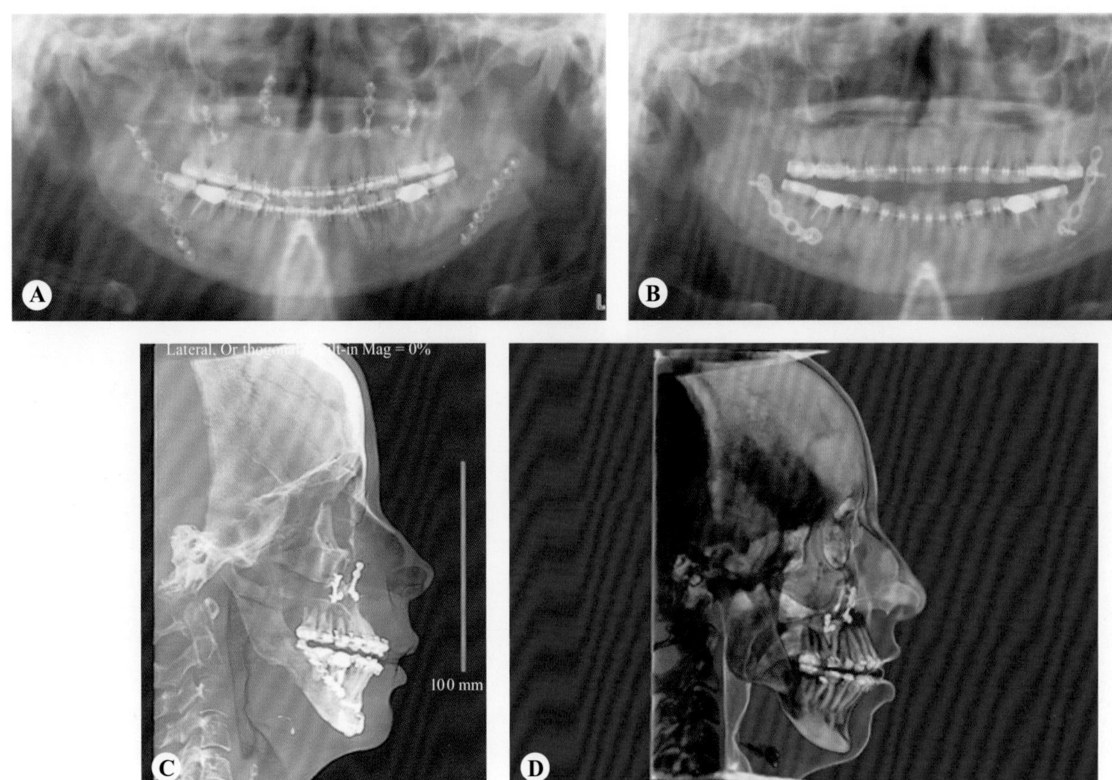

▲ 图 6-14 **A.** 全景片显示由于使用不恰当的内固定材料，右侧钛板断裂导致内固定失败；**B.** 全景片显示运用不恰当的固定方式，每个骨段只有一枚螺钉，术后骨段活动度明显；**C.** 头颅侧位片显示下颌升支矢状劈开截骨术后近心骨段逆时针旋转；**D. 3D CT** 显示近心骨段逆时针旋转，下颌角隆凸丧失

段。这包括当颏前点位于标准的骨性位置时，采用前磨牙区的齿间骨切开术，移动牙齿的牙槽骨段来纠正切牙的倾斜角度或后移过量骨段。同样地，由于在牙齿周围进行切割，可能损伤牙根、血管，如果下颌骨下缘没有足够的剩余骨量维持其完整性，下颌骨可能会发生骨折。重新定位时，必须使用不会影响血供或损伤牙齿的固定方式来稳固骨段。

（三）术中麻醉相关问题

毫无疑问，就口腔颌面外科手术而言，正颌手术会影响麻醉医生的工作空间。用盐水冲洗口腔，气道周围的肿胀和出血，更不用说细小的托槽和螺钉偶尔会脱落并造成误吸风险。每个患者可能存在不同的气道问题，包括小颌畸形、颞颌关节强直继发的牙关紧闭、与下颌前突相关的巨舌症以及腭裂患者的咽皮瓣。建立一个由专家组成的“正颌团队”，他们可以始终愉快合作，这将使手术更为安全、高效，提高患者的治疗效果。

（四）气道并发症

气管插管有时会出现困难。持续的反复尝试插管可能会导致喉头水肿、软组织撕裂伤，需要留置气管内导管来延长术后气道的维持。能够熟练解决困难气道的麻醉团队，以及经过正规培训可以运用纤维光学技术的技术员，都应该是“正颌团队”的成员。但是，外科医生必须在手术前将任何可能发生的气道问题告知麻醉团队。对于严重的小颌畸形患者，应在插管前就决定是否采取气管切开术创建临时气道，否则会因多次尝试插管而损伤气道。

气管导管和鼻胃管分别穿过鼻孔进入气管和食管。在手术过程中，任何插管都可能脱落，可能在移动患者头部时断开，或因手术团队成员尤其是位于手术台头端的助手医源性触碰而断开。

手术团队做好气管插管的固定对于预防这些并发症至关重要。鼻翼坏死也是气管导管和鼻胃管固定不当的潜在并发症。如前所述，气管导管或鼻胃管也可能被 Le Fort 手术和折断降下时使用的锋利器械切割到。尽管在满是血液的区域中更换气管导管是一项挑战，但至关重要的是一旦发现导管破损就应尽快更换，以防止吸入血液、胃内容物或冲洗液。

（五）控制性降压麻醉

麻醉医生必须熟知外科手术，以了解如何控制患者的生命体征以及麻醉深度和麻醉等级。在上颌骨折断降下时有计划地运用控制性降压麻醉技术有助于减少该手术段的失血量[108, 109]。尽管使用了含有肾上腺素的局部麻醉剂，但在做折断降下这一手术操作时可能会增加疼痛而使血压升高。此时颌骨和软组织的出血会增加。然而，一旦上颌骨松解开而血管未见损伤且出血得到控制，则可以将血压恢复到正常水平以确保组织灌注。这种控制性降压麻醉技术可使 Le Fort 手术时的失血量保持在最低限度。提醒一下，外科医生必须告知麻醉医生将血压恢复到正常水平。长时间的低血压可能导致肾脏等器官甚至上颌骨组织（尤其是在节段性上颌骨手术中）的血管受损。长时间的低血压还可能发生头部枕骨区的压力性坏死及压力相关性脱发。

建议在麻醉诱导后预防性使用氨甲环酸以减少双颌手术期间的失血。10mg/kg 这一体重剂量被发现是最为有效和最具成本效益的剂量。药物作用仅可持续 3 小时，因此术后应监测并控制好剂量，也可以在必要时给予连续静脉输注或静脉推注。

（六）手术室 / 苏醒室的麻醉苏醒

术后苏醒和拔管会面临几个问题。首先，如前所述，气道通常会有潜在损伤[110, 111]。在放置 IMF 或弹性牵引之前必须去除咽部填塞物，此过程可能仍有一些轻微出血，这在术后初期是正常的。关于拔管时机的决定取决于几个因素，包括是否存在 IMF，气道空间是否因颌骨移动而减少，以及是否有实质性的插管创伤。已有报道在过度正压通气进行 Le Fort 手术后，出现罕见但危及生命的纵隔气肿并发症[112–114]。这是由于术中软组织损伤和创伤插管合并高压通气引起的气压伤。在患者仍处于“深度麻醉状态”时拔管可能会导致气道受损并需要重新插管，这在伴有活动性出血时可能比较困难且存在误吸风险。

麻醉苏醒困难还可能刺激术后出血甚至大出血。重要的是指导麻醉团队，使患者在安全水平的疼痛和焦虑控制下苏醒，同时保持气道安全通畅。

七、正颌术后的并发症（图 6–15）

（一）短期并发症

短期并发症可能在手术后几分钟到几周内出现。

（二）呼吸暂停

继发于气道大小改变所致的气道损害可能与采用 IMF 或手术相关的颌骨实际移动量有关。使用麻醉药物或抗焦虑药物进行疼痛管理也可以减缓呼吸驱动。必须在术后即刻识别并密切监测与药物相关的呼吸暂停。

对于已知有 OSA 病史的患者需要进行专门监测，甚至可能需要在术后初期经气道持续正压通气。

（三）出血

术后持续出血预计发生在常规的苏醒室阶段。然而，口腔或鼻腔的迅猛出血可作为返回手术室寻找出血血管的指征。监测血压并采用控制性降压麻醉有助于减少并控制出血。对于无法通过压迫 / 填塞处理的出血情况，可以考虑返回手术室，但应重点考虑采用血管造影和选择性栓塞出血血管的介入放射治疗。如果没有开展这一项目，尝试求助最近的医疗机构可能是明智的，毕竟这可能是一次挽救生命的干预。

术后出血可能不仅发生在术后即刻阶段，有报道称患者在术后出现血管异常并出血长达两

苏醒室	术后 1 周	术后 1 个月	远期
• 气道	• 咬合紊乱	• 内固定失败	• 稳定性
• 出血	• 疼痛	• 出血	• 永久性神经损伤
• 恶心	• 肿胀	• 鼻腔和鼻窦	• 颞下颌关节
• 疼痛	• 恶心	• 听力下降	
• 咬合紊乱	• 心理问题	• 牙齿失活	
	• 神经问题	• 运动范围减小	
	• 营养不良	• 夹板异常	
	• 伤口愈合	• 横向稳定性	
	• 出血	• 死骨	
	• 内固定失败	• 内固定松动	
		• 神经变化	
		• 正畸问题	
		• 患者满意度	
		• 睡眠呼吸暂停	

▲ 图 6-15 基于正颌手术后时间线的术后并发症

周 [115, 116]。应常规告知患者和家属存在这种可能危及生命的并发症。

（四）失明

另一个应该提及的可能的血管问题是发生颈动脉海绵窦瘘。如果患者抱怨在术后即刻出现眼痛或视力变化，应立即对这种潜在致盲并发症的体征进行评估。这种严重并发症通常是由于 Le Fort 骨切开术时向上方错误劈裂至颅底，出血进入眼眶内所致 [117]。

八、术后 1 周

（一）错殆畸形

当骨骼固定好后去除 IMF 时，应立即在手术室检查是否有严重错殆，此时可通过重新定位骨骼和重新应用固定装置来解决。处于“轻”麻醉平面的患者在将咬合和骨段置于被动位置时也可能存在一些问题。如果在这段时间内很难建立咬合，使用肌松剂可能会有所帮助，尽管一旦进行了这种麻醉，就很难建立真正的髁突位置。

然而，在术后的第一周，肿胀通常是错殆的罪魁祸首。固定失败也是错殆的原因之一，应通过观察骨段的活动和合适的影像学图像来验证。肿胀和咬合控制可以通过正畸颌间弹力剂的温和牵引进行。在大多数情况下，硬件故障需要返回手术室重新定位骨段。当然，由于夹板制作错误和夹板贴合不良，手术时可能没有正确建立咬合。节段性上颌截骨术也会对术后稳定性造成潜在的问题；这些截骨术可能会对硬组织段产生软组织“拉扯”和扭力，可能导致上颌骨横向宽度的改变，从而产生交叉咬合和开口咬合。为了防止这种情况，硬组织节段应该被动地贴合到夹板中。在 SSO 中，扭转下颌支也可能在近期产生一些“沉降”，从而可能导致错殆。

虽然在手术中 MMF 完整的 IVRO 手术中可能不会注意到错殆畸形，但由于它可能发生在术后的这个时期，因此应该提到。IVRO 近端位置不佳可能导致“髁突凹陷”的升支高度变化。如果发生这种情况，一旦释放固定，由于下颌骨的后上定位可能会出现开殆。当 MMF 在术后 3～4 周正常释放时，截骨将愈合，因此任何错殆畸形都需要再次进行正颌手术治疗。

（二）疼痛

使用止痛药和髂部手术疼痛处理的并发症，包括麻醉药物使用引起的恶心以及呼吸抑制。患者焦虑和疼痛的控制影响术后患者的生活质量。术前和术后使用抗焦虑药物似乎有助于减少所需的麻醉剂量 [118-120]。如果患者在手术室有出血问题或有消化性溃疡病史，应谨慎使用非甾体抗炎药或阿司匹林。疼痛管理应根据患者的具体情况而定。对于某些患者，可以考虑使用患者控制的麻醉泵。使用布比卡因脂质体注射 / 浸润也可以增加手术后麻醉时间的长度，并减少所需麻醉药物的量。大多数患者术后前 5 天内不需要使用麻醉药物。在这段时间之后，最初的水肿减少到可以有效利用非麻醉性疼痛管理的程度。

（三）水肿

虽然肿胀是任何手术干预的预期结果，但如果肿胀是由于血肿形成或感染引起的，则会出现并发症。在术后最初几天到几周内，必须监测肿胀的消退进展。建议使用全身类固醇来帮助减少术后水肿。然而，患者必须监测这些药物可能产生的不良反应[121-124]。在术后最初一周，必须尽快评估手术部位的软组织扩张是否存在这些潜在问题。清除血肿，确定并控制出血来源是保证持续愈合的必要步骤。

感染的治疗也必须解决，但特别注意病因学是重要的[125, 126]。血肿形成、牙脓肿、骨膜下脓肿和骨折 / 内固定松动都是术后感染的潜在原因。

（四）恶心和呕吐

术后恶心呕吐（postoperative nausea and vomiting，PONV）是正颌术后常见的并发症。最近关于与该问题流行相关的危险因素的研究已被报道[127, 128]。他们对 500 多名正颌患者的评估发现，PONV 的风险为 40%。大多数患者在术后 24h 内发生 PONV。一般来说，下颌骨手术多与恶心相关，而上颌手术和双颌手术多与呕吐相关。确定的危险因素包括女性患者、年轻、不吸烟、既往有晕动病或偏头痛史、手术中使用挥发性麻醉剂、上颌手术、疼痛加重和使用阿片类药物。静脉内镇吐药似乎与将鼻胃管维持至输出量很少，以及防止持续小出血进入胃和增加 PONV 风险一样有效。

（五）心理

自从 20 世纪 50 年代类固醇药物首次在围术期使用以来，手术后类固醇引起的精神病是一个众所周知的实体。既往无精神病史的患者可能会出现行为变化和情绪波动。长时间的抑郁或攻击性行为必须立即与患者、他们的家人和精神科医生讨论，如果他们被报告为新发作。

面部外观的剧烈变化，以及患者的满意 / 不满意，也是影响患者术后整体心理状态的领域[129-131]。在手术前了解患者的审美目标，并教育患者可能发生的面部变化。手术后的预期，对于确保良好的情绪结果是必不可少的。对于 OSA 矫正的双颌推进尤其如此，因为推进的幅度（>10mm）会导致面部外观的显著变化，特别是在年龄较大的患者中，他们多年来已经习惯了自己的面部外观。教育工具，如既往患者有类似手术问题的手术过程的照片日志，对一些患者是有帮助的。在这段时间内，家人 / 朋友的支持也很重要，术前讨论中包括这些人有助于他们为近期和长期的术后期望和结果做好准备。

（六）神经系统

正颌手术后的脑神经功能障碍主要是由 SSO 手术影响 IAN 造成的。下颌骨手术时面神经可出现短暂性麻痹继发压迫。这可能发生于下颌骨截骨部位的软组织水肿和回缩。据报道，上颌正颌手术后失明是一种非常罕见但具有毁灭性的并发症。具体而言，接受 Le Fort 截骨术的患者可能有不寻常的骨折线，这些骨折线可能向上延伸至颅底，造成视神经管区域变形或出血，压迫视神经，从而中断循环。如前所述，任何术后抱怨视力改变或眼睛疼痛的患者，都应评估是否存在眶内出血。应考虑眼科会诊。

（七）营养

口腔手术患者的饮食在术后必须改变，从正常饮食到流食再到机械的软食，对于一些患者来说是一个艰难的调整。术后矫形术患者的营养面临挑战，必须将他们不习惯吃 / 喝的不同类型的食物纳入日常的热量和营养需求中。不良的营养状况会导致脱水和伤口愈合不良。血糖水平下降会引起头晕、恶心，甚至可能使患者出现晕厥。必须鼓励患者寻找可以准备给他们“吃”的营养食物，在手术后阶段，软性饮食是必要的。高热量的液体补充剂建议与泥状饮食一起使用[132-134]。患者及其家属可获得相关的教育材料，在某些情况下，咨询营养学家可能会有用。

（八）伤口愈合

上颌或下颌骨手术均可发现黏膜开裂问题。术后开放的下颌骨伤口可采用保守的冲洗治疗，并允许二期愈合。然而，沿切口线或截骨部位的上颌黏膜问题可能是由于手术节段或 Le Fort 手术节段的基础骨节段的断流所致。必须对这些患者进行监测，以防断流的骨段或牙段的潜在损失。高压氧治疗有助于增加这些受损组织的血管生成和产氧。有损害免疫系统的医学共病问题的患者，如糖尿病患者或服用免疫抑制药物的关节炎患者，在这一类中特别值得关注，因为他们更有可能表现出伤口愈合缓慢和术后感染。

九、术后 1 个月

（一）固定失败

出现错𬌗的患者在术后就诊时，必须评估其硬件故障。手术部位有外伤史、过早咬合接触或咀嚼过硬的食物可导致骨板骨折或螺钉松动。通常，在临床检查中可以注意到软组织破裂的形成，覆盖在松动的硬骨和（或）松动的截骨部位。无论哪种情况，都需要手术探查和矫正。

（二）出血

据报道，接受 Le Fort 手术的患者在术后两周内会出现出血。其他血管畸形，如假动脉瘤和动静脉（AV）瘘，以及颈动脉分支的 AV 畸形的发展也有报道。

（三）鼻和鼻窦并发症

大多数经鼻插管进行颌骨手术的患者术后都有不同程度的鼻分泌物。鼻内黏液和血液的堆积可能会减小鼻孔开口，减少鼻气流。这些问题通常是暂时的，可通过口服减充血剂、鼻腔喷雾剂、必要时加湿空气来解决。Le Fort 手术后上颌窦充满了血块。随着时间的推移，这些血液会在一个能够正常排泄的健康鼻窦中流失并被吸收。当进入中鼻道的上颌口被隔离在鼻窦中的骨颗粒阻塞，或在嵌塞手术中鼻中隔因上颌骨压迫而偏离到鼻窦口时，患者可能会发生鼻窦感染或慢性鼻窦炎[135-137]。

只有在术后面部肿胀减轻后，才能注意到上颌运动对鼻美观的影响。当鼻尖在垂直矢量上移动过多或过少导致鼻尖抬高或上睑下垂时，就会引起鼻美观问题。Le Fort 手术中鼻翼宽度也会发生改变（通常会变宽），这可能会导致一些患者的美学结果不理想。

（四）听力降低

据报道，Le Fort 手术后的咽鼓管功能障碍是一种暂时的并发症，通常是由于咽鼓管通过上颌骨后缘时软骨方面周围的软组织肿胀所致[138, 139]。

（五）牙髓坏死

牙髓血流下降到上颌牙列已被研究作为 Le Fort 手术的后果。这种改变大部分是短暂的。然而，在手术过程中，牙齿可能会因非张力性骨折、脱位甚至钝性损伤而受到创伤，这可能导致牙髓坏死。外科医生会在近期观察到累及牙冠的变色。然而，根管治疗应推迟至牙髓完全愈合[140, 141]。

（六）活动范围减小

所有患者在矫颌手术后下颌骨活动范围都会减小[142-148]。随着组织水肿减少和颞颌关节恢复功能活动，预计这种活动范围将增加。然而，活动范围下降的持续肌肉骨骼主诉和运动时下颌疼痛是颌骨手术的并发症，需要进一步评估和治疗。截骨节段和髁突位置不佳可能造成咀嚼肌和颞下颌关节的疼痛功能。沿切口线形成的瘢痕组织也可能限制下颌骨的活动范围。颞下颌关节间隙出血，以及随后的创伤性纤维化和钙化，可能导致颞下颌关节强直或假性强直，特别是如果使用 MMF 的时间较长。即使使用重型弹性牵引数月，也可能导致活动范围减小。

这一问题的治疗主要针对肌肉治疗，应从被动活动范围练习（TheraBite 设备）开始，并根据需要发展为主动物理治疗。

正颌术后出现真正的颞下颌关节问题必须在必要时进行评估和治疗。这些问题包括椎间盘移位、髁突凹陷、缺血性坏死或特发性髁突吸收（idiopathic condylar resorption，ICR）。术前有颞下颌关节病理或既往有颞下颌关节手术史的患者术后可能有特殊需求。他们更容易在正颌手术后出现颞下颌关节疼痛和症状[149]。这些患者通常会将物理治疗作为其持续慢性TMD治疗的一部分。一些患者可能还需要不同的疼痛管理技术，甚至需要疼痛专家，特别是如果他们有慢性疼痛问题。

（七）𬌗板

术后使用的亚克力夹板通常用不锈钢丝固定在上颌牙列上。腭部覆盖夹板用于上颌骨的节段手术，以保持宽度和拱形，并提高节段的稳定性，以允许骨愈合。随着时间的推移，夹板可能会断裂或松动。由于对咬合的不利影响，这些夹板可能需要"早期"移除。一旦发生这种情况，正畸医生需要帮助将分节的弓丝改为连续的弓丝，并计划可能放置跨腭弓（transpalatal arch，TPA）以保持上颌宽度和稳定性，并允许骨骼愈合而不复发。

（八）横向问题

节段性Le Fort截骨术后上颌宽度的丢失会导致错𬌗畸形和截骨位置愈合不良（畸形愈合）。在正式的Le Fort手术之前，需要预先计划骨骼宽度扩张，这是防止在节段手术时试图扩大上颌骨超过其生物耐受极限的关键。使用SARPE或MARPE（小机组辅助快速上颌扩张）手术是正颌外科医生诊疗室的一种有用工具，通常比两片式上颌扩张有较低的复发可能性[150–153]。

（九）死骨片的形成

截骨部位血管损伤可能导致死骨形成。

在上颌手术中，术后上颌窦内可能会形成死骨，这是由于上颌骨壁的一部分可能在下行骨折中断裂，但在上颌固定前未被注意到或移除，而保留在窦内，作为一段容易形成的断流骨段。

在下颌骨中，IVRO截骨术的近心段尖端由于非常薄而可能发生隔离，并可能发生断血。患者可出现颊间隙水肿，偶有脓肿形成。双侧矢状劈开截骨（BSSO）患者也可能有隔离骨，这是由于沿着近心端上缘的菲薄边缘使用接骨板，一旦死骨形成，可能导致该隔离骨的病理性骨折。这些患者还表现为被隔离骨区域疼痛和水肿，并累及颊间隙。

在所有病例中，必须清除被隔离的骨段，以使伤口正常愈合。下颌角丧失继发于位置不佳的近端骨段的重塑，也是已知的SSO并发症。这通常发生在术后愈合过程中，近端节段没有正确定位和稳定。一旦发生这种情况，下颌角区域的软组织缺损通常需要移植（或定制的同种异体移植）来扩大该区域，使其达到可接受的美观效果。

（十）固定松动

一旦骨愈合并在骨板周围重塑，由于螺钉长期松动而导致的固定松动就会出现。如果患者出现固体部位的不适，应考虑探查这些接骨板并移除内固定材料。如果螺钉松动的位置与原位置没有明显偏移，X线片上可能无法发现[154, 155]。

（十一）神经问题

味觉的变化

在Le Fort手术后，硬腭的味觉功能至少会下降6～9个月。事实上，这种手术可能会损害面神经岩浅大支的功能。BSSO术后1～2个月舌的味觉功能下降。这是由于与舌神经相连的面神经鼓索支受损，在BSSO手术中可能有牵拉损伤。这种损伤通常是短暂性的，术后6～9个月可得到改善[156]。

（十二）正畸问题

术后第一个月出现的与正畸护理相关的并发症分为几类。第一，在手术过程中会丢失正畸托槽，需要更换这些托槽，这样牙齿就不会移动到不好的位置，咬合就可以用导向弹性筋来控制。第二，术后需要及时更换弓丝或增加TPA支撑，以保持骨骼宽度的稳定。这些访视都应该事先与正畸医生安排好，以确保依从性。第三，牙齿运动会在咬合方案上产生不必要的力，可能会造成咬合打开，造成横向塌陷，或导致牙龈组织剥离。在完成术后正畸治疗的过程中，密切跟踪患者是非常重要的。外科医生和正畸医生之间良好的沟通对于确保长期稳定的治疗效果至关重要。

（十三）患者满意度

即使完成了技术上最完美的手术和正畸治疗，如果患者认为他们不喜欢结果，那么至少在患者眼中这是失败的[157-159]。失败源于外科医生、患者和正畸医生之间沟通不畅。患者寻求治疗的主要原因是了解如何提供一个成功的结果。在开始治疗之前，如果患者的所有担忧和需求都无法得到满足，必须告知患者。当出现并发症时，必须立即处理，不仅要治疗并发症，而且要告知患者，教育他们处理问题的计划，并讨论预期的结果，这可能不是理想的，可能需要在未来进行额外的手术。不要忽视这些问题。如果你忽视了这些问题，你就会有一个不满和愤怒的患者。

你的员工也是让你的患者开心的关键。他们都必须受过教育，知道如何处理大手术患者打来的紧急电话。如果工作人员掌握了处理并发症的方法，他们也会帮助你更好地处理患者。让患者放心，如果你不能立即和他们交谈，工作人员可以获取你的信息，这是很重要的。这包括管理问题，比如患者可能有经济问题。你需要了解你的患者的整个过程。

（十四）打鼾和阻塞性睡眠呼吸暂停

颌骨矫正术后出现打鼾可能导致 OSA。仔细询问患者和睡眠伴侣可以阐明白天过度嗜睡、打鼾和目睹呼吸暂停的潜在迹象。这些患者应接受正式的 PSG 检查，以排除 OSA。最有可能出现这些气道阻塞并发症的患者是下颌前突患者和上颌骨垂直高度过度的患者。这两种类型的患者都需要移动骨骼，这可能会导致上气道变小。

（十五）长期并发症

术后一年后出现的问题被认为是长期并发症。这些可能与颌骨功能、内固定失败和骨骼稳定性有关。

（十六）稳定性

颌骨手术的稳定性取决于几个因素。颌骨运动的幅度和方向、固定类型和手术技术是长期稳定性的预测因素[160-167]。然而，最重要的问题是最初做出正确的诊断，并为矫正这种畸形所必需的移动提供适当的正畸设置，同时不违反组织耐受的生物学极限。例如，如果正畸医生试图在术前将咬合扩大到超出骨的极限，错过的骨骼横向缺陷将导致术后上颌骨塌陷。这也会导致反𬌗和开𬌗。上颌骨横向扩张超过几毫米就是不稳定的正颌运动。

其次要考虑的是实际截骨手术的治疗计划。软组织耐受性与骨进展有一定的限制。例如，在 B 点试图将下颌骨向前推进 20mm，这在手术室是一个挑战，但保持稳定的位置也是一个挑战。软组织牵拉是“不利的”，会对刚性固定物以及骨骼本身造成压力。长期稳定，甚至是即时稳定，在这里都可能是一个挑战。当面临严重畸形时，“打破常规思维”，采用牵张成骨等技术，允许骨骼缓慢运动，同时进行一些组织扩张，可能会提供更稳定的长期结果[168]。

虽然刚性固定技术提高了颌骨手术的整体稳定性，但从长期来看，计划的移动类型仍有一些固有的“作用”。上颌骨下部的移动有两个影响，使这一移动不稳定：它延长了面部高度，并在骨段之间制造了一个间隙，不进行植骨就很难完成骨愈合。从治疗计划的一开始就了解这一点，外科医生就可以计划改变截骨设计，以保持一些自然的骨骼接触。将这种复发纳入整体手术目标也将保持功能性咬合。

下颌骨运动方向也会影响长期稳定性；即下颌骨前进比后退手术更稳定，即使是刚性固定。

双颌手术的咬𬌗平面改变也会影响骨骼运动的长期稳定性。增加或减少咬𬌗平面必须与上颌骨和下颌骨的实际运动一起评估，以了解手术后的变化有多大。

下一个问题是要记住围绕患者的骨骼生长仔细计划手术。除非正在生长的儿童功能严重受损，并制订了实施多种手术干预的计划，否则，通过手术矫正面部骨骼畸形传统上都是在“未生长”或骨骼成熟的患者群体中进行的。

最后是与系统性共病相关的问题，这些疾病可能会导致由于潜在疾病的继发性骨骼变化而导致咬合的变化。有低张力或高张力的神经肌肉疾病，以及地中海贫血等骨髓扩张疾病，都会影响颌骨矫正手术的长期稳定性。

（十七）永久性脑神经损伤

感觉神经丧失或感觉神经功能低下是颌骨矫正手术的并发症。SSO 是导致第Ⅴ脑神经第三段感觉支功能减退最常见的截骨术。然而，这种并发症的发生率在作者之间从 5% 到 70% 不等。与 SSO 相比，IVRO 具有较低的神经感觉障碍发生率。然而，当 VRO 截骨术与颏成形术相结合时，神经损伤的发生率会增加。无论采用哪种截骨术，IAN 的完全麻痹很少发生，这可能是由于内固定直接损伤神经，或截骨术中直接横切的结果。神经瘤形成是一种罕见的并发症 [169]。

当患者感觉神经功能下降时，应尽早开始活动范围训练和感觉再训练。这将减少慢性患者自我报告某些感觉改变困扰的可能性 [170]。

（十八）第Ⅶ对脑神经

在文献中，由于上颌或下颌骨骼的口内入路而造成永久性第Ⅶ对脑神经损伤的报道很少。所有第Ⅶ对脑神经的损伤都是短暂性的，除非神经的直接损伤很可能是由口外解剖进入颌骨引起的 [171, 172]。最重要的是要认识到，在评估和处理损伤的运动神经时，需要早期干预，并应由经验丰富的显微神经外科医生（神经移植）和重建（面部重建）外科医生进行治疗。

十、颞下颌关节：关节内部紊乱和特发性髁突吸收

术后最初几个月颞下颌关节疼痛和噪声对未来几个月可能发生的髁突变化具有高度的预测价值。既往有颞下颌关节功能障碍的患者接受正颌手术，尤其是下颌前移，可能会有明显加重的术后颞下颌关节功能障碍。颌骨矫正手术后恢复活动范围和咬合力对改善整体功能矫正很重要。术后物理治疗可能是必要的，以促进患者术后正常颌骨功能的恢复。然而，持续性疼痛和正常颌骨活动范围恢复不足可能是颞下颌关节持续或新的内部紊乱或肌肉组织问题的指征。活动范围有限也可归因于下颌骨截骨术时切口位置不当导致的瘢痕挛缩。

特发性髁突吸收（ICR）导致的升支高度下降将造成术后骨性前牙开𬌗缓慢开放。ICR 病因不明，可发生于颌骨手术之前或之后。常见于 15—35 岁的年轻女性。它是进行性的，直到髁突再吸收到乙状切迹水平。在正颌手术患者中，必须密切评估颞下颌关节功能障碍，必要时进行治疗，并进行监测 [173–178]。已确定的危险因素可能导致这种潜在并发症发生。危险因素包括女性、与下颌平面角增大相关的下颌骨后凸、未处理的髁突萎缩、手术时髁突向后移位和下颌骨向上和向前旋转。已存在骨关节病 X 线征象或后倾的髁突，发生进行性髁突吸收的风险较高。

如果可能的话，应该通过手术来处理，以提供最终手术稳定性的最佳机会。可以通过锝 -99 骨扫描或连续 X 线片监测髁突的活动性疾病。重建时机和方法的选择将取决于剩余畸形的严重程度及其对功能的影响。

正颌外科虚拟手术计划的缺陷

VSP 正在成为大多数双颌及非对称正颌手术治疗计划的实践标准。术语“污物输入 – 污物输出”适用于与获取计划所需数据质量相关的问题。输入计算机程序进行手术计划的数据取决于数据采集的准确性。精确地将临床结果、牙科记录和 X 线片传输到数据库的能力对于可预测的手术和成功的长期手术是至关重要的。众所周知，在𬌗架上安装不准确的石膏模型可能导致骨架错𬌗和错位。VSP 依赖于准确的数据输入，以获得良好的手术效果。有几个关键的数据点，如果执行不正确，将对最终结果造成不利影响。

首先，如果 NHP 将通过使用 3D 骨骼标志进行虚拟确定，则重要的是将其裁定为患者在调整后的 NHP 中临床上的头部姿势。这在面部不对称患者中尤其明显，在 x、y 和 z 轴周围可能

存在问题。患者 NHP 中的面部照片非常有帮助，特别是在正面视图的垂直轴和水平轴上用化妆铅笔标记面部照片时（图 6–16）。

其次，随着患者数据的收集，应记录术前牙殆照片，并发送给工程师供他们参考（如果您正在发送石膏模型）。同时，拍下你在模型上设置的最终咬合并发送这些图像。这有助于他们创建复合模型。如果你使用的是口腔内扫描仪，这就不是问题，因为咬合是虚拟设置的。

再次，在拍摄 CBCT 时，术前牙殆和关节窝的位置必须正确。如果你打算先做上颌手术，这是非常重要的，因为它的最终位置取决于未切割的下颌骨的位置。上颌骨中线会偏离移位的术前关节的一侧。虽然关节可以虚拟重新定位，但不能依赖于其准确性（图 6–17）。

在这种情况下，先做下颌骨将是有益的。自从有了患者定制接骨板和使用切削夹具和钻导，上颌定位的精度提高了，而且不依赖于下颌骨。如果你选择使用这种技术，可以先切割上颌骨。

在规划阶段，在做任何手术之前，都要重新检查关节位置，术前咬合，术后咬合，以及头部位置。患者有侧翻（歪斜）或扭转的，如果你从错误的位置开始，头部围绕偏航将挑战准确性。作者认为，在 CBCT 拍摄前，使用放射皮肤标记和激光水平标记中线和水平线是有帮助的。一旦发送给工程师，他们就可以使用这些软组织标记来帮助确定头部位置。在规划过程中需要做出几个决定。你想要什么类型的中间导板和最终导板？要联锁导板吗？节段性手术需要腭部支撑吗？如果是双颌手术，你会先切哪一个颌？这些决定会影响你的准确率（图 6–18）。

正颌外科虚拟规划领域的另外两个领域是手术优先和明确对准器的使用。手术优先的具体挑战与使用虚拟规划软件相关，一旦骨骼对齐，就可以验证中间咬合，并确定咬合是否可以在最小风险的情况下完成，这将需要再次前往手术室。

越来越多的患者在进行正颌手术时，似乎要求使用透明矫正器来改善他们的正颌体验。虽然

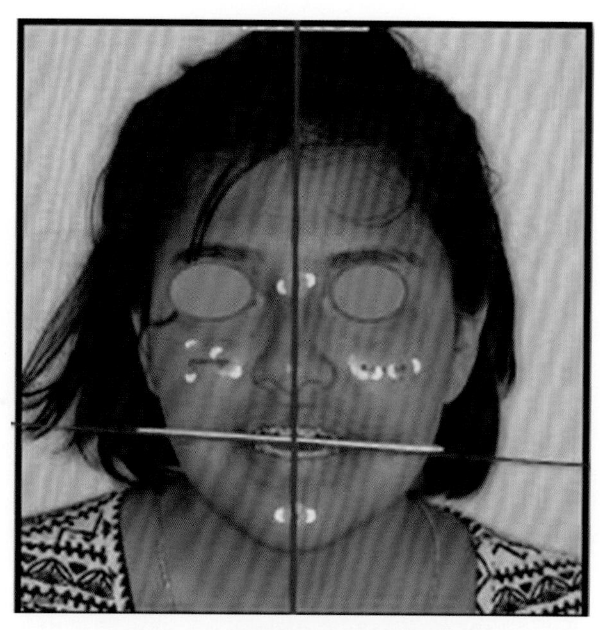

▲ 图 6–16　带有垂直和水平线的面部标记

在手术前放置托槽的选择是存在的，但一些患者可能会拒绝。在没有办法使用正畸托槽的情况下，与 IMF 对齐牙列的能力将是具有挑战性的。弓杆和 MMF 螺钉可以作为一种解决方案。然而，打印出清晰的矫正器导板来设置中间和最终咬合的能力已经在文献中得到了很好的记录。它们可以由建模公司制作出来供你使用。这些导板类似于两种 Essex 导板，将它们粘在正确的咬合位置，然后粘在牙齿上进行摩擦配合。中间咬合和最终咬合都可以这样设置。如果托盘松动，那么在放置骨板时，正畸骨锚或 MMF 螺钉可以帮助建立咬合力。使用患者定制接骨板将避免使用中间导板，只需要最后的导板。

使用中间导板时，手术顺序会影响手术的准确性。你选择先移动哪个颌骨会影响你计划的准确性。多项研究表明，在双颌病例中，无论咬合平面如何旋转，先移动上颌骨可使上颌骨更准确地沿 X 轴放置。首先移动下颌骨会使上颌骨向前倾斜 1.5～2mm。如果你必须先移动下颌骨，考虑到这种缺乏推进的情况，并将其纳入治疗计划；它可以将 X 轴（前后位）带到正确的位置 [179–184]。

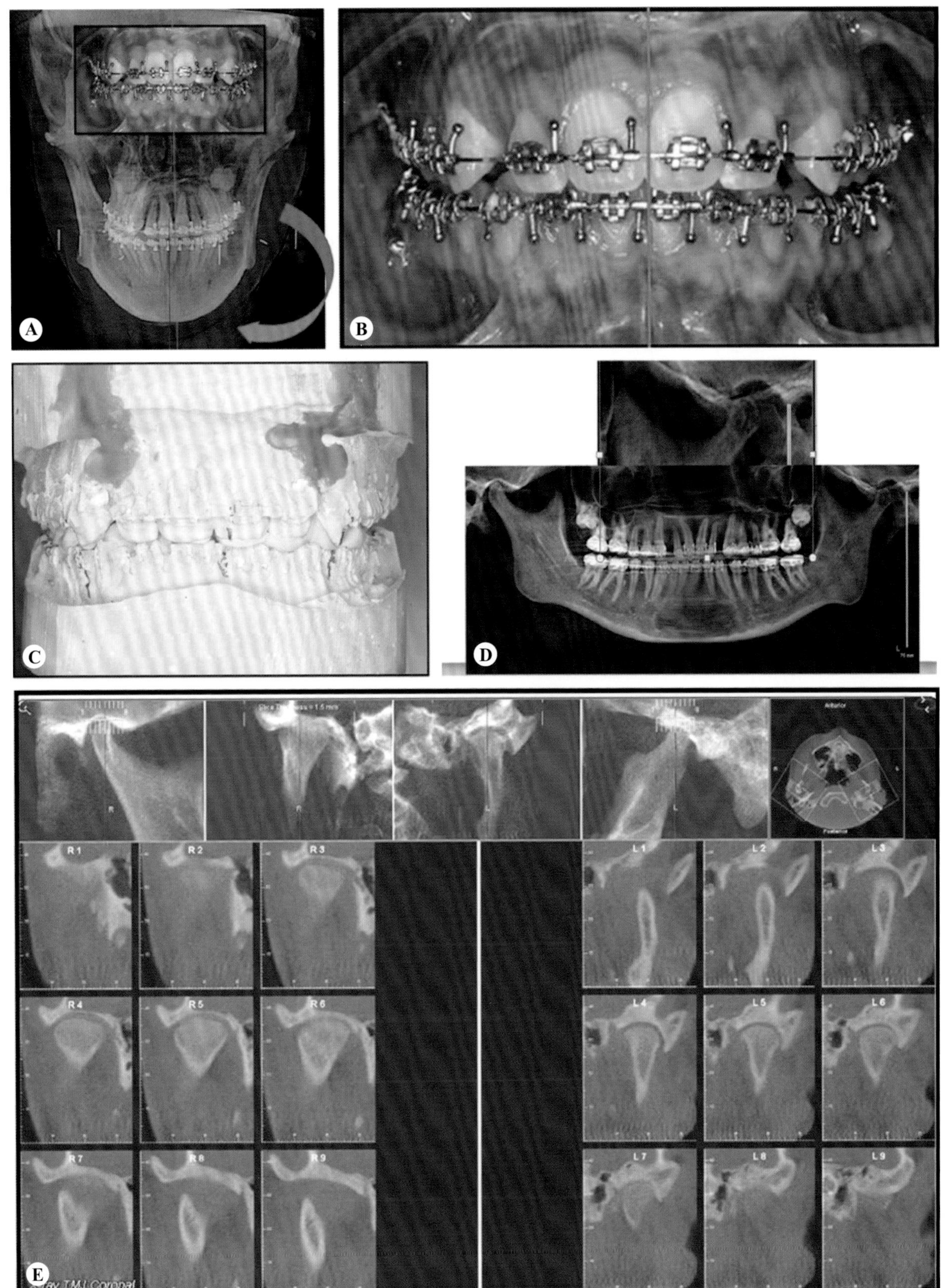

▲ 图 6-17　颞下颌关节定位不良的结果

A. 与X线的临床相关性；B. 中线咬合差异；C. 牙科模型分析；D. 全景图和细节，显示左髁错位；E. CT 扫描显示髁突不对称

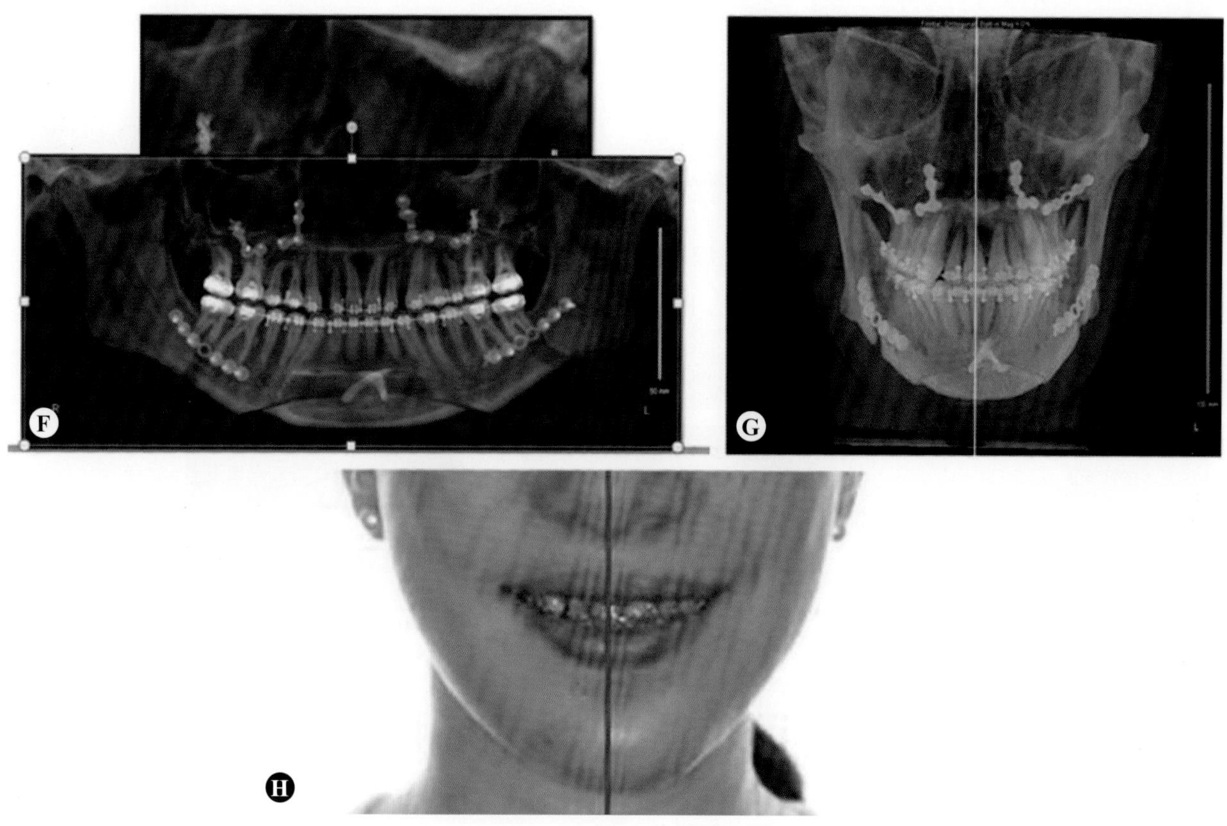

▲ 图 6-17（续） 颞下颌关节定位不良的结果

F. 全景图和细节，显示髁突位置不正；G. 头颅前后位片显示不对称；H. 临床微笑图显示中线差异

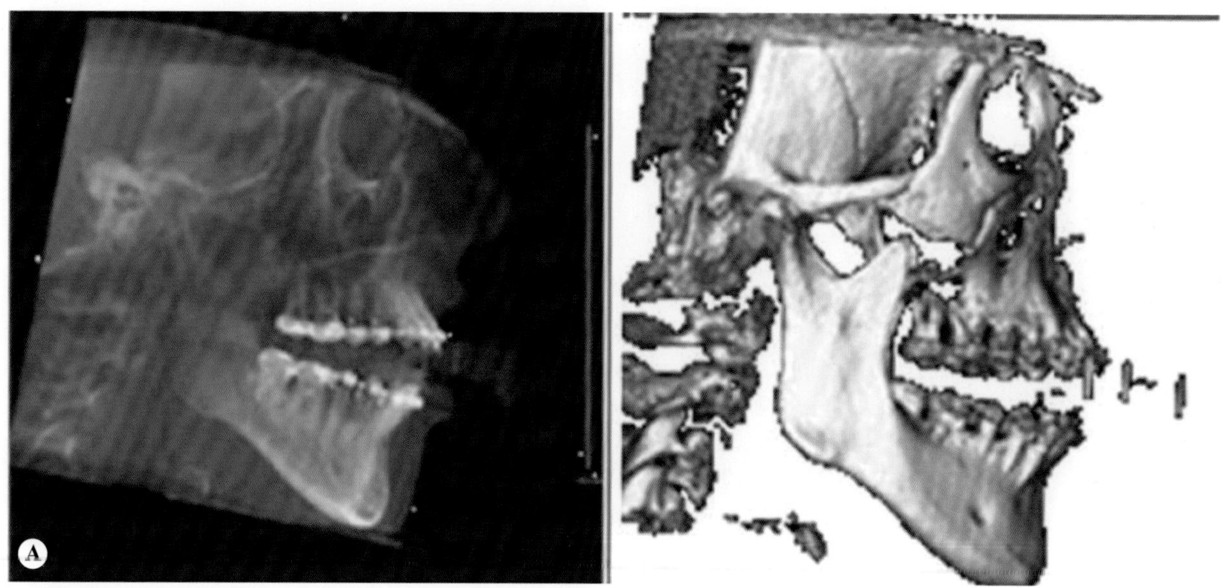

▲ 图 6-18 侧位片和 3D CT 显示导板的大开殆。VSP 显示计划的大而笨重的导板。IMF 到位的大导板的术中视图

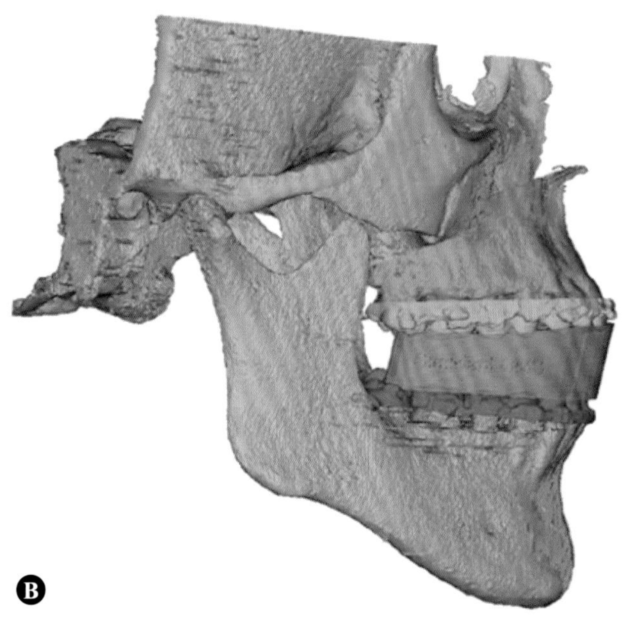
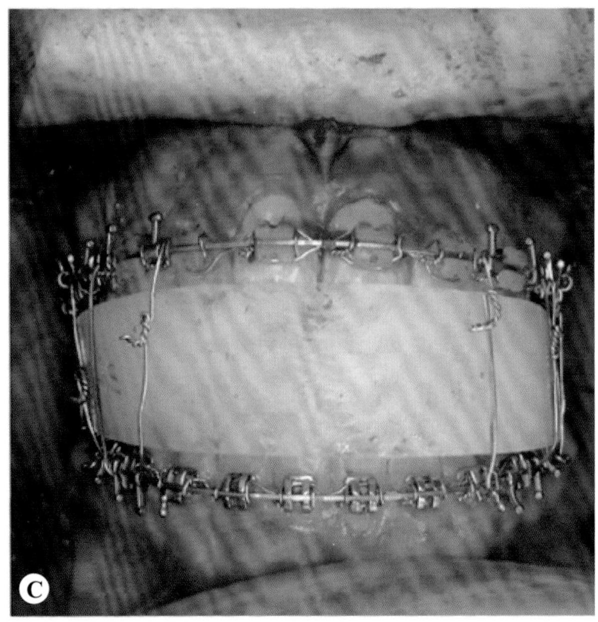

▲ 图 6-18（续） 侧位片和 **3D CT** 显示导板的大开䚡。**VSP** 显示计划的大而笨重的导板。**IMF** 到位的大导板的术中视图

结论

平静的大海造就不了熟练的水手。

——非洲谚语

正颌手术有着丰富的成功和失败的历史。引领颌面外科领域进入 21 世纪的巨人们为未来的口腔和颌面外科医生继续他们的工作奠定了基础，他们为患者提供了安全、可预测的颌面骨骼重建手术。了解我们外科手术局限性的基本原则，加之对外科解剖和完成任务所需技能的专业理解，使现代外科医生不仅能够在“波涛汹涌的大海”中管理潜在的风险，而且还可能在它们周围航行。

参考文献

[1] Kim, S.G. and Park, S.S. (2007). Incidence of complications and problems related to orthognathic surgery. *J. Oral Maxillofac. Surg.* 65: 2438.

[2] Patel, P.K., Morris, D.E., and Gassman, A. (2007). Complications of orthognathic surgery. *J. Craniofac. Surg.* 18: 975.

[3] Mahy, P., Siciliano, S., and Reychler, H. (2002). Complications and failures in orthognathic surgery. *Rev. Belge Med. Dent.* 57: 71.

[4] Panula, K., Finne, K., and Oikarinen, K. (2001). Incidence of complications and problems related to orthognathic surgery: a review of 655 patients. *J. Oral Maxollofac. Surg.* 59: 1128-1136.

[5] Dimitroulis, G. (1998). A simple classification of orthognathic surgery complications. *Int. J. Adult Orthodon. Orthognath. Surg.* 13: 79.

[6] Van de Perre, J.P.A., Stoelinga, P.J.W., Blijdorp, P.A. et al. (1996). Perioperative morbidity in maxillofacial orthopaedic surgery: a retrospective study. *J. Craniomaxillofac. Surg.* 24: 263.

[7] O'Ryan, F.S. (1990). Complications of orthognathic surgery. *Oral Maxillofac. Surg. Clin. North Am.* 2: 593.

[8] El Deeb, M., Wolford, L., and Bevis, R. (1989). Complications of orthognathic surgery. *Clin. Plast. Surg.* 16: 825.

[9] Phillips, C., Blakey, G. 3rd, and Jaskolka, M. (2008).

Recovery after orthognathic surgery: short-term health r-related quality of life outcomes. *J. Oral Maxillofac. Surg.* 66 (10): 2110-2115.

[10] Bays, R.A. and Boulous, G.F. (2003). Complications of orthognathic surgery. *Oral Maxillofac. Surg. Clin. North Am.* 15 (2): 229-242.

[11] Shariffi, A., Jones, R., Ayoub, A. et al. (2008). How accurate is model planning for orthognathic surgery? *Int. J. Oral Maxillofac. Surg.* 37 (12): 1089-1093.

[12] Danesh, G., Lippold, C., Joos, U., and Meyer, U. (2006). Technical and clinical assessment of the use of a new material-based splint in orthognathic surgery. *Int. J. Oral Maxillofac. Surg.* 35 (9): 96-99.

[13] Mavili, M.E., Canter, H.I., Saglam-Aydinatay, B. et al. (2007). Use of three-dimensional medical modeling methods for precise planning of orthognathic surgery. *J. Craniofac. Surg.* 18 (4): 740-747.

[14] Swennen, G.R., Mollemans, W., and Schutyser, F. (2009). Three-dimensional treatment planning of orthognathic surgery in the era of virtual imaging. *J. Oral Maxillofac. Surg.* 67 (10): 2080-2092.

[15] Meade, E.A. and Inglehart, M.R. (2010). Young Patients' treatment motivation and satisfaction with orthognathic surgery outcomes: the role of "possible selves". *Am. J. Orthod. Dentofac. Orthop.* 137 (1): 26-34.

[16] Narayanan, V., Guhan, S., Sreekumar, K., and Ramadorai, A. (2008). Self-assessment of facial form oral function and psychosocial function before and after orthognathic surgery: a retrospective study. *Indian J. Dent. Res.* 19 (1): 12-16.

[17] Espeland, L., Hogevold, H.E., and Stenvik, A. (2008). A 3-year patient-centered follow-up of 516 consecutively treated orthognathic surgery patients. *Eur. J. Orthod.* 30 (1): 24-30.

[18] Benumof, J.L. (1997). *Anesthesia and Uncommon Diseases*, 4e. Elsevier.

[19] Ghoreishian, M. and Gheisari, R. (2009). The effect of maxillary multidirectional movement on nasal respiration. *J. Oral Maxillofac. Surg.* 67 (10): 2283-2286.

[20] Lye, K.W. (2008). Effect of orthognathic surgery on posterior airway space (PAS). *Ann. Acad. Med. Singapore* 37 (8): 677-682.

[21] Goodday, R. (2009). Diagnosis, treatment planning and surgical correction of obstructive sleep apnea. *J. Oral Maxillofac. Surg.* 67 (10): 2183-2196.

[22] Gilon, V., Raskin, S., Heymans, O., and Poirrier, R. (2001). Surgical management of maxillomandibular advancement of sleep apnea patients: specific technical considerations. *Int. J. Adult Orthodon. Orthognath. Surg.* 16 (4): 305-314.

[23] Ruscello, D.M., Tekieli, M.E., Jakomis, T. et al. (1986). The effects of orthognathic surgery on speech production. *Am. J. Orthod.* 89 (3): 237-241.

[24] Jorge, T.M., Brasolottoa, G., Goncales, E.S. et al. (2009). Influence of orthognathic surgery on voice fundamental frequency. *J. Craniofac. Surg.* 20 (1): 161-164.

[25] O'Gara, M. and Wilson, K. (2007). The effects of maxillofacial surgery on speech and velopharyngeal function. *Clin. Plast. Surg.* 34 (3): 395-402.

[26] Vallino, L.D. (1990). Speech, velopharyngeal function, and hearing before and after orthognathic surgery. *J. Oral Maxillofac. Surg.* 48 (12): 1274-1281.

[27] Bousaba, S., Delatte, M., Barbarin, V. et al. (2002). Pre- and post-surgical orthodontic objectives and orthodontic preparation. *Rev. Belge Med. Dent.* 57 (1): 37-48.

[28] Sarver, D.M. and Sample, L.B. (1999). How to avoid surgical failures. *Semin. Orthod.* 5 (4): 257-274.

[29] Sabri, R. (2006). Orthodontic objectives in orthognathic surgery: state of the art today. *World J. Orthod.* 7 (2): 177-191.

[30] Herford, A.S. and Stella, J.P. (2000). An algorithm for determination of ideal location of interdental osteotomies in presurgical orthodontic treatment planning. *Int. J. Adult Orthodon. Orthognath. Surg.* 15 (4): 299-304.

[31] Ueki, K., Marukawa, K., Shimada, M. et al. (2006). The prevention of periodontal bone loss a the osteotomy site after anterior segmental and dento-osseous osteotomy. *J. Oral Maxillofac. Surg.* 64 (10): 1526-1531.

[32] Kriwalsky, M.S., Maurer, P., Veras, R.B. et al. (2008). Risk factors for a bad split during sagittal split osteotomy. *Br. J. Oral Masillofac. Surg.* 46 (3): 177-179.

[33] Precious, D.S., Lung, K.E., Pynn, B.R., and Goodday, R.H. (1998). Presence of impacted teeth as a determining factor of unfavorable splits in 1256 sagittal split osteotomies. *Oral Surg. Oral Med. Oral Pathol. Oral Radiol. Endod.* 85 (4): 362-365.

[34] Mehra, P., Castro, V., Freitas, R.Z., and Wolford, L.M. (2001). Complications of the mandibular sagittal split ramus osteotomy associated with the presence or absence of third molars. *J. Oral Maxillofac. Surg.* 59 (8): 854-858.

[35] Reyneke, J.P., Tsakiris, P., and Becker, P. (2002). Age as a factor in the complication rate after removal of unerupted/impacted third molars at the time of mandibular sagittal split osteotomy. *J. Oral Masillofac. Surg.* 60 (6): 654-659.

[36] Worsaae, N., Jensen, B.N., Holm, B., and Holsko, J. (2007). Treatment of severe hypodontia-oligodontia- an interdisciplinary concept. *Int. J. Oral Maxillofac. Surg.* 36 (6): 473-480.

[37] Baralle, M.M., Ferri, J., Maes, J.M. et al. (1995). Orthognathic surgery with missing teeth. *Rev. Stomatol. Chir. Maxillofac.* 96 (4): 201-206.

[38] Kim, Y., Park, J.U., and Kook, Y.A. (2009). Alveolar bone loss around incisors in surgical skeletal class III patients. *Angle Orthod.* 79 (4): 676-682.

[39] Choi, W.S. and Samman, N. (2008). Risks and benefits of deliberate hypotension in anaesthesia: a systematic review. *Int. J. Oral Maxillofac. Surg.* 37 (8): 687-703.

[40] Apipan, B., Rummasak, D., and Narainthonsaenee, T. (2017). The effect of different dosage regimens of tranexamic acid on blood loss in bimaxillary osteotomy: a randomized

double-blind, placebo-controlled study. *Int. J. Oral Maxillofac. Surg.* 47: 608-612.

[41] Siotou, K., Siotos, C., Azizi, A. et al. (2019). The role of antifibrinolytics in reducing blood loss during craniofacial or orthognathic surgical procedures: a meta-analysis. *J. Oral Maxillofac. Surg.* 77: 1245-1260.

[42] Tiner, B.D., Van Sickels, J.E., and Schmitz, J.P. (1997). Life-threatening delayed hemorrhage after LeFortI osteotomy requiring surgical intervention: report of two cases. *J. Oral Maxillofac. Surg.* 55 (1): 91-93.

[43] Lanigan, D.T. and West, R.A. (1984). Management of postoperative hemorrhage following the Le fort I maxillary osteotomy. *J. Oral Maxillofac. Surg.* 42 (6): 367-375.

[44] Newhouse, R.F., Schow, S.R., Kraut, R.A., and Price, J.C. (1982). Life-threatening hemorrhage from a Le fort I osteotomy. *J. Oral Maxillofac. Surg.* 40 (2): 117-119.

[45] Mehra, P., Cottrell, D.A., Calazzo, A. et al. (1999). Life-threatening, delayed epistaxis after surgically assisted rapid palatal expansion: a case report. *J. Oral Maxillofac. Surg.* 57: 201.

[46] Kahnberg, K.E., Vannas-Lofqvist, L., and Zellin, G. (2005). Complications associated with segmentation of the maxilla: a retrospective radiographic follow up of 82 patients. *Int. J. Oral Maxillofac. Surg.* 34: 840-845.

[47] Bell, W.H. and Levy, B.M. (1971). Revascularization and bone healing after posterior maxillary osteotomy. *J. Oral Surg.* 29: 313.

[48] Bell, W.H. (1973). Biologic basis for maxillary osteotomies. *Am. J. Phys. Anthropol.* 38: 279.

[49] Bell, W.H., Fonseca, R.J., Kennedy, J.W. et al. (1975). Bone healing and revascularization after total maxillary osteotomy. *J. Oral Surg.* 33: 253.

[50] Lanigan, D.T., Hey, J.W., and West, R.A. (1990). Aseptic necrosis following maxillary osteotomies: report of 36 cases. *J. Oral Maxillofac. Surg.* 48 (2): 142-156.

[51] Morgan, T.A. and Fridrich, K.L. (2001). Effects of the multiple-piece maxillary osteotomy on the periodontium. *Int. J. Adult Orthodon. Orthognath. Surg.* 16 (4): 255-265.

[52] Harada, K., Sato, M., and Omura, K. (2004). Blood-flow and neurosensory changes in the maxillary dental pulp after differing Le fort I osteotomies. *Oral Surg. Oral Med. Oral Pathol. Radiol. Endod.* 97 (1): 12-17.

[53] Vedtofte, P. and Nattestad, A. (1989). Pulp sensibility and pulp necrosis after LeFort I osteotomy. *J. Craniomaxillofac. Surg.* 17 (4): 167-171.

[54] Hartlev, J., Klit Pedersen, T., and Norholt, S.E. (2019). Cone beam computed tomography evaluation of tooth injury after segmental Le fort I osteotomy. *Int. J. Oral Maxillofac. Surg.* 48: 84-89.

[55] Rodrigues, D.B., Campos, P.S.F., Wolford, L.M. et al. (2018). Maxillary interdental osteotomies have low morbidity for alveolar crestal bone and adjacent teeth: a cone beam computed tomography-based study. *J. Oral Maxillofac. Surg.* 76: 1763-1771.

[56] Proffit, W.R., Turvey, T.A., and Phillips, C. (1996). Orthognathic surgery: a Hierarchy of stability. *Int. J. Adult Orthodon. Orthognath. Surg.* 11 (3): 191-204.

[57] Proffit, W.R., Turvey, T.A., and Phillips, C. (2007). The hierarchy of stability and predictability in orthognathic surgery with rigid fixation: an update and extension. *Head Face Med.* 3: 21.

[58] Junger, T.H., Krenkel, C., and Howaldt, H.P. (2003). Lefort I sliding osteotomy-a procedure for stable inferior repositioning of the maxilla. *J. Craniomaxillofac. Surg.* 131 (2): 82-86.

[59] Girotto, J.A., Davidson, J., Wheatly, M. et al. (1998). Blindness as a complication of Le fort osteotomies: role of atypical fracture patterns and distortion of the optic canal. *Plast. Reconstr. Surg.* 102 (5): 1409-1421.

[60] Rodriguez-Navarro, A. and Gonzalez-Valverde, F.M. (2018). Unilateral blindness after orthognathic surgery: hypotensive anesthesia is not the primary cause. *Int. J. Oral Maxillofac. Surg.* 47: 79-82.

[61] Dos Santos Alves, J.M., de Feitas ALves, B.W., de Figueiredo Costa, A.C. et al. (2019). Cranial nerve injuries in Le fort I osteotomy: a systematic review. *Int. J. Oral Maxillofac. Surg.* 48: 601-611.

[62] Demas, P.N. and Sotereanos, G.C. (1989). Incidence of nasolacrimal injury and turbinectomy-associated atrophic rhinitis with Lefort I osteotomies. *J. Craniomaxillofac. Surg.* 17: 116.

[63] You, Z.H., Bell, W.H., and Finn, R.A. (1992). Location of the nasolacrimal canal in relation to the high LeFort I osteotomy. *J. Oral Maxillofac. Surg.* 50: 1075.

[64] Shoshani, Y., Samet, N., Ardekian, L. et al. (1994). Nasolacrimal duct injury after LeFort I osteotomy. *J. Oral Maxillofac. Surg.* 52: 406.

[65] Ozcan, E., Dergin, G., and Basa, S. (2018). Prevalence of nasolacrimal canal obstruction and epiphora following maxillary orthognathic surgery. *Int. J. Oral Maxillofac. Surg.* 47: 715-720.

[66] Drew, S.J. (2008). Clinical controversies in oral and maxillofacial surgery: part one. Maxillary distraction osteogenesis for advancement in cleft patients, internal devices. *J. Oral Maxillofac. Surg.* 66 (12): 2592-2597.

[67] Polido, W.D., Ellis, E. 3rd, and Sinn, D.P. (1991). An assessment of the predictability of maxillary repositioning. *Int. J. Oral Maxillofac. Surg.* 20 (6): 349-352.

[68] Gil, J.N., Claus, J.D., Manfro, R., and Lima, S.M. Jr. (2007). Predictability of maxillary repositioning during bimaxillary surgery: accuracy of a new technique. *Int. J. Oral Maxillofac. Surg.* 36 (4): 296-300.

[69] Kretschmer, W.B., Zoder, W., Baciut, G., and Wangerin, K. (2009). Accuracy of maxillary positioning in bimaxillary surgery. *Br. J. Oral Maxillofac. Surg.* 47 (6): 446-449.

[70] Kramer, F.J., Baethge, C., Swennen, G. et al. (2004). Intra- and perioperative complications of the LeFort I osteotomy: a prospective evaluation of 1000 patients. *J. Craniofac. Surg.*

15 (6): 971-977.

[71] Turvey, T.A. and Fonseca, R.J. (1980). The anatomy of the internal maxillary artery in the pterygopalatine fossa: its relationship to maxillary surgery. *J. Oral Surg.* 38: 92.

[72] Trimbel, L.D., Tideman, H., and Stoelinga, P.J.W. (1983). A modification of the pterygoid plate separation in low-level maxillary osteotomies. *J. Oral Maxillofac. Surg.* 41: 544.

[73] Lanigan, D.T., Hey, J.H., and West, R.A. (1990). Major vascular complications of orthognathic surgery: hemorrhage associated with Le fort I osteotomies. *J. Oral Maxillofac. Surg.* 48 (6): 561-573.

[74] Manafi, A., Ghenaait, H., Dezham, F., and Arshad, M. (2007). Massive repeated nose bleeding after bimaxillary osteotomy. *J. Craniofac. Surg.* 18 (6): 1491-1493.

[75] Lanigan, D.T., Hey, J.H., and West, R.A. (1991). Major vascular complications of orthognathic surgery: false aneurysms and arteriovenous fistulas following orthognathic surgery. *J. Oral Maxillofac. Surg.* 49 (6): 571-577.

[76] Campbell, R., Rodrigo, D., and Cheung, L. (1994). Asystole and bradycardia during maxillofacial surgery. *Anesth. Prog.* 41: 13.

[77] Schaller, B., Cornelius, J.F., Prabhakar, H. et al. (2009). Trigemino-cardiac reflex: an update of the current knowledge. *J. Neruosurg. Anesthesiol.* 21 (3): 187-195.

[78] O'Ryan, F. and Schendel, S. (1989). Nasal anatomy and maxillary surgery. II. Unfavorable nasolabial esthetics following the LeFort I osteotomy. *Int. J. Adult Orthodon. Orthognath. Surg.* 4 (2): 75-84.

[79] O'Ryan, F. and Carlotti, A. (1989). Nasal anatomy and maxillary surgery. III. Surgical techniques for correction of nasal deformities in patient undergoing maxillary surgery. *Int. J. Adult Orthodon. Orthognath. Surg.* 4 (3): 157-174.

[80] Peskin, R.M. and Sachs, S.A. (1986). Intraoperative management of a partially severed endotracheal tube during orthognathic surgery. *Anesth. Prog.* 33 (5): 247-251.

[81] Huang, T.T., Tseng, C.E., Lee, T.M. et al. (2009). Preventing pressure sores of the nasal ala after nasotracheal tube intubation: from animal model to clinical application. *J. Oral Maxillofac. Surg.* 67 (3): 543-551.

[82] O'Ferrara, J.J., Cheynet, F., Guyot, L. et al. (2001). Complications of genioplasty. *Rev. Stomatol. Chir. Maxillofac.* 102 (1): 34-39.

[83] Van Butsele, B., Neyt, L., Abeloos, J. et al. (1993). Mandibular fracture: an unusual complication following osteotomy of the chin. *Acat Stomatol. Belg.* 90 (3): 189-193.

[84] Clark, C.L. and Baur, D.A. (2004). Management of mentalis muscle dysfunction after advancement genioplasty: a case report. *J. Oral Maxillofac. Surg.* 62 (5): 611-613.

[85] Jones, B.M. and Vesely, M.J. (2006). Osseous genioplasty in facial aesthetic surgery a personal perspective reviewing 54 patients. *J. Plast. Reconstr. Aesthet. Surg.* 59 (11): 1177-1187.

[86] Guyot, L., Layoun, W., Richard, O. et al. (2002). Alteration of chin sensibility due to damage of the cutaneous branch of the mylohyoid nerve during genioplasty. *J. Oral Maxillofac. Surg.* 60 (11): 1371-1373.

[87] Ritter, E.F., Moelleken, B.R., Mathes, S.J., and Ousterhout, D.K. (1992). The course of the inferior alveolar neurovascular canal in relation to sliding genioplasty. *J. Craniofac. Surg.* 3 (1): 20-24.

[88] Varol, A., Sencimen, M., Kicabiyik, N. et al. (2009). Clinical and anatomical aspects of possible mylohyoid nerve injury during genioplasties. *Int. J. Oral Maxillofac. Surg.* 38 (10): 1084-1087.

[89] Davies, J.R. and Dyer, P.V. (2003). Preventing damage to the tracheal tube during maxillary osteotomy. *Anaesthesia* 59 (9): 914-915.

[90] Shaughnessy, S., Mobarak, K.A., Hogevold, H.E., and Espeland, L. (2006). Long-term skeletal and soft tissue responses after advancement genioplasty. *Am. J. Orthod. Dentofac. Orthop.* 130 (1): 8-17.

[91] Hwang, K., Lee, W.J., Song, Y.B., and Chung, I.H. (2005). Vulnerability of the inferior alveolar nerve and mental nerve during genioplasty: an anatomic study. *J. Craniofac. Surg.* 16 (1): 10-14.

[92] van Merkesteyn, J.P., Groot, R.H., van Leeuwaarden, R., and Kroon, F.H. (1987). Intra-operative complications in sagittal and vertical ramus osteotomies. *Int. J. Oral Maxillofac. Surg.* 16 (6): 665-670.

[93] Tuinzing, D.B. and Greebe, R.B. (1985). Complications related to the intraoral vertical ramus osteotomy. *Int. J. Oral Surg.* 14 (4): 319-324.

[94] Hall, H.D. and McKenna, S.J. (1987). Further refinement and evaluation of intraoral vertical ramus osteotomy. *J. Oral Maxillofac. Surg.* 45 (8): 684-688.

[95] Blinder, D., Peleg, O., Yoffe, T., and Taicher, S. (2010). Intraoral vertical ramus osteotomy: a simple method to prevent medial trapping of the proximal fragment. *Int. J. Oral Maxillofac. Surg.* 39: 289-291.

[96] Calderon, S., Gal, G., Anavi, Y., and Gonshorowitz, M. (1992). Techniques for ensuring the lateral position of the proximal segment following intraoral vertical ramus osteotomy. *J. Oral Maxillofac. Surg.* 50 (10): 1044-1047.

[97] Ueki, K., Hashiba, Y., Marukawa, K. et al. (2009). The effects of changing position and angle of the proximal segment after intraoral vertical ramus osteotomy. *Int. J. Oral Maxillofac. Surg.* 38 (10): 1041-1047.

[98] Lanigan, D.T., Hey, J., and West, R.A. (1991). Hemorrhage following mandibular osteotomies: a report of 2 cases. *J. Oral Maxillofac. Surg.* 49 (7): 713-724.

[99] Resnick, C.M., Kaban, L.B., and Troulis, M.J. (2009). Minimally invasive orthognathic surgery. *Facial Plast. Surg.* 25 (1): 49-62.

[100] Teltzrow, T., Kramer, F.J., Schulze, A. et al. (2005). Perioperative complications following sagittal split osteotomy of the mandible. *J. Craniomaxillofac. Surg.* 33 (5): 307-313.

[101] Hwang, K., Nam, Y.S., and Han, S.H. (2009). Vulnerable

structures during intraoral sagittal split ramus osteotomy. *J. Craniofac. Surg.* 20 (1): 229-232.

[102] Kokuryo, S., Habu, M., Kita, R. et al. (2018). Comparison of the effects of ultrasonic and conventional surgery on the neurosensory disturbance after bilateral sagittal split osteotomy. *J. Oral Maxillofac. Surg.* 76: 1539-1545.

[103] Jones, J.K. and Van Sickels, J.E. (1991). Facial nerve injuries associated with orthognathic surgery: a review of incidence and management. *J. Oral Maxillofac. Surg.* 49 (7): 740-744.

[104] Kriwalsky, M.S., Maurer, P., Veras, R.B. et al. (2008). Risk factors for bad split during sagittal split osteotomy. *Br. J. Oral Maxillofac. Surg.* 46 (3): 177-179.

[105] Patterson, A.L. and Bagby, S.K. (1999). Posterior vertical body osteotomy (PVBO): a predictable rescue procedure for proximal segment fracture during sagittal split ramus osteotomy of the mandible. *J. Oral Maxillofac. Surg.* 57 (4): 475-477.

[106] Mehra, P., Castro, V., Freitas, R.Z., and Wolford, L.M. (2001). Complications of the mandibular sagittal split ramus osteotomy associated with the presence or absence of third molars. *J. Oral Maxillofac. Surg.* 59 (8): 854-858.

[107] Marquez, I.M. and Setella, J.P. (1998). Modification of sagittal split ramus osteotomy to avoid unfavorable fracture around impacted third molars. *Int. J. Adult Orthodon. Orthognath. Surg.* 13 (3): 183-187.

[108] Varol, A., Basa, S., and Ozturk, S. (2009). The role of controlled hypotension upon transfusion requirement during maxillary downfracture in double-jaw surgery. *J. Craniomaxillofac. Surg.* 11.

[109] Choi, W.S. and Samman, N. (2008). Risks and benefits of deliberate hypotension in anaesthesia: a systematic review. *Int. J. Oral Maxillofac. Surg.* 37 (8): 687-703.

[110] Rodrigo, C. Anesthetic considerations for orthognathic surgery with evaluation of difficult intubation and technique for hypotensive anesthesia. *Anesth. Prog.* 47: 151-156.

[111] Teeples, T.J., Rallis, D.J., Rieck, K.L., and Viozzi, C.F. (2010). Lower extremity compartment syndrome associated with hypotensive general anesthesia for orthognathic surgery: a case report and review of the disease. *J. Oral Maxillofac. Surg.* 68 (5): 1166-1170.

[112] Nannini, V. and Sachs, S.A. (1986). Mediastinal emphysema following LeFort I osteotomy: report of a case. *Oral Surg. Oral Med. Oral Pathol.* 62 (5): 508-509.

[113] St. Hilaire, H., Montazem, A.H., and Diamond, J. (2004). Pneumomediastinum after orthognathic surgery. *J. Oral Maxillofac. Surg.* 62 (7): 892-894.

[114] Chebel, N.A., Ziade, D., and Achkouty, R. (2010). Bilateral pneumothorax and pneumomediastinum after treatment with continuous positive airway pressure after orthognathic surgery. *Br. J. Oral Maxillofac. Surg.* 48 (4): e14-e15.

[115] Lai, J.P., Hsieh, C.H., Chen, Y.R., and Liang, C.C. (2005). Unusual late vascular complications of sagittal split osteotomy of the mandibular ramus. *J. Craniofac. Surg.* 16 (4): 664-668.

[116] Bradley, J.P., Elahi, M., and Kawamoto, H.K. (2002). Delayed presentation of pseudoaneurysm after LeFort I osteotomy. *J. Craniofac. Surg.* 13 (6): 746-750.

[117] Li, K.K., Meara, J.G., and Rubin, P.A. (1995). Orbital compartment syndrome following orthognathic surgery. *J. Oral Maxillofac. Surg.* 53 (8): 964-968.

[118] Phillips, C., Blakely, G. 3rd, and Jaskolka, M. (2008). Recovery after orthognathic surgery: short term health-related quality of life outcomes. *J. Oral Maxillofac. Surg.* 66 (10): 2110-2115.

[119] Geha, H., Nimeskern, N., and Beziat, J.L. (2009). Patient-controlled analgesia in orthognathic surgery: evaluation of the relationship to anxiety and anxiolytics. *Oral Surg. Oral Med. Oral Pathol. Oral Radiol. Endod.* 108 (3): e33-e36.

[120] Chang, F.S.C., Burrows, S.A., and Gebauer, D.P. (2019). Patient-controlled analgesia and length of hospital stay in orthognathic surgery: a randomized controlled trial. *J. Oral Maxillofac. Surg.* 77: 818-827.

[121] Schaberg, S.J., Stuller, C.B., and Edwards, S.M. (1984). Effect of methyoprednisolone on swelling after orthognathic surgery. *J. Oral Maxillofac. Surg.* 42 (6): 356-361.

[122] Weber, C.R. and Griffin, J.M. (1994). Evaluation of dexamethasone for reducing postoperative edema and inflammatory response after orthognathic surgery. *J. Oral Maxillofac. Surg.* 52 (1): 35-39.

[123] Precious, D.S., Hoffman, C.D., and Miller, R. (1992). Steroid acne after orthognathic surgery. *Oral Surg. Oral Med. Oral Pathol.* 74 (3): 279-281.

[124] Fleming, P.S. and Flood, T.R. (2005). Steroid-induced psychosis complicating orthognathic surgery: a case report. *Br. Dent. J.* 199 (10): 647-648.

[125] Barrier, A., Breton, P., Girard, R. et al. (2009). Surgical site infections in orthognathic surgery and risk factors associated. *Rev. Stomatol. Chir. Maxillofac.* 110 (3): 127-134.

[126] Spaey, Y.J., Bettens, R.M., Mommaerts, M.Y. et al. (2005). A prospective study on infections complications in orthognathic surgery. *J. Craniomaxillofac. Surg.* 33 (1): 24-29.

[127] Silva, A.C., O'Ryan, F., and Poor, D.B. (2006). Postoperative nausea and vomiting(PONV) after orthognathic surgery: a retrospective study and literature review. *J. Oral Maxillofac. Surg.* 64: 1385.

[128] Dobbeleir, M., De Coster, J., Coucke, W., and Politis, C. (2018). Postoperative nausea and vomiting after oral and maxillofacial surgery: a prospective study. *Int. J. Oral Maxillofac. Surg.* 47: 721-725.

[129] Flanary, C.M., Barnwell, G.M., VanSickels, J.E. et al. (1990). Impact of orthognathic surgery on normal and abnormal personality dimensions: a 2-year follow-up study

of 61 patients. *Am. J. Orthod. Dentofac. Orthop.* 98 (4): 313-322.

[130] Pogrel, M.A. and Scott, P. (1994). Is it possible to identify the psychologically "bad risk" orthognathic surgery patient preoperatively? *Int. J. Adult Orthodon. Orthognath. Surg.* 9 (2): 105-110.

[131] Cunningham, S.J., Hunt, N.P., and Feinmann, C. (1995). Psychological aspects of orthognathic surgery: a review of the literature. *Int. J. Adult Orthodon. Orthognath. Surg.* 10 (3): 159-172.

[132] Olejki, T.D. and Fonseca, R.J. (1984). Preoperative nutritional supplementation for the orthognathic surgery patient. *J. Oral Maxillofac. Surg.* 42 (9): 573-577.

[133] Kendell, B.D., Fonseca, R.J., and Lee, M. (1982). Postoperative nutritional supplementation for the orthognathic surgery patient. *J. Oral Maxillofac. Surg.* 40 (4): 205-213.

[134] Connor, A.M. (1982). A diet for orthognathic surgery patients. *J. Clin. Orthod.* 16 (1): 33.

[135] Moses, J.J., Lange, C.R., and Arredondo, A. (2000). Endoscopic treatment of sinonasal disease in patients who have had orthognathic surgery. *Br. J. Oral Maxillofac. Surg.* 38 (3): 177-184.

[136] Cano, J., Campo, J., Alobera, M.A., and Baca, R. (2009). Surgical ciliated cyst of the maxilla. Clinical case. *Med. Oral Pathol. Oral Cir. Buccal.* 14 (7): 361-364.

[137] Bell, C.S., Thrash, W.J., and Zysset, M.K. (1986). Incidence of maxillary sinusitis following Le fort I maxillary osteotomy. *J. Oral Maxillofac. Surg.* 44 (2): 100-103.

[138] Yaghmaei, M., Ghoujeghi, A., Sadeghinejad, A. et al. (2009). Auditory changes in patients undergoing orthognathic surgery. *Int. J. Oral Maxillofac. Surg.* 38 (11): 1148-1153.

[139] Barker, G.R. (1987). Auditory tube function and audiogram changes following corrective orthognathic maxillary and mandibular surgery in cleft and non-cleft patients. *Scand. J. Plast. Reconstr. Surg. Hand Surg.* 21 (1): 133-138.

[140] Ellingsen, R.H. and Artun, J. (1993). Pulpal response to orthognathic surgery: a long term radiographic study. *Am. J. Orthod. Dentorfac. Orthop.* 103 (3): 338-343.

[141] Justus, T., Chang, B.L., Bloomquist, D., and Ramsay, D.S. (2001). Human gingival and pulpal blood flow during healing after Le fort I osteotomy. *J. Oral Maxillofac. Surg.* 59 (1): 2-7.

[142] Hatch, J.P., Van Sickels, J.E., Rugh, J.D. et al. (2001). Mandibular range of motion after bilateral sagittal split ramus osteotomy with wire osteosynthesis or rigid fixation. *Oral Surg. Oral Med. Oral Pathol. Oral Radiol. Endod.* 91 (3): 274-280.

[143] Zarrinkelk, H.M., Throckmorton, G.S., Ellis, E. 3rd, and Sinn, D.P. (1996). Functional and morphologic changes after combined maxillary intrusion and mandibular advancement surgery. *J. Oral Maxillofac. Surg.* 54 (7): 828-837.

[144] Athanasiou, A.E., Elefteriadis, J.N., and Dre, E. (1996). Short term functional alterations in the stomatognathic system after orthodontic-surgical management of skeletal vertical excess problems. *Int. J. Adult Orthod. Orthogn. Surg.* 11 (4): 339-346.

[145] Storum, K.A. and Bell, W.H. (1984). Hypomobility after maxillary and mandibular osteotomies. *Oral Surg. Oral Med. Oral Pathol.* 57 (1): 7-12.

[146] Boyd, S.B., Karas, N.D., and Sinn, D.P. (1991). Recovery of mandibular mobility following orthognathic surgery. *J. Oral Maxillofac. Surg.* 49 (9): 924-931.

[147] Ueki, K., Marukawa, K., Hashiba, Y. et al. (2008). Assessment of the relationship between the recovery of maximum mandibular opening and maxillomandibular fixation period after orthognathic surgery. *J. Oral Maxillofac. Surg.* 66 (3): 485-491.

[148] Ueki, K., Marukawa, K., Shimada, M. et al. (2007). Changes in occlusal force after mandibular ramus osteotomy with and without Le fort I osteotomy. *Int. J. Oral Maxillofac. Surg.* 36 (4): 301-304.

[149] Wolford, L.M., Reiche-Fischel, O., and Mehra, P. (2003). Changes in TMJ dysfunction after orthognathic surgery. *J. Oral Maxillofac. Surg.* 61 (6): 655-660.

[150] Bailey, L.J., Wite, R.P. Jr., Proffit, W.R., and Turvey, T.A. (1997). Segmental Lefort I osteotomy for management of transverse maxillary deficiency. *J. Oral Maxillofac. Surg.* 55 (7): 728-731.

[151] Vandersea, B.A., Ruvo, A.T., and Frost, D.E. (2007). Maxillary transverse deficiency-surgical alternatives to management. *Oral Maxillofac. Surg. Clin. North Am.* 19 (3): 351-368.

[152] Chrcanovic, B.R. and Custodio, A.L. (2009). Orthodontic or surgically assisted rapid maxillary expansion. *Oral Maxillofac. Surg.* 133: 123-137.

[153] Baek, S.H., Ahn, H.E., Kwon, Y.H., and CHoi, J.Y. (2010). Surgery-first approach in skeletal class III malocclusion treated with 2-jaw surgery: evaluation of surgical movement and post operative orthodontic treatment. *J. Craniofac. Surg.* 21 (2): 332-338.

[154] Khulefelt, M., Laine, P., Suominen-Taipale, L. et al. (2010). Risk factors contributing to symptomatic miniplate removal: a retrospective study of 153 bilateral sagittal split osteotomy patients. *Int. J. Oral Maxillofac. Surg.* 39 (5): 430-435.

[155] O'Connell, J., Murphy, C., Ikeagwuani, O. et al. (2009). The fate of titanium miniplates and screws used in maxillofacial surgery: a 10 year retrospective study. *Int. J. Oral Maxillofac. Surg.* 38 (7): 731-735.

[156] Gent, J.F., Shafer, D.M., and Frank, M.E. (2003). The effect of orthognathic surgery on taste function on the palate and tongue. *J. Oral Maxillofac. Surg.* 61 (7): 766-773.

[157] Kim, S., Shin, S.W., Han, I. et al. (2009). Kwon. Clinical

review of factors leading to perioperative dissatisfaction related to orthognathic surgery. *J. Oral Maxillofac. Surg.* 67 (10): 2217-2221.

[158] Al-Ahmad, H.T., Al-Omari, I.K., Eldurini, L.N., and Suleiman, A.A. (2008). Factors affecting satisfaction of patients after orthognathic surgery at a university hospital. *Saudi Med. J.* 29 (7): 998-1003.

[159] Bock, J.J., Maurer, P., and Furhmann, R.A. (2007). The importance of temporomandibular function for patient satisfaction following orthognathic surgery. *J. Orofac. Orthop.* 68 (4): 299-307.

[160] Costa, F., Robinoy, M., and Politi, M. (2000). Stability of LeFOrt I osteotomy in maxillary inferior repositioning: review of the literature. *Int. J. Adult Orthodon. Orthognath. Surg.* 15 (3): 197-204.

[161] Dowling, P.A., Espeland, L., Sandvik, L. et al. (2005). Lefort I maxillary advancement: 3-year stability risk factors for relapse. *Am. J. Orthod. Dentofac. Orthop.* 128 (5): 560-567.

[162] Ianetti, G., Fadda, M.T., Marianetti, T.M. et al. (2007). Long-term skeletal stability after surgical correction in class III open-bite patients: a retrospective study of 40 patients treated with mono-or bimaxillary surgery. *J. Craniofac. Surg.* 18 (2): 350-354.

[163] Chemello, P.D., Wolford, L.M., and Buschang, P.H. (1994). Occlusal plane alteration in orthognathic surgery - part II: long-term stability of results. *Am. J. Orthod. Dentofac. Orthop.* 106 (4): 434-440.

[164] Silvestri, A., Cascone, P., Natali, G., and Iaquaniello, M. (1993). Long-term control of the stability of skeletal structures in class II dentoskeletal deformities after surgical-orthodontic therapy. *Am. J. Orthod. Dedntofac. Orthop.* 105 (4): 375-382.

[165] Hack, G.A., De Mol van Otterloo, J.J., and Nanda, R. (1993). Long-term stability and prediction of soft tissue changes after LeFort I surgery. *Am. J. Orthod. Dedntofac. Orthop.* 104 (6): 544-555.

[166] Yosano, A., Kaktakura, A., Takaki, T., and Shibahara, T. (2009). Influence of mandibular fixation method on stability of the maxillary occlusal plane after occlusal plane alteration. *Bull. Tokyo Dent. Coll.* 50 (2): 71-82.

[167] Kitahara, T., Nakasima, A., Kurahara, S., and Shiratsuchi, Y. (2009). Hard and soft tissue stability of orthognathic surgery. *Angle Orthod.* 79 (1): 158-165.

[168] Serafin, B., Perciaccante, V.J., and Cunningham, L.L. (2007). Stability of orthognathic surgery and distraction osteogenesis: options and alternatives. *Oral Maxillofac. Surg. Clin. North Am.* 19 (3): 311-320.

[169] Kallal, R.H., Ritto, F.G., Almeida, L.E. et al. (2007). Traumatic neuroma following sagittal split osteotomy of the mandible. *Int. J. Oral Maxillofac. Surg.* 36 (5): 453-454.

[170] Phillips, C., Kim, S., Essick, G. et al. (2009). Sensory retraining after orthognathic surgery: effect on patient report of altered sensations. *Am. J. Orthod. Dentofac. Orthop.* 136 (6): 788-794.

[171] Leyder, P., Lahbabi, M., and Panajotopuulos, A. (2001). Unfavorable effects induced by mandibular surgery in class III malocclusions. *Rev. Stomatol. Chir. Maxillofac.* 102 (1): 12-20.

[172] Rai, K.K., Shivakumar, H.R., and Sonar, M.D. (2008). Transient facial nerve palsy following bilateral sagittal split ramus osteotomy for setback of the mandible: a review of incidence and management. *J. Oral Maxillofac. Surg.* 66 (2): 373-378.

[173] Wolford, L.M. and Cardenas, L. (1999). Idiopathic condylar resorption: diagnosis, k treatment protocol, and outcomes. *Am. J. Orthod. Dentofac. Orthop.* 116 (6): 667-677.

[174] Troulis, M.J., Tayebaty, F.T., Papadaki, M. et al. (2008). Condylectomy and costochondral graft reconstruction for treatment of active idiopathic condylar resorption. *J. Oral Maxillofac. Surg.* 66 (1): 65-72.

[175] Gill, D.S., El Maaytah, M., and Maini, F.B. (2008). Risk factors for post-orthognathic condylar resorption: a review. *World J. Orthod.* 9 (5): 21.

[176] Posnick, J.C. and Fantuzzo, J.J. (2007). Idiopathic condylar resorption: current clinical perspectives. *J. Oral Maxillofac. Surg.* 65 (8): 1617-1623.

[177] Mercuri, L.G. (2008). Osteoarthritis, Osteoarthrosis, and idiopathic condylar resorption. *Oral Maxillofac. Surg. Clin. North Am.* 20 (2): 169-183.

[178] Papadaki, M.E., Tayebaty, F., Kaban, L.B., and Troulis, M.J. (2007). Condylar resorption. *Oral Maxillofac. Surg. Clin. North Am.* 19 (2): 223-234.

[179] Govaerts, D., Shaheen, E., Coopman, R. et al. (2018). Accuracy of Le fort I osteotomy in bimaxillary splint based orthognathic surgery: focus on posterior maxillary movements. *Int. J. Oral Maxillofac. Surg.* 47: 1398-1404.

[180] Tomomatsu, N., Kurohara, K., Nakakuki, K. et al. (2019). Influence of the anatomical form of the posterior maxilla on the reliability of superior maxillary repositioning by le fort I osteotomy. *Int. J. Oral Maxillofac. Surg.* 48: 612-619.

[181] Meewis, J., Govaerts, D., Falter, B. et al. (2018). Reaching the vertical versus horizontal target position in multi-segmental Le fort I osteotomy is more difficult, but yields comparably stable results to one segment osteotomy. *Int. J. Oral Maxillofac. Surg.* 47: 456-464.

[182] Tankersley, A.C., Nimmich, M.C., Battan, A. et al. (2019). Comparison of the planned versus actual jaw movement using splint-based virtual surgical planning: how losc rc we at achieving the planned outcomes? *J. Oral Maxillofac. Surg.* 77: 1675-1680.

[183] Salmen, F.S., de Oliveria, T.F.M., Gabrielli, M.A.C. et al. (2018). Sequencing of bimaxillary surgery in the

correction of vertical maxillary excess: retrospective study. *Int. J. Oral Maxillofac. Surg.* 47: 708-714.

[184] Stokbro, K., Liebregts, J., Baan, F. et al. (2019). Does mandible first sequencing increase maxillary surgical accuracy in bimaxillary procedures? *J. Oral Maxillofac. Surg.* 77: 1882-1893.

推荐读物

[1] Burford, D. and Noar, J.H. (2003). The causes, diagnosis and treatment of anterior open bite. *Dent. Update* 30: 235-241.

[2] Ketzler, J.T. and Landers, D.F. (1992). Management of a severed endotracheal tube during Lefort osteotomy. *J. Clin. Anesth.* 2: 144-146.

[3] Mitchell, C., Oeltjen, J., Panthaki, Z., and Thaller, S.R. (2007). Nasolabial aesthetics. *J. Craniofac. Surg.* 18 (4): 75-65.

[4] Moenning, J.E., Garrison, B.T., Lapp, T.H., and Bussard, D.A. (1990). Early screw removal for correction of occlusal discrepancies following rigid internal fixation in orthognathic surgery. *Int. J. Adult Orthodon. Orthognath. Surg.* 5 (4): 225-232.

[5] Mordenfeld, A. and Andersson, L. (1999). Periodontal and pulpal condition of the central incisors after midline osteotomy of the maxilla. *J. Oral Maxillofac. Surg.* 57 (5): 523-529.

[6] O'Ryan, F. and Schendel, S. (1989). Nasal anatomy and maxillary surgery. I. Esthetic and anatomic principles. *Int. J. Adult Orthodon. Orthognath. Surg.* 4 (1): 27-37.

[7] Stella, J.P., Streater, M.R., Epker, B.N., and Sinn, D.P. (1989). Predictability of upper lip soft tissue changes with maxillary advancement. *J. Oral Maxillofac. Surg.* 47 (7): 697-703.

[8] Ueki, K., Marukawa, K., Shimada, M. et al. (2006). The prevention of periodontal bone loss at the osteotomy site after anterior segmental and dento-osseous osteotomy. *J. Oral Maxillofac. Surg.* 64: 1526.

[9] Valentine, D.J. and Kaban, L.B. (1992). Unusual nasoendotracheal tube damage during Le fort I osteotomy. Case report. *Int. J. Oral Maxillofac. Surg.* 21 (6): 333-334.

第7章　牵张成骨

Distraction Osteogenesis

Maria J. Troulis　Carl Bouchard　Cory Resnick　Bonnie L. Padwa　Leonard B. Kaban　著　　李鹏飞　译

牵张成骨术（distraction osteogenesis，DO）最早由 Codivilla 医生在 1905 年提出，用于改善患者股骨发育不足、股骨短小等临床问题。此后俄罗斯骨科医生 Ilizarov 将该技术推广并制定了牵张成骨手术原则，大量用于患者肢体延长。由于 Ilizarov 医生开创性的工作，他被公认为“牵张成骨之父”。McCarthy 医生则是第一个将牵张成骨术应用于治疗颅颌面畸形的人。牵张成骨使用的牵张器，也成为颅颌面骨科手术的标准外科器械。与传统的、创伤较大的、更具侵入性的正颌手术相比，牵张成骨术有许多优势，年轻患者（骨骼发育不成熟）使用牵张成骨术技术，成骨同时伴随软组织延伸，能达到软硬组织的同期增量，减少术后复发，也避免了骨（软组织）移植带来的种种手术难度和并发症。与任何临床技术类似，牵张成骨术同样也存在局限性和缺点，包括骨延长方向难以控制、牵张器引发的一系列问题、需要患者 / 家属的配合 / 理解，以及可能需要延长治疗时间等。一般通过严格的适应证把控、完善的手术计划和精湛的手术技巧，上述并发症往往都可以避免。下面就从这些并发症可能出现的时间段，即术前（计划）、术中和术后分别做以阐述。

一、术前（计划）阶段

谨慎的术前计划可以避免绝大多数外科手术并发症。适当的患者选择，准确的解剖评估和牵张向量的规划，配合精确的截骨位点及牵张器的放置，都能很好地规避并发症。

（一）患者选择

由于牵张器体积较大，舒适度较差，部分患者接受困难，为了保证手术效果，无论口内牵张器或口外牵张器、无论是固位钉固位或骨固位，都需要患者 / 家属在术前有充足的认识和理解，并征得他们的同意后方能开展手术。

Primrose 等通过对使用口内或口外牵张器进行牵张成骨的儿童患者研究发现，使用口外牵张器的患者往往容易出现因笨重牵张器而导致的睡眠障碍，同时也会对其社交活动造成明显困扰，一些年龄稍大的患者甚至觉得自己就像“异类”，很难融入周围；而使用口内牵张器的患者在说话、饮食和口腔卫生等方面问题突出，而对社交活动似乎影响不大。Mofid 等研究发现，有 4.7% 患者无论使用何种牵张器，对治疗的依从性都较差；当然，这一现象在很多其他临床研究中也普遍存在。

术前与家属的沟通应着重说明以下情况：①牵张成骨术可能会影响患者的社交活动，包括对上学造成的影响及与同学、朋友的正常交流等；②饮食调整，在整个牵张术中及术后稳定阶段内，都需要患者进食软食；③应教会患者及其家属正确使用牵张器，治疗过程中需要患者及家属自行对牵张器进行调整；可以使用一些模型或玩具辅助讲解，便于患者及家属理解（图 7-1）；④应告知患者及其家属，牵张成骨术后需要定期复诊及相关检查；⑤与所有外科手术一样，要向患者及家属充分告知牵张成骨术的替代治疗、手术风险（包括可能的再次手术和牵张器故障）等，获得患者及家属充分理解同意，并签订手术同意书。

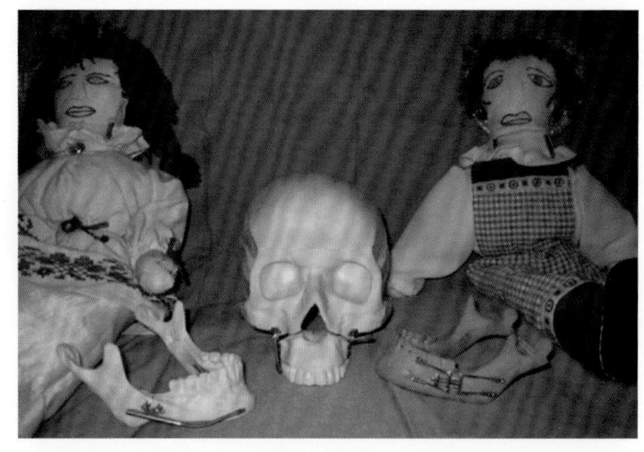

▲ 图 7-1　玩具和头颅模型展示，更有助于家长和儿童接受与理解

（二）牵引向量

牵张成骨术中，精确的三维方向对牵张效果至关重要。Mofid 等研究发现使用复合牵张器，7.2% 的患者存在牵引误差，而使用单一牵张器械的患者中，误差达 8.8%。不正确的牵张向量会导致错颌畸形和（或）面部不对称，甚至需要额外的正颌手术来矫正（图 7-2）。

为了获得截骨部位的精确牵张向量，术前数据库的完善和精准治疗计划的建立至关重要，同时能够按照术前分析数据进行精确的手术也是牵

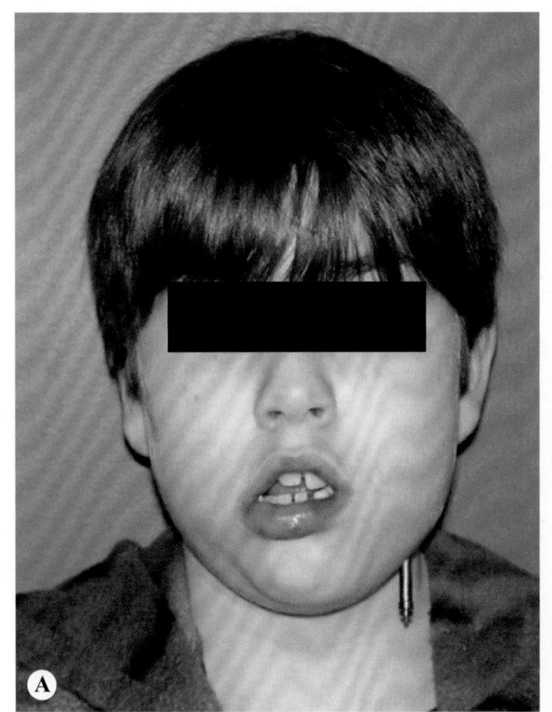

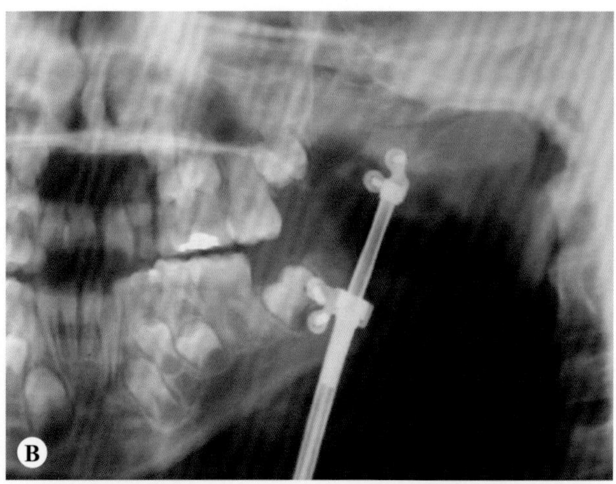

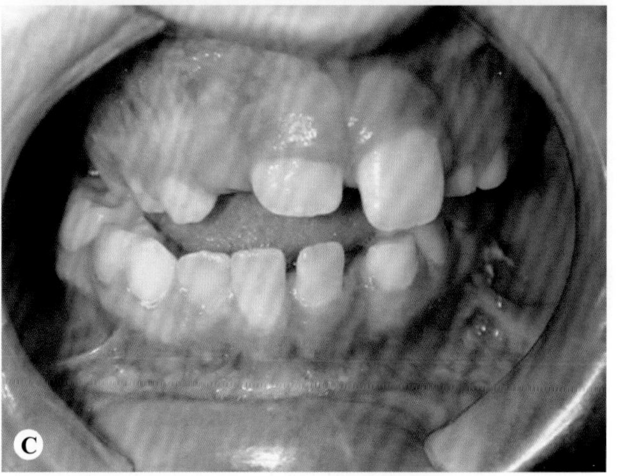

▲ 图 7-2　A. 左侧短面症患者；B. 牵引不当造成的右侧反殆；C. 左侧未达到理想咬合

张成骨术成功与否的关键。

术前准备源于临床检查和X线检查（头颅正侧位X线片，正位X线片和颅颌面CT及三维重建）共同的结果。VSP软件有助于模拟牵张器的精确移动，分析牵张过程中任何潜在的骨性/或牙源性干扰，个性化制作或从成品中挑选出最精确、最合适的牵张器。

手术导板（包括截骨导板和确定牵张器固位孔导板）可以帮助医生将术前VSP计划复刻到实际手术操作中。在确定了截骨方案和牵张器放置位置后，这些信息就可以输入VSP软件中，用于预测手术结果。同时该治疗方案可转化为立体光刻（SLA）模型，可根据该模型制作手术导板，大幅度降低因牵张器置入或固定不准确所造成的误差（图7-3）。术中导航技术可辅助精确截骨，并能指导牵张成骨术装置顺利就位。此外，外科

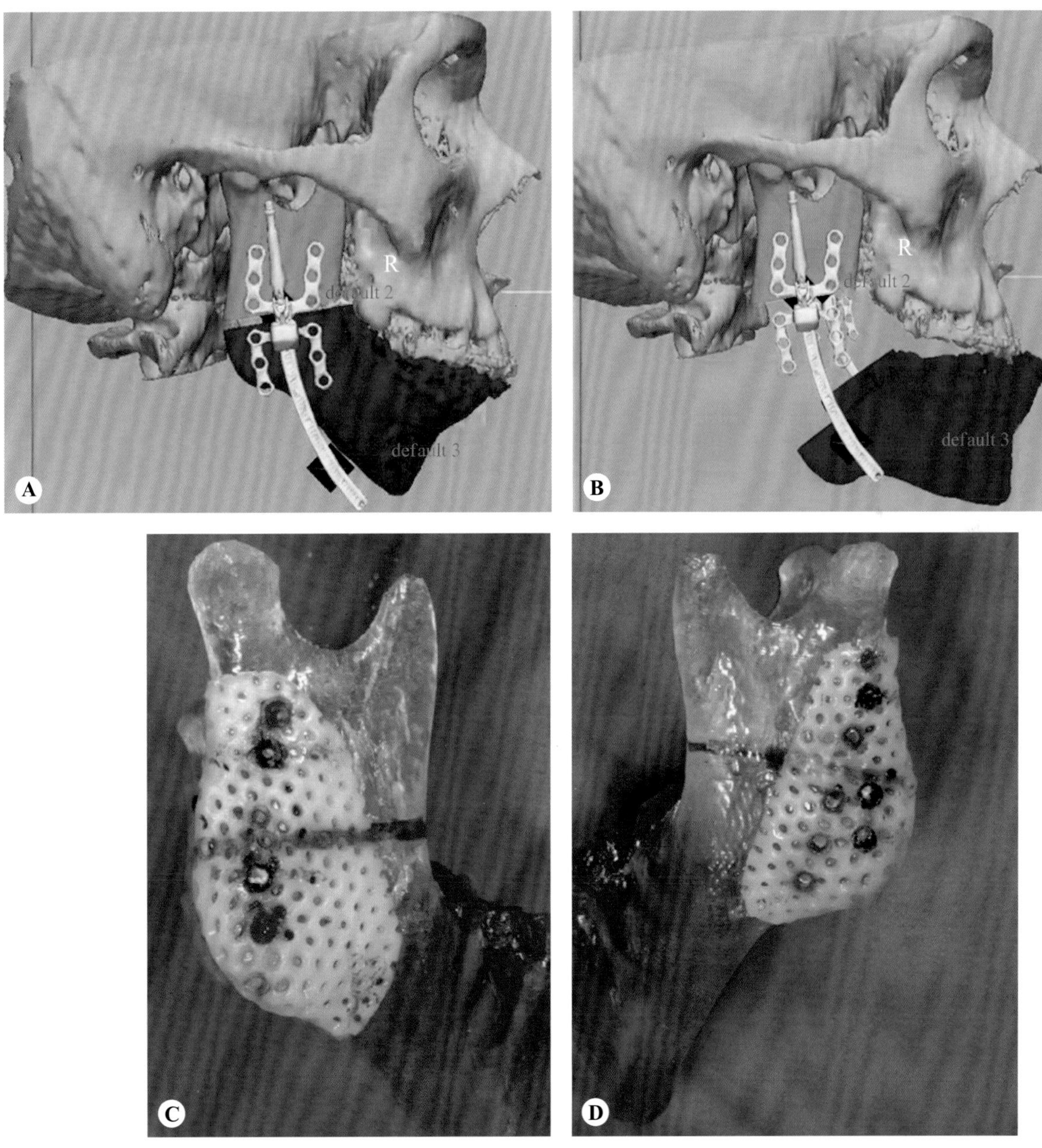

▲ 图7-3　使用计算机软件（Ostoplan, 3D Slicer）制订手术计划，辅助截骨和牵张器置入

A和B. 利用SLA模型制作手术导板；C和D. 在手术导板上标出截骨位置和牵张器置入位置

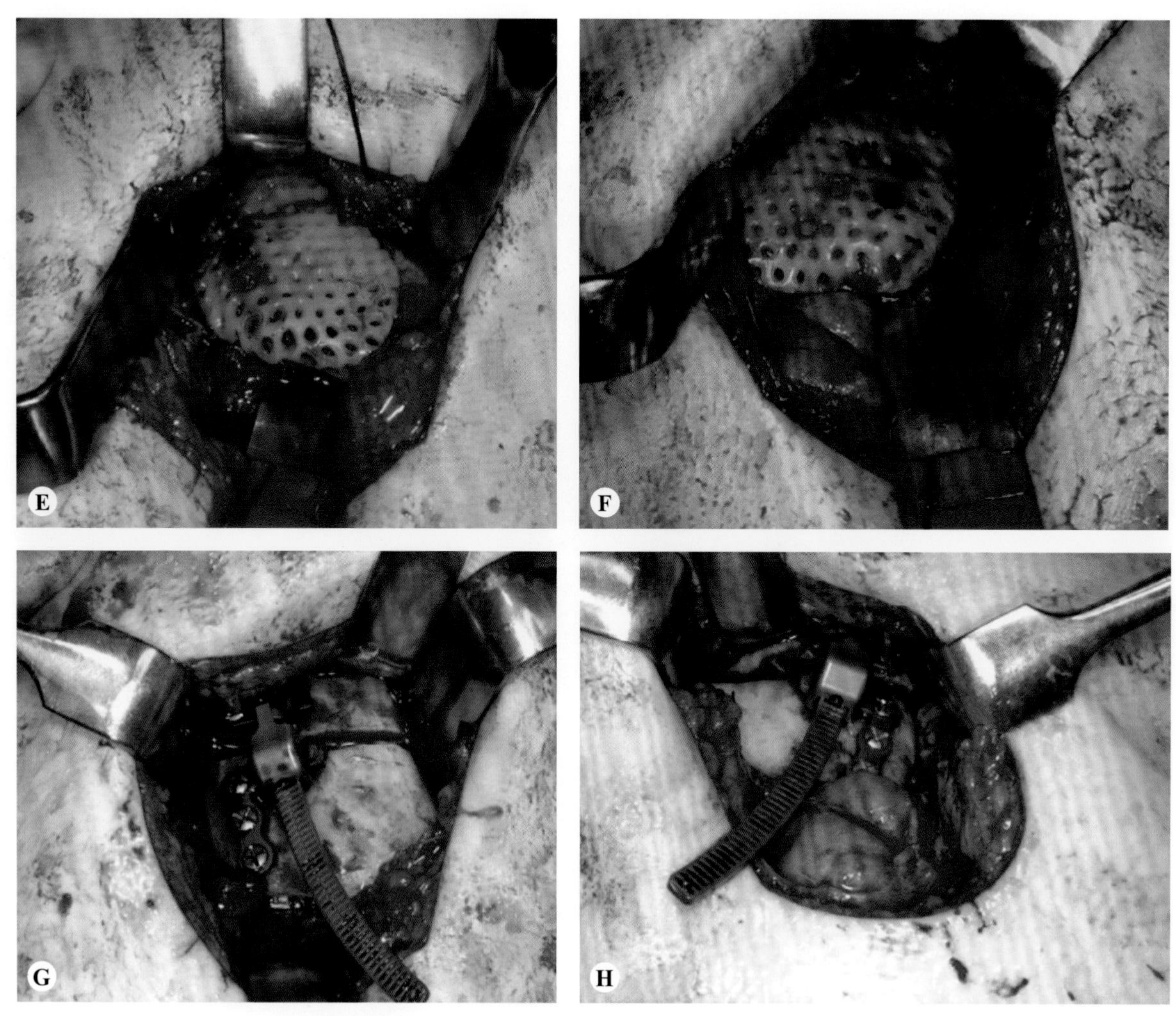

▲ 图 7–3（续） **使用计算机软件（Ostoplan, 3D Slicer）制订手术计划，辅助截骨和牵张器置入**

E 和 F. 通过导板实现精准截骨；G 和 H. 牵张器精确放置

截骨导板和固位钉道导板有助于提高牵张成骨术的精度和准确性（流程图 7–1）。

在进行牙槽嵴牵张成骨时，牵张方向对手术成功至关重要，可以辅助使用具有舌 / 腭导向的延伸咬合夹板，但这同时也会加重患者的不适感，对患者的依从性提出更高要求（流程图 7–2）。

二、术中阶段

（一）神经及邻牙（胚）损伤

牵张成骨术往往需要完全截断局部骨块（或至少截断皮质骨）并放置牵张成骨术装置，这可能会导致邻近结构如周围神经和牙齿（胚）的损伤。Mofid 等对 3278 例病例进行了研究分析，发现其中下牙槽神经（IAN）损伤 81 例（3.6%），牙胚损伤 69 例（1.9%），面神经损伤 12 例（0.4%）；Swennen 等发现 2.3% 的病例出现牙齿损伤。在截骨过程中，通过对术前影像学的仔细分析，按照术前截骨设计精确截骨，可以避免绝大多数对邻近解剖结构的损伤。术前 3D 打印截骨导板，有助于确保准确截骨，减少对重要结构的医源性损伤。在大多数病例中，由于牵拉造成的下齿槽神经感觉异常是短暂的，一过性的。一般来说，年轻患者的恢复比老年患者更快，恢复效果也更好。

（二）截骨不全及牵张器放置不当

正确的牵引矢量需要在正确骨面进行精确截

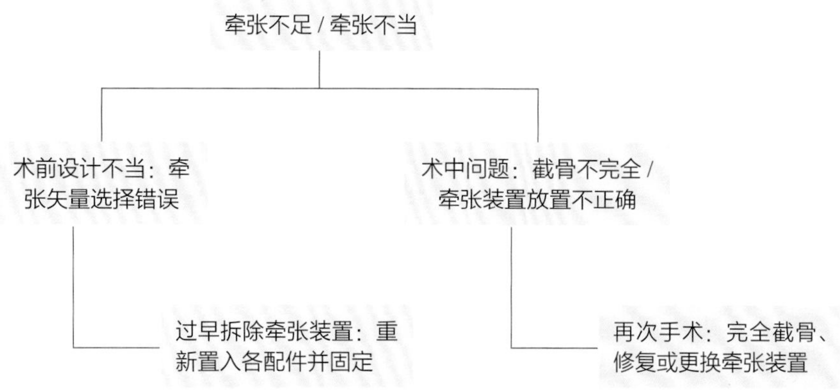

▲ 流程图 7-1 **牵张不足 / 牵张不当**

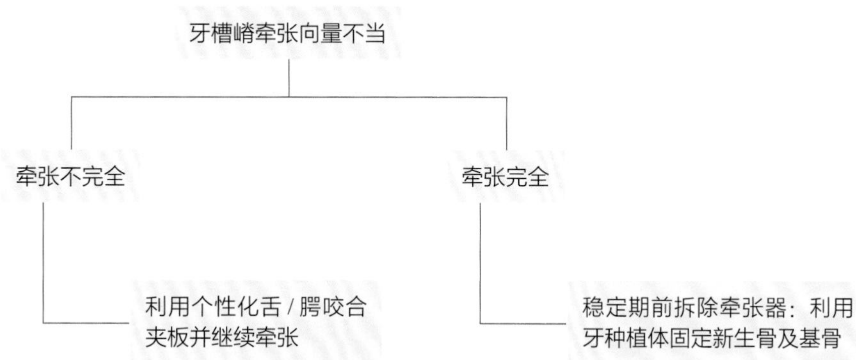

▲ 流程图 7-2 **牙槽嵴牵张向量不当**

骨，同时牵张器也要精准放置到位。然而截骨位点和牵张器放置位点经常受制于邻近的解剖结构。手术过程中，手术导板（或导航辅助系统）可以帮助精确定位截骨及牵张器放置位点，从而避免该并发症的发生。特别是在放置 Le Fort 牵张器时（图 7-4），由于颧骨支撑和喙突的干扰，很容易出现放置位点偏差。它们的位置不仅对于骨来说很重要，而且对于对侧牵张器的牵张矢量也同样重要。

术中另一个并发症是截骨不完全，截断的骨块运动受限，导致牵张器故障、牵张杆弯曲甚至折断。截骨不完全状态下行牵引治疗时会引起牵拉部位的疼痛和（或）压力，影响患者的依从性。

新生骨量与牵张周期的明显差异性，提示牵张不足，可能是由于截骨不完全、存在骨性 / 牙源性干扰或牵张器故障等。虽然牵张器在 X 线片上未见明显异常，牵张装置与固定装置之间存在明显间隙，但未看到新骨形成间隙，咬合也没有变化。当发现这些差异时，应当对手术部位进行详细检查，并仔细评估 X 线片，有助于确定问题。一旦确定问题后就需要及时移除牵张器，重新截骨，并重新开始手术（流程图 7-3）。为了避免因截骨不全引起的牵张不足，术中应启动牵张器，并仔细检查分离间隙，明确断端骨块的移动程度。随后恢复牵张器至初始状态（非行使功能状态）。然而，当使用可拆卸牵张器时，应注意不要器械分离。术后摄片，评估牵张器的位置及其组件是否合适、到位（牵引装置在固定装置上的位置，螺钉的位置，间隙等）。同时应详细观察和记录牵张量（图 7-5，黑箭）与牵引间隙的一致性。

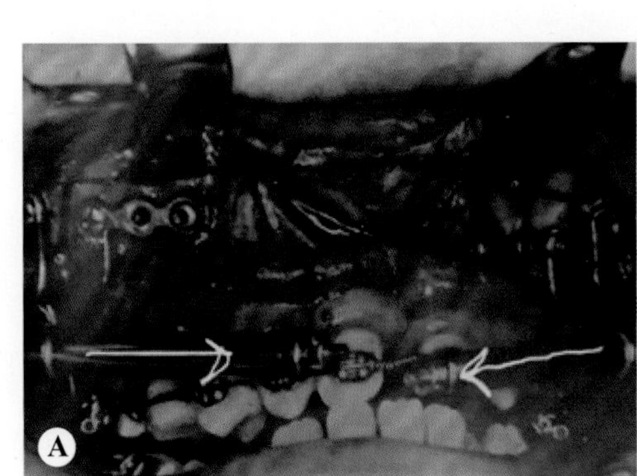

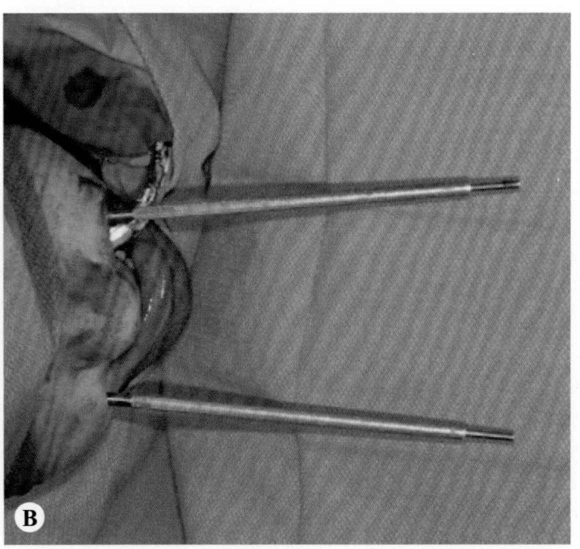

▲ 图 7-4　两例不同患者术中图片

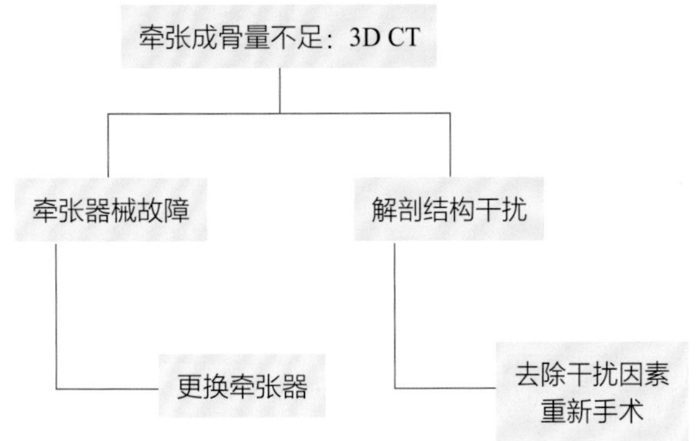

▲ 流程图 7-3　牵张成骨量级不足

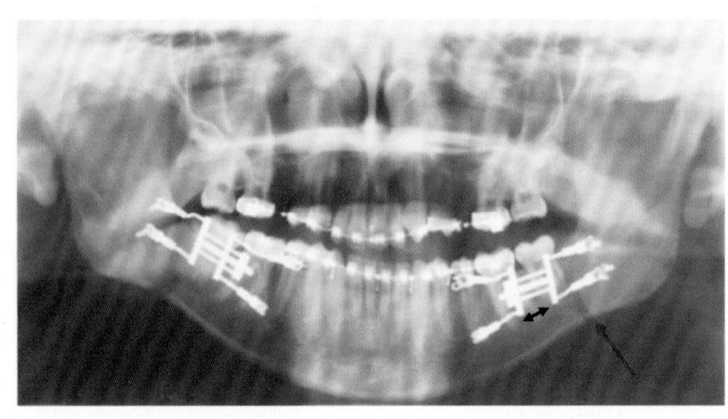

▲ 图 7-5　使用口内牵张器行双侧下颌牵张成骨，患者手术期间出现疼痛。全景片提示左侧牵张器完全打开（黑箭），小骨间隙很小（红箭）。原因为左侧截骨不足，造成牵张杆弯曲，导致牵引失败

三、术后阶段

（一）牵张器故障

熟悉牵张器，清楚地了解各组件及其功能至关重要。牵张器的任何组件在放置、行使功能和稳定阶段都可能出现故障。Mofid 等研究发现，术后 4.5% 的患者出现牵张器故障，包括配件脱位（3%）。Swennen 等则发现 33.1% 的患者存在机械问题（如固位钉松动等）。Van Strijen 等通过回顾性研究发现，70 例患者中有 5 例（7.1%）出现牵张器故障[13]（图 7-6）。

口外牵张器的其他并发症包括：固位钉松动、局部皮肤感染、固定不稳定、严重影响美观的瘢痕、骨髓炎、使用刚性外牵张器造成颅骨皮质穿透，导致脑脊液漏、颅内感染（脓肿、脑膜炎）等。Nout 等报道使用刚性外牵张器（KLS Martin, Jacksonville，FL）行上颌骨牵张成骨中，42.9% 的患者出现固位钉松动，28.6% 的患者出现固位钉移位。固位钉植入时应避免损伤面神经分支或邻近血管。此外，将颅骨固定牵张器并植入固位钉时，必须对局部解剖熟悉掌握，严格遵守无菌操作。在颅骨进行截骨术并植入固位钉时必须格外小心，以避免损伤神经。截骨术中、固位钉道制备以及牵张器置入和固定过程中，尽量

保护好周围组织并做好冷却，避免术中产热，造成骨灼伤。

（二）骨牵张不足

存在骨性或牙源性干扰因素、牵张器障碍、患者依从性差，配合欠佳，新生骨过早固连等，都会造成牵张成骨的骨量不足（图 7–7）。

解剖结构的干扰会影响牵张成骨预期效果。喙突会干扰颅底，阻止近端延伸（图 7–8）。

术前运用 CT 扫描数据和 VSP 软件对牵张成骨的方向和路径做分析，有助于快速识别有无干扰及是否会出现接触。举例来说，如果在牵张成骨手术计划前，发现喙突接触到了颅底，造成明显干扰，那就应在放置牵张器之前进行喙突切除术。当用牵张成骨代替双侧矢状劈开截骨术时，会出现牵张不足，虽然患者看起来似乎达到了理想的咬合关系，但此时患者的下颌处于前伸位。为了避免这一问题，术前需要仔细评 CT 数据，以确保颞下颌关节间隙无增大，口内检查为正中关系 / 正中咬合。Ⅱ类橡皮筋对于保持正确的颌位是有用的。可以同期行牵张，按计划完成预期的下颌前推[7, 8]。

牵张成骨的另一个常见缺点是再生骨的过早骨粘连，不同学者对该并发症的报道有差异，发生率为 1.9%～7.6%，可能源于间歇期过长或是牵张速率过慢。一旦牵张速度过快时，则可能会出现 IAN 颞下颌关节退行性改变，或出现纤维性骨不连。牵张速率取决于患者的年龄、牵张部位（比如皮质骨 vs. 牙槽骨等）和牵张类型。一般

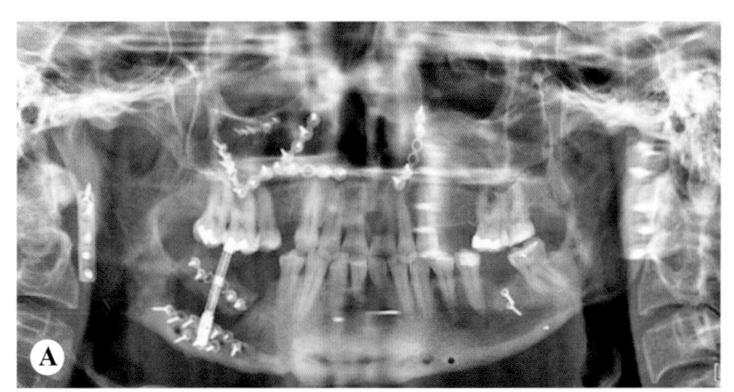
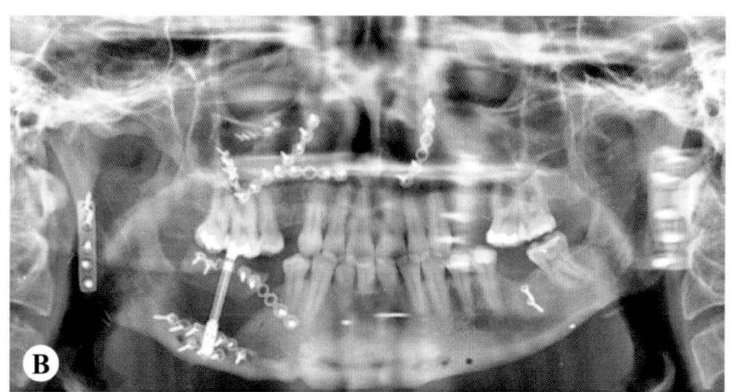

▲ 图 7–6　上下颌严重创伤患者，伴有右侧下颌牙槽嵴大量骨缺损

A. 在牙槽嵴牵张过程中，固定钛板断裂造成牵张方向扭转；B. 在稳定期，使用钛板将该骨段重新定位并固定

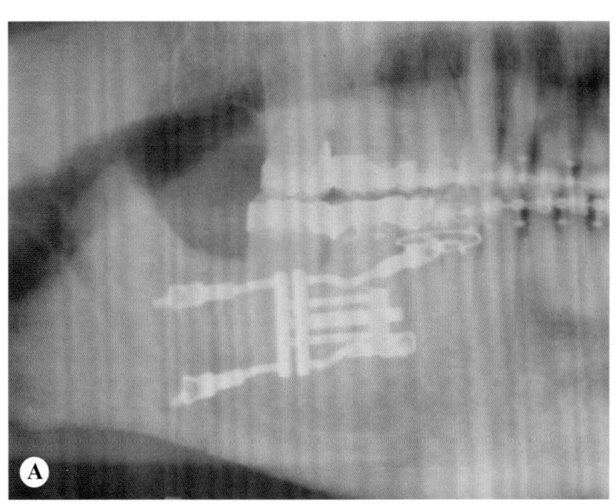
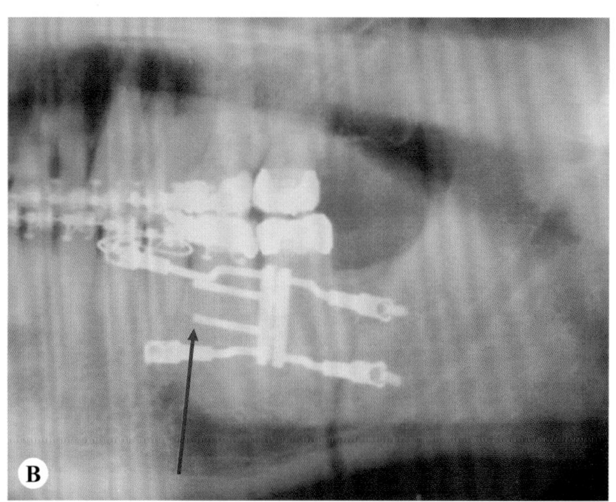

▲ 图 7–7　双侧下颌骨牵张成骨术患者术后 X 线片

A. 右侧牵张器正常行使功能；B. 左侧牵张器牵张方向错误，导致该牵张器失效，需要拆除重置（红箭）

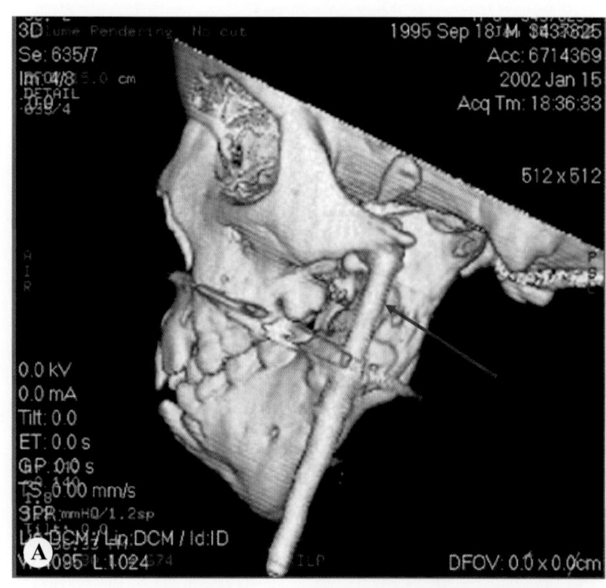

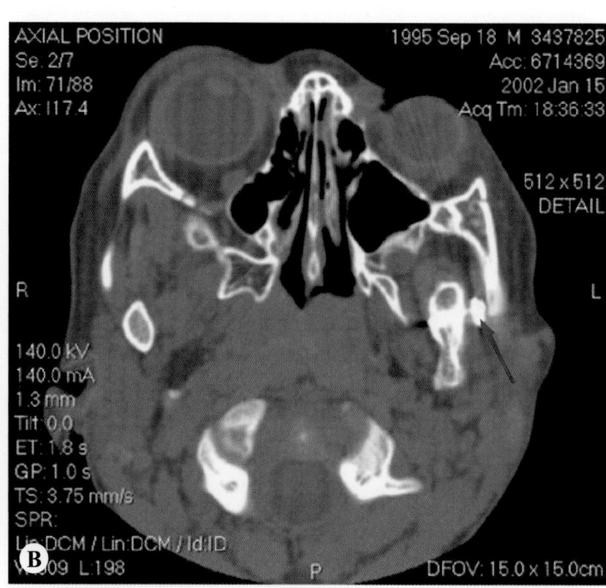

▲ 图 7-8 **左侧牵张成骨术中，患者诉牵张期间疼痛并伴有错颌畸形**

三维 CT 显示牵张器与颧弓紧密接触，即颧弓干扰了牵张器（红箭）

情况下，骨骼发育成熟的成年患者，牵张速率约 1mm/d，分两次完成；而骨骼尚未发育成熟的年轻患者可达 2mm/d；新生儿甚至可以达到 3mm/d。

（三）感染

通常可能会有局部轻度感染（如固位钉的位置）或少量软组织开裂等，预后往往都很好，通过局部冲洗、对症治疗等均能完全愈合。感染的发生率为 0.5%～2.9%，取决于牵张器的类型和放置的解剖部位（图 7-9）。得益于颌面部丰富的血供，颅颌面部牵张成骨的感染发生率低于肢体。同时，牵张成骨本身也增加了手术区域的血供。在放置和取出牵张器时，应考虑围术期的全身抗生素预防。此外，良好的口腔卫生有助于降低口内牵引引发的感染风险。

（四）成骨量不足

Cope 和 Aronson 指出，牵张速率不当、骨段异常移位、初始骨间隙过大、骨髓和骨膜损伤以及牵张器不稳定等，都会导致再生的骨质愈合不良。经历过多次手术、有长期吸烟史、老年人等，出现再生骨愈合不良的风险更高。

通常，再生骨愈合不良表现为牵张间隙内的新生骨矿化不足，如 X 线片所示。解决该问题的最佳方法是降低牵张速率或暂时停止牵张，甚至可以通过反向牵引来压缩新生骨，以达到再矿化的目的。如果在稳定阶段之前必须拆除牵张器，可以使用刚性固定板来稳定骨块（图 7-10）。

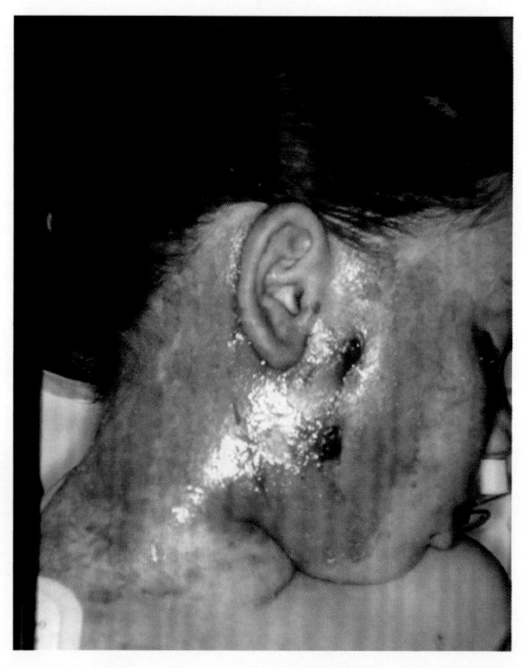

▲ 图 7-9 **接受口外牵张成骨的患者，在牵张期发生局部感染并伴发面部蜂窝织炎。去除牵张器的同时，患者还需及早行抗生素治疗**

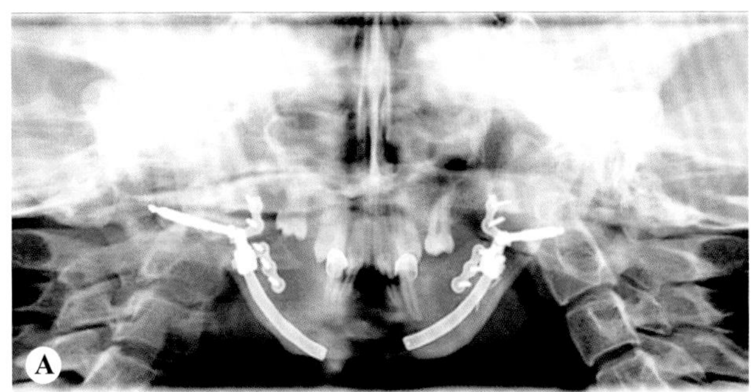

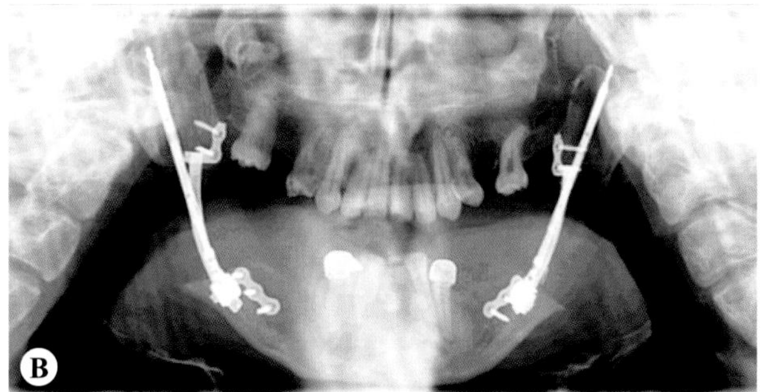

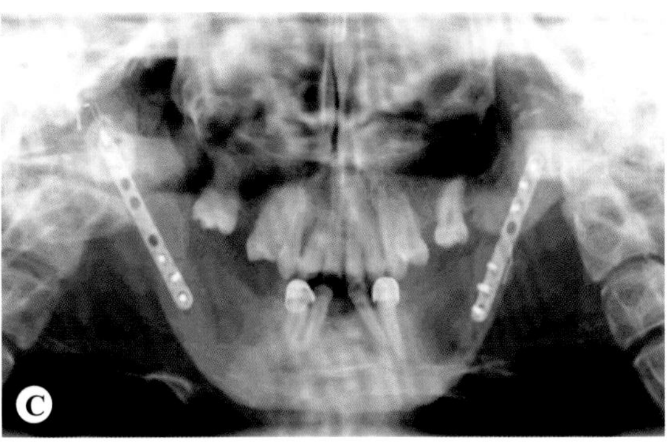

▲ 图 7-10 **Nager 综合征患者，双侧下颌骨牵张成骨术前（A）和术后（B）X 线片。牵张速率 2mm/d，这导致新生骨骨质异常。植入双侧刚性固定板（C），以避免新生骨塌陷、失败**

耐人寻味的是，在所有牵张成骨的病例中，牙槽骨牵张成骨骨形成不足率最高，约占 8%。

结论

牵张成骨是一种独特的、创新的颅颌面外科技术。有许多优点，使其成为传统的正颌外科截骨术的一个有价值的替代方法，常用于骨增量和骨扩张。临床中，牵张成骨术需要精确的术前计划，技术敏感性高，需要患者和医生的共同参与。完善的术前设计，丰富的手术经验和手术技巧以及细心的术后护理对减少并发症的发生至关重要。

参考文献

[1] Codivilla, A. (1905). On the means of lengthening, in the lower limbs, the muscle and tissues which are shortened through deformity. *Am. J. Orthop. Surg.* 2: 353-369.

[2] Ilizarov, G.A. (1988). The principles of the Ilizarov method. *Bull. Hosp. Jt. Dis. Orthop. Inst.* 48: 1-11.

[3] McCarthy, J.G., Schreiber, J., Karp, N. et al. (1992). Lengthening the human mandible by gradual distraction. *Plast. Reconstr. Surg.* 89: 1-8. discussion 9-10.

[4] Thomas, D.J. and Rees, M.J. (2001). Fibrous ankylosis after distraction osteogenesis of a costochondral neomandible in a patient with grade III hemifacial microsomia. *J. Craniofac. Surg.* 12 (5): 469-474.

[5] Alkan, A., Inal, S., Baş, B., and Ozer, M. (2007). Incomplete mobilization of the maxilla resulting in failed maxillary distraction: a case report. *Oral Surg. Oral Med. Oral Pathol. Oral Radiol. Endod.* 104 (6): e5-e11.

[6] Mofid, M.M., Manson, P.N., Robertson, B.C. et al. (2001). Craniofacial distraction osteogenesis: a review of 3278 cases. *Plast. Reconstr. Surg.* 108: 1103-1114. discussion 1115-1117.

[7] Troulis, M.J. and Kaban, L.B. (2003). Complications of mandibular distraction osteogenesis. *Oral Maxillofac. Surg. Clin. North Am.* 15 (2): 251-264.

[8] Bouchard, C., Sharaf, B.A., Smart, R.J. et al. (2011). Complications with distraction osteogenesis of the craniofacial skeleton. In: *Minimally Invasive Maxillofacial Surgery* (eds. M. Troulis and L. Kaban), 207-216. Sheldon, CT: PmPH-USA.

[9] Primrose, A.C., Broadfoot, E., Diner, P.A. et al. (2005). Patients' responses to distraction osteogenesis: a multi-Centre study. *Int. J. Oral Maxillofac. Surg.* 34: 238-242.

[10] Yeshwant, K., Seldin, E.B., Gateno, J. et al. (2005). Analysis of skeletal movements in mandibular distraction osteogenesis. *J. Oral Maxillofac. Surg.* 63 (3): 335-340.

[11] Troulis, M.J., Everett, P., Seldin, E.B. et al. (2002). Development of a three-dimensional treatment planning system based on computed tomographic data. *Int. J. Oral Maxillofac. Surg.* 31: 349-357.

[12] Swennen, G., Schliephake, H., Dempf, R. et al. (2001). Craniofacial distraction osteogenesis: a review of the literature: part 1: clinical studies. *Int. J. Oral Maxillofac. Surg.* 30: 89-103.

[13] Van Strijen, P.J., Breuning, K.H., Becking, A.G. et al. (2003). Complications in bilateral mandibular distraction osteogenesis using internal devices. *Oral Surg. Oral Med. Oral Pathol. Oral Radiol. Endod.* 96: 392-397.

[14] Van der Meulen, J., Wolvius, E., van der Wal, K. et al. (2005). Prevention of halo pin complications in post-cranioplasty patients. *J. Craniomaxillofac. Surg.* 33 (3): 145-149.

[15] Nout, E., Wolvius, E.B., van Adrichem, L.N. et al. (2006). Complications in maxillary distraction using the RED II device: a retrospective analysis of 21 patients. *Int. J. Oral Maxillofac. Surg.* 35 (10): 897-902.

[16] Ilizarov, G.A. (1989). The tension-stress effect on the genesis and growth of tissues: part II. The influence of the rate and frequency of distraction. *Clin. Orthop. Relat. Res.* 239: 263-285.

[17] Hu, J., Tang, Z., Wang, D., and Buckley, M.J. (2001). Changes in the inferior alveolar nerve after mandibular lengthening with different rates of distraction. *J. Oral Maxillofac. Surg.* 59: 1041-1045. discussion 1046.

[18] Thurmüller, P., Troulis, M.J., Rosenberg, A. et al. (2006). Microscopic changes in the condyle and disc in response to distraction osteogenesis of the minipig mandible. *J. Oral Maxillofac. Surg.* 64 (2): 249-258.

[19] Cope, J.B. and Samchukov, M.L. (2001). Mineralization dynamics of regenerate bone during mandibular osteodistraction. *Int. J. Oral Maxillofac. Surg.* 30: 234-242.

[20] Aronson, J. (1994). Temporal and spatial increases in blood flow during distraction osteogenesis. *Clin. Orthop. Relat. Res.* 301: 124-131.

[21] Saulacic, N., Zix, J., and Iizuka, T. (2009). Complication rates and associated factors in alveolar distraction osteogenesis: a comprehensive review. *Int. J. Oral Maxillofac. Surg.* 38 (3): 210-217.

第 8 章　阻塞性睡眠呼吸暂停手术
Obstructive Sleep Apnea Surgery

Joseph E. Cillo　David J. Dattilo　著　　徐　帅　译

在过去的几十年里，睡眠在保持健康生理方面的重要性得到了广泛的研究。美国疾病控制与预防中心认为“睡眠不足与许多慢性疾病和疾病状况有关，如威胁我们国民健康的 2 型糖尿病、心脏病、肥胖和抑郁症等”[1]。睡眠医学处理的是许多因严重问题而对睡眠障碍有重大影响的疾病。与睡眠有关的呼吸障碍只是睡眠障碍的一个组成部分，阻塞性睡眠呼吸暂停（obstructive sleep apnea，OSA）在其中只占很小的比例，但却非常重要。OSA 是一种常见的睡眠障碍，它影响了 26% 的美国成年人[2]。然而，估计有 80%～90% 的 OSA 成年患者仍未被确诊。

OSA 包括上气道中的部分或完全气流阻塞，尽管在睡眠中不断地努力呼吸。睡眠中，上呼吸道肌肉组织的松弛或麻痹会导致软组织支撑的缺乏和随之而来的塌陷，从而造成部分或完全的气道阻塞。部分梗阻被称为呼吸不足；而完全梗阻被称为呼吸暂停，睡眠中它所导致的暂停每次至少持续 10s。虽然有些停顿持续在 10～30s，而有些停顿可能持续 1min 或更长。导致上呼吸道气流反复或长时间停顿的部分或完全阻塞能造成血氧饱和度迅速降低，严重时可达 40%。OSA 的严重程度由每小时这些阻塞发生的次数和持续时间的组合来确定，并被报告为呼吸暂停 – 低通气指数（apnea-hypopneaindex，AHI）。其严重程度从轻到重依次为：轻度 OSA（AHI=5～15）、中度 OSA（AHI=15～30）、重度 OSA（AHI＞30）。OSA 严重程度的增加与心脑血管疾病发病率的增加有关。

使用持续正压通气（continuous positive airway pressure，CPAP）来防止上气道塌陷的保守性非手术治疗方法被认为是“金标准”，口腔矫治器治疗已被认为是 OSA 的一线治疗方案。外科手术已被证明对改善或治愈 OSA 有效。当保守治疗无效或患者缺乏依从性时，在 OSA 外科治疗的斯坦福方案中的Ⅰ期和Ⅱ期治疗沿袭了传统的路径，对于 CPAP 来说尤为如此。任何类型的手术干预总有一定程度的风险，而且在几乎所有的 OSA 手术都会发生并发症。在接受任何形式的 OSA 手术治疗的住院患者中，近 42% 发生过并发症，其中最常见的是呼吸系统和感染性并发症[3]。本章将重点介绍与 OSA 手术治疗技术相关并发症的发生情况和处理方法。

一、腭部手术并发症

手术切除肥大的扁桃体组织和缩短软腭长度是首先用于辅助治疗阻塞性气道疾病的方式之一。悬雍垂腭咽成形术（uvulopalatopharyngoplasty，UPPP）于 1981 年由 Fujita 首次提出[4]。虽然该手术可能是目前最常用的初期手术干预措施，但单独用于治疗 OSA 的成功率不到 40%[5]。单用它治疗鼾症的成功率更高；与鼻腔或舌根（base of tongue，BOT）手术联合使用时，它增加了治疗更严重阻塞性疾病的成功率。其他手术，如使用 CO_2 激光完成的激光辅助悬雍垂软腭成形术（laser- assisted uvulopalatoplasty，LAUP）和使用靶向射频消融技术完成的射频消融辅助悬垂成形术（radiofrequency-assisted uvuloplasty），都是从 UPPP 最初的软组织目标发展而来，即通过单独使用或者联合舌根或后咽手术切除或缩短可能导致阻塞的多余组织。UPPP 最常见的术中并发症是持续性出血。最常受累部位是扁桃体柱和悬雍垂[6]。扁桃体柱的潜在出血源包括腭升动脉、面动脉扁桃体支、舌背动脉扁桃体支和腭降动脉扁桃体支。而可能导致悬雍垂区域出血的血管包括来自上颌动脉的腭降动脉分支。报告显示，迟发性出血通常发生在最初采用电凝和单独局部应用硝酸银进行治疗的患者，因此建议采用这些方法治疗后应常规进行缝合。术后出血发生率 2%，通常发生在术后 4～8 天，但也可能发生在术后 12～15 天[7, 8]。如果出血严重，或者患者不能忍受局部麻醉下的矫正性再次手术（如缝合术），可能需要立即返回手术室进行治疗。

较不常见，但更具破坏性的并发症包括腭咽功能不全（velopharyngeal insufficiency，VPI）和鼻咽部狭窄。当软腭组织切除过多，进食和说话时软腭和咽后壁间的自然密封功能丧失时，就会发生 VPI。这将导致鼻腔溢液和鼻音过高。有研究表明，UPPP 手术方法导致的严重到需要手术矫正的 VPI 发生率高达 2%[9]。手术矫正包括在上或下的咽瓣手术，或在咽后壁上派氏垫（Passavant's pad）水平假体植入。由于 OSA 很可能会在手术后恶化，在进行任何手术矫正之前，需要考虑 OSA 的严重程度。

鼻咽部狭窄可导致严重的功能障碍，并且极难矫正，它被认为是 UPPP 最可怕的并发症之一[10–12]。导致这一问题的因素包括腭部黏膜的过度破坏、咽炎时手术、二期修复手术、瘢痕化愈合和瘢痕疙瘩性体质[7]。通常发生在术后 6～8 周，病损程度从轻微到严重。畸形范围从软腭外侧和咽壁间的节段性瘢痕到整个上颚与咽部的完全性融合。为降低鼻咽部狭窄的风险，已设计了一种手术节省组织的 UPPP 技术。Camacho 等[13]将该技术描述为“保存软腭部组织 [肌肉和（或）黏膜]，避免悬雍垂的折叠或保守性折叠，部分而不是完全的悬雍垂切除术，以及扁桃体切除术后折叠缝合腭咽部 – 咽上缩肌 – 腭舌肌并完整保存周围组织的手术”。

疼痛和吞咽困难是在 UPPP 治疗 OSA 的病例中普遍存在的术后问题。术前为患者提供有关饮食建议和疼痛管理的咨询对患者面临困难的术后过程是必不可少的。

LAUP（激光辅助悬雍垂软腭成形术）的并发症与 UPPP 相似，包括出血（2.6%）、味觉障碍（0.3%）、嗅觉障碍（0.2%）、异物感（8.2%）、手术部位感染（1.3%）、腭咽部（VP）功能不全（3.9%）和 VP 狭窄（1.6%）[14]。

二、颏舌肌前徙术和舌骨悬吊术的并发症

1984 年，Riley 等首次将颏舌肌前徙术（genioglossus advancement，GA）描述为 OSA 的一种手术治疗方法[15]。这种方法依赖于颏舌肌在前向量上的前徙，这样做可缓解患下咽部 OSA（而不是口咽部 OSA 或鼻咽部 OSA）的患者睡眠时舌根部的阻塞。颏舌肌前徙依赖于通过两种方法中的一种来前徙下颌骨舌侧皮质骨中线的颏结节：一种是对Ⅱ类面型患者采用带颏结节的前徙性颏成形术；另一种是对其他面型的患者则采用全层“窗洞”型截骨术。两种截骨术的并发症与其手术设计密切相关。

由于颏结节位于舌侧骨皮质上而不能直接窥及，为捕获完整的颏舌肌附着和避免损伤下颌前牙的根部，外科医生必须估计上端截骨线的水平。一般情况下，为避免伤及这些牙齿，截骨手术距离根尖应不少于 5mm。如果牙根可窥及，则可方便地进行截骨；如果不能窥及，则可以使用 VSP 和 3D 打印制作截骨导板（图 8–1）。另一种

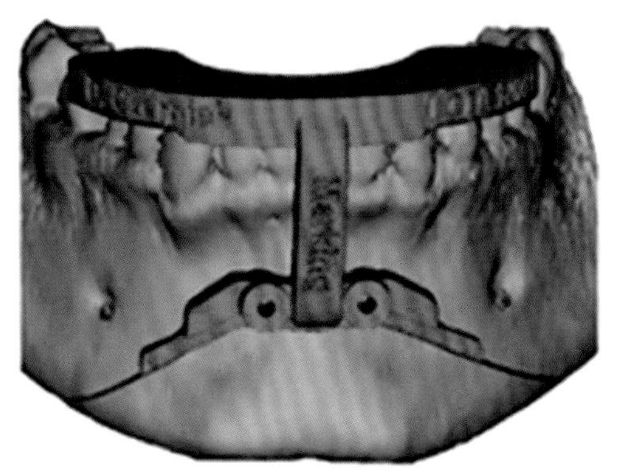
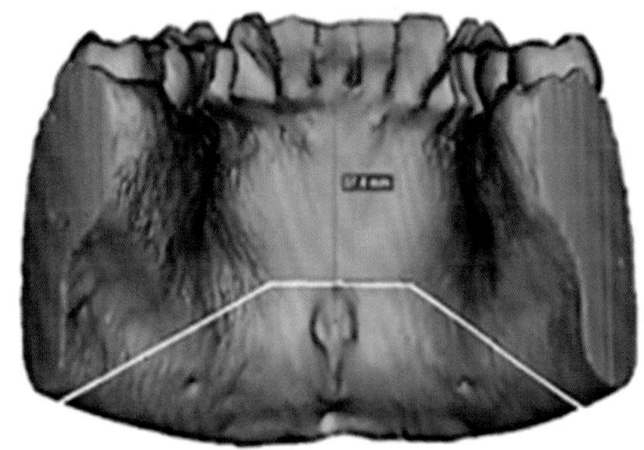

▲ 图 8-1　用于颏结节切割的虚拟仿真设计

确定截骨线的方法是从下颌骨下缘到计划截骨线的距离估计为 13～15mm[16, 17]；该技术可用于除大多数发育不良或增生外的所有下颌骨截骨线的估计。如果发现了牙齿或牙根的损伤，或患者抱怨这些牙齿敏感性降低，应进行牙髓活力测试，并获得牙髓状态的评估信息。

在进行 GA 时，无论是采用开窗截骨术还是颏成形术，如果不采取预防措施，那么该区域的解剖薄弱部，肌肉推进和固定所产生的张力都可能导致下颌骨骨折。如上所述，开窗截骨术的上缘位置至关重要，但同样重要的是保持足够的下颌骨下缘，以提供强大的骨支撑，以帮助固定肌肉节段并防止该区域骨折。距下缘至少 6mm 应足以固定整个肌肉，并提供足够坚固的皮质骨以防止骨折。根据该手术中使用的截骨设计，在远端段推进和固定后保留的任何大的骨缺损都应该进行骨移植，以防止下颌骨的长期缺损。这种骨通常可以从节段分离的松质骨获得[18]。

如果计划采用先进的颏成形术，则需要采取额外的措施来防止病理性下颌骨骨折。由于该手术的上截骨高度通常比传统的颏前进手术高得多，因此存在额外的牙槽骨骨折的风险。下颌弓杆可以帮助稳定牙槽骨，也有助于在前叶段的两翼使用额外的固定板，以帮助稳定。

当试图稳定骨骼肌节段时，开窗截骨术设计不良会导致进一步的并发症。考虑到舌皮质较短的弯曲度，截骨的水平尺寸必须足够长，以便在旋转 90° 时跨越垂直缺损，以支持由肌肉组织产生的张力。如果骨长度不足，且在向前旋转 90° 时未与面部皮质充分重叠，则可以使用一枚骨螺钉将皮质刚性固定在截骨的上缘或下缘（图 8–2）。或者，可以在缺损上放置跨越板以将系留的骨节悬吊在其所需的前位。该手术也可用于由于截骨节段过度推进而导致肌肉附着体无意中与结节分离的情况。

最后，与大多数头颈部手术一样，出血是可能的并发症，尤其是在对血管丰富的舌下腔进行盲截骨手术时。来自舌下和颏下动脉提供了靠近舌皮质截骨术的骨膜下和黏膜下分支[19]。手术时细致的止血和术后密切的观察是必要的，以防止血肿扩大，如果不及时治疗，可能危及生命，危及气道。立即清除血肿和控制出血是必要的。术后常见的症状是舌部轻微抬高和口底瘀斑，除非有持续扩大或明显的气道阻塞，否则不需要探查。

舌骨悬吊手术是为了辅助 GA 手术而发展起来的，或者单独用于下咽气道阻塞的患者[20]。该手术的目的是识别和固定舌骨及其附着的肌肉组织，以增加气道尺寸，从而减轻气道阻塞和呼吸暂停体征和症状。这种手术的并发症主要是由于手术难以暴露和操作这种非常脆弱的自由漂浮的舌骨，而舌骨只有肌肉附着。进入舌骨的最佳途径是通过颈部的水平中线识别二腹肌的前腹部切口，沿舌骨下二腹股沟间相对无血管平面剥

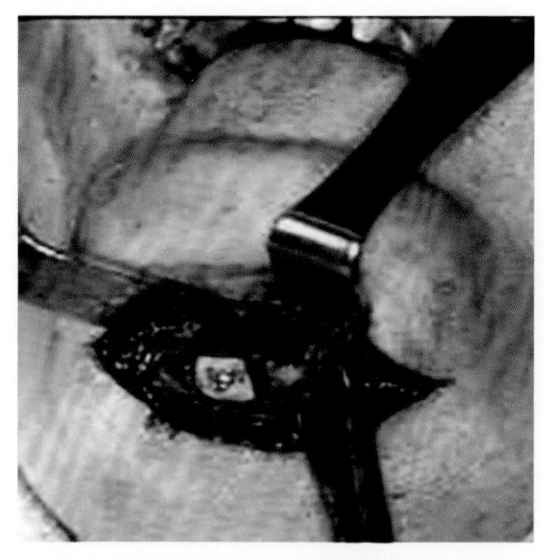

▲ 图 8-2　下颌骨前段固定修复附着颏舌肌骨折节段

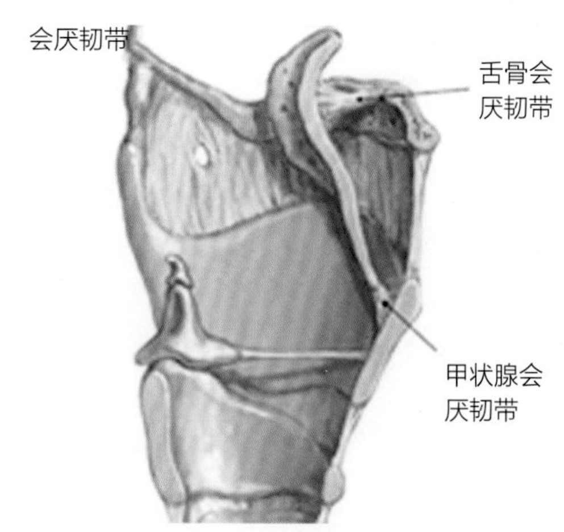

▲ 图 8-3　会厌韧带与舌骨的解剖位置（位于中线上后缘）

离[21]。必须要明白舌骨最厚的部分从中线延伸到两边的小角。

首先确定舌骨中线是很重要的，这样舌骨周围缝合线或锚钉就可以放置在两侧的外侧，以避免损伤位于中线的会厌韧带和小角外侧较薄的骨。会厌下韧带在中线处连接到后舌骨上部（图 8-3）。因此，如果在下缘中线下放置一个小的气管造口钩，它可以避开韧带，稳定舌骨，并为外科医生提供悬浮缝合锚钉或舌骨周围缝合线的位置参考。如果发生舌骨骨折，必须用小的、低轮廓的微型钢板复位和固定。应避免舌骨过度向前推进，因为它不仅会导致一条或两条悬吊线断裂，从而失去锚定固定（图 8-4），而且还会导致舌骨骨折，导致术后吞咽困难[16]。舌骨的过度前移也会导致舌底在舌骨上向后折叠，从而消除了 GA 手术所完成的一些气道扩张。如果这些并发症是由舌骨过度前进引起的，解除悬吊缝线可立即解决问题。

三、上下颌前移的并发症

上下颌前移（maxillomandibular advancement，MMA）是一种非常成功和稳定的手术，多次被证明可以改善 OSA[22, 23]。由于一般情况下，该手术适用于中度至重度至极重度 OSA，因此接受该手术的受试者往往年龄较大，合并症较多，可

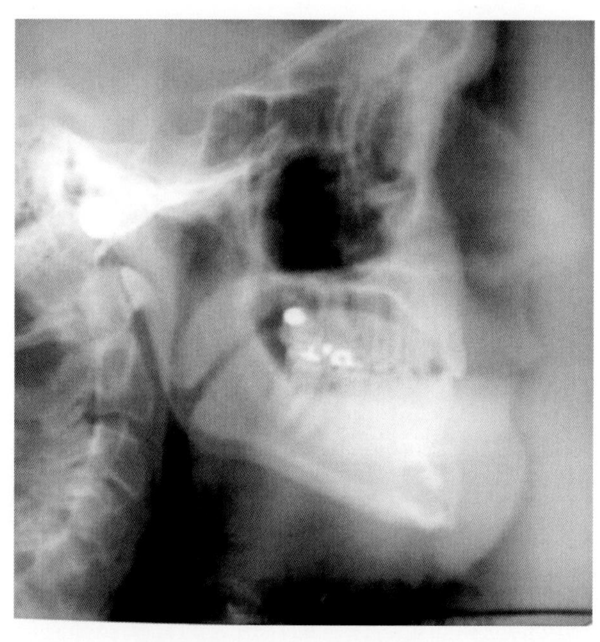

▲ 图 8-4　侧位头颅 X 线片显示在基于锚的舌骨肌切开术悬吊后，两个舌骨锚中的一个失去固定

能增加其术后并发症的风险。MMA 有相似的术后并发症，如错殆、出血、神经损伤、严重骨劈裂、感染等，也是上颌和下颌正颌手术中最常见的并发症[24]。然而，MMA 患者术后并发症的发生率明显更高，与行常规正颌手术的牙面畸形（dentofacial deformities，DFD）组相比，并发症的风险高出 3 倍[2]。并发症风险增加的部分原因是与 DFD 患者相比，MMA 患者年龄较大、肥胖

且 BMI（身体质量指数）升高，以及罹患合并症的可能性更高[2]。

当根据年龄、性别、种族、OSA 诊断和肥胖诊断进行调整时，患有 MMA 的 OSA 受试者与任何并发症的关联性超过 3 倍，并发症发生率低于其他 OSA 手术，如腭部手术、鼻腔手术、经口腔机器人手术（transoral robotic surgery，TORS）和舌根 / 下咽手术[3]。

四、上下颌前移术中的并发症

（一）大出血

术中出血是正颌手术的一个众所周知的并发症。在这些手术过程中使用外科技术绕过大血管，可能导致手术困难，但很少危及生命。术中确实会发生大出血，虽然主要与 Le Fort Ⅰ型截骨术有关，但也可能发生在下颌正颌手术中。这两种出血本质上都可能是静脉和（或）动脉出血。术中动脉出血与 Le Fort Ⅰ上颌前移相关，通常累及腭大动脉（下行）、蝶腭动脉或上颌动脉。术中灌注性出血可侵犯翼状静脉丛。确定术中出血的位置和严重程度将有助于对这种并发症进行适当的处理。

在上颌截骨和骨折移位过程中，注意器械的定位和使用对于避免这些血管的损伤至关重要，例如在上颌操作翼颌分离和去除骨干扰时。在上颌手术中，腭大动脉是最脆弱的，因为它位于上颌骨后壁内侧，很容易被切断。除了截骨和骨移位，MMA 的推进幅度通常在 8～10mm（尽管 MMA 1cm 似乎是实现 OSA 成功复位 / 治愈结果的最合适目标）。如果不小心清除周围的障碍物，防止对上颌骨的强力操作，或预防性地进行血管烧灼 / 结扎，那么这种推进量可能会导致腭大血管破裂。动脉出血最好直接通过烧灼或结扎受累血管（如果可见）来处理。当无法定位时，不建议盲目烧灼骨折后的上颌骨。而大腭和蝶腭动脉出血通常是通过注射局部麻醉剂和血管收缩剂（1∶10 000 肾上腺素）结合压迫来控制的出血，一些动脉出血可能更成问题，需要更先进的止血技术[24]。类似地，翼状钢板骨折后的翼状静脉丛出血通常可以通过纱布加压和局部止血剂（如明胶泡沫、外科舒利、微纤维胶原蛋白、凝血酶）的应用得到很好的处理[25]。在这些情况下应遵循出血后止血算法（流程图 8–1）。

（二）错位劈开

下颌开支矢状劈开截骨术（SSO）的一个众所周知的术中并发症是错位劈开（或无意的截骨），平均每侧发生率为 2.3%[26]。这种并发症的危险因素包括年龄的增加、第三磨牙的存在以及所使用的特殊的单侧磨牙手术技术。在 MMA 患者中更为普遍的危险因素是，随着年龄的增长，下颌分支的皮质骨成分增加，而这种皮质骨成分的增加，以及由此导致的下颌支变薄，可能会导致严重骨分裂的风险增加[27]。最常见的严重骨折类型包括颊板骨折，这通常是由于不适当的皮质骨切除术，特别是在下颌骨下边缘，特别是随着年龄的增长，皮质发生了变化的患者。再加上施加在薄皮质颊板上的力过大且不均匀，很可能导致颊板骨折。如果发生颊板骨折，O’Ryan 和 Poor 建议使用 Smith 扩展器完成截骨，并立即用合适的钢板和单皮质螺钉固定颊板骨折块，以形成完整的近端节段[28]；这将允许对近端和远端骨节段进行适当的刚性固定。

下颌阻生第三磨牙的存在一直被认为是青少年正颌手术下颌单颌颌裂的危险因素[29]，尽管

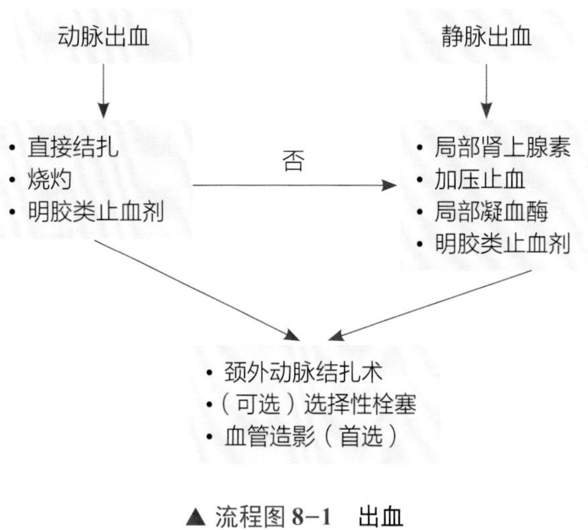

▲ 流程图 8–1　出血

最近的前瞻性临床研究表明，下颌阻生第三磨牙的存在实际上并不是 DFD 人群中发生严重骨裂的重要危险因素[30]。然而，由于绝大多数 MMA 患者是老年人，这些保留下颌第三磨牙的人可能会增加发生严重骨裂的风险。第三磨牙嵌塞的水平和程度在这些个体中可能影响更严重，因为许多原因可能导致患者不愿意拔除第三磨牙，包括缺乏症状或嵌塞水平，靠近下牙槽神经（inferior alveolar nerve，IAN），这可能需要观察，或缺乏患者意愿或难以获得护理。无论何种原因导致下颌阻生磨牙的保留，再加上年龄相关的变化和解剖结构的变化，都可能显著增加下颌骨不良劈开的发生率。在 MMA 手术时或手术前几个月拔出下颌第三磨牙的决定取决于外科医生和患者在评估了所有风险和收益后的临床决定。有证据表明，在进行下颌矢状面劈开截骨前拔除下颌阻生第三磨牙可以降低神经感觉缺陷的风险[30]。此外，已经开发了手术技术[31, 32]和器械[33]来减轻由于第三磨牙阻生而造成的严重下颌骨骨裂。根据 Chrcanovic 和 Freire-Maia 的建议，预防不良下颌骨裂的重点应是适当的截骨设计，消除骨节上出现异常应力的尖角，完成适当的切入骨后凹并通过下缘，并仔细分离近端和远端骨节段[34]。Cillo 和 Stella[31] 建议在下颌截骨术开始时，在下颌骨舌侧进行截骨，以引导有利的舌侧骨折，而截骨术的前外侧部分保持第三磨牙周围的所有的颊侧骨和舌侧骨，以更好地支持远端节段的舌侧骨板，以减少不利的舌侧骨板骨折的可能性，同时在 SOO 过程中横向撬起近端节段（图 8-5）。

严重错位骨劈开模式通常包括下颌骨颊侧骨骨折，这可能使近端和远端节段的刚性固定变得困难。严重错位骨劈开的治疗包括用刚性固定复位下颌骨颊侧骨板，然后将近端和远端节段固定到适当的位置（图 8-6，图 8-7）。如果固定不充分，可能仍然需要一段时间的 MMF 来确保骨愈合。无法完全固定严重的错位骨劈开可能需要长达 6 周的 MMF，以实现完全的骨愈合。在下颌第一正颌入路中，由于缺乏稳定的髁突基础，无法充分固定严重的错位骨劈裂可能导致无法进行手术。这可能需要终止手术并进行一段时间的 MMF，然后在骨折完全愈合后再尝试进行 SSO（流程图 8-2）。

（三）错𬌗

术中错𬌗可能归因于几个根本原因，这些原因与 DFD 矫正的正颌手术相似，但 MMA 患者相对较大的运动幅度和不同的人群解剖特点可能使这些问题复杂化。下颌髁突定位和近端节段固定不当是术中错𬌗的常见原因。Reyneke 和

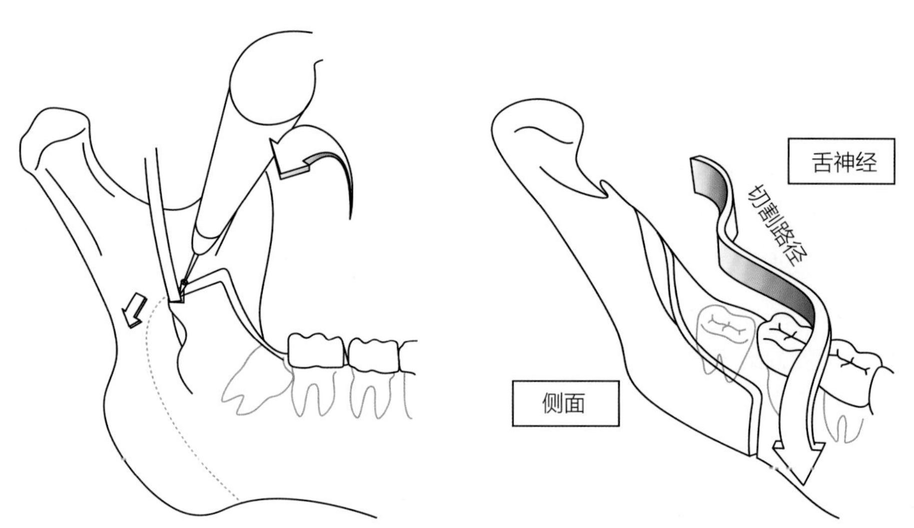

▲ **图 8-5　下颌截骨术，后切至舌侧骨板，前外侧截骨，以减少不利于舌侧骨板骨折的可能性**

引自 Cillo 和 Stella[31]

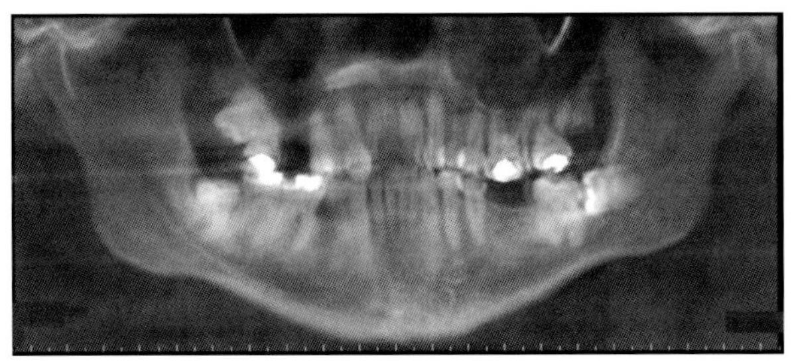

▲ 图 8-6　**56 岁男性，下颌阻生第三磨牙在 MMA 手术时拔除的术前全景 X 线片**

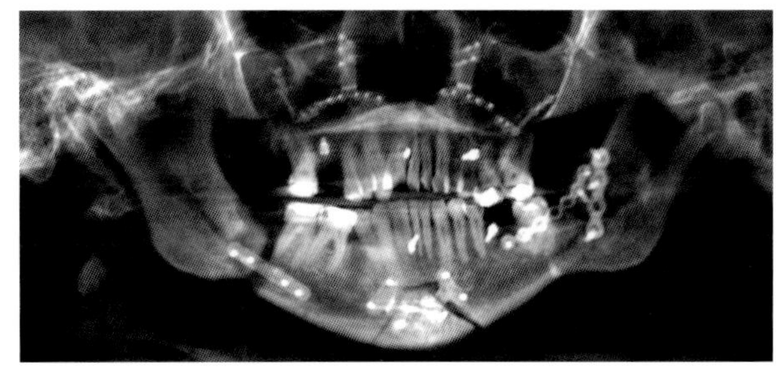

▲ 图 8-7　**术后全景 X 线片显示固位不良的左侧下颌骨裂片，以实现近端和远端骨节段的刚性固定**

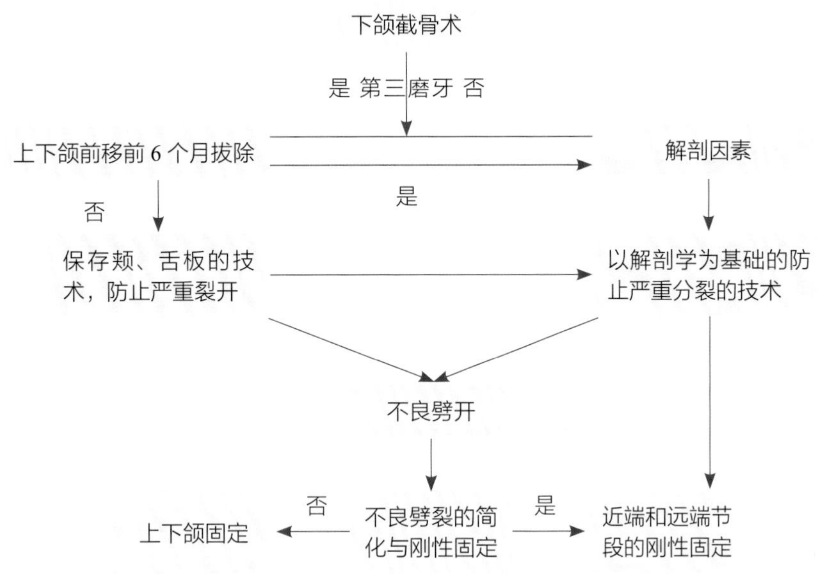

▲ 流程图 8-2　**错位劈开**

Ferretti[35] 描述了术中髁突中央和外周凹陷是由于下颌髁突位置和近端节段固定不当造成的。当下颌髁位于关节窝下方且无骨时，会导致中央髁凹陷接触，导致前牙开𬌗。外周髁突凹陷可能发生在术中（Ⅰ型），当髁突位于与髁突窝的外周接触的下方时，以及术后（Ⅱ型），因咬合紊乱导致的髁突吸收或髁突形状 / 形态的变化。人们尝试使用髁突定位装置进行适当的髁突定位，但没有强有力的证据表明它们比手动髁突定位或在骨骼稳定性方面更成功 [36, 37]。

预防术中错𬌗主要取决于 MMA 中上颌和下颌固定期间下颌髁突的正确定位。由于 MMA 患者的不良生活习惯和较大的运动幅度，在上颌第一手术中对上颌骨的中间定位可能会导致骨重建不足，尤其是后上颌骨，这将导致干扰，可能在上颌 - 下颌复合体旋转和应用刚性固定的过程中使下颌髁突移位出关节窝。MMF 释放后，下颌髁突恢复到其在关节窝中的原始被动位置，导致立即出现前牙开𬌗。这将需要解除刚性固定和充分的骨再固定，直到上颌骨被动地进入其适当位置，而不会发生下颌髁突移位 / 脱位和放置刚性固定。同样，在 DFD 矫正中，下颌截骨部位的被动定位是预防术中错𬌗的第一个关键步骤。近端和远端骨节段之间的干扰可能会导致髁突定位不当，从而导致术中错𬌗，或延迟错𬌗或下颌髁突重建导致的骨骼重新定位。基于下颌形状的骨干扰 [如 U 形与 V 形（分叉）下颌] 可能会在大型 MMA 进展的近端和远端节段之间产生。预防下颌髁突移位和由此引起的错殆需要近端和远端节段的被动对齐。为了减轻干扰并允许这些节段被动对齐，Ellis[38] 建议采用远端节段的下颌骨舌侧骨折截骨术，允许与邻近的近端节段被动接触。这种下颌骨舌侧骨板骨折技术可能使舌神经处于损伤的危险中，因此在此过程中必须小心。该技术需要特殊的刚性固定技术，使用双皮质定位螺钉不能满足要求，因为它们只会固定远段舌板的不稳定骨碎片。因此，需要钢板和单皮质螺钉来充分固定近端和远端节段（流程图 8–3）。

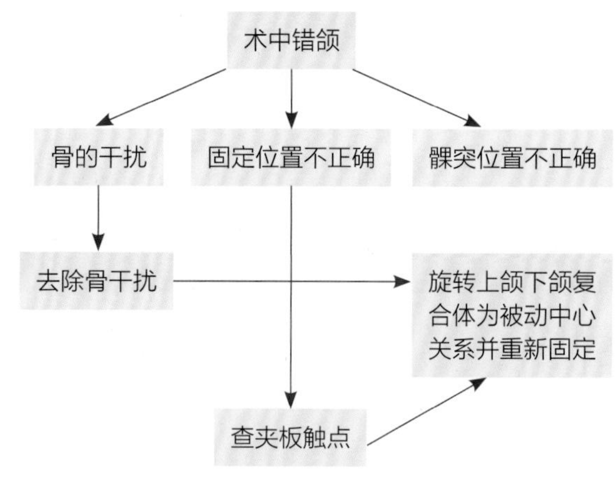

▲ 流程图 8–3　错殆

五、上下颌前移术后并发症

（一）早期医疗并发症

与没有 OSA 的患者相比，接受 OSA 手术的患者年龄相对较大、BMI 升高、合并症数量增加，可能会增加术后早期出现重大并发症的风险。根据 Clavien-Dindo 并发症分级系统从Ⅰ到Ⅴ的定义，早期主要医疗并发症发生在手术后 48h 内，根据 Clavien-Dindo 并发症Ⅰ至Ⅴ分级系统的定义，可分为Ⅳ级（需要重症监护室干预的危及生命的并发症）或Ⅴ级（死亡）[39]。常见的早期主要医疗并发症通常是呼吸系统的，大多数涉及肺水肿引起的呼吸机依赖性呼吸衰竭，也包括肺栓塞和缺血性脑卒中 [40]。这通常是由于手术时间和压力的增加而引起的，患者可能没有承受这些手术的生理耐力和储备。术前检查 [患者风险，ASA（美国麻醉医师协会）的身体状况] 和计划的手术类型（手术风险）是术后早期可能发生的并发症发生率的重要预测因素。

与不太复杂、持续时间较短的Ⅰ期手术（包括 GA 或腭部手术）相比，手术时间更长、更复杂的外科手术，如 Stanford Protocol Ⅱ期 OSA 手术或 MMA 手术，往往具有更高的早期重大医学并发症风险 [40]。根据 AHI、ESS（Epworth Sleepness Score）和最低夜间血氧饱和度的测量，接受Ⅱ期手术的个体具有更高年龄和 BMI，以及更严重的 OSA。虽然没有统计学意义，但与Ⅰ期手术患者相比，患有 MMA 的患者出现早期重大医疗并发症的可能性更高。这可能是由于 OSA 患者的严重程度和健康状况存在显著差异。帮助降低早期重大医疗并发症风险的最佳方法是在围术期结束时和术后早期注意患者的详细情况。减少该人群术后潜在呼吸并发症的建议包括：验证神经肌肉阻滞的完全逆转 [41]，确保患者在拔管前完全清醒 [42]，在术后加强监测 [43]，并使患者保持半直立而非仰卧恢复体位 [44]（流程图 8–4）。

（二）感染

感染是 MMA 治疗 OSA 后最常见的并发症之一，往往发生在术后早期，而不是晚期，风险因素与 ASA 分级增加、高龄和 OSA 严重程度增加显著相关 [2]。伤口感染率约为 6%，伤口感染通过局部措施和口服抗生素有效治疗，无须使用静脉注射抗生素或再次住院 [45]。少数感染将需要再次接受静脉注射抗生素，并可能在全麻下再次进行切开和引流。然而，长期不良的手术后遗症或危及生命的感染是非常罕见的 [2]。

（三）错殆

接受 MMA 治疗 OSA 的个体可能存在 DFD 和现有的错殆，这些错殆可能伴随着上呼吸道扩大而得到纠正。这些情况中的绝大多数都涉及术前和术后的正畸治疗，以正确定位牙齿以适应手术。然而，有相当一部分接受 MMA 治疗的 OSA 受试者无法或不愿接受正畸治疗的时间和费用。因此，术后错殆是 OSA 个体 MMA 手术的

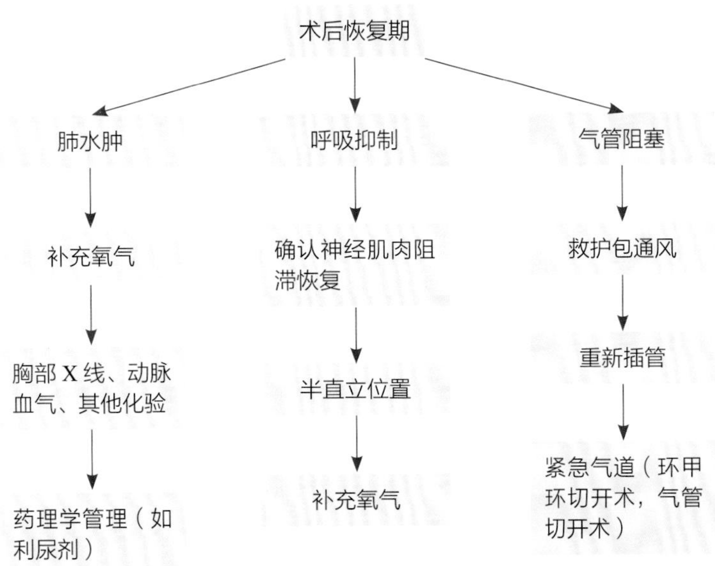

▲ 流程图 8–4　术后并发症

潜在并发症。这通常发生在放弃术前正畸治疗的人群中，而他们本可以通过术前正畸疗法来纠正这些错殆。对于没有术前正畸的 MMA 患者，可能需要正畸治疗来纠正术后的错殆。

接受 MMA 治疗的 OSA 个体如果有一个正确的咬合关系，可能不需要显著的（如果有的话）MMA 前正畸治疗。由于它与头影测量有关，MMA 适用于可能具有“正常”骨骼轮廓的个体以及可能导致上呼吸道受限的 DFD（如双颌后缩）患者。无论哪种方式，MMA 的巨大骨移位都在很大程度上导致了错殆，甚至比 DFD 矫正中的情况更严重。术中发现的错殆必须在 MMA 手术完成前处理和纠正，类似于 DFD 矫正，去除妨碍正常骨接触的干扰，正确的关节定位，直到达到预先计划的咬合关系稳定和咬合可重复性。

同样，与 DFD 矫正相似的是，如果不使用一段时间的 MMF，或在术后立即释放，MMA 术后错殆也会在术后早期出现（图 8–7，图 8–8）。轻微的咬合紊乱可以通过牙釉质成形术来进行选择性咬合调整处理，并使用引导弹性来纠正几毫米的小咬合差异。然而，如果错殆严重到无法通过调整咬合或弹性操作进行矫正，则需要返回手术室矫正获得性咬合缺陷。需要在手术前确定获得性错殆的根本原因，以实现稳定和可重复的最佳咬合状态。术后错殆的根本原因可能包括下颌髁突固定不当，髁突脱离髁突窝，在释放 MMF 后髁突恢复到正常位置时导致前牙开殆（图 8–7），以及使用不正确的固定，如拉力螺钉技术，而不是双皮质定位螺钉，这可能由于骨近端节段和远端节段之间的骨干扰而导致下颌髁状突的侧向牵张（流程图 8–5）。

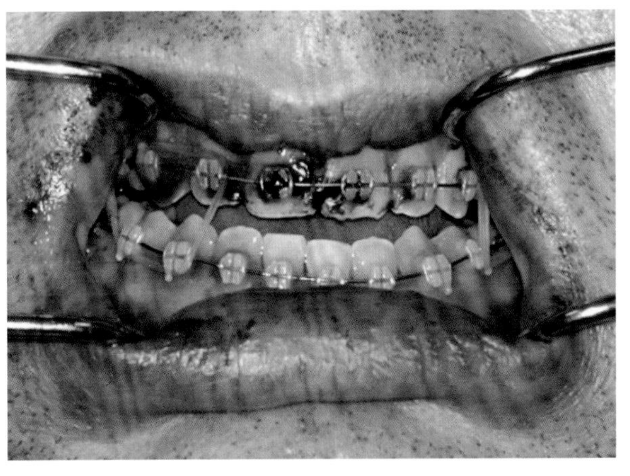

▲ 图 8–8　术后早期错殆不能单独用弹性体矫正

（四）硬件故障 / 畸形愈合或不愈合

硬件故障是 MMA 的一个潜在并发症，尤其

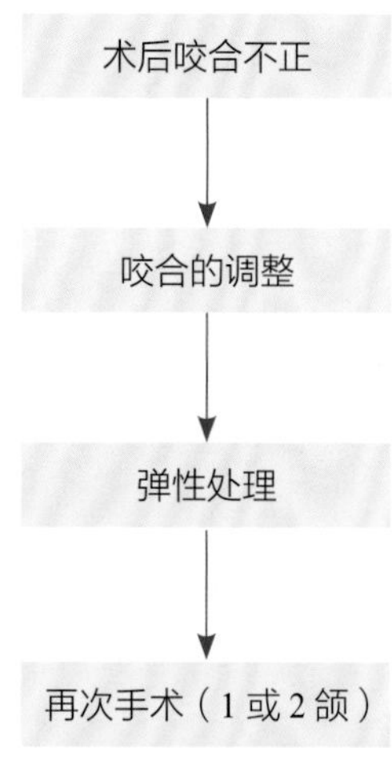

▲ 流程图 8-5　错𬌗

是当刚性固定使用不当时。当正确使用刚性固定时，考虑到现有的解剖结构，除了伴随感染外，硬件故障是罕见的。大多数需要再手术的硬件故障与感染有关，而不是失去固定。预防硬件故障的最佳方法是根据骨解剖结构（图 8-9）和颌骨运动幅度使用适当的固定方法。MMA 必须能够抵抗广泛的肌肉拉伸和软组织应变。虽然使用刚性内固定的原则足以抵抗这些力，但需要考虑先天性或通过远节段运动获得的解剖变异性，以降低硬件故障的风险。此外，与 DFD 组相比，MMA 组的年龄较大，通常导致骨愈合延迟。因此，应考虑使用比青少年 DFD 使用的“更刚性”的固定方案，后者通常是单皮质钢板和螺钉。刚性钢板应提供足够的稳定性，以允许 MMA 患者的“延迟”骨愈合，这可能需要 8～12 周才能完全愈合。在骨愈合的这段时间里，显著的骨碎片间运动可能会导致截骨部位不愈合，因此足够的骨稳定性是至关重要的，并且应该基于患者的年龄和合并症，以及颌骨前移的程度来做相应的预防和处理。

非感染引起的硬件故障可能发生在上颌骨和下颌骨。下颌骨的解剖学变化可能会使一种固定方式比另一种更容易失败。当需要舌侧截骨以被动对准近端和远端节段时，使用钢板和螺钉优于定位螺钉[38]。在某些下颌骨解剖变异中，可能需要钢板和螺钉来代替双皮质定位螺钉。Witherow 等[46]发现单侧骨切开术中硬件失效的重要危险因素包括下颌垂直高度为 2cm 或小于末端磨牙远端，或从末端磨牙根尖或阻生第三磨牙到下缘的深度小于 0.6cm。当存在这些危险因素时，术前计划应包括使用微型钢板和单皮质螺钉来代替定位螺钉，以防止内固定失败导致近端和远端骨节段不愈合或畸形愈合。上颌硬件故障也可能是由于螺钉放置的骨储备不足或多功能习惯导致的固定板疲劳或咬合过早接触等问题。导致错𬌗或骨不连的硬件故障通常需要移除和更换（图 8-10 至图 8-12）。当硬件故障是广泛的并产生畸形或骨不愈合时，移除失效的硬件并应用承载固定，这将允许在没有任何碎片间运动的情况下进行骨愈合（图 8-13 至图 8-15）。如果在骨愈合后可以看到或触摸到大型固定板，则可以移除它们以改善面部美观。

（五）感觉异常和感觉不良

所有患者在 MMA 术后都可能出现第五脑神经第二段和第三段短暂性感觉异常，这是由于 IAN 和眶下神经（infraorbital nerve，ION）的拉伸或损伤，但通常 85%～90% 的患者会在术后 6～12 个月消退[47, 48]。当然，随着 MMA 患者下颌前移幅度的增加（＞10mm），其出现神经失用（神经伸展）和感觉异常的风险高于 DFD 患者

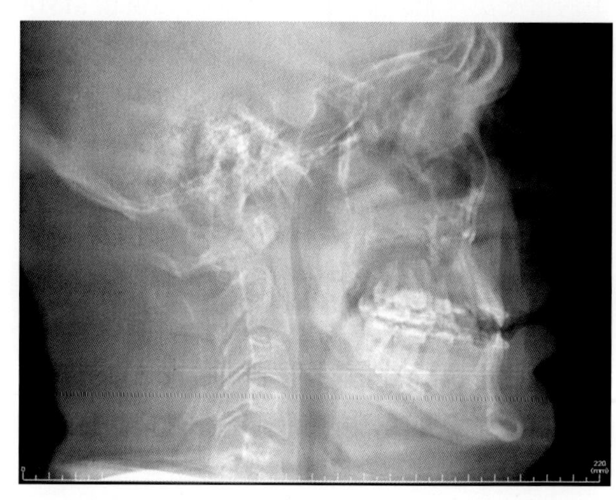

▲ 图 8-9　术后早期错𬌗畸形的侧位头影测量

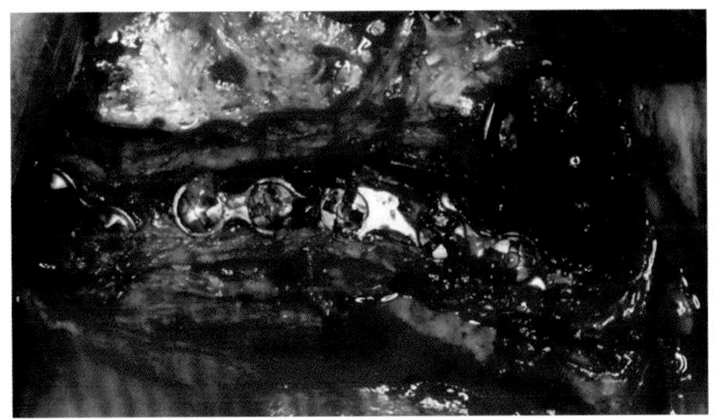

▲ 图 8-10　上下颌前移上颌骨钢板骨折

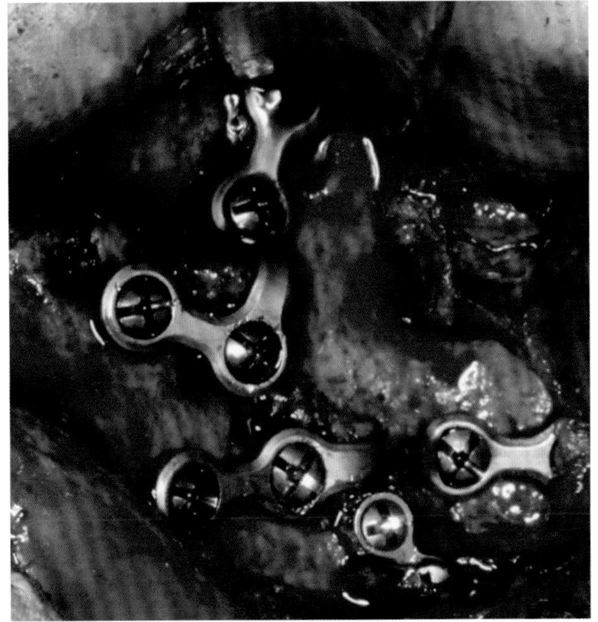

▲ 图 8-11　上颌骨硬件失效的替代固定

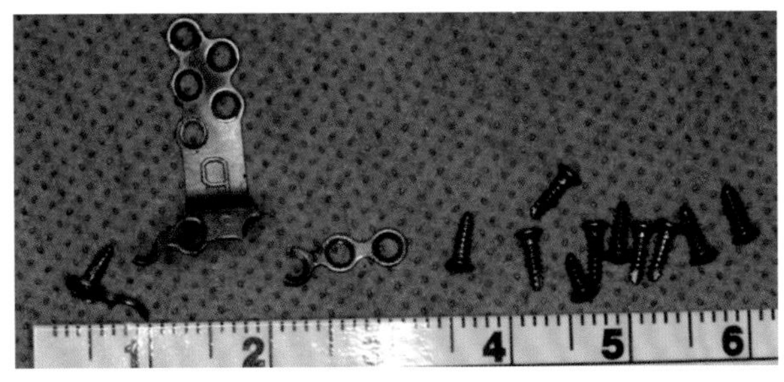

▲ 图 8-12　上下颌前移后上颌硬件失效

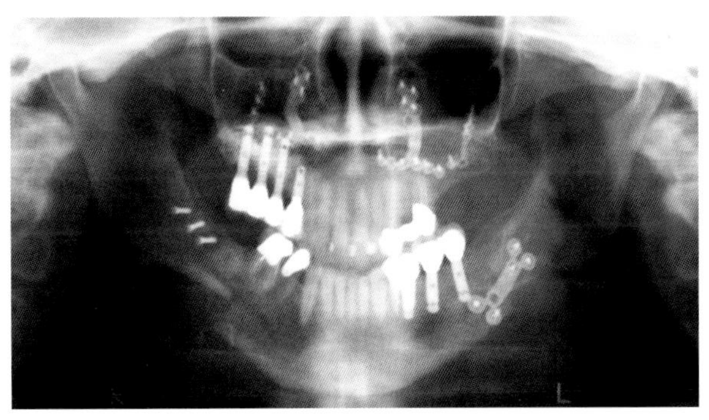

▲ 图 8-13　全景 X 线片显示上下颌前移后下颌截骨部位固定丧失和不愈合

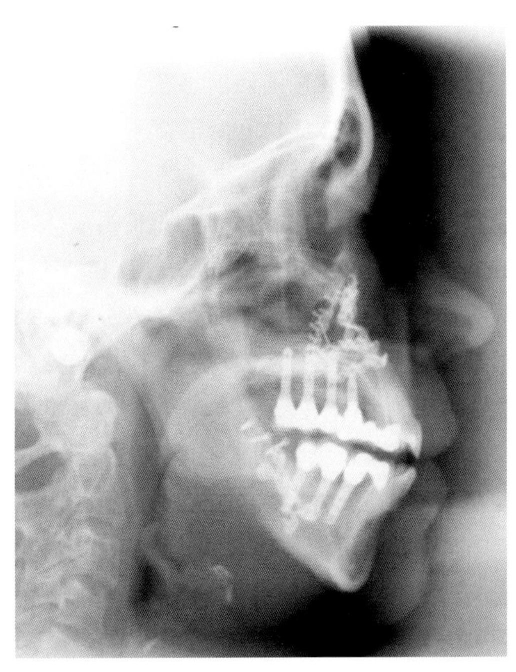

▲ 图 8-14　侧位头颅 X 线片显示上下颌前移后硬件故障导致的颌骨丢失和前牙开殆

（一般＜10mm）。口腔周围麻木的长期主观评估显示，约 15% 的 MMA 患者在术后 12 年内会有一定程度的持续感觉异常，但没有发生感觉障碍或神经性疼痛 [49]。受试者似乎很好地适应了这种持续的麻木，因为它对口腔功能行为几乎没有影响 [49]。当然，由于 MMA 患者与典型的年轻 DFD 患者相比年龄较大，预计所有患者的自发神经感觉恢复都会延迟，也可能不会完全恢复。在知情同意程序中讨论这一点至关重要，这样患者才能充分意识到这种可能性，可以在 MMA 手术前进行下颌和 ION 阻滞，让患者体验到 IAN 和 ION 感觉异常（感觉减退、麻醉）的感觉，以确认他们愿意接受这些风险并继续进行 MMA 手术。

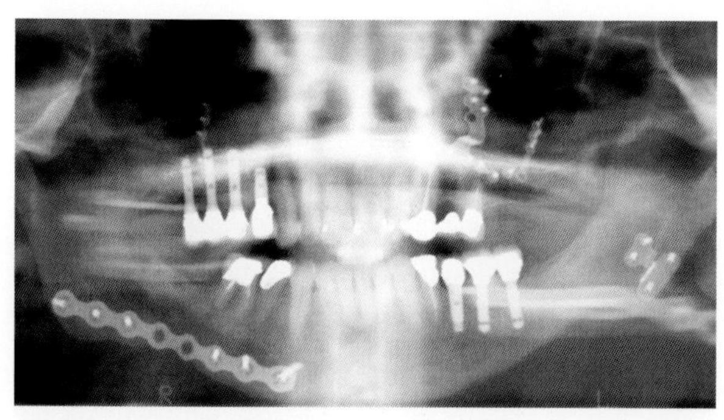

▲ 图 8-15　固定矫正上下颌前移后因硬件故障导致的下颌骨骨不连的全景 X 线片

（六）颞下颌关节紊乱

上下颌复合体的骨骼前移会导致髁突位置和颞下颌关节（TMJ）负荷的变化，并与术后髁突重塑和吸收有关[50, 51]。然而，在接受双颌前移手术的个体中，术后颞下颌关节紊乱（temporomandibular joint disorder，TMD）症状通常不明显，可部分改善 TMJ 应力分布，并可能缓解某些颌面畸形的 TMD 症状[52]，如 OSA 患者常见的双颌后缩。

据统计，DFD 患者的 TMJ 疼痛在统计学上比 OSA 患者更频繁，因为它在 DFD Ⅱ级患者的术前更普遍，并且可能与手术的计划变化有关[2, 53]。Boyd 等[45]通过咀嚼肌疼痛患者的百分比测量，发现 MMA 手术后下颌活动能力没有客观降低，TMJ 功能没有改变或改善。同样，Cillo 等发现，术后平均 12 年进行长期主观评估，TMJ 功能没有显著变化，头痛频率显著降低[54]。如果 OSA MMA 手术后出现 TMD 症状，应采用传统的保守非手术方案来缓解症状（如湿敷、下颌休息、软饮食、抗炎药物、咬合夹板、物理治疗）。

（七）面部审美变化

由于典型的 MMA 手术患者年龄较大，面部软组织的适应性普遍低于青少年 DFD 手术患者。皮肤稠度和弹性的变化以及潜在的筋膜和肌肉的变化可能发生在正常的衰老过程中，可能导致不可预测的面部软组织变化，可能被认为是不美观的。成年患者一生都习惯在镜子里看到同样的面部表情，可能会因为有明显不同的面部表情而烦恼。软硬组织运动的幅度（约 10mm），加上患者的高龄，肯定会改变整体的面部外观，知情同意过程中应包括这方面的讨论。VSP 用于预测 3D 软组织变化通常是不准确的，即使在 DFD 患者中也是如此，而在成年 MMA 患者中更可能是不准确的，因此其在术前咨询阶段的使用受到限制。当然，由于许多 / 大多数 MMA 患者患有下颌后缩，许多 / 大多数患者在 MMA 后确实经历了积极的面部美学变化，包括下颌 AP（前后）位置的改善、下颏突出和颏下 / 颈部软组织松弛的改善。上颌 AP 位置相对正常的下颌后缩 MMA 患者更有可能出现无感觉的面部变化，该患者对Ⅱ类下颌发育不全（上颌切牙后倾和下颌切牙前向）进行了咬合补偿，并且没有进行 MMA 前正畸失代偿。需要实现 1cm 的下颌前移也需要 1cm 的上颌前移（尽管有一些补偿性上颌嵌塞来控制切牙显示），这可能导致双上颌前突面部外观不协调。因此，应充分考虑至少获得 MMA 前正畸咨询和 VTO（视觉治疗目标）预测，无论是否有 MMA 前矫正失代偿，以预测无感觉的面部软组织变化的风险。如果确实发生了感觉不到的变化，可以咨询面部美容外科医生，探讨面部美容手术的选择，以解决个别患者的担忧。

六、经口腔机器人手术

用于降低 BOT 的经口腔机器人手术（TORS）治疗 OSA 与其他 OSA 手术方法具有相同的成功率和失败率，在 AHI、最低氧饱和度和 ESS 评分方面具有相似的临床改善[55]。TORS 治疗 OSA 的轻微并发症包括短暂性吞咽困难、咽水肿和发音困难，并发症发生率高达 50%[56]。主要并发症如术中或术后出血、气道损伤、插管时间延长、肺炎、咽喉炎等，撕裂伤和舌头运动受限似乎很少甚至不存在[55, 57]。TORS 用于 BOT 复位术中或术后出血的最常见原因是舌动脉损伤。超声成像已经成功地通过识别舌动脉在舌基部的解剖位置来消除舌动脉损伤的风险，包括确定到中线的距离和动脉的深度和直径[58]。应遵循出血算法来处理这些情况。

七、牵引成骨

下颌牵张成骨术（mandibular distraction osteogenesis，MDO）已被证明可有效解决成年下颌后缩患者的OSA，成功率高达100%，治愈率为82%～100%[59]。然而，MDO虽然在治疗中重度OSA方面非常有效，与传统的下颌骨单点SSO推进手术相似，但主要用于婴幼儿患者治疗综合征性疾病，如Pierre Robin序列，并且具有较高的主要并发症发生率，并且在改善气道功能或骨骼稳定性方面不如单点SSO手术有效[60]。MDO的并发症发生率为0%～21.4%，大多数是由于局部伤口感染，或短暂或永久的神经感觉障碍，通常用传统方法处理。

八、舌下神经刺激

舌下神经刺激（hypoglossal nerve stimulation，HNS）于2001年首次被描述[61]，是一种非解剖修饰性手术，旨在增强上气道神经肌肉张力，以减少可塌陷性，这被认为是OSA的主要病理生理基础[62, 63]。预防并发症高度依赖于术前患者的选择。美国食品药品监督管理局指出，HNS的三个主要纳入标准对预防并发症至关重要，包括中度至重度OSA（AHI在15～65），BMI小于32kg/m^2，以及在药物诱导睡眠内镜检查中看到的软腭水平没有完全的同心圆塌陷[64]。在正确选择患者后，手术中准确放置刺激电极和优化肌肉招募的先进滴定治疗对于避免并发症至关重要[65]。

HNS术后并发症可分为器械相关并发症和手术相关并发症[66]。最常见的、不严重的器械相关并发症是由于电刺激和舌头运动引起的舌头磨损造成的不适[67]。其他非严重并发症包括感觉异常、感觉障碍、唾液流动改变和嘴唇无力。非严重的手术并发症包括与手术切口有关或与手术切口无关的不适和暂时性舌无力。严重的器械相关并发症发生率约为6%，可能需要手术重新定位或更换神经刺激器或植入的刺激器导联（流程图8-6）。

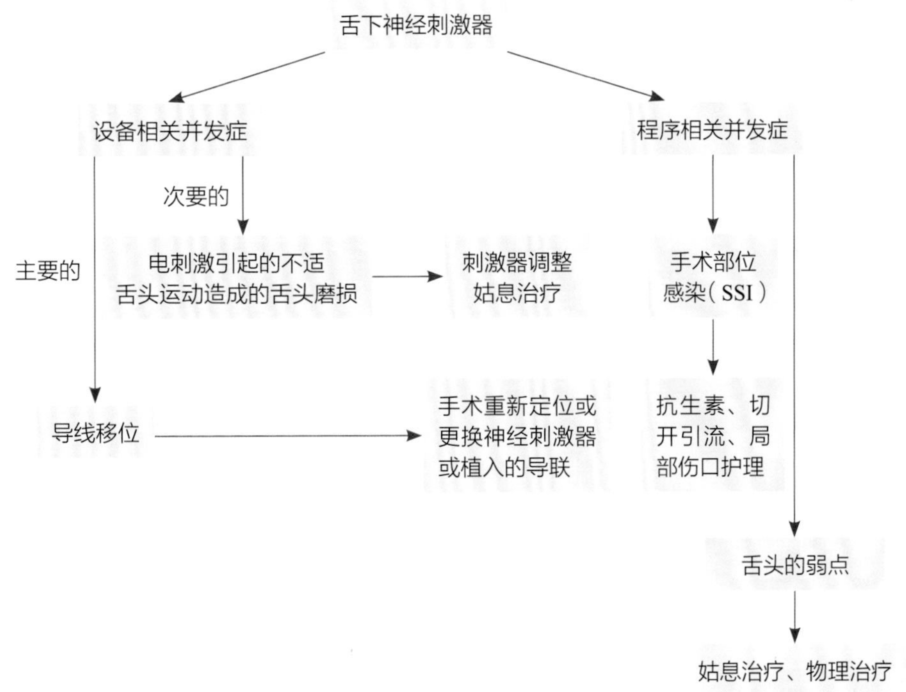

▲ 流程图8-6　舌下神经刺激器

结论

在 OSA 的临床治疗中有多种非手术和手术治疗方式，每种治疗方式都有其自身的风险和益处。一般来说，侵入性越强的干预，并发症的风险越高。虽然 MMA 手术治疗 OSA 非常有效，但为了避免出现并发症时患者的不满，充分的知情同意过程是必不可少的，尽管如此，总体而言，结果非常好，患者报告的结果和生活质量都有显著改善。

参考文献

[1] Centers for Disease Control and Prevention website. (2020). Sleep and sleep disorders. http://www.cdc.gov/sleep/index.html. Updated 25 August 2020. Accessed September 13, 2020.

[2] Passeri, L.A., Choi, J.G., Kaban, L.B., and Lahey, E.T. 3rd (2016). Morbidity and mortality rates after Maxillomandibular advancement for treatment of obstructive sleep apnea. *J. Oral Maxillofac. Surg.* 74 (10): 2033-2043. https://doi.org/10.1016/j.joms.2016.04.005.

[3] Beydoun, H.A., Beydoun, M.A., Cheng, H. et al. (2018). Complications associated with surgical treatment of sleep-disordered breathing among hospitalized U.S. adults. *J. Craniomaxillofac. Surg.* 46 (8): 1303-1312. https://doi.org/10.1016/j.jcms.2018.05.017.

[4] Fujita, S., Conway, W., Zorick, F. et al. (1981). Surgical correction of anatomic abnormalities in obstructive sleep apnea syndrome: uvulopalatopharyngnoplasty. *Otolaryngol. Head Neck Surg.* 89: 923-924.

[5] Sher, A.E., Schechtman, K.B., and Piccirillo, J.F. (1996). The efficacy of surgical modifications of the upper airway in adults with obstructive sleep apnea syndrome. *Sleep* 19 (2): 156-177.

[6] Madani, M. (2004). Complications of laser-assisted uvulopalatopharyngoplasty and radiofrequency treatments of snoring and chronic nasal congestion: a 10 year review of 5,600 patients. *J. Oral Maxillofac. Surg.* 62 (11): 1351-1362.

[7] Kezirian, E.J., Weaver, E.M., Yueh, B. et al. (2006). Risk factors for serious complication after uvulopalatopharyngoplasty. *Arch. Otolaryngol. Head Neck Surg.* 132 (10): 1091-1098.

[8] Franklin, K.A., Haglund, B., Axelsson, S. et al. (2011). Frequency of serious complications after surgery for snoring and sleep apnea. *Acta Otolaryngol.* 131 (3): 298-302.

[9] Hirschberg, J. (2012). Results and complications of 1104 surgeries for velopharyngeal insufficiency. *ISRN Otolaryngol.* 2012: 181-202.

[10] Katsantonis, G.P., Friedman, W.H., Krebs, F.J. 3rd, and Walsh, J.K. (1987). Nasopharyngeal complications following uvulopalatopharyngoplasty. *Laryngoscope* 97 (3 Pt 1): 309-314.

[11] Stepnick, D.W. (1993). Management of total nasopharyngeal stenosis following UPPP. *Ear Nose Throat J.* 72 (1): 86-90.

[12] Giannoni, C., Sulek, M., Friedman, E.M., and Duncan, N.O. (1998). Acquired nasopharyngeal stenosis: a warning and review. *Arch. Otolaryngol. Head Neck Surg.* 124 (2): 163-167.

[13] Camacho, M., Certal, V., Modi, R., and Capasso, R. (2019). Tissue-sparing uvulopalatopharyngoplasty for OSA: conservative, compassionate and possibly just as effective. *Indian J. Otolaryngol. Head Neck Surg.* 71 (1): 5-6. https://doi.org/10.1007/s12070-015-0915-7.

[14] Wischhusen, J., Qureshi, U., and Camacho, M. (2019). Laser-assisted uvulopalatoplasty (LAUP) complications and side effects: a systematic review. *Nat. Sci. Sleep* 11: 59-67. https://doi.org/10.2147/NSS.S178540.

[15] Riley, R., Guilleminault, C., Powell, N. et al. (1984). Mandibular osteotomy and hyoid bone advancement for obstructive sleep apnea: a case report. *Sleep* 7 (1): 79-82.

[16] Mintz, S.M., Ettinger, A.C. et al. (1995). Anatomic relationship of the genial tubercles to the dentition as determined by cross-sectional tomography. *J. Oral Maxillofac. Surg.* 53: 1324-1326.

[17] Silverstein, K., Costello, B.J. et al. (2000). Genioglossus muscle attachments: an anatomic analysis and the implications for genioglossus advancement. *Oral Surg. Oral Med. Oral Pathol. Oral Radiol. Encod.* 90: 686-688.

[18] Dattilo, D.J. and Aynechi, M. (2007). Modification of the anterior mandibular osteotomy for genioglossus advancement with hyoid suspension for obstructive sleep apnea. *J. Oral Maxillofac. Surg.* 65: 1876-1879.

[19] Loukas, M., Kinsella, C.R., Kapos, T. et al. (April). Anatomical variation in arterial supply of the mandible with special regard to implant placement. *Int. J. Oral Maxillofac. Surg.* 37 (4): 367-371.

[20] Song, S.A., Wei, J.M., Buttram, J. et al. (2016). Hyoid surgery alone for obstructive sleep apnea: a systematic review and meta-analysis. *Laryngoscope* 126 (7): 1702-1708. https://doi.org/10.1002/lary.25847.

[21] Dattilo, D.J. and Kolodychak, M.T. (2000). The use of the Mitek mini anchor system in the hyoid suspension technique for the treatment of obstructive sleep apnea syndrome. *J. Oral Maxillofac. Surg.* 58: 919-920.

[22] Boyd, S.B., Chigurupati, R., Cillo, J.E. Jr. et al. (2019). Maxillomandibular advancement improves multiple health-related and functional outcomes in patients with obstructive sleep apnea: a multicenter study. *J. Oral Maxillofac. Surg.* 77 (2): 352-370. https://doi.org/10.1016/j.joms.2018.06.173.

[23] Zaroni, F.M., Cavalcante, R.C., João da Costa, D. et al. (2019). Complications associated with orthognathic surgery: a retrospective study of 485 cases. *J. Craniomaxillofac. Surg.* 47 (12): 1855-1860. https://doi.org/10.1016/j.jcms.

2019.11.012.
[24] Lanigan, D.T., Hey, J.H., and West, R.A. (1990). Major vascular complications of orthognathic surgery: hemorrhage associated with Le Fort I osteotomies. *J. Oral Maxillofac. Surg.* 48 (6): 561-573.
[25] Kim, H.S., Son, J.H., Chung, J.H. et al. (2020). Intraoperative blood loss and surgical time according to the direction of maxillary movement. *Arch. Plast. Surg.* 47 (5): 411-418. https://doi.org/10.5999/aps.2020.00878.
[26] Verweij, J.P., Houppermans, P.N., Gooris, P. et al. (2016). Risk factors for common complications associated with bilateral sagittal split osteotomy: a literature review and meta-analysis. *J. Craniomaxillofac. Surg.* 44 (9): 1170-1180. https://doi.org/10.1016/j. jcms.2016.04.023.
[27] Cunha, G., Oliveira, M.R., Salmen, F.S. et al. (2020). How does bone thickness affect the split pattern of sagittal ramus osteotomy? *Int. J. Oral Maxillofac. Surg.* 49 (2): 218-223. https://doi.org/10.1016/j.ijom.2019.05.011.
[28] O'ryan, F. and Poor, D.B. (2004). Completing sagittal split osteotomy of the mandible after fracture of the buccal plate. *J. Oral Maxillofac. Surg.* 62 (9): 1175-1176. https://doi.org/10.1016/j.joms.2003.12.032.
[29] Mehra, P., Castro, V., Freitas, R.Z., and Wolford, L.M. (2001). Complications of the mandibular sagittal split ramus osteotomy associated with the presence or absence of third molars. *J. Oral Maxillofac. Surg.* 59 (8): 854-858.
[30] Doucet, J.C., Morrison, A.D., Davis, B.R. et al. (2012). Concomitant removal of mandibular third molars during sagittal split osteotomy minimizes neurosensory dysfunction. *J. Oral Maxillofac. Surg.* 70 (9): 2153-2163. https://doi.org/10.1016/j. joms.2011.08.029.
[31] Cillo, J.E. and Stella, J.P. (2005). Selection of sagittal split ramus osteotomy technique based on skeletal anatomy and planned distal segment movement: current therapy. *J. Oral Maxillofac. Surg.* 63 (1): 109-114. https://doi.org/10.1016/j. joms.2004.03.017.
[32] Marquez, I.M. and Stella, J.P. (1998). Modification of sagittal split ramus osteotomy to avoid unfavorable fracture around impacted third molars. *Int. J. Adult Orthodon. Orthognath. Surg.* 13 (3): 183-187.
[33] Wolford, L.M. and Davis, W.M. Jr. (1990). The mandibular inferior border split: a modification in the sagittal split osteotomy. *J. Oral Maxillofac. Surg.* 48 (1): 92-94. https://doi.org/10.1016/0278-2391(90)90190-d.
[34] Chrcanovic, B.R. and Freire-Maia, B. (2012). Risk factors and prevention of bad splits during sagittal split osteotomy. *Oral Maxillofac. Surg.* 16 (1): 19-27. https://doi.org/10.1007/s10006-011-0287-4.
[35] Reyneke, J.P. and Ferretti, C. (2002). Intraoperative diagnosis of condylar sag after bilateral sagittal split ramus osteotomy. *Br. J. Oral Maxillofac. Surg.* 40 (4): 285-292. https://doi.org/10.1016/s0266-4356(02)00147-x.
[36] Ellis, E. 3rd. (1994). Condylar positioning devices for orthognathic surgery: are they necessary? *J. Oral Maxillofac. Surg.* 52 (6): 536-552. discussion 552-554. doi: https://doi.org/10.1016/0278-2391(94)90085-x.
[37] Gerressen, M., Stockbrink, G., Smeets, R. et al. (2007). Skeletal stability following bilateral sagittal split osteotomy (BSSO) with and without condylar positioning device. *J. Oral Maxillofac. Surg.* 65 (7): 1297-1302. https://doi.org/10.1016/j.joms.2006.10.026.
[38] Ellis, E. 3rd (2007). A method to passively align the sagittal ramus osteotomy segments. *J. Oral Maxillofac. Surg.* 65 (10): 2125-2130. https://doi.org/10.1016/j.joms.2007.02.005.
[39] Dindo, D., Demartines, N., and Clavien, P.A. (2004). Classification of surgical complications: a new proposal with evaluation in a cohort of 6336 patients and results of a survey. *Ann. Surg.* 240 (2): 205-213. https://doi.org/10.1097/01.sla.0000133083.54934.ae.
[40] Cillo, J.E. Jr. and Dattilo, D.J. (2015). Early major medical complications after surgical management of obstructive sleep apnea: a retrospective cohort analysis and case series. *J. Oral Maxillofac. Surg.* 73 (1): 123-128. https://doi.org/10.1016/j.joms.2014.07.023.
[41] Kopman, A.F. and Eikermann, M. (2009). Antagonism of nondepolarising neuromuscular block: current practice. *Anaesthesia* 64 (Suppl 1): 22.
[42] Seet, E. and Chung, F. (2010). Management of sleep apnea in adults - functional algorithms for the perioperative period: continuing professional development. *Can. J. Anesth.* 57: 849.
[43] Pereira, H., Xara, D., Mendonca, J. et al. (2013). Patients with a high risk for obstructive sleep apnea syndrome: postoperative respiratory complications. *Rev. Port. Pneumol.* 19: 144.
[44] Gaddam, S., Gunukula, S.K., and Mador, M.J. (2014). Post-operative outcomes in adult obstructive sleep apnea patients undergoing non-upper airway surgery: a systematic review and meta-analysis. *Sleep Breath.* 18: 615.
[45] Boyd, S.B., Walters, A.S., Waite, P. et al. (2015). Long-term effectiveness and safety of maxillomandibular advancement for treatment of obstructive sleep apnea. *J. Clin. Sleep Med.* 11 (7): 699-708. https://doi.org/10.5664/jcsm.4838.
[46] Witherow, H., Offord, D., Eliahoo, J., and Stewart, A. (2006). Postoperative fractures of the lingual plate after bilateral sagittal split osteotomies. *Br. J. Oral Maxillofac. Surg.* 44 (4): 296-300. https://doi.org/10.1016/j.bjoms.2005.06.027.
[47] Li, K.K., Powell, N.B., Riley, R.W. et al. (2000). Long-term results of maxillomandibular advancement surgery. *Sleep Breath* 4 (3): 137-140.
[48] Van Sickels, J.E., Hatch, J.P., Dolce, C. et al. (2002). Effects of age, amount of advancement, and genioplasty on neurosensory disturbance after a bilateral sagittal split osteotomy. *J. Oral Maxillofac. Surg.* 60 (9): 1012-1017.
[49] Cillo, J.E. Jr. and Dattilo, D.J. (2020). Oral functional behavior and Neurosensation after adult maxillomandibular advancement for obstructive sleep apnea in the long-term. *J. Oral Maxillofac. Surg.* 78 (2): 255-260. https://doi.org/10.1016/j.joms.2019.08.010.
[50] Kobayashi, T., Izumi, N., Kojima, T. et al. (2012). Progressive condylar resorption after mandibular advancement. *Br. J. Oral Maxillofac. Surg.* 50 (2): 176-180. https://doi.org/10.1016/j.bjoms.2011.02.006.
[51] Maal, T.J., de Koning, M.J., Plooij, J.M. et al. (2012). One year postoperative hard and soft tissue volumetric changes after a BSSO mandibular advancement. *Int. J. Oral Maxillofac. Surg.* 41 (9): 1137-1145. https://doi.org/10.1016/j.ijom.2012.04.004.

[52] Ma, H., Wang, Q.Y., Teng, H.D. et al. (2020). Evaluation of the therapeutic effect of bi-maxillary osteotomy using the stress distribution on the temporomandibular joint when doing anterior teeth occlusion. *J. Biomech. Eng.* 142 https://doi.org/10.1115/1.4047425.

[53] Al-Moraissi, E.A., Perez, D., and Ellis, E. 3rd (2017). Do patients with malocclusion have a higher prevalence of temporomandibular disorders than controls both before and after orthognathic surgery? A systematic review and meta-analysis. *J. Craniomaxillofac. Surg.* 45 (10): 1716-1723. https://doi.org/10.1016/j.jcms.2017.07.015.

[54] Cillo, J.E. Jr., Robertson, N., and Dattilo, D.J. (2020). Maxillomandibular advancement for obstructive sleep apnea is associated with very long-term overall sleep-related quality-of-life improvement. *J. Oral Maxillofac. Surg.* 78 (1): 109-117. https://doi. org/10.1016/j.joms.2019.06.010.

[55] Tsou, Y.A. and Chang, W.D. (2020). Comparison of transoral robotic surgery with other surgeries for obstructive sleep apnea. *Sci. Rep.* 10 (1): 18163. https://doi.org/10.1038/s41598-020-75215-1.

[56] Lan, W.C., Chang, W.D., Tsai, M.H., and Tsou, Y.A. (2019). Trans-oral robotic surgery versus coblation tongue base reduction for obstructive sleep apnea syndrome. *PeerJ.* 7: e7812. https://doi.org/10.7717/peerj.7812.

[57] Cambi, J., Chiri, Z.M., De Santis, S. et al. (2019). Outcomes in single-stage multilevel surgery for obstructive sleep apnea: Transoral robotic surgery, expansion sphincter pharyngoplasty and septoplasty. *Int. J. Med. Robot.* 15 (6): e2034. https://doi. org/10.1002/rcs.2034.

[58] Chang, C.C., Wu, J.L., Hsiao, J.R., and Lin, C.Y. (2020). Real-time, intraoperative, ultrasound-assisted transoral robotic surgery for obstructive sleep apnea. *Laryngoscope* 131 https://doi.org/10.1002/lary.29135.

[59] Tsui, W.K., Yang, Y., Cheung, L.K., and Leung, Y.Y. (2016). Distraction osteogenesis as a treatment of obstructive sleep apnea syndrome: a systematic review. *Medicine (Baltimore)* 95 (36): e4674. https://doi.org/10.1097/MD.0000000000004674.

[60] Tsui, W.K., Yang, Y., Mcgrath, C., and Leung, Y.Y. (2019). Mandibular distraction osteogenesis versus sagittal split ramus osteotomy in managing obstructive sleep apnea: a randomized clinical trial. *J. Craniomaxillofac. Surg.* 47 (5): 750-757. https://doi. org/10.1016/j.jcms.2019.01.046.

[61] Schwartz, A.R., Bennett, M.L., Smith, P.L. et al. (2001). Therapeutic electrical stimulation of the hypoglossal nerve in obstructive sleep apnea. *Arch. Otolaryngol. Head Neck Surg.* 127 (10): 1216-1223. https://doi.org/10.1001/archotol.127.10.1216.

[62] McGinley, B.M., Schwartz, A.R., Schneider, H. et al. (2008). Upper airway neuromuscular compensation during sleep is defective in obstructive sleep apnea. *J. Appl. Physiol.* 105 (1): 197-205. https://doi.org/10.1152/japplphysiol.01214.2007 16.

[63] Patil, S.P., Schneider, H., Marx, J.J. et al. (2007). Neuromechanical control of upper airway patency during sleep. *J. Appl. Physiol.* 102 (2): 547-556. https://doi. org/10.1152/japplphysiol. 00282.2006.

[64] Strohl, M.M., Yamauchi, M., Peng, Z., and Strohl, K.P. (2017). Insights since FDA approval of hypoglossal nerve stimulation for the treatment of obstructive sleep apnea. *Curr. Sleep Med. Rep.* 3 (3): 133-141. https://doi. org/10.1007/s40675-017-0088-x.

[65] Baptista, P.M., Costantino, A., Moffa, A. et al. (2020). Hypoglossal nerve stimulation in the treatment of obstructive sleep apnea: patient selection and new perspectives. *Nat. Sci. Sleep* 12: 151-159. https://doi. org/10.2147/NSS.S221542.

[66] Costantino, A., Rinaldi, V., Moffa, A. et al. (2019). Hypoglossal nerve stimulation long-term clinical outcomes: a systematic review and meta-analysis. *Sleep Breath.* 24 https://doi.org/10.1007/s113 25-019-01923-2.

[67] Kompelli, A.R., Ni, J.S., Nguyen, S.A. et al. (2018). The outcomes of hypoglossal nerve stimulation in the management of OSA: a systematic review and meta-analysis. *World J. Otorhinolaryngol. - Head Neck Surg.* 5 (1): 41-48. https://doi.org/10.1016/j.wjorl.2018.04.006.

推荐读物

John, C.R., Gandhi, S., Sakharia, A.R., and James, T.T. (2018). Maxillomandibular advancement is a successful treatment for obstructive sleep apnoea: a systematic review and meta-analysis. *Int. J. Oral Maxillofac. Surg.* 47 (12): 1561–1571. https://doi. org/10.1016/j.ijom.2018.05.015.

第 9 章 唇腭裂及颅颌面外科手术

Cleft and Craniofacial Surgery

Bernard J. Costello John F. Caccamese Ramon L. Ruiz 著 李万山 廖礼姝 译

唇腭裂及颅颌面外科领域广泛，所涉及的手术操作方法多种多样，因此，相关的并发症差别很大。唇腭裂手术常常需要分阶段完成，通常也包括了二期修复。颅缝早闭等需经颅入路的手术可能在婴儿期进行，而创伤、肿瘤切除或先天性颅面重建等手术可能因为各种原因需要在婴儿期稍晚的年龄进行。本章将集中讨论各种唇腭裂重建手术中出现的最为常见的问题，以及接受经颅手术可能出现的一般问题。

一、唇裂及鼻畸形修复的并发症

唇裂伴或不伴腭裂的发生率为 1/600，系最常见的先天性畸形之一。与综合征性和非综合征性面裂相关的功能和美学结局已被充分理解和广泛接受，并常规采用跨学科的序列治疗方式进行处理以优化患者的医疗照护。尽管已经有了完善的治疗途径，同时很多手术技术也显示出良好的治疗效果，但用于唇腭裂修复的技术仍然存在着显著的差异[1]。幸运的是，只要手术操作得当，患者的年龄和特殊的解剖部位均有助于术后创口的良好愈合，并发症罕见。早期并发症的范围从创口的特异性问题与感染到围术期和麻醉的问题，而晚期并发症可根据其对外观、功能和生长的影响进行分类。

长期以来，基于“四个十的原则”（体重 10 磅及以上、年龄 10 周及以上、血红蛋白 100g/dl、白细胞不高于 10×10^9/L），也就是约 3 月龄的婴儿就适合进行唇裂修复术，这也成了人们的普遍认知。一些研究表明，患儿出生后 1 周内手术的围术期相关并发症的发生率就在可接受的范围内。2007 年，Fillies 等回顾性研究了 174 例唇腭裂患者的队列，并发现麻醉并发症风险与手术时患者的体重相关。这与 1966 年学者 Wilhelmsen 在有关唇裂手术并发症及死亡率综述中的结果一致[2, 3]。考虑到与唇腭裂相关综合征的可能性及缺乏支持早期修复手术的数据，通常建议在进行唇裂修复手术前，需要留出足够的时间来完成全面的检查和增加体重以充分满足手术修复的最低要求在大多数的医疗中心为 3～6 个月。

唇腭裂患者的术前评估是标准化的，主要取决于在给定年龄接受全身麻醉的要求和特定患者的合并症。在作者所在的机构，接受这一手术的健康婴儿不进行血液学检查（全血细胞计数或血型鉴定和筛查）。唇裂修复术本身对患儿生理的系统性影响较小，术中出血量也少。事实上，许多医疗机构已经将唇裂修复作为门诊手术常规开展，并且也能获得与患者住院手术具有可比性的效果[1, 2, 4–7]。使用基于证据的标准方案可能有助于避免与手术时机不当或其他会增加患儿风险的围术期问题相关的并发症。

（一）早期并发症

手术部位相关的早期并发症并不常见。尽管

文献报道的鼻唇畸形修复的早期并发症相对较少，但最常报道的并发症包括感染、创口裂开、皮瓣坏死和鼻道阻塞 [5, 8, 9]。

唇裂鼻唇畸形修复通常在患者处于无牙颌期进行，尽管作为一种清洁 – 污染的手术，典型的口腔菌群尚未进化到包含成年患者常见的多种厌氧性呼吸道、消化道病原体。正如 Chuo 对 250 例唇裂患者的拭子培养数据的回顾性分析所证明的那样，这组人群的口腔菌群相当有限 [10]。不出所料，主要的病原体为金黄色葡萄球菌和 β 溶血性链球菌。他们根据拭子培养的阳性结果及其他伴发病（如发育迟缓、营养不良），对患者选择性给予围术期预防性抗生素和（或）推迟手术。令人遗憾的是，尽管采取了这些措施，但他们并未列出该队列中的具体感染率。在缺乏前瞻性随机研究的情况下，必须权衡成本、风险和可用的结果数据来决定最佳的临床实践。在作者所在机构，围术期给患者预防性使用了抗生素。虽然其他人报告了在非感染患者中术后常规使用抗菌药物进行预防性治疗，但我们认为，目前可获得的科学证据过于有限，尚无法证明常用指南的合理性。为确定在特定的外科手术中预防性使用抗生素的确切作用，尚需进一步的研究。在抗生素耐药性日趋严峻及努力改善外科手术中抗生素应用管理的时代，这些考虑尤为重要 [11]（图 9–1）。

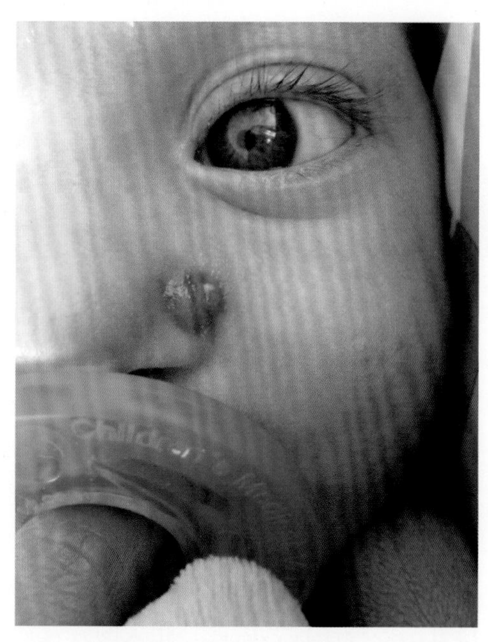

▲ 图 9–1 4 月龄的婴儿唇鼻修复术后。聚二噁烷酮（polydioxanone，PDS）和聚卡普隆（poliglecaprone，PGCL）缝线缝合处形成多个脓肿，导致不理想的瘢痕形成和回缩。Polyglactin 缝线用于唇鼻手术中的肌肉重建及整个腭裂的修复

对于单侧或双侧唇裂患者来说，唇裂修复术中对各层组织进行仔细、无张力的重建，术后很少会出现创口裂开。术后创口裂开归因于张力过大和创伤。Reinisch 等在其 123 例的唇裂术后患者中观察到 7 例因外伤而发生了创口裂开（除 1 例外均为双侧）。其中，5 例患者年龄超过 9 个月，与年龄相关的活动性和活动量被认为是导致这一不幸结局的原因 [11]。尽管没有实质性的数据来证明使用洛根弓、手臂约束器比其他方法或没有这些辅助装置更有效，但一些外科医生还是选择性使用它们 [12, 13]。

婴儿是专性的鼻呼吸者。术后急性期，患者可能因为局部组织充血、水肿及解剖结构的恢复与重建而出现鼻塞，特别是在唇鼻畸形修复同期采用犁骨瓣完成硬腭 / 鼻底重建的患者。术后上呼吸道感染可进一步加重患者的鼻塞。其中的一部分阻塞问题可以通过使用成品鼻撑（nasal conformers）或使用由气管导管或其他硅胶管制成的简易鼻撑来改善。这不仅有助于防止鼻阻，而且还可以帮助初期鼻成形术时鼻部皮肤 / 鼻前庭组织的重新定位 [14–16]。这些管道物必须常规使用洗耳球吸引和盐水进行护理，以免被干燥的分泌物堵塞。

唇鼻修复的唇裂患者中，明显的术后出血非常罕见。仔细剥离、止血和缝合可有效地避免出血。同时，手术过程中辅助加用血管收缩剂的局部浸润麻醉及适当地使用电灼术。很多人使用手术放大镜或显微镜进行手术，使得任何小的出血点都易于辨认，几乎可以保证黏膜、肌肉及皮肤分层关闭时都有一个清晰的区域。少量出血是预料之中的事，特别是当手术涉及黏膜时。这种情况可会在术后 1～2 天发生，当它与口腔和鼻腔

分泌物混合时，可能会显得有些夸大。少量鼻周、口周和眶周瘀斑也并不少见，这取决于所使用的手术技术。

在双侧唇腭裂患者的唇裂修复中，试图重建人中窝的精细形态而使前唇皮肤过薄，可导致前唇的皮瓣坏死[8]。但有趣的是，对于最近所报道的在双侧唇裂修复时更积极的鼻部手术来处理鼻尖和鼻小柱，人们预期前唇皮瓣坏死的风险会更大。例如，Cutting等所描述的重新定位下外侧鼻翼软骨的前唇松解（unwind）技术；Mulliken描述的边缘切口配合组织瓣尖端大面积的潜行分离和缝合，该技术使用了极其狭窄的前唇蒂部和皮瓣[17-19]。使用这些技术并没有严重的愈合相关并发症的报道。由于涉及大量关键的异常解剖结构和支撑机制的拆卸与重构，并不意味着这些操作就没有风险。如果外科医生喜欢这些技术，他们应该在充分了解局部解剖和所述技术局限性后进行。

（二）后期并发症

初次手术对修复的唇裂患者鼻部及唇部的外观和功能有很大的影响（图9-2）。功能性鼻肌和唇肌的同期构建影响着潜在的面部骨骼的生长发育以及唇部的外观[20, 21]。唇部的最终形态是初次手术时皮肤切口的选择和肌肉修复的结果。在已经使用的各种皮肤切口中，如基于几何学原理的三角形和四边形切口等几种破坏了上唇的亚单位，而改良的旋转推进技术最准确地复制了正常的解剖结构[22-24]。虽然如感染或创口裂开等被归类为"早期"的并发症，往往导致可被归类为"晚期"的后遗症，但许多晚期并发症或继发性问题是技术或判断上可避免的错误的结果。最终的结果是难以解决的不理想的唇鼻外观。

唇裂术后继发畸形的分类和评估系统是最近基于结局的研究焦点，其中就包括了Sittah等、美国唇腭裂协作组（Americleft group）及Mosmuller等的研究[25-27]。虽然有些人只是评估修复的质量，而Sittah的分类旨在指导治疗。尽管有四组代表不同程度的组织受累，但基于解剖

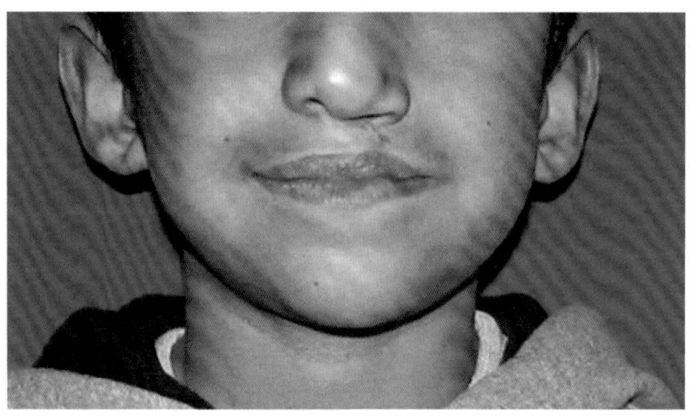

▲ **图9-2 左侧单侧唇腭裂的9岁男孩。鼻部的不对称及裂隙侧唇部垂直向不足是同样问题的一部分。此病例中，鼻槛的垂直位置仍然没被关注，裂隙内侧部分旋转不足，嘴唇很短。此处的二期修复需要对初期缺陷的再现及完全重建**

涉及层面和原始重建中固有的缺陷，建议将唇部和鼻部修复的问题主要分为两大类。第一类包括表面的不规则，其中涉及形成的不美观的瘢痕、唇红缘轻微的切迹、唇红缘/白唇嵴的错位、唇红部的臃肿、干湿唇线的不规则、鼻槛轻微的不对称等。这些类型的问题可以通过相对较小或集中的修改来处理。第二类则包括了更多的结构和功能问题，主要涉及唇部/鼻部肌肉的重建错误、患侧上唇高度不足、人中/唇弓的不对称、口哨畸形及鼻翼基脚的明显不对称等。这类继发畸形通常需要再次手术，完全切开并修复重建裂隙侧唇鼻基部的肌肉。解剖学上，凸显了坚持Delaire原则的重要性，即口轮匝肌和与其相连的鼻唇肌构成了一个功能单元，在重建典型的唇裂畸形时必须予以考虑[20-22]。它们负责裂隙两侧上唇的形态和功能，以及患侧鼻翼基部的支撑及对称。因此，只有对包括相关的肌肉在内的患侧上唇及鼻部进行彻底的再修复，才能适当地重新排列面部的这些更浅表的标志，并为最终的鼻整形术创造一个的平台。

唇腭裂的手术矫正由一系列的手术过程所组成，其时机取决于时序和发育的关键点。因此，唇鼻修复是包括腭裂修复术、牙槽嵴裂植骨术在内的所有后继手术的基础。同样重要的是，这些患者的分期重建是个循序渐进的过程，必须仔细

考虑每个手术过程及包括生长在内的继发影响。

虽然，唇鼻肌肉环的构建决定了唇鼻部的最终外观和对称性，但个体与生俱来的愈合能力和瘢痕倾向也在修复的美学外观中发挥着关键作用[20, 21]。修复手术中的某些技术缺陷也可能导致不太理想的结果。在评估继发性唇部畸形时，必须考虑潜在的骨性支撑平台。随着儿童的生长发育，骨性牙槽嵴 / 上颌骨的裂开畸形或上颌发育不全将极大地影响患者鼻唇结构的外观。尽管软组织的修复及掩饰技术做了最大的努力，但只有当这些硬组织问题也得到解决时才能实现面部的协调。因此，建议根据患儿年龄和骨骼发育不良的程度，有时可以将继发的软组织畸形的二期修复推迟至上颌骨植骨和（或）Le Fort 截骨术后进行。

在评估唇鼻部的继发性畸形时，了解原始畸形和首期手术的目标非常重要。同时，了解继发畸形真正的潜在因素及其整体功能和美学缺陷也很重要。例如，较小的手术操作即可用来解决浅表的问题，如原裂隙两侧鼻唇部肌肉连续、对称时，白唇嵴轻微的错位、轻微的唇红缘切迹，或者红唇的过度丰满等。但是，当应用不当时，这些浅表畸形的矫正可能只会增加不必要的瘢痕，而患者的问题并没有得到彻底的治疗。然而，如果在唇部高度或对称性、鼻部对称性、红唇 / 白唇嵴错位或口轮匝肌连续性等方面存在明显的问题，则应考虑唇部的彻底再修复。最后，当唇部裂隙周围组织有明显的损伤和瘢痕形成时，尤其是双侧唇裂，手术医生可能需要募集附近的组织来重建人中复合体和口轮匝肌环。

（三）唇部的皮肤问题

1. 上唇过长

单侧唇裂畸形目前多采用旋转推进技术，术后出现上唇过长问题的患者并不常见。上唇过长主要出现在采用三角瓣和四边形瓣技术修复的病例中，但在旋转推进技术中可能因为组织瓣的过度旋转而发生。上唇过长同样也长期困扰着双侧唇裂患者。尽管这在某种程度上是术后上唇功能活动的一种表现，但上唇过长对唇部外观的影响也是显而易见的。上唇过长是一个很难矫正的问题，常常需要在红唇上方、鼻翼下方的区域水平切除过多的组织。再次修复所遗留的瘢痕，虽然分别被合理地伪装为白唇嵴和鼻翼皱褶，往往也不是最理想的外观。

2. 上唇过紧

术后上唇过紧可能源于初期或二期手术时软组织切除过多、松解不充分或上颌突过度前突的结果。上颌骨发育不良或丰满的下唇可进一步加重上唇组织缺陷的表现。只要涉及切除额外组织的唇裂二期修复术只能使问题恶化，采用临近组织的方法除外，如 Abbé 瓣等。这种带蒂的交叉唇瓣以唇动脉为基础，将增加上唇的宽度和适当的体积，同时减小上下唇之间的宽度差异。唇裂术后当前唇存在严重的瘢痕时，Abbé 瓣也有一定的价值。尽管这种技术通常不能达到理想的美学效果，但在绝对必要时能为上唇提供更多的组织，使上下唇在组织量方面更加协调。

3. 上唇过短

上唇过短可能是初期唇裂修复过程中的一些失误所致。最常见的原因包括：组织瓣旋转不足、口轮匝肌修复不当 / 不完全或根本未重建，往往需要对过紧的上唇进行再修复方能彻底解决问题（图 9–3）。偶尔也可能是术后瘢痕、早期感染或伤口裂开等后遗症的结果。在一些病例中，可以将原有的瘢痕组织充分利用，将其转入鼻唇部的肌层组织中进行更精确的功能修复。在无过多组织丧失的情况下，如果从几何学修复转换为旋转推进技术可行，则应考虑这样做以确保皮肤瘢痕处于更自然的位置。此外，根据需要，可以在红唇皮肤交界处或干唇湿唇交界线处设计 Z 成形术，通过延长过短的上唇和对齐解剖标志点来达到美学的目的。

4. 人中畸形

人中窝的消失和唇弓的不对称偶尔会出现在初期的唇裂修复术后。平坦的唇弓有时也是三角瓣修复术的结局。单侧唇裂的初期修复中，如果

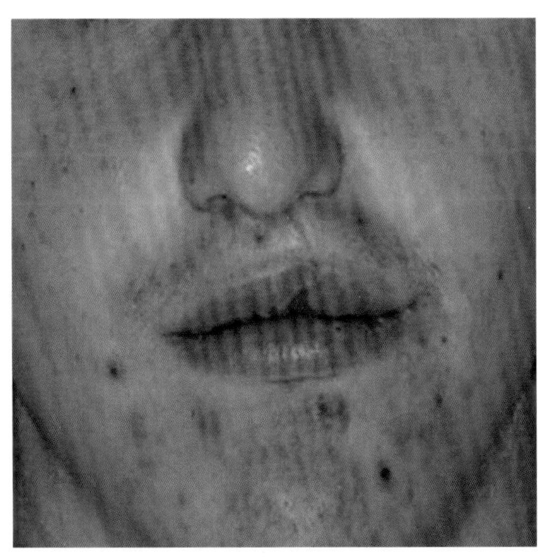

▲ 图 9-3 左侧单侧唇腭裂男孩，10 余岁。患侧上唇较短，唇红部切迹，干湿唇混杂。最好的方法是完全切开并修复，可以重建上唇高度及关键标志点

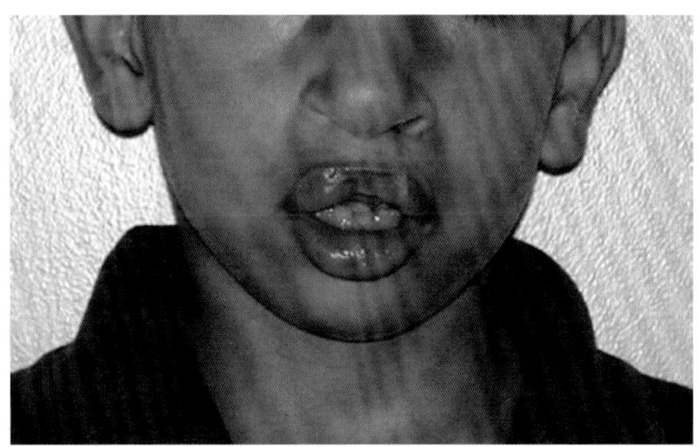

▲ 图 9-4 双侧唇腭裂男孩，6 岁。人中过宽、红唇部发育不良、口哨畸形，与健侧红唇对比强烈。为缩窄过宽的前唇，将切取的前唇组织向下旋转、并与双侧红唇组织瓣一并填补至红唇中央组织缺损区，重建红唇

对患者非裂隙侧皮肤破坏最小时，常可保留人中窝。鉴于形态自然的人中窝很难通过手术来进行恢复，唇裂修复时尽量保留人中窝的结构，不要破坏。此外，初期唇裂修复时，创口张力过大（肌肉重建不足）、缝合不良或术后创口裂开均可能导致人中嵴处形成宽大的瘢痕。通常可以通过简单的瘢痕切除，瘢痕表面的激光或磨皮术等方式来进行治疗。在双侧唇裂患者中，为了尽量保存更多的前唇组织及患者因生长发育过程中出现的牵拉，往往导致人中过宽。过宽的人中将有利于患者整体的二期修复（图 9-4）。

唇裂术后，患者的人中嵴常表现为扁平状态。这在很大程度上是由于手术不能重建口轮匝肌的真皮附着。因此，我们只能通过精心外翻的皮肤创缘、真皮移植或局部皮下、真皮或肌肉皮瓣等方式提供手术模拟。如前所述，当人中区域因初期修复或术后并发症而遭受严重破坏时，可以考虑使用 Abbé 瓣修复。

5. 皮肤问题

孤立的、不美观的唇部皮肤瘢痕可采用与其他面部瘢痕相似的方式进行处理，包括瘢痕切除、磨削或激光换肤。但必须记住的是人中嵴和唇部其他局部结构的正常解剖方向。例如，水平方向的连续 W 成形术可能就不适合这个区域，瘢痕切除中也不适合采用波浪线切除来重建人中嵴。同时还必须注意，鼻部皮肤和上唇皮肤具有不同的特征，就像白唇和红唇的皮肤一样。如果将鼻部的皮肤向下移动到上唇，或者相反，将红唇皮肤向上移动到上唇，外观上非常引人注意，必须在二期修复时予以解决（图 9-5）。

6. 鼻孔狭窄

唇裂修复术后，有一定的频率会出现患侧的鼻孔狭窄（图 9-6）。这种并发症会造成患者的呼吸异常，影响患侧鼻腔及鼻窦分泌物的正常排出。鼻孔狭窄是较难治疗的继发性畸形之一。为避免发生这种并发症，一种常见的策略就是初期手术时在裂隙侧鼻孔保留更多的组织使其获得比非裂隙侧略大的鼻孔。创口收缩后双侧鼻孔就变得更加对称。即使仍有不对称，但缩小鼻孔肯定比扩大鼻孔更容易。原发性组织缺陷很少见，往往是正常组织过度切除的结果。此外，鼻内切口可导致瘢痕挛缩。因此，部分人建议在术后使用鼻撑或鼻模来对抗瘢痕的挛缩。为达到这个目的，这些装置必须长时间使用，对于父母来说可能有点费劲。虽然大多数人主张包括或不包括移植的手术松解和某种形式的鼻孔保持器，但也有一些人建议使用定制鼻撑或二期 Z 成形术进行连续扩张[28-30]。

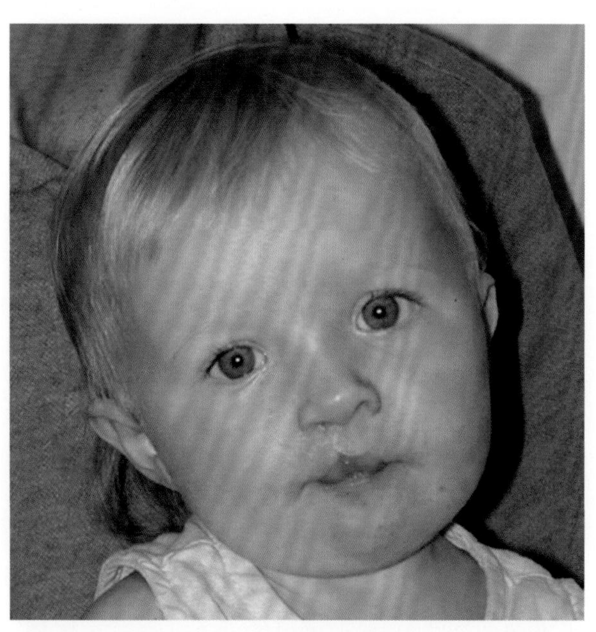

▲ 图 9–5　右侧单侧完全性唇腭裂女孩，2 岁。患者存在轻微的鼻部不对称以及红唇皮肤的错位

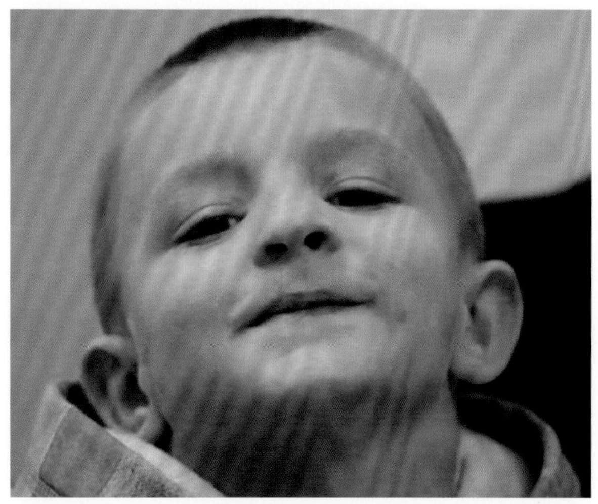

▲ 图 9–6　右侧单侧唇腭裂男孩，4 岁。患者存在轻至中度的右鼻孔狭窄

7. 鼻部不对称

鼻部不对称对于唇腭裂患者来说是一个挑战，它与患者原发畸形的严重程度及裂隙类型有关（图 9–7）。这个时期适合进行初期的鼻畸形整复术，也不会导致生长障碍。上唇与鼻部关系极其密切，因此在唇裂患者的鼻唇畸形修复中不能单独进行考虑，唇裂修复同期鼻畸形整复的概念在唇裂修复术的发展中起到了重要的作用。在初期的唇鼻畸形重建中，在面对缺失或发育不全的上颌骨性支撑，外科医生必须尽力使其达到对称。尽管一些技术提供了比其他技术更好的解决方案，但鼻底缺乏支撑会使绝对对称难以实现。初期唇鼻修复时，很多技术都能在鼻翼、鼻尖、鼻中隔手术范围受限的情况下最大限度地减少鼻翼和鼻槛的凹陷，获得良好的手术效果。如果一个患者要在初期整复术中就必须达到鼻子任何部位的对称，以作者的意见那应该是鼻槛，主要是从它的垂直位置、体积和形状的角度来看。这个区域在二期修复时很难处理，特别是在初期整复时就没有得到很好的照顾。一个常见的错误是使用过于广泛的鼻翼周围切口和修复，其中相对于移动和推进的裂隙侧唇部组织就是遗留在骨缺损外侧或深面的鼻翼和鼻槛。通常，并没有充分重视将鼻周肌肉移动、重定位到上颌骨表面的适当附着处。裂隙患侧的肌肉常常被视为一个整体，很少注意分离和重定位其特定的解剖成分。如果需要，鼻尖部的对称性可稍后处理，但大部分问题最好在初期手术时解决。同样，鼻撑或鼻模可用于辅助初期鼻整形术后皮肤的愈合和皮肤与深面组织的再附着，但不应该仅仅依赖它来实现鼻腔的对称。

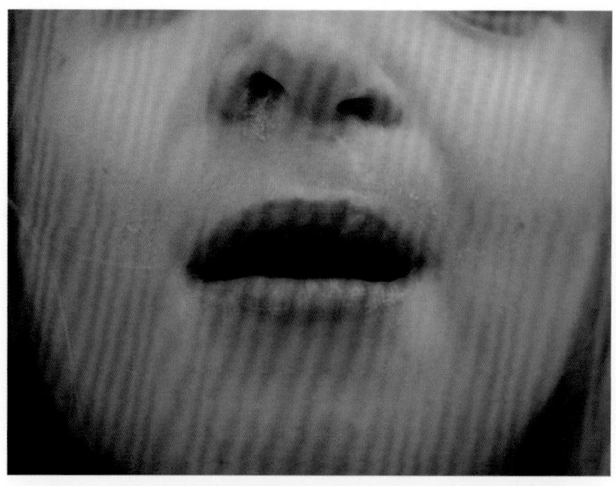

▲ 图 9–7　左侧单侧唇腭裂女孩，5 岁。患者裂隙侧存在鼻部不对称和鼻腔狭窄，红唇部少量增生组织 / 瘢痕。这些问题相互独立，可根据患者的成长在合适的年龄分别予以解决

8. 面部生长

长期以来，人们一直都在争论唇腭裂修复对上颌骨生长潜能伤害的相关问题。虽然似乎有令人信服的数据表明，唇裂修复很可能与此有关，但争论还远未结束[31]。有关牙龈骨膜成形术和某些术前矫形术的研究也有相应的结果[32]。此外，初期腭修复的时机和技术可能也有影响[32, 33]。唇裂修复中所提倡的骨膜下和骨膜上分离技术使得问题更加扑朔迷离。这两种技术都有热情的支持者和批评者，但没有一种技术比另一种表现得更好或更差。无论采用何种术式或修复时机，仍有25%或更多的青少年唇腭裂患者会出现上颌骨发育不良[1]。这给外科医生留下了一个额外的任务，即在今后的某一天将骨骼支架恢复到一个更正常的解剖位置。传统的做法就是Le Fort Ⅰ截骨术，既可以采用一阶段手术，也可采用牵张成骨。这两种技术在正畸医生的协助下，外科医生通过自己灵巧的手均能取得良好的治疗效果。裂隙区经常缺牙，有时还缺骨，因此这些技术充满了正畸和牙科方面的挑战。有时，上颌的牙槽嵴裂必须在正颌手术的同时进行植骨或再植骨。骨移植常用于增加正颌手术的稳定性，尤其是当上颌骨在水平和垂直方向均存在缺陷时。

二、腭裂修复术的并发症

为清楚地了解腭裂修复术的相关并发症，唇腭裂外科医生必须了解目前腭裂修复术相关结局的数据细节。腭咽闭合不全（velopharyngeal insufficciency，VPI）是腭裂修复术后部分患者所出现的一种令人沮丧的、不幸的，但可预测的并发症。另外，腭裂修复术还有一些与手术技术或患者特殊疾病相关的并发症（如Pierre Robin序列征患者的气道问题）。本节将讨论一些比较常见的并发症，并呈现目前有关腭成形术的功能性结果的数据，特别是语音相关的数据。

（一）腭成形术的手术操作和结果的差异

法国牙医Le Monnier于1766年在巴黎报道了首例成功完成的腭裂修复术[34, 35]。自此以后，报道了多种成功用于关闭腭部裂隙的外科技术。至于哪种修复技术能产生更好的治疗效果仍有争论。由于缺乏前瞻性临床试验的临床数据，迫使我们根据回顾性研究、队列研究和外科医生的经验做出临床决策。由于这一级别临床证据固有的偏倚和不受控制的性质，临床医生需要意识到这些技术的缺点，并将其信息适当地纳入临床实践中。软腭关闭的主要目的在于正常语音的发育和优化[1, 36]。腭裂裂隙关闭的结局变量还应该包括上颌生长、面部轮廓、牙齿咬合及是否存在腭瘘等[1, 37, 38]。

腭成形术方法很多，其结果难以精确地评估和研究。Bernhard von Langenbeck在1861年所描述的腭成形术是至今仍在使用的最古老的手术。von Langenbeck腭成形术采用双蒂黏骨膜瓣将鼻腔侧黏膜和口腔侧黏膜的内侧重新定位来关闭腭部裂隙。该技术使硬腭暴露的骨面很少，但不能延长软腭，并可能损害鼻腔衬里修复和软腭肌肉重建的通道。随后，很多腭裂修复技术中加入了旨在延长软腭和降低VPI发生率的后推技术[39]。这其中包括了1937年Veau、Wardill和Kilner等分别报道的V-Y成形后推技术的改良术[40–42]。术中，掀起以腭大血管束为蒂的黏骨膜瓣，通过V-Y技术后推重新定位，在造成硬腭前份更多骨面裸露的前提下延长软腭。不良的生长结局和腭部前份腭瘘的形成限制了该技术的临床应用。1967年Bardach所报道的两瓣法腭裂修复术是对腭成形术的进一步完善，并取得了良好的解剖和功能结果[40, 43]。在Bardach修复术中，掀起的两个黏骨膜瓣分别以双侧腭大血管束为蒂，而瓣的前端切断而不带蒂（图9–8）。该技术还减少了硬腭裸露的骨面，因为组织瓣向下旋转，主要牺牲腭部的深度。这些腭裂修复术式现在统称为“两瓣法腭成形术”。

1978年，Leonard Furlow介绍了一种腭裂修复的新技术，即在软腭肌肉组织解剖复位后使用口腔侧和鼻腔侧的双层反向双Z成形术（图9–9）。Furlow报告称，与他使用的两瓣法腭成形术的相

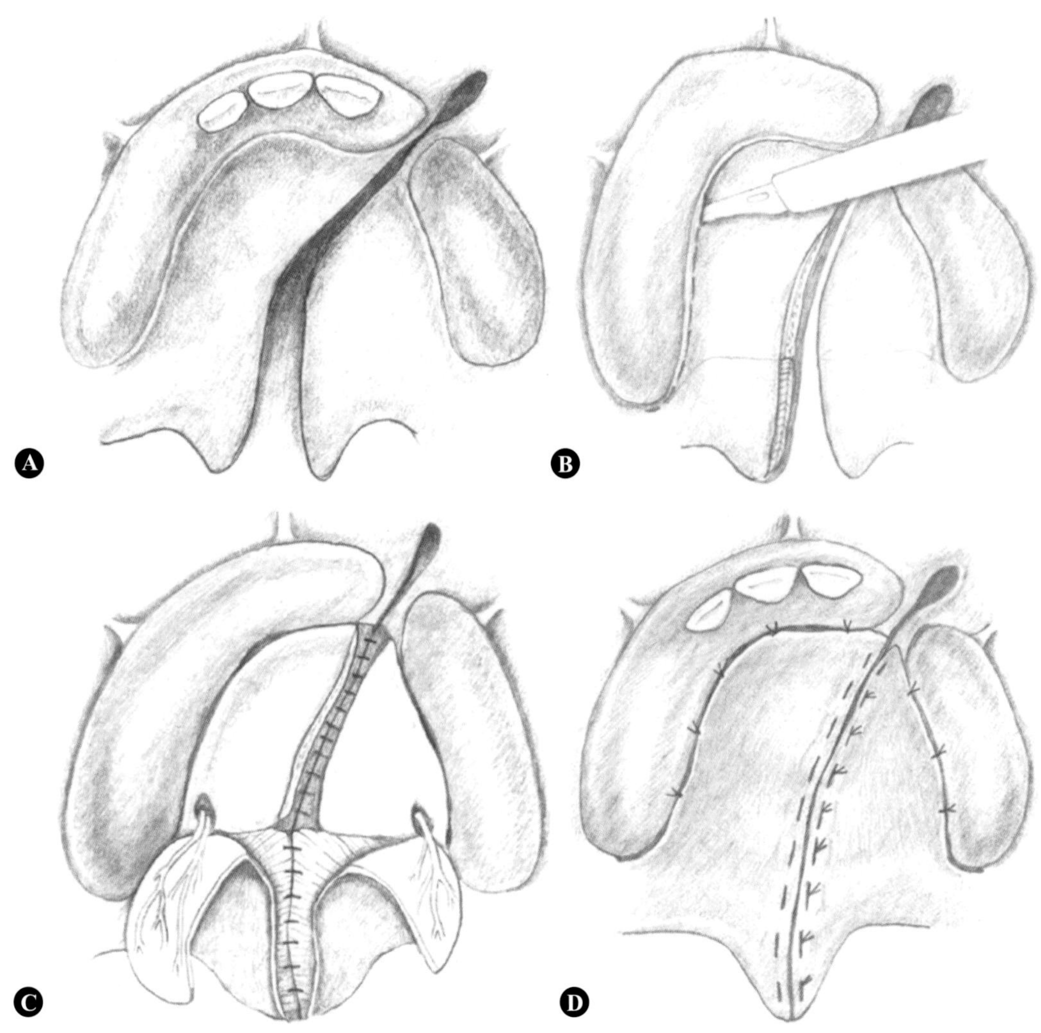

▲ 图 9-8 **A.** 涉及原发腭和继发腭的单侧完全性腭裂典型的累及范围从前庭至悬雍垂；**B. Bardach** 腭成形术需要从腭穹窿部的骨面掀起两个大的、全层的黏骨膜瓣，硬腭前份（切牙孔之前）的裂隙直到替牙期才重建；**C.** 在 **Bardach** 腭成形术中通过重新对位修复鼻腔黏膜进行分层关闭，游离、掀起腭帆提肌在硬腭后缘异常附丽的腹部，向后旋转后在中线处对位缝合重建有利于患者语音动态的腭帆提肌吊带；**D.** 鼻腔黏膜层和软腭肌肉重建一旦完成，口腔黏膜层就可在腭部中线处对位缝合。由于从腭部深度获得了足够的长度，侧方松解切口很容易闭合。在极少数裂隙非常宽的患者中，松弛切口的一部分可能会保持开放依靠创口的二期愈合来关闭

引自 Fonseca[44].figure 35.12A-D.

比，该术式有更好的语言效果 [45]。许多中心采用 Furlow 腭成形术并报道了较好的疗效 [46-49]。这些报告主要来自单中心或外科医生的自我临床经验总结和有限的回顾性研究，并没有提供足够有说服力的数据来证明该术式的优越性。目前，只有一些Ⅱ级和大部分是Ⅲ级的临床证据可以帮助我们做出关于修复技术选择的临床决策。成功的腭裂修复需要对腭帆提肌进行充分的肌肉重建，以创建一个动态、功能的软腭。两瓣法和 Furlow 法均将软腭肌肉（即腭帆提肌或腭咽提肌）重建为动态的提肌吊带，但两种术式的具体方式不同。

在很多研究中发现：与传统的两瓣法相比，Furlow 技术的一个缺点就是腭瘘的发生率更高。由于报告偏倚、不同的腭瘘定义和分类，以及错

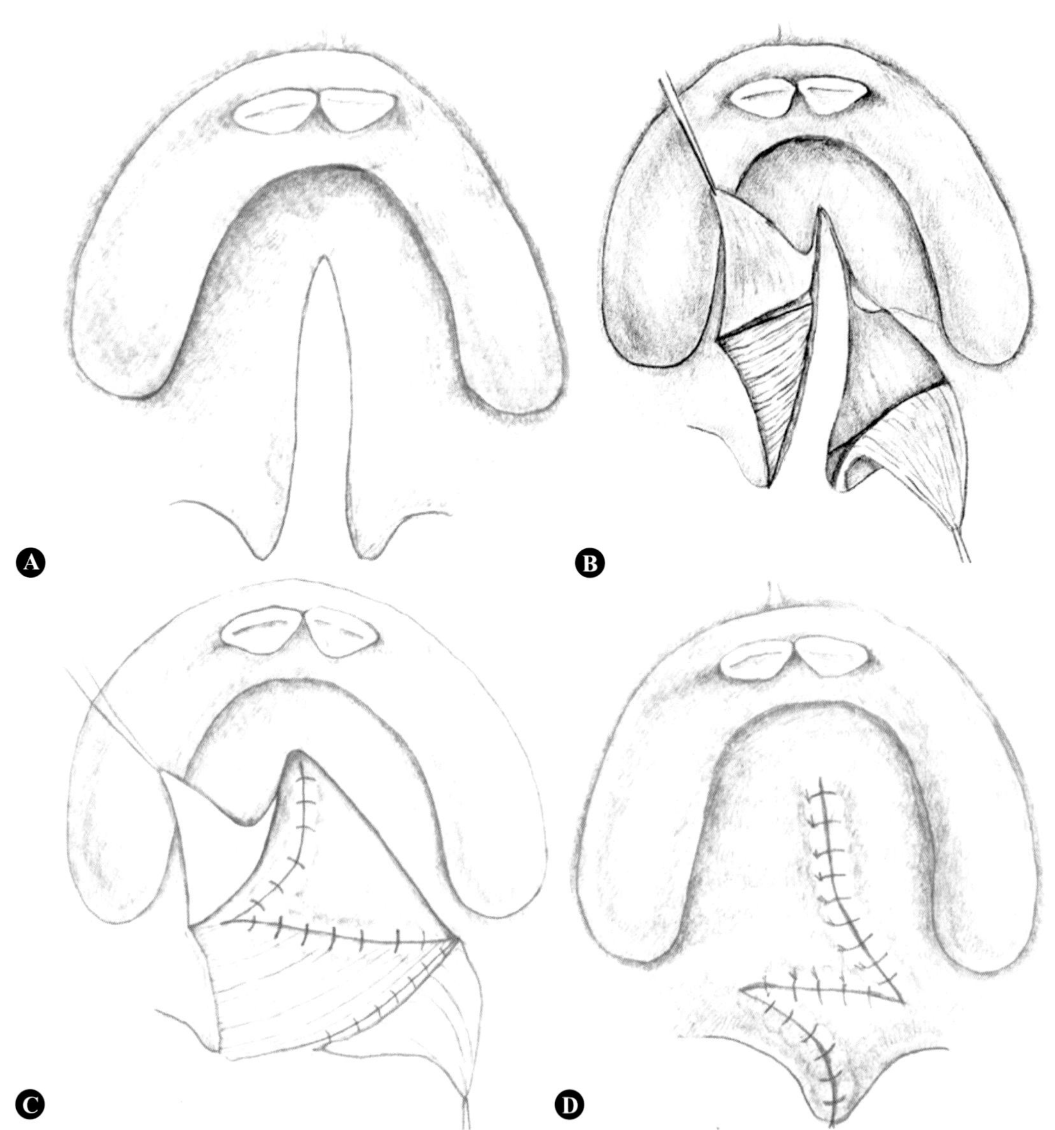

▲ 图 9-9 **A.** 继发腭（硬腭和软腭）的完全性腭裂，裂隙从切牙孔到悬雍垂；**B.** Furlow 双层反向双 Z 成形术要求在口腔侧和鼻侧分别形成 Z 形瓣，注意鼻侧组织瓣切口用蓝色标出；**C.** Z 形组织瓣交换位置，从理论上来讲能延长软腭，鼻腔侧在软硬腭交界处之前以标准方式关闭，通常情况下，此处是腭部张力最高的区域，可能很难关闭，术后此处腭瘘的发生率较高；**D.** 口腔侧组织瓣交换位置后以类似的方式关闭，完成腭成形术

引自 Fonseca[44].figure 35.13，P.730.

误的研究设计，文献中所报道的腭瘘发生率差别很大。这使得很有意义的比较变得不可能，一些作者推荐了降低腭瘘发生率的策略，尤其是 Furlow 法。一些人建议口腔侧组织瓣和鼻腔侧组织瓣间放置脱细胞的真皮，与两瓣法相比，术后腭瘘的发生率显著降低[50-53]。最近的一些综述显示，两瓣法术后腭瘘的发生率低至 3%[54, 55]。Helling 等报道，当脱细胞的真皮与 Furlow 法联合应用时，腭瘘发生率为 3.2%[50]。

与两瓣法相比，Furlow 法术后的语音效果在总体上是令人愉快的。许多作者已经报道了使用 Furlow 技术与各种改良的两瓣法技术的术后效果，语音改善明显，VPI 发生率较低[48, 56-60]。这些研究包括了采用 Furlow 技术前后单个外科医生 /

单个医疗中心的经验。尽管这些数据令人信服，但它们属于Ⅲ级临床证据，从统计学功效上不足以令人信服地在外科领域掀起一波变革。尽管研究设计存在缺陷，但 VPI 发生率的降低具有真真切切的临床意义。Randall 等报道采用 Furlow 技术后 VPI 从 68% 下降到 25%[61]。Williams 等报道 Furlow 法腭成形术及 von Langenbeck 腭成形术的患者，其术后 VPI 的发生率分别为 13% 和 25%[59]。而另有少数非对照性研究却发现 Furlow 法与 Veau-Wardill-Kilner 或 von Langenbeck 技术相比，在语音或 VPI 发生率方面并没有显著性差异 [62, 63]。佛罗里达大学和巴西圣保罗大学进行了一项研究试图比较 Furlow 法和 von Langenbeck 腭成形术的结果。结果表明，除 Furlow 组有更高的腭瘘发生率和 von Langenbeck 组增加仅作为综合性语音评估要素之一的鼻音测量值外，结果只有微小的差异，这些差异在统计学上尚不足以证明一种技术在整体上明显优于其他技术 [64]。即使在今天，可用的已发表的数据都是论证强度比较弱的Ⅱ级证据或Ⅲ级证据，因此，在决定选择的修复技术时，它们很难被充分考虑。总之，目前的数据还不足以令人信服地支持 Furlow 技术而不是两瓣法腭成形术。根据现有的文献，两瓣法或 Furlow 法均可以获得良好的效果。

（二）腭成形术围术期并发症

通常情况下，腭成形术围术期的并发症并不常见。经验丰富的外科医师采用各种规范化的手术方法，通常都可以获得良好的手术效果。围术期相关并发症包括出血、气道损伤、感染、皮瓣的血管损伤等。腭瘘可在修复后早期出现，将在下面的单独章节中进行讨论。

腭成形术中，由于局部软组织和骨骼的血液供应丰富，容易发生出血。由于大多数患者在 9～18 个月进行腭成形术，他们的血容量相当较小。严格控制出血对减少术中失血非常重要。虽然腭成形术后或术中需要输血的病例很少见，但由于患者年龄偏小、手术部位涉及软硬腭，输血需求较高。这需要对患者的血容量进行仔细地评估，偶尔在术中和（或）术后评估患者的红细胞质量。术中推荐使用双极电凝对出血点进行精确地凝固，但需要避免电流沿轴型组织瓣传导。保存腭大血管是避免组织瓣血管损伤的关键。术后探查非常罕见，不到 1%[65]。

气道损害可在手术相关的多个时间点发生。虽然许多患者在插管时就可以通过简单的直接喉镜检查看到，但也有一些患者需要更加专业的技术和设备。详尽的计划应该是术前准备的一部分，包括为困难气道患者准备专门的气管插管器械和设备。术中气管导管脱出并不常见，但可能与气管导管定位、胶带失效、开口器移位或手术结束时放置和拔除经口的胃吸引管有关。另外，术中开口器使用时间过长可能导致术后气道受损。在整个手术过程中，应定期放松开口器的压舌板以便及时恢复舌部血供、减轻静脉淤血。否则，患者就可能出现舌体肿胀，妨碍正常呼吸，并可能在术后复苏室或住院病房出现严重气道受损的临床症状。有规律地松开开口器的压舌板几分钟，舌体肿胀就会得到限制。如果担心术后出现过度肿胀，术后第一天在舌部留置一针牵引线可有助于气道管理。术后气道损伤的总体发生率一般低于 2%[65]。

感染是一种罕见的并发症，但当组织瓣的血供受损或使用如异体冻干真皮等移植材料时就可能发生。在移植材料暴露后就更容易发生感染。这些植入材料完全包埋在组织内时效果最好。通常建议使用尽可能薄的材料，这样就可以快速地与组织融合，减少挤压或暴露的机会。

（三）腭瘘的处理

初期腭成形术后，偶尔遇到的腭瘘是一件非常不幸的事情。腭瘘发生的风险似乎与腭部裂隙的初始大小和外科医生的经验有关 [66, 67]。如上所述，所使用的腭裂修复方法也可能影响腭瘘的发生率。通常情况下，在大多数研究中，两瓣法通常与最低的腭瘘发生率相关 [1]，Furlow 的双侧反向双 Z 成形术与较高的腭瘘发生率相关 [68]。腭裂修复术后腭瘘最常发生的部位是软硬腭交界处，其次是硬腭前份和切牙孔区域[68-72]。单期腭成形术后腭瘘的发生率差异很大，根据评估的时间、使用的定义和确认存在瘘的方法，报道的发生率从0%到远远高于60%[1, 55, 67, 70-72]。

在确定腭瘘的具体处理方法之前，根据患者的年龄、既往手术史和腭瘘的确切位置来确定具体的临床特点非常重要。婴儿期腭裂修复的目标有两个：首先是严密关闭腭部裂隙、建立完整的继发腭，实现口腔和鼻腔的有效分隔；其次，重建腭帆提肌及其他相关肌肉的正常附丽和走行，形成完整的提肌吊带，达到最佳的语音效果。上颌骨牙槽嵴的骨性缺损及相关口鼻交通的处理在这个阶段通常不会尝试，也没有必要。许多唇腭裂外科医生都认为牙槽嵴裂是唇腭裂畸形的一部分，需遵循分期、序列治疗的原则，特意不做处理等待后期牙槽嵴裂植骨术进行修复，因此它不是瘘，而是未修复的裂。取而代之的是，在儿童中期根据牙列发育情况进行的骨移植重建术中纳入了腭裂（或鼻唇瘘）前牙槽嵴的确定性修复[1, 55, 70-74]。理想情况下，患有完全性腭裂的儿童将在婴儿期进行腭裂修复术（成功关闭软硬腭），随后在儿童期进行骨移植术重建上颌骨和牙槽嵴（或原始腭），关闭残留的鼻唇部和牙槽嵴的裂隙（未修复的腭裂）。还应注意的是，悬雍垂的小分叉并不会引起患者明显的功能损害，它也不是有意义的腭瘘。

腭裂修复术后的腭瘘多发生于术后早期。系局部创口裂开的直接结果，常常继发于局部张力过大、血管受损、创口愈合问题、依从性问题或其他因素。腭瘘发生的另一个时期就是Ⅰ期（植骨手术前）正畸治疗期间，特别是在进行上颌扩弓期。关于正畸扩弓与腭瘘发生的因果关系目前尚无定论。大多数经验丰富的唇腭裂外科医生认为，在上颌扩弓过程中所发现的瘘管组织缺损较小、先前业已存在、与临床无关、口鼻腔直接相通，并不是由正畸治疗所引起。婴儿期就存在的小瘘口可以被塌陷的上颌骨段隐藏在狭窄的腭部，然后随着正畸或矫形手段扩大上颌弓形态而“暴露”。大多数不是主要的功能问题，可以在植骨时解决。

腭瘘关闭的推荐时间可能有很大的差异，并且仍然是一个有争议的话题。一些外科医生和唇腭裂团队可能会提倡进行积极的治疗，在初期腭裂修复后尽早关闭瘘口。我们倾向于从更长远的角度来看待这些问题，当没有主要的功能性语言和（或）进食相关问题时，尽可能将手术推迟几年。婴儿期中，无功能的小瘘口（最大4mm）关闭通常可推迟到儿童期晚期。在这种情况下，瘘管的修复可纳入未来的手术计划，如VPI患者的咽部手术或上颌骨和牙槽嵴裂的植骨重建手术。

当瘘口较大（5mm）时，更有可能遇到功能问题，如鼻腔漏气影响语音清晰度，食物和液体经鼻腔反流，以及口鼻腔清洁困难。当存在明显的功能问题时，建议尽早关闭持续性瘘管。作为临床决策过程的一部分，外科医生必须权衡瘘管修复的益处和二期腭部手术（包括剥离黏骨膜）对上颌生长的负面影响。

（四）关闭腭瘘的手术技术

已有研究描述了多种用于腭裂术后腭瘘修复的手术技术[1, 55, 69-76]（流程图9-1）。目前常用的修复术式包括：腭部的局部黏骨膜瓣，改良的von Langenbeck术式和两瓣法腭成形术，腭成形术联合咽瓣，以及舌瓣。其他的局部组织瓣，包括颊黏膜瓣、颊肌黏膜瓣、颞肌瓣和带血管蒂的转移组织瓣，尽管已有报道，但使用较少[70, 75, 77-80]。此外，使用脱细胞真皮基质作为间质屏障已被用作修复腭瘘的辅助手段，并取得了相当大的成功[50, 52]。

其中最常描述的方法之一就是在腭部制作局部软组织瓣旋转到组织缺损处关闭腭瘘。该方法是在组织缺损的周围创建黏骨膜瓣并向鼻腔侧翻转关闭鼻腔侧组织缺损，同时在腭部掀起指状的组织瓣后旋转覆盖到缺损处创面的口腔侧关闭口腔侧创面。供区遗留的大量裸露骨面，允许二期愈合。不幸的是，这种修复方法仅适用于非常小的腭部缺损，并且失败率相对较高[75]。腭部小的

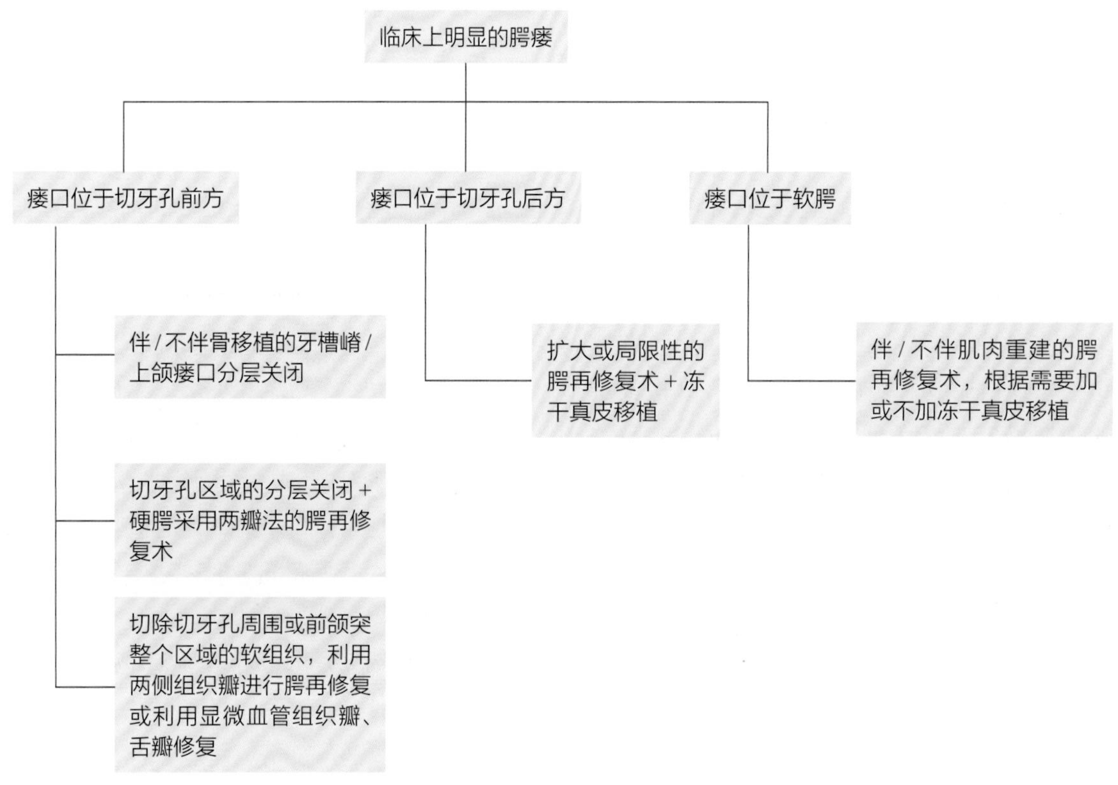

▲ **流程图 9-1　腭瘘处理策略**

旋转组织瓣含有先前外科手术留下的广泛瘢痕，很难在没有张力的情况下进行移动，同时组织瓣的血供也可能减少，这些均会导致组织瓣的愈合能力不理想和伤口裂开的巨大潜在风险。治疗腭瘘，我们首选的方法就是对主要的腭成形术之一进行改良，即 Bardach 术式（两瓣法）或 von Langenbeck 手术结合使用脱细胞真皮基质作为间置移植物材料 [1, 40, 73]。这些方法允许足够的软组织覆盖，即使是较大的缺损，使用庞大的软组织瓣，分层修复鼻腔侧和口腔侧，并保证在无张力的前提下进行关闭。此外，修复后的裸露骨面很少，甚至没有。这是因为将腭穹隆的垂直深度转化为软组织向内侧延伸，其结果是腭软组织瓣在腭穹窿和口腔黏膜衬里间形成一层无效腔，充分覆盖其深面的腭部骨面。Bardach 术式（两瓣法）是腭瘘缺损≥5mm 的首选术式。这种方法的主要优点是能够在腭部掀起大的、易于移动的软组织瓣，并允许在可视化和无张力的情况下关闭鼻黏膜。相比而言，von Langenbeck 术式理论上优点就在于维持前后血供的双蒂组织瓣。尽管组织瓣前端的蒂部提供了额外的血供，但组织瓣的移动性差，限制了鼻侧组织修复的入路和可视化。因此，我们很少使用 von Langenbeck 技术，仅用于硬腭内相对较小的瘘口封闭。当缺损较大（> 1.5cm）时，瘘口的成功关闭要求外科医生使用局部组织瓣、颊脂肪移植或其他技术来募集额外的软组织。

如前所述，可以采用改良的腭成形术结合蒂在上的咽瓣来修复硬腭后份或软腭的瘘口。在腭瓣制作和鼻腔侧解剖完成后，切取咽瓣，并将其插入到瘘口的鼻腔侧。利用该技术，可以募集大量的额外软组织用于无张力、面积较大的腭部缺损修复。

当瘘口位于硬腭的前 2/3，并且不能用局部组织瓣或脱细胞真皮基质材料关闭时，可选择蒂在前的舌瓣来募集更多的软组织。首先，采用多段间断缝合的腭部翻转组织瓣修复鼻腔侧的组织缺损。随后，在舌背形成一个蒂在前、长约

5cm、宽度为舌背宽度 1/3～2/3 的组织瓣。沿深面的舌肌掀起舌瓣，与腭部组织缺损的口腔侧创缘多层褥式缝合。舌背部遗留的创面直接拉拢缝合。初期手术后，舌瓣可以在大约 2 周内愈合并实现基本的血管化。两周后患者进行二期手术。由于舌瓣与腭部直接相连，限制了气道的正常显像，因此，二期手术时可能需要使用鼻咽纤维镜来辅助气管内插管。切断舌瓣，修剪供区残端的组织并予以缝合。文献中也有使用蒂在侧方或后方舌瓣的相关报道 [81, 82]。我们认为，大多数患者都能更好地耐受蒂在前方的舌瓣，并允许最大程度的舌头活动，降低了舌瓣从腭部缝合处撕脱的风险。

（五）腭成形术后的生长

有关生长的结局是唇腭裂治疗的主要研究领域，也是一个重要的远期结局变量。传统的测量指标包括上颌骨水平向和垂直向后缩的程度、牙弓横向受限制程度及咬合关系。人们普遍认为唇裂及腭裂修复时的手术创伤，术后瘢痕及其他干预措施在很大程度上限制了面中份的生长。Ross 已经证明，面部的最终形态是治疗效果、内在生长潜力和每种畸形特有特征共同作用的结果 [1, 38, 57, 58, 83–85]。同时他还指出，即使是相同医生采用相同手术方法也可能有显著不同的生长结果。由于这种综合机制被无数的手术变量复杂化，生长抑制仍然是一个有争议的话题。在数十项研究中，仅有少数研究的结果是基于连续治疗的患者（如纵向分析）。与非唇腭裂的对照组相比，其中与上颌生长不足的 SNA（蝶鞍 – 鼻根点 – 上齿槽座点）平均下降 4.5°[86–88]。为改善上颌骨生长不足的结局，很多医疗中心尝试延迟硬腭关闭，但结果却相互矛盾，如腭瘘发生率增加，短期内语音效果差。两阶段腭修复术主要优势之一就是初期腭成形术后硬腭裂隙变窄 [1, 21]。这样可以使用更小的组织瓣来关闭裂隙，减小的缺陷尺寸允许在生长曲线上用更小的组织瓣关闭，对后期上颌骨生长可能出现的不良影响变小。有报道称该治疗方式的患者其上颌骨具有良好的生长效果 [89, 90]。但是，一次性腭裂修复术仍是北美地区最常用的手术治疗方式。硬腭部的瘢痕组织与上颌骨生长抑制有关 [91]。很多人认为，将腭部瘢痕程度最小化的技术有利于上颌的整体生长。相比而言，后推式腭成形术会使硬腭前份骨面裸露，二期愈合将导致瘢痕形成。多项研究表明，与 von Langenbeck 腭成形术相比，这些技术会导致更严重的生长障碍，一些医疗中心因此放弃了后推式腭成形术 [38, 49, 57, 84, 85, 87, 92, 93]。

无论上颌发育不全的病因是什么，大量接受过治疗的唇腭裂患者都需要进行上颌骨前徙手术。在唇裂人群中，Le Fort Ⅰ截骨手术的需求率范围很广，这取决于所治疗的亚群。Good 及其同事对含各种类型唇腭裂的患者进行的一项回顾性队列研究发现，上颌骨前徙的总体需求率为 20.9%。当考虑亚组时，需求率为 0.0%～47.7%；单纯性唇裂或腭裂患者不需要 Le Fort Ⅰ型截骨前徙术，而唇裂合并腭裂的患者则达到 47.7%[94]。Posnick 指出，根据应用标准的不同，唇腭裂人群中上颌前徙术的需求率在 25%～75%[95]。关于这一主题的现有证据在本质上属于Ⅲ级，通常不能控制唇腭裂类型或手术变量。为了减少患者上颌骨前徙的需要，提倡包括最少的手术次数和及时的正畸干预在内的一致性团队序列治疗 [96]。由于约 1/4 的唇裂患者需要这种额外的手术干预，因此生长发育仍是一个需要积极研究的领域。更重要的是，如何根据现有的Ⅲ级证据改变目前的方案仍然是一个谜。考虑到我们评估唇腭裂患者长期预后的多个变量，需要更大规模的研究来支持某种技术方案。

（六）腭咽功能障碍的处理

“成功的”腭裂修复术后 VPI 的确切原因是一个复杂的问题，仍然难以定义和量化。腭裂修复术中不充分或不完全的肌肉重建是 VPI 的一个潜在原因。术后瘢痕的作用及其对肌肉功能和软腭运动的影响尚不清楚。初期腭成形术中使用双侧反向双 Z 成形术的理论优势包括更好的腭部肌肉重建和软腭延长。软腭部因两个独立的 Z

形切口或患者瘢痕的个体差异导致继发性瘢痕的移动性较差，可能抵消这些优势。腭部的肌肉即使经过重新排列和重建，但也可能因与神经支配或其他问题相关的先天性缺陷而无法正常愈合和行使功能。此外，腭裂修复只是影响腭咽闭合功能的一个因素。与气道形态和咽侧壁、咽后壁运动相关的异常及鼻腔气道动力学可能是腭咽功能障碍的原因。当然，这些结构也可能在腭部畸形的补偿中发挥积极作用。例如，短小、富有瘢痕的软腭不能很好地抬起，可以通过咽后壁内肌肉的收缩和增厚（如派氏嵴的激活）或者强化腭咽闭合机制中咽侧壁肌肉成分的协调和作用来进行补偿 [97–100]。

腭成形术后 VPI 患儿的数量不等，需要进行额外的腭部和咽部手术 [28]。这个比例并非恒定不变，尚未得到普遍的认可。一般来说，非综合征患者中其比例为 20%～40%，而综合征或多发性先天畸形患者中的比例会更高。综合征患者中确实有更高的 VPI 发生率，但这通常归功于其他因素，如认知状态或神经支配。其他研究也表明，在非综合征人群中 VPI 的发生率要低得多。但在这些已发表的研究中，其测量和报告并不统一，也没有得到验证，同时其内部可靠性的评估也没有标准化。治疗团队和外科医生往往只报告他们自己的结果，患者群体中并没有真正客观的语音评估，就很难知道修复术后 VPI 的真实发生率。

当 VPI 持续引起过高鼻音并有明确相关的解剖学问题时，患儿需要进行二期的腭部手术 [101–104]。但 VPI 的手术时机仍存在争议，建议的最早时间通常是 3—5 岁。在幼儿患者中，通过获得足够的诊断信息来做出明确的治疗相关决定通常很困难。在这样一个年幼的年龄组中，诸如儿童的语音和语言发育以及在语音评估中缺乏依从性等变量会影响术前评估的诊断准确性 [105–107]。

当孩子的年龄至少 5 岁时，对鼻咽纤维镜检查的依从性较好，并且也有了足够的语言发育，可以进行更彻底的感知言语评估。这些因素有助于对腭裂修复后患儿的腭咽闭合状态得到更为明确的结论。VPI 患者是否需要手术需要与经验丰富的言语病理学家的密切合作，由手术医生和言语病理学家共同做出决定，并尝试根据儿童的具体需求量身定制治疗方案。

年龄较大的患者在接受正颌手术治疗唇腭裂相关的上颌骨畸形时，也可能会遇到 VPI 和过高鼻音问题 [108]。这通常包括 Le Fort Ⅰ型截骨的面中份前徙手术（伴或不伴下颌骨手术），以恢复面部骨骼比例，治疗错颌畸形，改善面部平衡。腭裂修复后患者上颌骨的前徙可能会加重已有的 VPI，也可能是新发 VPI 的原因 [69, 108–110]。少数术前边缘性腭咽闭合的患者即使在上颌前徙相对较小时仍会出现过高鼻音。由于很难准确地预测每个唇腭裂患者对上颌骨前徙的反应，因此在进行任何正颌手术前，每个患者均需要进行正式的言语评估，同时就术后 VPI 发生的可能性向患者及其家属提供详细咨询。幸运的是，大多数上颌骨前徙术后出现 VPI 的患者可以在术后 6 个月内恢复良好的腭咽闭合，而无须进行额外的腭部手术。

Turvey 和 Frost 在一项研究中，采用压力 – 流量法来检测腭裂修复患者上颌前徙后的腭咽功能 [111]。研究发现，术前腭咽闭合良好的患者在面中份前徙术后主要有三种表现：①术后腭咽闭合良好；②术后腭咽闭合功能不全，但在 6 个月后逐渐改善并恢复正常闭合；③术后腭咽闭合功能不全，也无法改善，需行咽瓣手术。值得注意的是，尽管有许多研究尝试使用牵张成骨技术来前徙面中份，但与传统的正颌手术相比，但并没有令人信服的证据来表明两者在语音结果方面存在显著性差异。

（七）腭咽功能不全的手术治疗技术

目前，VPI 的外科治疗通常包括以下三种术式：①蒂在上的咽瓣手术；②腭咽肌瓣咽成形术；③腭再成形术。尽管多年来已描述了多种后退技术，但仍然没有令人信服的比较数据来支持这些方法优于上述三种方法。报道的使用自体和异体植入物来增加咽后壁的厚度，但并不是目前常用的治疗方法。蒂在上的咽瓣手术是腭裂修复术后 VPI 手术治疗的标准方法。该术式由 Schoenborn 于 1876 年首次提出[111-113]。手术操作的目的是通过在咽后壁上形成一个蒂在上的肌肉黏膜软组织瓣来募集更多的软组织（图 9-10）。软腭沿正中矢状面从软硬腭交界处到悬雍垂切开，咽后壁瓣嵌入软腭的鼻腔面。因此，将患者一个大的不能完成腭咽闭合的鼻咽开口转化为两个小的（左侧和右侧）侧咽部的开口。只要有足够的咽侧壁运动，这些开口对于患者来说更容易关闭。

当随机应用于 VPI 患者时，蒂在上的咽瓣手术在 80% 的时间内都是有效的[1, 113, 114]。术前进行仔细的客观评估后应用组织瓣，报道的成功率高达 95%～97%[114-116]。Shprintzen 及其同事主张根据每位患者的鼻咽纤维镜检查结果定制咽瓣的宽度和位置[114-117]。蒂在上的咽瓣手术具有成功率高、组织瓣宽度和位置设计灵活等优点。其缺点主要是术后鼻塞可能导致的黏液潴留和阻塞性睡眠呼吸暂停（obstructive sleep apnea，OSA）。尽管这些仍存在争议，且大多是基于不完全数据的假设，但也需要引起足够的重视。

动态的腭咽肌瓣咽成形术是 VPI 手术治疗的另一种选择。Hynes 于 1951 年首次描述了这种方法，后经许多作者的改良[118-123]。手术过程包括在双侧扁桃体后方的咽腭弓内分别形成两个蒂在上的肌肉黏膜瓣（图 9-11），瓣中应包含尽可能多的腭咽肌。向上掀起组织瓣，末端端端缝合、相互连接后插入咽后壁高处的水平切口内。该手术的目的是形成一个单一的鼻咽口来取代蒂在上的咽瓣手术的两个口，其后部还有一个可收缩的嵴（内含腭咽肌），可以改善腭咽闭合的功能。如前所述，与蒂在上的咽瓣手术相比，腭咽肌瓣咽成形术的主要优势在于鼻气道阻塞相关并发症的发生率较低[1, 124-126]。尽管有这种明显的优势，但没有证据表明咽成形术在解决 VPI 方面能取得更好的结果。此外，腭咽肌瓣咽成形术还将增加腭咽弓区域的瘢痕。一些学者主张使用腭咽肌瓣来避免罕见的 OSA 并发症，但很少有客观的数据来揭示这种并发症的真实发生率，同时也没有数据来反驳这种观点。

一些外科医生提倡使用改良腭成形术或腭再修复术来代替咽瓣手术或咽成形术治疗婴幼儿腭裂修复术后的 VPI 患者[127]。一些初步的经验表

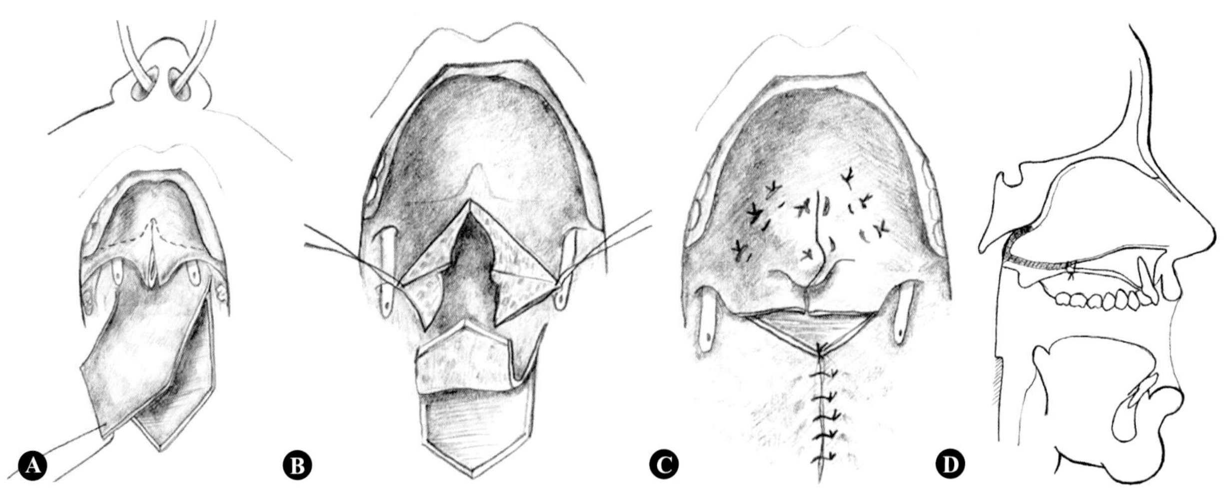

▲ 图 9-10 蒂在上的咽瓣手术图解

A. 制作蒂在上的咽后壁软组织瓣，并在椎前筋膜浅面向上掀起。软腭沿中线自悬雍垂到软硬腭交界处纵向全层切开。B. 在软腭的口腔面、鼻腔面及肌层进行解剖，为咽瓣植入做准备，为确定两个侧咽口的大小，分别在咽部两侧分别放置鼻咽通气管。C. 将咽瓣缝合到软腭的鼻腔侧后再分层修复软腭鼻腔侧、口腔侧及肌层组织。D. 矢状面视图显示咽瓣接近垂直水平插入软腭鼻腔面（引自 Fonseca[44]. figure 42.5，P.838）

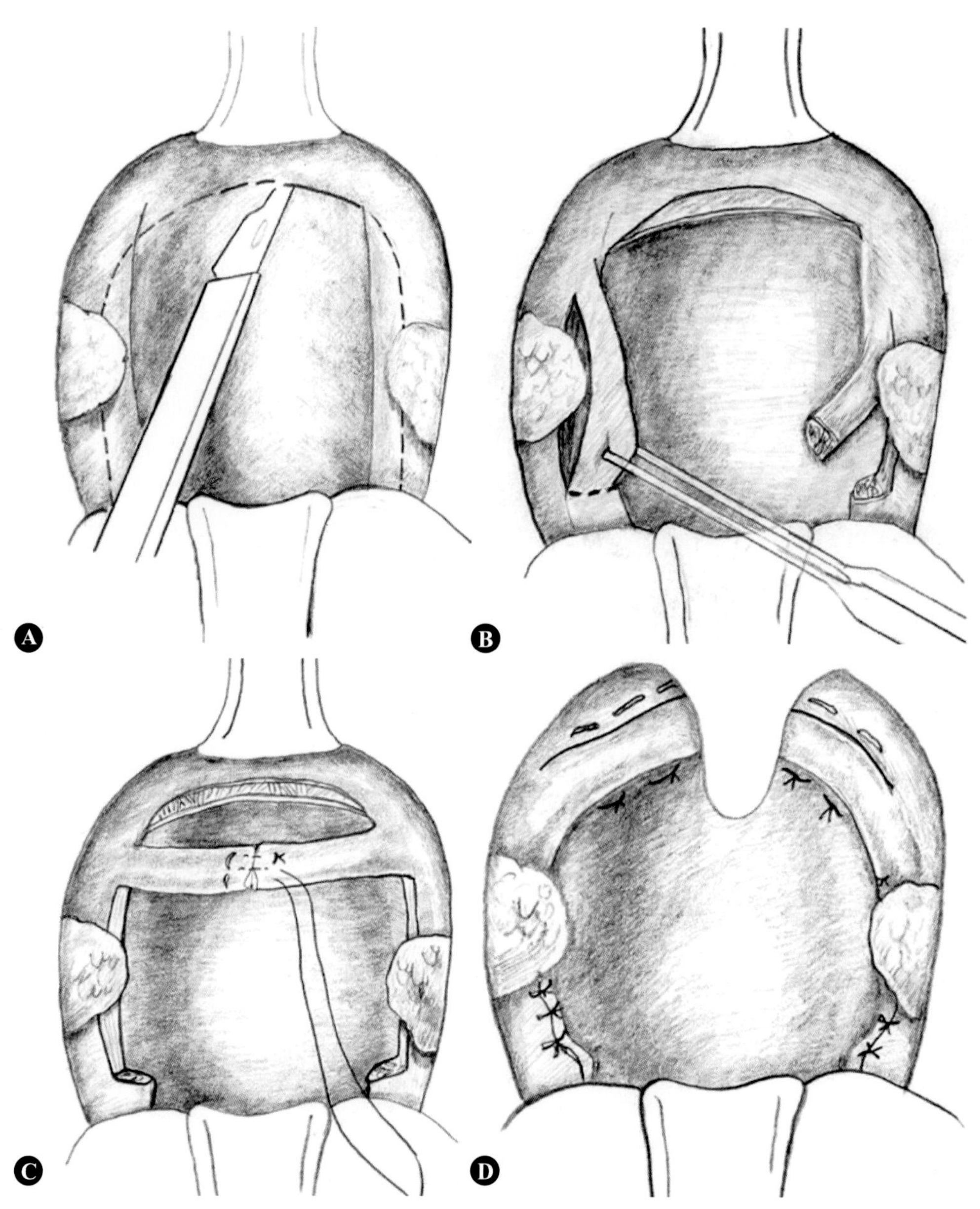

▲ 图 9-11　腭咽肌瓣咽成形术的手术过程

A. 咽后壁及双侧腭咽弓上的手术切口；B. 在双侧腭咽弓上掀起包含尽可能多的腭咽肌的黏膜肌肉瓣；C. 黏膜肌肉瓣的末端在中线处端端缝合；D. 末端连接的黏膜肌肉瓣插入咽后壁高位的水平切口内，供区间断缝合关闭（引自 Fonseca[44]. Figure 42.6，P.839）

明，这种方法对部分可能存在肌肉修复不完全或功能不佳的患者有效。该技术包括了双侧反向双 Z 成形术或两瓣法腭成形术，术中强调对腭帆提肌相关肌肉进行彻底的向后重定位。不幸的是，这些二期腭成形术的预期益处尚未得到客观证实。临床医生必须考虑这类手术的缺点，并权衡他们潜在的益处。与传统的咽瓣手术相比，双层反向双 Z 成形术需要更大范围的切开和解剖。术后结果是软腭稍有延长，但腭部将会出现更多的瘢痕和较少的生理运动。同时，术后腭瘘的发生率显著升高。使用脱细胞真皮基质作为组织间移植物材料可减轻腭瘘的发生。

（八）腭咽功能不全手术相关并发症

涉及气道结构的手术有可能发生术后出血和

水肿等相关并发症。因此，接受咽瓣手术的患者可在术后第一天入住外科重症监护病房或其他能进行持续气道监测的病区。这些病区允许快速识别和及时处理任何可能导致气道损害的并发症。在所有与腭裂相关的手术中，咽瓣和腭咽肌瓣成形术发生早期气道损害的风险最大。气道损害并不常见，但需要迅速处置以避免危及生命的后果。蒂在上的咽瓣手术其相关的术后长期并发症通常与气道阻力增加有关。咽瓣插入旨在缩小鼻咽通气道的大小，促进腭咽闭合，减少鼻腔气体逸出，从而使得语音清晰度更高、可理解性更强。同时，该手术可能造成病理水平的上气道阻塞而导致新的问题。接受咽瓣手术的患者术后可能就开始打鼾。打鼾本身并不代表任何重要的病理生理学改变，但可能会引起父母等的担忧。当上气道阻塞较严重时，可能导致术后的 OSA。OSA 是上气道阻塞导致的睡眠时呼吸停止。OSA 会扰乱睡眠周期，影响有效的氧合，并可能导致患者的行为改变和白天嗜睡。如果得不到及时治疗，OSA 将会导致心脏和肺部的损害。对于接受过咽瓣手术的儿童，如果怀疑有 OSA，应进行包括鼻咽纤维镜检查和包括多导睡眠监测在内的睡眠检查。应仔细评估整个气道，以确定阻塞的程度及部位。通常，全面的临床评估会在上气道的多个层面发现导致 OSA 问题的异常状况。由于临床问题的潜在复杂性，对于 OSA 患者，只有经过唇腭裂外科医生、睡眠呼吸专家（如儿童耳鼻喉科医生、神经科医生或呼吸科医生）和语言病理学家共同讨论后，才能决定是否修改或切断咽瓣。值得关注的是，许多在儿童期接受过咽瓣手术的患者能够耐受咽瓣的手术切除，也不会出现重度 VPI 的复发或过高鼻音的出现。咽瓣切断后 VPI 复发实属罕见，患者在进行进一步手术之前，可以考虑使用软腭抬高器（palatal lift appliance）等修复体进行至少 6 个月的治疗。腭裂再修复术可能是这类患者的一种选择，但与其他术式相比，该术式后睡眠呼吸暂停的发生率尚无令人信服的文献记载。

三、颅颌面外科手术的并发症

本节将重点讨论经颅手术中遇到的特殊并发症。其并发症类型与其他颅颌面手术（如正颌外科）相似。然而，颅眶部有一些特别需要注意的问题。在包括婴幼儿在内的儿童先天性手术中特别强调的是与这些手术相关的并发症。

（一）颅颌面外科手术中的并发症

颅颌面外科医生有能力做切口、做皮瓣，同时由于颅颌面区域血供丰富创口愈合良好，因此他们有很大的自由度。然而，丰富的血供也带来另外的问题，患者颅面手术时出血量较多，同时必须进行迅速的处理，特别是对血容量小的儿童[128-130]。虽然涉及许多因素，但所采用的技术对失血量有重大的影响。由于头皮内有丰富的血液供应和血管通过骨向骨膜供应，冠状皮瓣的掀起可能与显著出血有关。在骨膜表层进行剥离（如，颅骨骨膜的浅层）可显著减少失血量。此外，多层解剖技术能掀起更大的颅骨瓣，同时能进行更细致的止血。无菌骨蜡、可吸收明胶和局部凝血酶可用来处理颅骨小范围的出血，同时掀起皮瓣也有助于局部止血。除减少出血外，使用这些操作及时处理骨性通道的静脉出血对于预防静脉空气栓塞也至关重要。在颅内压升高的患者中，出血量可能更为明显。即使采取了这些止血措施，接受颅骨手术的患者中仍有超过 80% 的婴儿需要输血。

在开颅手术过程中，可能会遇到从板障间隙、硬脑膜和静脉窦的额外出血。截骨部位的出血可用骨蜡来控制。矢状窦或乙状窦出血是一种严重并发症，需要立即通过局部措施、修补或结扎进行止血。可能遇到的大出血需要采取更为积极的复苏措施。此外，包括窦腔内凝血在内的后期效应可扩大血栓形成或窦腔血流改变，从而导致严重的神经系统并发症，包括死亡[131]。

当头皮冠状皮瓣在不使用电凝的情况下被完全掀起时，在创口关闭的过程中由于止血夹的移除，可能会遇到明显的额外失血。在皮瓣重新缝合出现额外出血时，应通过局部措施和快速、分层缝合技术来处理。经验丰富的麻醉团队应该了解并预测这种风险。提前规划可以避免手术结束时出血的并发症，并为患者快速转运到复苏区和重症监护病房做好准备。

儿童患者中，骨膜下剥离和开颅术中可能会发生空气栓塞。由于儿童颅顶和周围区域有着丰富的血管和静脉湖，这种事件较为常见 [132]。卵圆孔未闭的患者意外进入左心室的空气进入脑循环或冠状动脉的风险更大，这可能导致心脏和神经系统的不良后果。尽管结果各不相同，但一些遭受大空气栓子的患者可能会对心脏或中枢神经系统产生危及生命的影响。科学文献表明，颅面外科手术中发生小静脉空气栓塞的频率很高，但通常不会导致临床意义重大或危及生命的事件。尽管罕见，但严重的空气栓塞在颅面手术中的死亡率高达 1%[133]。

更复杂的颅面重建术可发生广泛的体液转移，并可发生电解质紊乱。因此，低钠血症、低钾血症和酸碱失衡相对常见。钠异常的病因包括抗利尿激素分泌不适当综合征、盐消耗或剧烈的晶体置换。应仔细监测电解质水平，并迅速处理，以避免电解质大的变化。有时需要替代疗法来解决这些异常，并避免心电的不稳定、心律失常或中枢效应等其他并发症。如果钠离子变化迅速，中枢神经系统可能对钠的这种变化特别敏感 [134]。

颅面手术后手术部位的感染非常罕见 [135]，累及骨膜下的术后感染偶尔发生，更严重的骨瓣感染则更为罕见。骨段丧失最常见的原因是受损部位缺乏血供，如那些伴有明显急性软组织损伤、放疗部位或多次手术后瘢痕软组织的患者。即使是最具生物相容性的植入物也会受到感染，而且往往也会波及受损的组织。存在感染的患者，尤其是有长期再手术史或多次住院的患者，需收集标本进行细菌培养。在涉及鼻窦手术的患者中，如整块或双分区截骨术，感染率往往更高 [136]。颅内感染在先天性颅面手术中很少见，但在肿瘤切除后更为常见，尤其是在辅助治疗后的患者。需进行积极的抗生素治疗，偶尔可行引流术。

有时，局部由于血肿、脓肿形成或炎症反应，需要将头皮上的手术切口重新打开。其中，绝大部分的创口通过局部创口护理措施很容易处理。但在局部处理也不能获得满意愈合时，就需要清创和重新缝合。此时，应尽一切努力以无张力缝合的方式来解决这些问题。同时，这些区域可能因为创口的二期愈合形成一个大的增生性瘢痕带而出现秃发。创面愈合一旦超过 6 个月，瘢痕切除和局部旋转皮瓣有助于限制秃发的面积。有时，为了关闭较大的组织缺损，可能需要通过组织扩张术来募集局部组织。

失明是颅颌面手术中一种罕见的并发症，但在涉及眼眶、面中部牵张成骨，甚至正颌外科的截骨手术时都可以发生 [137, 138]。可能的病因包括术中意外以及导致颅底异常骨折的解剖变异，尤其是综合征或生长期的患者。处于骨骼生长的患者以及颅底、眼眶和（或）面中份发育不全的综合征患者中，失明的发生率增加 [137]。在腭骨或靠近腭骨的后眼眶出血所引起的视神经压迫性神经病极其罕见。如果能早期识别这种并发症，迅速的干预很重要。根据病因，类固醇的使用和可能的视神经减压术可能有帮助。熟练的术者可以利用导航辅助视神经减压术进行减压。

脑脊液漏是涉及颅顶和颅底的外科手术的公认风险。通过使用包括颅骨瓣、纤维蛋白胶、真皮、骨或脂肪等材料仔细覆盖颅底，可以减小或消除脑脊液漏。放置腰椎引流管以及头部处于高位能进一步降低患者的颅内压，可能有助于脑脊液漏的治疗。这些措施可以使小瘘口自行愈合。较大的瘘口就可能需要通过开放手术或经鼻入路在导航辅助下使用补片来修复颅底 [139]。

（二）颅面外科术后晚期并发症

一旦发生了初始愈合，后期发生的大多数并发症是组织坏死、骨愈合不良（流程图 9–2）。对

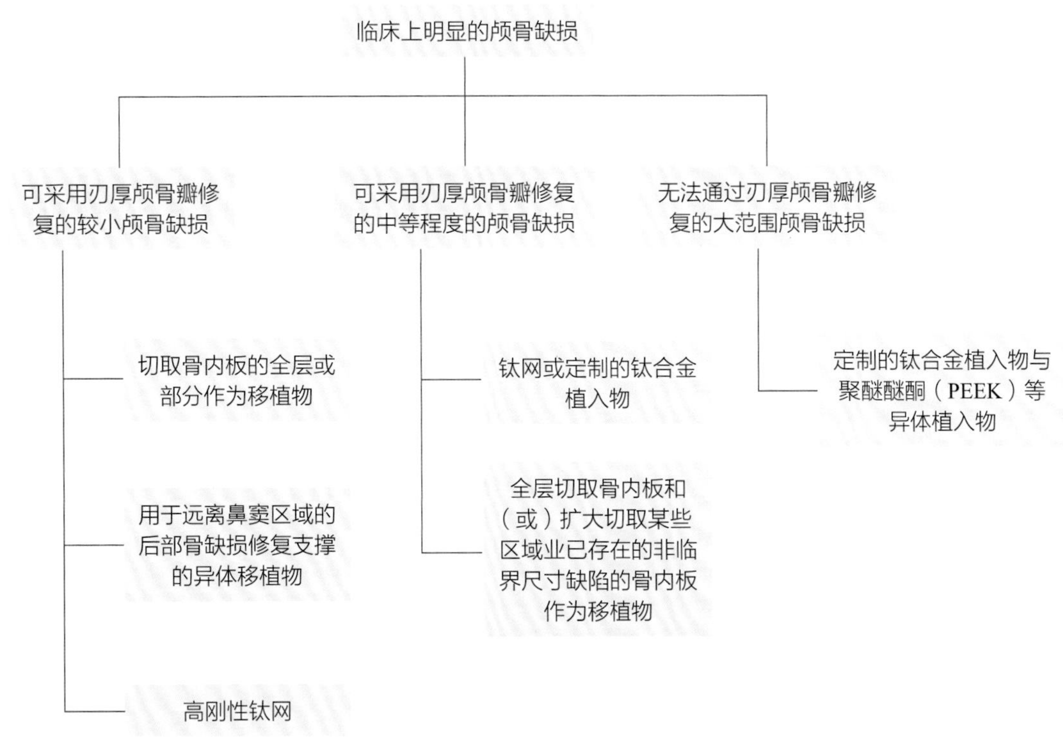

▲ **流程图 9–2　颅骨缺损二期重建策略**

于颅眶区大范围重建的患者，骨愈合不良的情况相对少见[128－130, 133, 137, 139]。较小的骨碎片可能难以愈合，尤其是在受损的软组织床上。小于15mm 的缺损对患者的风险很小，可能不需要重建。然而，在眶上缘或额部等敏感区域即使很小的缺陷也可能带来美观的问题。当这些区域骨吸收时，植入的刚性材料更容易被触及或移动。一旦出现感染，就可能需要取出。大于 15mm 的缺损可能需要使用自体移植物、钛网或异体材料进行重建。钛网对于中小型缺陷非常有用，但仍然有终生感染的风险（图 9–12）。CAD/CAM 定制的钛合金植入物或聚醚醚酮材料临床上常用，但也有一些相同的缺点。组织再生技术能提供额外的选择，但目前还没有得到适当的发展，也没有被批准用于大多数的颅面外科[140]。刃厚的颅骨瓣或钛网仍然是许多颅骨穹窿部缺损的最佳和最可预测的解决方案（图 9–13）。

颅眶部前徙后复发偶有发生，最常发生在前徙范围较大的患者和（或）综合征患者，以及骨质量差的患者。良好的固定是维持骨前徙术后即刻效果的关键。后期的复发常发生在生长发育早期就进行手术的患者。在因单缝性颅缝早闭进行重建手术的患者中，再手术率的范围很广，为 5%～20%，这可能与患者手术时的年龄和生长状况的差异有关。此外，某些畸形，如更严重的单侧冠状缝早闭，可能有更高的残留畸形率，需要后继的手术治疗[136, 141]。综合征型颅缝早闭重建术的二期手术率较高，但通常需要因复发以外的其他原因（如颅内压升高）接受其他的手术。尽管如此，在决定前额部前徙量时，充分了解软组织包膜限制和骨骼质量非常重要。

一般来说，唇腭裂及颅颌面外科手术的效果可预测，也很成功。在治疗这些患者时，清楚地理解细微的差别、最佳的结局和可能的并发症很重要。并发症和优化结果的有效管理需要认识到这些问题的可能性，以及最有效地解决这些问题的技术能力和经验。

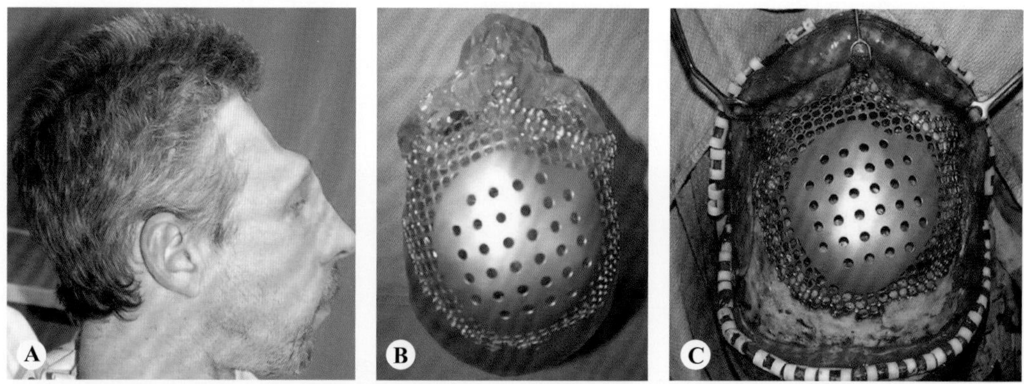

▲ 图 9–12 **A.** 侧位像，患者在棒球棒钝性损伤后由另一名外科医生进行了初期的前颅穹窿部和额部重建术，但因感染取出了植入物，整个额骨和包括鼻根在内的眶上嵴区域缺失；**B.** 利用 **CT** 和立体光刻模型的详细数据通过 **CAD/CAM** 技术定制的钛合金修复假体来替代缺损的骨结构；**C.** 固定的定制修复假体，重建缺损骨结构，不幸的是，这种重建有终生感染的风险

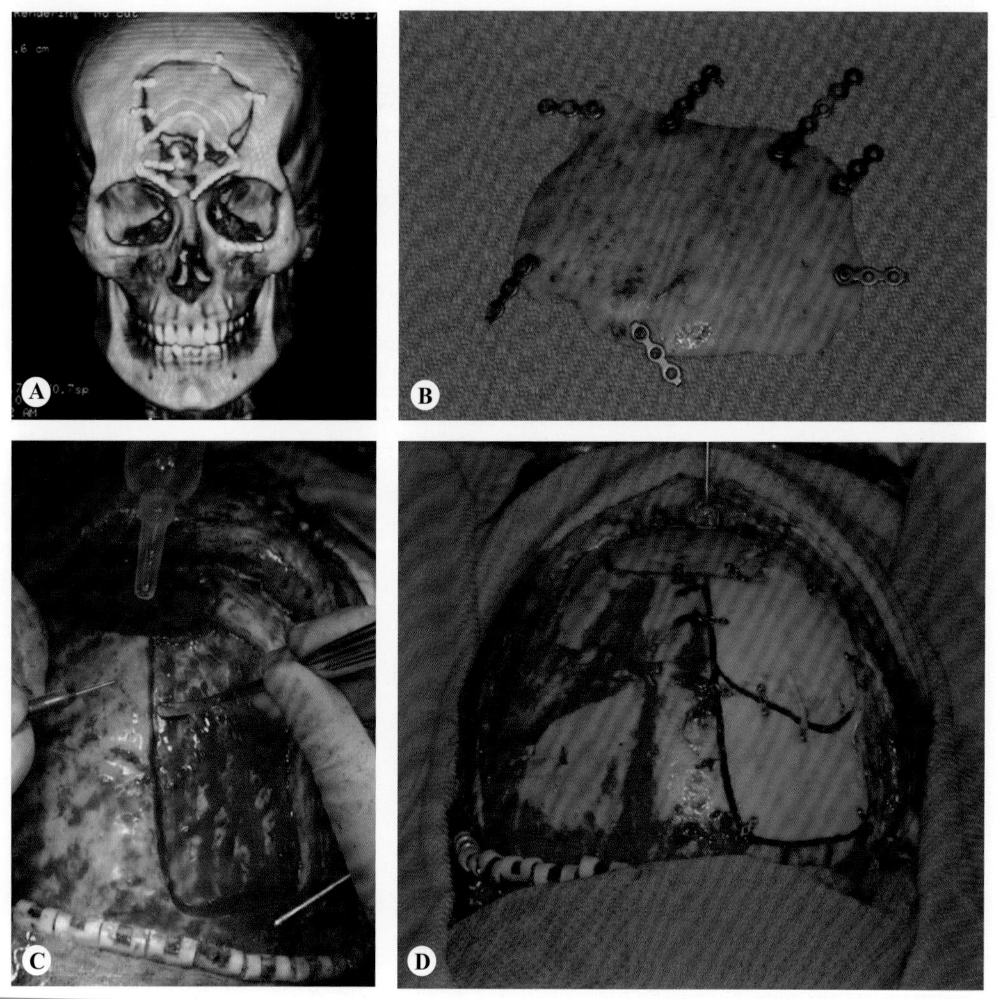

▲ 图 9–13 **A. 3D CT** 正位图像显示先前骨折的额骨骨段不连接，此处的骨段不连接并不常见，而通常发生在表面被覆软组织严重受损时，正如这位年轻女性的额骨因桥上掉落的混凝土块而发生严重创伤，包括骨膜在内的严重软组织损伤可能导致该区域无法正常愈合；**B.** 很容易取出不连接的骨段，硬脑膜保持完整；**C.** 骨缺损用取自邻近颞骨 / 顶骨内板的自体骨移植物来替代；**D.** 使用大块而不是小的碎片来重建缺损，并将骨外板归还供区

结论

唇腭裂及颅颌面外科手术是一项复杂的外科手术，需要较高的教育背景和较高层次的培训，如果在多学科治疗的长期过程中发生并发症，有能力和经验丰富的口腔颌面外科医师能够有效地预防或处理并发症。

参考文献

[1] Campbell, A., Costello, B.J., and Ruiz, R.L. (2010). Cleft lip and palate surgery: an update of clinical outcomes for primary repair. *Oral Maxillofac. Surg. Clin. North Am.* 22: 43-58.

[2] Fillies, T., Homann, C., and Meyer, U. (2007). Perioperative complications in infant cleft repair. *Head Face Med.* 3: 9.

[3] Wilhelmsen, H.R. and Musgrave, R.H. (1966). Complications of cleft lip surgery. *Cleft Palate J.* 3: 223-231.

[4] Al-Thunyan, A.M., Aldekhayel, S.A., Al-Meshal, O., and Al-Qattan, M.M. (2009). Ambulatory cleft lip repair. *Plast. Reconstr. Surg.* 124: 2048-2053.

[5] Eaton, A.C., Marsh, J.L., and Pilgram, T.K. (1994). Does reduced hospital stay affect morbidity and mortality rates following cleft lip and palate repair in infancy? *Plast. Reconstr. Surg.* 94: 911-915. 916-918.

[6] Hopper, R.A., Lewis, C., Umbdenstock, R. et al. (2009). Discharge practices, readmission, and serious medical complications following primary cleft lip repair in 23 U.S. children's hospitals. *Plast. Reconstr. Surg.* 123: 1553-1559.

[7] Rosen, H., Barrios, L.M., Reinisch, J.F. et al. (2003). Outpatient cleft lip repair. *Plast. Reconstr. Surg.* 112: 381-387. 388-389.

[8] Reinisch, J.F. and Sloan, G.M. (1990). Secondary surgical treatment of cleft lip/nose. In: *Multidisciplinary Management of Cleft Lip and Palate* (eds. J. Bardach and M.H. Huglett), 180-196. WB Saunders.

[9] Schettler, D. (1973). Intra-and postoperative complications in surgical repair of clefts in infancy. *J. Maxillofac. Surg.* 1: 40-44.

[10] Chuo, C.B. and Timmons, M.J. (2005). The bacteriology of children before primary cleft lip and palate surgery. *Cleft Palate Craniofac. J.* 42: 272-276.

[11] Reinisch, J.F., Li, W., and Urata, M. (2009). Complications of cleft lip and palate surgery. In: *Comprehensive Cleft Care* (eds. J. Losee and R. Kirschner), 210-223. McGraw-Hill.

[12] Tokioka, K., Park, S., Sugawara, Y., and Nakatsuka, T. (2009). Video recording study of infants undergoing primary cheiloplasty: are arm restraints really needed? *Cleft Palate Craniofac. J.* 46: 494-497.

[13] Wilson, A.D. and Mercer, N. (2008). Dermabond tissue adhesive versus Steri-Strips in unilateral cleft lip repair: an audit of infection and hypertrophic scar rates. *Cleft Palate Craniofac. J.* 45: 614-619.

[14] Precious, D.S. (2000). Unilateral cleft lip and palate. *Oral Maxillofac. Surg. Clin. North Am.* 12: 399-420.

[15] Precious, D.S. (2009). Primary bilateral cleft lip/nose repair using the 'Delaire' technique. *Atlas Oral Maxillofac. Surg. Clin. North Am.* 17: 137-146.

[16] Precious, D.S. (2009). Primary unilateral cleft lip/nose repair using the 'Delaire' technique. *Atlas Oral Maxillofac. Surg. Clin. North Am.* 17: 125-135.

[17] Cutting, C. and Grayson, B. (1993). The prolabial unwinding flap method for one-stage repair of bilateral cleft lip, nose, and alveolus. *Plast. Reconstr. Surg.* 91: 37-47.

[18] Cutting, C., Grayson, B., and Brecht, L. (1998). Presurgical columellar elongation and primary retrograde nasal reconstruction in one-stage bilateral cleft lip and nose repair. *Plast. Reconstr. Surg.* 101: 630-639.

[19] Mulliken, J.B. (2000). Repair of bilateral complete cleft lip and nasal deformity-state of the art. *Cleft Palate Craniofac. J.* 37: 342-347.

[20] Markus, A.F., Delaire, J., and Smith, W.P. (1992). Facial balance in cleft lip and palate. I. Normal development and cleft palate. *Br. J. Oral Maxillofac. Surg.* 30: 287-295.

[21] Markus, A.F., Delaire, J., and Smith, W.P. (1992). Facial balance in cleft lip and palate. II. Cleft lip and palate and secondary deformities. *Br. J. Oral Maxillofac. Surg.* 30: 296-304.

[22] Markus, A.F. and Delaire, J. (1993). Functional primary closure of cleft lip. *Br. J. Oral Maxillofac. Surg.* 31: 281-291.

[23] Millard, D.R. Jr. (1958). A radical rotation in single harelip. *Am. J. Surg.* 95: 318-322.

[24] Millard, D. (1976). *Cleft Craft: The Evolution of Its Surgery*. Little, Brown and Company.

[25] Mosmuller, D., Mennes, L., and Prahl, C. (2017). The development of the cleft aesthetic rating scale: a new rating scale for the assessment of nasolabial appearance in complete unilateral cleft lip and palate pateints. *Cleft Palate Craniofac. J.* 54: 555-561.

[26] Sittah, G., Ghanem, O., and Hamdan, U. (2018). Secondary cleft nasolabial deformities: a new classification system and surgical revision. *Cleft Palate Craniofac. J.* 55: 837-843.

[27] Stoutland, A., Long, R., Mercado, A. et al. (2017). The Americleft project: a modification of the Asher-McDade method for rating nasolabial esthetics in patients with unilateral cleft lip and palate using Q-sort. *J. Craniofac. Surg.* 28: 1911-1917.

[28] Daya, M. (2009). Nostril stenosis corrected by release and serial stenting. *J. Plast. Reconstr. Aesthet. Surg.* 62: 1012-1019.

[29] Wolfe, S.A., Podda, S., and Mejia, M. (2008). Correction of nostril stenosis and alteration of nostril shape with an orthonostric device. *Plast. Reconstr. Surg.* 121: 1974-1977.

[30] Ziada, H.M., Gavin, D., and Allen, P. (2005). Custom made alar stents for nostril stenosis: a 24-month evaluation. *Int. J. Oral Maxillofac. Surg.* 34: 605-611.

[31] Kapucu, M.R., Gursu, K.G., Enacar, A., and Aras, S. (1996). The effect of cleft lip repair on maxillary morphology in patients with unilateral complete cleft lip and palate. *Plast. Reconstr. Surg.* 97: 1371-1375. 1376-1378.

[32] Berkowitz, S., Mejia, M., and Bystrik, A. (2004). A comparison of the effects of the Latham-Millard procedure with those of a conservative treatment approach for dental occlusion and facial aesthetics in unilateral and bilateral complete cleft lip and palate: part I. *Dental occlusion. Plast. Reconstr. Surg.* 113: 1-18.

[33] Berkowitz, S., Duncan, R., and Evans, C. (2005). Timing of cleft palate closure should be based on the ratio of the area of the cleft to that of the palatal segments and not on age alone. *Plast. Reconstr. Surg.* 115: 1483-1499.

[34] LeMesurier, A.B. (1949). Method of cutting and suturing lip in complete unilateral cleft lip. *Plast. Reconstr. Surg.* 4: 1-12.

[35] Rogers, B.O. (1964). Hairlip repair in colonial America: a review of 18th century and earlier surgical techniques. *Plast. Reconstr. Surg.* 34: 142-162.

[36] Khosla, R.K., Mabry, K., and Castiglione, C.L. (2008). Clinical outcomes of the Furlow Z-plasty for primary cleft palate repair. *Cleft Palate Craniofac. J.* 45 (5): 501-510.

[37] LaRossa, D. (2000). The state of the art in cleft palate surgery. *Cleft Palate Craniofac. J.* 37 (3): 225-228.

[38] Ross, B. (1987). Treatment variables affecting facial growth in complete unilateral cleft lip and palate. Part 7: an overview of treatment and facial growth. *Cleft Palate J.* 24: 71-77.

[39] Pantaloni, M. and Hollier, L. (2001). Cleft palate and velopharyngeal incompetence. In: *Selected Readings in Plastic Surgery 9*, 1-36. Baylor Univ, Publisher.

[40] Bardach, J. (1995). Two-flap palatoplasty: Bardach's technique. *Oper. Tech. Plast. Surg.* 2: 211-214.

[41] Kilner, T.P. (1937). Cleft lip and palate repair technique. *St. Thomas Hosp. Rep.* 2: 127.

[42] Veau, V. (1931). *Division Palantine*. Masson.

[43] Salyer, K.E., Sng, K.W., and Sperry, E.E. (2006). Two-flap palatoplasty: 20-year experience and evolution of a surgical technique. *Plast. Reconstr. Surg.* 118: 193.

[44] Fonseca, R.J. (ed.) (2009). *Oral and Maxillofacial Surgery*, vol. III, 729. St. Louis: Saunders Elsevier.

[45] Furlow, L.T. (1978). Cleft palate repair: preliminary report on lengthening and muscle transposition by Z-plasty. Southeastern Society of Plastic and Reconstructive Surgeons.

[46] Bardach, J., Morris, H.L., and LaRossa, D. (1990). The Furlow double reversing Z-plasty for cleft palate repair: the first 10 years of experience. In: *Multidisciplinary Management of Cleft Lip and Palate* (eds. J. Bardach and M.H. Huglett), 84-95. WB Saunders.

[47] Grobbelar, A.O., Hudson, D.A., Fernandes, D.B., and Lentin, R. (1985). Speech results after repair of the cleft soft palate. *Plast. Reconstr. Surg.* 95: 1150-1154.

[48] Kirschner, R.E., Wang, P., and Jawad, A.F. (1999). Cleft palate repair by modified Furlow double opposing Z-plasty: the Children's Hospital of Philadelphia experience. *Plast. Reconstr. Surg.* 104: 1998-2010.

[49] Pigott, R.W., Albery, E.H., and Hathorn, I.S. (2002). A comparison of three methods of repairing the hard palate. *Cleft Palate Craniofac. J.* 39: 383-391.

[50] Helling, E.R., Dev, V.R., and Garza, J. (2006). Low fistula rate in palatal clefts closed with the Furlow technique using decellularized dermis. *Plast. Reconstr. Surg.* 117 (7): 2361-2365.

[51] Noorchashm, N., Duda, J.R., and Ford, M. (2006). Conversion Furlow palatoplasty: salvage of speech after straight-line palatoplasty and 'incomplete intravelar veloplasty'. *Ann. Plast. Surg.* 56: 505-510.

[52] Seagle, M.B. (2006). Palatal fistula repair using acellular dermal matrix: the University of Florida experience. *Ann. Plast. Surg.* 56: 50-53.

[53] Li, Y., Wu, M., Yang, C. et al. (2021). Evaluation of fistula rates in three cleft palate techniques without relaxing incisions. *J. Craniomaxillofac. Surg.* 49 (6): 456-461.

[54] Schendel, S.A. (1999). A single surgeon's experience with the Delaire palatoplasty. *Plast. Reconstr. Surg.* 104 (7): 1993-1997.

[55] Wilhelmi, B.J., Appelt, E.A., and Hill, L. (2001). Palatal fistulas: rare with the two-flap palatoplasty repair. *Plast. Reconstr. Surg.* 107 (2): 315-318.

[56] Gunther, E., Wisser, J.R., Cohen, M.A., and Brown, A.S. (1998). Palatoplasty: Furlow's double reversing z-plasty versus intravelar veloplasty. *Cleft Palate Craniofac. J.* 35 (6): 546-549.

[57] Ross, R.B. (1987). Treatment variables affecting facial growth in complete unilateral cleft lip and palate. Part 1: treatment affecting growth. *Cleft Palate J.* 24: 5.

[58] Ross, R.B. (1987). Treatment variables affecting facial growth in complete unilateral cleft lip and palate. Part 2: presurgical orthopedics. *Cleft Palate J.* 24: 24.

[59] Williams, W.N., Seagle, M.B., and Nackashi, A.J. (1998). A methodology report of a randomized prospective trial to assess velopharyngeal function for speech following palatal surgery. *Control. Clin. Trials* 19: 297-312.

[60] Yu, C.C., Chen, P.K., and Chen, Y.R. (2001). Comparison of speech results after Furlow palatoplasty and von Langenbeck palatoplasty in incomplete cleft of the secondary palate. *Chang Gung Med. J.* 24: 628-632.

[61] Randall, P., La Rossa, D., and Solomon, M. (1986). Experience with the Furlow double reversing z-plasty for cleft palate repair. *Plast. Reconstr. Surg.* 77: 569-576.

[62] Brothers, D.B., Dalston, R.W., Peterson, H.D., and Lawrence, W.T. (1995). Comparison of the Furlow double opposing z-plasty with the Wardill-Kilner procedure for isolated clefts of the soft palate. *Plast. Reconstr. Surg.* 95 (6): 969-977.

[63] Spauwen, P.H., Goorhuis-Brouwer, S.M., and Schutte, H.K. (1992). Cleft palate repair: Furlow versus von Langenbeck. *J. Craniomaxillofac. Surg.* 20 (1): 18-20.

[64] Seagle, M. B. (2006). Abstract presentation. *American Cleft Palate-Craniofacial Association, 63rd Annual Meeting.*

[65] Moore, M.D., Lawrence, W.T., Ptak, J.J., and Trier, W.C. (n.d.). Complications of primary palatoplasty: a twenty-one-year review. *Cleft Palate J.* 25 (2): 156-156.

[66] Cohen, S.R., Kalinowski, J., LaRossa, D., and Randall,

P. (1991). Cleft palate fistulas: a multivariate statistical analysis of prevalence, etiology, and surgical management. *Plast. Reconstr. Surg.* 87: 1041-1047.

[67] Ogle, O.E. (2002). The management of oronasal fistulas in the cleft palate patient. *Oral Maxillofac. Surg. Clin. North Am.* 14: 553-562.

[68] Posnick, J.C. (2000). The staging of cleft lip and palate reconstruction: infancy through adolescence. In: *Craniofacial and Maxillofacial Surgery in Children and Young Adults* (ed. J.C. Posnick), 18-34. WB Saunders.

[69] Posnick, J.C. and Ruiz, R.L. (2000). Discussion of management of secondary orofacial cleft deformities. In: *The Unfavorable Result in Plastic Surgery: Avoidance and Treatment* (eds. R.M. Goldwyn and M.M. Cohen), 132-146. Lippincott Williams & Wilkins.

[70] Posnick, J.C. and Ruiz, R.L. (2000). Repair of large anterior palatal fistulas using thin tongue flaps: long-term follow-up of 10 patients. *Ann. Plast. Surg.* 45: 114-117.

[71] Posnick, J.C. and Ruiz, R.L. (2002). Stages of cleft lip and palate reconstruction: infancy through adolescence. In: *Cleft Lip and Palate: From Origin to Treatment* (ed. D.F. Wyszynski), 81-96. Oxford University Press.

[72] Stal, S. and Spira, M. (1984). Secondary reconstructive procedures for patients with clefts. In: *Pediatric Plastic Surgery* (eds. D. Serafin and N.G. Georgiade), 135-147. Mosby.

[73] Abyholm, F.E., Bergland, O., and Semb, G. (1981). Secondary bone grafting of alveolar clefts. *Scand. J. Reconstr. Surg.* 15: 127.

[74] Turvey, T.A., Vig, K., Moriarty, J., and Hoke, J. (1984). Delayed bone grafting in the cleft maxilla and palate: a retrospective multidisciplinary analysis. *Am. J. Orthod.* 86: 244-256.

[75] Lehman, J.A. (1995). Closure of palatal fistulas. *Oper. Tech. Plast. Surg.* 2: 255.

[76] Schendel, S.A. (1992). Secondary cleft surgery. *Select. Read. Oral Maxillofac. Surg.* 3: 1.

[77] Bozola, A.R. and Ribeiro-Garcia, E.R.B. (1995). Partial buccinator myomucosal flap, posteriorly based. *Oper Tech Plast Surg* 2: 263-269.

[78] Ninkovic, M., Hubli, E.H., Schwabegger, A., and Anderl, H. (1997). Free flap closure of recurrent palatal fistula in the cleft lip and palate patient. *J. Craniofac. Surg.* 8: 491.

[79] Posnick, J.C. (1997). The treatment of secondary and residual dentofacial deformities in the cleft patient. Surgical and orthodontic treatment. *Clin. Plast. Surg.* 24: 583-597.

[80] Turvey, T.A., Vig, K.W.L., and Fonseca, R.J. (1996). Maxillary advancement and contouring in the presence of cleft lip and palate. In: *Facial Clefts and Craniosynostosis: Principles and Management* (eds. T.A. Turvey, K.W.L. Vig and R.A. Fonseca), 263-287. WB Saunders.

[81] Johnson, P.A., Banks, P., and Brown, A.E. (1992). Use of the posteriorly based lateral tongue flap in the repair of palatal fistula. *Int. J. Oral Maxillofac. Surg.* 23: 6-9.

[82] Kinnebrew, M.C. and Malloy, R.B. (1983). Posteriorly based, lateral lingual flaps for alveolar cleft bone graft coverage. *J. Oral Maxillofac. Surg.* 41: 555-561.

[83] Ross, R.B. (1987). Treatment variables affecting facial growth in complete unilateral cleft lip and palate. Part 3: alveolus repair and bone grafting. *Cleft Palate J.* 42: 33.

[84] Ross, R.B. (1987). Treatment variables affecting facial growth in complete unilateral cleft lip and palate. Part 5: timing of palate repair. *Cleft Palate J.* 42: 54.

[85] Ross, R.B. (1987). Treatment variables affecting facial growth in complete unilateral cleft lip and palate. Part 6: techniques of palate repair. *Cleft Palate J.* 42: 64.

[86] Fudalej, P., Obloj, B., and Miller-Drabikowska, D. (2008). Midfacial growth in a consecutive series of preadolescent children with complete unilateral cleft lip and palate following a one-stage simultaneous repair. *Cleft Palate Craniofac. J.* 45 (6): 667-673.

[87] Ozturk, Y. and Cura, N. (1996). Examination of craniofacial morphology in children with unilateral cleft lip and palate. *Cleft Palate Craniofac. J.* 33: 32-36.

[88] Savaci, N., Hosnuter, M., Tosun, Z., and Demir, A. (2005). Maxillofacial morphology in children with complete unilateral cleft lip and palate treated by one-stage simultaneous repair. *Plast. Reconstr. Surg.* 115: 1509-1517.

[89] Lilja, J., Mars, M., and Elander, A. (2006). Analysis of dental arch relationships in Swedish unilateral cleft lip and palate subjects: 20-year longitudinal consecutive series treated with delayed hard palate closure. *Cleft Palate Craniofac. J.* 43: 606-611.

[90] Molsted, K., Brattstrom, V., and Prahl-Anderson, B. (2005). The Eurocleft study: Intercenter study of treatment outcome in patients with complete cleft lip and palate. Part 3: dental arch relationships. *Cleft Palate Craniofac. J.* 42: 78-82.

[91] Friede, H., Enemark, H., and Semb, G. (1991). Craniofacial and occlusal characteristics in unilateral cleft lip and palate patients from four Scandinavian centers. *Scand. J. Plast. Reconstr. Surg. Hand Surg.* 25: 269-276.

[92] Ross, R.B. (1987). Treatment variables affecting facial growth in complete unilateral cleft lip and palate. Part 4: repair of the cleft lip. *Cleft Palate J.* 42: 45.

[93] Kim, T., Ishikawa, H., and Chu, S. (2002). Constriction of the maxillary dental arch by mucoperiosteal denudation of the palate. *Cleft Palate Craniofac. J.* 39: 425-431.

[94] Good, P.H., Mulliken, J.B., and Padwa, B.L. (2007). Frequency of LeFort I osteotomy after repaired cleft lip and palate or cleft palate. *Cleft Palate Craniofac. J.* 44 (4): 396-401.

[95] Posnick, J. (1991). Orthognathic surgery in cleft patients treated by early bone grafting (Discussion). *Plast. Reconstr. Surg.* 87: 840-842.

[96] Oberoi, S., Chigurupati, R., and Vargervik, K. (2008). Morphologic and management characteristics of individuals with unilateral cleft lip and palate who require maxillary advancement. *Cleft Palate Craniofac. J.* 45 (1): 42-49.

[97] Costello, B.J., Ruiz, R.L., and Turvey, T.A. (2002). Velopharyngeal insufficiency in patients with cleft palate. *Oral Maxillofac. Surg. Clin.* 14: 539.

[98] Glaser, E.R., Skolnick, M.L., McWilliams, B.J., and Shprintzen, R.J. (1979). The dynamics of Passavant's ridge in subjects with and without velopharyngeal insufficiency. A multiview videofluoroscopic study. *Cleft Palate J.* 16: 24-33.

[99] Passavant, G. (1863). On the closure of the pharynx in speech. *Archiv. Heilk* 3: 305.

[100] Passavant, G. (1869). On the closure of pharynx in speech. *Virchows Arch.* 46: 1.

[101] Henningsson, G. and Isberg, A. (n.d.). Velopharyngeal movements in patients alternating between oral and glottal articulation: a clinical and cineradiographical study. *Cleft Palate J.* 23: 1-9.

[102] Isberg, A. and Henningsson, G. (1987). Influence of palatal fistula on velopharyngeal movements: a cineradiographic study. *Plast. Reconstr. Surg.* 79: 525-530.

[103] Lohmander-Agerskov, A., Dotevall, H., Lith, A., and Söderpalm, E. (n.d.). Speech and velopharyngeal function in children with an open residual cleft in the hard palate, and the influence of temporary covering. *Cleft Palate Craniofac. J.* 33: 324-332.

[104] Warren, D.W. (1986). Compensatory speech behaviors in cleft palate: a regulation/control phenomenon. *Cleft Palate J.* 23: 251-260.

[105] Golding-Kushner, K.J., Argamaso, R.V., and Cotton, R.T. (1990). Standardization for the reporting of nasopharyngoscopy and multi-view videofluroscopy: a report from an international working group. *Cleft Palate J.* 27: 337-347.

[106] Shprintzen, R.J. and Bardach, J. (1995). The use of information obtained from speech and instrumental evaluations in treatment planning for velopharyngeal insufficiency. In: *Cleft Palate Speech Management: A Multidisciplinary Approach*, 15-27. Mosby.

[107] Warren, D.W., Dalston, R.M., and Mayo, R. (1994). Hypernasality and velopharyngeal impairment. *Cleft Palate Craniofac. J.* 31: 257-262.

[108] Turvey, T.A., Ruiz, R.L., and Costello, B.J. (2002). Surgical correction of midface deficiency in the cleft lip and palate malformation. *Oral Maxillofac. Surg. Clin.* 14: 491-507.

[109] Fonseca, R.J., Turvey, T.A., and Wolford, L.M. (2000). Orthognathic surgery in the cleft patient. In: *Oral and Maxillofacial Surgery* (eds. R.J. Fonseca, S.J. Baker and L.M. Wolford), 45-62. WB Saunders.

[110] Posnick, J.C. and Tompson, B. (1995). Cleft-orthognathic surgery: complications and long-term results. *Plast. Reconstr. Surg.* 96: 255-266.

[111] Turvey, T.A. and Frost, D. (1980, May). Maxillary advancement and velopharyngeal function in the presence of cleft palate. *38th Annual Meeting of the American Cleft Palate Association.*

[112] Rosseli, S. (1935). *Divisione palatine 3 sua aura chirurgico.*

[113] Schoenborn, D. (1876). Uber eine neue Methode der Staphylorraphies. *Arch. Klin. Chirurgie* 19: 528.

[114] Shprintzen, R.J., Lewin, M.L., and Croft, C.B. (1979). A comprehensive study of pharyngeal flap surgery: tailor-made flaps. *Cleft Palate J.* 16: 46-55.

[115] Shprintzen, R.J. (1979). The use of multiview videofluoroscopy and flexible fiberoptic nasopharyngoscopy as a predictor of success with pharyngeal flap surgery. In: *Diagnosis and Treatment of Palatoglossal Malfunction* (eds. F. Ellis and E. Flack), 31-43. College of Speech Therapists.

[116] Argamaso, R.V., Levandowski, G., Golding-Kushner, K.J., and Shprintzen, R.J. (1994). Treatment of asymmetric velopharyngeal insufficiency with skewed pharyngeal flap. *Cleft Palate Craniofac. J.* 31: 287-294.

[117] Shprintzen, R.J., McCall, G.N., Skolnick, M.L., and Lencione, R.M. (1975). Selective movement of the lateral aspects of the pharyngeal walls during velopharyngeal closure for speech, blowing, and whistling in normals. *Cleft Palate J.* 12: 51-58.

[118] Hynes, W. (1951). Pharyngoplasty by muscle transplantation. *Br. J. Plast. Surg.* 3: 128.

[119] Hynes, W. (1953). The results of pharyngoplasty by muscle transplantation in 'failed cleft palate' cases, with special reference to the influence of the pharynx on voice production. *Ann. R. Coll. Surg. Engl.* 13: 17-35.

[120] Jackson, I. and Silverton, J.S. (1983). The sphincter pharyngoplasty as a secondary procedure in cleft palates. *Plast. Reconstr. Surg.* 71: 180.

[121] Jackson, I.T. (1985). Sphincter pharyngoplasty. *Clin. Plast. Surg.* 12: 711.

[122] Orticochea, M. (1968). Constriction of a dynamic muscle sphincter in cleft palates. *Plast. Reconstr. Surg.* 41: 323-327.

[123] Orticochea, M. (1997). Physiopathology of the dynamic muscular sphincter of the pharynx. *Plast. Reconstr. Surg.* 100: 1918-1923.

[124] Guilleminault, C. and Stoohs, R. (n.d.). Chronic snoring and obstructive sleep apnea syndrome in children. *Lung* 168: 912-919.

[125] Sirois, M., Caouette-Laberge, L., and Spier, S. (1994). Sleep apnea following a pharyngeal flap: a feared complication. *Plast. Reconstr. Surg.* 93: 943-947.

[126] Ysunza, A., Garcia-Velasco, M., and Garcia-Garcia, M. (1993). Obstructive sleep apnea secondary to surgery for velopharyngeal insufficiency. *Cleft Palate Craniofac. J.* 30: 387-390.

[127] Chen, P.K., Wu, J.T., Chen, Y.R., and Noordhoff, M.S. (1994). Correction of secondary velopharyngeal insufficiency in cleft palate patients with the Furlow palatoplasty. *Plast. Reconstr. Surg.* 94: 933-941.

[128] Jones, B.M., Jani, P., and Bingham, R.M. (1992). Complications in paediatric craniofacial surgery: an initial four year experience. *Br. J. Plast. Surg.* 45: 225-231.

[129] Poole, M.D. (1988). Complications in craniofacial surgery. *Br. J. Plast. Surg.* 41: 603-613.

[130] Steig, P.E. and Mulliken, J.B. (1991). Neurosurgical complications in craniofacial surgery. *Neursurg. Clin. N. Am.* 2: 703-708.

[131] Resnick, D.K., Pollack, I.F., and Albright, A.L. (1995). Surgical management of the cloverleaf skull deformity. *Pediatr. Neurosurg.* 22 (1): 29-37.

[132] Phillips, R.J. and Mulliken, J.B. (1988). Venous air embolism during a craniofacial procedure. *Plast. Reconstr. Surg.* 82 (1): 155-159.

[133] Greensmith, A.L., Meara, J.G., Holmes, A.D., and Lo, P. (2004). Complications related to cranial vault surgery. *Oral Maxillofac. Surg. Clin. North Am.* 16 (4): 465-473.

[134] Levine, J.P., Stelnicki, E., and Weiner, H.L. (2001). Hyponatremia in the postoperative craniofacial pediatric patient population: a connection to cerebral salt wasting syndrome and management of the disorder. *Plast. Reconstr.*

Surg. 108 (6): 1501-1508.
[135] Fearon, J.A., Ruotolo, R.A., and Kolar, J.C. (2009). Single sutural craniosynostoses: surgical outcomes and long-term growth. *Plast. Reconstr. Surg.* 123 (2): 635-642.
[136] Whitaker, L.A., Munro, I.R., and Salyer, K.E. (1979). Combined report of problems and complications in 793 craniofacial operations. *Plast. Reconstr. Surg.* 64: 198-203.
[137] Lo, L.J., Hung, K.F., and Chen, Y.R. (2002). Blindness as a complication of Le Fort I osteotomy for maxillary distraction. *Plast. Reconstr. Surg.* 109 (2): 688-698. 699-700.
[138] Munro, I.R. and Sabatier, R.E. (1985). An analysis of 12 years of craniomaxillofacial surgery in Toronto. *Plast. Reconstr. Surg.* 76: 29.
[139] Rivera-Serrano, C.M., Oliver, C.L., and Sok, J. (2010). Pedicled facial buccinator (FAB) flap: a new flap for reconstruction of skull base defects. *Laryngoscope* 120 (10): 1922-1930.
[140] Costello, B.J., Shah, G., Kumta, P., and Sfeir, C.S. (2010). Regenerative medicine for craniomaxillofacial surgery. *Oral Maxillofac. Surg. Clin. North Am.* 22 (1): 33-42.
[141] Selber, J.C., Brooks, C., and Kurichi, J.E. (2008). Long-term results following fronto-orbital reconstruction in nonsyndromic unicoronal synostosis. *Plast. Reconstr. Surg.* 121 (5): 251-260.

推荐读物

Bernstein, L. (1967). Treatment of velopharyngeal incompetence. *Arch. Otolaryngol.* 85: 67-74.

第 10 章　面部微创美容手术

Minimally Invasive Cosmetic Facial Surgery

Erik Evans　Jon D. Perenack　Elie M. Ferneini　著　　王 悦 李 晨 王 蓉 译

在所有美容手术中，面部美容手术在数量上处于绝对优势[1]。美国整形外科协会成员进行的全部美容手术中微创美容手术占绝大多数（1810万例中有1630万例），其中注射A型肉毒杆菌毒素770万例（比上一年增加4%），注射软组织填充物270万例[2]。由于花费相对较少，并发症风险低，误工时间缩短，与有创手术相比，这些微创手术在寻求面部年轻化的患者中越来越受欢迎。

在本章中，微创手术包括神经调节剂和软组织填充物的注射，以及如化学换肤和激光嫩肤等皮肤重塑手术。当然，这些手术的优势也势必附带着风险，即其远期效果可能不如更全面的面部年轻化手术（如提眉术、面部拉皮术、颈部提升术和其他手术）那样有效、自然或稳定[3]。事实上，外科医生有责任为患者选择适合的治疗方式，而不是建议“简单”的治疗（如注射肉毒杆菌毒素），这可能会产生与患者期望完全相反的效果。例如，给眉毛下垂患者的额肌注射神经毒素只会加重这一问题。

基于这点，将面部美容手术的认知和实践局限于对微创手术的过度依赖是有问题的。引用Abraham Maslow的话，“我认为，如果你唯一的工具是锤子，那么把一切都当作钉子来对待是很诱人的”。微创手术的并发症可能与有创手术一样具有破坏性（如面部填充物注射后失明），因此更加需要具有专业知识、技能和经验的外科医生来规避风险。

虽然这些手术往往比有创手术并发症更少，但患者期望的是他们将会对美容结果感到满意。我们都熟悉这样的情况：患者对手术结果感到满意，而作为外科医生的我们并不完全满意，这是最理想的“并发症”。我们都有过这种事后领悟的经历，就是如果采用不同的方法可能达到更满意的效果。最坏的情况是患者对治疗结果不满意，而外科医生满意。这就是为什么患者和外科医生双方都抱有切合实际的期望是如此重要。花时间评估所要实施手术可能的结果、风险和益处非常重要，在美容手术中更是如此，因为美容手术不像其他手术，是为了延长患者生命、减轻疼痛或增加功能而进行的“医学上必要的”手术。因此，与减轻疼痛、缓解毁容、延缓死亡之类的手术相比，患者期望选择性美容手术术后并发症的发生率较低是合乎情理的。

典型的手术后遗症，如疼痛、肿胀、瘀伤和红斑，通常发生在术后阶段，不被视为并发症；然而，这些正常的后遗症可能会让接受微创手术的患者感到诧异，因此可能被一些患者视为“并发症”。这些可预知的后遗症，包括例如肉毒杆菌毒素注射后一两天的水肿，以及CO_2激光换肤术后两周或更长时间的皮肤红斑。因此，确保患者充分了解术后的预期疗程以及手术潜在的并发症是极其重要的。通过下列措施可以最大限度地减少并发症的发生。

- 手术适应证的选择。
- 恰当的医生及患者的预期。
- 知晓手术步骤。
- 精湛的技术。
- 正确的术前及术后皮肤护理。

一、神经毒素的并发症

肉毒杆菌毒素是一种天然存在的细菌性神经毒素，从肉毒梭状芽孢杆菌中分离出来，通过抑制神经肌肉连接处乙酰胆碱的释放诱发肌肉麻痹，从而减少形成皱纹的面部表情肌垂直节律变化。此外，通过选择性麻痹来调节面部肌肉的矢量力，从而实现非手术性的眉毛抬高或嘴角上扬。此类毒素可分为A、B、C、D、E、F和G血清型[4, 5]，其中A型和B型已获批用于人类。然而，只有A型(BTX-A)被常规用于美容治疗。

肉毒杆菌毒素的安全性和有效性已在文献中得到充分证实，其在人群中广泛应用，并发症的报告率很低[6, 7]。2007年有460万名患者接受了肉毒杆菌毒素（BTX）治疗，很少有关于该药物导致并发症的报道[8]。BTX的使用正在增加，2018年期间，美国进行了超过740万次的BTX-A手术[9]。

肉毒杆菌毒素(BTX)治疗主要用于眉间(皱眉肌和降眉间肌)、前额（额肌)、鱼尾纹（眼轮匝肌)，较少用于口周和其他区域。本章不讨论该药物用于其他疾病的治疗，如眼睑痉挛、多汗症、颈部肌张力障碍和脑瘫引起的挛缩。

幸运的是，美容类神经毒素最常见的不良反应轻微而短暂，许多不良反应与注射本身相关，而不是与毒素有关。这些不良反应包括未达到预期的效果、瘀青、肿胀、注射部位疼痛、头痛和感冒样症状[10]。必须注意此类药物的正确处置、剂量、储存和稀释，因为偏离药物指南可能会导致并发症的发生。

回顾FDA不良反应报告数据库的14 764项记录，最常见的10项不良反应是疼痛（9.3%)、肿胀(6.4%)、眼睑/眉毛下垂(6.1%)、头痛(4.3%)、过敏（3.9%)、视力变化（3.3%)、疲倦（2.8%)、面瘫（2.6%)、皮疹（2.3%）和头晕（1.8%）[11]。BTX-A的主要作用是使肌肉麻痹，因此非选择性的肌无力是最常见的令人痛苦的并发症。在面部美容中，BTX-A最常见的三种非选择性的肌无力是眼睑、眉毛和唇下垂（在BTX-A注射降口角肌后，造成面神经下颌缘支无力)。罕见的是眼轮匝肌的过度治疗导致眼睑闭合困难。

在一项广泛的调查研究中，分析了13.5年内向FDA报告的，神经毒素用于治疗和美容的严重不良反应及术后1年内的非严重不良反应[12]。目前还没有关于神经毒素用于美容后致死的报告。报告的严重不良反应更有可能是用于治疗而非美容，这可能是因为使用了较高的浓度，以及接受此类药物治疗的患者潜在的医疗状况较差。尽管缺乏美容用神经毒素相关的严重不良反应报告，但所有的神经调节剂都有FDA强制要求的黑框警告，表明其有远处弥散，并导致吞咽或呼吸困难以及死亡的潜在风险[13]。

（一）瘀伤和肿胀

病因：创伤性注射、静脉丛周围注射、抗凝剂或抗血小板药物的使用。

处理：注射前两周避免服用具有抗血小板和抗凝功能的药物，如维生素E、阿司匹林和非甾体抗炎药，这样可以减少注射部位的瘀青[10]。获取患者服用药物的所有信息非常重要，包括他们可能遗忘的既往病程中服用过的草药补品，因为这可能会造成术后瘀青。注射后立即进行冷敷和按压也可以减少注射后瘀伤的风险。眼周部位由于皮肤较薄，特别容易出现瘀青[13]。高达25%的患者接受神经毒素注射眼部鱼尾纹治疗后出现瘀伤。然而，安慰剂组也有类似的发生率，这就意味着瘀青是由注射本身造成的[14]。

（二）注射部位疼痛

病因：操作不当，缺乏超前镇痛。

处理：使用小号针头（30G或32G)，表面和局部麻醉，冷敷，以及振动注射邻近部位（疼痛闸门理论）[13]。在导致注射疼痛的因素中，注射速度可能比针头大小更为重要，尤其在筋膜附着致密的部位，这与口内局部麻醉中的腭部注射及前庭注射相类似[15]。

（三）眉毛、眼睑下垂，口腔关闭不全

病因：神经毒素用于美容的最终目的是肌肉麻痹 / 无力，但由于药物的局部扩散会对相邻肌肉产生意想不到的影响。毒素可以从降眉间肌和皱眉肌通过眶膈扩散至上睑提肌，导致上睑下垂和复视[16]（图 10–1）。据报道，该并发症的发生率在 405 名患者中占 3%，在 264 名患者中占 5.4%[13]。

降眉肌群（内侧眼轮匝肌、皱眉肌和降眉间肌）与中部额肌的联合治疗，可能会降低内侧眉毛，致使外侧眉毛相对抬高，从而产生不自然的形态称为“Spock 效应”，可通过治疗外侧额肌来缓解。相反，在治疗鱼尾纹时，可能会出现外侧眼眉下垂[13]。

毒素弥散到面下部肌群可能会导致面下部的不对称、笑容异常、口腔关闭不全、语言和面部表情障碍。口轮匝肌注射本身就可能引起口腔关闭不全，但毒素扩散到下唇方肌可能致使笑容不对称[13]。注射提上唇鼻翼肌来治疗“露龈笑”很可能会导致笑容异常，从而产生非常不自然的效果。

处理（流程图 10–1）：眉间注射时，为避免毒素通过眶隔弥散导致上睑下垂，最佳方法是在骨性眶缘上方至少 1cm 处的眶周进行注射。在注射眼轮匝肌（鱼尾纹）时，注射点应保持在眶外侧缘 1～2cm 处。注射额肌时，在眉心上方至少 2.5cm 处，也可以减少这种并发症的发生[10, 13]。

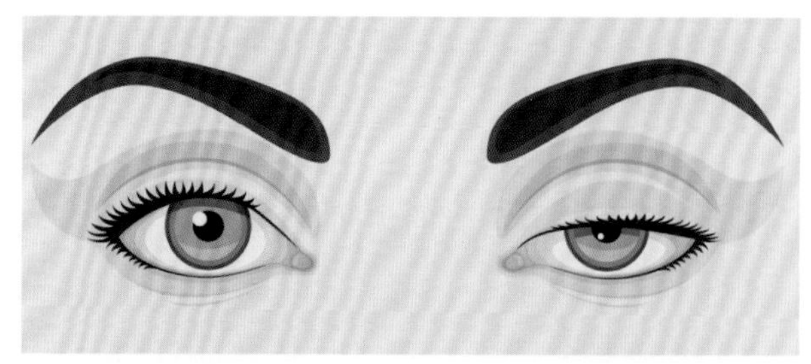

▲ **图 10–1　神经毒素通过眶隔扩散致上睑提肌无力，左眼睑下垂**

引自 Levy 和 Emer[13]

其他处理方法，如注射后立即加压，使用较高的浓度以降低毒素用量，也有助于将毒素保持在注射部位[10]。如果确实发生了睑下垂，可使用 α– 肾上腺素滴眼液（0.5% 阿可乐定滴眼液，1～2 滴，3 次 / 日）来加速解决此类暂时性并发症（流程图 10–1）[10]。

眉毛下垂和唇下垂可能是对外侧额肌和降口角肌的过度治疗造成的。预防这一问题的最佳方法是对这些部位进行“不完全性的治疗”，直到医生获得经验，并掌握每个患者的最佳耐受剂量。不幸的是，当发现严重的肌无力时，除了等待 BTX 的效力减弱外，几乎没有其他的治疗方

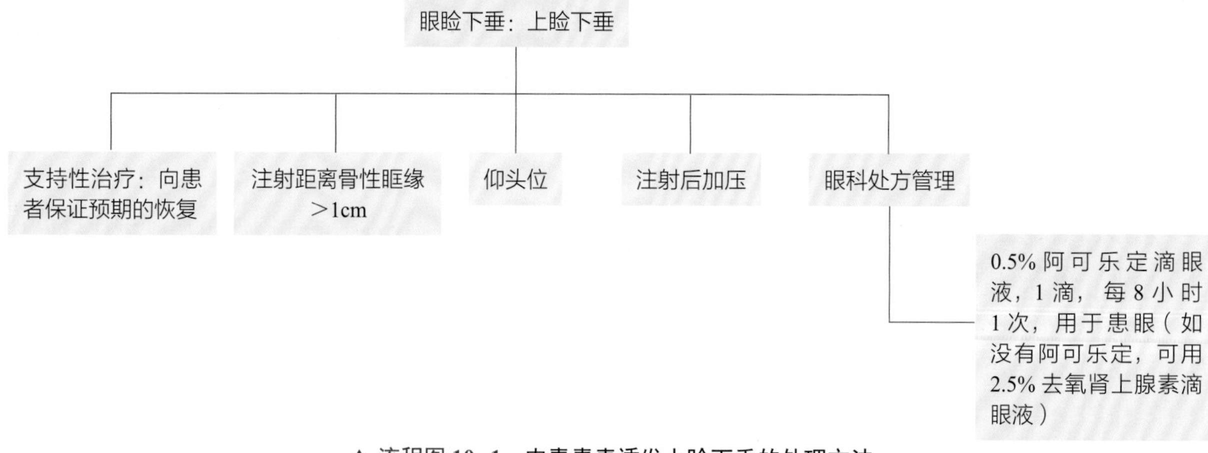

▲ **流程图 10–1　肉毒毒素诱发上睑下垂的处理方法**

法可以选择。有一个可供选择的方案是在面部“肌无力不严重的一侧”追加小剂量 BTX-A（1～2个单位）治疗，以达到对称的目的。应该让患者放心，这种非预期的肌肉运动减弱现象通常只会持续 2～3 周，远低于 BTX 常规治疗几个月的预期维持时间。目前，有一种不同形式的神经毒素来治疗鱼尾纹，产品处于Ⅲ期试验阶段，它的作用维持时间更长，且不会对邻近肌肉产生不必要的弥散[17]。

眼轮匝肌的意外麻痹是一种不太常见的肌肉运动并发症，导致无法完全闭眼。通常情况下，大剂量 BTX 覆盖外侧眼轮匝肌是引发这种并发症的元凶。除了运用正确的注射定点技术外，还应避免在该部位使用超过 5～15 单位 / 侧的 BTX 剂量，这有助于预防此类并发症的发生。如果在 BTX-A 治疗后，患者无法闭眼，则要考虑预防角膜损伤。应该将眼睑用胶带封闭，以保护眼球和角膜，并开始使用眼部润滑剂。重要的是要提醒患者，麻痹是暂时的，不用过于担心，而且，在 BTX-A 达到预期美容效果前，闭眼能力应该可以恢复。

（四）免疫 / 过敏反应，全身吸收

病因：全身反应包括恶心、乏力、感冒样症状和皮疹，可能是由于神经毒素扩散到全身循环所致。其他罕见的全身反应也有报道，比如对药物悬浮剂的某种成分的超敏反应[13]。在美容治疗中神经毒素使用的剂量较少，所以此类并发症不太常见，这与治疗性应用使用的剂量不同，如神经肌肉疾病的治疗。

处理：支持性治疗。

二、注射性填充剂的并发症

软组织填充材料用于美容已有多年，是面部美容实践中发展最快的领域之一。2018 年，软组织填充剂在微创手术的总数中位列第二，仅次于 BTX-A 注射[18]。填充剂可用于抚平褶皱和皱纹（纹理），替代面部容积，或改变面部的形态，这取决于具体填充剂的特性及其放置的位置。在美国，根据患者的需求、解剖部位和填充材料的特性，有许多填充材料可供选择（表 10–1）。

一般认为，软组织填充剂具有良好的安全性，大多数并发症并不严重或危及生命。与任何手术一样，患者应该会出现预期的注射部位轻微疼痛、瘀伤、红斑和（或）水肿[19]（表 10–2 和流程图 10–2）。然而，一些罕见并发症会引起特别的病症，当然，哪怕是很小的并发症，对美容要求和期望很高的患者也会崩溃。填充剂的安全系数相对较高，利润也高，这就产生了一个有趣的副作用，越来越多的临床和牙科从业者，在接受了非常有限的培训后，将填充剂引入了他们的操作中。可预见的是，口腔颌面外科整形医生在本地区将看到更多来自其他医疗机构的因填充后发生并发症的患者。回顾分析近期对面部填充剂的诉讼趋势，在 11 起案件中有 5 起裁定被告胜诉，平均赔偿金额为 636 800 美元。在这 11 例案件中，有 10 例案件被指控缺乏知情同意书，7 例案件被指控存在永久性损伤，6 例案件被指控存在瘢痕或美容效果不佳[20]。这些调查结果提供了术前详细的知情同意程序（了解潜在并发症以及如何预防它们）的重要意义。此外，全面了解面部血管系统对于预防动脉内并发症及其后遗症是至关重要的[21]。

注射部位的局部反应，如肿胀、瘀伤、疼痛和瘙痒是报告的最常见不良反应。这些可通过正确的操作来预防，包括缓慢而精确的注射、使用小号针头、注射后立即冷敷或加压注射部位，以及在注射前 7～10 天停用含酒精的饮品、阿司匹林和类似的抗凝药物[13]。其他的小问题包括矫正不足、矫正过度及不对称。

填充剂放置后感染的发生率较低，为 0.04%～0.2%[23]。单纯疱疹病毒可能被重新激活，因此，需要对已感染的患者实施预防性的抗病毒治疗，对有活动性病损的患者则应推迟手术。避免注射大剂量的填充剂，注射前应进行彻底的皮肤清洁，以及避免注射到活动性的炎症部位（如痤疮或湿疹），这些有助于避免细菌感染和其他

表 10-1　注射用填充剂的比较

品　牌	填充剂	剂量（mg/ml）	稳定剂	性　质	适应证	有效时间	交联度
Restylane	L	20 HA	NASHA 双相 BDDE	均质中等微粒（350～450μm）	唇部和鼻唇沟	6～18 个月	1%
Restylane	Lyft	20 HA	NASHA 双相 BDDE	均质中等微粒（750～1000μm）	鼻唇沟	6 个月或以上	1%
Restylane	Silk	20 HA	NASHA 双相 BDDE	均质中等微粒（50～200μm）	鼻唇沟	6 个月或以上	1%
Restylane	Refyne	20 HA	xPresHAn	弹性好，柔软易成型	鼻唇沟	1 年以上	6%
Restylane	Kysse	20 HA	xPresHAn	弹性好，比 Refyne 支撑性好，黏膜下给药，需要用的产品更少，效果更持久	唇部	1 年以上	
Restylane	Defyne	20 HA	xPresHAn	弹性较 Kysse 差，但支撑性比 Kysse 好	鼻唇沟	1 年以上	8%
Juvederm	Ultra XC	24 HA	Hylacross 单相单聚缩 BDDE	高分子量 HA，比 Ultra Plus 薄	唇部和鼻唇沟	1 年以上	6%
Juvederm	Ultra Plus XC	24 HA	Hylacross 单相单聚缩 BDDE	高分子量 HA，比 Ultra 厚	鼻唇沟	1 年以上	8%
Juvederm	Voluma XC	20 HA	Vycross 单相单聚缩 BDDE	高、低分子量 HA，在 Vycross 中提升力高	颊部 颏部	2 年以上	较高程度
Juvederm	Volbella XC	15 HA	Vycross 单相单聚缩 BDDE	高、低分子量 HA，提升力低	唇部和鼻唇沟	1 年以上	
Juvederm	Vollure XC	17.5 HA	Vycross 单相单聚缩 BDDE	高、低分子量 HA	鼻唇沟	18 个月以上	
Belotero	Balance	22.5 HA	CPM 单相多缩聚 BDDE	容易和皮肤整合，可以浅表注射	鼻唇沟		
Revanesse	Versa	25 HA	Thixofix 单相 BDDE	球状颗粒，亲水性低	鼻唇沟	9～12 个月	
Radiesse			甘油和钠 羧甲基纤维素	CaHA 粒径（25～45μm）	鼻唇沟 颊部	15 个月	
Sculptra		73.5 PLLA	羧甲基纤维素（USP），非热源性甘露醇（USP）	PLLA 刺激胶原蛋白产生	鼻唇沟 颊部	24 个月以上	
Bellafill		0.2 PMMA	3.5% 牛胶原蛋白	提供永久性支架，供人自身软组织生长	鼻唇沟	5 年以上	
RH 2, 3, 4			HA 马链球菌中提取	RHA2 交联度最低 RH4 交联度最高	鼻唇沟	12～24 个月	

*. HA. 透明质酸；CaHA. 羟基磷灰石；NASHA. 非动物稳定性玻尿酸；PLLA. 聚左旋乳酸；PMMA. 聚甲基丙烯酸甲酯；BDDE. 1,4- 丁二醇二缩水甘油醚；Hylacross. 交联技术方法；xPresHAn. 交联技术方法；Vycross. 交联技术方法；CPM. 交联技术方法；Thixofix. 交联技术方法；Kysse. 透明质酸品牌；Ultra Plus. 透明质酸品牌；USP. 美国药典

表 10-2　各类填充剂的并发症和处理方法

透明质酸
- 放置表浅则会呈现青紫色（Tyndall 效应）。治疗：透明质酸酶
- 早期不对称或结节。治疗：按摩 / 塑形到位，透明质酸酶
- 晚期不对称或结节。治疗：透明质酸酶，用 11 号刀片或大号针头去除，注射其他填充剂进行矫正

羟基磷灰石
- 如果放置表浅，可见 / 可触及白色结节治疗。注射生理盐水或皮质类固醇，用 11 号刀片切除，或者大量注射其他填充物来掩饰并发症
- 动度高的部位（如嘴唇）形成结节。治疗：见上文，在填充剂放置前注射 A 型肉毒杆菌可减少动度以及结节的形成
- 提示：可以用利多卡因稀释，降低产品黏度，防止结节形成；用填充剂的浅层放置来塑造面部外形，而不是增加体积

聚左旋乳酸
- 该填充剂并不直接增加组织，而是刺激胶原蛋白再生增加组织
- 结节形成。治疗：增加产品稀释度，在注射前剧烈震荡产品，以降低颗粒度，用大号针头（至少 25 号）和大尺寸注射器（3ml 而不是 1ml）注射，避开形成结节的高风险注射位置，例如手或唇部
- 提示：Vortex-geniel 触碰式混合器用于注射前震荡，是一个很好的选择
- 将产品放置于皮下和骨膜层有助于减少结节形成
- **聚甲基丙烯酸甲酯**
- 成分中的牛胶原蛋白有致敏风险。治疗方法：使用前进行皮试
- 迟发性肉芽肿形成。治疗：注射时应采用微滴技术（小容量点状注射）
- 持久性使得并发症难以控制

硅胶
- 纹理变化，包括橘皮（peu d'orange）效应。治疗：通过数月多个疗程的治疗，来逐步矫正此类并发症
- 放置过于表浅出现结节。治疗：手术切除
- 肉芽肿形成。治疗：口服或注射皮质类固醇、米诺环素、抗肿瘤坏死因子抗体、局部免疫调节去除
- 产品溢到注射部位以外区域。治疗：手术切除
- 提示：实施只使用医疗级产品（无添加剂）的纯粹注射法，并采用微滴技术（0 等分）

引自 Levy 和 Emer[13]

并发症[13]。当然，外科手术原则，例如细菌培养和药敏测试、合理使用抗生素，以及切开、引流去除感染灶，也适用于这些情况下的感染。

（一）填充剂放置不当导致早期和后期明显的不平整

一般来说，在使用透明质酸、胶原蛋白、羟基磷灰石（HA）或自体脂肪等实体填充剂时，观察力强的临床医生会立即注意到填充剂放置的不合适。相比之下，依赖刺激患者自体胶原蛋白的产生来增加组织容积的填充剂，如聚左旋乳酸（PLLA），如果放置不当，通常会在一个月或数月之后发生不平整。避免这一问题最好的方法是考虑下列因素，包括：①填充剂的建议植入深度及其与受区组织相比的相对黏弹性；②深层填充剂其覆盖区域将要扩增组织的相对厚度，以及遮盖轻度不平整的能力；③避免单次治疗在同一部位放置过多的填充剂。

当临床医生发现实体填充剂放置后，立刻出现不平整、肿块、凸起或皮肤发白时，建议用力按摩该部位，通常可以解决不理想的效果，并使填充剂分布的更均匀。如果大剂量填充剂被错误的注入后形成肿块，则必须考虑通过穿刺和用手挤压或破坏来去除填充剂。治疗后发现左右面部不对称，可能是未察觉到原有的面部不对称，或者填充剂放置的不对称或可能是注射部位血肿（流程图 10-3）。在填充剂放置不对称的情况下，可通过在“治疗不足”侧追加填充剂来改善。

当患者察觉到不对称，并认为一侧被过度矫

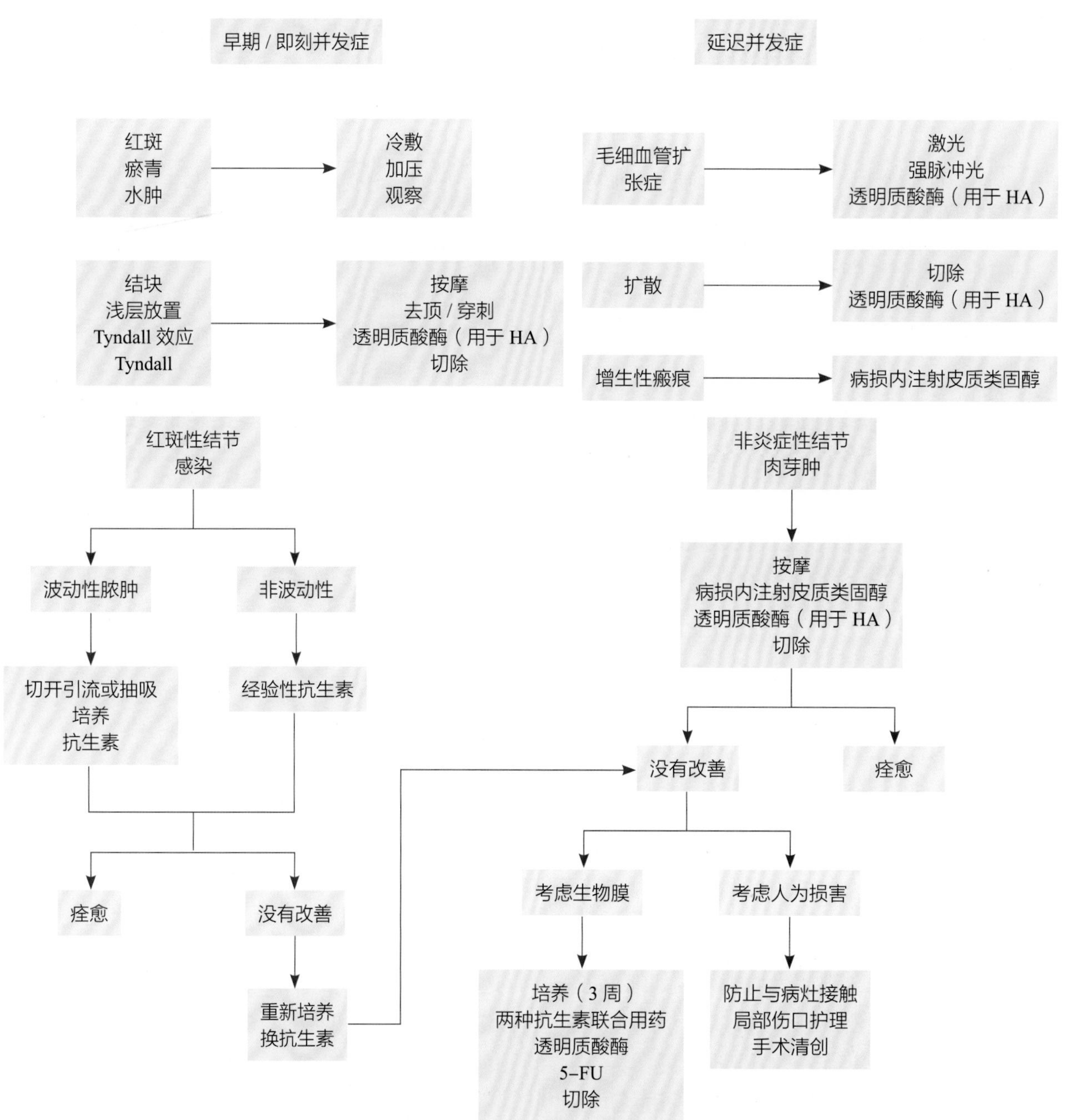

▲ 流程图 10-2 填充剂注射后轻中度并发症的治疗

* 5-FU. 5- 氟尿嘧啶；HA. 透明质酸（引自 Ozturk 等 [22]）

正时，则问题更严重。解决这一并发症的唯一方法是进行耐心的疏导，并等待填充剂的效果自行减弱，或者考虑去除填充剂。因此，建议在技术要求更高的部位，如泪沟凹陷，应考虑使用半衰期较短的填充剂，并采用欠量填充技术进行注射，而不是对该部位进行过度治疗（流程图 10-4）。

应该让患者知道，逐步增加填充剂以达到精致而良好的效果，比去除多余的填充剂要容易得多。填充剂的破坏或清除取决于它的化学特性。透明质酸填充剂可以通过注射透明质酸酶在一定程度上被逆转或者使其半衰期大大缩短 [24]。通常将 10～15 个单位的透明质酸酶直接注射到透明质酸过量的部位，患者常常在第二天就能注意到变化。如果需要，可以追加注射透明质酸酶，来

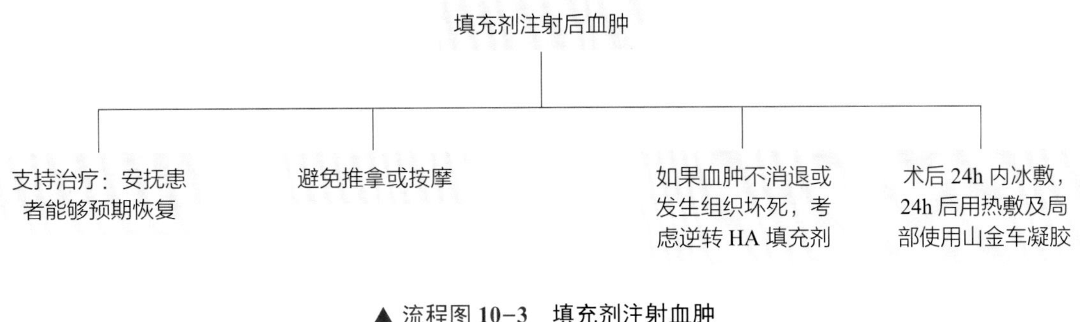

▲ 流程图 10-3　填充剂注射血肿

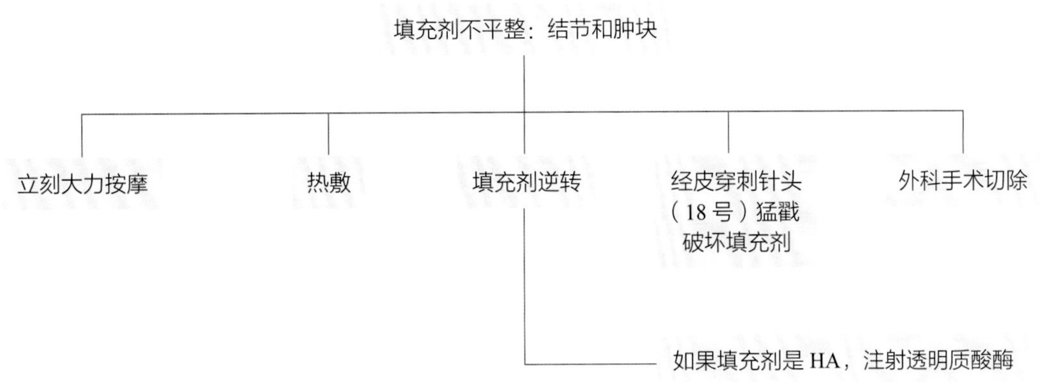

▲ 流程图 10-4　填充剂不平整

进一步达到减少填充剂的效果。

胶原蛋白注射过量一般通过用力按摩和热敷来治疗。以往类型的胶原蛋白半衰期短，注射过量通常很快就能解决。新型的交联胶原蛋白可通过注射透明质酸酶（10～15 单位），或皮质类固醇 0.1ml Kenalog-10（曲安奈德 10mg/ml）使其软化。

注射用羟基磷灰石（HA）形成的肿块很难解决。在早期，按摩、热敷和注射小剂量的类固醇，可能有帮助。外科医生可以尝试用 18 号针头，多次经皮抽吸收集羟基磷灰石（HA），从而瓦解永久性的羟基磷灰石（HA）团块。如果不能解决这个问题，最终只能手术切除或者观察，不平整的情况预计可能会持续几年。手术切除常常可以看到软组织内遍布块状的钙样沉积物。

通过用厂商推荐的操作技术来降低材料的浓度和黏度，可以将羟基磷灰石（HA）结块降至最低。有时填充剂的堆积明显，可在其周围追加填充剂，使其边缘平整光滑，以达到遮盖填充剂的效果。一般建议使用可逆性的填充剂，如透明质酸，这样即便遮盖的效果越来越差，也可以恢复到并发症最初发生时的情况。

自体脂肪移植后有时会出现不平整的堆积，最好的避免方法是只选择在有较厚组织覆盖的部位进行脂肪扩容。不建议在面部颌骨表面软组织较薄的部位进行脂肪移植，如外侧颧骨或泪沟区域。不规则的脂肪放置或脂肪吸收会造成难以治疗的不平整，用力按摩、类固醇注射和一些中胚层注射疗法可能会有一些疗效。中胚层注射疗法，或称注射溶脂，是一种减少脂肪的方法，包括个性化注射维生素、血管扩张剂、非甾体抗炎药、酶、营养素、抗生素和激素。采用吸脂术去除脂肪的局部堆积，其结果是不可预测的。用其他填充剂在相邻部位注射进行遮盖也是一种选择。

非实体填充剂是依靠刺激患者天然胶原蛋白的形成而达到扩容，例如聚左旋乳酸（PLLA）和微滴硅胶注射，它们通常不会形成早期的不平整；相反，这类并发症往往在治疗后 1 个月或更久出现。胶原蛋白形成的程度和多少难以预测，因此重要的是将材料放置在深层，即使形成结节也不易被发现，或者在表浅部位注射填充剂时用量要少。与脂肪移植相似，在骨骼表面软组织较薄的部位应特别小心。当出现明显的非肉芽肿性结节时，治疗的目的是阻断胶原蛋白形成的过程。直接将小剂量的类固醇注射入结节内（Kenalog-10 0.1ml）是一线治疗方法。顽固性结节可用包膜内注射小剂量化疗药，5- 氟尿嘧啶（5-FU），或针头穿刺进行清除破坏，手术切除是最后的选择。

（二）组织坏死 / 失明

病因：供血血管受压，静脉淤血，注射入动脉内。

处理：严重并发症罕见，如血管损伤，估计为 0.001%[13, 14]。Beleznay 等报告了 146 例面部填充剂使用后出现视觉障碍，可能是由于注射入血管内造成的[25]。组织坏死的发生可能是由于填充剂过多，挤压了相关的血管、静脉淤血，或直接注射入动脉内而致使皮肤供血血管受压。此类并发症发生风险最高的部位是眉间和鼻唇沟（内眦动脉）[13]。将注射保持在皮内平面，并使用侧孔针可将血管内注射的风险降至最低（图 10–2）。动脉闭塞的处理方法见流程图 10–5 和流程图 10–6。

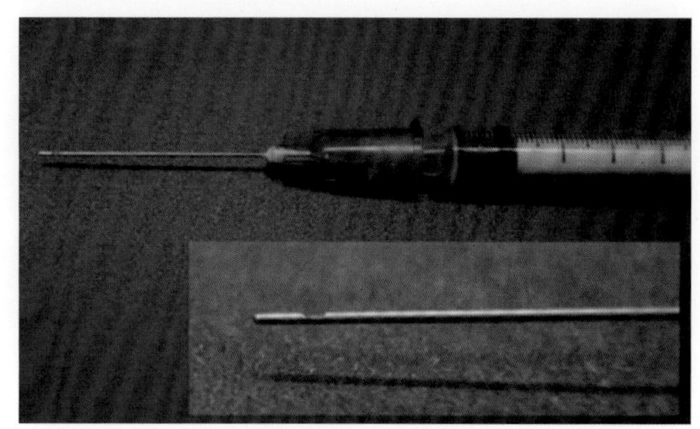

▲ 图 10–2　用钝头侧孔针减少血管内注射的风险
引自 Ozturk 等[22]

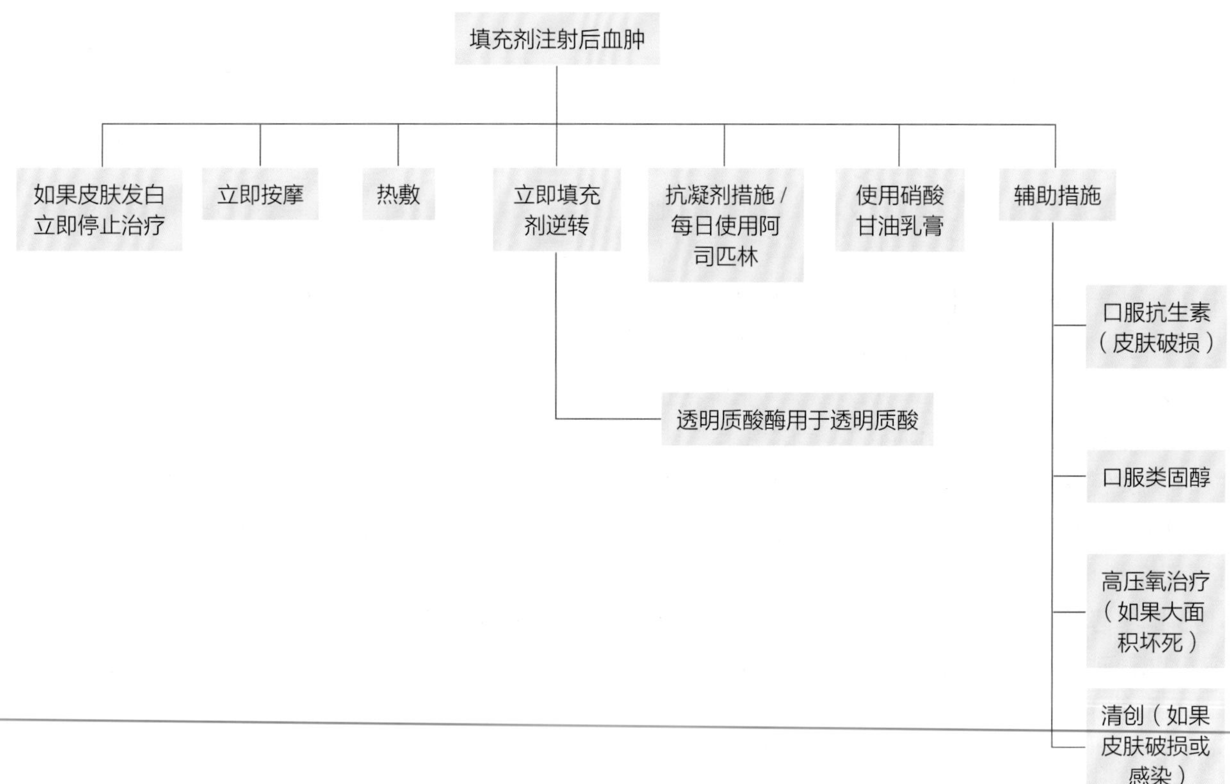

▲ 流程图 10–5　动脉内填充剂注射并发症

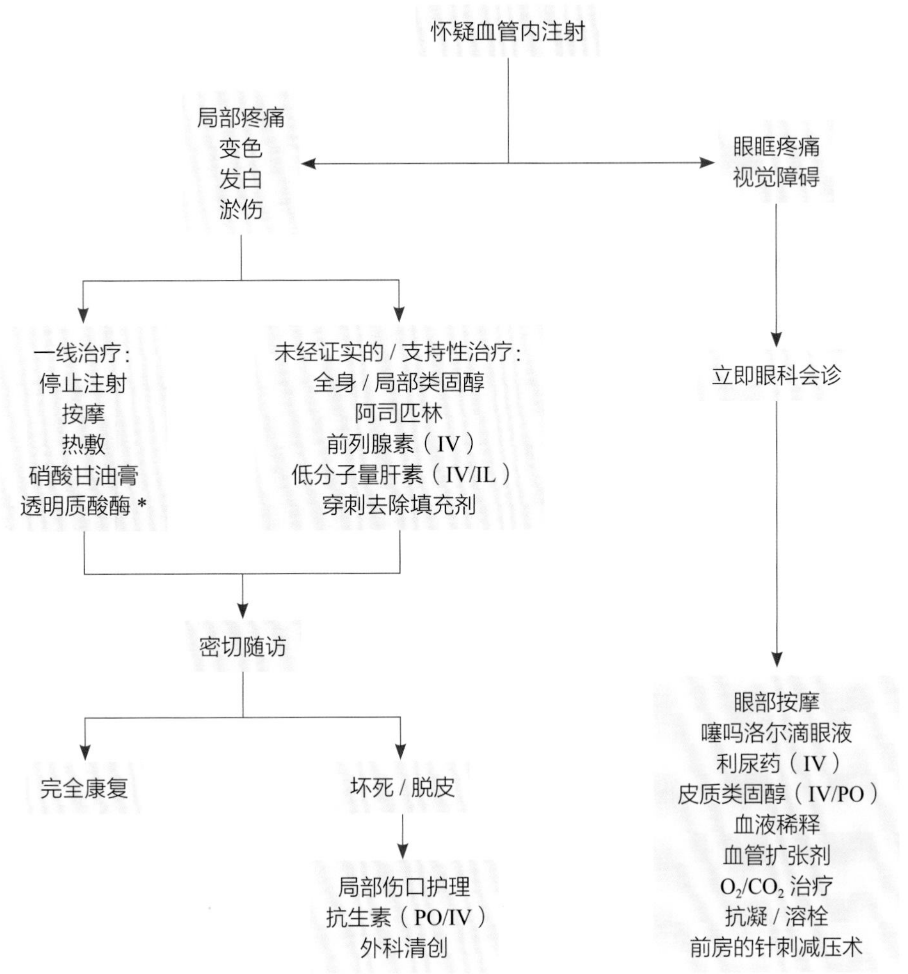

▲ **流程图 10-6　填充剂注射后严重并发症的治疗**

*. 建议使用透明质酸酶，与填充剂种类无关。IL. 病灶内注射；IV. 静脉注射；PO. 口服（引自 Ozturk 等 [22]）

血管受损时会迅速出现皮肤发白和剧烈疼痛。当然，失明尽管很少发生，但它是一种毁灭性的并发症，可表现为严重的疼痛、头痛、急性视力丧失、上睑下垂和眼肌麻痹。处理方法包括立即转到有能力进行核磁共振和全面眼科检查的急诊科（图 10-3）。不幸的是，多数患者的视力丧失都没能恢复 [26]。

最大限度减少血管受损的技术包括：尽量减少单次填充剂的注射剂量，避免在同一注射部位使用含肾上腺素的局部麻醉药，以及避免在深层组织注射，特别是这类并发症高发的部位（例如鼻唇沟、鼻背和眉间）。早期使用透明质酸酶可减少透明质酸填充剂的血管并发症，但是在 24h 后注射透明质酸酶则效果不佳 [27]。注射后 24h 或更久之后发现组织坏死，应采用支持性的伤口护理方式，如换药、三溴苯酚铋纱布、润肤剂，必要时进行清创处理 [13]。

理论上来说，注射任何填充剂都可能发生动脉内注射及其后遗症，这是由于不小心将填充剂注射进入动脉，迫使填充剂材料沿血管分布顺行或逆行的结果 [28]（图 10-4）。出于这个原因，建议仅在注射针头被缓慢拔出的同时，沿途注射填充剂。不建议在针头推入组织时，提前注射填充剂，这有可能导致血管内注射。如果发现组织发白，则应立即停止注射。文献曾报道过失明和面部坏死的案例 [30-32]。de Castro 等 [33] 描述了一例

- 降低眼内压
  - 指压眼部按摩
  - 局部青光眼药物 [β 受体阻滞药；马来酸噻吗洛尔；Iopidine 0.5% 眼药水（Alcon Laboratories, Inc., Fort Worth, TX）]
  - 利尿药：乙酰唑胺 [Diamox, 500mg 口服或静脉注射（Teva Pharmaceuticals, North Wales, PA）]
  - 前房穿刺术
- 诱导血管扩张
  - 让患者在纸袋内呼吸
- 阿司匹林治疗方案：阿司匹林，325mg，（译者注：原文里没有剂量，但引文里其他表里有剂量为毫克）每日 1 次或 2 次
- 紧急眼科会诊或评估

引自 Ferneini and Ferneini. Facial Soft Tissue Fillers. *J Oral Maxillofac Surg* 2016

▲ 图 10-3　视网膜栓塞的处理方法

在注射聚甲基丙烯酸甲酯（PMMA）后，面部动脉分布区域组织广泛坏死的案例。如果注射填充剂后遭遇血管闭塞，应密切观察，因为住院治疗使用肝素和其他抗凝剂的效果并不明确。如果发生组织坏死，治疗目标是使受累部位局限。在试图进行二次重建前，要进行慎重的清创和预防感染。其他作者描述了在眉间部位注射后失明的情况，认为是由于逆行注射入眼动脉分支所致 [30]。如果怀疑有失明或其他眼科的并发症，应将患者紧急转诊给眼科医生，以挽救受累眼睛的视觉或功能。

在注射面部填充剂时，必须掌握面部血管的解剖结构，尽量减少血管并发症。面部血管解剖结构存在很大的个体差异，甚至在同一个人的左右面部之间也存在差异 [34]。浅层和深层组织的血管网通过血管交织连接，构成一片区域称为血管体。医生必须了解，颈外动脉（面部血供）和颈内动脉（眼动脉）之间存在交通支。一项最新的研究表明，血管体通过血管交织连接，这使得材料（即填充剂）可以通过，到达相邻的血管体 [35]。例如，在注射眉间和前额时，眶上动脉或滑车上动脉的逆行栓塞可导致眼动脉和视网膜中央动脉闭塞。在内眦、鼻背和鼻外侧动脉附近注射也可能发生相同情况，因为它们有丰富的交通支 [26]。任何人进行面部填充剂注射，都必须了解这些不常见的、但是潜在的毁灭性的并发症。

有人建议在办公室准备一个应急包，以备不时之需，这与医疗急救用的抢救车不一样 [26, 28]。表 10-3 标明了软组织填充剂应急包内推荐配备的物品 [28]。在任何透明质酸填充剂的注射操作中，手边备有透明质酸酶至关重要。一项研究展示了将 500 个单位的透明质酸酶脉冲式注射到受累部位 3 次（总剂量为 1500 个单位）的有效性 [36]。

（三）皮肤颜色改变和肉芽肿形成

病因：注射过浅可能引起蓝色的变色（Tyndall 效应）或肉芽肿性结节。

处理：局部按摩、抽吸或注射填充剂及注射透明质酸酶，是治疗填充剂放置浅表而造成治疗缺陷的方法。使用钝头侧孔针可减少填充剂的放置错误，降低瘀伤风险（因为针头钝），并且要避免针头多次穿刺（图 10-2）[13]。

肉芽肿和异物反应似乎与生物膜有关，并在使用半永久性或永久性填充剂（如 PLLA、PMMA 球体和微滴硅胶注射）时更为常见 [37]。因此，它们可能在注射后数月至数年发生，病损内注射类固醇或切开引流的效果较好 [22]。半衰期相对短的填充剂，如透明质酸，更适合用于嘴唇和口周部位，因为这些部位更容易发生不平整。在这些部位用透明质酸的另一个好处是，可使用透明质酸酶逆转其不平整 [22]。

聚甲基丙烯酸甲酯（PMMA）微球（Bellafill®）是以牛胶原蛋白为培养基的永久性填充剂，并发症较少。以往聚甲基丙烯酸甲酯（PMMA）微球的生产方式不同，肉芽肿反应的报道比较普遍。在改变了生产方案，并将培养基由明胶改为牛胶原后，异物肉芽肿形成率大幅下降 [38]。由于 Bellafill 含有牛胶原蛋白，因此需要进行过敏测试。

Fischer 等报告了一例抗丙肝病毒治疗初期，

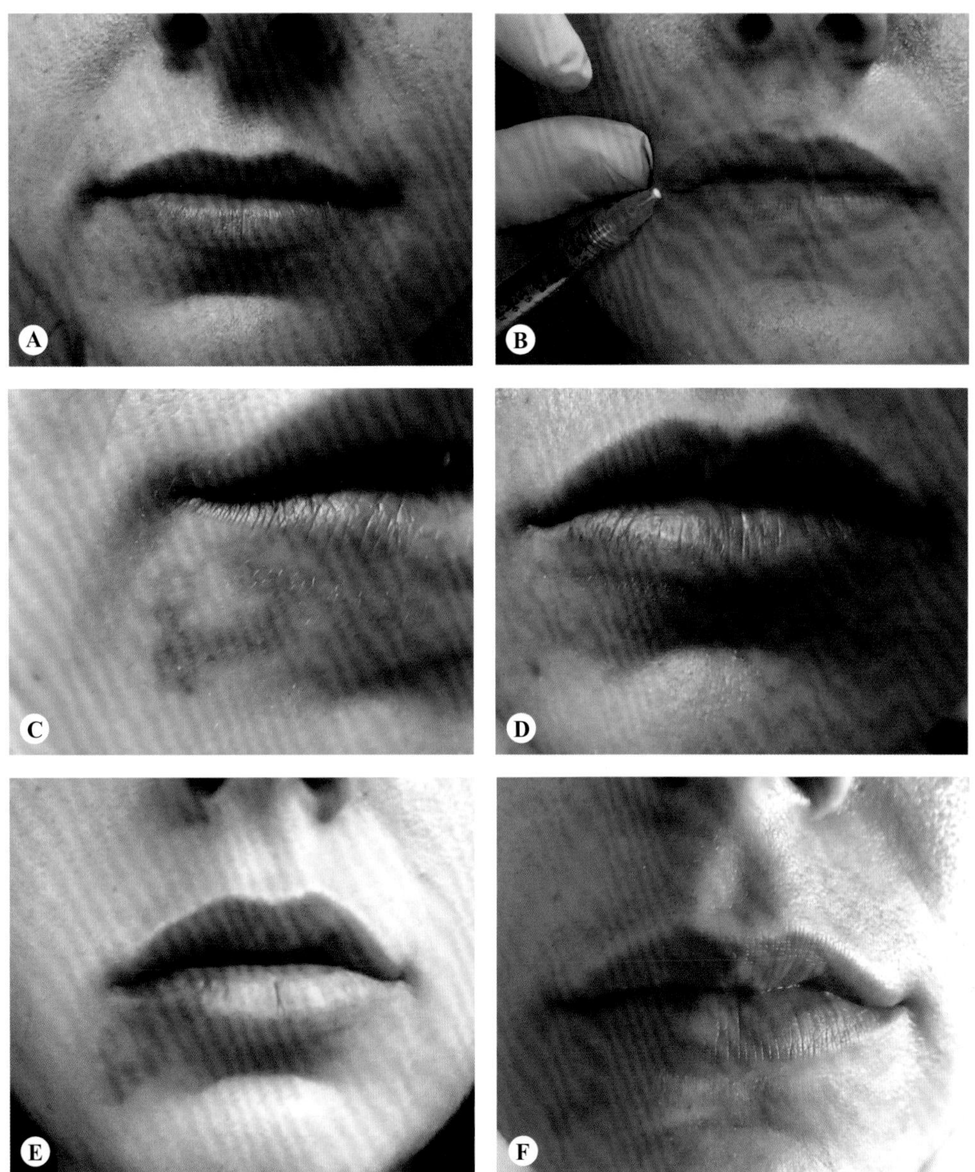

▲ 图 10-4　**A.** 唇部注射术前。**B.** 以线状分层技术将填充剂沉积在唇接合处。**C.** 当注射右下唇时，患者出现皮肤发白，随后出现青 / 紫色斑。**D.** 毛细血管过度充盈，决定监测下唇可能出现的血管损伤。**12h** 内，下唇下方的皮肤出现了花边状的外观。**E.** 然后决定使用流程图 **10-2**（译者注：原文错误，表 **10-1** 并非处置方案，应为流程图 **10-2**）中的方案，在第二天早上对该部位的唇部填充剂进行逆转。**F.** 术后 **2** 周，患者愈合良好

经许可引自 Halepas 等 [29]

出现了类肉瘤样反应的患者。病损局限于眉间、鼻唇和下唇部位，并确认该患者在抗病毒治疗前 10 年，这些部位接受了 Artecoll® 的注射。笔者认为，当丙肝治疗开始后，聚甲基丙烯酸甲酯（PMMA）的低度异物反应加剧。异物反应导致眉间部位出现溃疡、鼻唇部位出现大结节，均需要手术切除 [39]。

如果在注射填充剂后出现异物肉芽肿，初期治疗是在早期病损内用类固醇（Kenalog-10 0.1ml），也可以考虑用化疗药物（如 5-FU）进行病损内注射。如果病损内注射后，病变仍然比较顽固，则可行手术切除。应该用皮肤自然的褶皱

表 10-3　治疗填充剂并发症的应急用品

皮肤坏死	失　明	过敏反应
用于稀释透明质酸酶的 0.9% 氯化钠 250ml	上一栏的所有组件加上以下内容：	上一栏的所有成分加上以下内容：
1ml 注射器	22 号 ×25mm 的留置针	氢化可的松 100mg
3ml 注射器	0.25% 噻吗洛尔滴眼液	异丙嗪 50ml
5ml 注射器	20% 甘露醇	肾上腺素，1mg/ml，1：1 000
25 号 ×38mm 的侧孔针	乙酰唑胺，500mg/ 瓶	沙丁胺醇，100μg/ 剂
25 号 ×50mm 的侧孔针		
18 号 ×25mm 的针头		
23 号 ×25mm 的针头		
33 号 ×9mm 的针头		
酒精制剂		
聚维酮 – 碘制剂软垫（译者注：原文有误，Povidone-iocline 应为 Povidone-iodine）		
2% 利多卡因 50ml		
阿司匹林片 325mg		
用于肌内注射的地塞米松 8mg		
透明质酸酶		

引自 Halepas et al. Vascular Compromise After Facial Fillers. *J Oral Maxillofac Surg* 2020

或皱纹来遮盖切口。如果肉芽肿反应延伸至皮肤，则应设计梭形切除术，切除受累区域。辨别去除肉芽肿病灶链，并且达到一期的伤口愈合[40]。也可考虑对切口瘢痕采用激光消融换肤术，这有利于切口瘢痕的融合，达到更加美观的效果。

在目前所用的填充剂中，用硅胶注射争论最激烈，在科技性和非专业的文献报道中都是争议焦点。各种不同形式配方的硅胶被用于身体的多个部位，因其具有良好的流动性和持久性，感觉“自然”，被继续用作面部美容的填充剂。因为硅胶具有持久性，临床新手在使用时要小心谨慎。大多数美容外科医生采用分多次实施的硅胶治疗方案，每次注射少量硅胶，直到达到预期的效果。一旦放置了硅胶材料，就禁止按摩，因为硅胶材料会在组织内流动，使其效果减弱，导致不对称或者结块。

硅胶肉芽肿可从无症状的肿块到疼痛的红斑和毁容性病变。有时硅胶肿块会溃烂，引起蜂窝织炎或脓肿形成，或同时出现所有这些并发症。与聚甲基丙烯酸甲酯（PMMA）一样，所产生的肉芽肿可以通过手术切除。硅胶肉芽肿的切除往往具有挑战性，很多时候会失败。因此，病损内注射类固醇常被用作一线治疗方案，全身用类固醇是另一种治疗方案。

作为辅助性治疗的米诺环素（一种四环素类抗生素）和咪喹莫特（一种免疫反应调节剂），据报道已经取得了一定疗效。米诺环素（Minocin®）100mg，每日 2 次，直到症状缓解。

在肉芽肿改善后，可以尝试减少剂量，但如果病情加重，可能需要重新开始治疗[41]。5%咪喹莫特（Aldara®）可作为乳膏使用，每天涂抹两次，效果较好[42]。

Pasternack等报道了用依那西普（Enbrel®）（肿瘤坏死因子[TNF]抑制剂）治疗顽固性硅胶肉芽肿是有效的，因为肉芽肿反应被认为是TNF-α引起的T细胞激活反应。该治疗需要每周两次（已查药物使用说明）的皮下注射，用药持续时间较长。而且患者在开始治疗前，必须接受结核病的检测[43]。

三、换肤术的并发症

（一）非剥脱性和剥脱性皮肤治疗

以光学为基础的皮肤治疗原理源自选择性光热解理论。光能在不同的皮肤层，同时被反射、透射、散射和吸收。通过剥脱性和非剥脱性的方式，有各种不同的治疗方案来改善面部和颈部的皮肤外观。剥脱性激光破坏皮肤表层，使部分表皮汽化。另一方面，非剥脱性激光保持皮肤表层的完整性，只通过热凝固来破坏深层组织。这两种方法中，对真皮层的加热会促使胶原蛋白重塑和挛缩，临床表现为皮肤的紧致。非剥脱性激光可在不破坏表层结构的情况下完成治疗。治疗的目的包括改善或去除色素沉着和色斑、毛细血管扩张和血管异常、去除文身以及改善光化性细纹和皱褶。根据对皮肤表皮的影响，治疗方法大致分为非剥脱性治疗和剥脱性治疗。

（二）非剥脱性、表皮下治疗

强脉冲光（intense pulsed light，IPL）、Nd-YAG、脉冲染料、二极管（585～1450nm）激光器和射频传输系统都属于非剥脱性表皮下治疗，如果使用得当，可用于治疗色素沉着、文身、血管异常、细纹和皮肤弹性丧失。与单色激光不同，IPL疗法通过可见光谱（400～1200nm）中的广泛波长，来实现非剥脱性光热解[44]。这些设备利用能穿透深层组织的波长和能量，选择性地针对含水组织，致使其选择性加热，从而对真皮层产生热损伤而表皮表面保持凉爽。并发症通常与皮下组织应用的能量过大有关，可能是暂时的，也可能是长期的。

（三）水肿、瘀青和水疱

大多数的皮下治疗后会出现水肿，一般是暂时性的，通常持续1～3天。患处出现瘀青和水疱并不常见，可能是向组织输送的能量不当所致（流程图10-7）。局部常用Retin-A（维甲酸）护理的患者，应在治疗前停药几天。如果为患者安排了多次治疗，临床医生应保持准确的记录，并根据患者反应适当改变能量参数。瘀青是自限性的，局部可使用含山金车的凝胶。水疱不应外露，应使用湿润的封闭敷料和Telfa覆盖保护，直到水疱愈合。

（四）色素减退和色素沉着

在色素沉着异常的治疗中，有可能使最初的病变恶化或改变周围组织的天然颜色，从而产生新的问题。大多数色素沉着的治疗要求患者在开始治疗前，要避免任何程度的紫外线（UV）辐射。深色皮肤（Fitzpatrick皮肤类型Ⅲ～Ⅵ型）和晒黑的皮肤，大面积黑色素细胞损伤的风险更高，会导致暂时性或永久性的色素减退（流程图10-8）。一旦出现色素减退，就极难治疗，因此避免对这些患者输送过大的能量，或推迟治疗至关重要。色素减退的治疗旨在降低色素减退区周围皮肤的总体暗度。强力防晒霜、一天两次局部使用4%氢醌，或局部使用曲酸（一种螯合剂）会有所改善。初始设备使用应设置更有限及较低的能量，尽管这可能使问题更加严重，但也有助于色素减退部位周围未受累区域的色素减少。幸运的是，多数皮下治疗引起的色素减退会随着时间的推移而改善。偶尔，局限的永久性色素减退，可请医学文身师将该区域与周围皮肤永久融合。文过的皮肤缺乏晒黑的能力，因此，随着患者的肤色在光照下的不断变化，文过的皮肤可能会或多或少可见。反应性色素沉着的治疗应局部使用氢醌或曲酸。

（五）脂肪萎缩和皮下不平整

据报道，皮下脂肪萎缩和不平整的出现主要

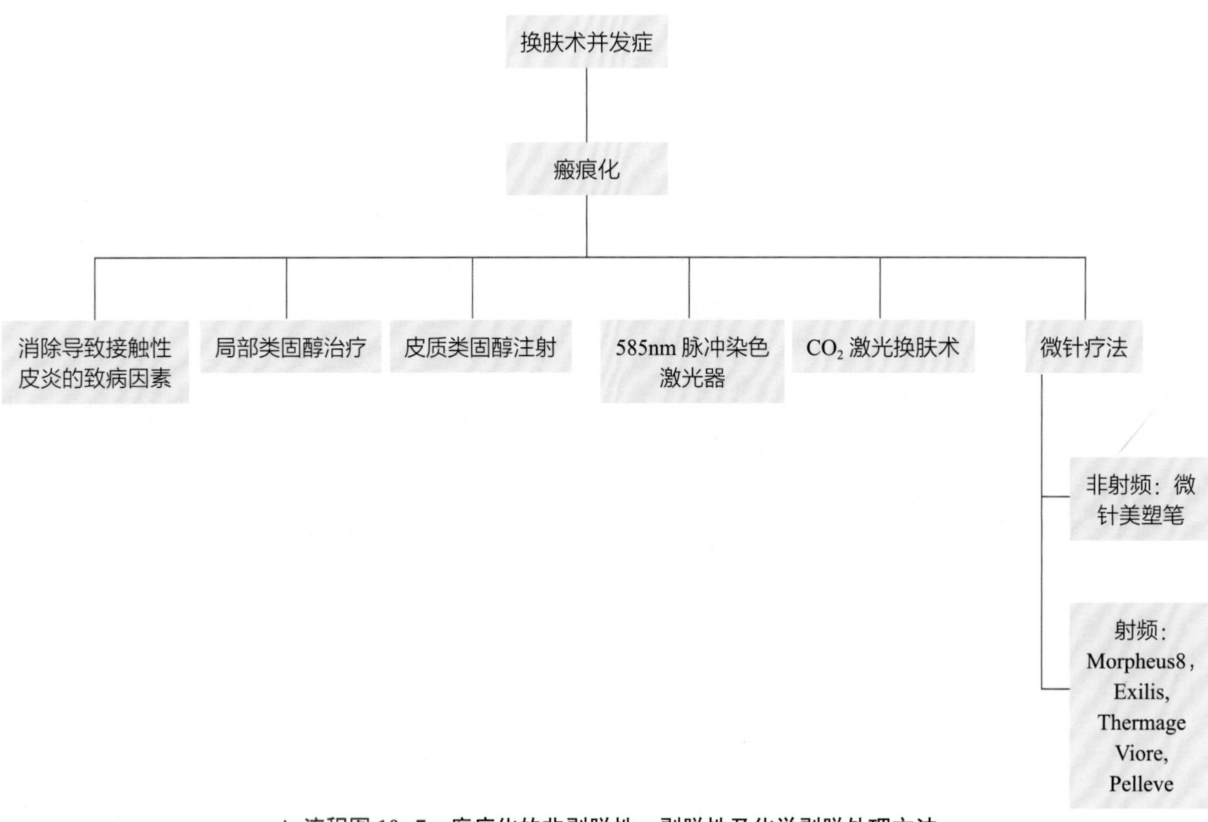

▲ 流程图 10-7 瘢痕化的非剥脱性、剥脱性及化学剥脱处理方法

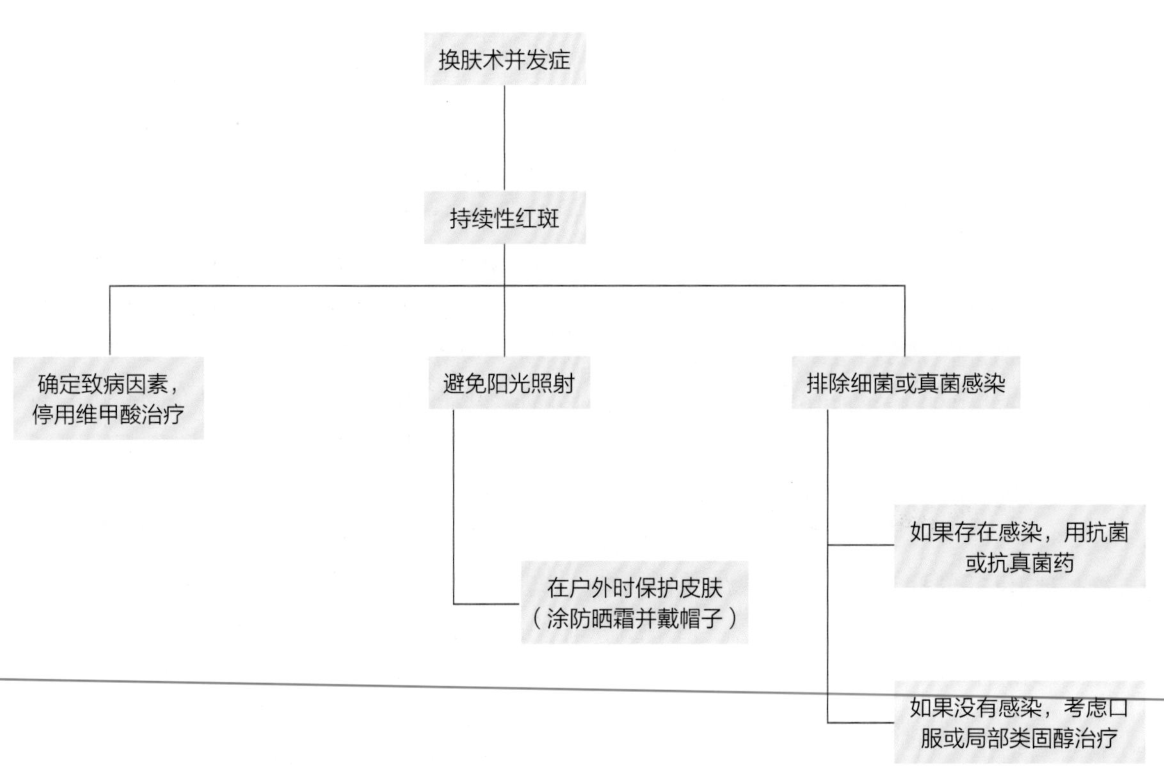

▲ 流程图 10-8 持续性红斑的非剥脱性、剥脱性和化学剥脱处理方法

与老式射频皮肤紧致治疗相关[45]。使用当前技术和推荐的能量设置时，这类现象很容易避免。但作为警告，要提醒人们过度治疗会带来不良后果。矫正皮下不平整的目的是增加受累区的容积。注射性非动物源性稳定玻尿酸（NASHA）、自体脂肪移植和皮下分离术均已尝试，并取得了不同程度的成功。皮肤瘢痕与深层组织相粘连的部位可能需要瘢痕松解，以形成一个潜在的空间来容纳填充剂。一种检测皮下瘢痕粘连的简单方法，是将一定量的生理盐水皮下注射到凹陷区域。如果凹陷处周围的生理盐水形成了“甜甜圈”状，那么在填充剂放置前计划进行瘢痕松解是明智的。

（六）试图去除文身而引起的过敏反应

在最初涂染时，对文身油墨的过敏反应是有据可查的。文身油墨，无论是暂时性的还是永久性的，都可能含有大量会引起患者立刻或延迟过敏反应的物质。含汞和铬的材料是引起永久性文身过敏反应的常见因素。用激光去除文身的过程中，油墨被释放出来，自由的暴露在免疫系统中，它可能被标记为异物。虽然这种情况并不常见，文献中也少有报道，但当临床医生面对洗文身后出现皮肤反应的患者时，应该注意到这种情况。在为数不多的病例报告中，患者被转诊至皮肤科予以确诊。在随后的治疗中，患者接受泼尼松治疗，以减弱免疫反应[46, 47]。

（七）剥脱性换肤术和化学剥脱术

对于希望改善皮肤光泽，尤其是细纹和皱纹的患者，激光剥脱和化学剥脱提供了一种相对无创的选择。然而，与前面讨论的皮下手术不同，这类治疗的范围包括对表皮层可控的破坏以及对真皮层的可能损伤。并发症比较常见，如果在术前和术后阶段不加以避免或正确处理，可能会造成更加严重的毁容。术前评估皮肤颜色（Fitzpatrick量表）和皮肤类型至关重要，可以防止潜在的并发症，并根据这些标准来改变治疗方案。

1. 化学剥脱和激光换肤

皮肤表层剥脱，无论通过化学品、激光或机械（磨皮）的手段，都能减少细纹、色差、浅层瘢痕以及年龄和光照的整体影响。换肤术的并发症包括长期红斑和瘙痒症、伤口延迟愈合、感染、皮肤质地变化、诱发痤疮或丘疹、色素改变，如炎症后色素沉着（postinflammatory hyperpigmentation，PIH）、色素减退和瘢痕化[13]。

应评估患者的Fitzpatrick皮肤类型，并获得日照、晒伤、皮肤癌、异维甲酸使用、瘢痕疙瘩形成、炎症后色素沉着、伤口愈合不良，以及面部或嘴唇严重疱疹感染的既往史。必须注意的是，肤色较深的患者以及近期暴露在阳光下的患者（黑色素细胞因此被激活），换肤术后发生色素改变的风险增加。在激光换肤术实施时，必须操作细致，并使用角膜防护罩来避免眼部的并发症，必要时进行大量冲洗和眼科会诊。

2. 红斑和瘙痒

病因：再上皮化的正常反应。

处理：在术前设定合适的期望值，进行冷敷、用抗组胺药、使用局部隔离剂，如凡士林。

持续性红斑常见于较深层的皮肤剥脱术和剥脱性CO_2换肤术。事实上，患者在剥脱性CO_2激光换肤术后至少2周，会预期出现红斑。因此，在换肤前设定预期是极其重要的。红斑很容易通过局部使用皮质类固醇、润肤剂、帽子和防晒霜防晒以及化妆品遮盖来进行治疗。如果术后严重的红斑、瘙痒症或疼痛持续超过3～5天，则必须考虑感染性接触性皮炎（即真菌、病毒、细菌）。如果出现红斑的同时伴有硬化，这可能表明即将形成瘢痕，需要口服、注射或局部使用皮质类固醇来防止瘢痕形成[13]。

治疗后超过6个月仍存在的持续性红斑应该启动科学研究，因为大多数轻度红斑应在2～3个月内消退（流程图10-8）。问题的产生可能是多因素的，这类并发症对于患者和临床医生来说都很苦恼。能够治疗的病因包括频繁的家庭护理、对环境因素的过敏反应、阳光照射、亚临床感染和早期瘢痕形成。评估红斑的常规方法有当前使用的家庭皮肤护理产品、环境因素和症状。

多数患者在剥脱性手术术后 10 天内，能够恢复使用家庭护理产品，包括维甲酸类药物。然而，由于剥脱性手术后的皮肤通常对家庭护理产品和环境因素的反应更为强烈，许多人可能需要在几个月内减少产品的剂量或使用频率。频繁地使用维甲酸是导致持续性红斑的常见原因。面对持续性红斑，正确做法是停用所有皮肤产品数周，以限制诱发因素。如果认为接触性的过敏反应是诱因，那么逐步减少口服类固醇的剂量可能有所帮助。局部类固醇的应用是有指征的，但应限制用药时间，因为有时会引起红斑。应询问患者阳光照射和使用防晒霜的情况，剥脱性手术后的皮肤对紫外线（UV）辐射特别敏感，如果没有充分的保护，可能会出现持续发红。不幸的是，有时防晒霜的接触性过敏是造成红斑的根本原因。在这种情况下，必须停止使用隔离霜。如果怀疑是亚临床真菌感染，应考虑准备好氢氧化钾（KOH）来确诊，并开始抗真菌治疗。持续性红斑也可能是过度的剥脱性治疗导致瘢痕形成的前兆。这方面的治疗随后讨论。

3. 瘢痕

病因：多次使用和使用较高浓度的剥脱剂，以及在诸如颈部这类毛囊皮脂腺单位较少的部位进行换肤术，会增加瘢痕化的风险。有增生性瘢痕或瘢痕疙瘩形成史的。

处理：由于治疗后易形成瘢痕，医生应对患者的瘢痕疙瘩形成进行评估。病灶内或局部使用类固醇对治疗增生性瘢痕有效。萎缩性瘢痕可能会随着时间的推移而消退，但也可能需要注射填充剂[48]。建议避免向颈部等毛囊皮脂腺单位减少的部位注射。全身性维甲酸类药物，如异维甲酸（Accutane）的作用是抑制毛囊皮脂腺单位，因此近期服用过该药物的患者并发症的风险会增加。尽管 Obagi 证明，异维甲酸治疗 6 个月后进行化学性剥脱是安全的[3]，但我们建议异维甲酸治疗后至少 1 年再进行换肤术。避免多次使用剥脱剂及 CO_2 激光，将最大限度地减少瘢痕化的机会。在进行激光换肤的同时，还接受多种美容手术（尤其在皮肤受损部位）的患者，可能需要调整激光操作技术或推迟激光换肤的时间。

4. 色素沉着或色素减退

病因：炎症后色素沉着（PIH）在激光换肤术中比其他换肤术更为常见，往往发生在术后 2～6 周，可能是由于术前或术后的阳光照射。色素减退的情况要少得多，但不能预估，也可能是永久性的[1]。肤色较深的患者，即 Fitzpatrick 皮肤分类Ⅲ型或更大，出现炎症后色素沉着的概率更高，尽管大约 1/3 的患者，无论 Fitzpaterick 皮肤分型如何，都会遇到这个问题。在肤色较浅的患者中，色素改变较少见[48]。

处理：避免术前和术后的阳光照射，使用防晒霜，以及使用氢醌等祛斑霜。用 0.05%～0.1% 的维甲酸（Retin-A）和 4% 的氢醌进行换肤前的皮肤调理，特别是对 Fitzpatrick 皮肤类型较深的患者，可减少炎症后色素沉着的发生率[3]。炎症后色素沉着的治疗包括避免光照、防晒霜和使用 4% 氢醌（流程图 10–9 和图 10–5）。要谨记，与未经治疗的皮肤相比，治疗部位可能会出现相对的色素减退，可以用化妆品遮盖。

5. 感染

病因：疱疹感染的激活或再激活。单纯疱疹病毒（herpes simplex virus，HSV）感染导致疼痛的丛簇性水疱暴发，如果没有得到充分治疗，可能导致瘢痕。随着皮肤屏障保护功能的消退，细菌和真菌感染也可能发生。激光治疗后感染的细菌最常见的是金黄色葡萄球菌和绿脓杆菌[49]。

处理：对要求进行激光手术的患者术前评估时，应包括已知的疱疹感染史。抗病毒治疗（即伐昔洛韦或阿昔洛韦）应在换肤术前 48h 开始，治疗持续到上皮化完成，需要 10～14 天。术后早期评估可能会因只有疼痛症状却无水疱而误诊。如果怀疑或经 Tzanck 涂片证实有疱疹感染，则应使用较高剂量的抗疱疹病毒特效药[38]（流程图 10–10）。

术前 1 天开始及术后 5～7 天用头孢菌素进

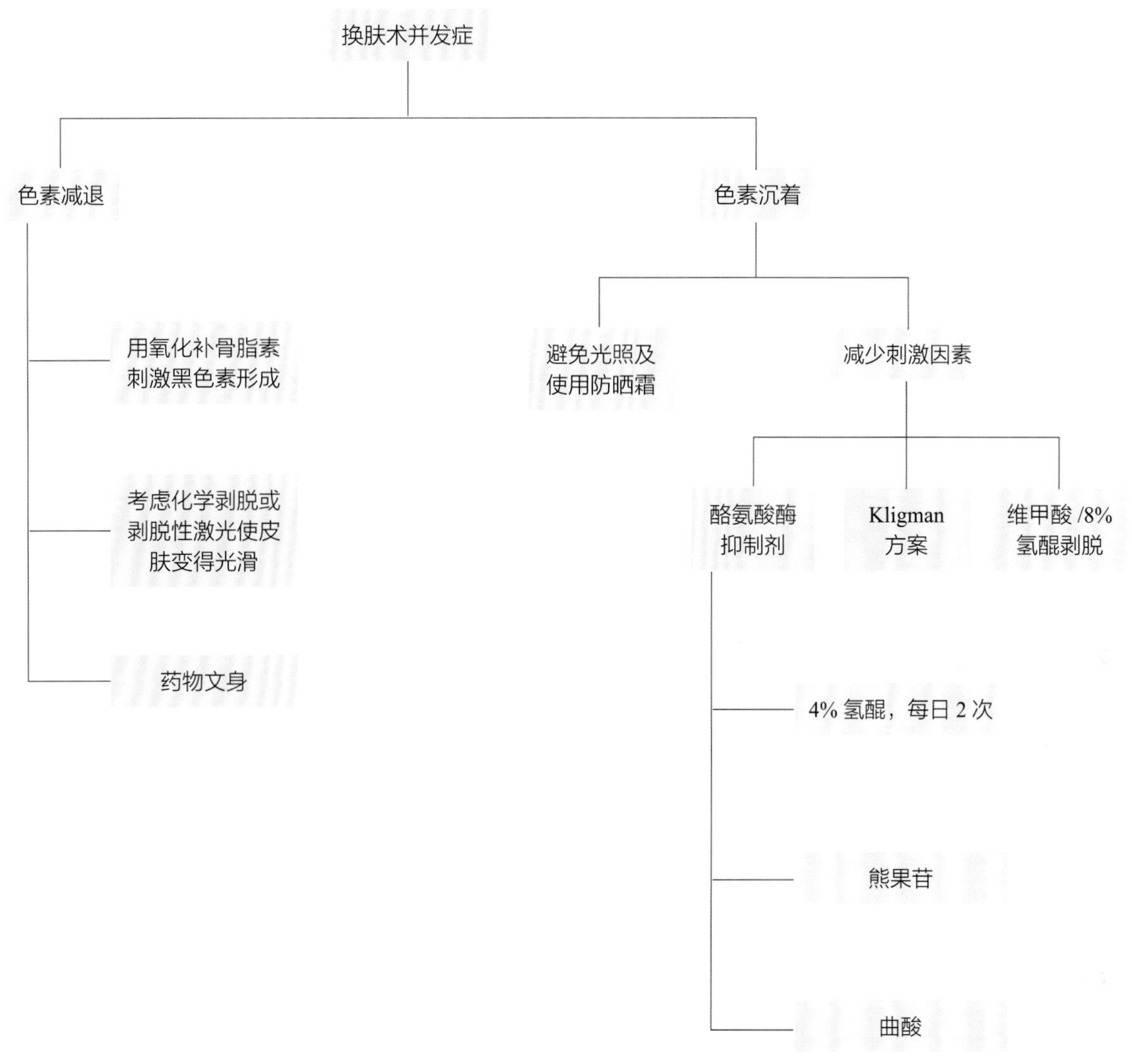

▲ 流程图 10-9　换肤术色素减退和色素沉着的处理方法

行抗生素预防应用可能增加防止细菌感染发生的效果[3]。也有人主张继续服用这些药物，直到接受剥脱性 CO_2 激光换肤术的患者完成上皮化，这最多需要 14 天左右。当然，只要怀疑术后感染时，就应该进行细菌培养和药敏测试。

长期使用封闭性敷料和药膏可引起接触性皮炎。应尽快停止使用这些药物，恢复用温和的肥皂水来护理皮肤。

6. 丘疹和痤疮暴发

病因：丘疹是很常见的，术前与患者的讨论包括告知患者术后会出现丘疹，并将在其发病时进行治疗。

处理：出现丘疹时局部用维甲酸治疗。任何顽固性病变都可通过仔细溶解病变来治疗。术后痤疮很常见，从轻微到严重不等[49]。当确认有痤疮时，可在术后立即使用全身性抗生素。一旦发生再上皮化，可局部使用维甲酸、酸剥脱和抗生素治疗。

结论

总之，面部微创美容手术的需求将继续增加，因此相应的不良反应数量也会增加。为了减少这些事件，外科医生必须有合理的计划、丰富的知识和经验。

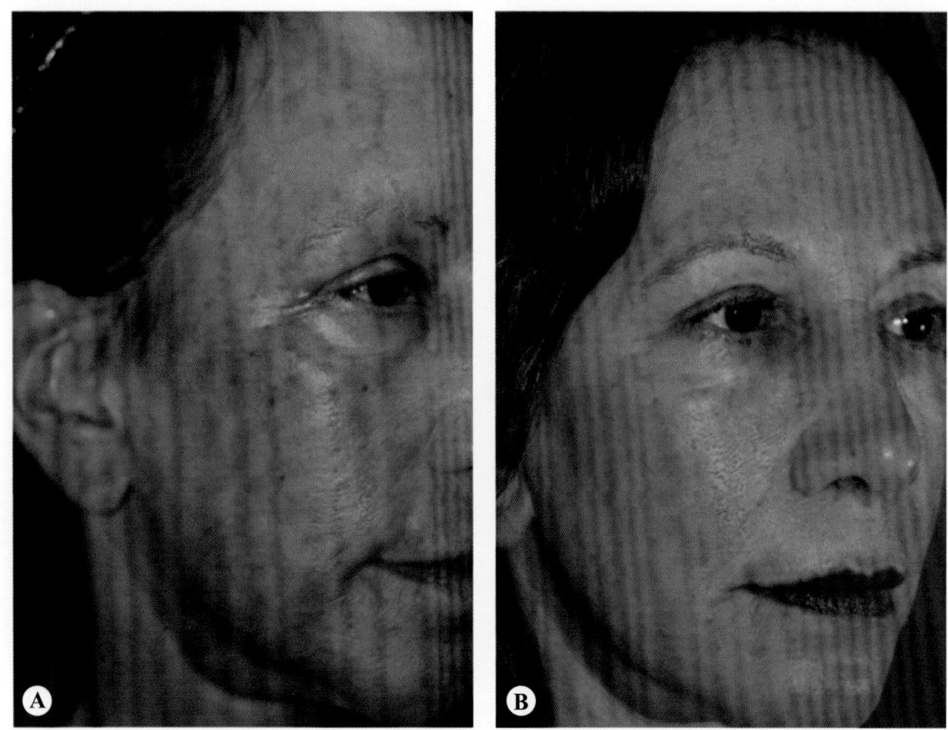

▲ 图 10-5　**A. 全脸 CO_2 激光嫩肤术后 PIH；B.** 氢醌治疗后（尽管是在疗程结束前）
引自 Courtesy of T.W.Evans，DDS，MD，FACS

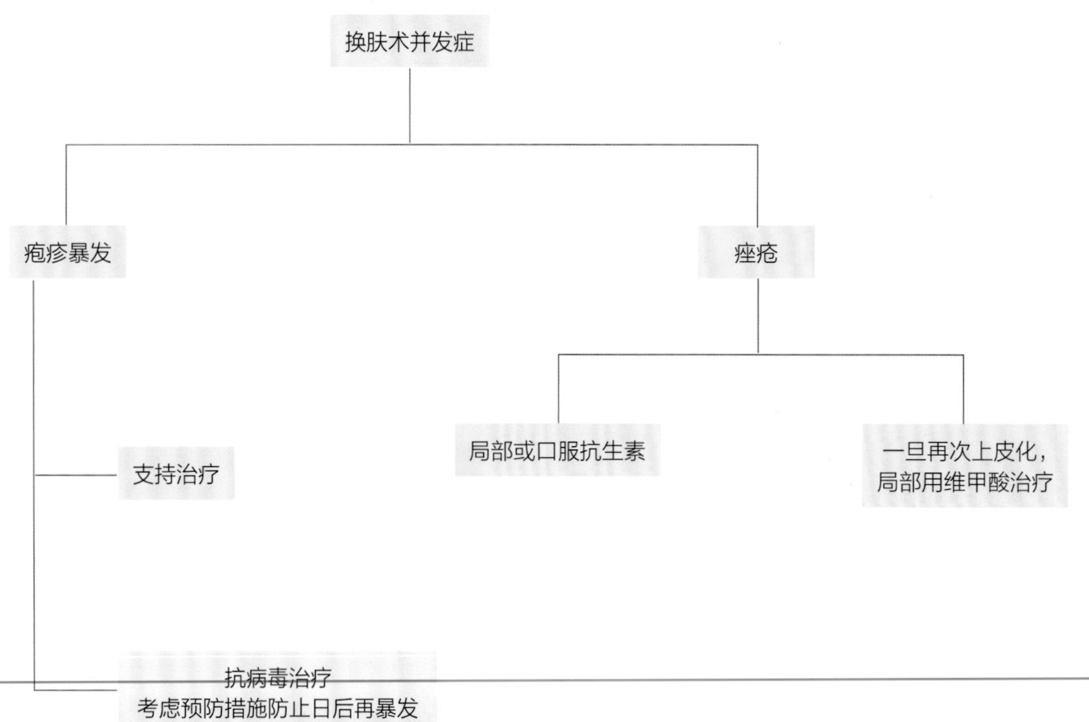

▲ 流程图 10-10　**病毒性和细菌性并发症的非剥脱性、剥脱性和化学剥脱处理方法**
引自 Cohen and Holmes [38]

参考文献

[1] Guthrie, A., Sameep, K., Cranford, J. et al. (2017). A review of complications and their treatments in facial aesthetic surgery. *Am. J. Cosmet. Surg.* 34 (2): 73-80.
[2] American Society of Plastic Surgeons (2019). Plastic Surgery Statistics Report. https://www.plasticsurgery.org/documents/News/Statistics/2019/plastic-surgery-statistics-full-report-2019. pdf.
[3] Niamtu, J. (2011). *Cosmetic Facial Surgery*. St. Louis, MO: Elsevier Mosby.
[4] Peck, M.W., Smith, T.J., Anniballi, F. et al. (2017). Historical perspectives and guidelines for botulinum neurotoxin subtype nomenclature. *Toxins (Basel)* 9: 38.
[5] Mahajan, S.T. and Brubaker, L. (2007). Botulinum toxin: from life-threatening disease to novel medical therapy. *Am. J. Obstet. Gynecol.* 196: 7.
[6] Carruthers, A. and Carruthers, J. (2009). A single-center, dose-comparison, pilot study of the botulinum neurotoxin type a in female patients with upper facial rhytids: safety and efficacy. *J. Am. Acad. Dermatol.* 60: 972.
[7] Carruthers, A., Lowe, N.J., Menter, A. et al. (2002). A multicenter, double-blind, randomized, placebo-controlled study of the efficacy and safety of botulinum toxin type A in the treatment of glabellar lines. *J. Am. Acad. Dermatol.* 46: 840.
[8] Surgeons ASoP National plastic surgery statistics, cosmetic and reconstructive procedure trends. ed. American Society of Plastic Surgeons, 2000/2006/2007.
[9] Surgeons ASoP (2018). 2018 Plastic Surgery Statistics.
[10] Carruthers, J. and Carruthers, A. (2007). Complications of botulinum toxin type A. *Facial Plast. Surg. Clin. North Am.* 15: 51-54.
[11] Lee, K.C., Pascal, A.B., Halepas, S., and Koch, A. (2020). What are the most commonly reported complications with cosmetic botulinum toxin type A treatments? *J. Oral Maxillofac. Surg.* 78 (7): 1190.e1-1190.e9.
[12] Coté, T.R., Mohan, A.K., Polder, J.A. et al. (2005). Botulinum toxin type A injections: adverse events reported to the U.S. Food and Drug Administration in therapeutic and cosmetic cases. *J. Am. Acad. Dermatol.* 53 (3): 407-415.
[13] Levy, L.L. and Emer, J.J. (2012). Complications of minimally invasive cosmetic procedures: prevention and management. *J. Cutan Aesthet. Surg.* 5 (2): 121-132.
[14] Lowe, N.J., Lask, G., Yamauchi, P., and Moore, D. (2002). Bilateral, double-blind, randomized comparison of 3 doses of botulinum toxin type A and placebo in patients with crow's feet. *J. Am. Acad. Dermatol.* 47: 834-840.
[15] Hollingsworth, K.E. and Brown, T. (2020). A study to examine the effect of needle gauge on pain perception in patients receiving treatment with botulinum toxin in 2 different anatomical areas. *Am. J. Cosmetic Surg.* 37 (4): 195-198.
[16] Ferreira, M.C., Salles, A.G., Gimenez, R., and Soares, M.F.D. (2004). Complications with the use of botulinum toxin type A in facial rejuvenation: report of 8 cases. *Aesthetic Plast. Surg.* 28: 441-444.
[17] Archer, K.A. (2019). Emerging trends and technologies: research and development in the neurotoxin marketplace. *Facial Plastic Times* March.
[18] Surgeons ASoP (2018). National Plastic Surgeon Statistics.
[19] Halepas, S., Weyman, D., and Ferneini, E.M. (2018). Complications in minimally invasive facial cosmetic surgery. *J. Oral Maxillofac. Surg.* 76: e44.
[20] Beauvais, D. and Ferneini, E.M. (2020). Complications and litigation associated with injectable facial fillers: a cross-sectional study. *J. Oral Maxillofac. Surg.* 78: 133.
[21] Ferneini, E.M., Halepas, S., Watras, J. et al. (2017). Surgeon's guide to facial soft tissue filler injections: relevant anatomy and safety considerations. *J. Oral Maxillofac. Surg.* 75: 2667.e1.
[22] Ozturk, C.N., Li, Y., Tung, R. et al. Complications following injection of soft-tissue fillers. *Aesthet. Surg. J.* 33 (6): 862-877.
[23] Ferneini, E.M., Beauvais, D., and Aronin, S.I. (2017). An overview of infections associated with soft tissue facial fillers: identification, prevention, and treatment. *J. Oral Maxillofac. Surg.* 75: 160-166.
[24] Smith, K.C. (2008). Reversible vs. nonreversible fillers in facial aesthetics: concerns and considerations. *Dermatol. Online J.* 14: 3.
[25] Beleznay, K., Carruthers, J.D., Humphrey, S., and Jones, D. (2015). Avoiding and treating blindness from fillers: a review of the world literature. *Dermatol. Surg.* 41: 1097.
[26] Ferneini, E.M. and Ferneini, A.M. (2016). An overview of vascular adverse events associated with facial soft tissue fillers: recognition, prevention, and treatment. *J. Oral Maxillofac. Surg.* 74: 1630-1636.
[27] Kim, D.W., Yoon, E.-S., and Ji, Y.-H. (2011). Vascular complications of hyaluronic acid filler and the role of hyaluronidase in management. *J. Plast. Reconstr. Aesthet. Surg.* 64: 1590-1595.
[28] Halepas, S., Peters, S.M., Goldsmith, J.L., and Ferneini, E.M. (2020). Vascular compromise after facial fillers. *J. Oral Maxillofac. Surg.* 78: 440-445.
[29] Halepas, S., Ress, E., and Ferneini, E.M. (2021). Facial fillers. In: *Applied Head and Neck Anatomy for the Facial Cosmetic Surgeon* (eds. E.M. Ferneini, M.T. Goupil, M.A. McNulty and C.E. Niekrash). Springer.
[30] Dreizen, N.G. and Framm, L. (1989). Sudden unilateral visual loss after autologous fat injection into the glabellar area. *Am. J. Ophthalmol.* 107: 85.
[31] Egido, J., Arroyo, R., Marcos, A., and Jimenez-Alfaro, I. (1993). Middle cerebral artery embolism and unilateral visual loss after autologous fat injection into the glabellar area. *Stroke* 24: 615.
[32] Schanz, S., Schippert, W., Ulmer, A. et al. (2002). Arterial embolization caused by injection of hyaluronic acid (Restylane). *Br. J. Dermatol.* 148: 379.
[33] de Castro, A.C.B., Collares, M.V.M., Portinho, C.P. et al. (2007). Extensive facial necrosis after infiltration of polymethylmethacrylate. *Rev. Bras. Otorrinolaringol.* 73:

850.

[34] Cotofana, S. and Lachman, N. (2019). Arteries of the face and their relevance for minimally invasive facial procedures: an anatomical review. *Plast. Reconstr. Surg.* 143 (2): 416-426.

[35] Taylor, G. (2020). The functional anatomy of the ophthalmic Angiosome and its implications in blindness as a complication of cosmetic facial filler procedures. *Plast. Reconstr. Surg.* 146 (4): 745-755.

[36] Chauhan, A. and Singh, S. (2019). Management of delayed skin necrosis following hyaluronic acid filler injection using pulsed hyaluronidase. *J. Cutan Aesthet. Surg.* 12 (3): 183-186.

[37] Ferneini, E.M., Gady, J., and Nuveen, E. (2014). Complications associated with facial soft-tissue filers. *Am. J. Cosmet. Surg.* 31: 238.

[38] Cohen, S.R. and Holmes, R.E. (2004). Artecoll: a long-lasting njectable wrinkle filler material: report of a controlled, randomized, multicenter clinical trial of 251 subjects. *Plast. Reconstr. Surg.* 114: 964.

[39] Fischer, J., Metzler, G., and Schaller, M. (2007). Cosmetic permanent fillers for soft tissue augmentation: a new contraindication for interferon therapies. *Arch. Dermatol.* 143: 507.

[40] Wolfram, D., Tzankov, A., and Piza-Katzer, H. (2006). Surgery for foreign body reactions due to injectable fillers. *Dermatology* 213: 300.

[41] Senet, P., Bachelez, H., Ollivaud, L. et al. (1999). Minocycline for the treatment of cutaneous silicone granulomas. *Br. J. Dermatol.* 140: 985.

[42] Baumann, L.S. and Halem, M.L. (2003). Lip silicone granulomatous foreign body reaction treated with Aldara (imiquimod 5%). *Dermatol. Surg.* 29: 429.

[43] Pasternack, F.R., Fox, L.P., and Engler, D.E. (2005). Silicone granulomas treated with Etanercept. *Arch. Dermatol.* 141: 13.

[44] Goldberg, D.J. (2012). Current trends in intense pulsed light. *J. Clin. Aesthet. Dermatol.* 5: 45.

[45] Bogle, M.A. (2009). *Non-surgical Skin Tightening and Lifting: Radiofrequency Energy and Hybrid Devices*. China: Saunders/Elsevier.

[46] England, R.W., Vogel, P., and Hagan, L. (2002). Immediate cutaneous hypersensitivity after treatment of tattoo with Nd:YAG laser: a case report and review of the literature. *Ann. Allergy Asthma Immunol.* 89: 215.

[47] Ashinoff, R., Levine, V.J., and Soter, N.A. (1995). Allergic reactions to tattoo pigment after laser treatment. *Dermatol. Surg.* 21: 291.

[48] Demas, P.N. and Bridenstiine, J.B. (1999). Diagnosis and treatment of postoperative complications after skin resurfacing. *J. Oral Maxillofac. Surg.* 57: 837-841.

[49] Alster, T.S. and Lupton, J.R. (2002). Prevention and treatment of side effects and complications of cutaneous laser resurfacing. *Plast. Reconstr. Surg.* 109: 308.

推荐读物

King, M. (2016). Management of ptosis. *J. Clin. Aesthet. Derm.* 9 (12): E1–E4.

第 11 章 面部美容外科
Cosmetic Facial Surgery

Jon D. Perenack Elie M. Ferneini 著 张 纲 译

面部美容手术是口腔颌面外科领域内的一个独特的领域，从医学角度来看，通常不需要为患者提供手术干预（从医学角度，每个人都是一个独特的唯一性的社会存在）。尽管一些美容手术提供了附加的功能性帮助，例如上眼睑整形手术可以改善视野，但该疗法的主要目标仍然是为患者实现令人愉悦的面部外观。因此，患者对并发症和不良手术后果的耐受性通常很差，因为他们对疗效的期望通常很高。面部美容外科医生需要及时预防并发症，识别迫在眉睫的问题，并在治疗过程中出现并发症时及时干预。一旦发现并发症，就需要立即进行适当的干预，以纠正或最大限度地减少不良后果。外科医生应在术前预留充分的沟通时间，就并发症的不可避免性、可选择的解决方案、治疗的可能结果以及预计达到最终手术效果所需要的时间，坦率地为患者提供咨询。这种沟通及实施过程可以为患者带来可接受的结果。而且通常这种情况下，即使是那些出现并发症的患者，也会获得他们的信任。

本章旨在探讨头颈部美容手术可能遇到的常见并发症。将讨论其处理方法，以尽量减少或消除这些并发症的长期后遗症。

一、外科面部美容手术

（一）眼睑成形术

据报道，眼睑成形术是最常见的面部美容手术，如果不给予适当的后续护理，可能会导致非常不令人满意的后果。许多患者的不满往往与瘀斑、水肿、结膜刺激或轻微角膜擦伤有关。眼睑成形术大量出现的并发症可以通过良好的术前评估避免，因为大多数并发症与眼睑相对于眼球的位置和功能，以及它们相对于眶周区域的外观有关。严重而罕见的并发症会导致失明。

（二）水肿、瘀斑、结膜刺激和角膜磨损

应告知患者在任何眼睑手术后会出现眶周水肿和瘀斑（熊猫眼）。眼睑成形术后 3 个月内，水肿可能会在一定程度上存在，这应该在术前向患者说明。佩戴矫正镜片的患者应预计他们的处理方案在此期间会略有变化，并可能出现一定程度的视力模糊。口腔颌面外科医生对这些问题的控制最好通过无创伤技术来实现，以更好地避免手术期间的所有出血，并在缝合前充分止血。含有甘菊蓝或菠萝蛋白酶的皮肤外用药可能有助于解决眶周水肿和瘀斑，可以在手术后几天内开始使用，以加快这些问题的解决。术后结膜充血或轻微角膜擦伤并不罕见。结膜充血并伴有少量水样分泌物，可能是手术过程中的机械或化学刺激所致，并不代表术后早期感染。可以采用主要含有抗炎成分的类固醇滴剂，每天 3 次，术后立即使用，连续 5 天。抗生素 / 类固醇联合滴液通常建议用于任何涉及通过结膜进行手术的眼睑成形手术，包括下眼睑经结膜进入眼眶脂肪，或者

通过结膜进行上睑下垂修复。应确保充分的眼睑缝合，以排除早期角结膜炎的发生。通常情况下，下眼睑成形术或眼角固定术后，下眼睑与眼球的横向缝合会不足。上眼睑成形术后，上眼睑至下眼睑的闭合通常较差。如果密封性较弱，我们推荐在白天补充上大量的人工泪液，并在睡眠时添加黏性润滑剂。指导患者在睡觉时戴上睡眠眼罩，避免使用可能会使眼睛干燥的头顶风扇和空调。

（三）角膜磨耗与浅层点状角膜炎

角膜擦伤和浅层点状角膜炎在临床上相似，患者抱怨眼睛中度至重度疼痛，并伴有异物感或“沙子入眼”的感受。通常伴有畏光和眼睑痉挛。经滴注荧光素滴剂和蓝光检查可确诊。角膜擦伤会呈现出划痕或表面侵蚀，而浅层点状角膜炎会显示出多个小的侵蚀，并且通常在 CO_2 激光重修表面或使用 CO_2 激光形成上睑成形术切口后出现。偶尔，使用像后马托品这样的睫状肌麻痹剂来预防眼睑痉挛可能有助于检查。两者的处理方式相似。一旦确诊，早期推荐使用抗生素 / 类固醇滴剂和大量眼部润滑剂。对于严重的角膜擦伤或浅层点状角膜炎 SPK 症状，我们建议转诊给眼科医生，以放置柔软的角膜贴片。角膜贴片通常能立即缓解症状，在角膜愈合时起到类似绷带的作用，它在两到三天内就能去除。幸运的是大多数症状在 48h 内无须角膜贴片就消失了，但需要密切随访，以确保不继发细菌、真菌或疱疹性双重感染。

（四）外翻、内翻、眼睑缩短、眼睑闭合不良和上睑下垂

下眼睑成形术后下眼睑位置的常见并发症包括眼睑外翻、内翻、眼睑缩短至巩膜外露以及眼睑无闭合。有些并发症通常可以在术前预判。外斜视、睑内翻和眼睑缩短都是下眼睑成形术相关的并发症。眼睑无法闭合，从而导致干眼和角结膜炎症状，可见于过度激进的上睑或下睑成形术，尤其是下睑成形术。如前所述，下睑成形术前应进行适当的眼睑皮肤和内眦松弛度评估（下睑牵拉试验）。通常来说，当考虑到眼角固定术有助于产生更好的效果时，外科医生就应进行眼角固定术。眶下缘缺陷或突眼的患者特别容易出现下眼睑位置并发症，睑外翻通常是下眼睑皮肤和（或）肌肉过度切除的结果。不建议早期通过手术来纠正这个问题，因为许多病例只需简单的按摩处理，3 个月后没有效果再考虑进一步治疗。

另一种选择是尝试抬高睑颊软组织并消除下眼睑的张力。这已经通过使用更大体积的软组织填充物或眼轮匝肌下脂肪提拉手术获得了不同程度的成功。这对眶下缘突出不足的患者尤其有效。只有持续性外翻才进行皮肤移植。如果可用，皮肤移植物可以来自上睑，也有学者从耳后或锁骨上区域获得，但一般不常用。眼睑成形术（眼睑缩短）后巩膜过度外露在睫毛下经皮肤入路眼睑成形术（包括打开隔膜以去除眶隔脂肪）后更常见（流程图 11–1 和图 11–1）。隔膜愈合时会出现瘢痕挛缩，将下眼睑拉向下方。为了避免这个问题，一些人建议采用经结膜入路方法来处理眼眶脂肪。当发现眼睑缩短时，建议根据严重程度进行局部按摩和向上方粘贴。对于巩膜外露大于 2mm 的病例，外科医生可以考虑放置悬吊缝线，尽管其效果可能有限。如果患者接受，术后应继续保守治疗至少 3 个月。在这段时间里，经常需要治疗眼睛干燥和结膜刺激的症状。如果这些干预措施不佳，则沿眶下缘的瘢痕松解。

外眦固定术通常是必要的。也可以沿着眼眶边缘放置间隔移植物以将隔膜支撑在新位置。如果巩膜外露长期存在，那么建议在进行外眦固定术的同时进行黏膜转位和软骨移植。患者可能同时出现眼睑缩短和外翻，在这些情况下，如果需要进行修复手术，则需要同时考虑这两个问题。内翻通常是由于结膜切口闭合过度或同一切口的局部感染消退后所引发，为了避免结膜重叠，大多数外科医生不会关闭切口，也不会放置一两条精细的快速可吸收的肠线。眼睑内翻对于患者来说是一种非常痛苦的并发症，因为睫毛不断磨损结膜，并可能导致角膜磨损。如果及早发现，按

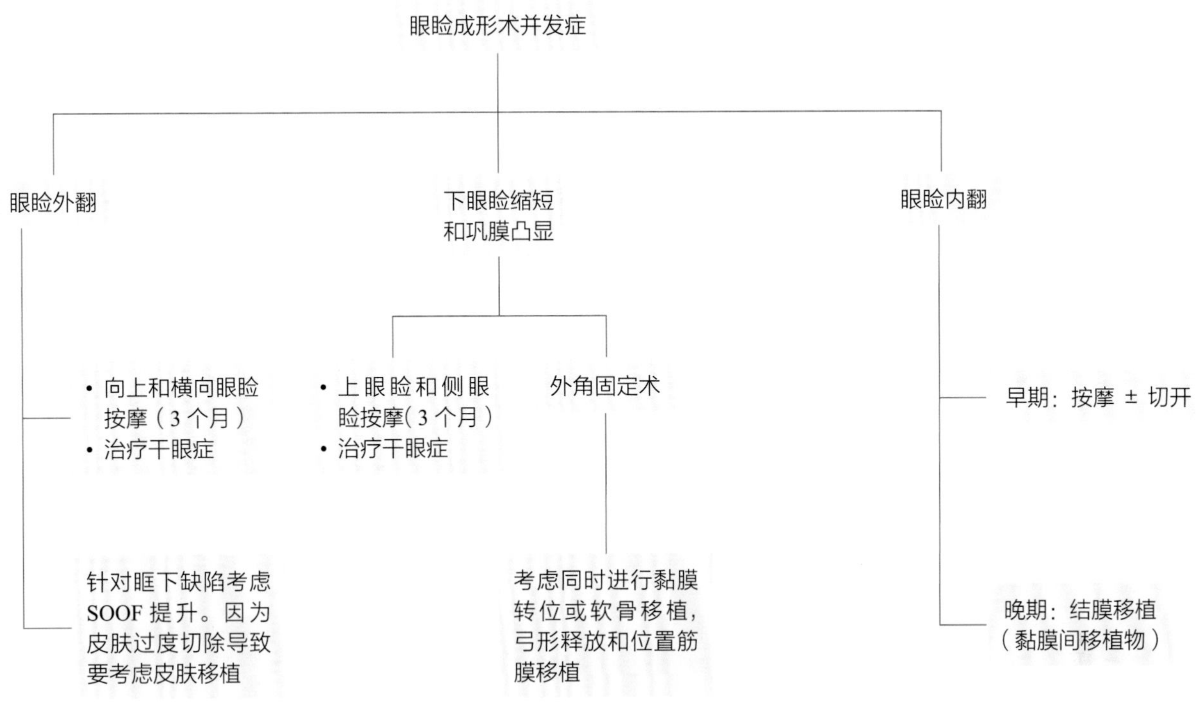

▲ 流程图 11–1 **眼睑成形术治疗眼睑并发症**

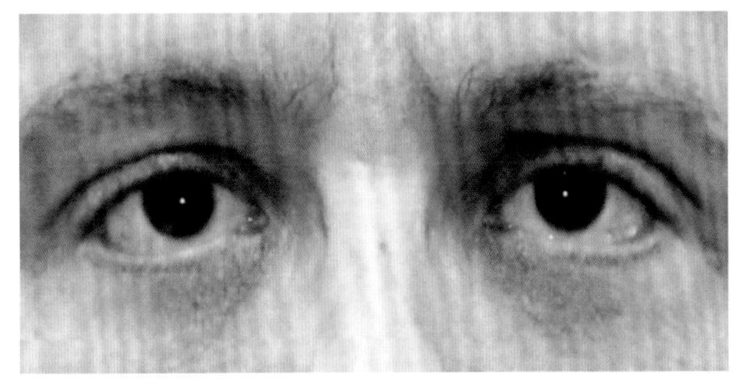

▲ 图 11–1 **下睑整形术后 5 年观察到外斜视和眼睑缩短**

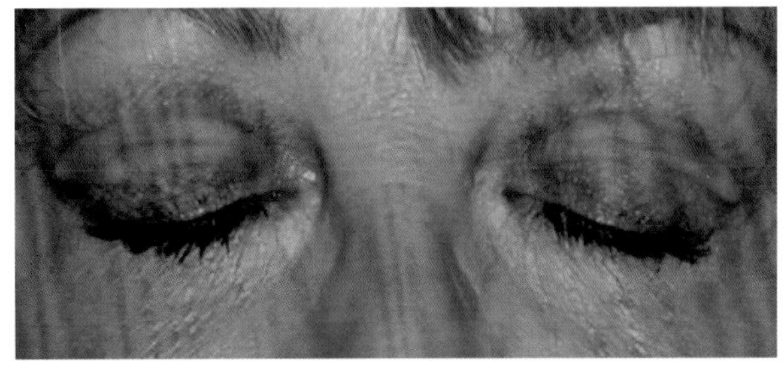

▲ 图 11–2 **患者上眼睑皮肤移植术后 10 年。在先前激进的上眼睑整形术导致角结膜炎后，进行了移植物以形成足够的眼睑密封**

摩和（或）将切口松解可能会有所帮助。对于长期并发症存在的病例，睑板下结膜移植和腭黏膜移植有帮助。眼睑整形术后缺乏足够的眼睑闭合可能是暂时的，与眼睑水肿有关，或是永久性的，与过度皮肤切除和（或）过度肌肉切除有关，从而导致运动障碍。重睑成形术患者特别容易出现这种并发症，因此必须术前使用标尺进行准确的标记。眼睑闭合不佳的情况采用按摩、眼部润滑剂和类固醇有所帮助。如果无法解决，可能需要植皮，以使上眼睑有足够的松弛度闭合（图 11–2 和流程图 11–2）。在眼轮匝肌切除过多和运动障碍的情况下，可能需要在上眼睑植入黄金等重物。上睑下垂通常由上睑提肌腱膜断裂引起，上睑下垂的修复包括将提肌腱膜缩短到合适的长度。该手术可以通过结膜切口进行，也可以通过眼睑成形术切口完成（流程图 11–3）[1]。

（五）眼睛干涩

眼睑整形术后干眼症是一种常见的并发症。在 Hamaway 等最近的一项研究中，他们注意到 11% 的患者在眼睑整形术后两周出现干眼症，2% 的患者在两个月后仍有干眼 [2]。其表现可以是很

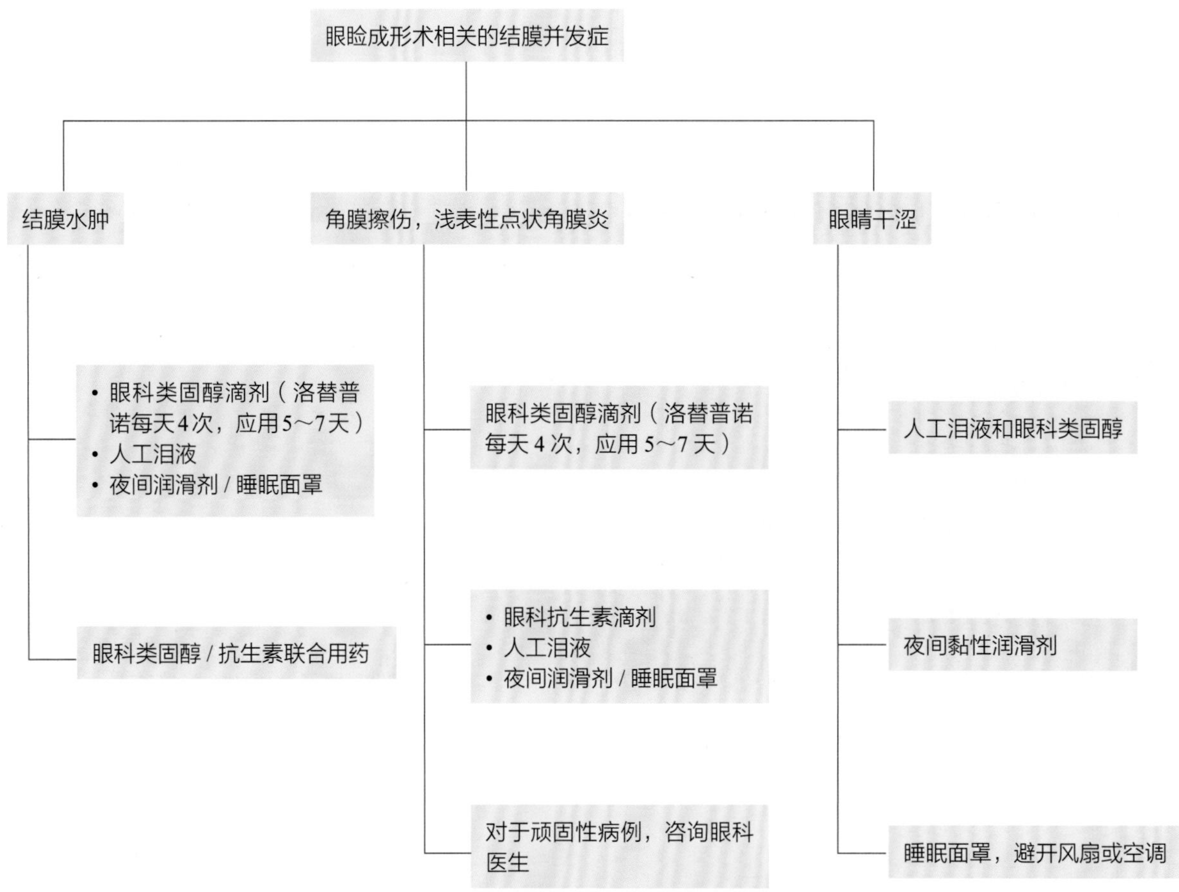

▲ 流程图 11-2　结膜并发症的眼睑成形术处理

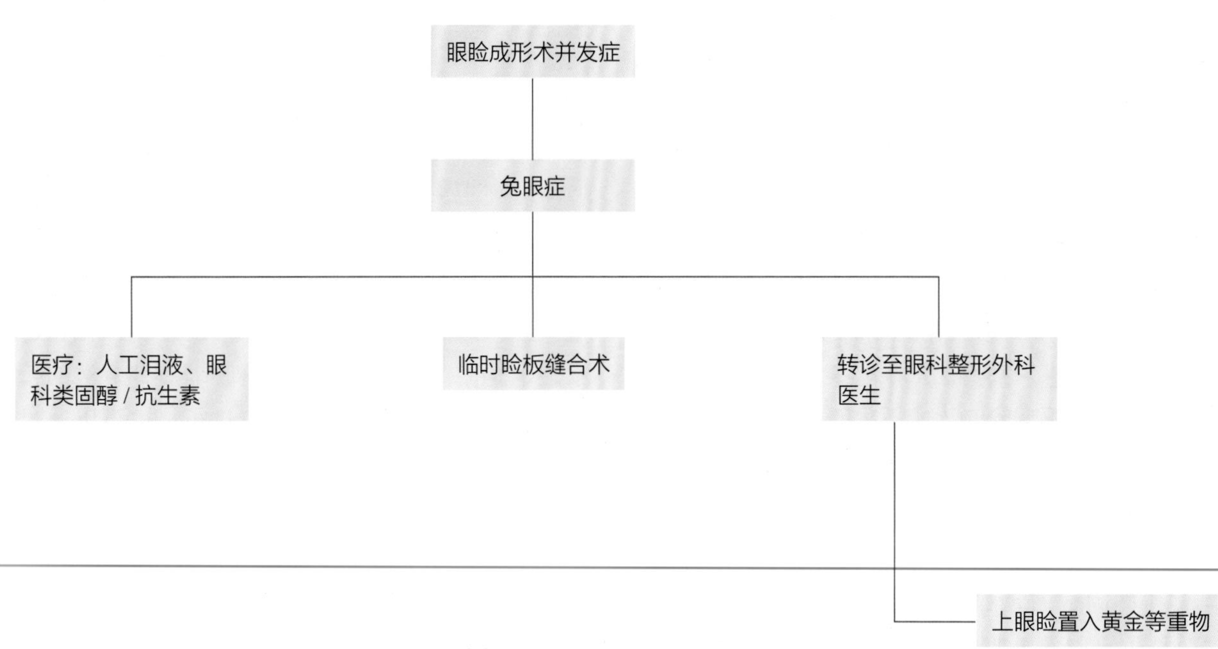

▲ 流程图 11-3　眼睑成形术并发症

引自 Lucarelli，lemke[1]

轻微的不适，或是需要转诊到眼科医生专科处理，甚至需要长期治疗。术前评估应包括对原来就存在的干眼症患者和术后有发展风险的患者的评估。在 Hamaway 等提出的治疗方案中，眼睑成形术后干眼症患者包括局部使用润滑剂、局部类固醇和夜间粘贴封闭进行治疗。如果存在球结膜水肿，则可能需要全身皮质类固醇和眼罩。如果病情持续 3 个月以上，应与眼科医生会诊 [2]。

（六）急性闭角型青光眼

眼睑成形术后的急性闭角型青光眼虽然是一种极为罕见的并发症，但有潜在的破坏性后果。文献中报道了约5例病例，其中3例导致失明 [3-6]。早期识别急性闭角型青光眼的体征和症状并及时诊断及转诊是预防长期后遗症的关键。眼睛可能会出现剧烈疼痛和瞳孔中度扩张。患者诉说术后疼痛和视力模糊的应查眼压是否升高。应该记住的是，急性闭角型青光眼患者经常出现恶心、呕吐或头痛。这些症状会使诊断变得困难模糊，并导致延误诊治。

（七）球后血肿

眼睑成形术后球后血肿的根本原因尚不清楚。目前认为眶后静脉损伤、眼外肌肉出血和切除眶脂肪后出血是常见的三种原因。球后血肿会产生从疼痛到失明等一系列问题。球后压力的增加会导致视神经受压而引起视觉障碍 [7]。球后血肿的症状包括刺痛、眼球突出、视野丧失和严重头痛。大多数球后血肿都是通过渗透剂、类固醇或其他降低眼压的药物来治疗。如有必要的话外眼角切开术是可选的方案。通过剪刀松开外眦的下臂和松开边缘弓进行。对后眼眶的切开没有必要，在大多数情况下也不推荐（流程图 11–4）。

（八）失明

失明是眼睑成形术中一种相对罕见的并发症。在 McCarthy 等根据邮寄问卷编制的一份报告中，他们报告了 98 514 例手术中 0.04% 的术后失明率 [8]。遗憾的是调查问卷没有涉及失明的原因。尽管失明通常是视力障碍等并发症没有及时处理或者是永久性损伤的结果，我们应该积极地分析这种患者出现失明的原因，以避免这种最坏的结果的出现。

（九）感染

感染在眼睑成形术中是非常罕见的并发症。在 Lee 等的一项研究中，2227 名患者接受了眼睑手术，只有 1 名患者术后感染。据报道，这种感染比较轻微，而且通过口服抗生素获得了治愈，没有遗留永久性不良后果 [9]。

二、提眉术

当上睑下垂和（或）前额深部除皱不适合微创治疗时，提眉手术可以在上面部年轻化方面提供良好的效果。眉毛提拉的方法有很多，每种方法的利弊讨论都不在本章的范围内。常见的技术有小切口（内镜）或发际线切口：冠状切口、头皮切口或直接沿着眉毛或额中部切口。保持眉毛位置的方法有很多。一般情况下，眉毛提拉的并发症将重点讨论早期和晚期并发症。

眉毛手术的早期并发症包括感染、出血 / 血肿、疼痛和肿胀。在我们的经验和其他已发表的文献中，眉毛提拉后的感染非常罕见 [10-12]。根据抗感染治疗的原则来处理：抗生素治疗、去除病灶源和引流。毛囊炎是眉毛提拉术后出现的一种特殊类型的感染，要使用特异性的针对皮肤菌群的抗生素，尤其是金黄色葡萄球菌。

（一）出血和血肿形成

出血和血肿形成是比感染更常见的术后并发症。通常情况下，引流条不会在提眉术后放置，也没有必要。减少抗凝药使用、良好的手术技巧和局部浸润麻醉是减少这种并发症发生的关键。如果出现出血或血肿再次积聚，可以考虑返回手术室以实现止血控制。通常，在手术过程中颞浅动脉或静脉分支没有及时结扎是血肿或切口出血的主要原因。这种情况最常见发生在手术后当天晚上，患者打电话报告切口不断渗出，并在发际线形成了一个大血块。这种情况通常可以通过抬高头部并在该区域敷冰来解决，但也可能需要当晚患者回到诊所或者医院进行观察，以去除发际

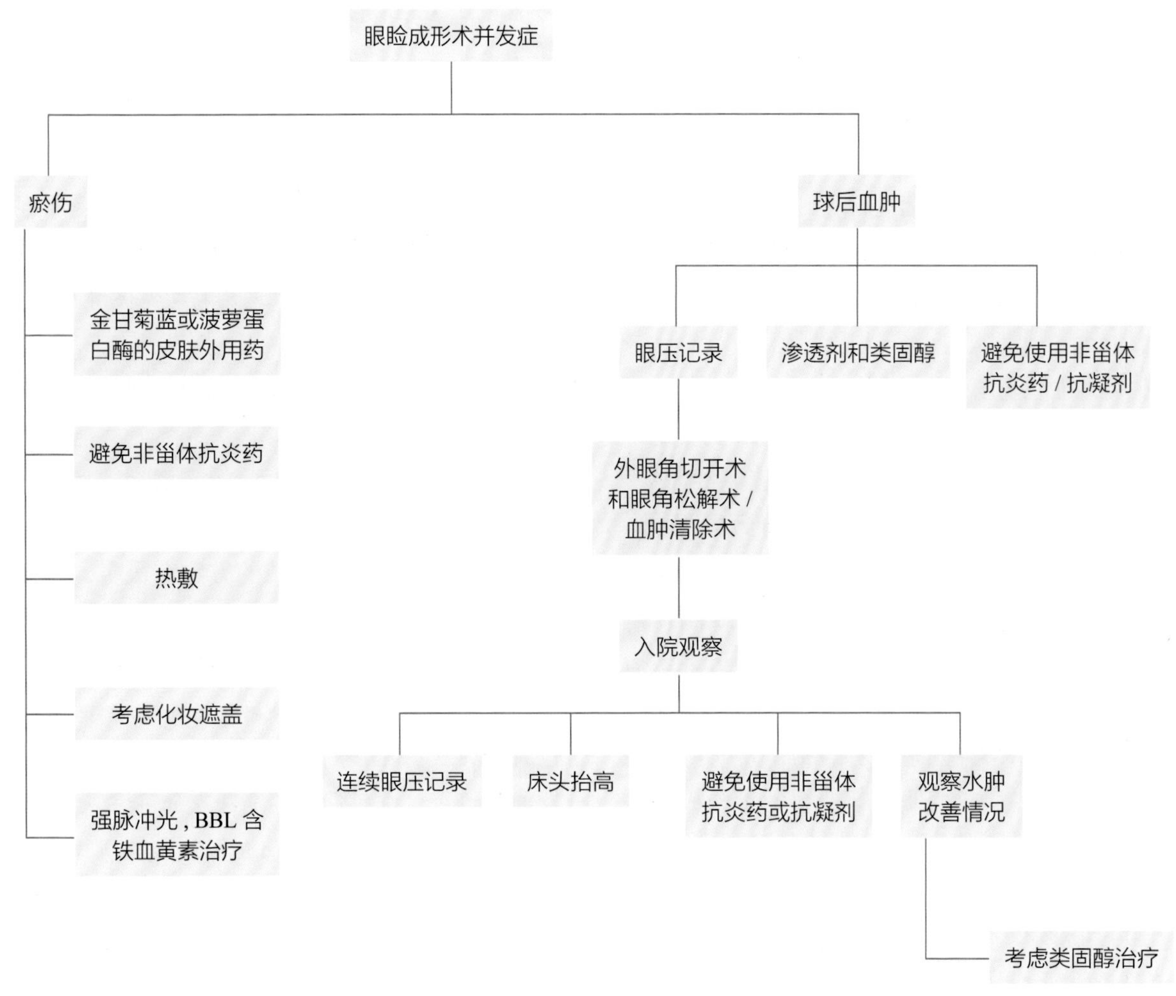

▲ 流程图 11-4　眼睑成形术治疗瘀斑及球后血肿

线血凝块，随后需要额外的缝合或绷带压迫出血区域。

（二）术后疼痛

提眉术后的疼痛通常表现为紧张型头痛。镇静止痛药物通常能有效控制疼痛不适，疼痛在 24h 内明显改善。建议使用长效局部麻醉剂来减少疼痛和镇静止痛药物的需求。

（三）水肿

提眉术后肿胀和眶周瘀斑是典型的并发症，吸烟的患者通常更严重。几天后症状会逐渐消失。叮嘱头部抬高并安慰患者不要紧张。

（四）神经感觉障碍

提眉术后的长期并发症包括神经感觉障碍、脱发、面部运动神经功能减退、眉毛不对称和复发。但所有这些并发症都很罕见，而且这些并发症大部分是可以治疗的。

由于大多数提眉术都涉及操作眶上神经和滑车上神经附近的骨膜，因此容易出现早期的感觉障碍。大多数感觉障碍与神经中毒型损伤有关，可能在几周内消失。持久的感官损失也容易被患者接受，并且发生率非常低 [11, 12]。但感觉异常、灼热和瘙痒通常会让患者感到痛苦，可能需要尝试治疗。建议使用保守的止痛药来治疗这种症状。还可以口服低剂量阿米替林、甲泼尼龙或加巴喷丁。据报道，在眶上神经区域采用利多卡因加曲安奈德封闭注射，效果良好 [11]。

（五）切口性脱发

切口脱发是提眉术后的常见并发症，无论

是开放式还是内镜下。脱发通常是暂时的，呈现“休克性脱发”的特点。可以考虑在围术期使用甲泼尼龙，以减少这种“头发休克”的情况和随后的去角质的可能性。在手术过程中，技术是关键。外科医生应避免切口和缝合位置的皮肤张力。如果脱发在外观上很差，而且患者无法接受，则需要进行切除性瘢痕修复，或者在某些情况下可能需要植发。

（六）面神经功能减退

额支的面部运动神经无力是一种罕见的并发症，而且几乎总是暂时的。当遇到这种情况时，眉毛上抬动作减弱通常只出现在一侧。使用肉毒毒素对患者进行功能性治疗，以增加眉毛运动的对称性，一直到恢复为止。

（七）眉毛下垂复发

提眉术后会有少量患者复发，通常会进行过度矫正来纠正这种现象。最大限度地减少复发取决于手术过程中的技术，包括注意固定技术、充分释放骨膜和肌肉附着。我们建议在有张力的情况下将眉毛固定在适当的位置，然后再次卷起皮瓣并在张力的状态下抬起。这允许对可能导致复发的软组织蠕变进行一些调节。更大程度的复发与前额皮肤厚、前额皮脂腺多、眉皱纹深、严重眉下垂或额头高的患者有关。面对复发医生必须考虑再次手术，希望能够达到患者的要求。

三、面部提升术、颈部提拉术和颏下吸脂手术

面部提升手术，也被称为颈面部除皱术，是治疗面部除皱的有效方法，不适合微创治疗。颈部提拉手术可以被认为是一种缺少耳前和颞部部分的整容手术。颏下抽脂是一种面部和颈部较低的手术，通常单独进行或与面部整形结合进行，以重新对表面脂肪塑形。尽管有不同的技术，但这些手术有许多相同的并发症。本节的目的是描述颈面部除皱术、颈部提升术和颏下抽脂术并发症的治疗，而不是比较一种技术比另一种技术的优势。一些新技术的开展部分原因是为了避免早期技术的并发症。

（一）血肿

血肿和皮下积液是面颈部除皱术、提颈术和抽脂术的常见并发症，如果不及时发现和治疗，可能导致皮肤坏死。这种情况占所有病例的3%～15%[13–15]，具体取决于医生诊断血肿或皮下积液的敏感性。血肿的预防从术前开始，应评估患者是否使用抗凝药和是否有出血性疾病。术中，患者应保持血压正常，因为低血压与术后血肿呈正相关。围术期的血压控制也是可取的，因为高血压与术后血肿形成增加有关。引流管的使用似乎并不能降低血肿的可能性。在局部浸润麻醉中添加氨甲环酸，可以作为抗纤维溶解蛋白酶，有助于预防血肿和皮下积液。

大多数血肿出现在术后早期，可能在最初的24～48h。分为大血肿和微小血肿。两者的区别在于所需的治疗方法和血肿的大小。如果血肿很大和（或）正在扩大，需要手术引流，则将其归类为大血肿。如果遇到大的血肿，处理方法是部分或完全切开手术伤口并清除血肿。此时应谨慎地尝试识别和控制任何活动性出血。如果深层组织表面出现弥漫性渗出，用浸泡过的过氧化物的海绵包裹该区域并静置10min是有用的。微血肿是通过针吸血肿和调整加压包扎来处理的。偶尔可以观察到这些小血肿，并在术后7～10天当血块液化时用针抽吸。当观察到晚期血肿形成，应鼓励患者限制活动至少7～10天，尤其是男性，血肿最晚可在手术一周后形成（图11–3）。

在血肿通过手术或针头清除后，我们建议将一个18号的留置针作为引流管直接放入该区域，并将其固定在皮肤上。这允许血肿后常见的炎性液体排出，否则会形成皮下积液。该区域的加压对于内部组织彼此黏附非常必要。留置针可以在2～3天后拔除（流程图11–5）。

（二）面神经损伤

面部神经损伤是面部和颈部手术中严重但罕见的并发症，发生在2%～4%的病例中[13, 14]。在深部除皱术的风险较大。最常见的是颞支和下颌

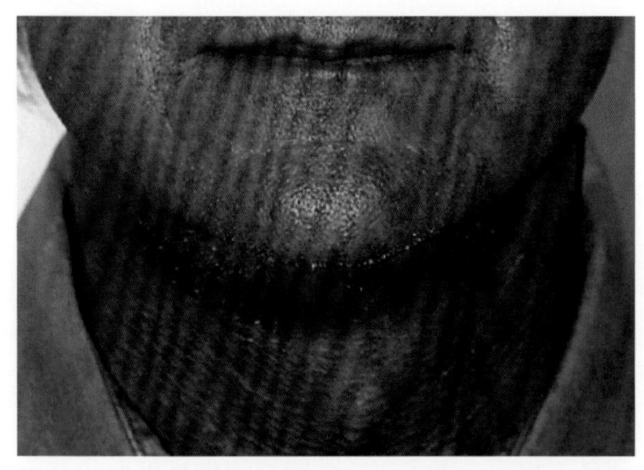

▲ **图 11-3　男性整容患者术后 7 天出现延迟性颏下血肿形成**

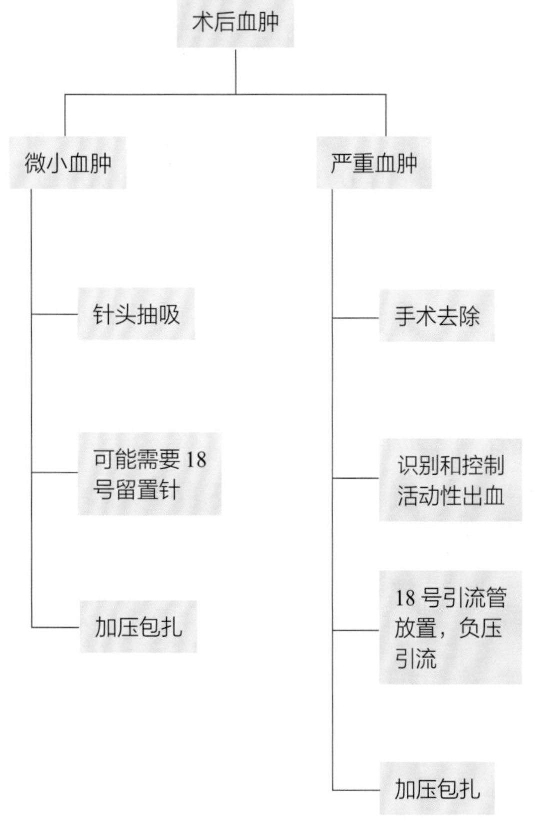

▲ 流程图 **11-5**　**颈面部出血管理**

缘支受到影响。为了避免面部神经受到创伤，医生必须理解并掌握一个可以保护神经的解剖平面。当将组织提升到下颌区域时，应谨慎使用抽脂套管和剪刀，因为面部神经在该区域受到的保护最少。当术后发现面部表情肌肉无力时，重要的是要意识到大多数情况会自行解决。建议进行为期 3 周到 6 个月的监测，以等待可能的恢复。轻微的不对称可能不会被患者察觉，但对于敏感的患者来说是显而易见的。持续性不对称，可采用肉毒毒素治疗非手术侧。如果眶周肌肉组织麻痹则需要保护眼球。这可能包括滴眼液和（或）佩戴贴片。在严重情况下，还可以考虑临时睑板缝合以保护眼球（流程图 11-6）。

（三）浅表表皮松解

面部和颈部手术后，浅表性表皮松解症和更具体的全层皮肤损失最常发生在耳后区域，但也可能发生在皮肤受损区域的任何地方。避免局部缺血和随后的皮肤损伤的解决办法是轻柔的软组织处理、适当的解剖深度和避免过度张力的缝合。如果有血肿，应在发现后立即引流。如果尽管采取了预防措施，局部缺血仍然存在，则皮肤脱落区域可以二期愈合。

伤口应使用抗生素软膏或其他湿润敷料进行治疗，一旦有感染迹象，应迅速采取行动。随着伤口愈合，增生性瘢痕可以通过曲安奈德注射和（或）激光治疗来解决。如果需要，瘢痕修复应推迟到愈合后 6 个月，少数情况可以立即完成伤

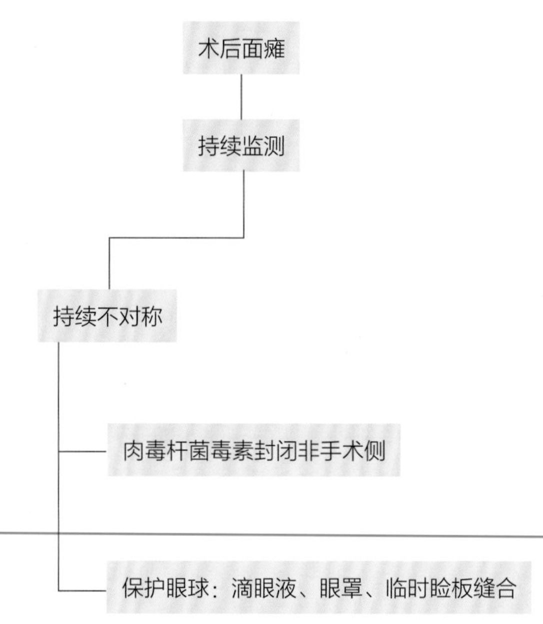

▲ 流程图 **11-6**　**颈面除皱术治疗面神经麻痹**

口的初期修复（图 11–4）[16]。在大多数情况下，皮肤松弛不足，无法切除瘢痕组织并缝合。

在一些情况下，瘢痕遮盖疗法试图将畸形降至最低。红斑可以通过脉冲染料激光或光子嫩肤来减轻。皮肤不规则可以通过低能量消融激光治疗和类固醇封闭来平滑。色素沉着不足的区域通常是最难改善的问题，转诊给医学文身师可能会有所帮助。

（四）神经感觉障碍

下面部和颈部手术后的神经感觉障碍很常见，但在很大程度上也是自限性症状。最常见的是，耳大神经受到沿胸锁乳突肌区域平面外解剖的影响，Derby 等发现，1% 的整容患者耳朵出现永久性麻木 [17]。除了感觉异常和感觉消失，患者也可能患有感觉障碍。如果术后出现感觉障碍，有必要分析术中可能的原因。在近端神经分布处注射局部麻醉可以检测感觉神经分布并提供暂时的缓解。感觉障碍要排除肿瘤的可能，如果怀疑有神经瘤，磁共振成像可能有助于定位病变。神经瘤可通过手术切除。对于感觉障碍，常见的方法是口服药物，患者最易于接受。可选择使用三环类抗抑郁药或加巴喷丁。Canter 等描述了一例女性患者，她在除皱术后出现顽固性疼痛，接受了每天 3 次，300 mg 加巴喷丁口服获得成功（流程图 11–7）[18]。

（五）轮廓不规则

轮廓不规则是吸脂术、面部拉皮和颈部拉皮术后可能出现的并发症。避免此问题的策略是保持吸脂和脂肪解剖在一个均匀的平面上进行，并在脂肪切除时避免过度。对于需要大量颏下吸脂的患者，皮下可能有帮助，以允许软组织的被动减张就位（图 11–5）。

对于术后 3 个月仍有明显轮廓不齐者，必须考虑矫正。脂肪缺乏可通过脂肪转移或软组织填充来纠正。皮下松解和悬吊可使皮肤的不规则复盖获益。Hamra 描述了由于矢向力量皱纹切除术

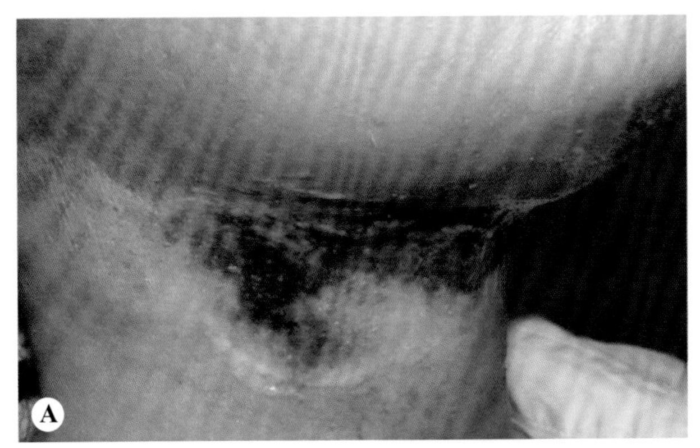

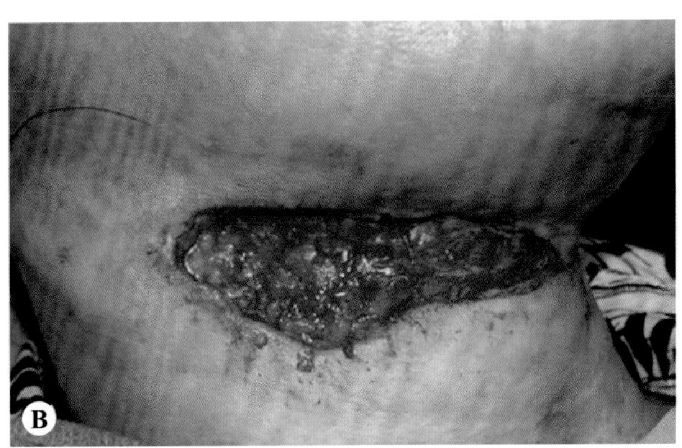

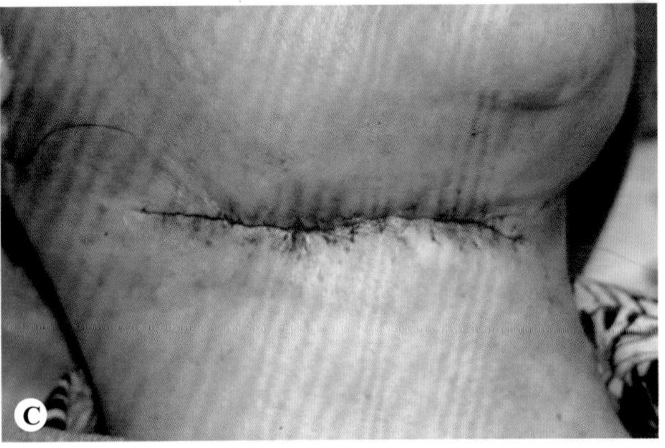

▲ 图 11–4 **A.** 面部提拉 **1** 周后皮肤破裂；**B.** 面部提拉 **2** 周后清除坏死组织；**C.** 缺损的一期关闭

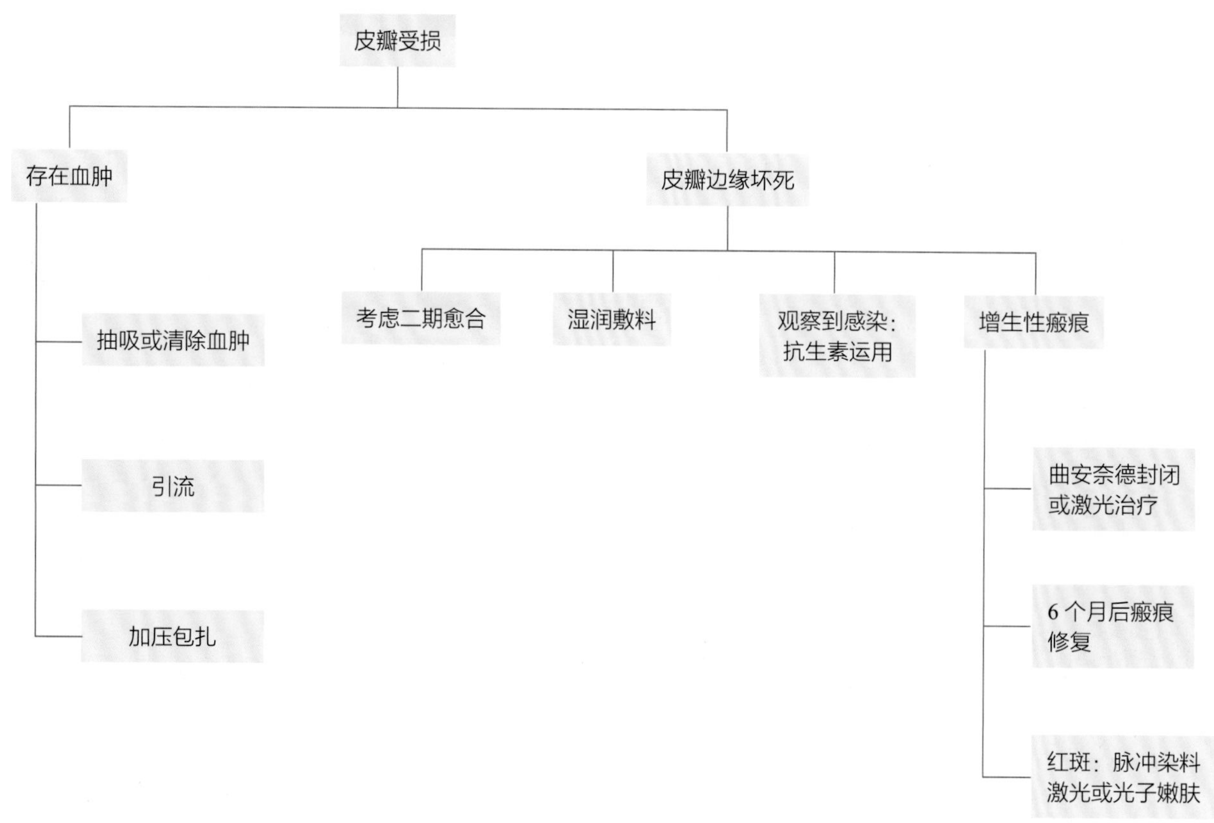

▲ 流程图 11-7　**颈面除皱术治疗皮肤缺血**

引自 Canter 等 [18]

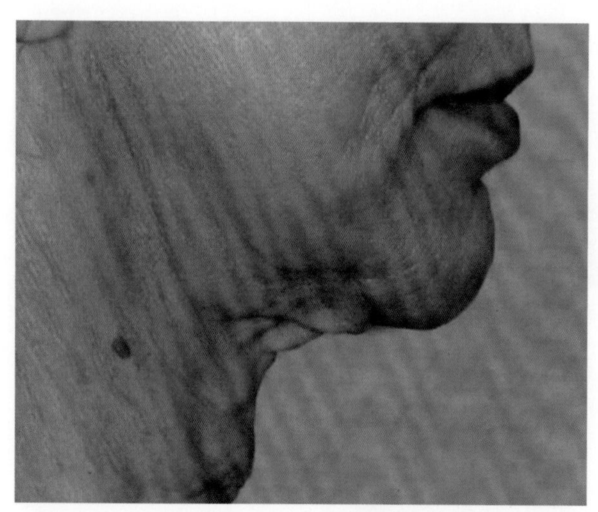

▲ 图 11-5　**单独颏下吸脂术后造成颏下不规则。皮肤松弛的程度决定了矫正需要皮肤紧致手术，如面部提拉**

引起的轮廓异常。这是面部拉皮手术的晚期后遗症，也是手术的明显标记。Hamra 的定义是：矢向力量面部拉皮术使面颊组织最终下垂在紧绷的下颌线上，形成“侧向扫描”或拉扯的外观。眼轮匝肌下段在颧骨区的新月形隆起并未通过常规手术重新定位 [19]。

可以通过在原始面部拉皮手术中添加一个向上的力量来防止这种晚期后遗症，以重新定位眼周软组织并改善颧骨区的轮廓。Hamra 建议通过释放眼圈边缘弓和最小化眼周脂肪的切除来达成此目标，以避免凹眼，这会加剧面部轮廓的不平衡。纠正侧向扫描可能需要修复性面部拉皮术来重新定向皮肤张力线。改善皮肤张力的额外方式可能包括磨削皮肤再生、射频紧致或通过脂肪移植或填充物增加面部体积（图 11-6）。

许多面部提拉和颈部提拉手术并发症可能与不同的切口区域有关。颞部、耳屏、耳垂、耳后沟和后发际线都可能需要技术改良以避免并发症的发生。表 11-1 详细列出了对精灵耳畸形的处理（流程图 11-8）。

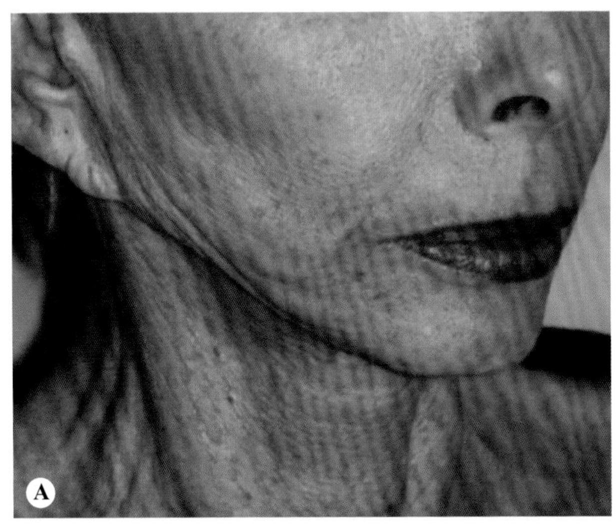

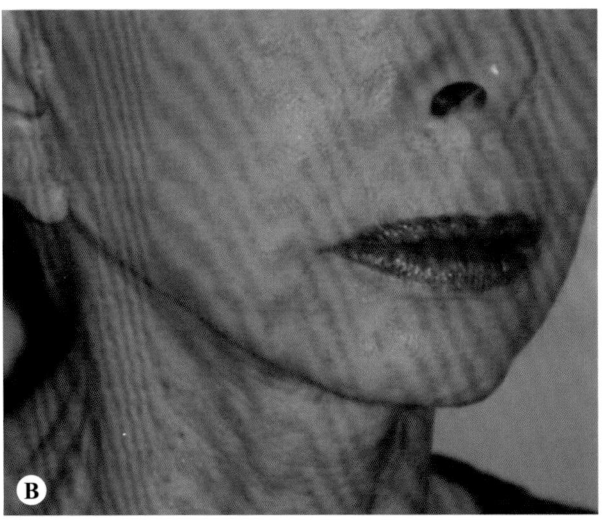

▲ 图 11-6　**A.** 侧扫和精灵耳朵畸形的患者；**B.** 通过改良面部除皱术、CO_2 激光表面处理和游离脂肪移植进行矫正

表 11-1　依切口区域处理拉皮并发症

部　位	并发症	解决方案	预防措施
颞区	颞部区域发际线后移或丧失	毛囊移植术，局部移植带毛发的皮瓣	采用毛发分离的鬓角切口
耳屏	• 耳屏前入路造成耳屏界限模糊 • 切口瘢痕明显	• 带软骨移植的旋转推进瓣 • CO_2 激光表面处理	• 无张力的软组织修整 • 考虑内耳道手术入路
耳垂	精灵耳（耳垂形态消失）	• V-Y 缝合术形成耳垂悬吊 • SMAS 推进耳垂悬吊术	• 将颈部皮肤悬吊在耳垂周围 • 耳垂下部 2～3mm，无附着并无张力缝合
后发际线	• 瘢痕明显 • 发际线移位不匹配	• 考虑毛发移植 • 重新修整皮瓣缝合	• 避免毛发内切口 • 谨慎设计发际线

（六）精灵耳畸形

精灵耳是除皱术后的一种并发症，其中耳垂的正常结构发生变化，并向下拉向颈部（图 11–7）。

耳垂通常与脸颊和下颌后皮肤相交，形成一个缺口区域，称为耳下基点。除皱术后，该区域附着皮肤的拉力在前部和下部。向下和向前拉动这个附件消除了耳垂，并使其看起来像粘上了。避免这种并发症是基于切口设计。一种选择是在耳垂区域的切口上包括少量的"脸颊组织"（图 11–8）。这使得可以用松散的边缘闭合耳下基点。这种封闭没有张力，有助于避免精灵耳朵[20]。另一种选择是让耳垂的下部不附着，并与颈部皮肤重叠，到达二期愈合。

如果出现了精灵耳朵，就需要手术来矫正畸形。其中的一种方法是去除耳垂上的一定数量三角形的组织。三角形的底是耳垂和脸颊皮肤的交界处。切除三角形，并在上、后方向重新连接耳垂[20]。在严重的情况下，可能需要破坏颈部皮肤并收紧下面的浅表肌筋膜系统（SMAS），以缓解耳垂的紧张。

四、面部植入术

面部植入物提供了一种微创方法，可以扩大患者的面部，并将轮廓改善为正常或更美观的外

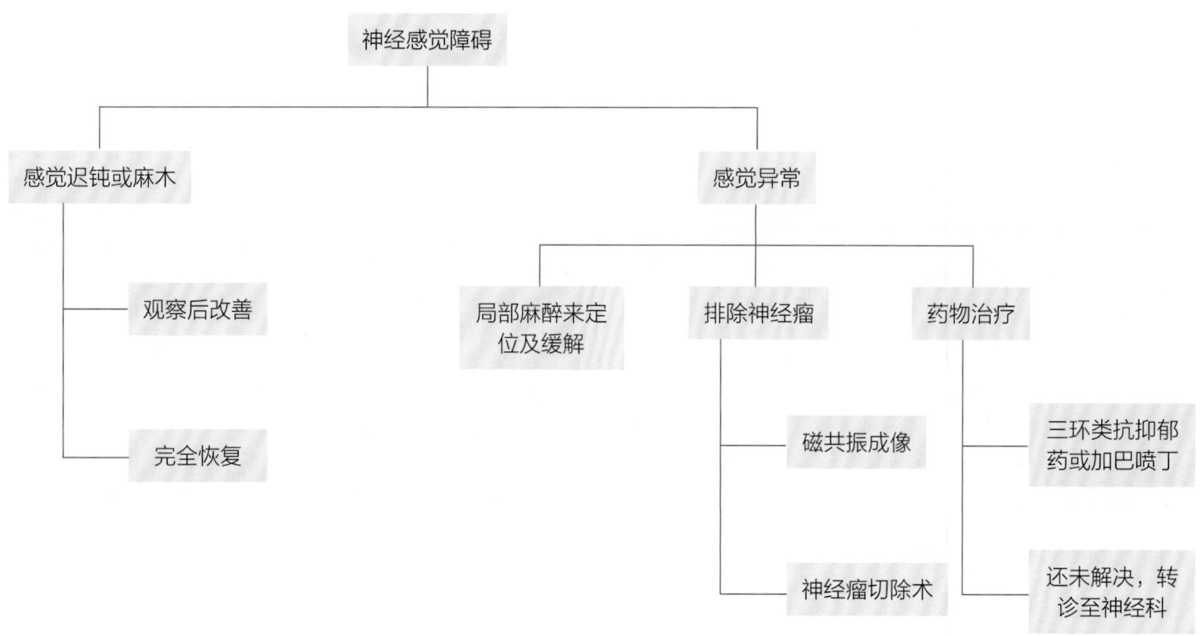

▲ 流程图 **11-8** 颈面除皱术治疗神经感觉障碍

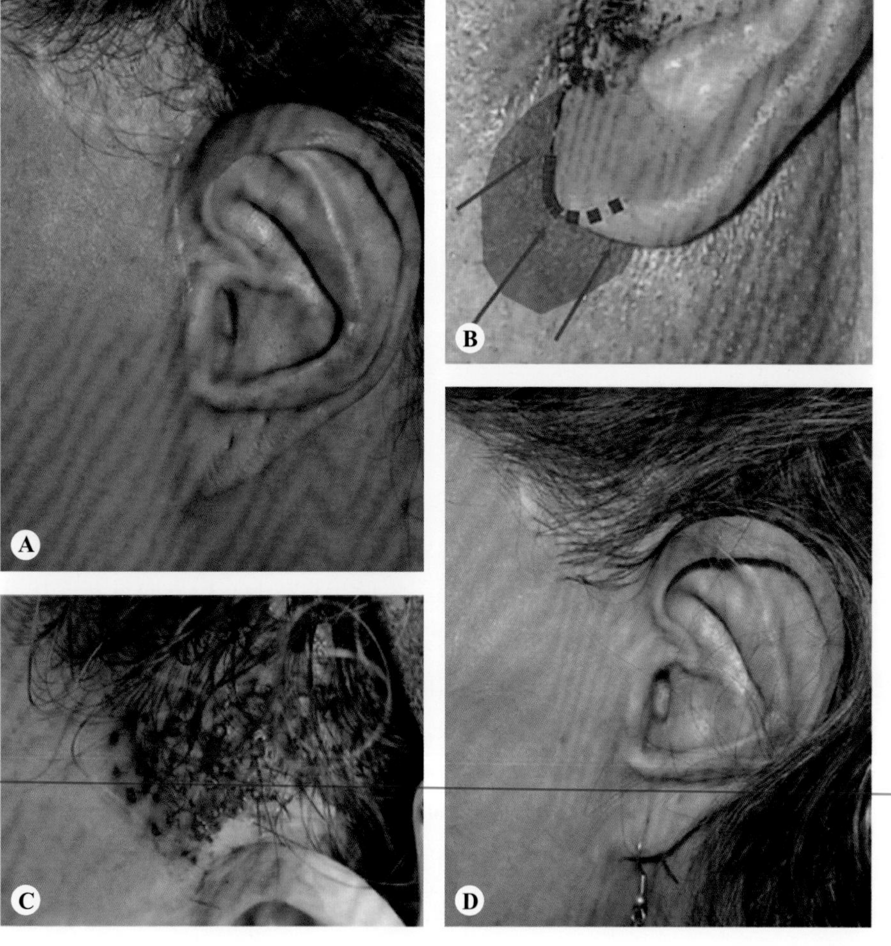

◀ 图 **11-7** **A.** 患者出现精灵耳朵畸形、颞部毛发脱落、耳屏轻度钝化和持续的切口红斑，一系列的畸形分析，最初的除皱手术造成了过度的皮肤张力，导致整个切口的浅表破坏；**B.** 通过皮下隧道和 **SMAS** 推进重新打开原来切口，耳垂下部闭合，未附着；**C.** 用毛囊单位移植重建了颞部卵泡单位移植；**D.** 术后一年的最终结果，患者术后 **1** 个月进行 CO_2 激光切口表面修平

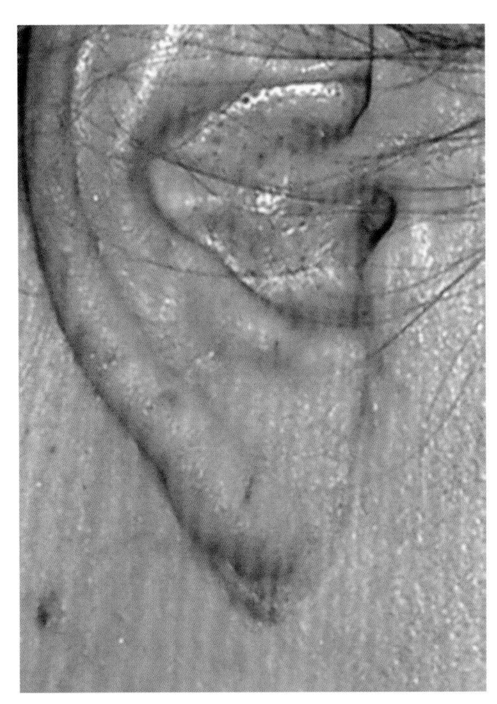

▲ 图 11-8　在耳垂周围植入颈部组织的拉皮切口

形。尽管与正颌外科手术相比，植入物具有微创的优势，但不应将其视为颌骨畸形矫正的完全替代品。面部植入物并发症发生率较低，但偶尔会引起严重的问题，需要进行植入物的去除或矫正。

（一）感染

感染是去除植入物的最常见原因。在他们的系列研究中，Wang 等学者发现感染是移除 3.7% 面部植入物的原因 [21]。文献报道了植入后 10～20 年的晚期感染病例 [22]。放置植入物时应采用更为细致的技术，尤其是通过口腔。建议在通过口内切口放置植入物之前，处理牙源性感染，术前应进行氯己定漱口和及时刷牙，以减少口腔菌群。

感染可能表现为植入部位的疼痛和肿胀。体格检查可能会发现植入物区域的波动。窦道与皮肤或口腔的交通并不罕见。一旦发现植入物感染，应去除植入物。如果需要再次植入，重新植入之前至少要等待 6 个月。

（二）骨吸收和植入物可见

植入物深层的骨侵蚀是与植入物的长期稳定性及其安全性相关的问题。骨重建和侵蚀一直是颏部植入物的一个值得注意的问题 [23]。已经发现所有类型的植入物都会导致相邻骨骼的变化。在颏部植入物的情况下，人们认为颏肌对植入物施加的压力是吸收的原因。许多人认为这种吸收可能是由于骨膜下植入造成的。对狗的研究提供了相反证据，使得对这两个假设提出了质疑。Pearson 和 Sherris 发现，与骨膜相关的植入不会改变吸收。他们还发现，植入物施加压力较小时，吸收更大 [24]。虽然这项研究并不能明确回答骨侵蚀的问题，但它表明关于骨质侵蚀及其原因还有很多需要了解的地方。植入物下的侵蚀和骨骼变化经常出现在对手术结果满意且没有症状的患者的影像学照片上。由于这种影像学发现，去除植入物是一个不明智的决定。在取出植入物之前必须考虑去除植入物可能导致下颏凹陷和畸形。如果侵蚀有病理性改变，可能需要去除。

容易看到的植入物外突通常是植入物类型和尺寸选择不当，或手术空间制备不当的结果。植入物可见的再次弥补手术通常包括去除植入物，并通过手术用合适的植入物进行可能的替换（图 11-9）。

（三）植入物移动外突

植入物的移动是所有使用医学植入材料公认的常见并发症。植入物的移动促使许多外科医生使用某种形式的方法将植入物固定到位，例如钛

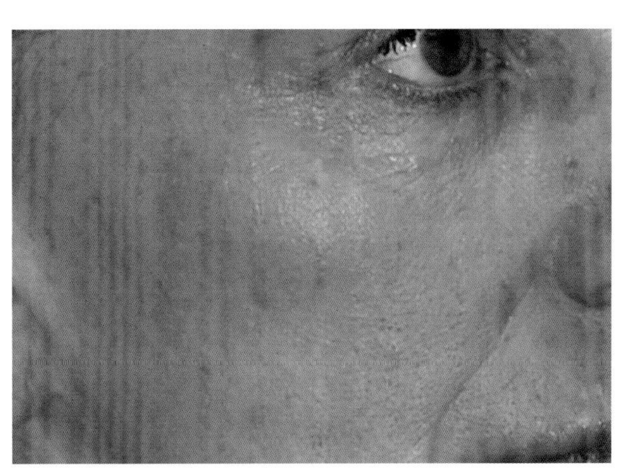

▲ 图 11-9　外凸的颧骨硅橡胶植入物

螺钉。这种技术的缺点是可能需要更大的解剖分离范围才能放置植入物。如果在术后不久发现，可以将植入物重新定位并固定到正确的位置。此时需要将植入物牢固固定到位，因为用于固定植入物的空间明显缺失。如果植入物在长期评估中发生了迁移，则可能在植入物周围形成了包膜。这本身可能需要更大范围的解剖，并可能破坏植入物。医生应在手术前讨论各种选择和可能性。其中包括重新定位，固定或完全去除旧植入物，延迟一段时间或放置新植入物。我们应该记住，植入物的感染始终是一个令人担忧的问题，而植入物的暴露会增加这种风险。

（四）神经感觉障碍

与植入物相关的神经感觉障碍可能是手术入路的结果，或者是植入物损伤神经的结果。颏部植入术后，患者应被告知颏神经分布区域感觉障碍的可能。随着颧骨植入物的增加，眶下神经、面神经颧支和颞支都有可能受到影响。如果植入物已经移动并对临近感觉神经造成压迫，则应重新定位和固定植入物。如果在手术时没有发现明显的创伤，感觉障碍很可能会恢复。

五、鼻整形术

鼻整形术通常被认为是要求最高的美容手术。由于鼻子位于面部中央，因此在鼻子修复或美容方面的任何失误都很突出，患者往往会抱怨或者投诉。解剖结构的复杂性，术中的微小调整会使患者的外表发生看似巨大的变化，无论是好是坏。这些事实导致许多外科医生尽可能避免进行隆鼻手术，而其他人则专门从事鼻整形手术。许多患者受益于鼻整形手术，无论是美容手术、功能性手术还是两者兼而有之。处理鼻整形术的并发症和鼻整形手术本身一样是一门艺术。鼻整形手术的并发症可能被认为与功能有关，如出血、感染或气道并发症，或者主要是美容问题。通常，鼻美容术后畸形往往与功能问题有关。

（一）出血

在隆鼻术中或术后出现一定程度的出血是相当常见的。鼻子由颈内动脉和颈外动脉的分支供血。出血可能是轻微的，简单处理即可，比较严重的可能需要住院治疗，甚至可能返回手术室行止血手术。大多数轻微的术后出血，填塞和局部使用血管收缩剂足以止血。其他方法包括纤维蛋白胶、凝血酶、化学烧灼和电烧灼。如果出血持续或比较多，在手术室更方便提供良好的视野与控制出血。

明显的鼻出血通常来自两方面的动脉：克氏丛的前出血，蝶腭动脉鼻甲或鼻中隔支的后出血。前部出血更常见，而且通常更容易通过保守措施进行控制。后部出血通常更为严重，在手术室外很难处理。如果在手术室仍然无法完全控制出血，可以考虑使用充气后鼻包。患者应在 ICU 接受观察。可在 24～48h 后尝试取出鼻包。此后，应观察一段时间，以防止再出血（流程图 11–9）。

（二）感染

鼻整形术后的感染发生率可分为两类：一类是在常规鼻手术后出现，另一类是复杂鼻手术后出现。复杂的鼻整形术包括：涉及畸形整复的鼻外科手术、严重创伤后矫正手术或使用复杂的自体、异体或合成移植物植入技术。与较简单的鼻腔手术相比，使用合成移植物具有特别高的感染率。常规鼻腔手术的感染率较低，约为 2.5%。复杂的鼻腔手术的术后感染率高达 27%。术后抗生素尚未被证明可以降低常规鼻整形术的感染率，但已被证明可以减少复杂病例的感染率[25]。轻微的缝线脓肿和伴有蜂窝织炎的皮肤伤口感染可以用口服或静脉内抗生素治疗。受感染的移植物通常需要去除并进行清创术以解决问题。医生如果没有意识到受感染的移植物的问题，可能导致皮肤损伤，甚至软组织的缺失（图 11–10，流程图 11–10）。鼻中隔成形术后患者的鼻中隔脓肿几乎总是在血肿后出现。一旦发现鼻中隔脓肿，必须积极治疗，因为处理不及时可能会发生鼻中隔和外侧软骨的明显缺失（图 11–11）。必须打开鼻中隔黏膜并清除所有异物。接下来进行组织清创，清创范围延伸至所有受影响的区域。同时也

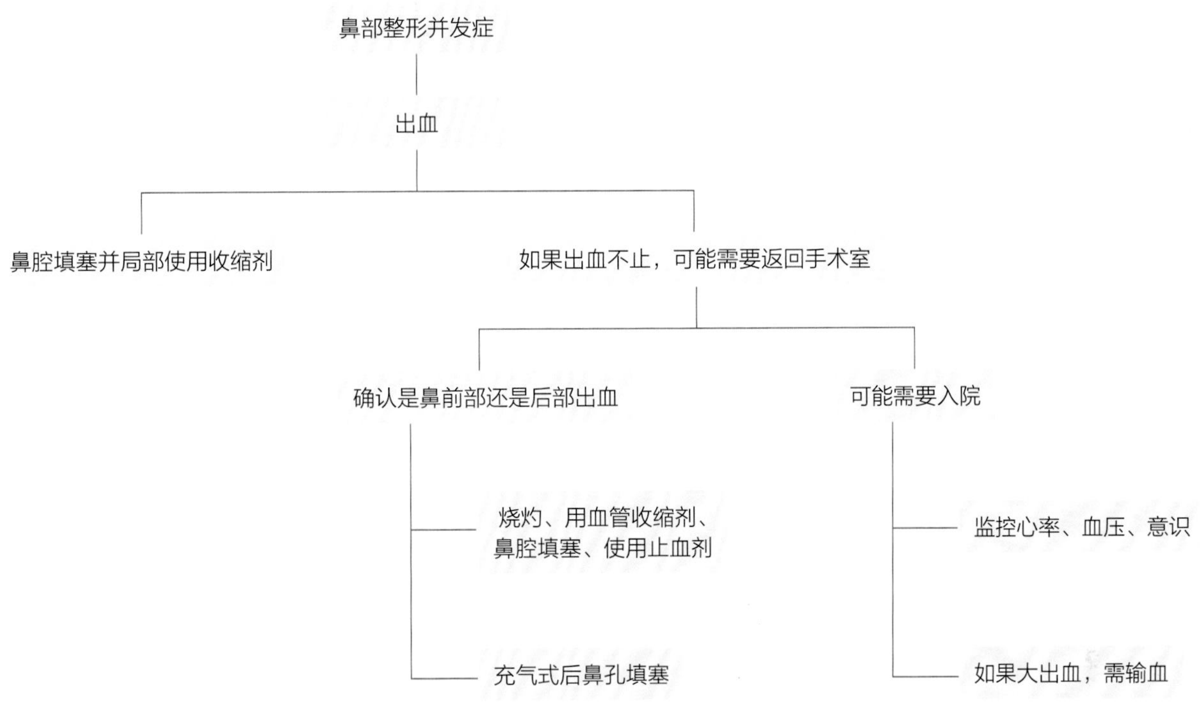

▲ 流程图 11-9　鼻整形术治疗出血

应去除移植物材料。使用全身抗生素以覆盖葡萄球菌种类。我们必须决定是立即重建还是推迟重建[26]。如果推迟重建，通常在重建之前需等待6个月。

（三）气道阻塞

气道阻塞可能出现在鼻成形术之前，也可能在鼻成形手术后出现。彻底的术前功能检查是必要的，医生应谨慎对待那些气道受损或有鼻整形术后气道阻塞风险的患者。除了鼻内镜检查外，还可能需要进行鼻咽喉镜或计算机断层扫描放射（CT）检查。对这些有气道阻塞风险的患者一定要维持鼻内外瓣的功能，要谨慎对待和护理。缩窄手术可能是禁忌的，或者在减少背部隆起时可能需要使用扩张器移植物，或者用翼板移植物来支撑鼻外瓣膜（图 11-12）。在软骨切除或截骨等破坏性技术中必须格外小心。大多数患者在术后不久会观察到一些鼻腔阻塞。超过3个月的鼻腔阻塞通常不会消失，可能需要再次手术。功能矫正鼻成形术通常是一种复杂的手术，可能需要植入耳软骨或肋骨软骨，可能会产生功能和美容效果受损。因此，在术前计划中，所有鼻整形手术都应该被视为"功能性"和美容性相统一。

（四）颅内交通

颅内交通是鼻整形术中极为罕见的并发症。其机制通常是在鼻中隔成形术中使用的器械破坏筛状板。应住院并与神经外科医生会诊来治疗脑脊液瘘。第一要务是床头抬高和其他降低和防止颅内压增高的措施。是否预防性抗生素治疗存在争议。如果经保守治疗脑脊液漏仍然无效，那么有时可以使用腰椎引流来降低颅内压，以期自发闭合。侵入性局部手术封闭是最后的手段，包括经鼻内镜修复，甚至开颅手术（流程图 11-11）。

鼻整形手术后的美容并发症很多，可能有很多原因（图 11-13）。下面对常见的美容并发症进行了一般性探讨。

（五）顶板开放畸形

当用凿子缩小鼻背，通过皮肤可以看到鼻骨、鼻中隔和上外侧软骨时，就会出现顶板开放畸形。这是由于最初手术时的判断错误，即没有进行鼻骨截骨或没有放置扩张器移植物。必须通

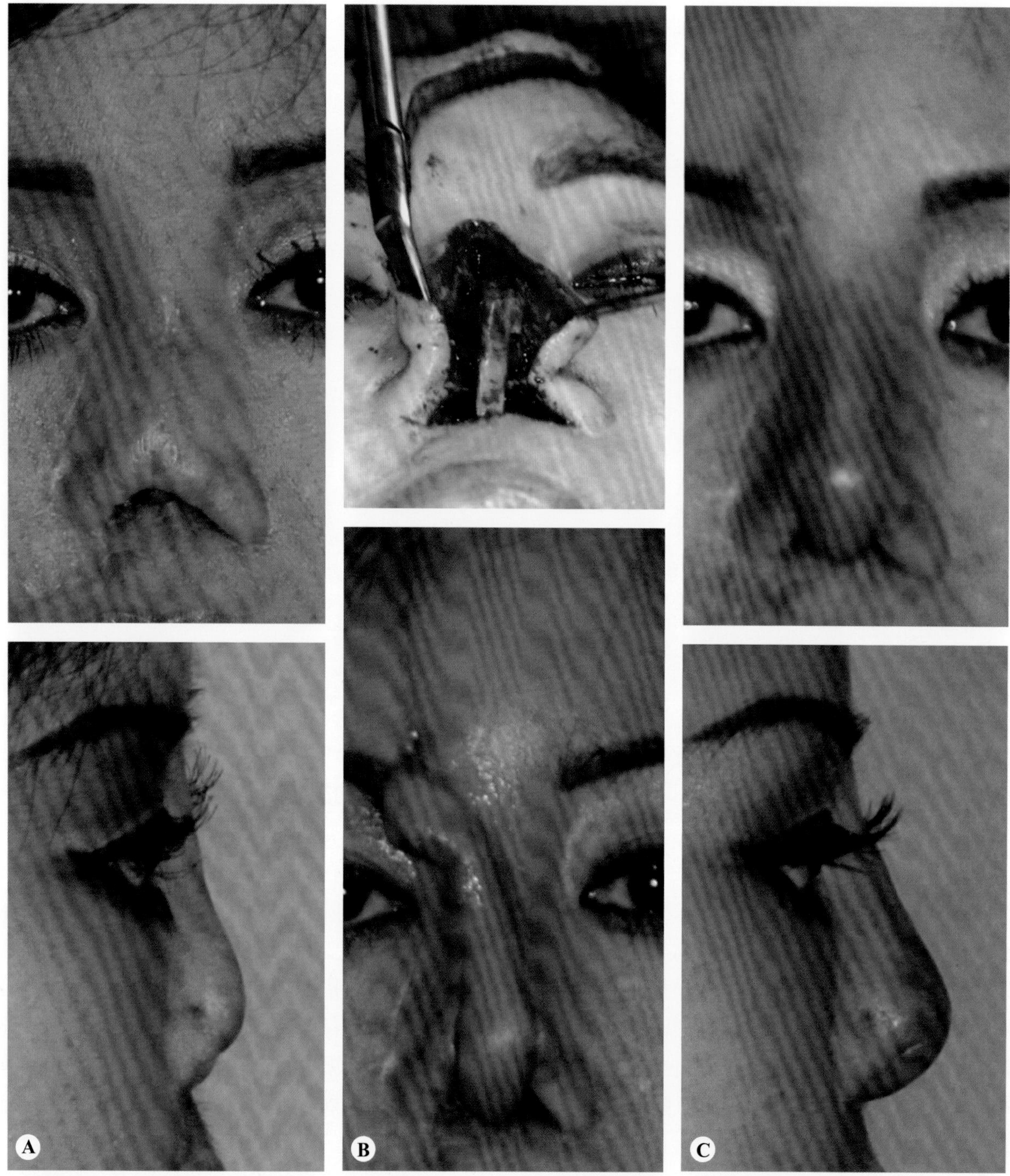

▲ 图 11-10　**A.** 患者因背侧硅橡胶植入物感染，失去鼻尖 / 小柱皮肤包膜和下外侧软骨内侧和中间脚 ;**B.** 额旁皮瓣和肋软骨移植重建丢失的组织；**C.** 患者术后 **5** 个月

过再次手术矫正畸形。如果鼻内瓣没有受到太大的限制，那么可以进行鼻骨截骨。如果鼻瓣膜受到限制或需要截骨术，则应放置扩张器移植物。

（六）鞍鼻畸形

鞍鼻畸形指的是鼻背过度缩小的情况，这使背部呈现凹形轮廓。当患者出现鞍鼻畸形时，必须重新评估以前的手术以及仔细计划将来的再次

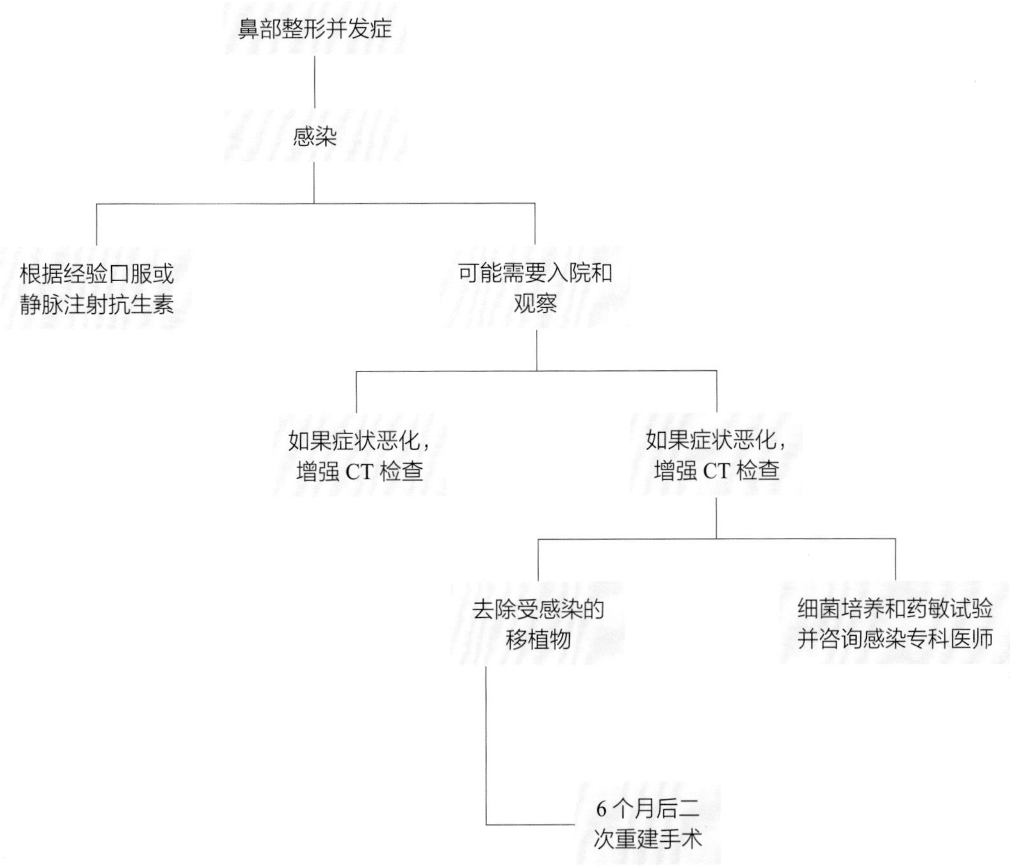

▲ 流程图 **11-10**　**感染的鼻成形术管理**

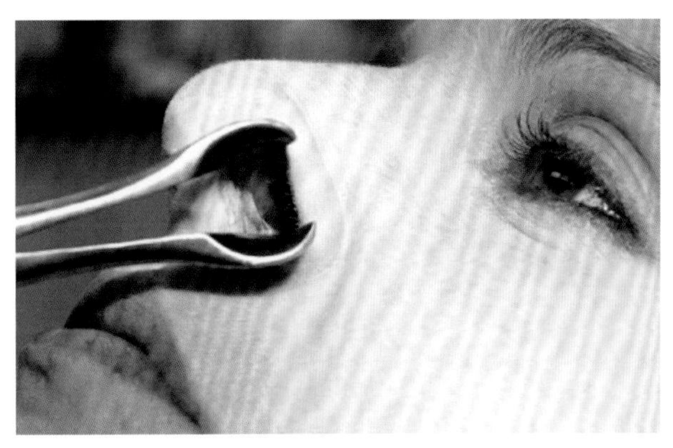

▲ 图 **11-11**　**鼻中隔穿孔患者。患者不知情，但 7 年前有严重鼻外伤史**

手术。如果鼻尖突出过多，那么鼻整形术可能需要减少鼻尖突出。如果鼻尖是正常的外形，那么背部移植物是首选的治疗方法。也存在同时进行鼻尖修整和鼻背需要植入物的情况。重要的是要尽量不让一个畸形术后出现另一个畸形。矫正鞍鼻畸形的移植物通常通过一种开放式手术来完成，但许多外科医生正在通过不切开的方法来完成，并报告了良好的结果。移植材料的选择多种多样——从软骨、肋骨和颅骨等自体来源植入物到 Gore-Tex 或 Medpor 等合成材料等（流程图 11-12）。

（七）"鹦鹉嘴"畸形

"鹦鹉嘴"畸形是鼻整形术中一种复杂且相对常见的并发症。原因是：①未能缩小软骨间隔；②鼻尖过度瘢痕形成；③过度进行头部修剪或任何导致鼻尖相对于背侧意外脱出的操作，如果中隔软骨复位不充分是问题所在，那么矫正术应包括复位该结构，以治疗"鹦鹉嘴"畸形。由过度瘢痕形成引起的"鹦鹉嘴"畸形常见于皮脂腺丰富的患者，在某些情况下，初次手术后的截除可以减少再次手术的必要性。如果术后发现尖

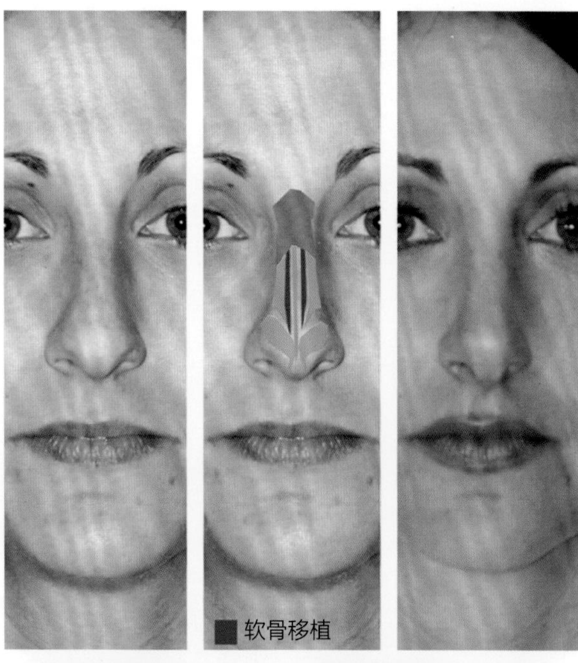

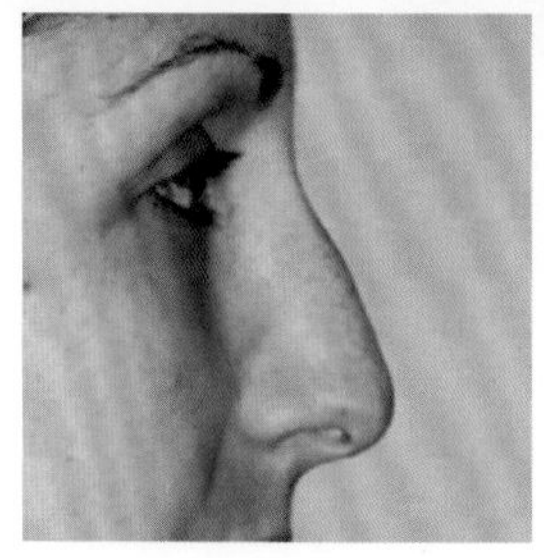

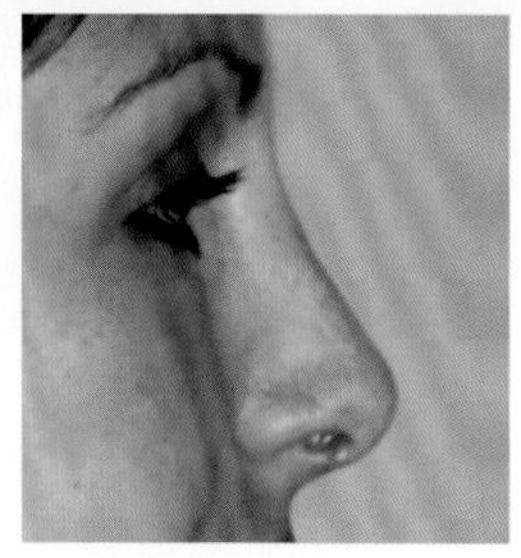

▲ 图 11-12　**患者鼻背高，中鼻拱狭窄，开放式顶板畸形，用鼻中隔软骨扩张器移植物封闭，以保持鼻腔功能和外观**

端上充盈，可以尝试注射类固醇来限制瘢痕的形成。如果有必要进行矫正术，则应在初次手术后至少 6 个月至 1 年后再进行。再次矫正手术采用开放切开的方式，切除纤维组织并重新覆盖皮肤。

任何手术都可能削弱有助于保持尖端突出和尖端旋转的支撑结构。单独进行开放性鼻成形术解剖的行为都可以导致意料外的尖端脱出和（或）上旋。过度的头部修剪可导致尖端退缩、尖端过度旋转、鼻翼边缘回缩和“鹦鹉嘴”畸形。在初次手术时，明智的外侧脚修剪可以降低这种并发症的发生率。放置小柱支柱移植物和翼板移植物或翼缘移植物可能有助于预防这个问题。如果鼻整形术后出现畸形，则需要进行畸形矫正手术。矫正手术通常比原来的手术复杂得多，也不可预测。小柱支撑和板条移植物是由鼻中隔软骨制成的，如果不合适可以移植耳甲腔软骨。开放式入路通常用于原位缝合固定移植物，以避免移位。

（八）Bossae 和 Unitip 畸形

Bossae 可能是先天性的，也可能是鼻整形术的并发症。这种畸形表现为鼻尖突起，通常表现为通过很薄皮肤透现出僵硬软骨。单尖畸形存

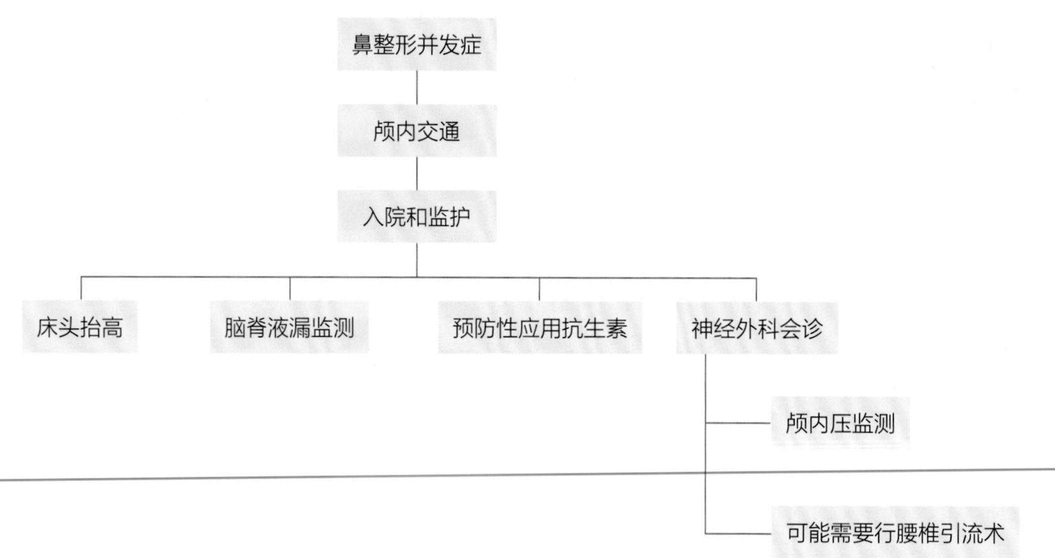

▲ 流程图 11-11　**鼻整形术颅内交通处理**

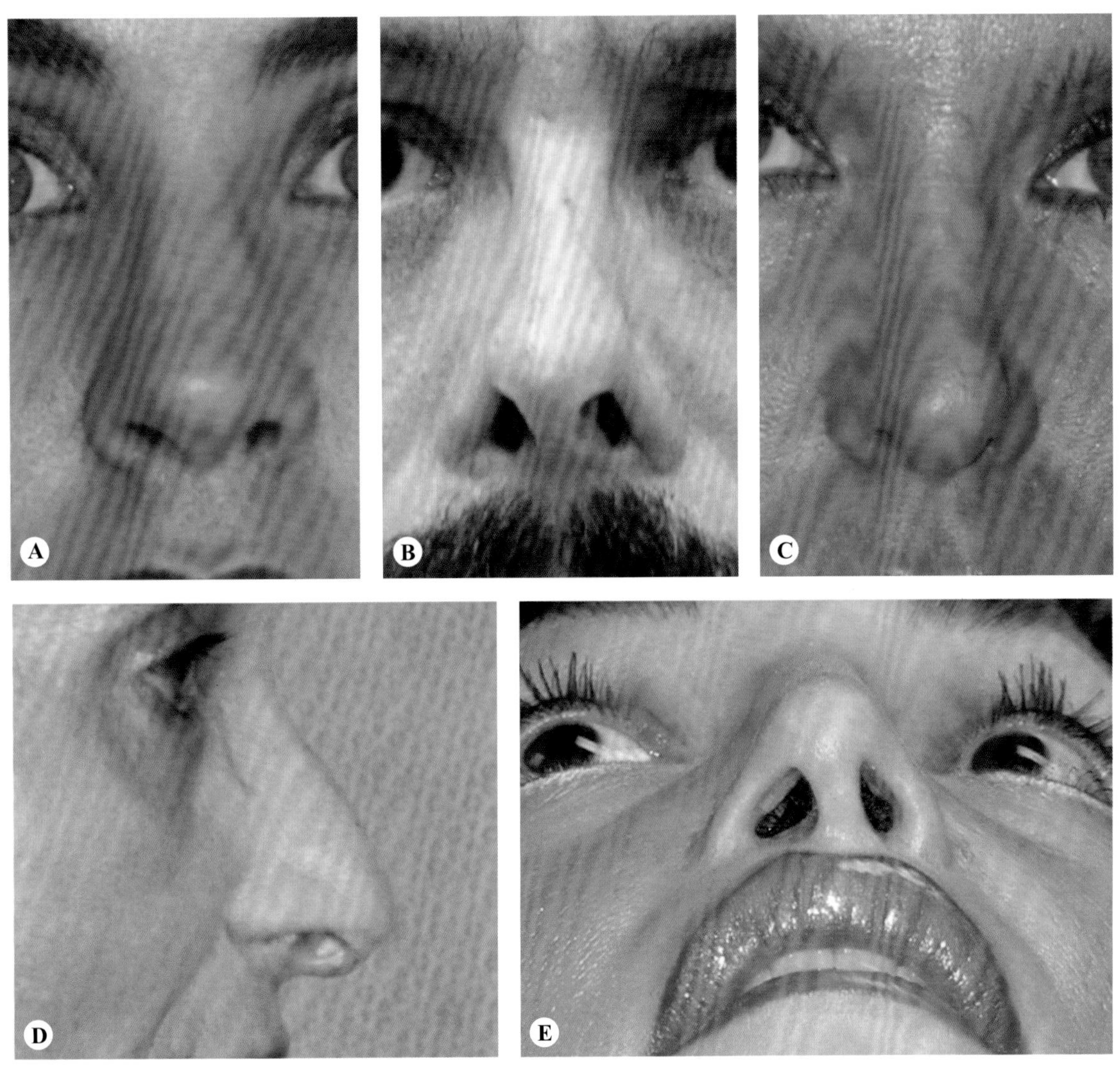

▲ 图 11-13　鼻整形术后并发症

A. 顶板开放畸形——用侧截骨和扩张器移植物矫正；B. 翼缘回缩、鼻尖过度旋转、过度鼻底切除和中鼻穹窿矫正——采用肋软骨棒状移植物、鼻翼复合移植物和开放式鼻中隔成形术（OSRP）进行矫正；C. 鼻尖凸部 - 用 OSRP 和耳软骨移植修复；D. Pollybeak 畸形——通过尾部、背侧中隔缩小术和 OSRP 矫正；E. 单股畸形、中隔偏曲、鼻翼基部切除过多和鼻外瓣塌陷伴鼻狭窄——采用复杂的 OSRP，利用耳郭棒移植降低下外侧软骨进行矫正

在中央结节样凸起，并且有鼻翼收缩，导致突出的尖端出现，缺乏正常的脸颊过渡结构。早期的凸部是由于未矫正的圆顶不规则或内侧脚张开所致。晚期畸形是瘢痕形成和由此产生的不对称性所致。单尖畸形通常是外侧脚的过度切除和中间 / 内侧脚的过度狭窄缝合 / 移植物技术的结果。Bossae 和 Unitip 矫正是通过开放切口实施，包括通过缝合、切除受损软骨或以重叠方式用软骨移植修复尖端软骨[27]。

（九）摇杆变形、“倒 V”变形和“龙骨”变形

摇臂畸形、“倒 V”畸形和“龙骨”畸形是鼻侧截骨术失败后的三种并发症。外侧截骨术侵犯了眉间上方太远的位置，会导致摇臂畸形。“倒 V”畸形是上外侧软骨与鼻骨交界处向内塌陷的视觉结果，通常伴有内鼻瓣功能障碍。这可能发生在侧截骨侵犯后，此时应考虑使用扩张器移植物将上侧软骨保持在更外侧的位置。“龙骨状”畸形通常与“倒 V”畸形一起出现，因为当鼻子的

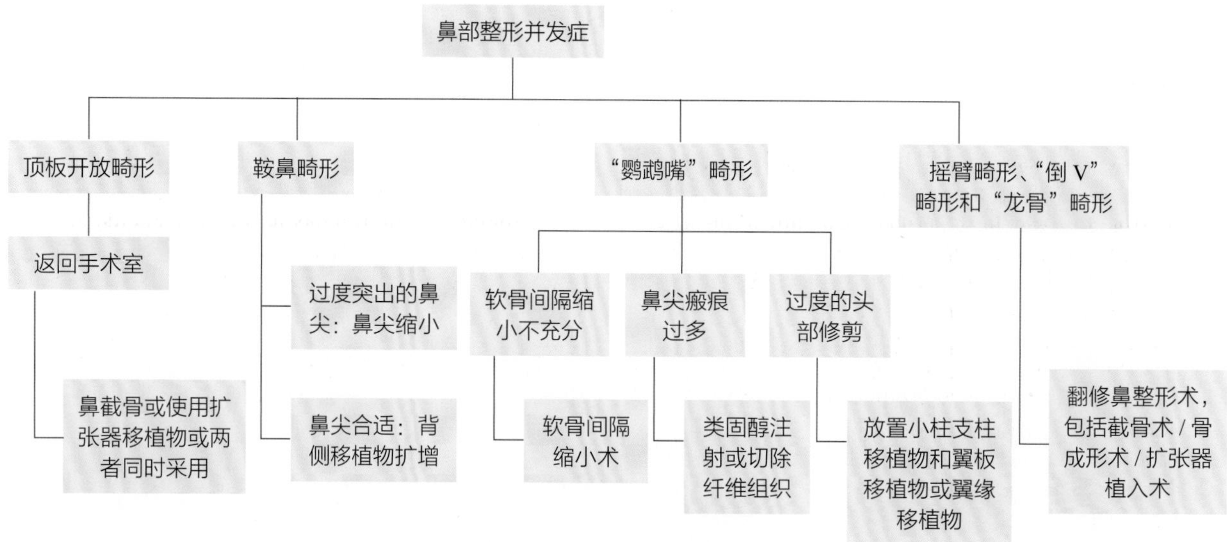

▲ 流程图 11-12　鼻整形畸形管理

侧壁向内塌陷时，背部现在几乎达到“龙骨状的”点。翻修鼻整形术旨在纠正畸形，重建鼻骨和上外侧软骨的更合适位置，通常涉及复杂的扩张器移植技术。

结论

面部美容手术种类繁多，并发症可能从轻微到严重，甚至危及生命。在考虑面部美容手术并发症时，必须认识到，患者的高期望值可能会导致认知偏差，即使是轻微的并发症。然而，只要有适当的术前评估和谨慎的计划、区域解剖学知识和手术经验，以及和患者良好的沟通，即使有并发症，这些并发症也可以在发生时将危害降到最低，并得到很好的处理。

参考文献

[1] Lucarelli, M.J. and Lemke, B.N. (1999). Small incision external levator repair: technique and early results. *Am J. Ophthalmol.* 127: 637.
[2] Hamaway, A.H., Farkas, J.P., Fagien, S., and Rohrich, R.J. (2009). Preventing and managing dry eyes after periorbital surgery: a retrospective review. *Plast. Reconstr. Surg.* 123: 353.
[3] Green, M.F. and Kadri, S.W. (1974). Acute closed-angle glaucoma, a complication of blepharoplasty: report of a case. *Br. J. Plast. Surg.* 27: 25.
[4] Gayton, J.L. and Ledford, J.K. (1992). Angle closure glaucoma following a combined blepharoplasty and ectropion repair. *Ophthalmic Plast. Reconstr. Surg.* 8: 176.
[5] Bleyen, I., Rademaker, R., Wolfs, R.C., and van Rij, G. (2008). Acute angle closure glaucoma after oculoplastic surgery. *Orbit* 27: 49.
[6] Wride, N.K. and Sanders, R. (2004). Blindness from acute angle-closure glaucoma after blepharoplasty. *Ophthalmic Plast. Reconstr. Surg.* 20: 476.
[7] Wolfort, F.G., Vaughan, T.E., Wolfort, S.F., and Nevarre, D.R. (1999). Retrobulbar hematoma and blepharoplasty. *Plast. Reconstr. Surg.* 104: 2154.
[8] McCarthy, D., Wood, T., and Austin, W. (1974). Eye complications with blepharoplasty or other eyelid surgery. *Plast. Reconstr. Surg.* 53: 634.
[9] Lee, E.W., Holtebeck, A.C., and Harrison, A.R. (2009). Infection rates in outpatient eyelid surgery. *Ophthalmic Plast. Reconstr. Surg.* 25: 109.
[10] Jones, B.M. and Grover, R. (2004). Endoscopic brow lift: a personal review of 538 patients and comparison of fixation techniques. *Plast. Reconstr. Surg.* 113: 1251.
[11] De Cordier, B.C., de la Torre, J.I., Al-Hakeem, M.S. et al. (2002). Endoscopic forehead lift: review of technique, cases, and complications. *Plast. Reconstr. Surg.* 110: 1558.
[12] Elkwood, A., Matarasso, A., Rankin, M. et al. (2001). National plastic surgery survey: brow lifting techniques and complications. *Plast. Reconstr. Surg.* 108: 2143.
[13] Marcus, B.C. (2012). Rhytidectomy: current concepts,

controversies and the state of the art. *Curr. Opin. Otolaryngol. Head Neck Surg.* 20 (4): 262-266.

[14] Niamtu, J.I. (2012). Expanding hematoma in face-lift surgery: literature review, case presentations, 2. Marcus BC. Rhytidectomy: current concepts, controversies and the state of the art. *Curr. Opin. Otolaryngol. Head Neck Surg.* 20 (4): 262-266. and caveats. Dermatologic Surgery 32:1134, 2005.

[15] Griffin, J.E. and Jo, C. (2007). Complications after superficial plane cervicofacial rhytidectomy: a retrospective analysis of 178 consecutive facelifts and review of the literature. *J. Oral Maxillofac. Surg.* 65: 2227.

[16] Ghali, G.E. and Lustig, J.H. (2003). Complications associated with facial cosmetic surgery. In: *Oral and Maxillofacial Surgery Clinics of North America* (ed. M. August), 265. Philadelphia: W.B. Saunders.

[17] Derby, B.M. and Codner, M.A. (2017). Evidence-based medicine: face lift. *Plast. Reconstr. Surg.* 139 (1): 151e-167e.

[18] Canter, H.I., Yilmaz, B., Gurunluoglu, R., and Algan, H. (2006). Use of gabapentine (neurantin) for relief of intractable pain developed after face-lift surgery. *Aesthet. Plast. Surg.* 30: 709.

[19] Hamra, S.T. (2000). Prevention and correction of the "face-lifted" appearance. *Facial Plast. Surg.* 16: 215.

[20] Fedok, F.G. (2018). The avoidance and management of complications, and revision surgery of the lower face and neck. *Clin. Plast. Surg.* 45 (4): 623-634.

[21] Wang, T.D. (2003). Multicenter evaluation of subcutaneous augmentation material implants. *Arch. Facial Plast. Surg.* 5: 153.

[22] Hasson, O., Levi, G., and Conley, R. (2007). Late infections associated with alloplastic facial implants. *J. Oral Maxillofac. Surg.* 65: 321.

[23] Jobe, R., Iverson, R., and Vistnes, L. (1973). Bone deformation beneath alloplastic implants. *Plast. Reconstr. Surg.* 51: 169.

[24] Pearson, D.C. and Sherris, D.A. (1999). Resorption beneath silastic mandibular implants: effects of placement and pressure. *Arch. Facial Plast. Surg.* 1: 261.

[25] Andrews, P.J., East, C.A., Jayaraj, S.M. et al. (2006). Prophylactic vs postoperative antibiotic use in complex septorhinoplasty surgery: a prospective, randomized, single-blind trial comparing efficacy. *Arch. Facial Plast. Surg.* 8: 84.

[26] Rettinger, G. and Kirsche, H. (2006). Complications in septoplasty. *Facial Plast.Surg.* 22: 289.

[27] Kridel, R.W.H., Yoon, P.J., and Koch, R.J. (2003). Prevention and correction of nasal tip bossae in rhinoplasty. *Arch. Facial Plast. Surg.* 5: 416.

第 12 章　颞下颌关节手术

Temporomandibular Joint Surgery

Michael Han　John S. Vorrasi　Michael Miloro 著　　曾　勇 译

颞下颌关节紊乱病（temporomandibular disorders，TMD）可以导致人们的生活质量下降。大多数颞下颌关节紊乱病，包括关节内疾病，可采取非手术治疗。然而，涉及颞下颌关节内组织的一些病变，保守治疗难以治愈，可能需要采取手术干预。尽管如此，也只是一小部分伴有关节内疾病的患者需要手术治疗（已经明确诊断并采取了适当的保守治疗且投入了大量的时间和金钱的患者）。有时候，患者可能因为各种相互矛盾的观点，甚至是一些不适当的治疗建议，导致其对疾病的治疗缺乏信任 [1]，因为先入为主的观念，造成对疾病管理困惑，以及不切实际的治疗期望。由于这些错综复杂因素的叠加，加之颞下颌关节（TMJ）比邻多个重要解剖结构，且手术空间受限，TMJ 手术在复杂性上呈现出不同于口腔颌面外科的独特性。本章将介绍 TMJ 疾病不同阶段手术治疗可能出现的各种并发症。

一、颞下颌关节治疗术前并发症

使用不恰当的诊断和治疗

病因：问卷调查不足，使用不标准分类方法和术语，以及不准确的症状描述。

处理：全面的病历记录和检查，根据需要采取相应的辅助检查和多学科评估。不同解剖结构病变使用标准的诊断。

毫无疑问，TMD 患者的术前阶段采取的不同治疗方法、是造成术后并发症的最常见原因，因为正确的诊断是治疗的关键，不正确的诊断可能导致不恰当的干预。TMD 的主要临床表现为疼痛，下颌功能运动范围受限，关节的杂音以及较少见的咬合关系紊乱。TMJ 由许多关节内和关节外结构组成，囊括在一个小区域中。多个重要结构的比邻和重叠以及该关节的复杂生物力学，使得对于 TMD 的准确诊断特别具有挑战性。不准确的诊断可能带来不适当的治疗，对颞下颌关节造成进一步损害，这可能增加不必要的并发症，并且后续治疗风险进一步增加，还增加了患者个人和社会治疗成本。目前，极其广泛的不准确的术语用于 TMD 临床诊断，这进一步加剧了这一问题。我们极其需要更为标准的术语来规范 TMD 的诊断，便于确定最合适的治疗计划 [2]。

掌握 TMJ 病理生理学的范围和复杂性，对于避免误诊和不适当的治疗至关重要。在建立诊断和临床决策之前，必须对患者进行系统评估，包括详细的病史，临床检查和任何必要的辅助检查。临床检查必须尽可能系统，标准化和全面，并在鉴别诊断中区分各种病理改变 [3–5]。病史和临床检查的相关性应指导使用辅助检查方法，例如影像检查（如 MRI）[6, 7]，诊断应尽可能准确，避免过于宽泛的标准，有助于采用更具体和更有针对性的诊断方法 [2, 4]。也许，对 TMD 患者的理想评估，应该召集具有各种专业知识的临床医生和专家（例如口面部疼痛学，心理学，精神病学，口腔修复学，正畸学，慢性疼痛学等）的多学科联合会诊，以便更准确地进行诊断并提出适当的治疗建议。

二、颞下颌关节手术的并发症

颞下颌关节（TMJ）手术，术中并发症可发生在TMJ手术中的任何环节，从微创关节镜检查、关节穿刺术、到开放式关节成形术和全关节置换术（TJR）。虚拟手术计划（VSP），术中导航以及改进光学技术的进步有助于减少并发症。由于手术部位局限于颅底，操作空间有限，一旦出现并发症，可能是灾难性的，但大多数可以通过充分的术前准备，细致的手术操作和经验丰富的术中决策来控制。TMD的手术治疗仅适用于少数病例，是那些我们已经采取保守治疗，但疼痛仍然存在，TMD的体征和症状未得到有效缓解的病例。可能增加手术并发症风险的因素包括多次手术（例如：瘢痕形成，正常解剖层次改变等），先天性异常（例如：异位血管），手术技术差或其他相关的关节病理学改变。

（一）颞下颌关节微创手术和关节镜手术的并发症

TMJ微创技术，包括关节穿刺术和关节镜检查，是治疗许多TMD的有效方法，包括炎症和滑膜炎，急性和慢性关节盘移位，以及早期的髁突退行性骨关节病，是手术干预的首选方法。微创TMJ手术的并发症发生率为1%～9%[8]，使用关节镜检查或大直径孔针进行关节穿刺术，进入关节间隙前的过程为“盲刺”操作，可能损害邻近的软骨组织，血管和神经，并且液体冲洗也可能引起其他问题。

1. 微创–血管损伤

病因：仪器选择错误，手术操作错误，解剖学变异。

处理：①压迫止血或局部处理；②改为开放式手术直接解决出血来源；③如果开放式手术难以止血，可以采取介入放射学栓塞的方法。

在手术前应检查所有关节镜器械并掌握（例如，套管上的距离刻度和套管内照相机的方向），以确保精确度，以避免视野受损或医源性组织损伤。颞浅动脉（superficial temporal artery，STA）是颈外动脉的主要末端分支，为耳前大部分区域提供血供，在许多开放的和一些微创的外科手术过程中可能会遇到它。通过适当触诊动脉可以确定其位置，以及适当旋转关节镜套管针和套管，保护主要血管和神经免于受损，避免造成医源性撕裂或横断[9]（流程图12–1）。

任何外科手术都会出现轻微出血，TMJ手术出血通常是静脉来源的，通常通过压迫止血或局部措施可以解决。如果在TMJ关节镜检查或关节穿刺术中遇到过多的出血而不能通过压迫或其他手段解决，外科医生应该做好可能改为开放式外科手术以明确和结扎受伤血管的准备[10, 11]。然而，关节镜或关节穿刺针穿过内侧韧带或翼外肌时可导致关节间隙出血，伴有关节积血和潜在的骨质形成和关节强直。有报道关节镜手术后，假性动脉瘤和动静脉瘘形成；然而，它们发生是罕见的[10, 11]。这些常见的血管损伤，因为体征和症

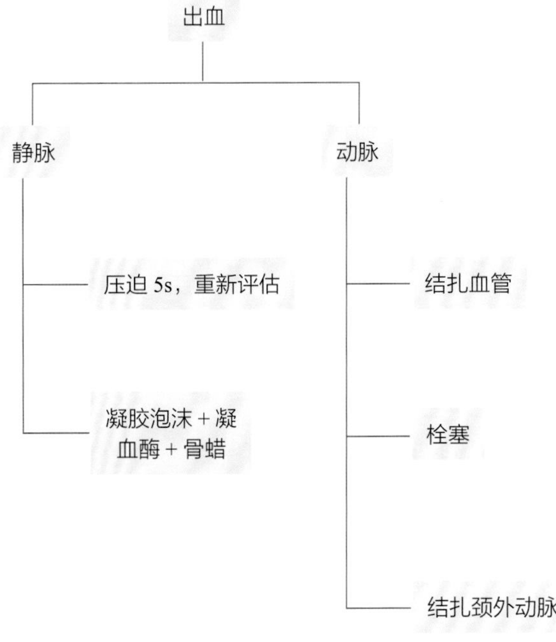

▲ 流程图12–1 颞下颌外科手术中的血管损伤

状及术后血管成像而被发现，并且如果需要，可以通过手术进行处理，以便明确和结扎任何受损的动脉血管。如上所述，关节镜套管或关节镜针深入内侧韧带可能会损伤上颌动脉或其支流，如通过棘孔的脑膜中动脉，这可能导致脑血管意外。上颌动脉本身的横断或撕裂可导致大量出血，这可能难以用局部措施止血，即使通过开放式手术进行探查也难以识别出血位置。应立即解决大出血问题，最适合的办法是介入放射学和栓塞治疗。该程序在荧光镜引导和对比染料注射下进行，以明确和栓塞动脉系统损伤的特定部位。各种化学品和其他材料可用于栓塞，包括线圈、乙醇、十四烷基硫酸钠、氰基丙烯酸酯、聚乙烯醇、微球和明胶海绵。这些类型血管损伤的发生率罕见，也很少有病例报告和记录[12]。

2. 微创 – 耳科并发症

病因：仪器错误，解剖变异。

处理：早期发现，及时进行耳鼻喉科会诊。全身性抗生素和类固醇滴耳液使用。

关节镜手术中耳科损伤的发生率高达 8%[13]，然而，大多数文献报道的发病率为 1%～2%[9, 14]。从理论上讲，开放式颞下颌关节手术会减少耳科损伤，因为解剖结构在手术中显示更直观[15]。必须全面掌握手术区域解剖学，经验丰富的关节镜外科医生会注意从后到前操作器械，以避免损伤外耳或中耳。正如在开放式颞下颌关节手术中讨论的那样，耳后开放式入路的使用，可能具有更高的耵聍栓塞和外耳道狭窄（external auditory canal，EAC）的可能性，因为耳软骨被横切和缝合，从而导致瘢痕挛缩。如果放置长期耳管支架，可以降低 EAC 狭窄的可能性（图 12–1）。

如果关节镜或关节穿刺针从 TMJ 后方的不恰当的标示点入路，或穿刺角度偏差可能导致外耳道（external auditory canal，EAC）的损伤。外耳道或鼓膜损伤可在术中通过外耳道渗出的液体来确定。术后如果出现耳周围疼痛、耳充盈感、听力损失或外耳道液体渗出等症状时，应使用耳镜进行检查。耳鼻喉科会诊高度怀疑有耳科损伤的患者，大多数患者可能需要一个疗程的局部耳科和全身抗生素以及类固醇滴耳液，持续 7～10 天，且治愈率很高。

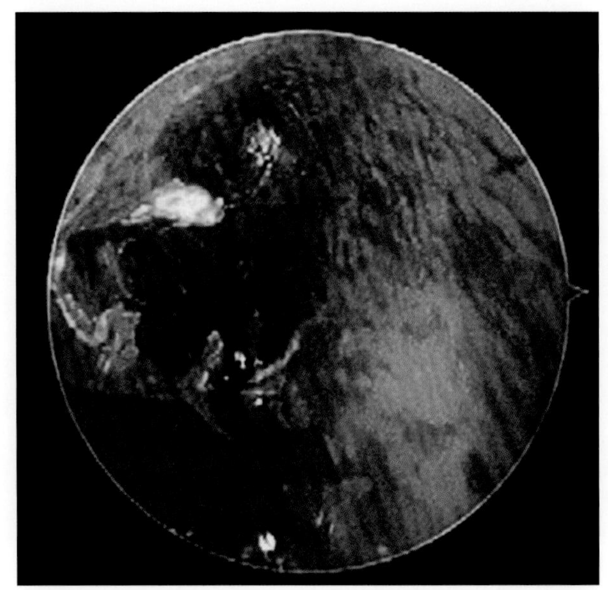

▲ 图 12–1 颞下颌关节镜检查中的医源性耳穿孔

3. 微创 – 液体外渗

病因：手术时间长，液体引流不畅，多个穿刺部位。

处理：确保引流通畅。多数能自行消退，但如果涉及咽旁间隙，则需要做好气道保护。

轻微的液体外渗通常发生在浅表位置，流体渗入到软组织中的风险因素包括较长的手术时间、引流不畅或多个穿刺进入点。液体外渗到咽旁间隙通常是内侧关节囊壁撕裂的证据，并且通常会随着时间和液体在组织中的重新分布而消失。很少有病例报告，由于液体渗出到该间隙导致咽旁肿胀，气道阻塞[16]。据报道，咽旁间隙水肿的发生率为 0.45%～2.0%[17]。

外科医生仔细观察所用液体的速率和液体量，以及手术过程中软组织水肿的迹象，提示术者减慢速度或限制液体量，重新定位针头或套管以确保它们在关节间隙内和（或）确认引流通道的通畅。多数液体渗出病例能自行消退。然而，面神经分支上的压力可能导致短暂的面瘫。术前应告知患者这种可能性。如果在手术结束之前无法鉴别咽旁肿胀，并且如果患者拔管后清醒状态下出现呼吸困难或吞咽困难，有任何呼吸窘迫的迹象，可能需要重新插管，直到水肿消失。

4. 微创 – 颅底损伤

病因：仪器选择错误，颅底骨质菲薄，解剖变异。

处理：及时进行神经外科会诊，并进行适当的影像学检查。软组织瓣转移对颅底损伤进行修复重建。

关节镜或套管对颅底的直接损伤是罕见的；然而，由于关节窝和中颅窝之间的颞骨厚度可能≤1mm，即使是刚性金属套管造成的轻微创伤也很容易穿透菲薄颅底骨。一例报告在颞下颌关节镜检查中出现颅骨穿孔，随后出现右侧动眼神经和滑车神经麻痹[18]。内侧囊损伤也可能发生，与医源性进入中颅窝相比，其发生率通常更高。

对于关节 – 颅底区域解剖学和骨性标志点的掌握，应该足以预防这种并发症。如果怀疑或已经存在颅底穿孔，则建议进行神经外科会诊并进行适当的影像学检查（头颅 CT 或 MRI）。

大多数较小的硬脑膜撕裂和随之出现的脑脊液漏（cerebrospinal fluid，CSF）会自行愈合，注意临床观察、观测即可。对持续性脑脊液漏可能需要手术干预，包括肌筋膜瓣或软组织转移修补，以解决脑脊液漏。腰穿引流也可用于脑脊液的减压和分流。

（二）微创 – 器械并发症

病因：仪器缺陷、仪器错误、外科医生操作错误。

处理：①轻微升高流体压力，通过大口径流出冲洗，或使用双端口技术回收（如果碎片较小）；②如果前一步不成功或碎片过大，则改用关节开放性手术。

关节镜下 TMJ 手术是在狭小的空间内进行的，通常使用精细的器械。这两种因素会增加器械断裂和异物滞留在关节间隙或周围组织中的风险。类似地，如果仪器没有仔细和适当地定位，也会增加对周围组织损伤的风险，我们可以通过皮肤标记线指导正确进入关节间隙。

必须在手术前检查所有仪器，以确保其完整性，并在手术后检查，以确保没有破损或碎片遗留。长期反复的高压灭菌可能会削弱关节镜器械的一些金属连接，使其在使用过程中容易断裂，尤其是在器械上施加过大的力时。当然，即使是新器械也需要精细的手术技巧来防止器械损坏。如果器械破损，适当增加流体压力可能会通过大口径（18 号）冲洗出碎片，或者可以引入第二根手术套管来增加流出路径。在双端口关节镜手术中，可以使用关节镜抓握器械取出异物。如果这些措施无法清除异物，则应立即或二期进行开放式关节手术，因为异物可能会损伤滑膜组织和关节盘，并肯定会导致关节炎症或感染。

（三）微创 – 神经损伤

病因：仪器放置错误、组织水肿或液体外渗。

处理：通常对于神经轻微的刺激通常能够自愈。也可以考虑全身性类固醇药物治疗或物理治疗。动眼神经、滑车神经损伤后造成的眼睑下垂、瞳孔变大、斜视等症状，如果需要恢复运动功能，则需采用显微外科直接修复。对侧面部肌肉问题可以应用肉毒毒素治疗。

文献回顾，关节镜手术中神经系统并发症的发生率为 0.75%～4%，但随着开放性关节（以及多个关节）手术的进行[19–21]，发生率会增加。耳颞神经（auriculotemporal nerve，ATN）是关节镜和 TMJ 开放性手术中最容易损伤的神经。ATN 与颞浅血管解剖位置走行相似（走行于耳屏与髁突之间），它携带交感神经和副交感神经纤维。在关节镜手术中，面神经（颧支和颞支）有受伤的风险，在使用耳前入路的开放手术中，受伤的风险增加。对面神经分布的尸体解剖研究表明，从外耳道到面神经颞支的平均距离为 2.0cm。然而，颞支可能在距离外耳道 0.8～3.5cm 的位置越过颧弓，如果违背了的关节镜手术（和关节穿刺）标志点，会使其面临受损的风险[22]（流程图 12–2）。

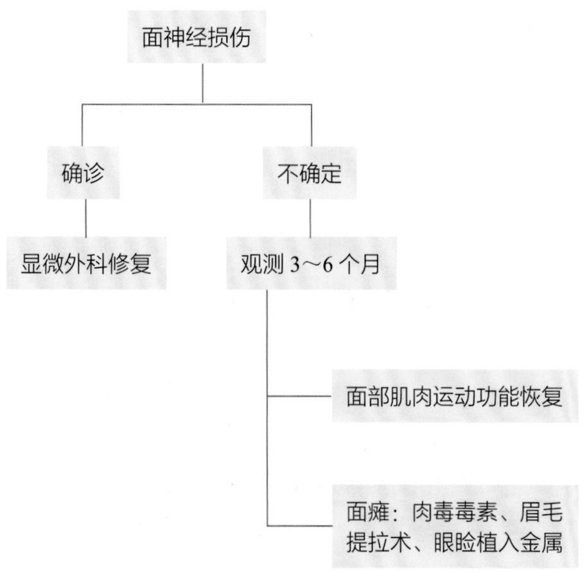

▲ 流程图 12-2　颞下颌关节手术中面神经损伤

大多数面神经和 ATN 损伤是由组织水肿引起的，包括手术本身损伤或液体外渗，通常大多数感觉异常会在几天到几周内自行缓解。由于套管进入过程太靠近神经或由于液体外渗，液体压力对神经压迫引起的损伤（神经传导阻滞或拉伸）可能需要长达 6 个月的时间才能缓解。类固醇或甲强龙药物应用可用于减轻炎症。然而，大多数资料显示，永久性瘫痪的发生率不到 1%。肌电图测试可用于确认运动神经损伤，也可用于改善神经传导的物理治疗。因面神经损伤而导致的眼睑闭合不全，可以睡前使用人工泪液和眼部润滑剂并对眼球适当遮挡，以防止角膜擦伤和过度干燥。如有必要，可通过手术将重量在 1.0～1.5g 之间的黄金和铂金植入上眼睑，以帮助眼睑闭合；这可以是一个永久性的解决方案，也可以是一种临时措施，直到神经功能恢复，然后可以取出植入物。肉毒毒素注射到对侧面部表情肌（尤其是前额）可以用来获得静态的面部对称。如果需要面部表情的动态功能，经验丰富的外科医生可以考虑进行显微外科修复。关于 ATN，受损的副交感神经纤维重新分布到皮肤中的小汗腺，可能会导致“味觉出汗”或 Frey 综合征（本章稍后讨论）。

（四）开放式颞下颌关节置换术

开放性关节置换术采用耳前、耳内或耳后入路，包括关节盘复位、盘穿孔的修补、盘的摘除手术、骨重建、旨在改善关节功能全关节置换术。更复杂的手术通常有更高的并发症风险，当然，与微创 TMJ 手术（关节穿刺术、关节镜检查）相比，开放式关节手术对神经和血管有更大的损伤风险，因为手术切口的长度增加，入路的选择和手术本身操作复杂性所致。

1. 改良性髁突切开术 – 神经损伤

病因：仪器选择或使用错误，解剖学变异。

处理：只有在术中视野暴露充足的情况下才能进行微创手术修复。

改良髁突切开术，并非传统意义上的“开放性关节”手术，但为了完整起见，本文将其包括在内。这是一种下颌升支手术：通过将髁状突重新定位在新的相对靠前的位置、接受已经移位的关节盘，并与移位的关节盘形成适当的关系，即：使髁状突头部重新定位到改善的“盘 – 髁”关系中，期望关节盘功能得到恢复[23]。该手术是在口内进行的，本质上是一种下颌支垂直截骨术，术中同时需要分离翼外肌的一部分，使髁状突能向前、下移位以适应关节盘。在靠近舌侧截骨的时候，下颌孔处的下牙槽神经（inferior alveolar nerve，IAN）有受伤的风险，术中特别注意保护。文献报道，IAN 感觉异常的发生率约为 9%[24]。

下颌支垂直截骨术发生 IAN 横断的情况下，神经修复的手术途径很困难，也少有尝试。如果近心端和远心端神经残端可见且接近，则可以尝试神经修复，但需要显微神经外科手术器械和手术放大镜才能进行修复手术；对该手术的全面描述超出了本章的范围。

2. 改良性髁突切开术 – 血管损伤

病因：仪器错位，解剖变异。

处理：如果显露充分，可尝试直接结扎受伤血管。如果暴露不充分，可选择颈外动脉结扎或介入放射学栓塞治疗。

下颌支垂直截骨过程中，乙状切迹处的血管损伤，可能是上颌动脉或其一条分支，损伤后可导致大量出血。该区域上颌血管分支损伤后，局部止血处理较困难。此外，垂直支截骨靠下方的面部血管可能会发生血管损伤，通常通过压迫止血或血管结扎来处理。

在改良髁突切开术中，应使用乙状切迹牵引器，以避免对上颌动脉造成损伤。如果动脉的一个主要分支受损，并且不容易进行结扎手术，则需要考虑立即敞开术区视野，或对损伤血管进行血管造影术和栓塞。沿着胸锁乳突肌前边界的垂直切口用于进入，进入颈动脉三角，寻找颈外动脉、可以识别颈外动脉分支，然后识别面动脉、舌动脉和甲状腺动脉上支。颈外动脉可以被暂时夹闭，以便于寻找损伤血管。同样，血管造影和栓塞，如果可以的话，是首选的。

3. 开放式关节手术 – 血管损伤

病因：仪器错误，解剖变异。

处理：①显露充分情况下进行血管结扎和（或）电凝，局部使用止血剂；②如果显露不充分，选择性血管栓塞以及血管造影术。

可能会遇到颞浅动脉（superficial temporal artery，STA）的分支，并且可能需要使用血管夹或手术扎带选择性牺牲，大多数情况下，STA 和较大的分支位于耳前切口前方。伴行的静脉常出现在颧骨弓上方的骨膜内，并与颞肌关系密切，手术分离如果突破颞筋膜深层，颞肌内也可能出现较大口径的静脉。

全关节置换术（total joint replacement，TJR）可能需要对颅底进行更广泛的手术，以进行骨骼结构改造，例如使用原装"Lorenz-Biomet TJR"进行关节结节切除或关节结节成形术，或使用定制的"TMJ-Concepts TJR"对关节窝适当塑形。耳道或耳前入路的并发症与传统的开放式手术相似；然而，手术范围的扩大、髁突和喙突切除术，可能会暴露出乙状切迹处的上颌动脉及其分支；上颌动脉在髁突颈内侧和下方走行，分支延伸到乙状切迹区。从髁突顶到血管损伤区域的平均距离约为 2.0cm；因此，由于全关节置换所需的垂直空间为 2.5cm，这将使该区域的血管面临损伤的风险。

手指触诊或颞浅动脉（STA）多普勒超声的使用可以防止 TMJ 开放手术期间的医源性损伤[25]。此外，术前 CT 血管造影成像可能有助于识别主要血管的位置，尤其是在强直或多次 TMJ 手术中，正常解剖结构已经改变。仔细解剖分离可以避免损伤 STA 的分支和较大的静脉。静脉部分出血通常适用于结扎或电凝。在颞下颌关节囊内，关节盘后组织的血管分布往往增加，它们是从上颌动脉、颞浅动脉和面横动脉延伸出较小口径的分支。使用氧化纤维素或纤维蛋白密封剂足以止血。如果局部措施无法控制动脉出血，则应使用介入放射学进行血管造影检查和选择性血管栓塞。

4. 开放式关节手术 – 神经损伤

病因：水肿或皮瓣过度挛缩引起的压迫。

处理：如果神经损伤是持续的，直接修复或神经移植，或对侧肉毒杆菌毒素注射，或面部肌肉功能训练程序。

颞下颌关节开放性手术，术后导致面神经的神经损伤比例为 1%～32%[8, 21, 25, 26]。幸运的是，在颧支和颞支的分布中，存在远端神经吻合网，这样额肌、眼轮匝肌和颧肌肌群就拥有多个神经支配点。由于颞支损伤，约 5% 的患者最常见的临床发现是无法抬眉[28]，通常在 8～12 周得到缓解。Liu 等回顾了 39 例颞下颌关节术后面神经功能障碍的患者，发现 56% 的患者表现为暂时性面神经功能障碍。在这项研究中，7% 的患者在术后 6 个月持续性面瘫。在选择口外入路进入下颌支的手术中，面神经的下颌缘支（marginal mandibular nerve，MMN）存在损伤风险。最常见的损伤原因，是由于水肿或皮瓣过度收缩引起的压迫造成的。通过对 202 名患者在颈清扫手术中的 MMN 评估发现，79.7% 的患者只有一个末端神经分支，12.9% 的患者有两个分支[29]。Baur 等研究了 MMN 与下颌骨的关系[30]，主神经分布平均在下颌角下方 0.75mm，下颌角切迹后、上方 0.08mm。

三叉神经的耳颞支在颞下颌关节开放手术中的损伤更常见，是由于耳前区存在其远端分支。Dolwick 和 Kretzschmar 报道，所有 56 名接受耳前入路的患者都有随后与耳颞神经（auriculotemporal nerve，ATN）相关的感觉异常。这些末端分支的损伤、几乎是不可能识别或避免的。一般来说，感觉异常只是暂时的。

耳颞神经功能障碍的修复是无法通过显微外科手术实现的，但这很少导致生活质量或功能的显著下降。预防运动神经损伤（面神经）措施包括术中神经监测，特别是对于多次手术患者，神经解剖位置已经发生改变，以及那些先前 TMJ 手术中已有感觉异常的患者。

面部神经损伤的治疗方案包括：神经刺激、物理治疗、神经修复、神经移植、肉毒杆菌毒素注射，以及使用面部筋膜或肌肉悬吊技术，对面部肌肉功能重塑的方法。

5. 全关节置换术 – 血管损伤

病因：仪器错误，解剖变异。

处理：①在暴露充分的情况下，对血管进行结扎和（或）电凝，局部使用止血剂；②如果不能充分显露术野，选择血管造影术加血管栓塞。

全关节置换术（TJR）可能需要通过下颌下切口进入升支。该切口是在耳前切口之前进行的，在髁突颈部进行手术分离的时候，可以充分显露颈外动脉，防止手术过程中发生意外或无法控制的动脉出血。此外，可能会在靠近升支后缘的地方发现下颌后静脉，以及下颌角切迹区下颌下缘的面动脉等。

最佳预防血管损伤的方法是沿着升支的侧面进行细致的解剖，而不是通过骨膜下平面到更浅的组织平面。当然，术前可以通过 CT 血管成像识别较大的血管。可能需要采取局部止血以及结扎较大的静脉来止血。面部动脉损伤通常需要对近心端和远心端进行保护或结扎，类似于颞浅动脉（STA）分支的损伤。

6. 全关节置换术 – 植入物错位

病因：影像分析判断错误，疾病快速进展与术前影像存在差别，操作失误。

处理：寻找原因、去除干扰，在初始固定前后必须验证人工关节和咬合关系的适合性。如果无法解决，则需要再次手术。

全关节置换术的术中并发症包括关节定位错误，这可能是由于设计或治疗计划不准确，可能是由于图像（CT）分辨率差或疾病病程快速进展造成与术前影像不符合，或手术处理不当，以及关节窝的定位不准确。此外，由于拔管动作过大或术后恶心和剧烈呕吐，髁状突部件脱位可能会导致人工关节术后立即错位。

术前，应遵守人工关节制造指南和规范，选择适当的图像切片厚度和分辨率，且不能有图像失真，以保证制造准确的 TJR 装置。术中，使用术中实时 CT 扫描以及 CT 导航，可以帮助外科医生将 TJR 的组件正确定位在适当解剖位置，尤其是使用库存的和定制的人工关节时[31]。

定制或库存 TJR 关节的实际定位过程中，应确认骨 – 人工关节界面的适合情况，并在必要时使用仪器（如牙科探索器）确保设备定位的准确性。应消除任何妨碍窝或升支元件紧密就位的干扰。一个常见的潜在干扰区域是下颌角和髁突颈部区域（在髁切除术的位置），在定位时应确认其准确性。如果切口之间的皮肤和软组织瓣导致视野盲区，则可以使用内镜，附加下颌下切口，帮助升支组件实现可视化的定位。当然，咬合关系可以用来确认正确的定位，因为如果放置正确，则不应存在咬合早接触。必须在保持皮肤无菌区域的同时，将口腔与耳前和下颌下切口适当分离，以防止伤口污染。在关节窝和升支组件中放置至少两颗固定螺钉后，应重新检查咬合关系，如有必要，可以调整装置的位置。术中（如果在准确放置人工关节方面存在不确定性）或术后立即进行 CT 扫描，对于确认正确放置人工关节尤为重要。如果组件的定位有错误，应立即寻找问题的病因，并及时返回手术室进行调整。

预防术后人工关节脱位，需要与麻醉师进行良好的沟通并在拔管时限制开口。此外，控制术后恶心以及嘱患者在打哈欠时限制开口，将有助于防止关节脱位。如果确实发生了这种情况，可以尝试手法复位，可能需要在静脉镇静下进行。

另外一个并发症是术后咬合出现错殆，潜在原因是人工髁突的重量，再加上咀嚼肌的剥离，导致下颌骨下垂和关节置换侧的后牙的咬合呈开殆状态。为了防止其发生，可以在人工髁突的上部设计一个附加的空螺钉孔，该孔可用于穿过不可吸收的缝合线，将髁突－升支组件悬挂在颧弓上，以防止下颌下垂和短暂的开殆问题；另外一种方法，可以将上颌－下颌进行临时的弹性固定，来防止人工关节下垂和（或）脱位。

7. 全关节置换术－变态反应

病因：患者因素。

处理：用全钛或自体骨置换现有人工关节。

金属引起的变态反应，可能为细胞介导的Ⅳ型变态反应，由于局部和全身反应，可能需要取出人工关节。而金属成分（钴、铬、钼、钛）引起的变态反应是罕见的，据骨科文献报道，全关节置换术的金属过敏发生率不到1%[32]。

Sidebottom[33] 等主张，如果术前怀疑患者有金属过敏（如镍过敏病史），则应该通过皮肤或血清进行术前检测。常用的测试是淋巴细胞转化试验，它可以识别人体对人工关节金属成分的敏感性。当发现显著阳性结果的情况下，可以考虑使用肋软骨移植或髂前嵴骨移植进行自体颞下颌关节重建；然而，又必须考虑供体部位的并发症、缺乏生长可预期性以及可能的关节强直或骨吸收因素，因此这种选择在现在已经很少应用。在发现金属过敏的情况下，TMJ 重建的另一种选择是使用全钛 TMJ 人工关节。未来的选择，包括使用基于聚合物的 TMJ 替代品，如 PEEK（聚醚醚酮），可能会为金属过敏患者提供另一种选择。

（五）术后并发症

感染

病因：微生物、菌膜形成，患者因素。

处理：①早期积极的伤口护理、广谱抗生素的应用和引流、冲洗、控制感染；②持续感染：广谱抗生素和及时的咨询感染科，设备拆除、二次手术。

由于头面部血液供应充足，手术部位感染（surgical site infection，SSI）在头颈部相对罕见，在美国的总体发病率低至 0.37%[34]。虽然颞下颌关节中 SSI 的发病率尚不清楚，但它似乎不太常见，或者至少与 2%～5% 的发病率相当[35, 36]。对于微创手术，如关节穿刺术和关节镜检查，SSI 的发生率似乎极低。尽管发病率很低，但颞下颌关节中的 SSI 可能是灾难性的，尤其是在全关节置换时。人工关节感染通常被认为是由于金黄色葡萄球菌和丙酸杆菌定植的生物膜形成，尤其是对青霉素具有高耐药性[37]（流程图 12–3）。

由于除了全关节置换，很少有关于 TMJ 手术相关手术部位感染（SSI）的报告，因此除了无菌技术和细致的伤口护理之外，不建议采取特殊的预防措施。

Mercuri[38] 从骨科文献中推断出人工关节感染的几个风险因素。这些疾病包括代谢性疾病，如糖尿病、严重的炎症性关节炎、免疫抑制药物、营养不良、抑郁和焦虑。基于这些因素进行提前预防，可能是控制感染的第一步。预防性用药，如鼻内使用莫匹罗星，可与预防性抗生素（如第一代或第二代头孢菌素、万古霉素或氟喹诺酮类药物）联合使用。保持术中体温、术中必须更换手套[39]、尽量减少关节组件的操作、将假体组件浸泡在万古霉素中以及避免与口腔的交叉污染[40]。虽然没有强有力的证据表明术后抗生素的有效性，但谨慎的做法可能是考虑围术期以及术后短疗程（3～7 天）的抗生素，尤其是在患者被认为有风险的情况下。

在最初几天到一周内发生的早期关节感染应积极治疗，以最大限度地提高人工关节挽救成功的机会。这包括细致的伤口护理、广谱抗生素（口服或静脉注射抗生素）和手术（如切开引流，或采取物理方法去除感染物），具体取决于

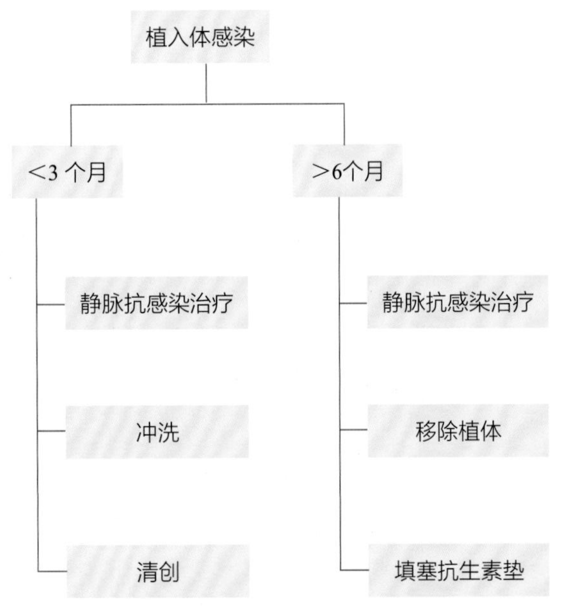

▲ 流程图 12-3　关节术后感染

感染的深度和程度。如果在全关节置换手术后数周至数月发现感染，微生物形成生物膜是最有可能的原因，抢救人工关节的可能性显著降低[41]。Mercuri[35] 概述了全关节置换感染的“晚期方案”，包括广谱抗生素和感染科咨询，移除装置并在创口放置抗生素垫，然后在更换人工关节装置之前、期间和之后继续进行抗生素治疗。

（六）咬合关系错乱（流程图 12-4）

病因：患者姿势、人工关节错位。

处理：如果由于患者的姿势而导致，可以采取暂时颌间弹性牵引。对于非姿势引起的咬合错乱，根据错 的程度不同，采取不同治疗方式（例如，牙釉质调 、正畸正颌手术、修复咬合重建）。

术后可能发生咬合不良，原因多种多样，包括患者的下颌姿势、髁突－升支单位高度的差异、术中错误的颌间固定以及人工关节的错位。根据病因和持续时间，可能需要进行后续治疗（包括关节再次手术或正颌手术或正畸）。错 的发生率因特定的颞下颌关节置换术而异。据报道，下颌髁突和髁颈部骨折术后的错 发生率高达 10%[42]，而 Gerbino[43] 等报告称，全关节置换术后的错 发生率为 2.6%，Chen[44] 等报告关节盘复位手术后 6 个月仍然存在错 的发生率为 3.1%。在对 48 例改良髁突切开术病例的前瞻性研究中，Hall[45] 等注意到 4.2% 的患者存在错 。

必须注意评估发病前的咬合情况以及术后咬合关系的维持。当使用计算机辅助进行关节置换时，必须将咬合记录存储到数据库中，并将其作为手术设计的关键组成部分。对于下颌骨骨折治疗、人工关节置换术和改良髁突切开术等手术，术中或术后，外科医生必须确保有稳定的咬合。

对于关节置换术后，关节活动度下降的风险必须与错 的风险进行评估，并且应在适当的时候进行颌间弹性牵引调整咬合。

当术后出现错 时，临床医生必须排除下颌骨的姿势原因，在这种情况下，颌间弹性牵引可以改善咬合。对于已确定的术后错 ，根据错 的程度，治疗方法各不相同。对于轻微的早接触造成的轻度开 ，选择性牙釉质调 足以解决问题。然而，对于中度至重度错 ，可能需要正畸或正颌手术的治疗。当相当一部分错 长期预后较差时，可以通过种植牙和咬合重建来处理，如果存在错 ，修复咬合重建肯定能够解决。

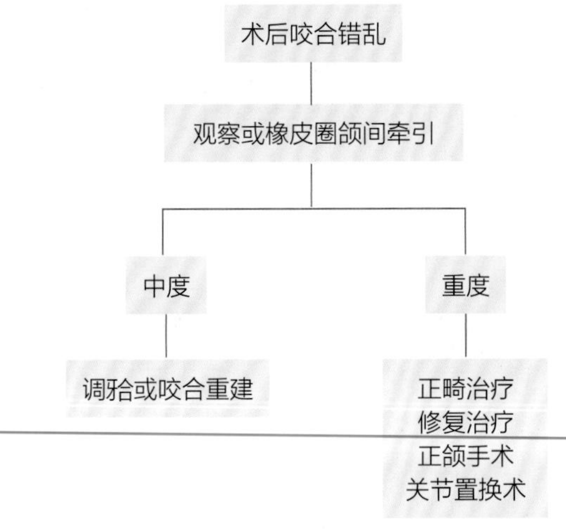

▲ 流程图 12-4　颞下颌关节术后咬合关系错乱

（七）植入失败

病因：概念、技术上的错误。

处理：移除失败的植入物，必要时进行清创术和缺损重建，一次或二次重建。

TMJ 植入物的失败会导致功能丧失，并可能导致临近组织的结构损伤。根据 Schmalzried 和 Brown[46] 提出的分类，Mercuri 和 Anspach[47] 描述了因为错误概念而导致植入失败的病例，例如：对概念应用的错误，植入手术操作的错误和技术不成熟是植入失败的原因。从长时间看，Proplast/Theflon 植入物的失败率高得令人无法接受，硅橡胶植入物也有失败，但发生率较低。这两种材料的耐磨性都很差，在功能负荷下它们会碎裂，这会导致强烈的炎症反应，对包括颅底在内的邻近组织造成损伤。随着材料和设计的进步以及外科医生手术经验增加，目前全关节置换术失败的发生率非常低。

预防植入物失败的策略包括正确选择和放置植入物；例如，目前不建议将半关节成形术（部分 TJR）作为治疗选择。美国口腔颌面部外科医生协会建议，对于使用 Proplast/Tflon 植入物的患者，每年进行一次复查，包括影像检查，如果出现症状，或者有骨破坏或植入物碎裂的影像证据，考虑立即清除异物。Kearns[48] 等主张通过彻底清创术、关节成形术和使用颞肌筋膜瓣覆盖关节间隙。然而，Henry 和 Wolford[49] 发现，在治疗失败的 Proplast/Tflon 植入物时，与其他方法相比，全关节置换重建的效果更好。

（八）关节活动度低下和强直（异位移植骨化）

病因：术后物理治疗不足、患者和手术因素。

处理：去除强直性肿块，再次骨重建术，加或不加辅助措施（如自体脂肪移植、低剂量照射、药物治疗）。

任何颞下颌关节手术后都可能出现短暂或持续的关节动度减弱。术后活动能力低下的发生率尚不清楚，但据报道，在某些 TMJ 手术后，强直率高达 38.6%（图 12–2）[50]。由于颞下颌关节手术的目标是达到可接受的功能恢复，持续的关节动度减弱可能被解释为治疗失败，需要积极处理，包括物理治疗和可能的开放性关节手术。TMJ 开放手术后骨强直的发生率存在差异，但在人工关节置换术后为 1%～2%，而在髋关节和膝关节置换术的骨科文献中这一比例为 10%～90%。

为了防止术后持续的关节动度减弱，无论最初的 TMJ 手术程序如何，术后早期积极的张口训练至关重要的 [51]。由于患者通常在术后不久会

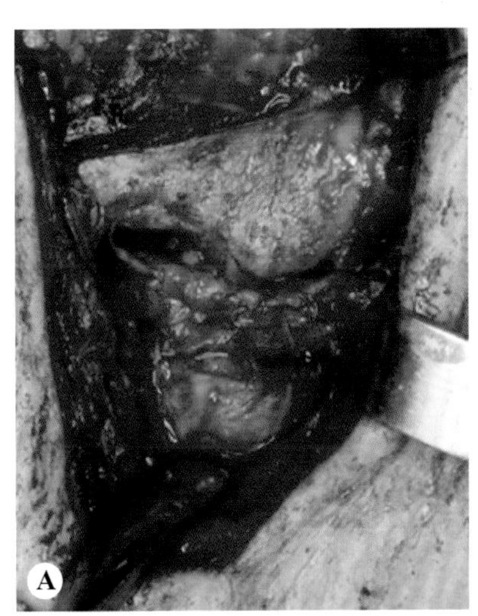

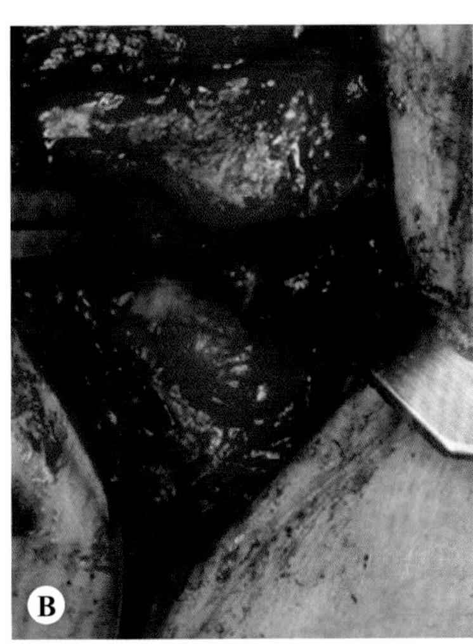

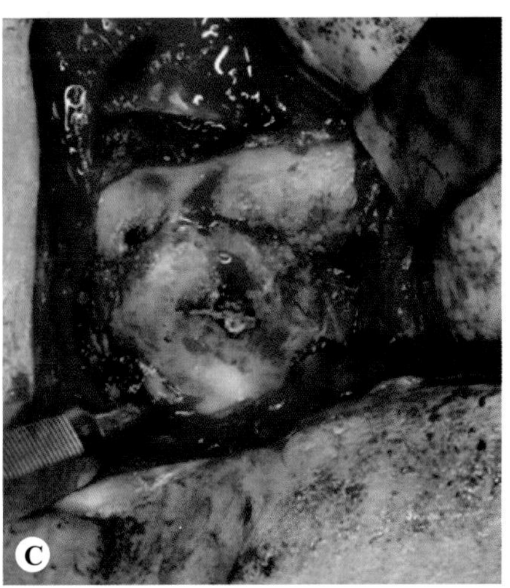

▲ 图 12–2 右关节盘切除术治疗关节盘前移位，但未复位，保守治疗无效（**A** 和 **B**）。关节盘切除术后 **6** 个月出现骨强直，需要进一步的手术干预（**C**）

出现预期的疼痛，因此应实施多模式镇痛方案，使患者能够进行自我管理的物理治疗。此外，长效局部麻醉剂或脂质体麻醉技术，以及进行积极的术后物理治疗，可能有助于减轻疼痛。对于术后物理治疗，可以使用各种设备来帮助患者自主进行下颌活动。在一项随机试验中，Lee[52] 等将 TheraBite（Atos，WI）设备与木制开口器在头部和颈部受照射癌症患者中进行了比较，结果显示开口度和生活质量有了相当大的改善。

关节切开术除全关节置换术外的强直已有报道，但发病率尚不清楚。绵羊模型 [53–55] 中的几项研究已经确定了某些风险因素，包括髁突纤维软骨的损伤 [53] 和关节内骨残留的存在 [54]。已经描述了各种预防和治疗措施，如非甾体抗炎药、双磷酸盐 [56] 和低于 10Gy 的低剂量照射 [57–58]，在预防或治疗强直方面取得了不同程度的成功。预防性手术措施包括在 TMJ 开放手术时，关节间隙内使用移植物或组织瓣 [59–61]。有学者建议在进行间隙关节成形术，为防止骨强直时，需要创造高达 4cm 的“临界性骨缺损”[62]。

Mercuri 和 Saltzman[63] 确定了关节置换术后骨强直的多种风险因素，包括多次手术、感染、炎症性关节炎和患者物理治疗依从性差。他们强烈主张在关节表面周围使用自体脂肪移植物（如：腹部脂肪）。Wolford 和 Karras[64] 首先描述了这项技术，其原理是消灭无效腔并阻断组织反应。关节周围自体脂肪移植的有效性尚不清楚 [65]，但相对较低的发病率和易于使用的技术使其成为一种有效的选择。

对于已确定的术后强直，再次重建建议应用自体骨移植（如：肋骨、髂嵴、腓骨）[66]。可以使用定制的或通用的人工关节，也可以采取单次或分次手术完成。当人工关节内侧有大量增生骨质并累及颅底时，应移除关节窝和升支组件，以便进行充分的手术。术前 CT 血管造影，以帮助识别先前手术和瘢痕形成所导致的血管移位，并且可以使用术中导航技术来帮助以安全的方式去除重要结构附近的增生骨质。

1. 持续性慢性疼痛

病因：患者因素（如中枢致敏）。

处理：多学科疼痛联合治疗（如疼痛医学、心理学、神经病学）。

患者现有的慢性疼痛，特别是不能定位的或手术预后差造成的疼痛，在恢复期后可能仍然会持续存在。对于中枢致敏的患者尤其如此。

应避免将手术作为解决患者疼痛的唯一手段。或者，应该咨询一个由疼痛专家、心理学医师和神经学医师组成的多学科团队，以便采取最恰当的方法进行全面评估和管理疼痛。

2. Frey 综合征

病因：切断的耳颞神经末梢与原来支配腮腺分泌功能的副交感神经纤维再生时，和支配汗腺和皮下血管的交感神经末梢发生错位愈合。

处理：局部抗胆碱能药物，肉毒毒素注射，腮腺手术时使用生物膜屏障，耳颞神经切断术。

Frey 综合征，也称为耳颞神经综合征，其特征是术后耳前区域出现味觉出汗和潮红。这被认为是由创伤后节后副交感神经元向邻近汗腺和皮肤血管的异常再生引起的 [67]。据报道，颞下颌关节手术后会出现 Frey 综合征 [68]。

Frey 综合征治疗包括各种治疗方法 [69]，包括局部抗胆碱能药物、肉毒杆菌毒素注射和手术干预。在外科手术中，可以通过筋膜瓣、自体脂肪移植物或生物膜来覆盖损伤的腮腺组织。或者，如果病情严重，可以考虑耳颞神经切断术。

结论

TMJ 手术在诊断和治疗计划的所有阶段涉及多个复杂层面。如果不遵守这些原则，可能会导致术后并发症的出现。因此，在治疗计划阶段考虑潜在的并发症，与患者充分讨论，交流这些并发症，并尽一切努力防止其发生，这一点至关重要。然而，一旦出现并发症，早期诊断并积极处理显得尤为重要。

参考文献

[1] Greene, C.S. and Bertagna, A.E. (2019). Seeking treatment for temporomandibular disorders: what patients can expect from non-dental health care providers. *Oral Surg. Oral Med. Oral Pathol. Oral Radiol.* 127 (5): 399-407.

[2] Laskin, D.M. (2020). Temporomandibular disorders: a term whose time has passed! *J. Oral Maxillofac. Surg.* 78 (4): 496-497.

[3] Dworkin, S.F. and LeResche, L. (1992). Research diagnostic criteria for temporomandibular disorders: review, criteria, examinations and specifications, critique. *J. Craniomandib. Disord.* 6 (4): 301-355.

[4] Schiffman, E., Ohrbach, R., Truelove, E. et al. (2014). Diagnostic criteria for temporomandibular disorders (DC/TMD) for clinical and research applications: recommendations of the international RDC/TMD consortium network* and orofacial pain special interest group† *J. Oral Facial Pain Headache.* 28 (1): 6-27.

[5] Skeie, M.S., Frid, P., Mustafa, M. et al. (2018). DC/TMD examiner protocol: longitudinal evaluation on interexaminer reliability. *Pain Res. Manag.* 2018 epub Article ID 7474608.

[6] Jung, M.W., Schellhas, K., and Johnson, B. (2020). Use of diagnostic injections to evaluate sacroiliac joint pain. *Int. J. Spine Surg.* 14 (Suppl 1): 30-34.

[7] Ananthan, S., Subramanian, G., Patel, T., and Quek, S.Y.P. (2020). The twin block injection: an adjunctive clinical aid for the management of acute arthrogenous temporomandibular joint dysfunction. *Quintessence Int.* 51 (4): 330-333.

[8] McCain, J.P. (1996). *Principles and Practice of Temporomandibular Joint Arthroscopy* (ed. M.C. JP). St. Louis: Mosby.

[9] McCain, J.P. (1988). Complications of TMJ arthroscopy. *J. Oral Maxillofac. Surg.* 46 (4): 256.

[10] Cillo, J.E., Sinn, D., and Truelson, J.M. (2005). Management of middle meningeal and superficial temporal artery hemorrhage from total temporomandibular joint replacement surgery with a gelatin-based hemostatic agent. *J. Craniofac. Surg.* 16 (2): 309-312.

[11] Moses, J.J. and Topper, D.C. (1990). Arteriovenous fistula: an unusual complication associated with arthroscopic temporomandibular joint surgery. *J. Oral Maxillofac. Surg.* 48 (11): 1220-1222.

[12] Peoples, J.R., Herbosa, E.G., and Dion, J. (1988). Management of internal maxillary artery hemorrhage from temporomandibular joint surgery via selective embolization. *J. Oral Maxillofac. Surg.* 46 (11): 1005-1007.

[13] Tsuyama, M., Kondoh, T., Seto, K., and Fukuda, J. (2000). Complications of temporomandibular joint arthroscopy: a retrospective analysis of 301 lysis and lavage procedures performed using the triangulation technique. *J. Oral Maxillofac. Surg.* 58 (5): 500-505; discussion 505-6.

[14] Van Sickels, J.E., Nishioka, G.J., Hegewald, M.D., and Neal, G.D. (1987). Middle ear injury resulting from temporomandibular joint arthroscopy: J. *Oral Maxillofac. Surg.* 45 (11): 962-965.

[15] Kreutziger, K.L. (1987). Extended modified postauricular incision of the temporomandibular joint. *Oral Surg. Oral Med. Oral Pathol.* 63 (1): 2-8.

[16] Goudot, P., Jaquinet, A.R., and Richter, M. (1999). Upper airway compression after arthroscopy of the temporomandibular joint. *Int. J. Oral Maxillofac. Surg.* 28 (6): 419-420.

[17] Greene, M.W., Hackney, F.L., and Van Sickels, J.E. (1989). Arthroscopy of the temporomandibular joint: an anatomic perspective. *J. Oral Maxillofac. Surg.* 47 (4): 386-389.

[18] Patel, S., Jerjes, W., Upile, T., and Hopper, C. (2010). TMJ arthroscopy: rare neurological complications associated with breach of the skull base. *Br. J. Oral Maxillofac. Surg.* 48 (4): e18-e20.

[19] González-García, R., Rodríguez-Campo, F.J., Escorial-Hernández, V. et al. (2006). Complications of temporomandibular joint arthroscopy: a retrospective analytic study of 670 arthroscopic procedures. *J. Oral Maxillofac. Surg.* 64 (11): 1587-1591.

[20] Carls, F.R., Engelke, W., Locher, M.C., and Sailer, H.F. (1996). Complications following arthroscopy of the temporomandibular joint: analysis covering a 10-year period (451 arthroscopies). *J Craniomaxillofac. Surg.* 24 (1): 12-15.

[21] McCain, J.P., Sanders, B., Koslin, M.G. et al. (1992). Temporomandibular joint arthroscopy: a 6-year multicenter retrospective study of 4,831 joints. *J. Oral Maxillofac. Surg.* 50 (9): 926-930.

[22] Al-Kayat, A. and Bramley, P. (1979). A modified pre-auricular approach to the temporomandibular joint and malar arch. *Br. J. Oral Surg.* 17 (2): 91-103.

[23] McKenna, S.J., Nickerson, J.W., and McKenna, S.J. (1993). Modified condylotomy for treatment of the painful temporomandibular joint with a reducing disc. *J. Oral Maxillofac. Surg.* 51 (2): 133-142.

[24] Westermark, A., Bystedt, H., and Von Konow, L. (1998). Inferior alveolar nerve function after mandibular osteotomies. *Br. J. Oral Maxillofac. Surg.* 36 (6): 425-428.

[25] Dolwick, M.F. and Kretzschmar, D.P. (1982). Morbidity associated with the preauricular and perimeatal approaches to the temporomandibular joint. *J. Oral Maxillofac. Surg.* 40 (11): 699-700.

[26] Weinberg, S. and Kryshtalskyj, B. (1992). Facial nerve function following temporomandibular joint surgery using the preauricular approach. *J. Oral Maxillofac. Surg.* 50 (10): 1048-1051.

[27] Dolwick, M.F. (2007). Temporomandibular joint surgery for internal derangement. *Dent. Clin. N. Am.* 51 (1): 195-208.

[28] Liu, F., Giannakopoulos, H., Quinn, P.D., and Granquist, E.J. (2015). Retrospective study of facial nerve function following temporomandibular joint arthroplasty using the endaural approach. *Craniomaxillofac. Trauma Reconstr.* 8 (2): 88-93.

[29] Balagopal, P.G., George, N.A., and Sebastian, P. (2012). Anatomic variations of the marginal mandibular nerve. *Indian J. Surg. Oncol.* 3 (1): 8-11.

[30] Baur, D.A., Kaiser, A.C., Leech, B.N. et al. (2014). The

marginal mandibular nerve in relation to the inferior border of the mandible. *J. Oral Maxillofac. Surg.* 72 (11): 2221-2226.

[31] Malis, D.D., Xia, J.J., Gateno, J. et al. (2007). New protocol for 1-stage treatment of temporomandibular joint ankylosis using surgical navigation. *J. Oral Maxillofac. Surg.* 65 (9): 1843-1848.

[32] Hallab, N. (2001). Metal sensitivity in patients with orthopedic implants. *J. Clin. Rheumatol.* 7 (4): 215-218.

[33] Sidebottom, A.J., Speculand, B., and Hensher, R. (2008). Foreign body response around total prosthetic metal-on-metal replacements of the temporomandibular joint in the UK. *Br. J. Oral Maxillofac. Surg.* 46 (4): 288-292.

[34] Al-Qurayshi, Z., Walsh, J., Owen, S., and Kandil, E. (2019). Surgical site infection in head and neck surgery: a national perspective. *Otolaryngol. Head Neck Surg.* 161 (1): 52-62.

[35] Mercuri, L.G. (2012). Avoiding and managing temporomandibular joint total joint replacement surgical site infections. *J. Oral Maxillofac. Surg.* 70 (10): 2280-2289.

[36] Anderson, D.J., Podgorny, K., Berríos-Torres, S.I. et al. (2014). Strategies to prevent surgical site infections in acute care hospitals: 2014 update. *Infect. Control Hosp. Epidemiol.* 35 (6): 605-627.

[37] Riegel, R., Sweeney, K., Inverso, G. et al. (2018). Microbiology alloplastic total joint infections: a 20-year retrospective study. *J. Oral Maxillofac. Surg.* 76 (2): 288-293.

[38] Mercuri, L.G. (2019). Prevention and detection of prosthetic temporomandibular joint infections—update. *Int. J. Oral Maxillofac. Surg.* 48 (2): 217-224.

[39] Ban, K.A., Minei, J.P., Laronga, C. et al. (2017). Executive summary of the American College of Surgeons/surgical infection society surgical site infection guidelines -2016 update. *Surg. Infect.* 18 (4): 379-338.

[40] Mercuri, L.G. and Psutka, D. (2011). Perioperative, postoperative, and prophylactic use of antibiotics in alloplastic total temporomandibular joint replacement surgery: a survey and preliminary guidelines. *J. Oral Maxillofac. Surg.* 69 (8): 2106-2111.

[41] Mercuri, L.G. (2006). Microbial biofilms: a potential source for alloplastic device failure. *J. Oral Maxillofac. Surg.* 64 (8): 1303-1309.

[42] Singh, V., Kumar, N., Bhagol, A., and Jajodia, N. (2018). A comparative evaluation of closed and open treatment in the management of unilateral displaced mandibular subcondylar fractures: a prospective randomized study. *Craniomaxillofac. Trauma Reconstr.* 11 (3): 205-210.

[43] Gerbino, G., Zavattero, E., Bosco, G. et al. (2017). Temporomandibular joint reconstruction with stock and custom-made devices: indications and results of a 14-year experience. *J. Craniomaxillofac. Surg.* 45 (10): 1710-1715.

[44] Chen, X.Z., Qiu, Y.T., Zhang, S.Y. et al. (2020). Changes of the condylar position after modified disk repositioning: a retrospective study based on magnetic resonance imaging. *Oral Surg. Oral Med. Oral Pathol. Oral Radiol.* 129 (1): 14-20.

[45] Hall, H.D., Navarro, E.Z., and Gibbs, S.J. (2000). One- and three-year prospective outcome study of modified condylotomy for treatment of reducing disc displacement. *J. Oral Maxillofac. Surg.* 58 (1): 7-17; discussion 18.

[46] Schmalzried, T. and Brown, I. (1995). Mechanisms of prosthetic joint failure. In: *Total Hip Revision Surgery*, 91-107. New York: Raven Press.

[47] Mercuri, L.G. and Anspach, I.E. (2003). Principles for the revision of total alloplastic TMJ prostheses. *Int. J. Oral Maxillofac. Surg.* 32 (4): 353-359.

[48] Kearns, G.J., Perrott, D.H., and Kaban, L.B. (1995). A protocol for the management of failed alloplastic temporomandibular joint disc implants. *J. Oral Maxillofac. Surg.* 53 (11): 1240-1247; discussion 1248-9.

[49] Henry, C.H. and Wolford, L.M. (1993). Treatment outcomes for temporomandibular joint reconstruction after Proplast-Teflon mplant failure. *J. Oral Maxillofac. Surg.* 51 (4): 352-358; discussion 359-60.

[50] Saeed, N.R. and Kent, J.N. (2003). A retrospective study of the costochondral graft in TMJ reconstruction. *Int. J. Oral Maxillofac. Surg.* 32 (6): 606-609.

[51] Israel, H.A. and Syrop, S.B. (1997). The important role of motion in the rehabilitation of patients with mandibular hypomobility: a review of the literature. *Cranio.* 15 (1): 74-83.

[52] Lee, R., Yeo, S.T., Rogers, S.N. et al. (2018). Randomised feasibility study to compare the use of Therabite®with wooden spatulas to relieve and prevent trismus in patients with cancer of the head and neck. *Br. J. Oral Maxillofac. Surg.* 56 (4): 283-291.

[53] Yang, K., Wang, H.L., Dai, Y.M. et al. (2020). Which of the fibrous layer is more important in the genesis of traumatic temporomandibular joint ankylosis: the mandibular condyle or the glenoid fossa? J. *Stomatol. Oral Maxillofac. Surg.* 121 (5): 517-522.

[54] Miyamoto, H., Kurita, K., Nobumi, O. et al. (2000). The effect of an intra-articular bone fragment in the genesis of temporomandibular joint ankylosis. *Int. J. Oral Maxillofac. Surg.* 29 (4): 290-295.

[55] Wang, H.L., Liu, H., Shen, J. et al. (2019). Bin: Removal of the articular fibrous layers with discectomy leads to temporomandibular joint ankylosis. *Oral Surg. Oral Med. Oral Pathol. Oral Radiol.* 127 (5): 372-380.

[56] Vasileiadis, G.I., Sakellariou, V.I., Kelekis, A. et al. (2010). Prevention of heterotopic ossification in cases of hypertrophic osteoarthritis submitted to total hip arthroplasty. Etidronate or indomethacin? *J. Musculoskelet. Neuronal Interact.* 10 (2): 159-165.

[57] Reid, R. and Cooke, H. (1999). Postoperative ionizing radiation in the management of heterotopic bone formation in the temporomandibular joint. *J. Oral Maxillofac. Surg.* 57 (8): 900-905; discussion 905-6.

[58] Popovic, M., Agarwal, A., Zhang, L. et al. (2014). Radiotherapy for the prophylaxis of heterotopic ossification: a systematic review and meta-analysis of published data. *Radiother. Oncol.* 113 (1): 10-17.

[59] Ibikunle, A.A., James, O., and Adeyemo, W.L. (2019). Buccal fat pad for interpositional arthroplasty in temporomandibular joint ankylosis. *J. Maxillofac. Oral Surg.* 18 (3): 382-387.

[60] Akhter, M. and Ahmed, N. (2016). Arefin MR ul, Sobhan MU, Molla MR, Kamal M: Outcome of amniotic membrane as an interpositional arthroplasty of TMJ ankylosis. *Oral Maxillofac. Surg.* 20 (1): 63-71.

[61] Ma, J., Liang, L., Jiang, H., and Gu, B. (2015). Gap arthroplasty versus interpositional arthroplasty for temporomandibular joint ankylosis: a meta-analysis. *PLoS One* 10 (5): e0127652.

[62] Topazian, R.G. (1966). Comparison of gap and interposition arthroplasty in the treatment of temporomandibular joint ankylosis. *J. Oral Surg.* 24 (5): 405-409.

[63] Mercuri, L.G. and Saltzman, B.M. (2017). Acquired heterotopic ossification of the temporomandibular joint. *Int. J. Oral Maxillofac. Surg.* 46 (12): 1562-1568.

[64] Wolford, L.M. and Karras, S.C. (1997). Autologous fat transplantation around temporomandibular joint total joint prostheses: preliminary treatment outcomes. *J. Oral Maxillofac. Surg.* 55 (3): 245-251; discussion 251-2.

[65] Van Bogaert, W., De Meurechy, N., and Mommaerts, M.Y. (2018). Autologous fat grafting in total temporomandibular joint replacement surgery. *Ann. Maxillofac. Surg.* 8 (2): 299-302.

[66] Movahed, R. and Mercuri, L.G. (2015). Management of temporomandibular joint ankylosis. *Oral Maxillofac. Surg. Clin. North Am.* 27 (1): 27-35.

[67] Gardner, W.J. and McCubbin, J.W. (1956). Auriculotemporal syndrome: gustatory sweating due to misdirection of regenerated nerve fibers. *J. Am. Med. Assoc.* 160 (4): 272-277.

[68] Kryshtalskyj, B. and Weinberg, S. (1989). An assessment for auriculotemporal syndrome following temporomandibular joint surgery through the preauricular approach. *J. Oral Maxillofac. Surg.* 47 (1): 3-6.

[69] Motz, K.M. and Kim, Y.J. (2016). Auriculotemporal syndrome (Frey syndrome). *Otolaryngol. Clin. N. Am.* 49 (2): 501-509.

第 13 章　口腔头颈部肿瘤切除术

Ablative Oral/Head and Neck Surgery

Eric R. Carlson　Daniel Oreadi　Benjamin Hechler　著　　夏　超　译

口腔头颈部良恶性肿瘤手术切除的患者术后可能发生多种内科和外科并发症。这些并发症可能与手术本身有关，也可能与患者的内科疾病和生理状况有关。例如，诊断为口腔、头颈部癌症的老年患者，可能会出现免疫功能低下的状态，并且可能会合并营养不良。伴有吸烟等不良社会习惯以及合并有糖尿病、贫血等内科疾病的良恶性肿瘤患者术后易出现伤口愈合不佳。所以，应努力改善患者术前和围术期的健康。切除手术的目标应该要尽量减少术中和术后并发症，使患者术后生活质量接近正常。本章的目的是将良恶性肿瘤手术切除的并发症予以分类和描述。

一、恶性肿瘤外科手术的并发症

（一）预测指标

头颈部恶性疾病患者是围术期并发症发生的高危人群 [1]。在这类患者中需要识别手术并发症的不良预后指标。如高龄、营养状况不佳以及存在与并发症相关的其他疾病。此外，外科医生应认识到增加并发症风险的治疗相关因素。

（二）高龄

高龄对手术发病率的影响是恶性疾病患者管理中一个极具争议的问题。一项历史悠久的讨论显示，80 岁以上患者的手术死亡率接近 20%，而年轻患者的手术死亡率不到 5% [2]，而另一项以 65 岁为界的研究 [3] 显示，大于 65 岁患者死亡率为 3.5%，而小于 65 岁患者的死亡率仅为 0.8%。另一项研究调查了超过 4300 例接受骨科、胸部、腹部和其他外科手术的患者 [4]。并发症按患者年龄分类，分为心源性并发症，如心源性肺水肿、心肌梗死、不稳定型心绞痛、心搏骤停等；非心源性并发症，如细菌性肺炎、呼吸衰竭、肾功能衰竭、肺栓塞等。80 岁以上患者的住院死亡率（2.6%）明显高于 80 岁以下患者（0.7%）。围术期主要并发症发生在 59 岁以下的患者占 4.3%，60—69 岁的患者占 5.7%，70—79 岁的患者占 9.6%。作者得出结论，年龄显著影响非心脏手术患者围术期的心脏及非心脏并发症的风险。然而，在 80 岁以上的患者中，手术并非禁止的。归根结底，与年轻患者相比，老年患者术后并发症如伤口感染和出血伴血肿的形成看起来并不常见。尽管如此，老年患者的手术并发症发生率似乎更高，包括与术前心脏和肺部不良状况有关的并发症。专门评估老年人头颈部癌症的研究重申了在确定围术期风险时，应该关注患者的生理年龄及全身系统性疾病的状况 [5–7]。

（三）营养状态受损

口腔癌患者往往营养不良。在慢性酗酒患者中发现存在负氮平衡反映了患者可能存在的营养不良，由于口腔肿瘤引起的疼痛，或者肿瘤引起的体重减轻的情况下，经口进食减少 [8]。几十年来，外科医生们已经意识到营养不佳对术后伤口愈合产生的不利影响，以及对免疫功能产生的负面影响。在纠正营养不良后，T淋巴细胞和B淋巴细胞介导的免疫反应得到改善，这证明营养不良患者免疫功能低下[9]。预后营养指数是定量评估癌症治疗并发症潜力的手段之一。预后营养指数最初由Buzby等[10]提出，包括血清白蛋白和转铁蛋白值、肱三头肌皮褶厚度测量和皮肤迟发型超敏反应等变量百分比值。作者指出，预后营养指数大于40%的患者为并发症的高风险组，介于20%～39%的患者为中风险组，预后营养指数小于20%的患者为发生并发症的低风险组。高危组的主要并发症发生率为89%，而低危组的主要并发症发生率为12.5%。术前营养支持超过7天已被证明可以减少高危人群的手术并发症[11]。虽然这些研究并不专门针对口腔及头颈部肿瘤患者，但术前解决该人群的营养不良问题，并在术前提供有效的营养支持治疗（增加前白蛋白），将有可能降低围术期并发症的风险。有证据表明，营养不良，表现为低白蛋白血症的患者，与头颈部肿瘤治疗的不良事件相关，包括手术并发症[12-15]和游离皮瓣并发症[16-19]。

（四）内科合并症

传统的口腔、头颈部癌症分期系统是根据肿瘤的原发灶、颈部淋巴结转移和远处转移进行分类。该系统根据原发肿瘤的大小、有无淋巴结和远处转移对癌症进行分期。虽然分期系统试图预测癌症患者的预后状况，但不幸的是，它们的缺点是只考虑患者的癌症，而不考虑可能伴随癌症并对预后产生负面影响的合并症[20]。许多口腔、头颈部癌症患者存在多种内科合并症，这些合并症会影响治疗方案以及与切除手术相关的预后。这些合并症几乎涉及每个器官系统，包括心脏、肺、内分泌和肝脏系统。例如，在一项头颈部肿瘤手术的研究中发现，非血运重建的冠心病患者中，心肌梗死或死亡的风险超过4%，有趣的是，这项研究发现，在非血管重建的冠心病方面，血管、胸、腹部和主要的头颈部手术与心脏的并发症发生具有显著相关性。尽管已有文献讨论了几种指标，包括Kaplan－费因斯泰因指数和Charlson合并症指数（CCI）[22]，但尚未建立理想的合并症量化方法。根据1984年某医院一个月期间收治的604例患者的队列研究，CCI对那些会改变死亡风险的疾病赋予了相应权重（表13-1）。604例患者中有559例获得完整的1年随访信息。本原始报告的目的是为那些单独或合并可能改变纳入纵向研究的患者短期死亡风险的合并症制定预后分类。本研究结果表明，合并症加权指数是1年生存率的显著预测因子。Kim和Ord[1]简要讨论了他们的医疗中心未发表的117例口腔癌患者的CCI评分与生存相关的数据。例如，CCI评分2～4分的患者5年生存率为64%，而CCI评分8～10分的患者5年生存率为14%。

美国麻醉医师协会（American Society of Anesthesiists，ASA）制定的身体状态分级用于围术期不良事件的术前风险评估。然而，这种分类并没有作为围术期以外并发症的预测指标。此外，使用ASA分级的主要问题是其分配中涉及的主观性。Reid等[23]评估了ASA分级和Charlson指数作为头颈部手术患者预后的衡量标准。他们的研究得出ASA分级在预后价值上略优于Charlson指数。显然，合并症的存在影响口腔/头颈部肿瘤患者的预后[24]。

（五）治疗相关因素

需要特别认识的是，并非所有的危险因素都是与患者的个体因素或合并症有关。既往头颈部手术[25]和放疗[26, 27]是感染、伤口裂开和意外出血等局部并发症的显著危险因素。术中需要气管切开[28, 29]、增加手术时长[30, 31]、失血量增加和需要输血[31-33]也与术后并发症风险一致。对于手术时间较长、预计的液体丢失较高且同时进行游离皮瓣重建的患者，更加需要引起重视。

二、并发症

（一）治疗失败

国际文献中一般将治疗失败称为“复发”。事实证明，“复发”是疾病在局部部位、区域淋巴

表 13-1　合并症加权指数

疾病指定权重	疾　病
1	心肌梗死
	充血性心力衰竭
	外周血管疾病
	脑血管疾病
	痴呆
	慢性肺病
	结缔组织疾病
	溃疡性疾病
	轻度肝病
	糖尿病
2	偏瘫
	中度或重度肾脏疾病 伴有末端器官损伤的糖尿病
	任何肿瘤
	白血病
	淋巴瘤
3	中度或重度肝病
6	转移性实体瘤
	艾滋病

结或远处部位发展的一个全称。口腔鳞状细胞癌的治疗存活率在过去的 30 年中略有提高，失败的类型也发生了变化 [1]。具体而言，局部和区域疾病的逐渐改善与第二原发癌和远处转移疾病的死亡率增加相耦合。局部、区域和远处失败似乎发生在口腔鳞状细胞癌治疗后的早期。此外，治疗失败是癌症分期中的一种结果，特别与颈部淋巴结的组织学状态有关 [34]。当口腔鳞状细胞癌明确的手术和（或）非手术治疗后局部或区域性转移时，必须对患者的疾病进行再分期。正电子发射断层扫描 / 计算机断层扫描（PET/CT）扫描是对此类患者进行再分期的最佳选择。重新评估患者的疾病负担，并在可切除疾病存在的情况下提供手术挽救。根据 PET/CT 扫描结果、患者的既往治疗方案以及患者和家属的意愿，给予临床试验、放化疗治疗，包括可能的再次放疗或免疫治疗也是合理的（流程图 13-1）。支持性、姑息治疗也可能是复发疾病治疗的一种可行选择。

1. *局部复发*

癌症在其原发部位的复发通常代表无法消除整个癌症并达到阴性切缘。从这个意义上说，癌症在其局部部位的再现，要么表明该原发部位的疾病持续存在，要么表明该部位的致癌暴露持续存在（图 13-1）。

组织学上，阴性切缘被定义为在切缘 5mm 内没有浸润性癌、原位癌和不典型增生，尽管一些研究发现低至 3mm 的组织学切缘是足够的 [35-37]。因此，肿瘤外科医生在口腔癌周围正常组织边缘 1～1.5cm 的范围予以切除。在标本中使用软组织边缘的冰冻切片可能有助于达到安全边缘的获取，冰冻病理报告的准确率为 99% [37]。Ord 和 Aisner [38] 报道当切缘为浸润性癌时复发率为 100%，尽管 Slootweg 等报道 21.9% 的切缘阳性患者出现局部复发 [39]。Brandwein-Gensler 等 [40] 也报道，仅切缘状态不能预测风险，组织学风险评估更为重要。这也可能是阴性的组织学边界并不总是反映阴性的分子边界 [41]。Kovacs 回顾性分析了与口腔和口咽部鳞状细胞癌手术相关的具有阴性或阳性切缘的三个亚群患者 [42]。其中 143 例患者仅行手术治疗，122 例患者行手术联合辅助全身化疗，94 例患者行手术联合辅助放化疗。作者认为，与仅行手术治疗的患者相比，切缘健康的患者术后辅助治疗具有生存优势。无论切缘阳性或阴性，接受辅助治疗的患者总体无病生存期均较好。与具有健康切缘的各自亚组相比，在所有三组中，切缘阳性的存活率均较差。对切缘阳性的患者进行二次手术切除并随后进行放化疗治疗并没有带来生存的改善。事实上，最近的研究证实，局部控制可能无法通过再次切除阳性切缘来改善，这突出了初次广泛切除的重要性 [43]。

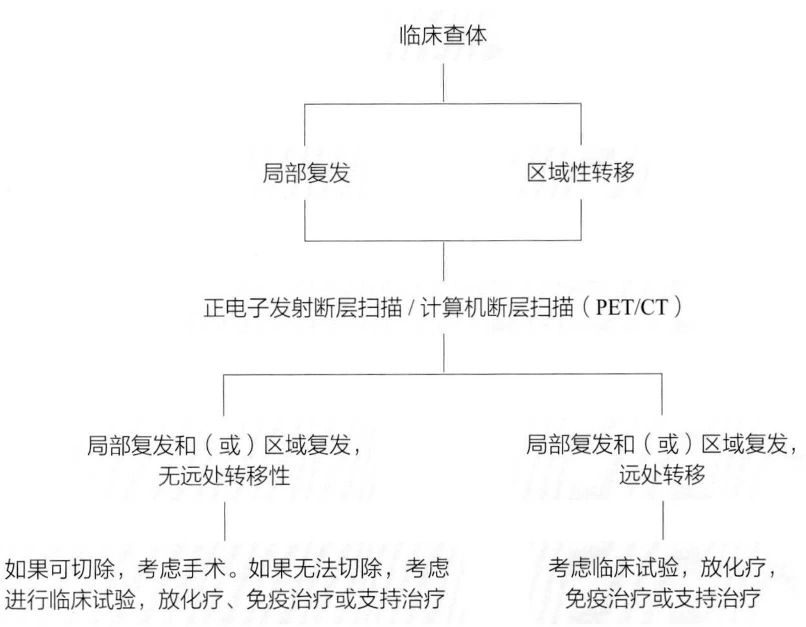

▲ 流程图 13-1　口腔鳞状细胞癌治疗失败

健康切缘与辅助治疗的结合显然是患者生存最有利的方案。

当发现局部复发时，从发现复发到后续治疗的时间具有预后意义。Schwartz 等在其 350 例口腔鳞状细胞癌患者中发现 28% 的患者复发[44]。原发灶治疗后 6 个月内出现复发，平均生存时间 20 个月，无治愈病例。6 个月后复发导致平均生存时间为 58 个月，21% 的患者通过进一步的手术挽救了生命。

2. 区域性复发

对 N_0 病例进行适当的预防性颈淋巴清扫术是避免原发性口腔癌手术治疗后区域性复发的有效方法。特别是对隐匿性颈部淋巴结转移的病例值得提倡[45, 46]。涉及Ⅰ、Ⅱ、Ⅲ区淋巴结的整块切除的肩胛舌骨上颈淋巴清扫术是 N_0 颈部手术治疗的一个科学的解决方案（图 13-2）。国际文献支持这种选择性的口腔 T_1N_0 和 T_2N_0 鳞状细胞癌的颈淋巴清扫术，在这些标本中发现的隐匿性颈部淋巴结转移从 36% 到 42% 不等[47-49]。因此，许多作者推荐早期口腔鳞状细胞癌患者进行肩胛舌骨上颈淋巴清扫术[50-52]。据报道，在行肩胛舌骨上颈清扫术时，局部区域控制率从 50% 提高到 91%[53]。2015 年 D'Cruz 等的研究提供了Ⅰ级证据，表明选择性颈清扫术可以提高口腔患者的无病生存率和总生存率[54]。

一项针对 501 例接受根治性颈清扫术的患者的研究显示，仅有 9% 的患者颈部淋巴结发生Ⅳ区转移，Ⅴ区阳性淋巴结的发生率仅为 2 %[55]。这些数据表明对于 N_0 患者，Ⅳ和Ⅴ区淋巴结的清扫不是必需的。而在舌癌的治疗中，将选择性颈淋巴结清扫扩大到Ⅳ区则可能是必要的[56]。

对 N+ 的病例正确实施颈清扫术也代表了一种降低区域复发可能性的方法。改良根治性颈淋巴清扫术（modified radical neck dissection，MRND）及其变异类型在处理 N+ 颈部时更可取，因为有机会保留副神经，否则会导致肩部疼痛和上肢活动受限[57]。MRND 的手术原理是将包裹在颈部的筋膜系统的组织结构予以整块切除。在这些解剖层面内，切除转移和非转移淋巴结及周围结构整块标本。MRND 有意保留解剖结构，最常见的是副神经（图 13-3）。例如，Ⅰ型 MRND 保留副神经，Ⅱ型 MRND 保留副神经和颈内静脉，Ⅲ型 MRND 保留副神经、颈内静脉和胸锁乳突肌。

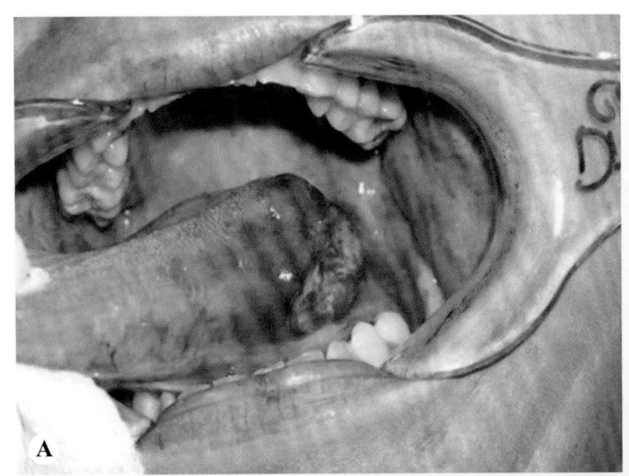
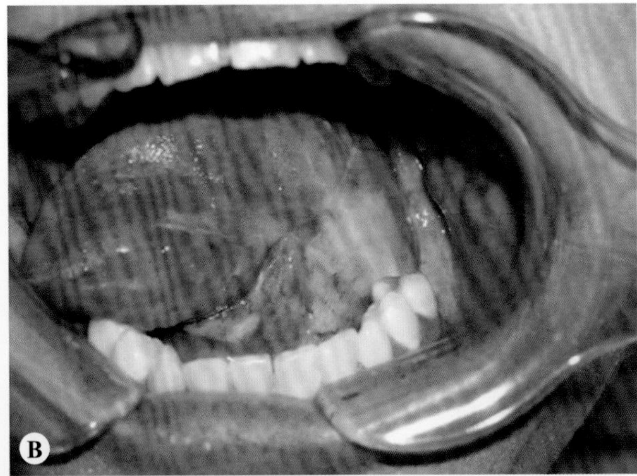
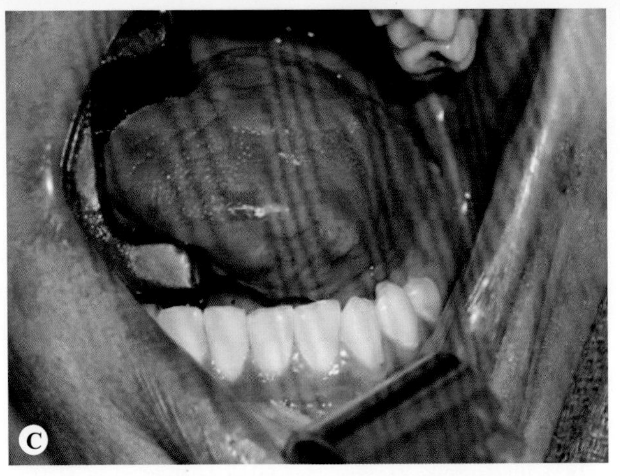

▲ 图 13-1 **A. 1 例无吸烟及饮酒的 36 岁女性患者，诊断为左舌鳞癌，分期 $T_2N_0M_0$ 行左侧舌骨部分切除术及颈清扫术；B. 术后 3 年愈合良好；C. 术后 4 年局部复发。PET/CT 扫描未发现区域或远处转移病灶，再次手术行的部分舌切除术，确定为 HPV 感染**

HPV. 人乳头状瘤病毒

国际文献表明 Ⅰ 型 MRND 是口腔癌 N+ 颈清扫的首选术式[58]。这种颈淋巴清扫术能有效地治疗转移性颈部淋巴结，在不违反无瘤原则情况下，适当的保留功能，并应根据颈淋巴结标本的最终组织病理学为患者提供更低的区域复发发生率[34]。这种方法在那些可能存在包膜外侵犯的直径小于 3cm 的阳性淋巴结中被提倡使用[59]。颈淋巴结转移灶存在包膜外侵犯时，由于椎前筋膜浅面结构发生变化，保留胸锁乳突肌和颈内静脉可能会导致术后颈部复发。

功能性颈淋巴清扫术最初由 Bocca 和 Pignataro 于 1967 年描述[60]。1984 年，他们记录分析了在 1961—1982 年手术的 843 例患者中进行的 1500 次功能性颈清扫术的结果[61]。本研究中喉癌占 87%，仅切除颈部淋巴组织，保留胸锁乳突肌、颈内静脉和副神经。在这 1500 例颈淋巴清扫术中，1200 例为选择性颈部淋巴清扫术（N_0），300 例为治疗性颈部淋巴清扫手术（N+）。区域性复发 68 例（8.1%）。N_0 颈部复发 16 例（1.33%），N+ 颈部复发 52 例（30.4%）。让口腔外科医生感到不能理解的是研究者在功能性颈清扫术中却没有清扫 Ⅰ 区淋巴结[62]。由于 Ⅰ 区水平淋巴结是与口腔癌相关的前哨淋巴结，在处理 N_0 或 N+ 颈部时，未能切除这个区域的淋巴组织可能导致颈部淋巴结复发。从而导致看似功能性颈清扫术在口腔鳞状细胞癌患者的颈部淋巴结治疗

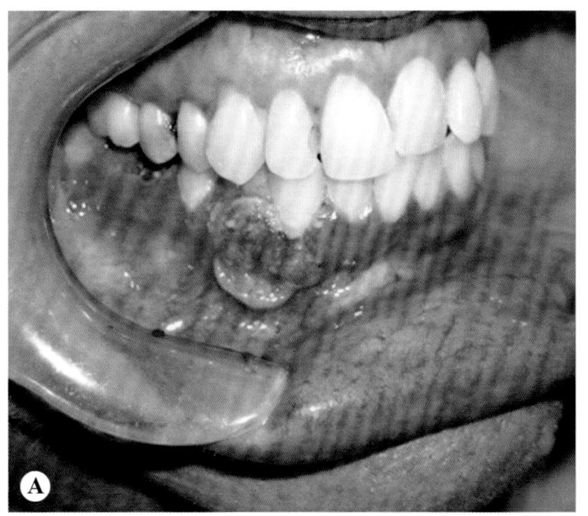

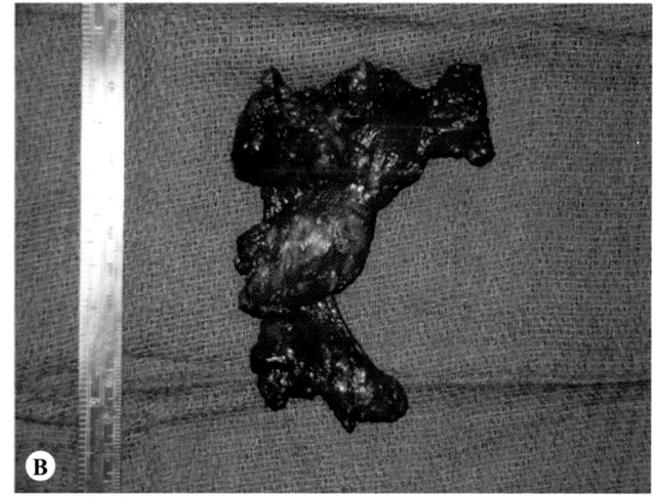

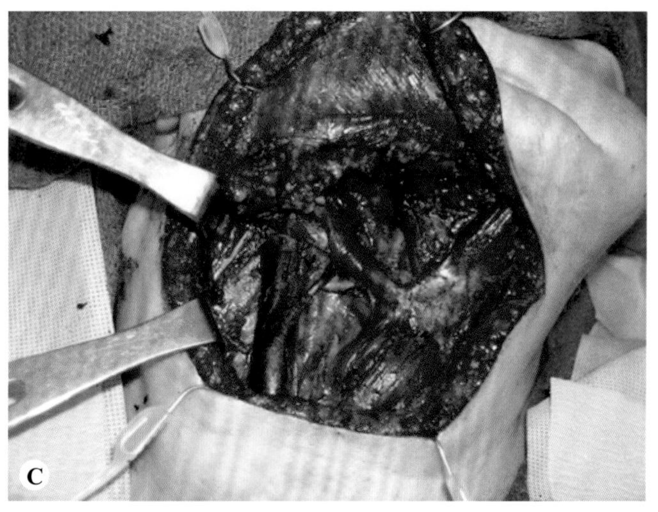

▲ 图 13-2 **A. 患者女，41 岁，右下颌牙龈鳞状细胞癌（$T_2N_0M_0$）；B～C. 患者行右侧下颌骨边缘性切除术及选择性颈淋巴清扫术（Ⅰ～Ⅳ）。下颌骨边缘切除术的最终组织病理学显示骨质侵犯，边缘阴性，颈部标本发现 0/30 淋巴结转移性鳞癌。患者行术后放疗，术后 2 年复查未见复发**

中似乎没有作用。

对一些 N+ 的病例选择性颈部淋巴清扫术是改良功能性颈部淋巴清扫术的可行替代方案。在淋巴结包膜外侵犯的情况下，牺牲胸锁乳突肌和颈内静脉等非淋巴结构是至关重要的，但对于局限于Ⅰ区或Ⅱ区的小 N+ 颈部的病例，选择性颈淋巴清扫术似乎在肿瘤学上是合理的，术后需提供适当的辅助治疗 [63–65]。

3. 远处转移

口腔鳞状细胞癌所引起的远处转移是很少见的。仅见于 2%～9% 的患者 [66]。远处转移可能通过常规胸片、PET-CT 或 CT 扫描而发现（图 13–4），转移引起的疼痛症状或在尸检中偶然发现转移灶，由于口腔癌患者死亡后尸检率相对较低，很可能低估了远处转移的发生率 [67]。最常见的远处转移部位在肺部，平均生存时间约为 9 个月 [66]。其次是骨，平均生存时间约为 2 个月 [68]。

相对于 HPV 阴性的口咽癌，HPV 相关口咽鳞状细胞癌在远处转移上具有不同的特点。与 HPV 阴性的口咽癌 [69, 70] 相比，HPV 相关口咽癌可以扩散到身体的多个部位和不同的部位，包括肺、肝、骨、非区域淋巴结、皮肤和脑，一些研究表明骨转移在 HPV 相关癌症中更常见 [71]。在关于 HPV 阳性和 HPV 阴性的远处转移的位

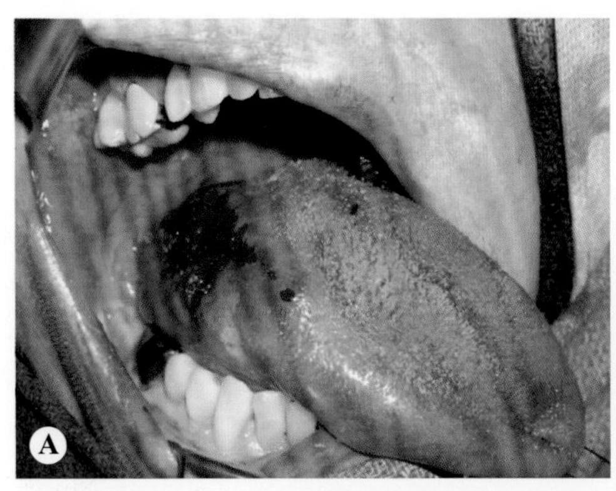
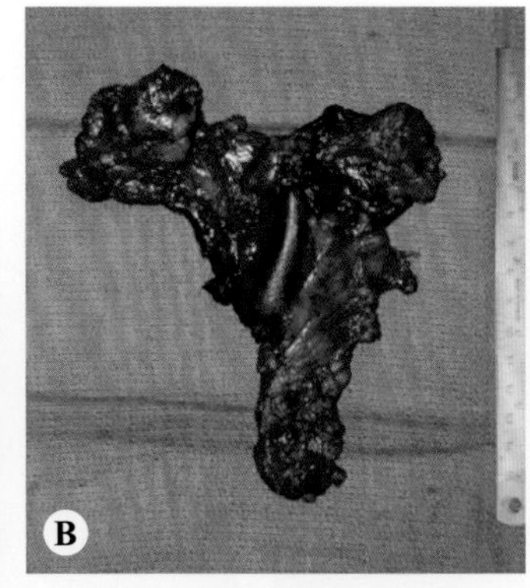
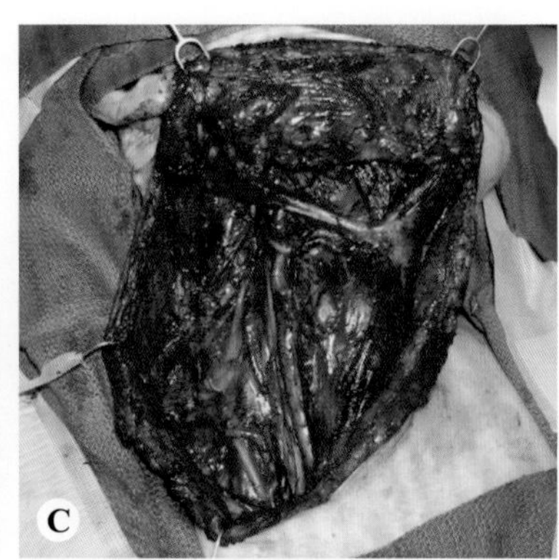

▲ 图 13-3 **患者女，84 岁**

A. 舌右侧，$T_2N_1M_0$ 鳞癌，颈部Ⅱ区淋巴结；B 和 C. 行舌右侧部分切除术及Ⅰ型改良根治性颈淋巴清扫术

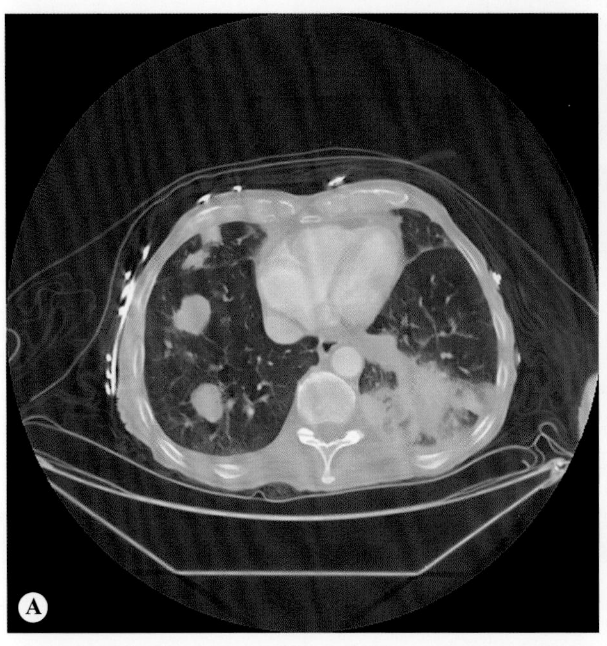
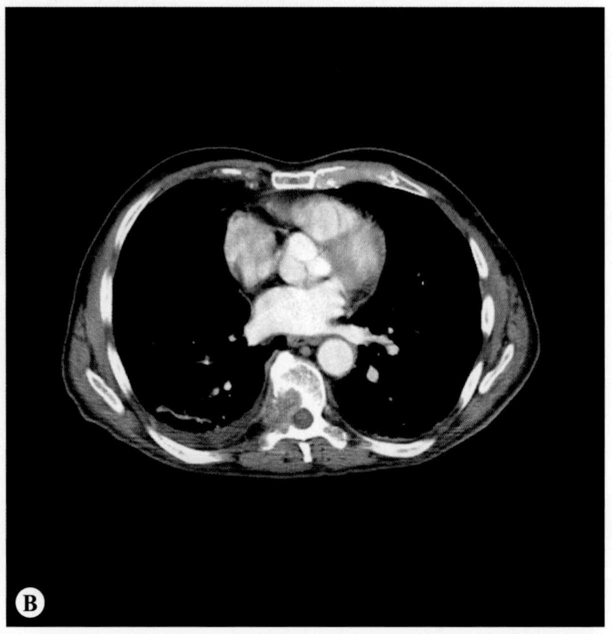

▲ 图 13-4 **A. 2 年前治疗的口腔Ⅳ期鳞状细胞癌患者的胸部 CT；B. CT 显示右肺转移灶的证据，胸部 CT 显示左舌Ⅳ期鳞状细胞癌术后 2 年 T_4 椎体转移**

置和时间的系统综述中，Tiedemann 等 [69] 研究发现，HPV 阳性的口咽癌患者更容易出现非区域性淋巴结转移。HPV 阳性患者中 18% 发生远处转移，而 HPV 阴性患者中 26% 发生远处转移。HPV 阳性患者远处转移也比传统报道的晚，有时在治疗后 5 年 [71, 72]。5 个或更大的转移性颈部淋巴结是远处转移的显著预测因子 [70]。此外，随着年龄的增长和烟草使用，可以预测 HPV 相关口咽癌的远处转移，这可能突出了宿主免疫反应在清除 HPV 阳性肿瘤细胞中的重要作用 [73, 74]。

（二）第二原发癌

第二原发癌是指在口腔 / 头颈部鳞状细胞癌患者中同时或异时发生的肿瘤（图 13-5）。据报道，这些患者的发病率为每年 5%～7%[75]。关于第二原发肿瘤最合适的定义存在一些争议，但大多数作者采用了 Warren 和 Gates[76] 的标准：①每个肿瘤必须呈现明确的恶性影像表现；②每个肿瘤都必

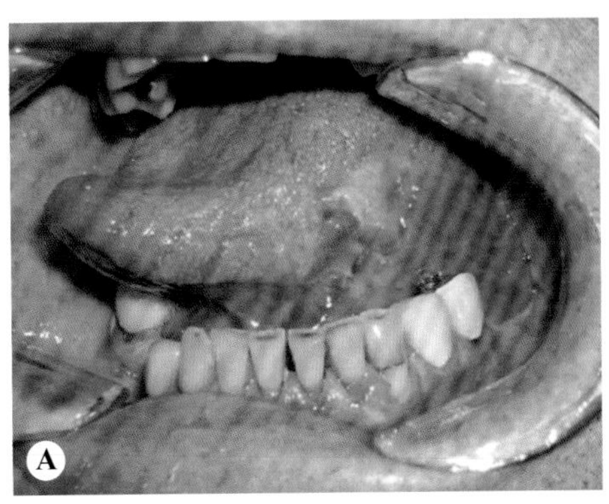

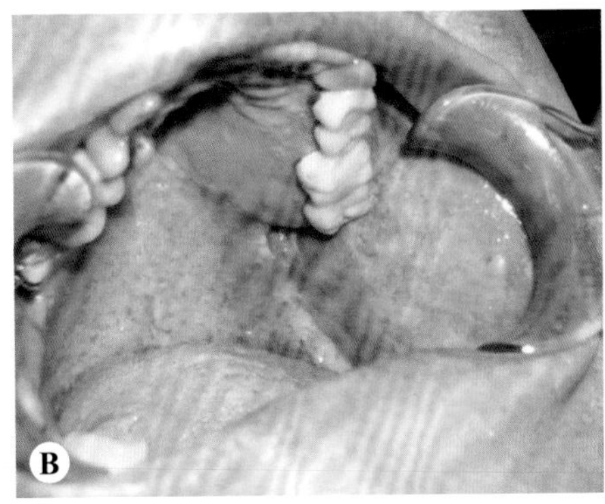

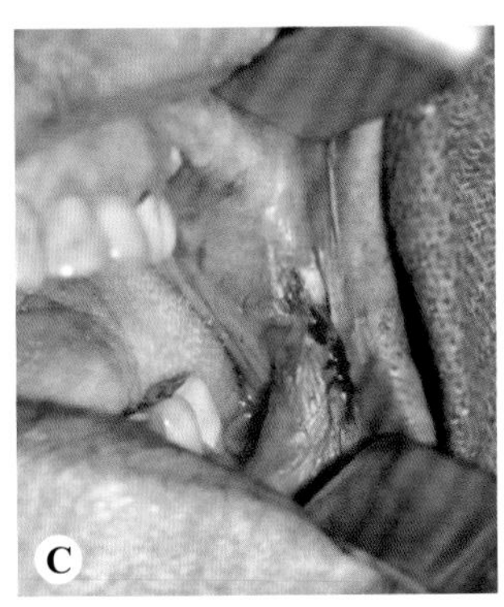

▲ 图 13-5　**66 岁男性异时性原发癌患者左舌鳞癌（A）和左舌上颌后区（B）的临床图像。18 个月明确这些癌症的诊断。他后来发展为左颊黏膜鳞状细胞癌（C），代表他的第三个异时性口腔鳞状细胞癌**

须是不同的；③必须排除一方是另一方转移的可能性。一般来说，如果一个人在第一例口腔鳞状细胞癌后继续吸烟，那么该患者在 5 年内有 33% 的概率发展为上消化道第二原发癌，而如果戒烟，则有 3%～5% 的概率发展为第二原发癌 [8]。

化学预防历来是预防第二原发癌发生的手段之一。由于维甲酸类化合物是正常发育分化所必需的，并且由于它们逆转了与恶性疾病相关的细胞特征，它们在逆转口腔中的癌前病变以及预防上呼吸消化区域的第二原发癌方面的功效已被研究 [77]。然而，药物毒性和停药后有益作用的迅速逆转限制了这些药物的效用。二线药物包括环氧合酶 2（COX-2）抑制药。众所周知，包括口腔鳞状细胞癌在内的许多人类恶性肿瘤产生的前列腺素水平高于正常组织。转化细胞和肿瘤中前列腺素的合成增加被认为是 COX-2 表达增强的结果 [78]。由于前列腺素对细胞增殖、血管生成、免疫监视和细胞凋亡的影响，前列腺素在癌症的发病机制中也被认为是重要的。已知非甾体抗炎药和阿司匹林可以预防关节炎患者的结肠癌 [79]。此外，有研究表明，与不吸烟者相比，COX-2 在活跃吸烟者的口腔黏膜中过度表达 [80]。COX-2 水平升高常见于口腔黏膜白斑和浸润性癌等癌前和恶性疾病 [79]。多项医学证据表明，COX-2 是一个很有前途的预防或治疗癌症的分子靶点。

2004 年，Merck 公司从市场上撤回了罗非昔布（Vioxx），研究表明该药物会增加心脏病发作和脑卒中的风险。此外，Pfizer 在 2004 年宣布了一项关于塞来昔布（西乐葆）的长期研究，该研究也表明心脏病发作的风险增加，尽管正在调查的剂量比治疗关节炎患者的建议剂量高 1 倍。

（三）神经功能障碍

与恶性疾病手术相关的感觉和运动神经功能障碍可能代表无意的神经损伤或故意牺牲。尽管许多脑神经与口腔 / 头颈部恶性肿瘤的根治相关，但每条神经损伤的发生率取决于原发性癌症的部位和分期。

1. 脊副神经

脊髓副神经的解剖和保留对 I 型改良的根治性颈淋巴清扫的至关重要。如前所述，这种手术方式减少或消除了与有意牺牲脊髓副神经的根治性颈清扫术相关的发病率，最明显的是颈肩综合征。横断脊髓副神经并不一定导致斜方肌功能的完全丧失 [81]，保留该神经被发现与 25% 患者的永久性肩关节下垂有关 [82]。这一发现可能是由牵拉损伤、神经离断或无法识别的神经横断造成的。当观察到脊髓副神经功能障碍时，患者在平常的家庭活动中表现出一系列症状体征，包括上肢活动范围的轻度损害。更为重要的是脊髓副神经功能障碍，表现为手臂在肩部的外展受限，肩胛骨的异常旋转导致外展节律的丧失，肩胛骨的摆动以及肩部正常倾斜轮廓的丧失（图 13-6）。后者

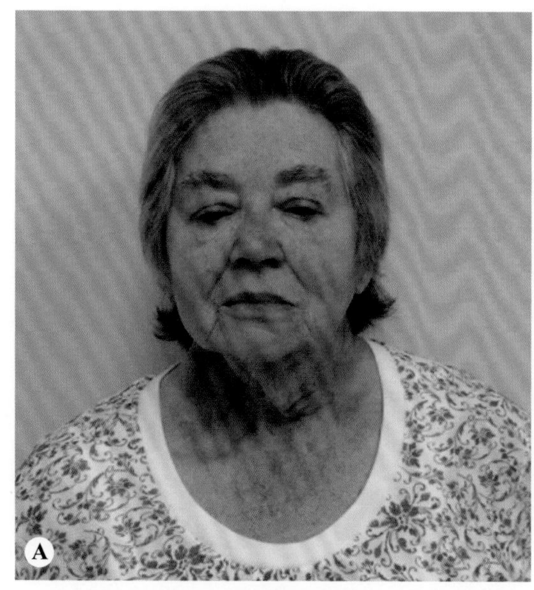
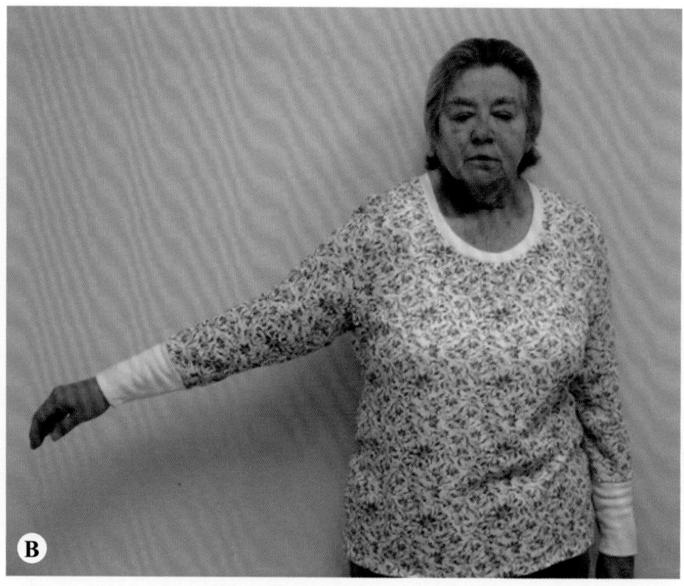

▲ 图 13-6 **64 岁女性患者进行根治性颈清扫术后的临床后遗症。她表现出肩部下垂（A）、无法完全抬高并伴有疼痛（B），这表明她患有肩部综合征**

患者通常也会主诉疼痛，因此需要正规的医院物理治疗方案来缓解他们的症状（流程图 13-2）。

颈淋巴清扫术后的肩关节功能是一个多因素的问题。虽然脊副神经通常被认为是斜方肌的唯一神经支配，但解剖学家已经描述了与脊副神经形成神经丛的多种运动神经支配，并解释了肌肉的运动神经支配和功能的复杂性 [83]。支配该肌肉的神经包括来自耳大神经、膈神经和臂丛神经分支的纤维。

2. 面神经

面神经主干及其周围分支的分离和保留通常与腮腺肿瘤的手术治疗有关。在这种情况下，腮腺浅叶切除术后暂时性面神经麻痹的发生率可高达 40%～58%，而永久性面神经麻痹的发生率为 0%～3% [1]。暂时性和永久性面神经麻痹的发生率随着浅叶肿瘤和深部肿瘤的复发而增加。最常受累的分支是面神经下颌缘支，而其他神经分支发生率较低（图 13-7）。面神经下颌缘支常见于颈淋巴清扫术中。在 N_0 颈部的清扫过程中需要进行识别和分离保护，在 N+ 颈部的手术治疗过程中也可以进行识别和分离保护，前提是它的保存不影响肿瘤安全性，特别是当 I 区淋巴结临床阳性时。在这种情况下，将颈部淋巴清扫标本与下颌骨下缘分离需要谨慎，不要在筋膜内分离下颌缘神经。这种神经的损伤影响美观，也可能产生功能性损害。例如，当面神经下颌缘支被损伤，可能会出现下唇运动无力，进而可能导致进食困难。

3. 膈神经损伤

颈淋巴清扫术中的膈神经损伤通常是手术所造成，而不是神经被肿瘤直接浸润所致。据报道，颈清扫术后膈神经损伤的发生率为 8%，导致膈肌麻痹 [84]。术后最常通过胸片确诊。同侧较健侧的膈肌至少上抬一个肋间隙是诊断膈神经损伤的放射学参数（图 13-8）。

膈神经损伤的标志包括在吸气时膈肌运动减弱、消失甚至反向运动，纵隔随吸气向对侧移位，咳嗽时膈肌反向运动。这些异常的膈肌运动可以通过透视观察到。患者症状包括与呼吸损害有关的症状，包括呼吸困难，以及由移位的膈肌引起的心脏刺激，这可能导致心悸、心动过速和室性早搏。此外，胃肠道不适主诉包括腹痛、恶心呕吐，也可能是由于膈肌位置改变导致腹腔内容物上移。一项对 176 例颈部淋巴清扫术患者的

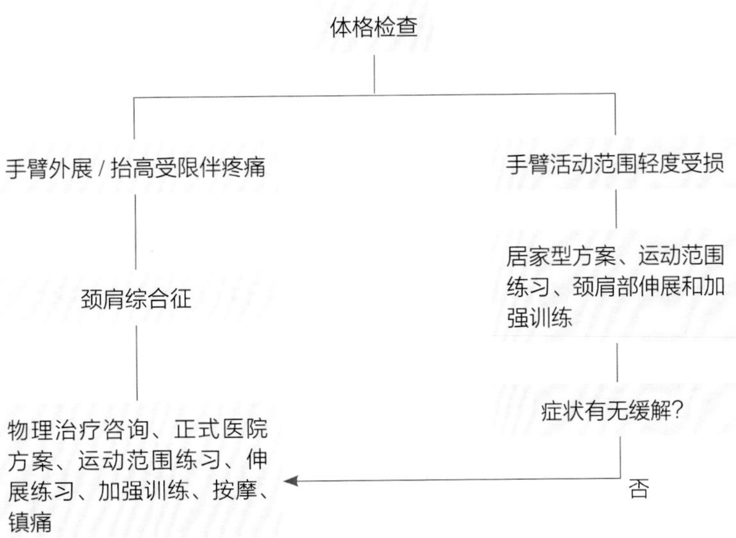

▲ 流程图 13-2　**颈部淋巴清扫术后副神经功能障碍**

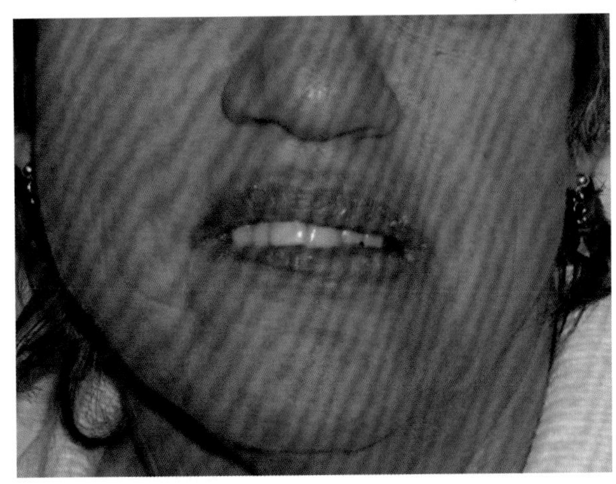

▲ 图 13-7　**选择性颈淋巴清扫术后 1 年的患者表现，同侧下唇形态异常**

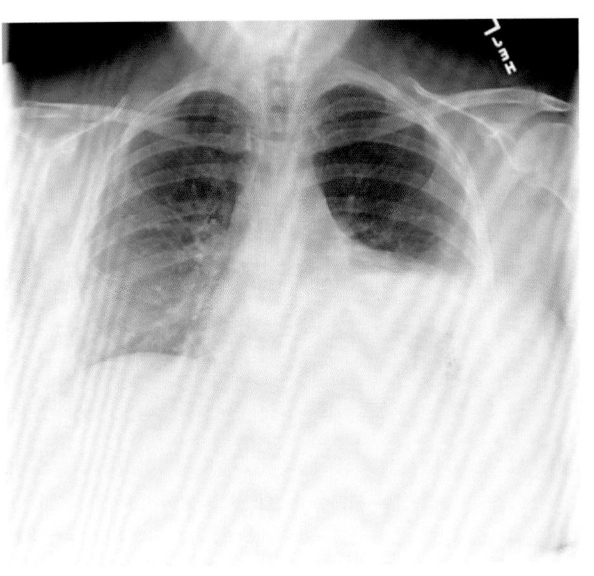

▲ 图 13-8　**左膈神经损伤导致的左半侧膈肌瘫痪**

回顾性研究显示，11 例患者术后出现永久性膈肌麻痹，3 例患者出现膈肌麻痹，并在术后 3 周内消失 [84]。对这些患者的手术记录进行评估，发现手术时神经附近有肿瘤浸润、神经附近血管出血结扎和神经附近电凝处理。

4. 其他神经损伤

颈清扫术中刻意需要分离的其他神经还有舌下神经（第Ⅻ对脑神经）和迷走神经（第Ⅹ对脑神经）。舌下神经在颈动脉分叉上方 2cm 的区域横跨颈内外动脉的表面，它被颈内静脉的分支所包围，在解剖辨识和保留舌下神经时，须预期出血。舌下神经功能障碍导致术后言语和吞咽困难。在要求患者伸舌时，损伤舌下神经会导致舌尖向同侧偏斜（图 13-9）。迷走神经位于颈动脉后方，在锁骨上窝内结扎颈内静脉前，必须确定迷走神经的位置。因此，必须彻底清扫颈内静脉下方和Ⅳ级淋巴结，以显示迷走神经。迷走神经损伤导致声音嘶哑和严重吞咽困难，易发生误吸。

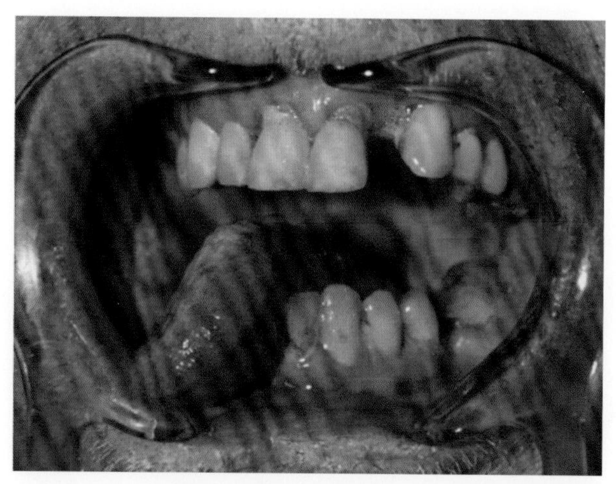

▲ 图 13-9 颈清扫导致舌下神经损伤，伸舌后舌尖偏向患侧

（四）伤口感染

口腔 / 头颈部手术由于是清洁污染的伤口类型，容易发生术后感染。应常规使用预防性抗生素，并将术后感染的发生率限制在 10% 左右 [1]。但伤口感染仍是困扰外科医生的一个问题，因为术后伤口感染可能会推迟辅助治疗，以及患者的发病率和住院时间。伤口感染的危险因素包括肿瘤分期、手术时间、放疗或化疗病史、同期软组织皮瓣、不良的营养状态和合并症，如糖尿病，这些因素使患者面临伤口感染的风险。

伤口感染需要每克组织有 10^5 个细菌的接种量。手术伤口的唾液污染允许每毫升唾液中引入 10^8～10^9 个细菌，而这些细菌最常在头颈部手术后的伤口败血症中培养。围术期使用抗生素的目的是减少手术时的细菌数量。抗生素的选择应针对口腔固有的生物，包括链球菌，葡萄球菌属、肠杆菌属，以及啮蚀艾肯菌、梭杆菌属、大肠杆菌等。读者可以参考 Cannon 等 [85] 对头颈肿瘤外科手术中伤口感染的讨论。

（五）乳糜瘘

1%～2.5% 的病例在颈清扫术中发生胸导管损伤，随后发展为乳糜漏，据报道主要发生在左侧颈部 [86]。这种并发症的风险随着持续性或复发性疾病的再次手术而增加 [87]。解剖学上，胸导管起源于乳糜池，在膈肌处通过主动脉裂孔。在后纵隔，导管自右向左交叉，然后横跨上纵隔至食管左侧，主动脉弓及左锁骨下动脉近端后方。已经注意到导管胸腔内部分存在多个分支 [88]。胸导管弓部位于胸廓入口的上方和外侧，前方通过椎动脉和甲状颈干，后方通过颈动脉鞘结构。最后，它汇入颈部根部的大静脉，在其末端有一个防止回流的阀门。导管走行存在许多解剖变异，包括约 5% 的主胸导管终止于颈部右侧，从而解释了右颈部手术后乳糜漏的发生。管道的上部范围也是可变的。它可能延伸到锁骨上方 5cm，使其在颈部受到的伤害比通常预期的要高。此外，导管的多个终止是常见的，11%～45% 的病例中出现两个或两个以上的分支 [88]。这些分支可能汇入同一静脉或不同静脉。在某些情况下，会遇到整个淋巴丛引流到静脉循环中 [89]。因此，胸导管的识别和结扎并不能消除对另一个分支的损伤，即使运用细致的手术技术，也可能发生乳糜漏。

乳糜含有摄入脂肪的主要部分，以及与血清浓度相似的电解质、蛋白质和白细胞。因此，乳糜的慢性丢失可导致严重的代谢紊乱，继发于液体、电解质、蛋白质和淋巴细胞的耗竭。乳糜瘘中淋巴细胞的丢失会由于外周淋巴细胞减少而导致免疫能力下降。

显然，在颈清扫术中识别乳糜漏是可行的（流程图 13-3）。可以在标本切除过程中或切除之后，在锁骨上窝观察到乳糜漏。由于手术患者的非经口状态，乳糜呈现浑浊的液体，在颈清扫术中发生胸导管完整性的破坏，应该容易识别（图 13-10）。即使未被识别，麻醉团队也应实施 Valsalva 动作以增加胸腔内压力，并允许乳糜通过损伤的导管。将患者置于 Trendelenburg 体位可能有助于观察伤口中的乳糜。如果是这样的话，用手术夹对撕裂的胸导管进行初步的手术控制应该可以弥补这个问题。考虑到前面列举的导管末端解剖变化，可能需要缝线结扎、止血夹、纤维蛋白胶、补片甚至肌瓣的组合来治疗乳糜漏 [90-92]。

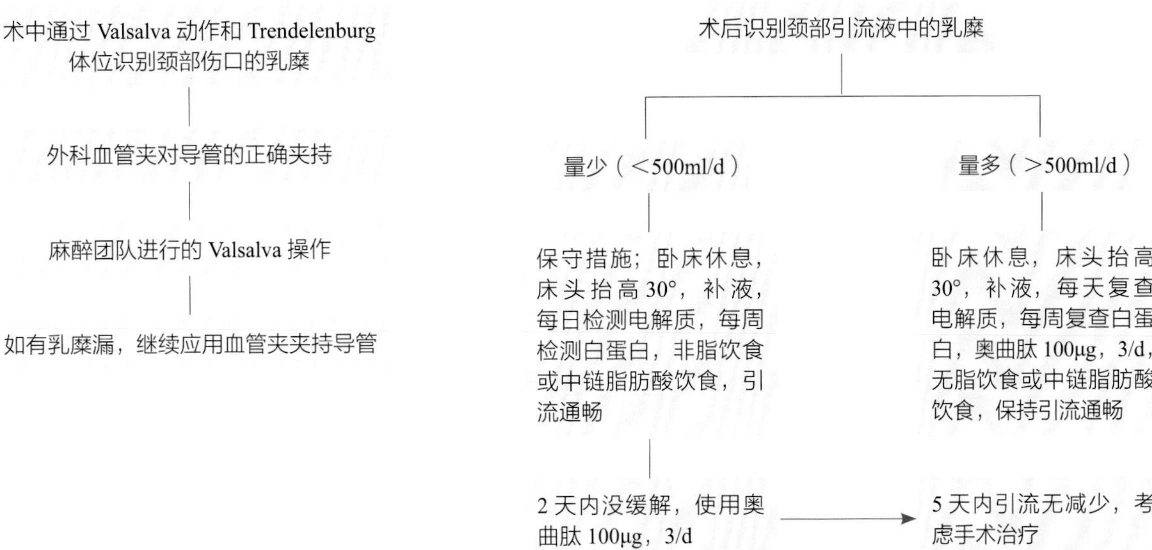

▲ 流程图 13-3 胸导管撕裂和乳糜漏

术后乳糜漏的治疗更有争议（流程图 13-3）。手术和非手术治疗均被推荐。颈清扫术后医源性乳糜漏的治疗分为早期保守治疗和延期手术干预。早期治疗包括调整饮食，特别是无脂或中链脂肪酸饮食，抬高床头，通过使用止咳剂和大便软化剂尽量减少 Valsalva 动作，使用压力敷料，保持颈部伤口的闭式负压吸引引流，以及预防性使用广谱抗生素[92, 93]。考虑到水、电解质和营养失衡的风险，应密切关注电解质和白蛋白[94]。生长抑素类似物奥曲肽也已成功用于胸导管瘘的封堵[87]。奥曲肽通过减少内脏血流量，减少胃、胆、胰和肠道分泌物，减少胃肠道乳糜生成。低引流量（<500ml/d）和高引流量（>500ml/d）的渗漏都成功地使用了奥曲肽治疗，尽管可能需要在临床乳糜漏消失后继续治疗 48h[95]。最后，全肠外营养可以考虑用于顽固性渗漏，但会带来患者固有的额外风险。

胸导管损伤的外科处理适用于伴有严重代谢和营养并发症的持续性高排量瘘管或合并乳糜胸、呼吸功能受损的患者。对于保守治疗无效，病程超过 14 天的低流量瘘也应考虑手术治疗。由于乳糜引起局部炎症反应，成功的再次探查往往困难重重。如果所有控制乳糜漏的措施均失败，可考虑由心胸外科医生协助胸腔镜下近端结扎，或由介入放射科医生协助淋巴管栓塞治疗。

（六）伤口裂开及重建钛板外露

口腔鳞癌术后口内伤口裂开不是罕见并发症。营养不良、内科合并症、黏膜创面缝合张力过大和口腔感染可导致骨或钛板暴露。轴型肌皮瓣和带血管蒂的游离皮瓣的使用可以减少因张力过大而引起的黏膜裂开。但软组织皮瓣可能因血供受损导致伤口裂开。伤口裂开会造成无法经口进食、长期频繁的伤口护理及口腔冲洗，以及术后放疗的延迟。放射治疗的延迟可能会损害患者的长期生存，因此必须进行手术治疗以减少术后伤口裂开的发生率。

1976 年 Spiessl 等[98]首次报道了利用重建板固定下颌骨节段性缺损。使用重建接骨板的优点包括维持咬合、支持面部软组织及在下颌骨节段性缺损的游离微血管重建时维持下颌骨的稳定性。最初，骨板由不锈钢和合金制成，随后发展出第一代钛骨板，第一代钛接骨板的外形通常高于第二代钛重建接骨板。Lavertu 等研究了 27 例下颌骨缺损成型钛板重建病例的早期和晚期并发症[99]。44% 的患者出现早期并发症，包括伤口裂开和钢板外露。12 例出现早期并发症的患者中有

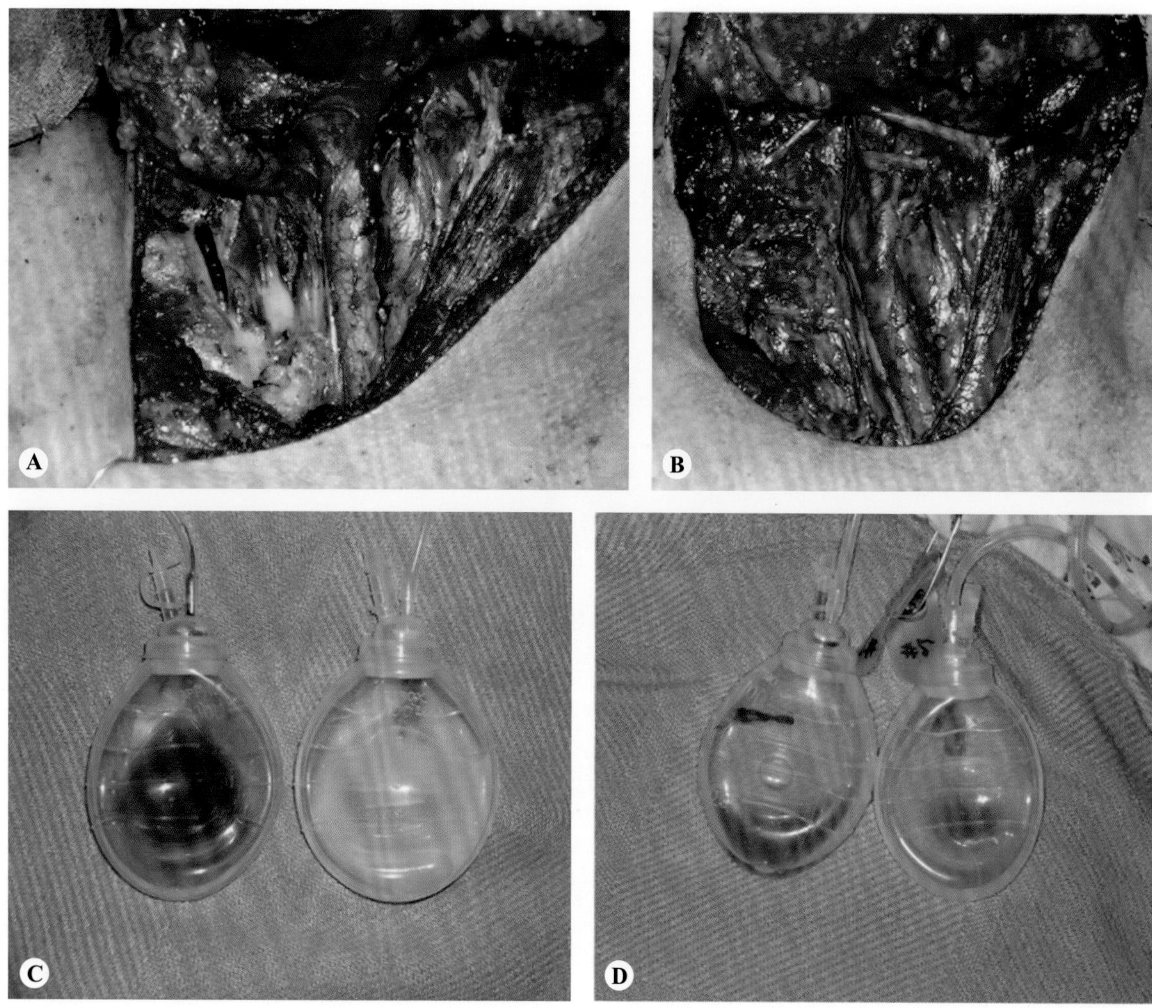

▲ 图 13-10 **A. 通过 Valsalva 操作显示右侧 MRND 的患者伤口中乳糜漏；B. 再次 Valsalva 操作；C. 成功缝合右胸导管，乳糜漏无进一步渗漏，MRND 后颈鞘引流液中乳糜漏存在；D. 患者使用奥曲肽治疗 2 天，引流管中未再出现乳糜**

MRND. 改良根治性颈淋巴清扫术

10 例接受了放射治疗。晚期并发症主要与肿瘤复发有关，但也包括疼痛、钢板外露、感染、螺钉松动、钢板断裂等与肿瘤复发无关的并发症。63% 的患者至少出现 1 种晚期并发症。Boyd 等 [100] 对重建板修复失败病例进行研究并得出结论，第二代钛接骨板使用锁定螺钉，外形低于第一代重建接骨板。使用第二代重建接骨板的并发症发生率为 36% [101]。具体并发症包括钢板断裂、螺钉松动、钢板外露、伤口感染、错𬌗畸形。钛板钛钉断裂松动发生的平均时间为放置后 14 个月。作者推荐使用血管化骨重建结合钛板置入。据报道，这种重建方式使钛板周围获得额外的软组织支持，以最大限度地减少钢板暴露的风险。同时提供了钛板的骨支撑，从而最大限度地降低了钛板断裂的风险。

伤口裂开有时会导致重建骨板外露（图 13-11）。当出现这种情况时，我们的经验是，尝试用软组织皮瓣覆盖暴露的钢板是不可取的，因此外科医生必须采取拆除钛板的方式。

三、良性肿瘤手术切除相关并发症

（一）预测因素

接受口腔 / 头颈部良性肿瘤切除手术的患者一般不像接受恶性肿瘤切除手术的患者那样容易

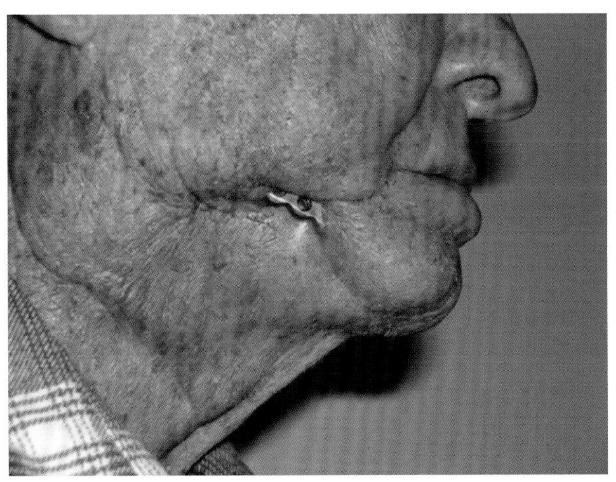

▲ 图 13-11 右侧下颌骨切除放疗后重建钛板外露

发生围术期并发症。一般而言，与接受恶性肿瘤手术的患者相比，接受良性肿瘤手术的患者具有相对更有利的预后指标，如较小的年龄、可接受的营养状况和较少的内科合并症。后两项指标也反映了良性肿瘤患者的年龄较小。除非已知免疫功能低下，否则接受良性肿瘤手术的患者不需要常规分类或治疗。由于这些特点，在接受良性肿瘤手术的患者中观察到的并发症通常与手术本身有关，而不是与患者预先存在的生理不良状况有关。因此，良性肿瘤手术必须在术前和术中精确地执行并实施，因为技术精确性对减少并发症至关重要。头颈部良性肿瘤最常见的两种类型是牙源性和唾液腺性肿瘤。

（二）复发

1. 牙源性肿瘤

从外科角度，牙源性肿瘤被分为需要切除才能治愈的肿瘤和可能通过剜除和刮除治愈的肿瘤（表 13-2）。典型的良性牙源性肿瘤（原为实性 / 多囊性）即成釉细胞瘤，切缘要求在病损边缘扩大 1cm 才有可能治愈[102]。通过更保守的措施，如摘除术、刮除术、手术切除、外周骨切除，以及摘除联合液氮冷冻治疗，该肿瘤的治愈率低于扩大切除（图 13-12）。当这些肿瘤在治疗后再次出现时，它们被错误地称为“复发”，而实际上它们代表了疾病在持续进展[103]。持续性进展是

表 13-2 疗效确切的牙源性良性肿瘤的手术治疗

- 需手术切除的牙源性肿瘤
  - 成釉细胞瘤
  - 单囊型成釉细胞瘤
    - ➤ 囊壁浸润型
  - 牙源性黏液瘤
  - 牙源性钙化上皮瘤
- 允许摘除和刮除的牙源性肿瘤
  - 牙瘤
  - 腺瘤样牙源性肿瘤
  - 牙源性鳞状细胞瘤
  - 单囊型成釉细胞瘤
    - ➤ 单纯囊壁型
    - ➤ 合并囊腔内实体瘤型
  - 成釉细胞纤维瘤
  - 成釉细胞纤维牙瘤

成釉细胞瘤最常见的并发症，反映了肿瘤在一开始时未被完全切除并在术后一段时间再次出现。事实上，成釉细胞瘤进展复发可能导致死亡[104]。

在肿瘤周围安全范围外进行上下颌骨的部分切除使软、硬组织的病理切缘为阴性，可以使患者达到治愈的可能。缺乏这种方法则可能导致患者肿瘤的复发，特别是如果周围的解剖障碍没有得到适当的处理[105]。还应该认识到，一些牙源性肿瘤（如成釉细胞纤维瘤或腺瘤样牙源性肿瘤等）在手术切除后不出现疾病的再次复发进展，这些肿瘤只需要在肿瘤边缘予以切除病灶[106]。

与牙源性肿瘤的持续存在有关的另一个现象是肿瘤的转移。这个现象在成釉细胞瘤的诊断中已被注意到。尽管肺是最常见的转移部位，但已发现许多与传统成釉细胞瘤相关的转移部位[107-112]。因此，血行转移被认为是成釉细胞瘤肺转移的原因，可能与肿瘤摘除和刮除手术有关。这一结论引起了广泛的争论，一位作者指出，血行转移假说没有回答为什么其他牙源性肿瘤没有发生转移扩散到肺部的问题[113]。此外，如果发生成釉细胞瘤的血行转移，极有可能导致肺中下叶转移，而这在文献中尚未注意到。考虑到这一点以及与该肿瘤相关的其他问题，其他作者指出，解释观

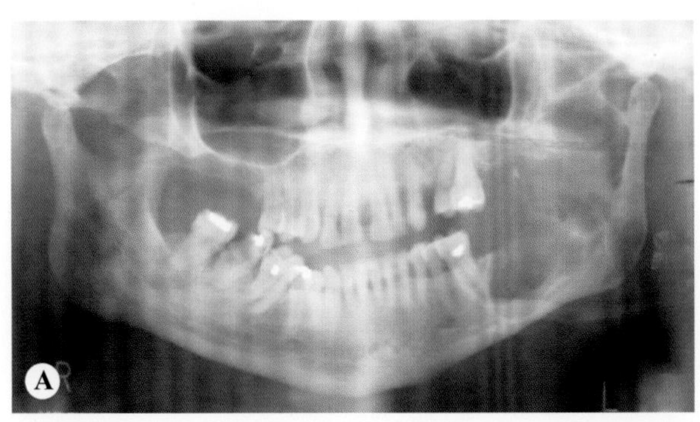
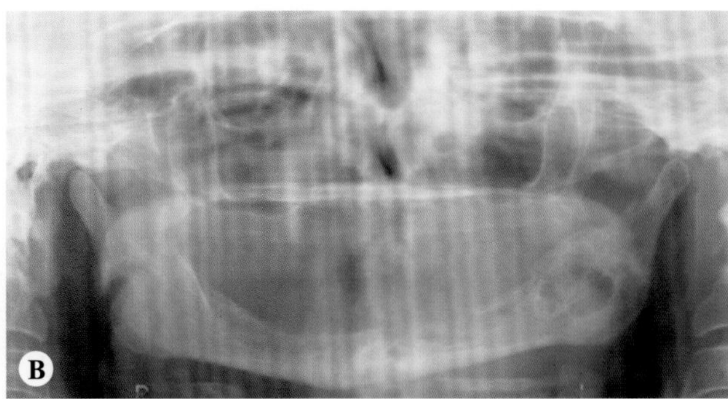

▲ 图 13-12 **A.** 全景片显示左侧下颌骨成釉细胞瘤；**B.** 患者接受了肿瘤的剜除术和刮除术，5 年后获得的全景片上发现病变仍然存在

察成釉细胞瘤转移扩散的唯一解释是该肿瘤为低度恶性[114]。

2. 腮腺肿瘤

多形性腺瘤是最常见的良性唾液腺肿瘤，在整个唾液腺肿瘤中最常见，也是腮腺最常见的肿瘤。尽管如此，对于腮腺良性和众多恶性肿瘤，必须遵循一种有条理的规范程序来治疗腮腺浅叶肿瘤（流程图 13-4）。积极主动地遵循这样的规范可以减少腮腺肿瘤复发，增加治愈的可能性。多项重要数据提示不同手术方式与腮腺多形性腺瘤的复发有关联。

多形性腺瘤存在纤维组织形成的假包膜，但来自肿瘤的出芽和伪足可能侵入假包膜，单纯的肿瘤剜除会在周围腮腺留下未被切除的肿瘤残留，从而导致多灶性复发（图 13-13）。由于肿瘤的出芽及伪足不易觉察，外科医生采用了腮腺浅叶切除术、腮腺浅叶部分切除术或被膜外剥离术来治疗（流程图 13-4）。然而，在手术过程中

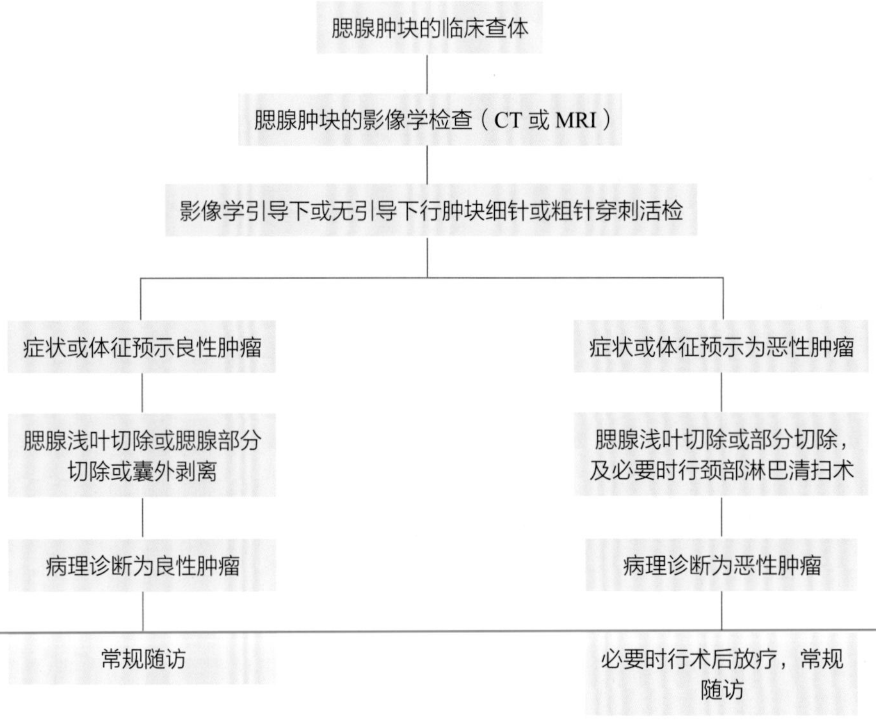

▲ 流程图 13-4 **腮腺浅叶肿瘤切除**

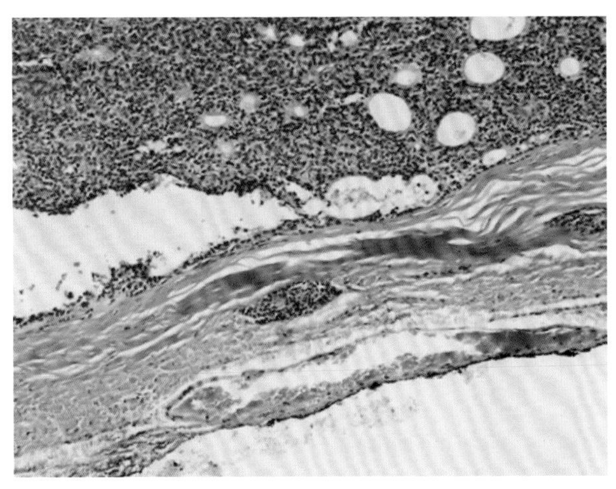

▲ 图 13-13 腮腺多形性腺瘤包膜被肿瘤侵及

对于接近面神经的肿瘤包膜需要予以保留，周围的腺泡组织则予以完整摘除。部分或完全腮腺浅叶切除术治疗腮腺多形性腺瘤的复发率极低[115]。Ghosh等指出，包膜的镜下侵犯对复发没有影响，提示距病损边缘1mm的切缘是足够的，只有累及切缘的肿瘤才有复发的风险[116]。这些作者认为，保护重要的结构，如面神经，是比在假包膜外围保留一圈正常组织更重要的考虑[116]。最近，一些证据表明患者因素，特别是年轻患者的年龄，可能与复发有关[117]。其他作者发现年轻的多形性腺瘤患者更有可能表现出核型异常，这可能解释了他们在年轻时发生肿瘤的原因和他们容易复发的原因[118]。

（三）神经损伤

1. 感觉神经损伤

对于良性牙源性肿瘤，如成釉细胞瘤，下牙槽神经通常在下颌骨节段性切除术中被予以牺牲。虽然这种肿瘤仍然被认为是良性的，没有神经侵犯，但大多数外科医生在切除肿瘤时牺牲了这种神经，以避免在神经牵扯过程中可能发生的肿瘤破裂溢出[119]。在良性肿瘤手术中，完全切除下牙槽神经后使用同种异体神经移植物取得了很好的疗效[120]。

2. 运动神经损伤

如本章前面所指出的，面神经是腮腺良性肿瘤切除手术中最容易损伤的运动神经。Witt报道了在对良性和低度恶性肿瘤进行面神经解剖的59例腮腺部分切除术中，永久性面神经麻痹的发生率为0%[121]。klintworth等[122]评估了377例接受腮腺良性肿瘤包膜外剥离术的患者。术后面神经功能正常346例（92%），暂时性面神经麻痹23例（6%），永久性面神经麻痹8例（2%）。有趣的是，Ellingson等[123]比较了67例良性疾病和52例恶性疾病患者腮腺切除术后的面神经功能，94%的良性疾病患者术后面神经功能正常或仅有轻度无力，而恶性疾病患者中这一比例为76.9%。两组最终面神经功能均相同。目前尚不清楚在该系列中，恶性疾病患者与良性疾病患者相比，是否存在更严重的医疗合并症，从而导致伤口愈合不良，或是否恶性肿瘤存在更大范围的切除手术。

结论

口腔/头颈部切除手术是复杂的外科手术，需要具有先进的教育背景和培训经历，有能力、有经验的口腔颌面外科医生，能够在这些患者的多学科治疗过程中预防并发症或有效地处理并发症。

参考文献

[1] Kim, D.D. and Ord, R.A. (2003). Complications in the treatment of head and neck cancer. *Oral Maxillofac. Surg. Clin. North Am.* 15: 213-227.

[2] McGuirt, W.F., Loevy, S., McCabe, B.F. et al. (1977). The risks of major head and neck surgery in the aged population. *Laryngoscope* 87: 1378-1382.

[3] Morgan, R.F., Hirata, R.M., Jaques, D.A. et al. (1982). Surgery in the aged. *Am. J. Surg.* 144: 449-451.

[4] Polanczyk, C.A., Marcantonio, E., and Goldman, L. (2001). Impact of age on perioperative complications and length of stay in patients undergoing noncardiac surgery. *Ann. Intern. Med.* 134: 637-643.

[5] Porceddu, S.V. and Haddad, R.I. (2017). Management of elderly patients with locoregionally confined head and neck cancer. *Lancet Oncol.* 18: e274-e283.

[6] Pan, C.B., Wang, Y., Chen, W.L. et al. (2020). Outcomes of younger and older patients with palatal cancer undergoing pedicled facial-submental artery island flap reconstruction. *Int. J. Oral Maxillofac. Surg.* 49: 7-12.

[7] Horsley, P.J., Perera, L., Veness, M.J. et al. (2020). Outcomes for elderly patients 75 years and older treated with curative intent radiotherapy for mucosal squamous cell carcinomas of the head and neck. *Head Neck* 42: 25-32.

[8] Marx, R.E. (1990). Complications of head and neck cancer. *Oral Maxillofac. Surg. Clin. North Am.* 2: 567-591.

[9] Law, D.K., Dudrick, D.J., and Abdou, N.I. (1973). Immunocompetence of patients with protein-calorie malnutrition. *Ann. Inter. Med.* 79: 545-550.

[10] Buzby, G.P., Mullen, J.L., Matthews, D.C. et al. (1980). Prognostic nutritional index in gastrointestinal surgery. *Am. J. Surg.* 139: 160-167.

[11] Mullen, J.L., Buzby, G.P., Matthews, D.C. et al. (1980). Reduction of operative morbidity and mortality by combined preoperative and postoperative nutritional support. *Ann. Surg.* 192: 604-613.

[12] Dequanter, D. and Lothaire, P. (2011). Serum albumin concentration and surgical site identify surgical risk for major post-operative complications in advanced head and neck patients. *B-ENT* 7: 181-183.

[13] Danan, D., Shonka, D.C., Selman, Y. et al. (2016). Prognostic value of albumin in patients with head and neck cancer. *Laryngoscope* 126: 1567-1571.

[14] Lee, J.I., Kwon, M., Roh, J.L. et al. (2015). Postoperative hypoalbuminemia as a risk factor for surgical site infection after oral cancer surgery. *Oral Dis.* 21: 178-184.

[15] Leung, J.S., Seto, A., and Li, G.K. (2017). Association between preoperative nutritional status and postoperative outcome in head and neck cancer patients. *Nutr. Cancer* 69: 464-469.

[16] Lo, S.L., Yen, Y.H., Lee, P.J. et al. (2017). Factors influencing postoperative complications in reconstructive microsurgery for head and neck cancer. *J. Oral Maxillofac. Surg.* 75: 867-873.

[17] Shum, J., Markiewicz, M.R., Park, E. et al. (2014). Low prealbumin level is a risk factor for microvascular free flap failure. *J. Oral Maxillofac. Surg.* 72: 169-177.

[18] McMahon, J.D., MacIver, C., Smith, M. et al. (2013). Postoperative complications after major head and neck surgery with free flap repair—prevalence, patterns, and determinants: a prospective cohort study. *Br. J. Oral Maxillofac. Surg.* 51: 689-695.

[19] Wang, C., Fu, G., Liu, F. et al. (2018). Perioperative risk factors that predict complications of radial forearm free flaps in oral and maxillofacial reconstruction. *Br. J. Oral Maxillofac. Surg.* 56: 514-519.

[20] Piccirillo, J.F. (1995). Purposes, problems, and proposals for progress in cancer staging. *Arch. Otolaryngol. Head Neck Surg.* 121: 145-149.

[21] Eagle, K.A., Rihal, C.S., Mickel, M.C. et al. (1997). Cardiac risk of noncardiac surgery. Influence of coronary disease and type of surgery in 3368 operations. *Circulation* 96: 1882-1887.

[22] Charlson, M.E., Pompei, P., Ales, K.L., and MacKenzie, C.R. (1987). A new method of classifying prognostic comorbidity in longitudinal studies: development and validation. *J. Chronic Dis.* 40: 373-383.

[23] Reid, B.C., Alberg, A.J., Klassen, A.C. et al. (2001). The American Society of Anesthesiologists' class as a comorbidity index in a cohort of head and neck cancer surgical patients. *Head Neck* 23: 985-994.

[24] Piccirillo, J.F. (2000). Importance of comorbidity in head and neck cancer. *Laryngoscope* 110: 593-602.

[25] Suh, J.K., Sercarz, J.A., Abemayor, E. et al. (2004). Analysis of outcome and complications in 400 cases of microvascular head and neck reconstruction. *Arch. Otolaryngol. Head Neck Surg.* 130: 962-966.

[26] Lee, D.H., Kim, S.Y., Nam, S.Y. et al. (2011). Risk factors of surgical site infection in patients undergoing major oncological surgery for head and neck cancer. *Oral Oncol.* 47: 528-531.

[27] Kamizono, K., Sakuraba, M., Nagamatsu, S. et al. (2014). Statistical analysis of surgical site infection after head and neck reconstructive surgery. *Ann. Surg. Oncol.* 21: 1700-1705.

[28] Li, L., Yuan, W., Zhang, S. et al. (2016). Analysis of risk factors for pneumonia in 482 patients undergoing oral cancer surgery with tracheotomy. *J. Oral Maxillofac. Surg.* 74: 415-419.

[29] McDevitt, J., Cancela, M.D., Kelly, M. et al. (2016). Tracheostomy and infection prolong length of stay in hospital after surgery for head and neck cancer: a population based study. *Oral Surg. Oral Med. Oral Pathol. Oral Radiol.* 121: 22-28.

[30] Fancy, T., Huang, A.T., Kass, J.I. et al. (2019). Complications, mortality, and functional decline in patients 80 years or older undergoing major head and neck ablation and reconstruction. *JAMA Otolaryngol. Head Neck Surg.* 145: 1150-1157.

[31] Zhu, Y., Wang, G., Liu, S. et al. (2017). Risk factors for postoperative delirium in patients undergoing major head and neck cancer surgery: a meta-analysis. *Jpn. J. Clin. Oncol.* 47: 505-511.

[32] Ogihara, H., Takeuchi, K., and Majima, Y. (2009). Risk factors of postoperative infection in head and neck surgery. *Auris Nasus Larynx* 36: 457-460.

[33] Chaukar, D.A., Deshmukh, A.D., Majeed, T. et al. (2013). Factors affecting wound complications in head and neck surgery: a prospective study. *Indian J. Med. Paediatr. Oncol.* 34: 247-251.

[34] Kalnins, I.K., Leonard, A.G., Sako, K. et al. (1977). Correlation between prognosis and degree of lymph node involvement in carcinoma of the oral cavity. *Am. J. Surg.* 134: 450-454.

[35] de Visscher, J.G., Gooris, P.J., Vermey, A. et al. (2002). Surgical margins for resection of squamous cell carcinoma of the lower lip. *Int. J. Oral Maxillofac. Surg.* 31: 154-157.

[36] Chiou, W.Y., Lin, H.Y., Hsu, F.C. et al. (2010). Buccal mucosa carcinoma: surgical margin less than 3 mm, not 5 mm, predicts locoregional recurrence. *Radiat. Oncol.* 5: 79-86.

[37] Carlson, E.R. and McCoy, J.M. (2020). Pathological factors affecting outcomes in Oral Cancer. In: *Improving Outcomes in Oral Cancer. A Clinical and Translational Update* (ed. D. Kademani), 65-95. Switzerland: Springer Nature.

[38] Ord, R.A. and Aisner, S. (1997). Accuracy of frozen sections in assessing margins in oral cancer resection. *J. Oral Maxillofac. Surg.* 55: 663-669.

[39] Slootweg, P.J., Hordijk, G.L., Schade, Y. et al. (2002). Treatment failure and margin status in head and neck cancer. A critical view on the potential value of molecular pathology. *Oral Oncol.* 38: 500-503.

[40] Brandwein-Gensler, M., Teixeira, M.S., Lewis, C.M. et al. (2005). Oral squamous cell carcinoma: histologic risk assessment, but not margin status, is strongly predictive of local disease-free and overall survival. *Am. J. Surg. Pathol.* 29: 167-178.

[41] Brennan, J.A., Mao, L., Hruban, R.H. et al. (1995). Molecular assessment of histopathological staging in squamous cell carcinoma of the head and neck. *N. Engl. J. Med.* 332: 429-435.

[42] Kovacs, A.F. (2004). Relevance of positive margins in case of adjuvant therapy of oral cancer. *Int. J. Oral Maxillofac. Surg.* 33: 447-453.

[43] Bulbul, M.G., Tarabichi, O., Sethi, R.K. et al. (2019). Does clearance of positive margins improve local control in oral cavity cancer? A meta-analysis. *Otolaryngol. Head Neck Surg.* 161: 235-244.

[44] Schwartz, G.J., Mehra, R.M., Wening, B.L. et al. (2000). Salvage treatment for recurrent squamous cell carcinoma of the oral cavity. *Head Neck* 22: 34-41.

[45] Carlson, E.R., Cheung, A., Smith, B.C., and Pfohl, C. (2006). Neck dissections for oral/head and neck cancer 1906-2006. *J. Oral Maxillofac. Surg.* 64: 4-11.

[46] Carlson, E.R. and Miller, I. (2006). Management of the neck in oral cancer. *Oral Maxillofac. Surg. Clin. North Am.* 18: 533-546.

[47] Yen, A.P.W., Lam, K.Y., Chan, C.L. et al. (1999). Clinicopathological analysis of elective neck dissection for N0 neck of early oral tongue carcinoma. *Am. J. Surg.* 177: 90-92.

[48] Ho, C.M., Lam, K.H., and Wei, W.I. (1992). Occult lymph node metastasis in small oral tongue cancers. *Head Neck* 14: 359-363.

[49] Beenken, S.W., Krontiras, H., and Maddox, W.A. (1999). T1 and T2 squamous cell carcinoma of the oral tongue: prognostic factors and the role of elective lymph node dissection. *Head Neck* 21: 124-130.

[50] Medina, J.E. and Byers, R.M. (1989). Supraomohyoid neck dissection: rationale, indications, and surgical technique. *Head Neck* 11: 111-122.

[51] Kligerman, J., Lima, R.A., and Soares, J.R. (1994). Supraomohyoid neck dissection in the treatment of T1/T2 squamous cell carcinoma of oral cavity. *Am. J. Surg.* 168: 391-394.

[52] Kowalski, L.P., Magrin, J., Waksman, G. et al. (1993). Supraomohyoid neck dissection in the treatment of head and neck tumors. *Arch. Otolaryngol. Head Neck Surg.* 119: 958-963.

[53] Jalisi, S. (2005). Management of the clinically negative neck in early squamous cell carcinoma of the oral cavity. *Otolaryngol. Clin. North Am.* 38: 37-46.

[54] D'Cruz, A.K., Vaish, R., Depra, N. et al. (2015). Elective versus therapeutic neck dissection in node-negative oral cancer. *N. Engl. J. Med.* 373: 521-529.

[55] Shah, J.P., Candela, F.C., and Podar, A.K. (1990). The patterns of cervical lymph node metastasis from squamous cell carcinoma of the oral cavity. *Cancer* 66: 109-113.

[56] Byers, R.M., Weber, R.S., Andrews, T. et al. (1997). Frequency and therapeutic implications of "skip metastases" in the neck from squamous carcinoma of the oral tongue. *Head Neck* 19: 14-19.

[57] Nahum, A.M., Mullally, W., and Marmor, I. (1961). A syndrome resulting from radical neck dissection. *Arch. Otolaryngol.* 74: 424-428.

[58] Myers, E.N. and Fagan, J.J. (1998). Treatment of the N+ neck in squamous cell carcinoma of the upper aerodigestive tract. *Otolaryngol. Clin. N. Am.* 31: 671-686.

[59] Snow, G.B., Annyas, A.A., Van Slooten, E.A. et al. (1982). Prognostic factors of neck node metastasis. *Clin. Otolaryngol.* 7: 185-192.

[60] Bocca, E. and Pignataro, O. (1967). A conservation technique in radical neck dissection. *Ann. Otol. Rhinol. Laryngol.* 76: 975-987.

[61] Bocca, E., Pignataro, O., Oldini, C. et al. (1984). Functional neck dissection: an evaluation and review of 843 cases. *Laryngoscope* 94: 942-945.

[62] Ferlito, A., Rinaldo, A., Robbins, K.T. et al. (2003). Changing concepts in the surgical management of the cervical node metastasis. *Oral Oncol.* 39: 429-435.

[63] Zenga, J., Jackson, R.S., Graboyes, E.M. et al. (2017). Oncologic outcomes of selective neck dissection in HPV-related oropharyngeal squamous cell carcinoma. *Laryngoscope* 127: 623.

[64] Rodrigo, J.P., Grilli, G., Shah, J.P. et al. (2018). Selective neck dissection in surgically treated head and neck squamous cell carcinoma patients with a clinically positive neck: systematic review. *Eur. J. Surg. Oncol.* 44: 395-403.

[65] Lopez, F., Fernandez-Vanes, L., Garcia-Cabo, P. et al. (2020). Selective neck dissection in the treatment of head and neck squamous cell carcinoma patients with a clinically positive neck. *Oral Oncol.* 102: article 104565.

[66] Kademani, D. and Dierks, E. (2006). Management of locoregional recurrence in squamous cell carcinoma. *Oral Maxillofac. Surg. Clin. North Am.* 18: 615-625.

[67] Carlson, E.R. and Ord, R.A. (2002). Vertebral metastases from oral squamous cell carcinoma. *J. Oral Maxillofac. Surg.* 60: 858-862.

[68] Kowalski, L.P., Carvalho, A.L., Prinate, A.V.M. et al. (2005). Predictive factors for distant metastasis from oral and oropharyngeal squamous cell carcinoma. *Oral Oncol.* 41: 534-541.

[69] Tiedemann, D., Jakobsen, K.K., von Buchwald, C. et al. (2019). Systematic review on location and timing of distant progression in human papillomavirus-positive and human papillomavirus-negative oropharyngeal squamous cell carcinomas. *Head Neck* 41: 793-798.

[70] Lee, N.C.J., Kelly, J.R., Park, H.S. et al. (2018). Patterns of failure in high-metastatic node number human

papillomavirus-positive oropharyngeal carcinoma. *Oral Oncol.* 85: 35-39.

[71] Muller, S., Khuri, F.R., Kono, S.A. et al. (2012). HPV positive squamous cell carcinoma of the oropharynx. Are we observing an unusual pattern of metastases? *Head Neck Pathol.* 6: 336-344.

[72] Gronhoj, C., Jakobsen, K.K., Jensen, D.H. et al. (2018). Pattern of and survival following loco-regional and distant recurrence in patients with HPV+ and HPV-oropharyngeal squamous cell carcinoma: a population-based study. *Oral Oncol.* 83: 127-133.

[73] Weller, M.A., Ward, M.C., Berriochoa, C. et al. (2017). Predictions of distant metastasis in human papillomavirus-associated oropharyngeal cancer. *Head Neck* 39: 940-946.

[74] Beitler, J.J., Switchenko, J.M., Dignam, J.J. et al. (2019). Smoking, age, nodal disease, T stage, p16 status, and risk of distant metastases in patients with squamous cell cancer of the oropharynx. *Cancer* 125: 704-711.

[75] Gonzalez-Garcia, R., Naval-Gias, L., Roman-Romero, L. et al. (2009). Local recurrences and second primary tumors from squamous cell carcinoma of the oral cavity: a retrospective analytic study of 500 patients. *Head Neck* 31: 1168-1180.

[76] Warren, S. and Gates, O. (1932). Multiple primary malignant tumors. A survey of the literature and statistical study. *Am. J. Cancer* 16: 1358-1414.

[77] Conley, B.A. and Ord, R.A. (1996). Current status of retinoids in chemoprevention of oral squamous cell carcinoma: an overview. *J. Craniomaxillofac. Surg.* 24: 339-345.

[78] Lin, D.T., Subbaramaiah, K., Shah, J.P. et al. (2002). Cyclooxygenase-2: a novel molecular target for the prevention and treatment of head and neck cancer. *Head Neck* 24: 792-799.

[79] Boyle, J.O. (2004). Cyclooxygenase inhibition as a target for prevention of tobacco-related cancers. *Clin. Cancer Res.* 10: 1557-1558.

[80] Moraitis, D., Du, B., DeLorenzo, M.S. et al. (2005). Levels of cyclooxygenase-2 are increased in the oral mucosa of smokers: evidence for the role of epidermal growth factor receptor and its ligands. *Cancer Res.* 65: 664-670.

[81] Stell, P.M. and Jones, T.A. (1983). Radical neck dissection: preservation of function of the shoulder. *J. Laryngol. Otol.* 8 (Suppl): 106-107.

[82] Leipzig, G., Suen, J.Y. et al. (1983). Functional evaluation of the spinal accessory nerve after neck dissection. *Am. J. Surg.* 146: 526-530.

[83] August, M. (1997). Complications associated with treatment of head and neck cancer. In: *Complications in Oral and Maxillofacial Surgery* (eds. M.A. Pogrel, D.H. Perrott and L.B. Kaban), 179-192. WB Saunders Co: Philadelphia.

[84] de Jong, A.A. and Manni, J.J. (1991). Phrenic nerve paralysis following neck dissection. *Eur. Arch. Otorhinolaryngol.* 248: 132-134.

[85] Cannon, R.B., Houlton, J.J., Mendez, E. et al. (2017). Methods to reduce postoperative surgical site infections after head and neck oncology surgery. *Lancet Oncol.* 18: e405-e413.

[86] Belloso Am Saravanan, K. and de Carpentier, J. (2006). The community management of chylous fistula using a pancreatic lipase inhibitor (Orlistat). *Laryngoscope* 116: 1934-1935.

[87] Valentine, C.N., Barresi, R.B., and Prinz, R.A. (2002). Somatostatin analog treatment of a cervical thoracic duct fistula. *Head Neck* 24: 810-813.

[88] Spiro, J.D., Spiro, R.H., and Strong, E.W. (1990). The management of chyle fistula. *Laryngoscope* 100: 771-774.

[89] Smith, M.E., Riffat, F., and Jani, P. (2013). The surgical anatomy and clinical relevance of the neglected right lymphatic duct: review. *J. Laryngol. Otol.* 127: 128-133.

[90] Muthusami, J.C., Raj, J.P., Gladwin, P. et al. (2005). Persistent chyle leak following radical neck dissection: a solution that can be the solution. *Ann. R. Coll. Surg. Engl.* 87: 379.

[91] Gregor, R.T. (2000). Management of chyle fistulization in association with neck dissection. *Otolaryngol. Head Neck Surg.* 122: 434-439.

[92] Delaney, S.W., Shi, H., Shokrani, A. et al. (2017). Management of chyle leak after head and neck surgery: review of current treatment strategies. *Int. J. Otolaryngol.* 2017: 8362874. https://doi.org/10.1155/2017/8362874. Epub 2017 Jan 19.

[93] de Gier, H.H., Balm, A.J., Bruning, P.F. et al. (1996). Systematic approach to the treatment of chylous leakage after neck dissection. *Head Neck* 18: 347-351.

[94] Crumley, R.L. and Smith, J.D. (1976). Postoperative chylous fistula prevention and management. *Laryngoscope* 86: 804-813.

[95] Jain, A., Singh, S.N., Singhal, P. et al. (2015). A prospective study on the role of octreotide in management of chyle fistula neck. *Laryngoscope* 125: 1624-1627.

[96] Ilczyszyn, H., Ridha, H., and Durrani, A.J. (2011). Management of chyle leak post neck dissection: a case report and literature review. *J. Plast. Reconstr. Aesthet. Surg.* 64: e223-e230.

[97] Campisi, C.C., Boccardo, F., Piazza, C. et al. (2013). Evolution of chylous fistula management after neck dissection. *Curr. Opin. Otolaryngol. Head Neck Surg.* 21: 150-156.

[98] Spiessl, B., Prein, J., and Schmoker, R. (1976). Anatomic reconstruction and functional rehabilitation of mandibular defects after ablative surgery. In: *New Concepts in Maxillofacial Bone Surgery* (ed. B. Spiessl), 160-166. Berlin: Springer-Verlag.

[99] Lavertu, P., Wanamaker, J.R., Bold, E.L. et al. (1994). The AO system for primary mandibular reconstruction. *Am. J. Surg.* 168: 503-550.

[100] Boyd, J.B., Morris, S., Rosen, I.B. et al. (1994). The through-and-through oromandibular defect: rationale for aggressive reconstruction. *Plast. Reconstr. Surg.* 93: 44-53.

[101] Colettt, D.P., Ord, R., and Liu, X. (2009). Mandibular reconstruction and second generation locking reconstruction plates: outcome of 110 patients. *Int. J. Oral Maxillofac. Surg.* 38: 960-963.

[102] Carlson, E.R. and Marx, R.E. (2006). The ameloblastoma: primary, curative surgical management. *J. Oral Maxillofac. Surg.* 64: 484-494.

[103] Carlson, E.R., August, M., and Ruggiero, S. (2004).

Locally aggressive benign processes of the oral and maxillofacial region. *Sel. Read. Oral Maxillofac. Surg.* 12: 1-52.

[104] Ramon, Y., Mozes, M., and Buchner, A. (1964). A fatal case of ameloblastoma (Adamantinoma). *Br. J. Plast. Surg.* 17: 320-324.

[105] Demeulemeester, L.J., Mommaerts, M.Y., Fossion, E. et al. (1988). Late loco-regional recurrences after radical resection for mandibular ameloblastoma. *Int. J. Oral Maxillofac. Surg.* 17: 310-315.

[106] Mohammed, A., Singh, A.S., Raubenheimer, E.J. et al. (2010). Adenomatoid odontogenic tumour: review of the literature and an analysis of 33 cases from South Africa. *Int. J. Oral Maxillofac. Surg.* 39: 843-846.

[107] Sugimura, M., Yamauchi, T., Yashikawa, K. et al. (1969). Malignant ameloblastoma with metastasis to the lumbar vertebra: report of case. *J. Oral Surg.* 27: 350-357.

[108] Clay, R.P., Weiland, L.H., and Jackson, I.T. (1989). Ameloblastoma metastatic to the lung. *Ann. Plast. Surg.* 22: 160-162.

[109] Fukui, O.K., Yamashita, M. et al. (1986). Mandibular ameloblastoma with intracranial extension and distant metastasis. *Clin. Neurol. Neurosurg.* 88: 303-309.

[110] Newman, L., Howells, G.L., and Coghlan, K.M. (1995). Malignant ameloblastoma revisited. *Br. J. Oral Maxillofac. Surg.* 33: 47-50.

[111] Byrne, M.P., Kosmala, R.L., and Cunningham, M.P. (1974). Ameloblastoma with regional and distant metastases. *Am. J. Surg.* 128: 91-94.

[112] Laughlin, E.H. (1989). Metastasizing ameloblastoma. *Cancer* 64: 776-780.

[113] MacIntosh, R.B. (1991). Aggressive management of ameloblastoma. *Oral Maxillofac. Surg. Clin. North Am.* 3: 73-97.

[114] Gold, L. and Williams, T.P. (2009). Odontogenic tumors: surgical pathology and management. In: *Oral and Maxillofacial Surgery*, 2e (eds. R. Fonseca, T. Turvey and R. Marciani), 466-508. St. Louis: Elsevier.

[115] Carlson, E.R. and Ord, R.A. (eds.) (2008). *Textbook and color atlas of salivary gland pathology*. In: *Diagnosis and Management*, 171-198. Ames, Iowa: Wiley Blackwell.

[116] Ghosh, S., Panarese, A., Bull, P.D., and Lee, J.A. (2003). Marginally excised parotid pleomorphic adenomas: risk factors for recurrence and management. A 12.5 year mean follow-up study of histologically marginal excisions. *Clin. Otolaryngol.* 28: 262-266.

[117] Espinosa, C.A., Fernadez-Valle, A., Lequerica-Fernandez, P. et al. (2018). Clinicopathologic and surgical study of pleomorphic adenoma of the parotid gland: analysis of risk factors for recurrence and facial nerve dysfunction. *J. Oral Maxillofac. Surg.* 76: 347-354.

[118] Bullerdiek, J., Wobst, G., Meyer-Bolte, K. et al. (1993). Cytogenetic subtyping in 220 salivary gland pleomorphic adenomas: correlation to occurrence, histological subtype and in vitro cellular behavior. *Cancer Genet. Cytogenet.* 65: 27.

[119] Ishikawa, T., Nomura, M., Nagahata, H. et al. (1986). A new method of conserving the inferior alveolar nerve during resection of the mandible. *Br. J. Oral Maxillofac. Surg.* 24: 107-113.

[120] Salomon, D., Miloro, M., and Kolokythas, A. (2016). Outcomes of immediate allograft reconstruction of long-span defects of the inferior alveolar nerve. *J. Oral Maxillofac. Surg.* 74: 2507-2514.

[121] Witt, R.L. (1999). Facial nerve function after partial superficial parotidectomy: an 11 year review 1987-1997. *Otolaryngol. Head Neck Surg.* 121: 210-213.

[122] Klintworth, N., Zenk, J., Koch, M., Iro, H.. 2010. Postoperative complications after extracapsular dissection of benign parotid lesions with particular reference to facial nerve function. *Laryngoscope* Epub ahead of print.

[123] Ellingson, T.W., Cohen, J.I., and Andersen, P. (2003). The impact of malignant disease on facial nerve function after parotidectomy. *Laryngoscope* 113: 1299-1303.

第14章 唇 癌

Lip Cancer

Alexis M. Linnebur Ashley E. Manlove Jonathan S. Bailey 著 吕 俊 吴小波 译

唇癌占头颈部所有恶性肿瘤的 25%～30%[1-3]，占头颈部所有非皮肤恶性肿瘤的 12%[4]。唯独口腔颌面外科（OMS）医生会参与这些患者的诊断和治疗。一般牙科医生通常最先确定癌前病变和恶性病变。传统上，向外科同事转诊的模式意味着唇癌的诊治是由口腔颌面外科进行的[5-7]。虽然高分化的唇癌患者 5 年生存率为 80%～90%[8, 9]，但许多预后因素在生存率中发挥作用。在高达 20% 的患者中，淋巴结转移可能与较大的肿瘤（大于 2cm）和较高的组织学分级相关。当出现淋巴结转移时，尤其是下唇癌[10]，5 年生存率可能降低 50%。选择性颈部淋巴结清扫术适用于低分化、未分化的唇癌，以及原发肿瘤大于 2cm 又局部复发的唇癌。高级别的肿瘤无论分期如何，都更容易出现局部转移[4]。

据统计全球唇癌发病率男性高于女性，分别为 0.4/10 万和 0.2/10 万[11]。全球唇癌发病率最高的国家是澳大利亚、加拿大、西班牙、东欧和南美[12-14]。在紫外线（UV）指数高的地区，唇癌的发病率最高。其他危险因素包括吸烟，特别是抽雪茄和烟斗[15]。传统上，男性确诊病例的发病率为 95%[16]，这与没有紫外线防护有关；而女性的发病率较低，与她们使用唇膏和其他形式的紫外线防护有关[17]。然而，最近的研究结果表明，由于女性紫外线照射和吸烟增加[13]，男性和女性的发病比例趋于相等，分别为 50.30%、49.70%[18]。据报道，超过 90% 的唇癌由组织学变异的鳞状细胞癌组成，少数是基底细胞癌。文献报道的唇癌病理类型也有腺癌，甚至更罕见的黑色素瘤、肉瘤和淋巴瘤[19]。

一、诊断和分期

唇癌患者预后通常良好，这可能是由于肿瘤的位置易于较早诊断，区域淋巴结转移率较低[4, 20]。这些病变可表现为多种临床特征。典型表现为唇红经久不愈的溃疡，呈外生性或向内浸润生长（图 14-1 至图 14-6）。

早期病变可表现为局限性白斑，进而发展为恶性，侵犯邻近解剖结构。下唇最常受累，占 89%，上唇和口角分别占 7% 和 4%。

美国癌症协会（American Joint Committee on Cancer，AJCC）已经建立了 TNM（tumor, node, and metastasis）分类用于癌症分期，该分类也用于头颈部癌症的分期（表 14-1）。从第 8 版《美国癌症协会癌症分期手册》[21, 22] 开始，浸润深度（depth of invasion，DOI）也被用于评估口腔癌原发灶。唇部皮肤毛发区域和唇红缘被认为是皮肤恶性肿瘤，遵循相应的 AJCC 分期。

70% 的唇癌患者为Ⅰ期，Ⅱ期、Ⅲ期和Ⅳ期分别占 16%、10% 和 4%[12]。诊断方法包括切取活检、前哨淋巴结活检、颈部淋巴结病变的系统病史和临床评估，以及颈部影像学检查（最常用

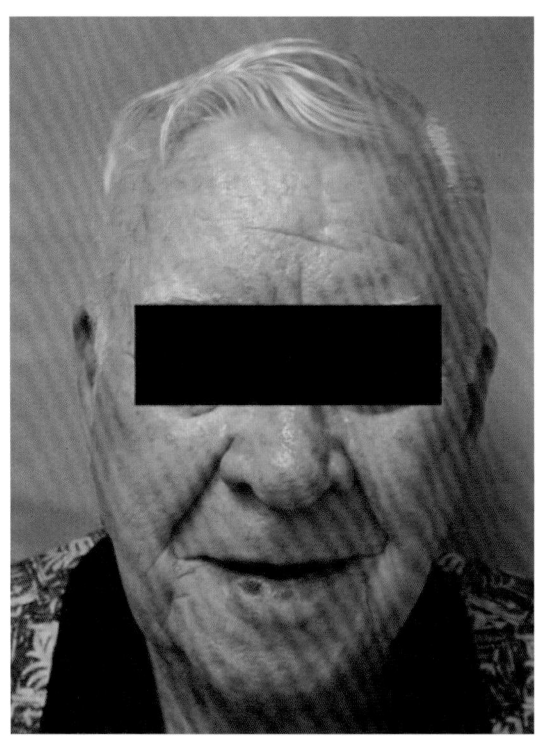

▲ 图 14-1　**84 岁男性下唇浸润性鳞状细胞癌（$T_2N_0M_0$）正面观**
引自 Miloro[50]

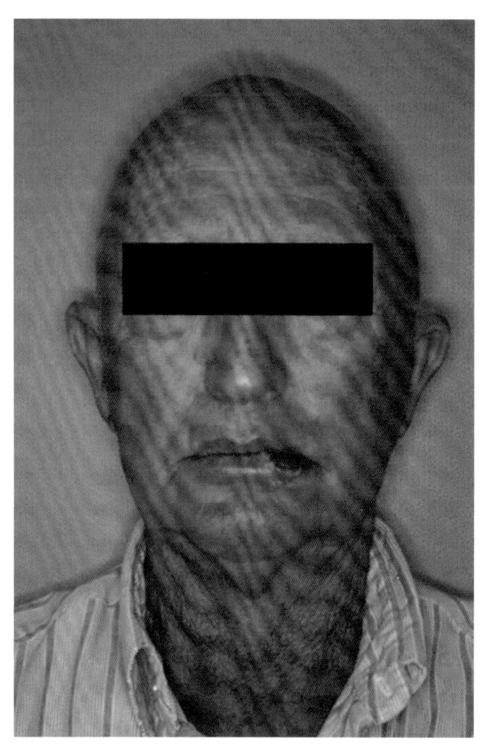

▲ 图 14-2　**76 岁男性左下唇外生性鳞状细胞癌（$T_2N_0M_0$）正面观**
引自 Miloro[50]

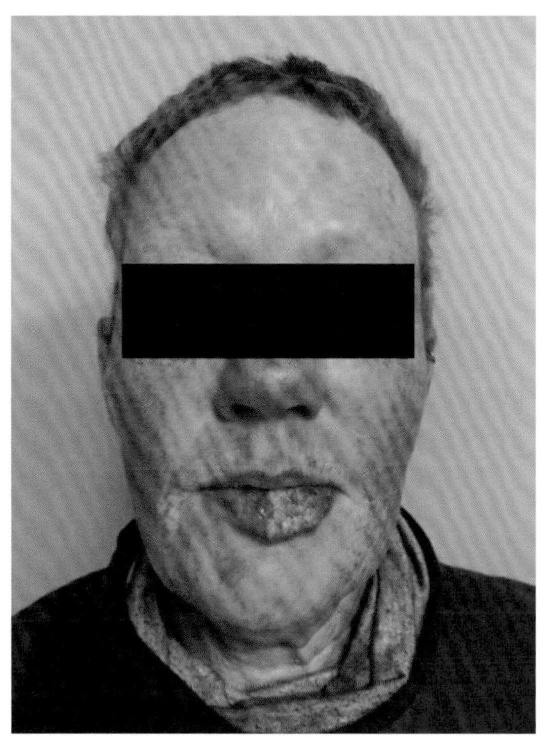

▲ 图 14-3　**49 岁女性下唇浸润性角化型鳞状细胞癌（$T_2N_0M_0$）正面观**

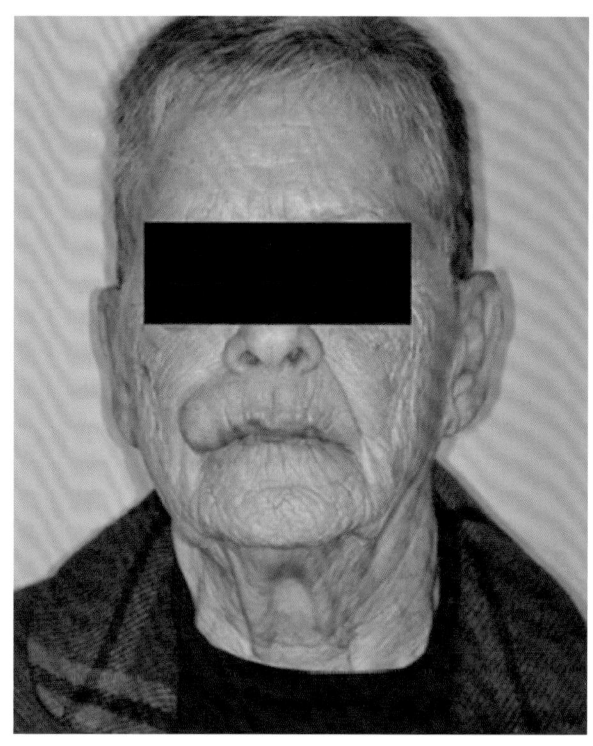

▲ 图 14-4　**84 岁女性下唇低级别多形性腺癌正面观**

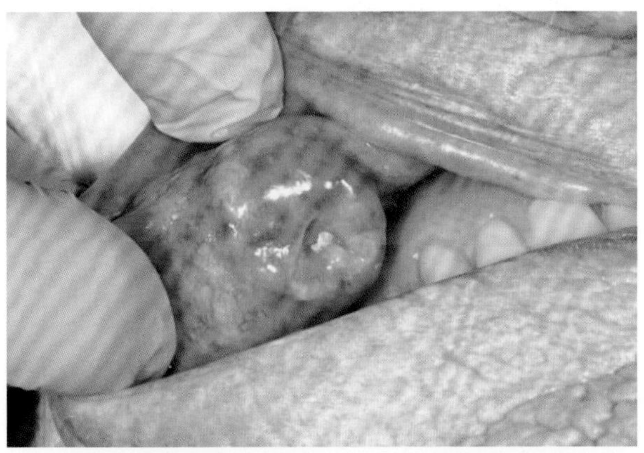

▲ 图 14-5　84 岁女性上唇低级别多形性腺癌病变的口内观

的是计算机断层扫描，必要时加做增强扫描或磁共振成像）。

T_1、T_2 和 T_3 期的唇癌，主要的治疗方式是手术切除 [16, 23] 或放疗 [24]。手术后的唇组织缺损和放疗非预期的不良反应决定了唇癌的治疗比例。唇癌切除后，根据唇部缺损的位置（上唇、下唇），宽度（部分、全部）和深度（浸润深度）进行分类。另外，有些学者将缺损分为仅累及皮肤、仅累及黏膜和同时累及皮肤和黏膜的三个类别及相应子类 [25]。"干净的手术切缘" 是指手术切缘距离侵袭性肿瘤 5mm 或以上。"临近切缘" 则是小于 5mm[26]。对预计的手术缺陷做术前规划至关重要。保持面部美观、言语和口腔功能是重建的关键目标。

目前已提出多种方法用于唇癌切除术后的唇部修复。当考虑使用哪种重建技术时，简单的方法是估计唇缺损的大小。通常，唇部全层缺损小于 15%，一期缝合关闭缺损；缺损在 15%～30% 之间，可以用局部推进皮瓣修复；大于 30% 的唇部缺损可采用推进旋转皮瓣或游离皮瓣修复 [27]。由于口周组织的弹性，T_1 期病变可以通过楔形切除和一期缝合来关闭缺损。如有需要，唇红切除术应与楔形切除术同时进行。对于唇 1/3～2/3 的较大缺损，可以使用水平推进皮瓣。对于超过 2/3 的唇部缺损，已提出几种不同的局部组织瓣修复（如鼻唇瓣和 Karapandzic 皮瓣）[28, 29]（图 14-7 至图 14-12）。

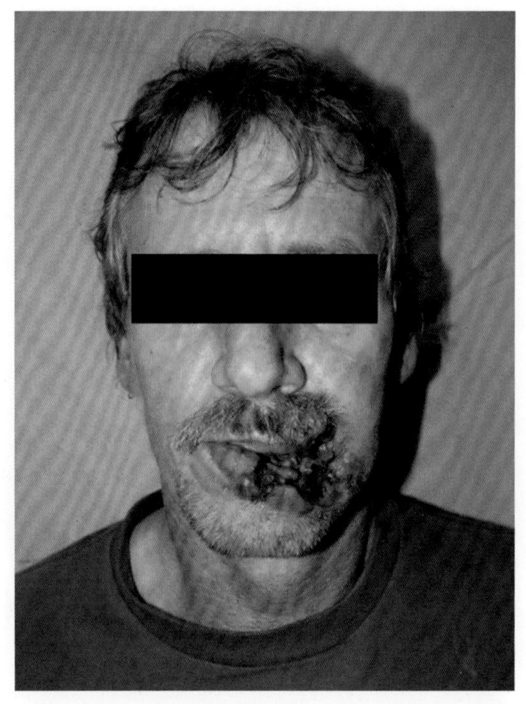

▲ 图 14-6　44 岁男性未经治疗的下唇内生溃疡型鳞状细胞癌的正面观

显微血管重建也适用于唇部大型缺损。

无论上唇、下唇和唇红缺损采用何种重建方法，要恢复到患病前口周组织的解剖、功能和美观，对修复重建提出了重大挑战（表 14-2）。

二、唇缺损重建的并发症

（一）伤口裂开

伤口裂开是唇癌手术的常见并发症。伤口愈合不佳和重建时的张力是发生这些并发症的原因。最终归结为两个主要问题：选择修复重建方案的局限性和健康状况的合并症。

伤口裂开的常见原因是创口张力引起的瓣缘缺血。重建口周解剖结构受到功能限制的影响，例如所需的口腔尺寸和可用组织。如果皮瓣设计不是无张力缝合，或者带蒂皮瓣不是有血运的，组织缺血和伤口开裂就可能发生。因为外科手术直接破坏了血供，手术伤口的微环境氧合减少。局部组织重建产生的张力会进一步损害血供。组织缺血的最初症状包括静脉充血伴组织水肿，提示静脉功能不全。其他征象包括毛细血管充盈不

表 14-1 头颈部皮肤癌的 AJCC TNM 分类			
原发肿瘤（T）			
Tis	原位癌		
T_1	肿瘤最大径≤2cm		
T_2	2cm＜肿瘤最大径≤4cm		
T_3	肿瘤最大径＞4cm		
T_4	肿瘤侵犯骨皮质 / 骨髓腔、颅底和（或）侵犯颅底孔隙		
T_4a	肿瘤侵犯骨皮质 / 骨髓腔		
T_4b	肿瘤侵犯颅底和（或）侵犯颅底孔隙		
区域淋巴结（N）			
Nx	区域淋巴结不能评估		
N_0	无区域淋巴结转移		
N_1	同侧单个淋巴结转移，最大径≤3cm，且淋巴结外侵犯 ENE（－）		
N_2	同侧单个淋巴结转移，3cm＜最大径≤6cm，且 ENE（+）；或同侧多个淋巴结转移，最大径≤6cm，且 ENE（－）；或双侧或对侧淋巴结转移，最大径≤6cm，且 ENE（－）		
N_2a	同侧单个淋巴结转移，最大径≤3cm，且 ENE（+）；或者同侧单个淋巴结转移，3cm＜最大径≤6cm，且 ENE（－）		
N_2b	同侧多个淋巴结转移，最大径≤6cm，且 ENE（－）		
N_2c	双侧或对侧淋巴结转移，最大径≤6cm，且 ENE（－）		
N_3	转移淋巴结最大径＞6cm，且 ENE（－）；或者同侧单个淋巴结转移，最大径＞3cm，且 ENE（+）；或者同侧、对侧、双侧多个淋巴结转移，且任意一个 ENE（+）；或者对侧单个淋巴结转移，且 ENE（+）		
N_3a	转移淋巴结最大径＞6cm，且 ENE（－）		
N_3b	同侧单个淋巴结转移，最大径＞3cm，且 ENE（+）；或者同侧、对侧、双侧多个淋巴结转移，且任意一个 ENE（+）；或者对侧单个淋巴结转移，且 ENE（+）		
远处转移（M）			
M_0	无远处转移		
M_1	有远处转移		
唇癌和口腔癌的解剖分期 / 预后分组			
0 期	Tis	N_0	M_0
Ⅰ期	T_1	N_0	M_0
	T_2	N_0	M_0
Ⅱ期	T_3	N_0	M_0
	T_1	N_1	M_0

（续表）

唇癌和口腔癌的解剖分期 / 预后分组			
Ⅲ期	T_2	N_1	M_0
	T_3	N_1	M_0
	T_1	N_2	M_0
	T_2	N_2	M_0
	T_3	N_2	M_0
Ⅳ期	任何 T	N_3	M_0
	T_4	任何 N	M_0
	任何 T	任何 N	M_1

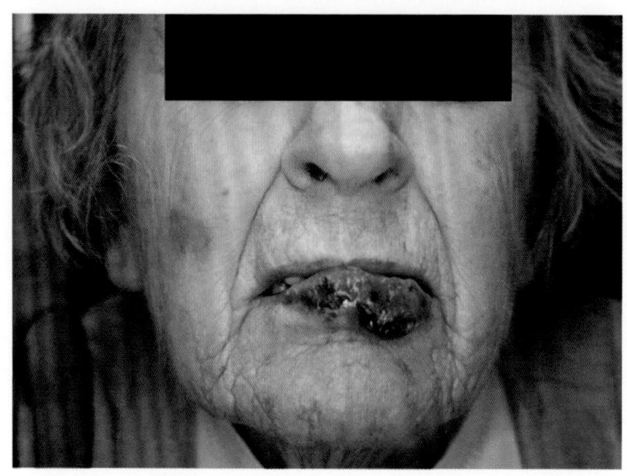

▲ 图 14-7 **89** 岁女性上唇蕈状鳞状细胞癌（$\mathbf{T_3N_0M_0}$）的正面观。患者因合并多种疾病，不适合行血管化游离皮瓣移植。因此，我们设计了 **Karapandzic** 皮瓣

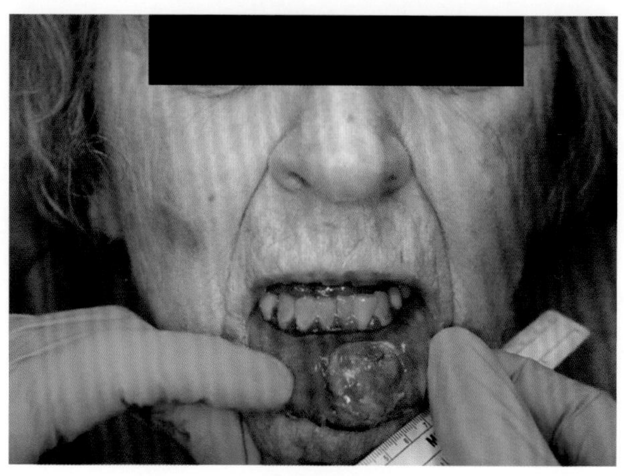

▲ 图 14-8 大型蕈状病变的口内观

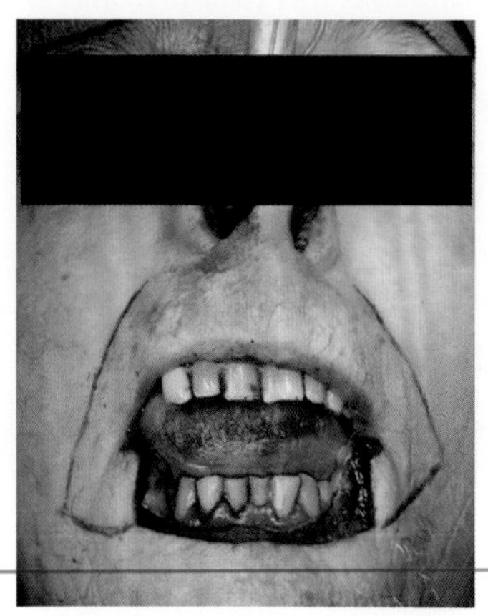

▲ 图 14-9 术中切除患者病灶，并设计 **Karapandzic** 皮瓣画线。值得注意的是，患者的下颌牙齿在手术时没有拔除，但理想情况下应该拔除

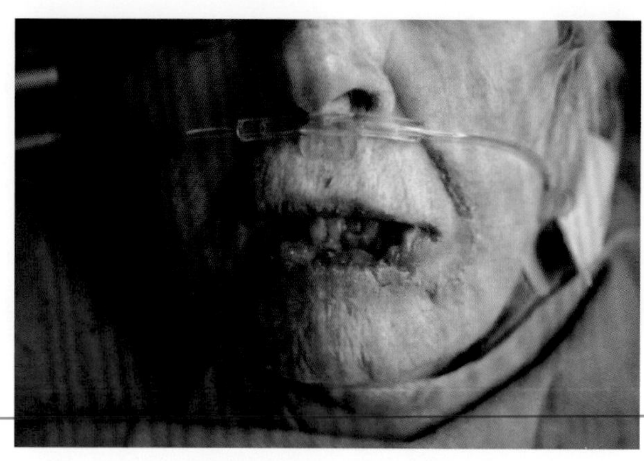

▲ 图 14-10 唇鳞癌局部扩大切除并应用 **Karapandzic** 皮瓣修复的患者术后观。注意伤口裂开和挛缩

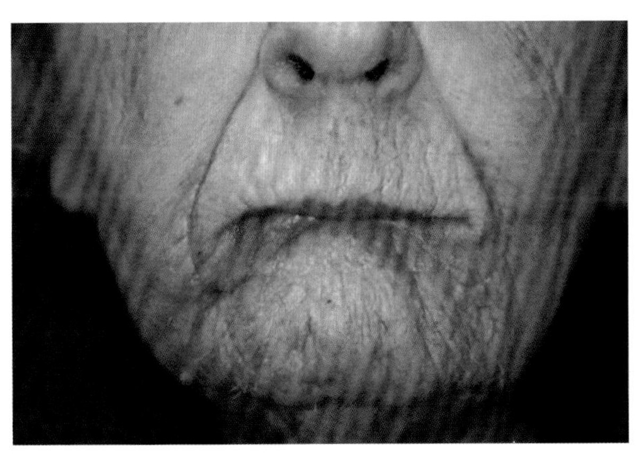

▲ **图 14-11 患者术后照片显示挛缩和下唇内翻**

良和组织颜色苍白，表明动脉受损。

许多唇癌患者都有合并症，这可能会影响重建的成功。常见的疾病包括代谢性疾病（糖尿病和肾衰竭）、呼吸系统疾病（慢性阻塞性肺疾病）或心血管疾病（充血性心力衰竭）、免疫抑制、营养不良和（或）吸烟。改善这些基础疾病可以提高治疗的成功率，减少伤口愈合不良和伤口裂开的风险。要重视术前咨询保健医生，以优化医疗条件。

由于头颈部血运丰富，大多数伤口问题不严

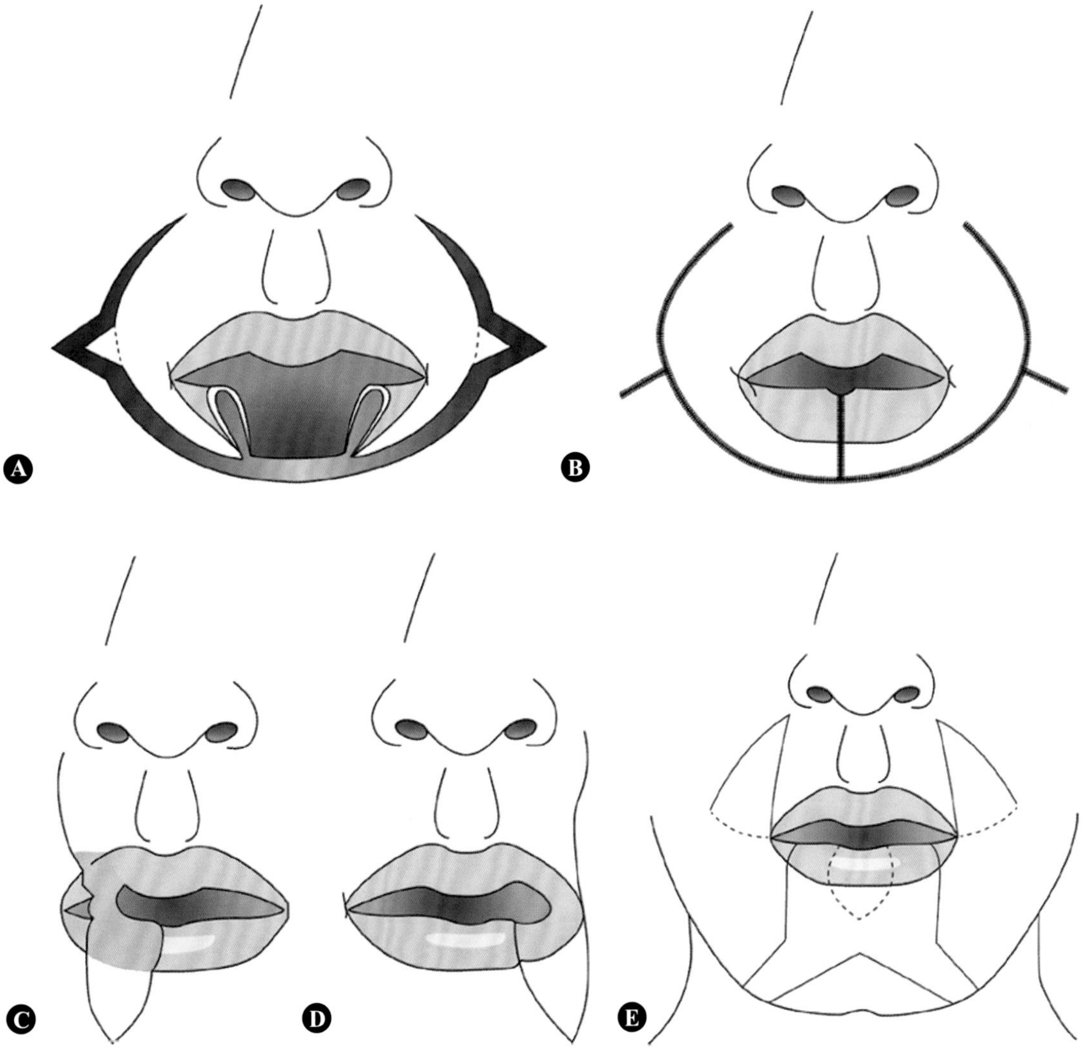

▲ **图 14-12 按计划切除和 Karapandzic 皮瓣重建修复的术中观**

A 和 B. 展示了 Karapandzic 皮瓣重建 1/3 以上的下唇癌手术缺损；C. 两期手术的 Abbé 瓣，对侧红唇插入患侧唇缺损，一期手术后约 3 周，断血管蒂，供区和受区直接缝合；D. 用 Estlander 皮瓣将上唇推进到下唇缺损处，注意口角整圆；E. Bernard 皮瓣是修复几乎包括整个唇部缺损的有效方法（引自 Edge 等 [30]）

重。处理措施常包括简单的伤口护理和最小限度的清创（表 14–3）。其他干预措施包括诊治感染，换药减少渗出，并保持创缘敞开和清洁[31]（流程图 14–1）。

高压氧（hyperbaric oxygen，HBO）治疗已被用于改善伤口愈合。许多研究表明，HBO 治疗在缺氧和灌注减少情况下的皮瓣抢救中非常成功。HBO 可以最大限度地提高组织活力，减少再次手术的概率[32, 33]。这是由于高压氧的生理作用，包括通过增强中性粒细胞杀死细菌的能力来控制感染，增加血管生成以改善缺血组织的氧合，以及提高创缘的上皮迁移[34]。

（二）小口畸形

小口畸形可能导致语音发音错误、口腔功能丧失、经口进食障碍，对于使用活动义齿的患者，还可能导致无法使用义齿（图 14–13～图 14–15）。这些变形和畸形缺陷可能对患者术后恢复和终身功能产生重大的暂时或永久性影响。口轮匝肌在维持口腔功能和面部对称方面起着关键作用。

随着时间推移，重建肌肉完整性的修复更有可能恢复功能。然而，唇红缺损导致瘢痕挛缩，进而恢复的机会减小[25]。唇癌缺损采用一期缝合、旋转皮瓣或推进皮瓣修复，也可导致不同程度的小口畸形。如果患者按照推荐的方法认真进行软组织按摩和功能锻炼，下唇癌导致的缺陷通常可以在 3 个月内解决[25]。由人中和上唇红唇变形引起的缺损通常在 3～5 周消退。相反，使用游离皮瓣修复唇缺损可以提高口腔功能恢复的机会[36]。

纵观文献，已经有不同的外科手术来改善小口畸形（流程图 14–2）。Karapandzic 利用局部动脉瓣修复唇缺损[37]，Berlet 等提出了一种减少术后瘢痕组织的方法[38]。用 Karapandzic 方法修复唇缺损后，高达 24% 的患者需要手术矫正小口畸形[37]。各种口角成形术，也被用于增加口腔的大小。无论使用何种技术，重建口腔括约肌都是必不可少的。

表 14–2　唇缺损重建技术
• V 形切除
• 唇红切除术及黏膜瓣推进
• V-Y 形黏膜推进瓣
• 舌瓣
• 易位皮瓣
• Abbé-Estlander 瓣
• Karapandzic 瓣
• Bernard 瓣
• 阶梯型皮瓣
• 口周推进皮瓣
• 颊部推进皮瓣
• Gillies 扇形皮瓣
• McGregor 皮瓣
• 显微血管游离皮瓣

表 14–3　伤口护理
• 坏死组织的清创
• 保持伤口湿润
• 湿润的敷料
• 填塞无效腔
• 控制口腔分泌物
• 治疗感染
• 防止机械损伤
• 优化营养和医疗条件

资料来源：Hom 和 Dresner[31]

一种公认的治疗小口畸形的非手术方法是使用渐变式唇扩张器或丙烯酸树脂夹板。咨询口腔修复科医师合理设计扩张器非常重要。该装置设计有两个相对的臂，分别在两侧口角，中线处有一个扩张装置，可以在几周内逐渐增加口腔大小。口角成形术联合软组织扩张治疗可以更好地矫正小口畸形，减少复发[39]。

向语音治疗师咨询吞咽、语音发音和言语表达也大有裨益[40]。

如前所述，小口畸形的另一个并发症是对活动义齿的耐受性差。这些患者可能无法忍受取印模、调整或置入和取出义齿，可能需要对传统技术进行修改。近年来，随着计算机辅助设计和计

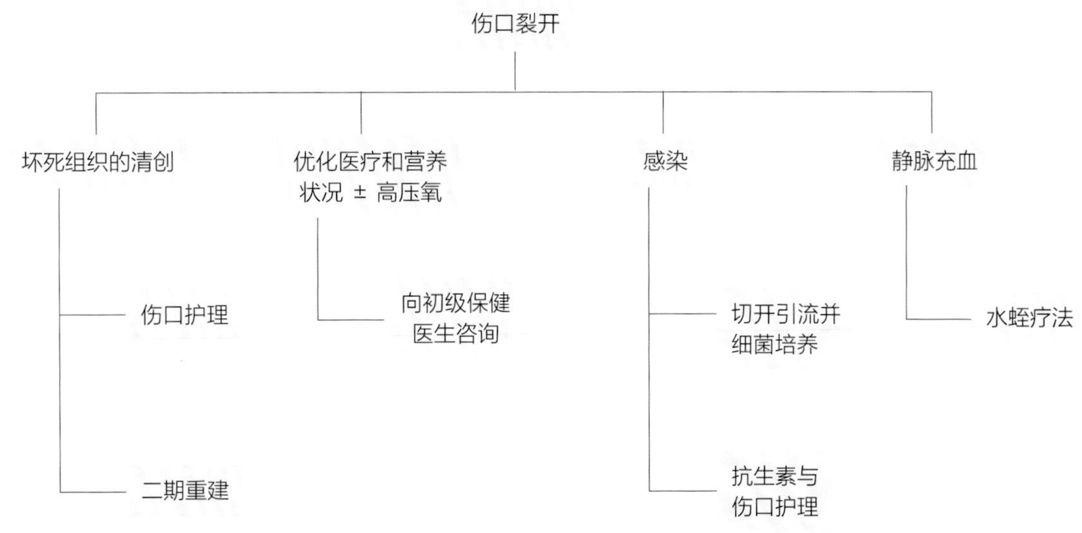

▲ 流程图 14-1　伤口裂开

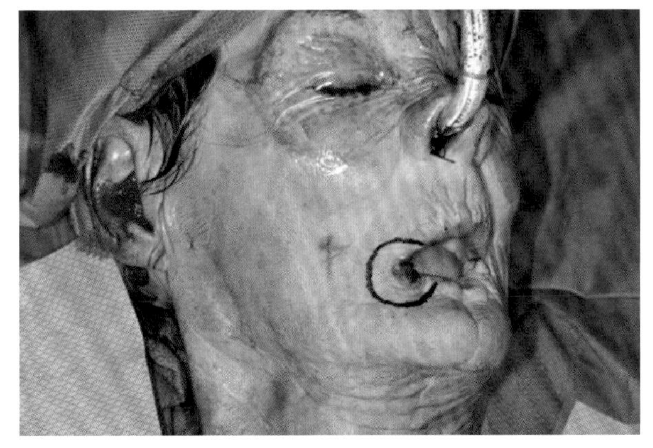

▲ 图 14-13　76 岁女性患者右口角 $T_1N_0M_0$ 期复发性鳞状细胞癌的术中观。此外，患者于 2013 年接受了下颌骨前份 $T_1N_0M_0$ 期鳞癌的治疗，并于 2016 年进行了左侧下颌骨 $T_4N_0M_0$ 期鳞癌的治疗及后续的放射治疗

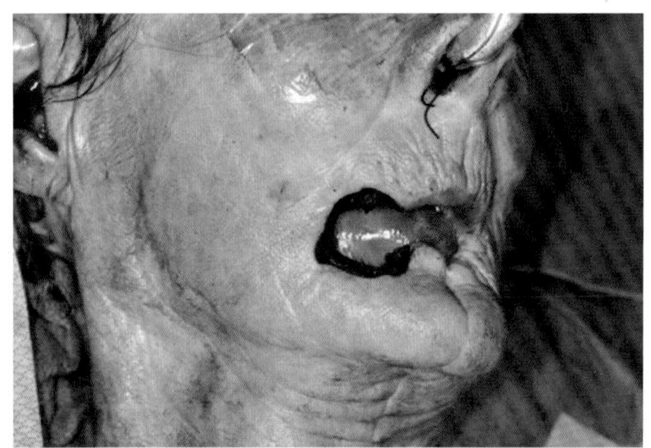

▲ 图 14-14　术中切除 $T_1N_0M_0$ 期病灶

算机辅助制作的普及，在给小口畸形患者制作口腔义齿的过程中，可以减少椅旁和加工厂的时间。这些患者佩戴活动义齿困难与口腔前庭的缺失有关。在行红唇切除术时，需要黏膜推进瓣修复，这可能会减少义齿的固位。对于下颌牙槽嵴明显吸收且前庭沟浅的患者，该问题可能进一步加剧。

唇癌患者的口腔义齿修复可能需要颌面赝复体专家的协助。在给小口畸形患者制作义齿时，

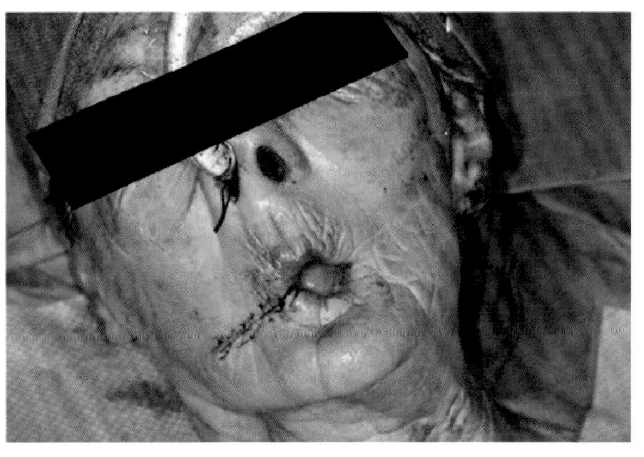

▲ 图 14-15　关闭唇缺损后显示严重的小口畸形 [35]

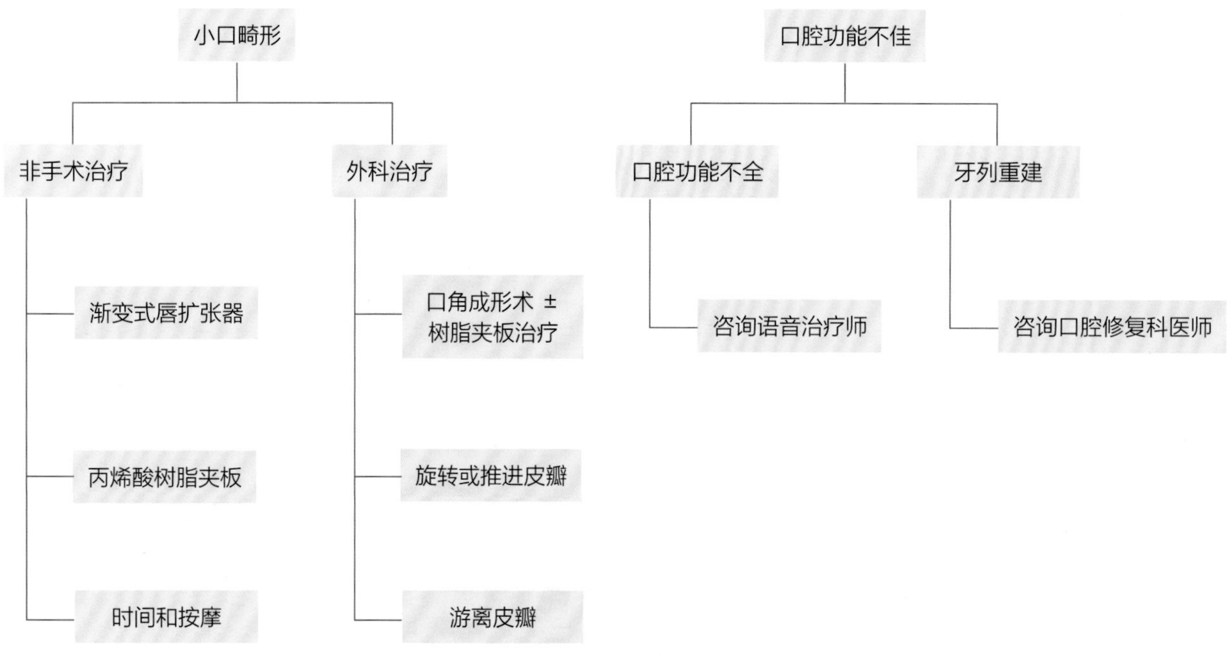

▲ 流程图 14-2　小口畸形

可能需要前后方或内外侧分段或灵活的印模技术[41]。小口畸形患者也可以佩戴柔性义齿。这些分段的印模可以从口腔取出，然后组装起来，制备出义齿[42, 43]。

晚期唇癌患者通常需要术后放射治疗。口干症合并小口畸形的患者口腔护理存在困难。T_3 和 T_4 期唇癌患者可能需要在手术时拔牙，以减少放射性龋齿的发生，降低将来拔牙以及放射性骨坏死的概率。此外，下唇重建时需要考虑下颌前牙的存在，因为一些皮瓣（如舌瓣）在不做调整的情况下是无法使用的。

（三）神经损伤

唇癌切除术会导致下唇和颏部感觉发生改变。下牙槽神经的颏神经分支支配下唇和颏部的感觉。该神经损伤可导致感觉异常或感觉障碍。感觉减退的患者常适应良好，对生活质量无明显影响。然而，神经性疼痛对患者的生活质量有重大影响，可能需要神经内科医生的药物治疗。治疗神经性疼痛的药物有很多，包括卡马西平、奥卡西平、巴氯芬、拉莫三嗪、匹莫齐特、加巴喷丁和苯妥英。咨询神经内科在长期的管理中也很有用[44]（流程图 14-3）。

三、瘢痕和不美观

重建术后，随着时间推移，下唇或上唇的瘢痕挛缩可能会导致嘴唇变薄，从而不美观（图 14-11）。唇红缘的小型病变切除后直接缝合，确保切口在放射状的松弛张力线内，以实现最佳的关闭和美观。当修复仅有红唇的缺损时，最好是

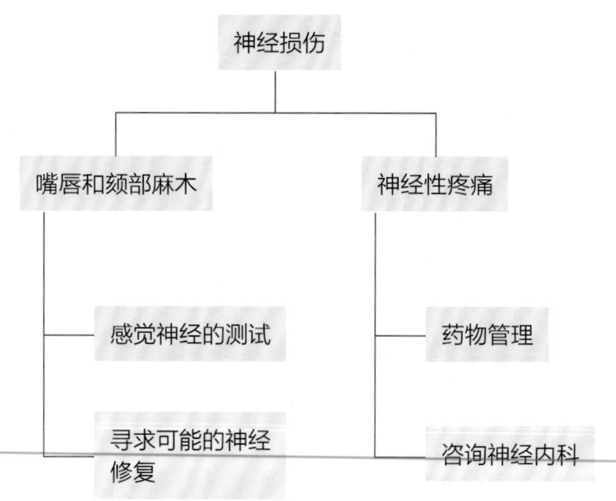

▲ 流程图 14-3　神经损伤
资料来源：Gronseth 等[44]

将唇黏膜推进到下方的口轮匝肌上。

然而，这种在未受累黏膜和深面肌肉组织之间的唇颊侧推进可能会产生瘢痕挛缩、组织颜色和质地不匹配[45]。此外，该类型的推进皮瓣会导致唇红缘变薄和唇内翻，下唇毛发可能会刺激上唇。对于这些患者来说，剃须也许很麻烦（图14-16和图14-17）。

虽然这只是一个小的并发症，但患者经常会议论这种变化。在重建时，将黏膜瓣广泛分离至前庭沟底，以便充分推进，这样可能会改善预后[46, 47]。

由唇癌引起的皮肤缺损，包括部分或全层缺损，每种缺损都有其自身的并发症。需要使用颏唇皮瓣的部分皮肤缺损，在皮瓣植入过程中可能会导致颏唇沟裂开，皮瓣远端出现“活门”畸形[45]。然而这可以在以后的二次手术中修整。术者在关闭伤口的同时可以适当修整缺损边缘，使皮缘外翻[48]。全层缺损会造成皮肤、肌肉组织和黏膜的缺损，难以恢复口周括约肌的连续性，而这对嘴唇的功能和对称性至关重要（流程图14-4，图14-18）。合理的术前规划对最大限度获得美观至关重要。将切口放在松弛的皮肤张力线和自然的皮肤褶痕，如鼻唇沟、唇下颌沟、颏下沟、颏唇沟和唇部皱褶处，将有助于隐藏切口，改善美学效果（图14-19）。

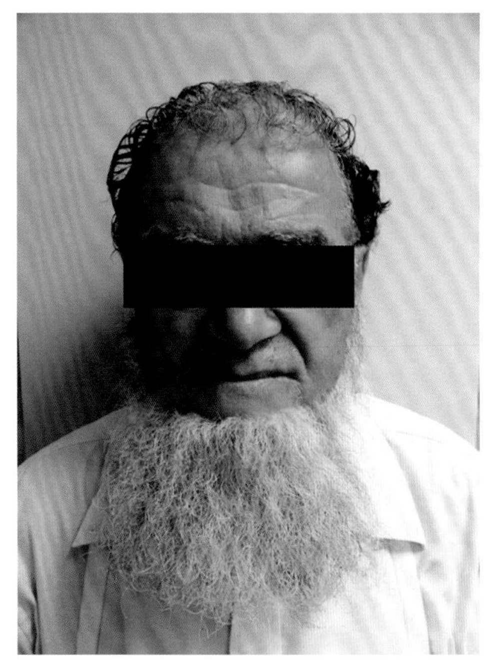

▲ 图 14-16　**85 岁男性患者正面观，他因下唇 $T_2N_0M_0$ 期鳞状细胞癌接受局部扩大切除和唇红切除术**

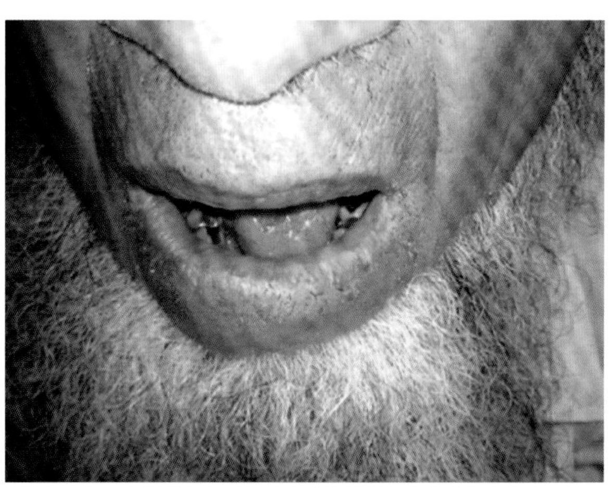

▲ 图 14-17　**近距离观察显示下唇倒置导致失去美感，并可能导致剃须困难**

四、放射治疗的并发症

放疗既可作为晚期唇癌手术的辅助手段，也可作为小型病变治疗的主要方式。治疗唇癌时在头颈部放疗常会遇到以下问题，如皮炎、黏膜炎、伤口愈合不良、唾液分泌不足等。治疗期间应对症处理黏膜炎和坚持术后伤口护理的基本原则。颏部和唇部（或颈部，如果在辐射范围内）受辐射皮肤的长期管理是为了预防进一步损伤。保护皮肤免受环境因素的影响，包括减少冷刺激、风和阳光的影响，再加上认真的卫生习惯，可以使问题最小化[47]。

与黏膜炎有关的并发症是关于进食和吞咽功能。对于轻微症状，使用催涎剂、口服补水和缓解疼痛的漱口液（如利多卡因凝胶和镇静类药物）均有好转。如果患者症状严重到无法经口进食，应考虑通过鼻饲管提供营养支持。尽管如此，鼓励人们恢复经口进食和吞咽，在预防辐射造成的长期吞咽困难上至关重要。营养不良会导致与放射治疗相关的愈合，并可能导致伤口裂开和其他后遗症（流程图14-5）。

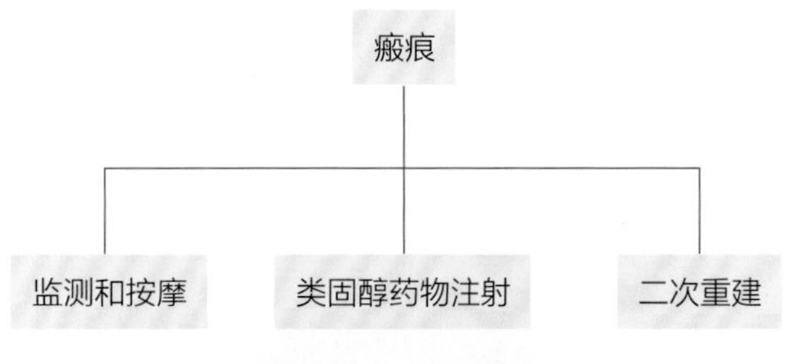

▲ 流程图 14-4 美容效果

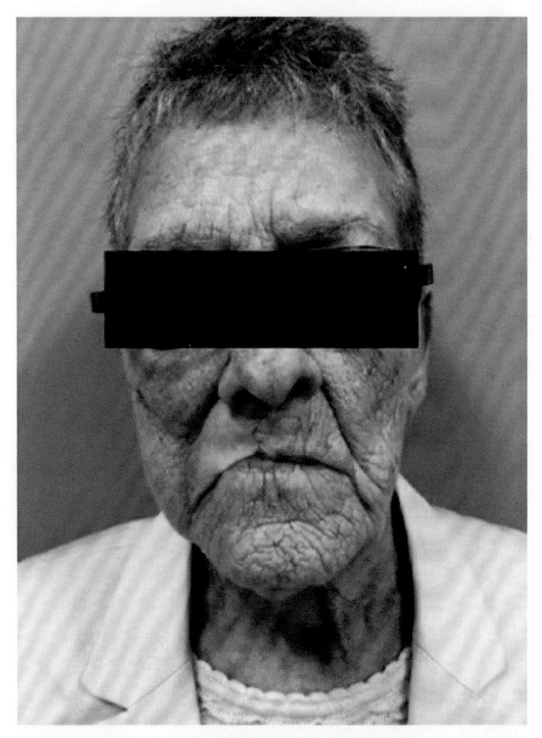

▲ 图 14-18 84 岁女性患者正面观，她用前臂游离皮瓣重建上唇低级别多形性腺癌病变。患者出现了口腔括约肌功能不全，导致难以包裹稀薄液体

术前情况见图 14-4 和图 14-5

结论

总之，在口腔颌面外科实践中，唇癌的手术治疗具有挑战性和积极意义。外科医生和患者通常期望功能和美观达到良好的效果。然而，潜在的并发症可能会导致患者生活质量发生重大改变。外科医生有责任主动判断和处理唇癌治疗时可能发生的潜在并发症。遵守手术的基本原则是减少并发症的必要条件。准确的诊断、计划、合理的药物治疗和精细的手术是成功治疗唇癌的关键。

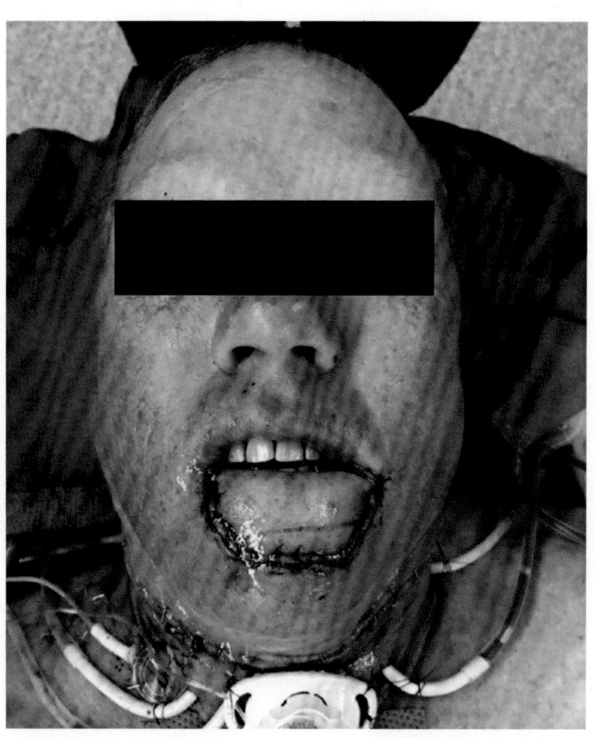

▲ 图 14-19 应用血管化游离皮瓣修复预防小口畸形的术后观察 [44, 49]

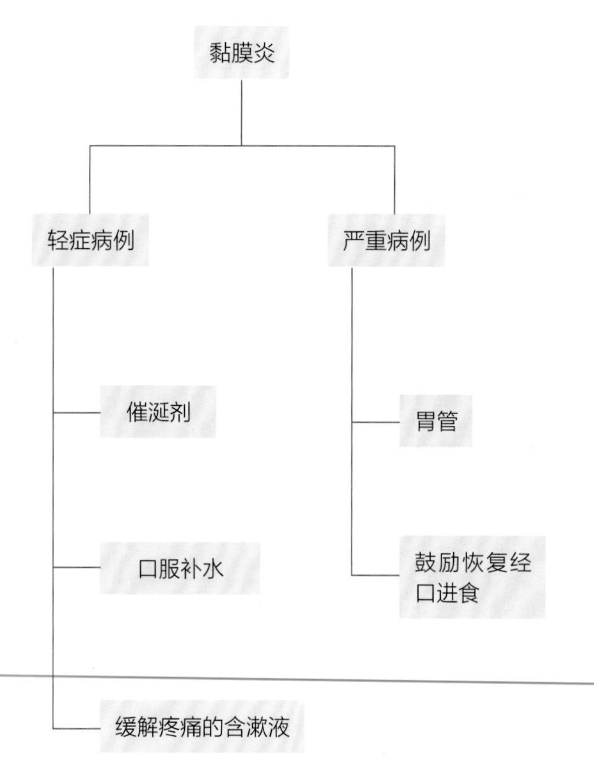

▲ 流程图 14-5 放疗并发症

参考文献

[1] Czerninski, R., Zini, A., and Sgan-Cohen, H.D. (2010). Lip cancer: incidence, trends, histology, and survival: 1970-2006. *Br. J. Dermatol.* 162: 1103.

[2] Blot, W.J., Devesa, S.S., McLaughlin, J.K., and Fraumeni, J.F. Jr. (1994). Oral and pharyngeal cancers. *Cancer Surv.* 19-20: 23.

[3] Douglass, C.W. and Gammon, M.D. (1984). Reassessing the epidemiology of lip cancer. *Oral Surg. Oral Med. Oral Pathol.* 57: 631.

[4] Zitsch, R.P., Lee, B.W., and Smith, R.B. (1999). Cervical lymph node metastases and squamous cell carcinoma of the lip. *Head Neck: J. Sci. Spec. Head and Neck* 21 (5): 447-453.

[5] Kaugars, G.E., Aggey, L.M., Page, D.G. et al. (1999). Prevention and detection of lip cancer—the dentist's role. *J. Calif. Dent. Assoc.* 27 (4): 318-323.

[6] Awde, J.D., Kogon, S.L., and Morin, R.J. (1996). Lip cancer: a review. *J. Can. Dent. Assoc.* 62 (8): 634-636.

[7] Kademani, D., Bell, B., Schmidt, B. et al. (2008). Oral and maxillofacial surgeons treating oral cancer: a preliminary report from the American Association of Oral and Maxillofacial Surgeons Task Force on oral cancer. *J. Oral Maxillofac. Surg.* 66: 2151-2157.

[8] Jovanovic, A., Schulten, E.A., Kostense, P.J. et al. (1993). Squamous cell carcinoma of the lip and oral cavity in the Netherlands; an epidemiological study of 740 patients. *J. Craniomaxillofac. Surg.* 21: 149.

[9] Antoniades, D.Z., Styanidis, K., Papanayotou, P. et al. (1995). Squamous cell carcinoma of the lips in a northern Greek population. Evaluation of prognostic factors on 5-year survival rate—I. *Eur. J. Cancer B Oral Oncol.* 31B: 333.

[10] Bucur, A. and Stefanescu, L. (2004). Management of patients with squamous cell carcinoma of the lower lip and N0-neck. *J. Craniomaxillofac. Surg.* 32 (1): 16-18.

[11] Shield, K., Ferlay, J., Jemal, A. et al. (2016). The global incidence of lip, oral cavity, and pharyngeal cancers by subsite in 2012. *CA Cancer J. Clin.* 67 (1): 51-64.

[12] Moore, S., Johnson, N., Pierce, A. et al. (1999). The epidemiology of lip cancer: a review of global incidence and aetiology. *Oral Dis.* 5 (3): 185-195. (used in original chapter).

[13] Abreu, L., Kruger, E., and Tennant, M. (2009). Lip cancer in Western Australia, 1982-2006: a 25-year retrospective epidemiological study. *Aust. Dent. J.* 54: 130.

[14] Warnakulasuriya, S. (2008). Global epidemiology of oral and oropharyngeal cancer. *Oral Oncol.* 17, 309.

[15] De Visscher, J.G.A.M., van den Elsaker, K., Grond, A.J.K. et al. (1998). Surgical treatment of squamous cell carcinoma of the lower lip: evaluation of long-term results and prognostic factors—a retrospective analysis of 184 patients. *J. Oral Maxillofac. Surg.* 56: 814.

[16] Shah, J. (ed.) (2003). The lips. In: *Head and Neck, Surgery and Oncology*, 3e, 149 172. Edinburgh: Mosby.

[17] Pogoda, J. and Preston-Martin, S. (1996). Solar radiation, lip protection and lip cancer in Los Angeles County women (California, United States). *Cancer Causes Control* 7: 458-463.

[18] Geraud, C., Koenen, W., Neumayr, L. et al. (2012). Lip cancer: retrospective analysis of 181 cases. *J. Dtsch. Dermatol. Ges.* 10: 121.

[19] Vartanian, J.G., Carvalho, A.L., Filho, A. et al. (2004). Predictive factors and distribution of lymph node metastasis in lip cancer patients and their implications on the treatment of the neck. *Oral Oncol.* 40: 223-227.

[20] Gooris, P.J.J., Vermey, A., Visscher, J.G.A.M. et al. (2002). Supraomohyoid neck dissection in the management of cervical lymph node metastases of squamous cell carcinoma of the lower lip. *Head Neck* 24: 678-683.

[21] Cuccurullo, V. and Mansi, L. (2010). AJCC cancer staging handbook: from the AJCC cancer staging manual (7th edition). *Eur. J. Nucl. Med. Mol. Imaging* 38 (2): 29-40.

[22] Ant, A., Kilic, C., Baltu, Y. et al. (2019). Lip cancer: reconsidering the at-risk patients with pathological assessment. *Oral Dis.* 25 (3): 742-749.

[23] Zitsch, R.P., Lee, B.W., and Smith, R.B. (1999). Cervical lymph node metastases and squamous cell carcinoma of the lip. *Head Neck: J. Sci. Spec. Head and Neck* 21 (5): 447-453. (used in original chapter).

[24] Guibert, M., David, I., Vergez, S. et al. (2011). Brachytherapy in lip carcinoma: long-term results. *Int. J. Radiat. Oncol. Biol. Phys.* 81 (5): e839-e843.

[25] Sanniec, K., Harirah, M., and Thornton, J.F. (2020). Lip reconstruction after Mohs cancer excision. *Plast. Reconstr. Surg.* 145 (2): 533-542.

[26] Pfister, D.G., Ang, K.-K., Brizel, D.M. et al. (2011). Head and neck cancers. *J. Natl. Compr. Cancer Netw.* 9: 596-650.

[27] Faulhaber, J., Geraud, C., Goerdt, S. et al. (2010). Functional and aesthetic reconstruction of full thickness defects of the lower lip and further tumor resection: analysis of 59 cases and discuss of surgical approach. *Dermatol. Surg.* 36: 859.

[28] Ord, R.A. and Pazoki, A.E. (2003). Flap designs for lower lip reconstruction. *Oral Maxillofac. Surg. Clin. North Am.* 15: 497-511.

[29] Calhoun, K.H. (1992). Reconstruction of small-medium sized defects of the lower lip. *Am. J. Otolaryngol.* 13 (1): 16-22.

[30] Edge, S.E., Byrd, D.R., and Compton, C.C. (eds.) (2010). *AJCC Cancer Staging Manual*, 7e. New York, NY: Springer.

[31] Hom, D.B. and Dresner, H. (2009). General approach to a poorly healing problem wound: practical and clinical overview. In: *Essential Tissue Healing of the Face and Neck* (eds. D.B. Hom et al.), 293-305. Shelton, CT: PMPH USA.

[32] Zamboni, W.A. and Shah, H.R. (2003). Skin grafts and flaps (compromised). In: *Hyperbaric Oxygen 2003, Indications and Results: The Hyperbaric Oxygen Therapy Committee Report* (ed. L.K. Weaver), 101-107. Kensington, MD: Undersea and Hyperbaric Medical Society.

[33] Tibbles, P.M. and Edelsberg, J.S. (1996). Hyperbaric oxygen therapy. *N. Engl. J. Med.* 334: 1642-1648.

[34] Feldmeier, J.J. (2009). Hyperbaric oxygen and wound healing in the head and neck. In: *Essential Tissue Healing of the Face and Neck* (eds. D.B. Hom et al.), 367-378. Shelton,

CT: PMPH USA.
[35] Neligan, P.C. (2009). Strategies in lip reconstruction. *Clin. Plast. Surg* 36 (3): 477-485.
[36] Cook, J.L. (2013). The reconstruction of two large full-thickness wounds of the upper lip with different operative techniques: when possible, a local flap repair is preferable to reconstruction with free tissue transfer. *Dermatol. Surg.* 39 (2): 281-289.
[37] Karapandzic, M. (1974). Reconstruction of lip defects by local arterial flaps. *Br. J. Plast. Surg.* 27: 93.
[38] Berlet, A.C., Ablaza, V.J., and Servidio, P. (1993). A refined technique for oral commissurotomy. *J. Oral Maxillofac. Surg.* 51: 1400-1403.
[39] Koymen, R., Gulses, A., Karacayli, U. et al. (2009). Treatment of microstomia with commissuroplasties and semidynamic acrylic splints. *Oral Surg. Oral Med. Oral Pathol. Oral Radiol. Endod.* 107 (4): 503-507.
[40] Clayton, N.A., Ledgard, J.P., Haertsch, P.A. et al. (2009). Rehabilitation of speech and swallowing after burns reconstructive surgery of the lips and nose. *J. Burn Care Res.* 30 (6): 1039-1045.
[41] Hegde, C., Prasad, K., Prasad, A. et al. (2012). Impression tray designs and techniques for complete dentures in cases of microstomia—a review. *J. Prosthodont. Res.* 56: 142-146.
[42] Prithviraj, D.R., Ramaswamy, S., and Romesh, S. (2009). Prosthetic rehabilitation of patients with microstomia. *Indian J. Dent. Res.* 20 (4): 483-486.
[43] Givan, D.A., Auclair, W.A., Seidenfaden, J.C. et al. (2010). Sectional impressions and simplified folding complete denture for severe microstomia. *J. Prosthodont.* 19 (4): 299-302.
[44] Gronseth, G., Cruccu, G., Alksne, J. et al. (2008). Practice parameter: the diagnostic evaluation and treatment of trigeminal neuralgia (an evidence-based review): report of the quality standards subcommittee of the American Academy of Neurology and the European Federation of Neurological Societies. *Neurology* 71 (15): 1183-1190.
[45] Coppit, G., Lin, D., and Burkey, B. (2004). Current concepts in lip reconstruction. *Curr. Opin. Otolaryngol. Head Neck Surg.* 12 (4): 281-287.
[46] Dupin, C., Metzinger, S., and Rizzuto, R. (2004). Lip reconstruction after ablation for skin malignancies. *Clin. Plast. Surg* 31 (1): 69-85.
[47] Hom, D.B., Ho, V., and Lee, C. (2009). Irradiated skin and its postsurgical management. In: *Essential Tissue Healing of the Face and Neck* (eds. D.B. Hom et al.), 224-238. Shelton, CT: PMPH USA.
[48] Renner, G.J. (2007). Reconstruction of the lip. In: *Local Flaps in Facial Reconstruction*, 2e (ed. S.R. Baker), 475-524. St. Louis: Mosby.
[49] Sanchez-Conejo-Mir, J., Perez Bernal, A.M., Moreno-Giminez, J.C. et al. (1986). Follow-up of vermilionectomies: evaluation of the technique. *J. Dermatol. Surg. Oncol.* 12 (2): 180-184.
[50] Miloro, M. (2004). *Peterson's Principles in Oral and Maxillofacial Surgery*, 2e. Hamilton, Ontario, Canada: BC Decker Inc.

推荐读物

[1] Zitsch, R.P., Park, C.W., Renner, G.J. et al. (1995). *Outcome analysis for lip carcinoma. Otolaryngol. Head Neck Surg.* 113: 589-596.
[2] Gooris, P.J., Vermey, B., de Visscher, J.G., and Roodenburg, J.L. (2003). Frozen section examination of the margins for resection of squamous cell carcinoma of the lower lip. *J. Oral Maxillofac. Surg.* 61 (8): 890-894.
[3] Dougherty, W., Givi, B., and Jameson, M.J. (2017). Education Committee of the American Head and Neck Society. AHNS series - do you know your guidelines? Lip cancer. *Head Neck* 39: 1505-1509. https://doi.org/10.1002/hed.24817.
[4] Egemen, O. et al. (2014). Quantification of the surgical margin shrinkage in lip cancer: determining the relation between the surgical and histopathologic margins. *J. Craniofac. Surg.* 25 (6): 2152-2155.
[5] Patil, S., Raj, A.T., Sarode, S. et al. (2019). Prosthetic rehabilitation of microstomia patients: a systematic review of published case reports and case series. *J. Contemp. Dent. Pract.* 20 (4): 508-515.

第 15 章　皮肤病和皮肤癌
Dermatopathology and Skin Cancer

Waleed Zaid　Sami Alshihery　Thomas Schlieve 著　项　钊 译

皮肤病和皮肤癌是涵盖多种病理表现和疾病阶段的总称。这些疾病类型包括炎症、先天性疾病及恶性肿瘤。可以用不同方法进行治疗，从药物治疗到手术切除和修复重建等。当采用手术切除进行治疗时，可以有多种术式进行选择。虽然传统手术切除皮肤癌是口腔颌面外科医生最可能采用的治疗方法，且被公认为金标准。但例如冷冻疗法、刮除治疗、电干燥法、激光治疗以及莫氏外科手术也是可选用的治疗方法。当有经验的医生用正确的临床路径通过这些治疗方法进行治疗时，可获得很高的成功率。根据临床情况的不同，采用一到两种术式进行手术切除即可。第一种是在安全边界切除肿瘤，这是一种广泛运用于头颈部癌的术式，因为其节约时间和经济成本，而且考虑到了疾病的病理学特点。第二种术式是莫氏显微镜手术，这种术式费用更高，更耗时，且并不适用于所有病理类型。在本章中，我们将并发症的处理与皮肤病和皮肤癌的内容区分开，分为早期和晚期并发症。此外，我们将讨论各种并发症的类型，包括游离皮瓣、邻位皮瓣和带蒂皮瓣几种修复重建方式的并发症。

早期愈合期并发症被定义为发生在术后 1～2 周的并发症，在此期间发生的并发症不论大小，都有可能影响手术的远期效果，因此，必须迅速地处理。

一、血肿

病因：不知名的血管出血，缝合时止血不佳，药物性抗凝，无效腔的产生。

处理：凝血，结扎或局部使用止血剂，压力辅料或者引流，抽吸或者手术探查。

血肿被定义为因为血管破裂出血导致的黏性或者固态的血液在局部聚集 [1]。血肿有可能导致感染的风险增加，皮瓣灌注的减少，创面愈合后外观不佳 [2]。血肿可通过诱导血管痉挛、拉伸真皮下血管或使皮瓣与受植区表面分离而损害局部皮瓣的灌注（图 15–1）。此外，血肿中血凝块的铁化合物可能促进自由基的产生，导致皮瓣坏死 [3]。预防血肿形成的策略可分为两大类：术前措施和术中措施（流程图 15–1，流程图 15–2）。术前，有必要对任何可能抗凝的医疗条件进行优化，并详细讨论进行抗凝治疗的利弊。一般来说，大多数外科医生都不会要求在面部皮肤手术前停止抗凝治疗 [4]。防止血肿形成的第二种策略是术中采取不同的措施，如使用肾上腺素局部麻醉，仔细解剖以减少组织损伤，使用电刀和局部止血药物 [5, 6]。在关闭手术创面之前，应冲洗伤口，并仔细检查手术区域是否有活动性出血。用电刀、双极电凝、缝线结扎、血管钳夹或局部止血剂（明胶海绵、凝血酶或其他局部止血剂）控制出血，直到确认止血。术后 1～2 天使用压迫

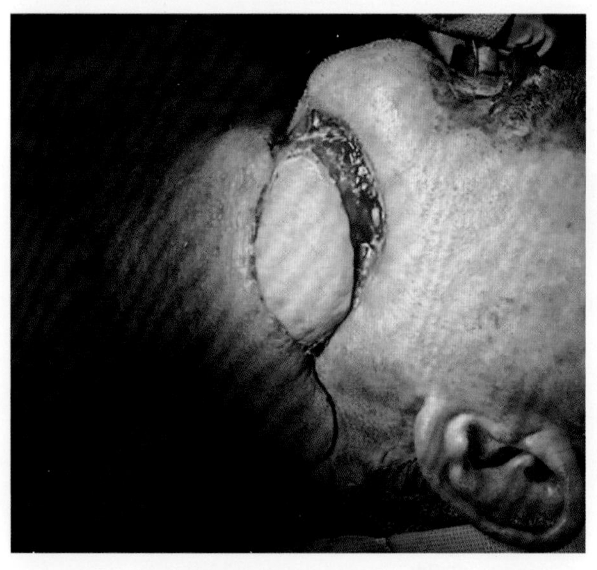

▲ 图 15-1　由于胸大肌皮瓣下面形成血肿，以及胸大肌皮瓣的重力牵拉，导致胸大肌皮瓣与受植区组织分离

敷料可能有助于防止血肿形成；然而，这种做法并不是所有的外科医生都普遍采用的，而且将其应用于颈部或面部仍有争议。血肿在术后 48h 内由凝块或液态的新鲜血块组成，很容易被吸收。在接下来的几天里，血肿会变硬并附着在下方的创面上。此时，它不容易被吸收，2 周后，纤维蛋白溶解开始并导致血肿液化。此时，外科探查或抽吸可能会影响皮瓣黏附到创面上。

血肿的处理取决于它的性质，扩张性血肿与非扩张性血肿处理方法不同。举例来说，出现扩张性血肿的情况（图 15-2），通常在术后早期，其处理需要在手术室进行手术探查并控制病变的血管源。对于非扩张性血肿，术后前两天应考虑用针刺或拆除一些缝线来引流。手术两天后，血

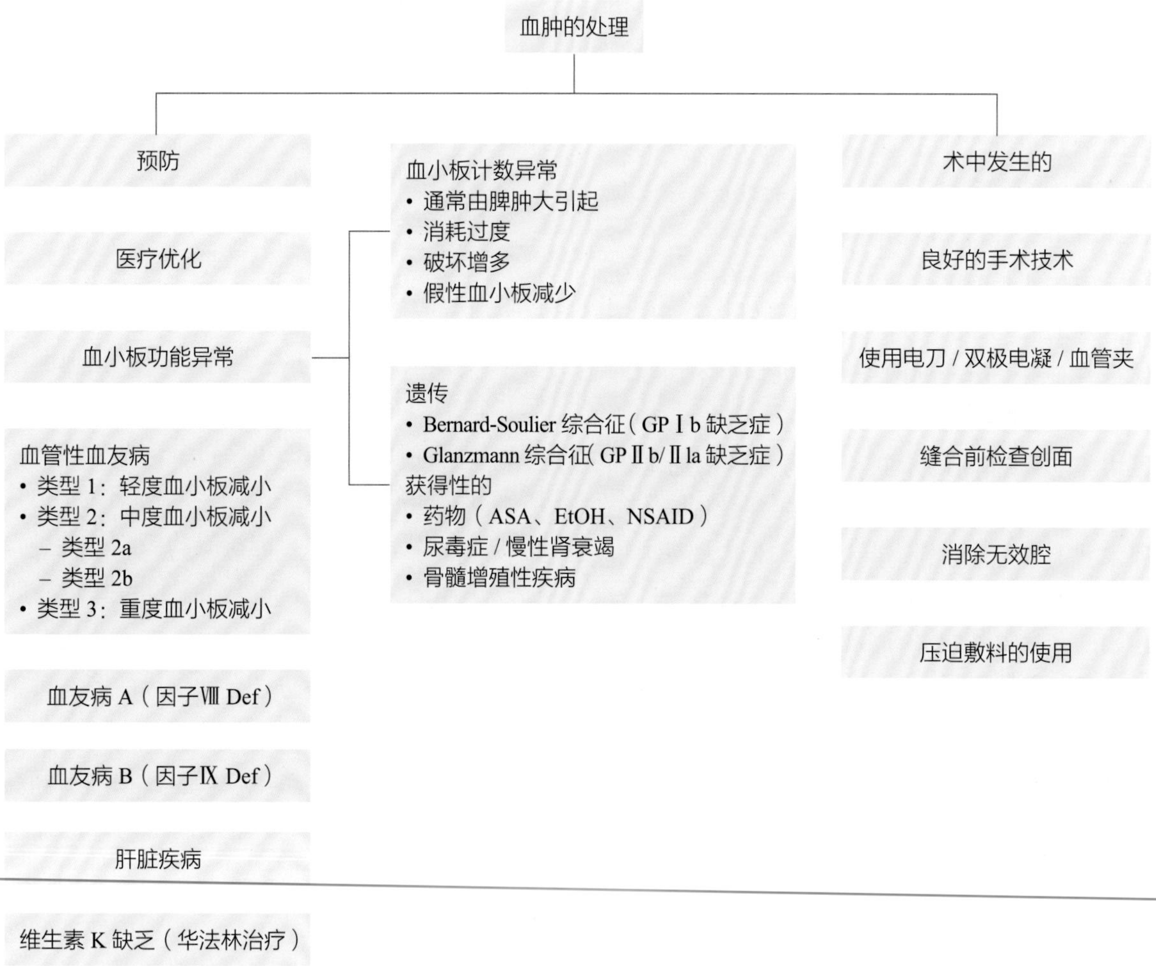

血肿的处理

预防

医疗优化

血小板功能异常

血小板计数异常
- 通常由脾肿大引起
- 消耗过度
- 破坏增多
- 假性血小板减少

遗传
- Bernard-Soulier 综合征（GP Ⅰb 缺乏症）
- Glanzmann 综合征（GP Ⅱb/Ⅱ Ⅰa 缺乏症）

获得性的
- 药物（ASA、EtOH、NSAID）
- 尿毒症 / 慢性肾衰竭
- 骨髓增殖性疾病

血管性血友病
- 类型 1：轻度血小板减小
- 类型 2：中度血小板减小
  - 类型 2a
  - 类型 2b
- 类型 3：重度血小板减小

血友病 A（因子Ⅷ Def）

血友病 B（因子Ⅸ Def）

肝脏疾病

维生素 K 缺乏（华法林治疗）

术中发生的

良好的手术技术

使用电刀 / 双极电凝 / 血管夹

缝合前检查创面

消除无效腔

压迫敷料的使用

▲ 流程图 15-1　血肿的处理包括术前预防和术中措施

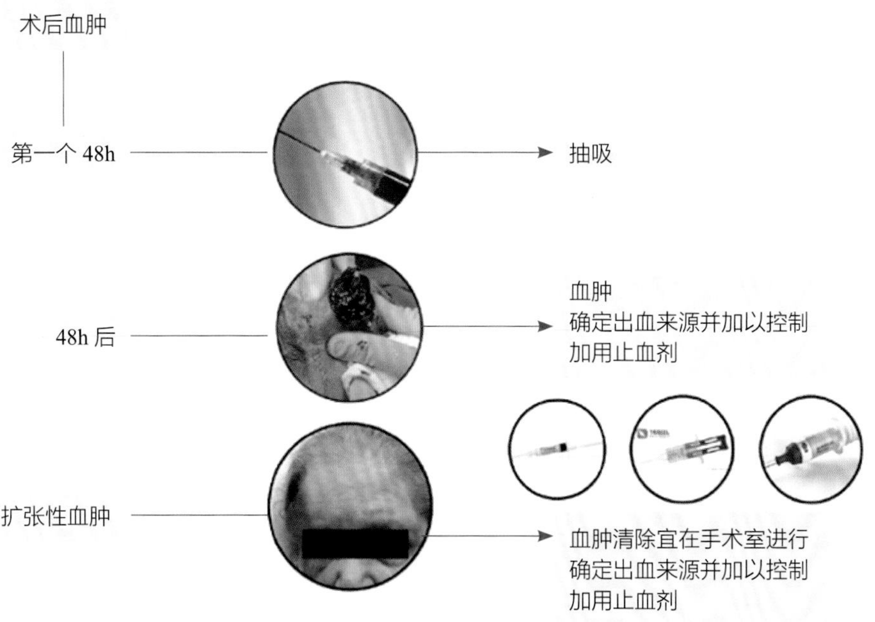

▲ 流程图 15-2　术后血肿清除方法

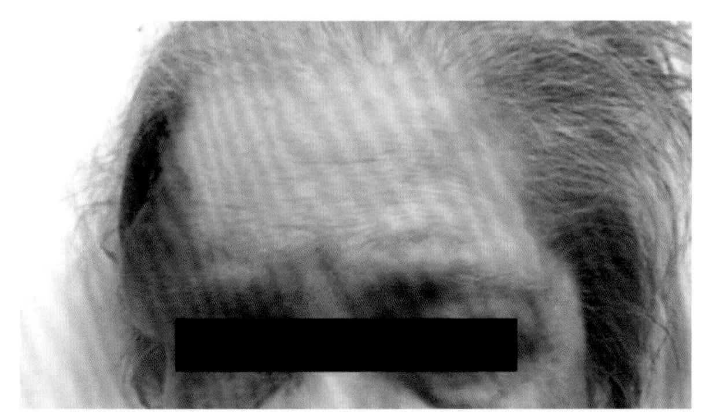

▲ 图 15-2　前额基底细胞癌患者，经椭圆形手术切口和初步伤口缝合，合并术后扩张性血肿，被患者忽视，导致皮肤坏死

肿排出难度增加。如果体积小，可以观察长达 2 周，通常它会吸收而没有并发症。如果血肿体积大，建议彻底抽真空。在较大的伤口中，特别是在可能有无效腔形成的地方，可以考虑放置负压引流管或彭罗斯引流管。

二、感染

病因：血肿，创面污染，无菌区被污染。

处理：使用抗生素，切开引流术。

手术部位感染（SSI）是任何外科手术都可能发生的常见并发症，面部组织丰富的血管是将面部手术中 SSI 的百分比降低到仅 2%～3% 的重要因素。由于医源性并发症降低了免疫反应，或者因为口、鼻腔相通，SSI 发生率增加[7]。

预防 SSI 通常开始于常见的感染预防控制措施。用杀菌剂如氯己定、氯己定、酒精或这些制剂的组合对手术部位进行消毒，减少皮肤菌群污染伤口的威胁。围术期抗生素的使用在降低感染率方面取得了成功。建议围术期在行手术前给予一次抗生素术前（30～60min）。所有手术一般分为清洁手术，可能被污染的清洁手术、被污染手术和感染手术，并有证据表明手术区污染的可能性越低，感染风险也越低。相比之下，术后长期使用抗生素很少能降低感染风险，对于清洁的头颈部伤口，也不适用。一些数据支持单丝缝合线优于编织缝合线，因为单丝缝合线产生的炎症反应较少，并且在穿过皮肤时不太可能将细菌带入伤口[8]。使用局部抗生素是一种常见的做法；然而，过度使用可能导致皮炎，并可能与 SSI 混淆。这在使用头孢菌素时更为常见。值得庆幸的是，当正确诊断皮炎并停止使用抗生素软膏时，皮炎很快就会消退[9]（流程图 15-3）。

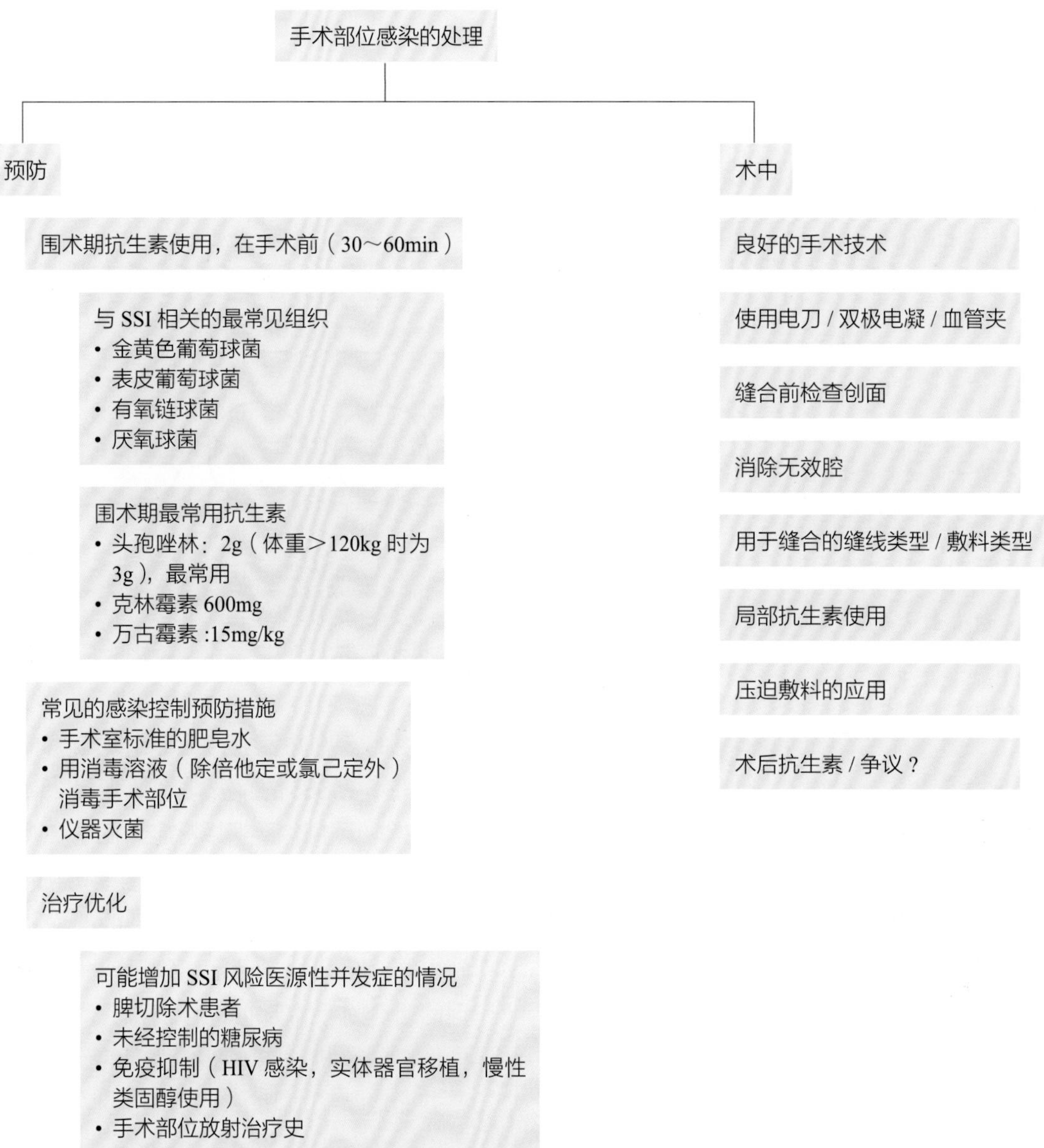

▲ **流程图 15-3　手术部位感染（SSI）的处理包括术前 SSI 的预防及术中措施**

HIV. 人类免疫缺陷病毒（来源：Thornton 和 Carboy[9]）

SSI 可能表现为脓肿或蜂窝织炎。对于脓肿，强烈建议切开引流并进行细菌革兰染色和培养。患有脓肿的患者开始根据经验使用广谱抗生素，然后根据药敏实验结果给予有针对性的抗生素治疗。对于轻度蜂窝织炎，建议开始使用第一代头孢菌素或克林霉素进行经验性抗生素治疗。对于蜂窝织炎的严重病例，如果怀疑有耐甲氧西林金黄色葡萄球菌感染，可能需要住院治疗并同时使用抗生素，如氨苄西林 – 舒巴坦或克林霉素和（或）万古霉素。感染扩散到软骨，如鼻或耳软骨，需要用环丙沙星或其他抗假单胞菌抗生素覆盖铜绿假单胞菌。在某些情况下，可能有必要进行会诊，以期获得最佳的治疗方案。举例来说，积极控制糖尿病患者的血糖，被认为可以减少感染的机会，提高治疗的成功率（流程图 15-4）。

三、皮瓣移植失败

病因：血肿、缺血、张力、医源性并发症、

术后手术部位感染
蜂窝织炎
脓肿
弥漫性肿胀 + 红斑 ± 少量积液
局部肿胀 + 局部红斑 + 积液
抗生素
• 切开引流
• 常用抗生素

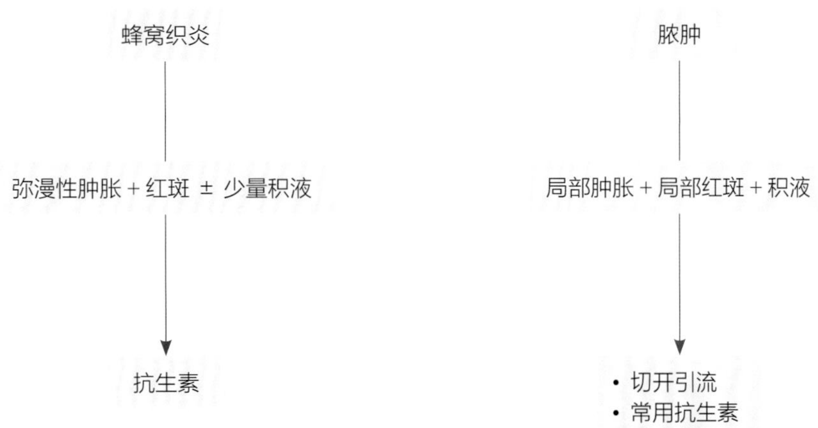

▲ 流程图 15-4　手术部位感染的术后处理

吸烟。

处理：减低张力，精准止血，高压氧治疗，硝基膏治疗，控制血压，系统性疾病的控制。

对于患者和重建外科医生来说，皮瓣移植失败是最具破坏性的并发症之一，因为它可能需要二次手术，并且通常意味着较差的预后。皮瓣缺血和随后的坏死被认为是由于部分或完全没有皮瓣灌注[10, 11]。由于皮肤和皮下血管丛的存在，面部组织引起丰富的血管为特征。任意皮瓣主要依赖于真皮和皮下血管丛，而轴向皮瓣主要依赖于知名血管供血。当动脉供血或静脉引流出现障碍时，就会发生皮瓣缺血。确诊受损皮瓣是整形外科医生需要掌握的一项关键技能，同时也要鉴别受损的病因。动脉供血不足通常表现为皮瓣外观苍白，针刺时很少出血或不出血。静脉充血的皮瓣呈蓝紫色，针刺时可见暗红色血液。

皮瓣坏死可大致分为部分皮瓣坏死，通常包括皮下层、表皮和真皮浅层，而完全皮瓣坏死包括全厚度皮瓣坏死。

预防皮瓣坏死的关键在于合理的皮瓣设计。对于任意皮瓣，适当的基部宽度对于最大限度地保证血液供应至关重要，而对于轴向皮瓣，维持血管蒂血供至关重要。减少皮瓣坏死的其他因素是正确处理皮瓣，同时避免压迫皮瓣，特别是在其底部，防止皮瓣过紧，特别是在远端边缘。最后，避免皮瓣过度变薄，因为这可能损害真皮下血管系统[12]。

吸烟是一个系统性因素，经常与皮肤缺血有关。SSI 或血肿也可能通过降低灌注压力梯度以及自由基的释放而加重皮瓣坏死，从而损害皮瓣的灌注。

在某些情况下，当皮瓣开始出现坏死迹象时，可能会结痂。痂组织由坏死的皮肤和从伤口流出的干燥分泌物组成。结痂可以暂时覆盖伤口。与此同时，在其下方有上皮化形成。在这种情况下，结痂组织可以被认为是生物敷料。在愈合期间，伤口护理措施可以从湿敷料到干敷料依序进行，同时应用抗生素[13]。

当外科医生预测到皮下的肉芽组织已经形成，便会即刻切除瘢痕组织，其下面的区域就会被留作二次愈合，这通常会形成一层薄薄的皮肤，与邻近组织相比，表面凹陷。在美学区皮瓣完全坏死的情况下，清创时应立即用局部皮瓣或皮肤移植物重建（图 15-3）。其他辅助措施可以减少组织缺血的影响，如早期应用冷敷以减少氧气需求和减少自由基的产生，或使用抗坏血酸等抗自由基药物[14]。类固醇可用于减少皮瓣水肿，有助于改善组织灌注。高压氧治疗或硝酸甘油膏也可以

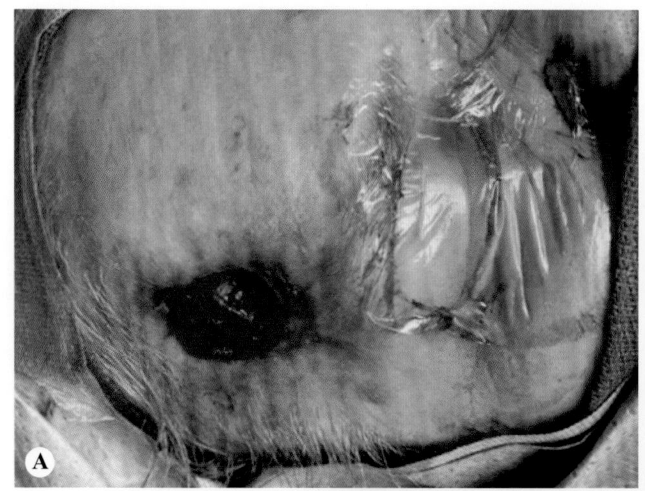

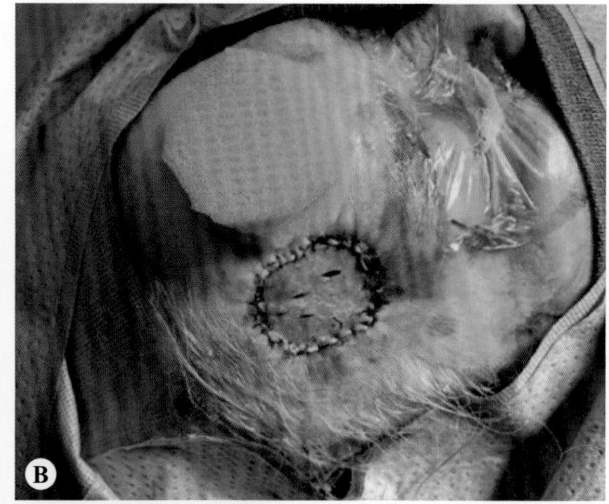

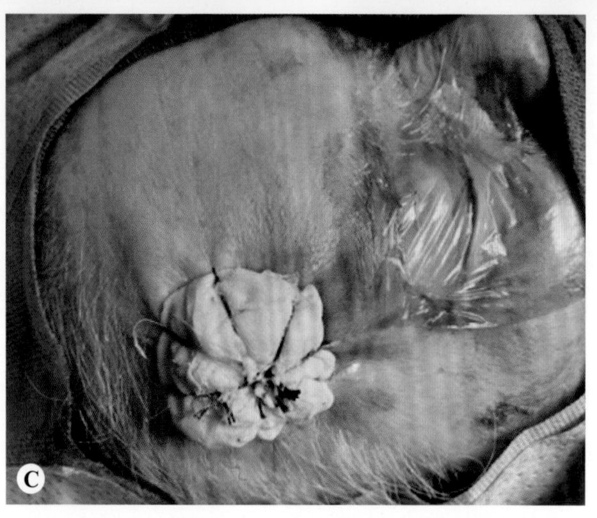

▲ 图 15-3 **A. 皮肤基底细胞癌行椭圆切除及一期缝合，并发皮肤完全坏死及瘢痕形成，并行瘢痕切开术及连续清创术 1 例；B. 刃厚皮片重建，注意预成品海绵被切割成缺损尺寸，C. 预成品海绵用干燥纱布包裹，用作枕垫敷料**

改善局部伤口愈合条件，以尽量减少皮瓣缺血或坏死造成的损害（流程图 15-5，图 15-4）。水蛭疗法可以用来挽救充血的皮瓣，因为它们分泌水蛭素，这是一种选择性凝血酶抑制剂，当水蛭以宿主血液为食时，水蛭素被注射到宿主组织中。

需要适当的抗生素覆盖，如环丙沙星、四环素、甲氧苄啶 – 磺胺甲恶唑或第二代和第三代头孢菌素，以覆盖可通过水蛭治疗传播的嗜水气单胞菌。

四、创面开裂

病因：血肿、缺血、张力、医源性并发症、吸烟、感染。

处理：减低张力，深度缝合，仔细止血，控制系统性疾病。

创面开裂最常见于术后早期。新创面的强度低，只有正常皮肤抗拉强度的 5%；抗拉强度在 2 周内增加到 35%，在 4 周时达到 80%。当关闭任何皮肤创面时，必须无张力缝合。可以利用各种技术来实现这一目标：充分破坏皮肤边缘，使用多个深层和皮下缝合线进行分层闭合，并确保针穿过皮肤表面时以 90° 形成一个菱形穿过组织。外用黏合剂，如氰基丙烯酸酯组织黏合剂，可以增加创面强度，同时覆盖 Steri-Strip 或 Tegaderm 的非黏附纱布，可以减轻伤口的额外张力，并为理想的创面愈合提供环境。最后，为患者提供术

皮瓣坏死预防

术前

皮瓣选择恰当
- 评估组织缺损的大小和类型，缺损的位置
- 患者潜在供体的部位
- 病理类型，切缘
- 需要辅助治疗

医疗流程优化

创口的优化设计
- 高压氧疗法

术中

良好的手术技术

缝合前检查创面

消除无效腔

减张缝合

灌注确认
- （吲哚菁绿）
- 断开蒂部
- 毛细血管再填充
- 颜色

硝基膏

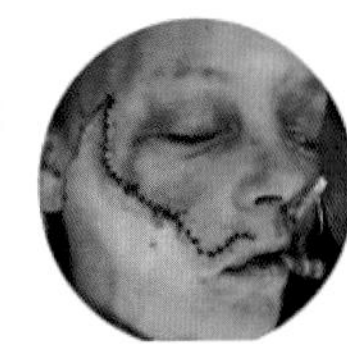

▲ 流程图 15-5　术前及术中皮瓣坏死预防

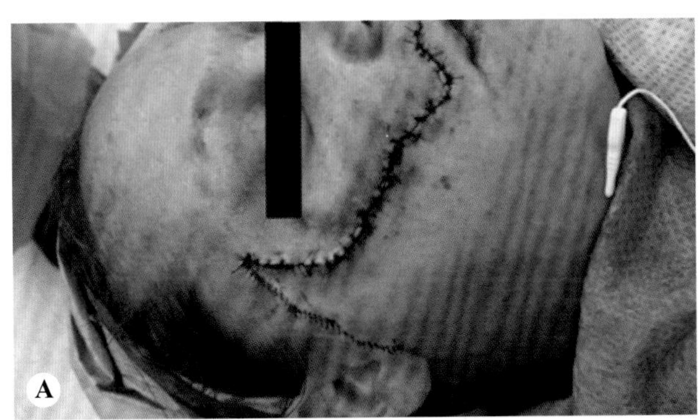

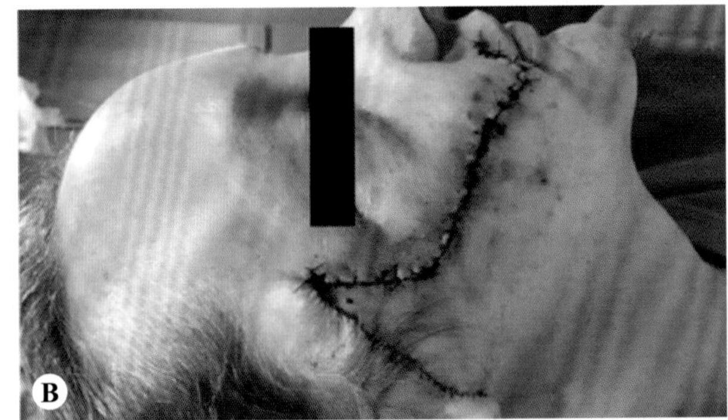

▲ 图 15-4　**A. 使用硝基膏，颈面推进皮瓣的边缘出现了张力大的迹象；B. 1 周后随访**

后指导是减少创面裂开的关键。指导他们至少术后两周应避免剧烈活动，避免吸烟和饮酒，并保持创面清洁和正确包扎。保持水分和营养也很重要。术后初期，建议保持头部抬高，减少水肿。

如果在术后 24h 内出现创面裂开，可以进行额外的加强缝合。但是，如果超过 24h 后出现问题，则可以等待二期自行愈合。局部创面护理应做到，保持创面清洁和覆盖不黏附的敷料（图 15-5）[15]。

保持湿润的创面环境是很重要，因为多项研究表明，在这种环境下，在愈合的增殖阶段，细胞生长和胶原合成得到了改善。干燥的创面组织有感染、结疤、延迟愈合、干燥甚至增加疼痛的危险 [16]。传统上，从湿敷料到干敷料的转化在

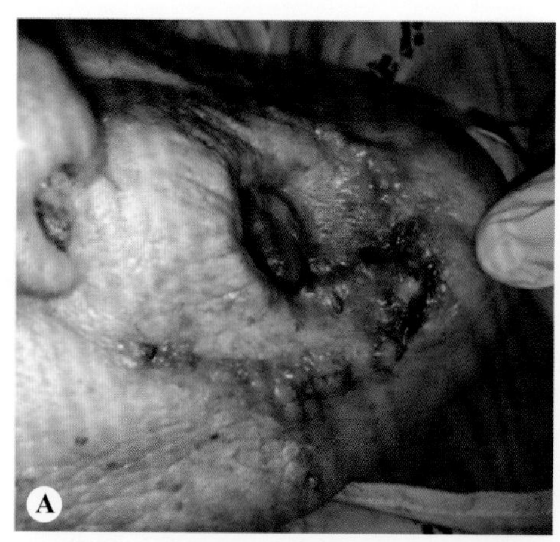

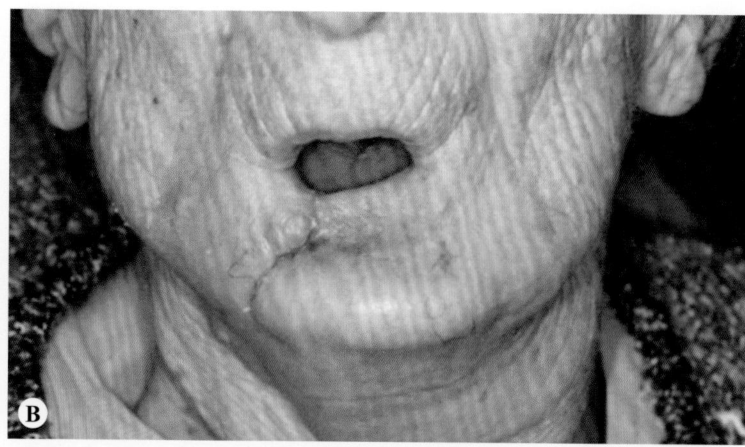

▲ 图 15-5 **A.** 双侧 **Karapandzic** 皮瓣重建近全下唇创面开裂；**B.** 经过连续湿到干敷料和局部组织异位愈合后的最终结果

创面护理中很受欢迎，因为它可以消除坏死组织、渗出物、细菌及其产物，同时促进自然愈合过程。清创的湿性部分是通过在创面上放置含盐水的湿纱布来实现的。当纱布通过蒸发干燥并移除时，出现干燥的部分。它会轻微地附着在组织上，并对创面进行表面清理。当出现由于患者的个体原因不可能立即修复的中等大小创面时，这可以是一个很好的选择。这种技术确实有一些缺点。首先，由于医院劳动密集型的特点，需要家庭护理或家庭成员的教育和参与换药。第二个缺点是湿敷料到干敷料的清创是一个更痛苦的过程，并且会搅动肉芽组织的底层，可能会延迟创面愈合。

创面愈合延迟或缓慢愈合创面最常见于系统性疾病的患者，如糖尿病、营养不良、免疫功能低下、活动期癌症或血管疾病。因此，确保手术前医疗风险控制以减少急性或慢性创面形成的风险是至关重要的。

五、肿瘤复发

病因：暴露于致癌物、区域癌变、切缘阳性、因肿瘤导致手术不充分扩展到周围组织，切除组织学未知的病变（无活检切除）。

处理：切除前活检，切除适当的边缘帮助诊断，延迟关闭创面，标本定位，冰冻切片边缘，重复切除，辅助治疗，莫氏手术。

疾病复发是一种严重的并发症。预防此类并发症的关键是在任何手术之前明确诊断并在切除时获得足够的安全边缘。此外，在进行旋转、滑动、隧道或其他局部皮瓣重建和初步关闭创面之前，医生应在最终组织病理学检查中确认阴性边缘（图 15-6）。国家癌症网络指南甚至指出，直到明确的边缘阴性得到确认，才能采用邻近组织转移或皮肤移植来关闭创口，否则要推迟关闭创面。如果皮肤损伤小且界限清晰，如果冰冻切片边缘确认为阴性，又或者有相当一部分健康组织被切除，患者在得知有可能存在的风险的情况下仍然拒绝延迟关闭创面时，则可以进行初期的创面关闭。

皮肤移植技术最好术中决定，因为如果根据最终病理需要扩大切除，皮肤移植不会干扰手术。冷冻切片边缘的精确度为 85%～98%，但会增加手术时间和费用。一种类似的冷冻切片评估方法是 MMS，即进行标本定位和重复切除，直到发现组织学阴性边缘。该技术的优点是在手术过程中尽可能少地切除健康组织并检查整个边缘，而传统的病理分析只允许检查约 1% 的标本边缘。这可以防止可能的皮肤移植和皮瓣移植，并降低因为解剖上的障碍影响重复切除的准确性。但面部皮肤黑色素瘤的切除是一个例外。使用莫氏手术治疗这种病理是有争议的，标准手术切除仍然是金标准（图 15-7）。定期密切随访对

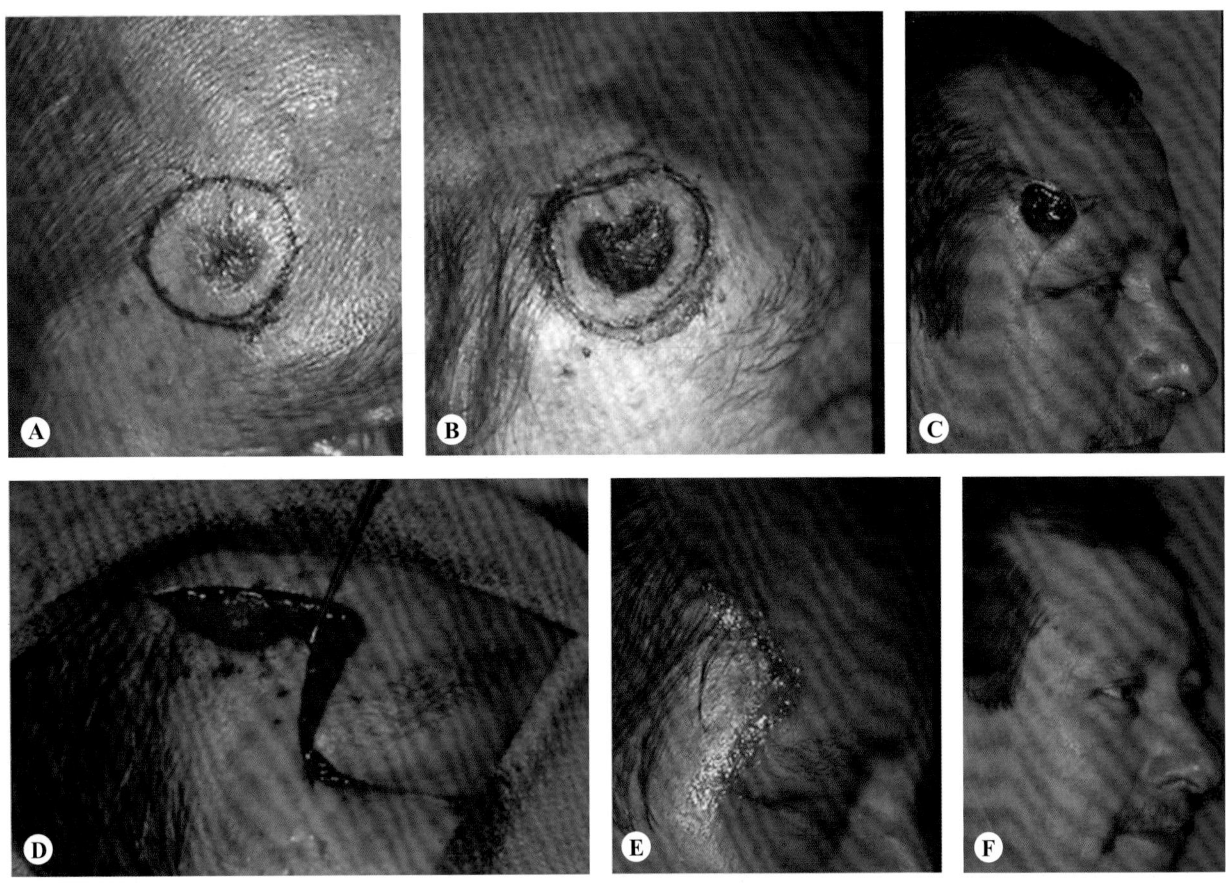

▲ 图 15-6　前额基底细胞癌

A. 计划手术切除边缘标记；B. 进行病灶刮除，切除边缘，创面用杆菌肽和非黏附纱布包扎，等待阴性边缘的确认；C. 局部皮瓣被标记；D. 皮瓣旋转；E. 关闭创面；F. 术后 3 个月的效果

于早期发现这种并发症也至关重要，并可能加快治疗（图 15-8）。

一般来说，4mm 的正常组织边缘足以完整切除鳞状细胞癌[17]以及原发病变直径< 2cm 的基底细胞癌。经验告诉我们，高达 97% 的切缘是阴性的。但基底细胞癌的部分亚型会出现切缘阳性的意外。众所周知，由于其倾向于临床症状不典型的扩散，建议 7～10mm 的正常组织边缘或莫氏手术。针对基底细胞癌，病变可按大小分为< 5mm、1～5cm、1～2cm 和>2cm。推荐的正常组织切除分别为 2mm、3～4mm、5～7mm 和 1cm（或 MMS）。对于鳞状细胞癌，<1cm 的病变可以切除 5mm 的边缘。如果存在肿瘤病理上不良特征，如神经周围侵犯、分化差、侵犯邻近结构或大小>2cm，建议将切缘扩大 1～2cm 或 MMS。只有充分了解肿瘤生物学行为和标准切除边缘，才能获得最佳效果和减少组织学阳性边缘的可能。

六、色素减退

病因：遗传因素，不利的切口或皮瓣设计，创口开裂或皮瓣坏死，使用激光，术后护理问题。

处理：无张力关闭创面，切口设计使关闭创面方向皮纹平行，切口在健康皮肤上，深度缝合以消除创口张力，创口边缘外翻，湿润的愈合环境，识别可接受激光治疗的 Fitzpatrick 皮肤类型，术后使用防晒霜。

色素沉着和色素减退会对患者产生美学负担。幸运的是，这些担忧可以通过良好的术前评

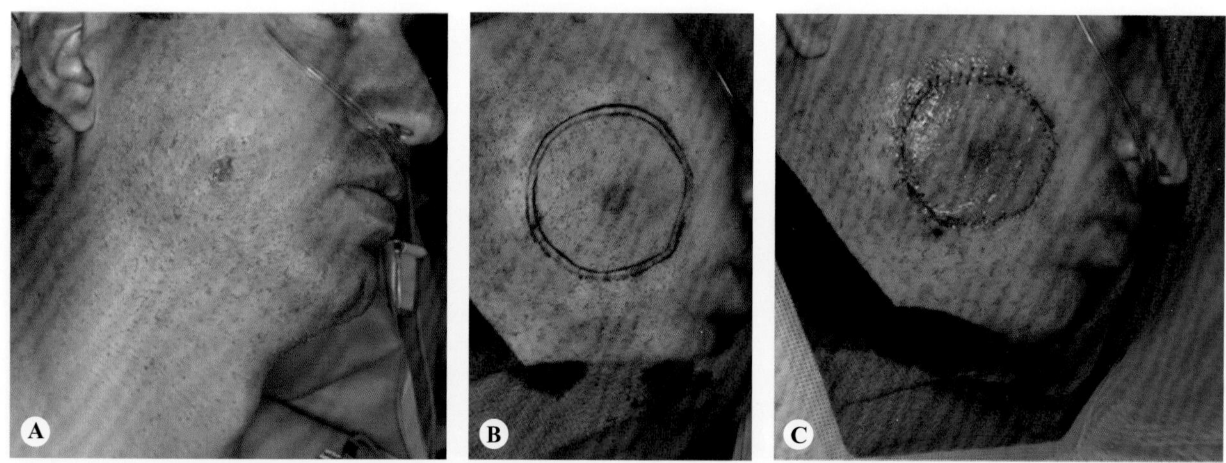

▲ 图 15–7 **A.** 脸颊黑色素瘤；**B.** 在活检证实的黑色素瘤周围取 **5mm** 圆形边缘，并提交病理分析；**C.** 关闭创面后，如果组织切除后，还有黑色素瘤残留或者扩大切除的切缘呈阳性，要有重新进手术室的预案

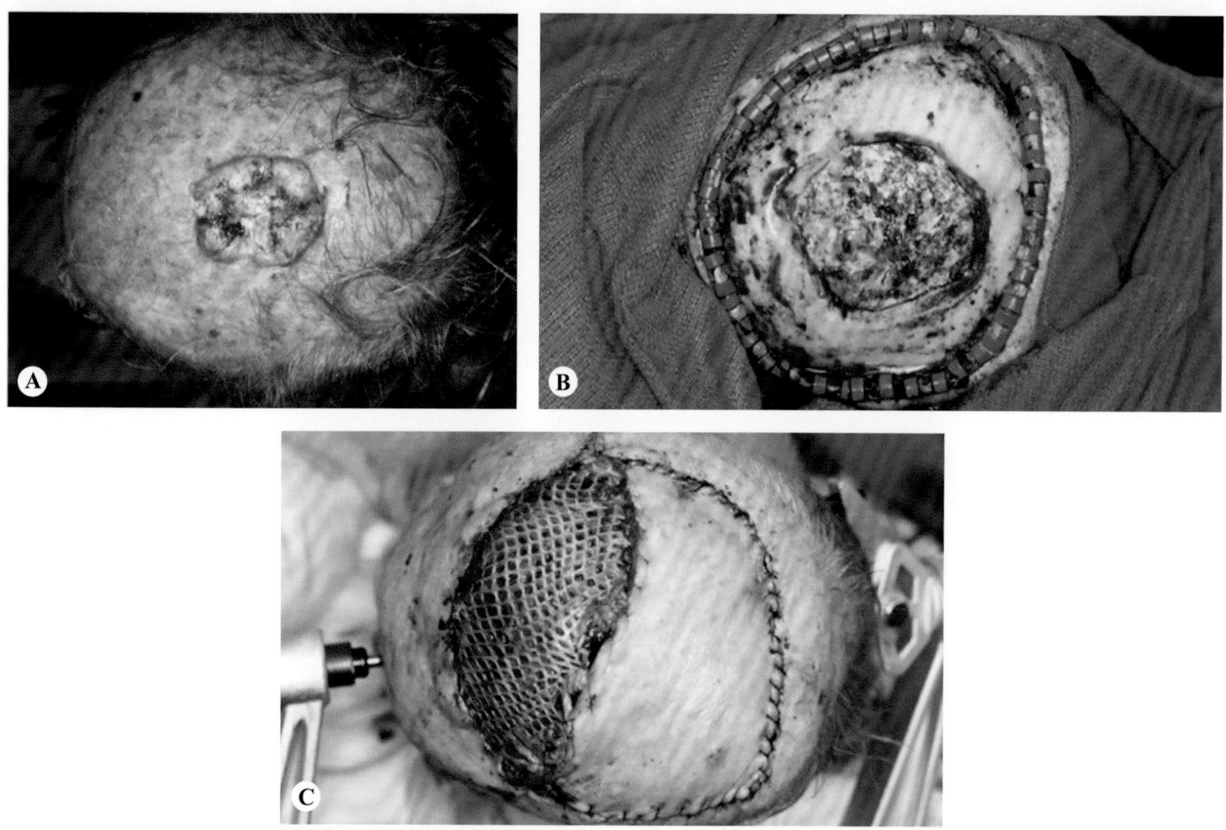

▲ 图 15–8 **A.** 复发性头皮鳞状细胞癌；**B.** 切除创面；**C.** 重建背阔肌游离皮瓣治疗头皮缺损，注意使用了皮岛，但由于冷冻活检一部分呈阳性，需要扩大头皮切除，其余的缺陷通过皮肤移植在肌肉上重建

估和积极的术后护理来减轻。由于神经血管收缩不成熟，血管和皮肤的控制不成熟，导致新重建的皮肤外观苍白，但随着时间的推移可能会改善[9]。色素减退也可能继发于炎症过程，强烈影响黑色素细胞的功能；这种对黑素细胞的不良影响可能需要很长时间才能恢复，或者在某些情况

下，可能是永久性的[18]。

皮肤移植或局部皮瓣愈合后可出现色素沉着，可通过多次磨皮循环处理，直至达到良好效果[19]。短波长激光器如调强红宝石激光器和低剂量调强石榴石激光器都可以使用[20]。

用激光治疗色素沉着可以结合磨皮或局部药物，同时弥补发展成色素沉着的风险。局部药物用于色素沉着的消退原理是作用于黑色素生产的通路；建议联合使用这些药物，可避免每种药物的缺点，并有整体改善的结果。这些局部药物包括维生素 A、维生素 C、皮质类固醇、烟酰胺、过氧化木质素和对苯二酚，对苯二酚是最常用的治疗色素沉着的药物。

七、表面不规则

病因：皮肤移植，移植或移植组织萎缩，移植或移植组织选择不当。

处理：脂肪移植，选择合适的移植物，减脂，类固醇注射。

如果使用皮肤移植作为重建的选择，与邻近组织相比，移植部位可能愈合时体积过大或凹陷。在这种情况下，解决的办法是在皮瓣完全愈合和血管重建后用脂肪移植物增加面积。建议使用脂肪移植矫正该区域，以补偿预期的脂肪萎缩。造成轮廓臃肿的移植物，处理方法是减脂或吸脂（图 15-9A 至 D）类固醇注射和（或）硅胶凝胶或硅胶片[21]。

八、增生性瘢痕、不美观瘢痕和瘢痕疙瘩

病因：创面张力、遗传因素、切口或皮瓣设计不当、创面裂开或皮瓣坏死。

处理：无张力缝合，切口设计使缝合方向与皮纹平行，切口在健康皮肤上，深度缝合以消除创口张力、创口边缘外露，湿润的愈合环境。任何创口愈合时都会形成一定程度的瘢痕组织。较大的瘢痕可能会影响功能，并且可能会引起美容方面的困扰。瘢痕成熟是一个复杂的过程，包括产生新的胶原纤维和降解现有的胶原纤维。当这个平衡的过程趋向于过多的胶原蛋白产生或较少的降解时，肥厚性或瘢痕疙瘩就会形成[22]。

为了避免不美观的瘢痕形成，面部皮肤病变应以最终的瘢痕平行于皮纹。如果计划一期缝合，切除时应呈椭圆形，长度为宽度的 3 倍，每个角成 30°。另外，M-p 整形型切口可用于协助缝合和瘢痕美容。肥厚性瘢痕通常被定义为在原始创口范围内生长的瘢痕，而瘢痕疙瘩往往会延伸到创口边缘之外。治疗瘢痕的最佳时间是在完全愈合和成熟之后，这通常发生在初次手术后的 6～9 个月。肥厚性瘢痕的处理包括瘢痕的推理与按摩，以打破瘢痕带；硅胶膜状敷贴，并每 3～6 周定期注射类固醇[23]。类固醇只能直接注射到瘢痕组织中，同时避免分散到邻近的皮肤中，因为它可能导致皮肤变薄，色素沉着降低和毛细血管扩张。膜状敷贴提供了一种闭塞敷料，为角质层提供水合作用，是一种有循证依据的伤口愈合辅助物，可防止增生和瘢痕。一般使用时间为 6～12 个月。

脉冲染料激光可以与类固醇注射一起使用，以增强其效果。其作用机制是抑制胶原纤维的成纤维细胞生成，以及抑制血管生成，并经常减少整体瘢痕组织的形成[24]。

瘢痕疙瘩的处理颇具挑战性，因为它可能会复发，甚至体积更大。单一治疗方式，如切除或类固醇注射，有很高的复发率。建议手术切除并辅以治疗，如预定的类固醇注射、压迫和（或）膜状敷贴。丝裂霉素是一种抑制 DNA 合成和成纤维细胞增殖的化疗药物[25]，在复发性瘢痕疙瘩的情况下，丝裂霉素局部应用，并与其他治疗方式相结合，显示出有希望的结果。但由于可能的长期不良反应和致癌作用而很少使用，不过可在手术切除瘢痕疙瘩后给予单次 10 Gy 的低剂量照射[26]（流程图 15-6）。

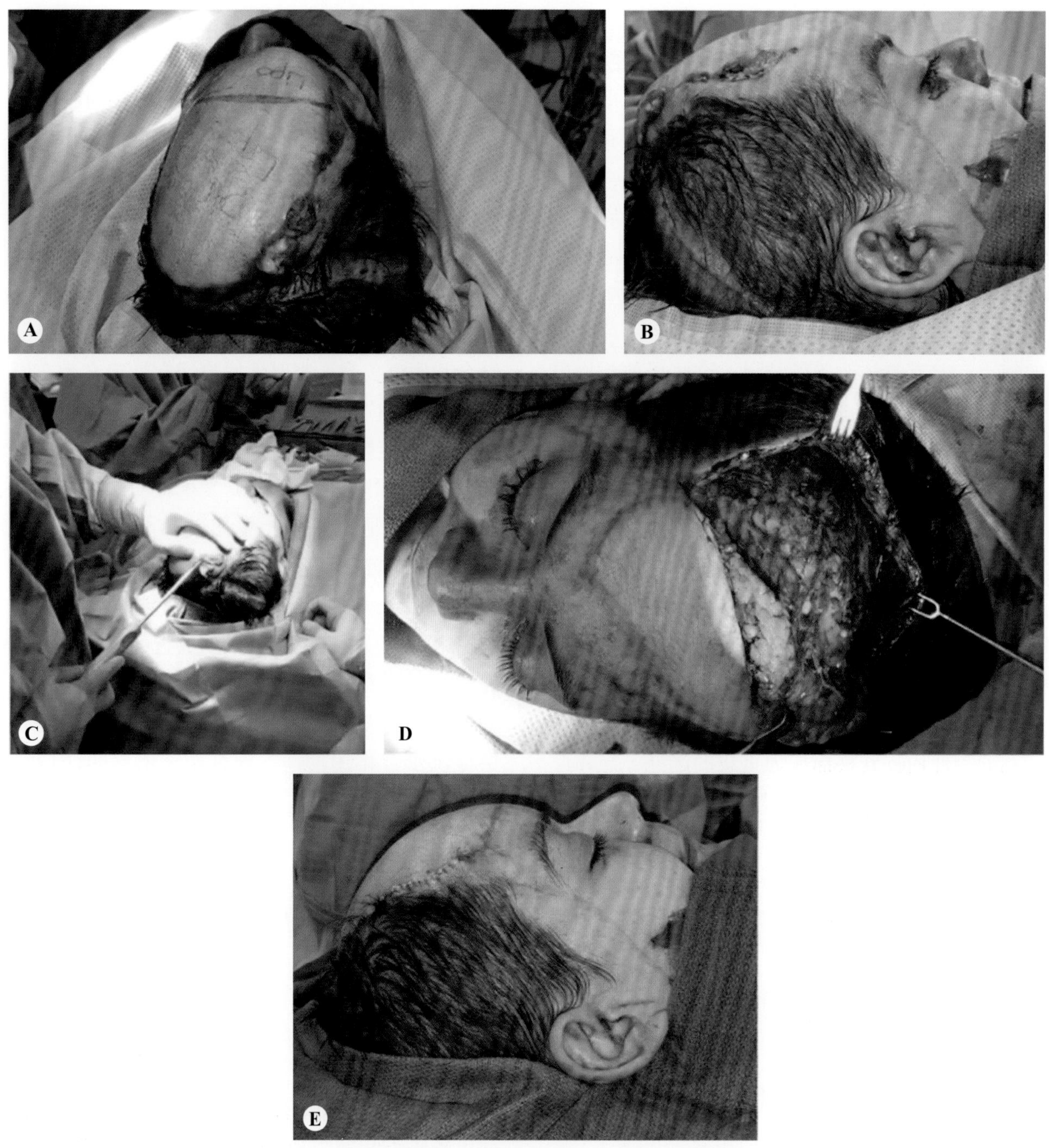

▲ 图 15-9 **A.** 股骨前外侧（**anterolateral thigh，ALT**）皮瓣重建头皮的最终结果；**B.** 侧向位视角；**C.** 在皮瓣的远端行经典吸脂术；**D.** 打开皮瓣的一端减压；**E.** 即刻改善头部外形

结论

对于儿童和成人患者的额外的面部美容需求，皮肤科手术涵盖了各种各样的并发症处理方法和外科治疗手段。经验丰富的口腔颌面外科医生能够有效地预防或控制这些并发症。

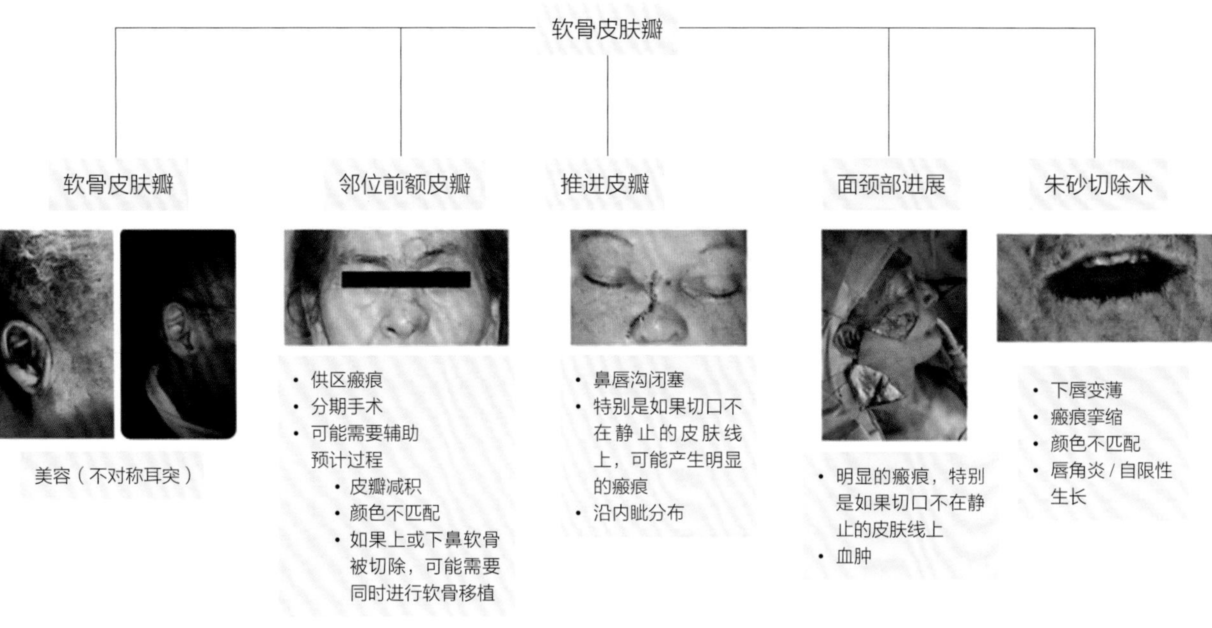

▲ 流程图 15-6　局部皮瓣并发症

参考文献

[1] Han, J.H., Kim, J., Yoon, K.C., and Shin, H.W. (2018). Treatment of post-traumatic hematoma and fibrosis using hyaluronidase injection. *Arch. Craniofac. Surg.* 19 (3): 218-221.

[2] Delaney, A., Diamantis, S., and Marks, V.J. (2011). Complications of tissue ischemia in dermatologic surgery. *Dermatol. Ther.* 24 (6): 551-557.

[3] Mulliken, J.B. and Healey, N.A. (1979). Pathogenesis of skin flap necrosis from an underlying hematoma. *Plast. Reconstr. Surg.* 63 (4): 540-545.

[4] Hicks, P.D. and Stromberg, B.V. (1985). Hemostasis in plastic surgical patients. *Clin. Plast. Surg.* 12 (1): 17-23.

[5] Larson, R.J. and Aylward, J. (2014). Evaluation and management of hypertension in the perioperative period of Mohs micrographic surgery: a review. *Dermatol. Surg.* 40 (6): 603-609.

[6] Zoumalan, R. and Rizk, S.S. (2008). Hematoma rates in drainless deep-plane face-lift surgery with and without the use of fibrin glue. *Arch. Facial Plast. Surg.* 10 (2): 103-107.

[7] Esposito, S., Bassetti, M., Bonnet, E. et al. (2016). Hot topics in the diagnosis and management of skin and soft-tissue infections. *Int. J. Antimicrob. Agents* 48 (1): 19-26.

[8] Eisele, D. and Smith, R.V. (2008). *Complications in Head and Neck Surgery*. Elsevier Health Sciences. 1 p.

[9] Thornton, J.F. and Carboy, J.A. (2018). *Facial Reconstruction after Mohs Surgery*. Thieme. 1 p.

[10] Daniel, R.K. and Kerrigan, C.L. (1979). Skin flaps: an anatomical and hemodynamic approach. *Clin. Plast. Surg.* 6 (2): 181-200.

[11] Gaboriau, H.P. and Murakami, C.S. (2001). Skin anatomy and flap physiology. *Otolaryngol. Clin. North Am.* 34 (3): 555-569.

[12] Salasche, S.J. and Grabski, W.J. (1991). Complications of flaps. *J. Dermatol. Surg. Oncol.* John Wiley & Sons, Ltd; 17 (2): 132-140.

[13] Osguthorpe, J.D. (1991). Head and neck burns. Evaluation and current management. *Arch. Otolaryngol. Head Neck Surg.* American Medical Association; 117 (9): 969-974.

[14] Woodard, C.R. (2013). Complications in facial flap surgery. *Facial Plast. Surg. Clin. North Am.* 21 (4): 599-604.

[15] Vural, E. and Key, J.M. (2001). Complications, salvage, and enhancement of local flaps in facial reconstruction. *Otolaryngol. Clin. North Am.* 34 (4): 739. -51-vi.

[16] Dryden, S.V., Shoemaker, W.G., and Kim, J.H. (2013). Wound management and nutrition for optimal wound healing. *Atlas Oral Maxillofac. Surg. Clin. North Am.* 21 (1): 37-47.

[17] Brodland, D.G. and Zitelli, J.A. (1992). Surgical margins for excision of primary cutaneous squamous cell carcinoma. *J. Am. Dermatol.* 27 (2 Pt 1): 241-248.

[18] Vachiramon, V. and Thadanipon, K. (2011). Postinflammatory hypopigmentation. *Clin. Exp. Dermatol.* 36 (7): 708-714.

[19] Sofen, B., Prado, G., and Emer, J. (2016). Melasma and post inflammatory hyperpigmentation: management update and expert opinion. *Skin Therapy Lett.* 21 (1): 1-7.

[20] Patil, U.A. and Dhami, L.D. (2008). Overview of lasers. *Indian J. Plast. Surg.* 41 (Suppl): S101-S113.

[21] Alberti, L.R., Vicari, E.F., De Souza Jardim Vicari, R., and

Petroianu, A. (2017). Early use of CO_2 lasers and silicone gel on surgical scars: prospective study. *Lasers Surg. Med.* John Wiley & Sons, Ltd; 49 (6): 570-576.
[22] Dockery, G.L. and Nilson, R.Z. (1994). Treatment of hypertrophic and keloid scars with SILASTIC gel sheeting. *J. Foot Ankle Surg.* 33 (2): 110-119.
[23] Heppt, M.V., Breuninger, H., Reinholz, M. et al. (2015). Current strategies in the treatment of scars and keloids. *Facial Plast. Surg.* 31 (4): 386-395.
[24] Su, C.W., Alizadeh, K., Boddie, A., and Lee, R.C. (1998). The problem scar. *Clin. Plast. Surg.* 25 (3): 451-465.
[25] Stewart, C.E. and Kim, J.Y. (2006). Application of mitomycin-C for head and neck keloids. *Otolaryngol. Head Neck Surg.* 135 (6): 946-950.
[26] Khan, M.A., Bashir, M.M., and Khan, F.A. (2014). Intralesional triamcinolone alone and in combination with 5-fluorouracil for the treatment of keloid and hypertrophic scars. *J. Pak. Med. Assoc.* 64 (9): 1003-1007.

推荐读物

Tomás-Velázquez, A. and Redondo, P. (2018). Assessment of frontalis myocutaneous transposition flap for forehead reconstruction after Mohs surgery. *JAMA Dermatol.* 154 (6): 708-711.

第16章 硬组织重建

Hard Tissue Reconstruction

Roderick Y. Kim Fayette Williams Brent B. Ward 著 高建勇 苏润青 陈 彤 译

骨连续性的恢复是口腔颌面部硬组织重建手术成功的基础。外科医生在术前、术中和术后需要考虑很多因素。掌握移植骨（无血供下移植游离松质骨、皮质骨或皮质松质骨）、骨瓣（带蒂骨或带自身血管系统的游离骨）或骨替代物（生长因子，异体、异质和异种材料）之间的细微差别，了解每种方法潜在的风险和并发症，能为患者提供有效的知情同意，并采取相应的质量控制措施。最终，外科医生必须将已知的风险和并发症最小化，并清晰认识其有效控制手段，才能为患者提供可能的最好医疗保障。

一、并发症中的患者因素

（一）围术期共存病

虽然大多数骨重建手术的总体发病率和死亡率都很低，但对于体弱、老年人和身体状况不佳者，仍应仔细评估和优化。这种术前评估对于确保治疗的安全性并将不良反应降至最低至关重要。完整病史的采集，包括术前心肺病史和功能状态，可以提供准确的风险评估，并确定是否有必要进行额外评估[1-5]。这在选择性重建手术时尤为重要，为了最大限度地保证患者的健康，可能会推迟手术。然而，在许多情况下，需要采取更加紧急的干预措施。这些情况仍然需要进行深入的术前评估，并与患者及麻醉医生讨论风险。通过详细的评估和围术期计划，可以缓解许多围术期共存病，以减少或避免不良后果（流程图16–1）。

（二）营养状况问题

病因：本质上是多种因素造成，包括吞咽困难、吞咽疼痛、酗酒以及自理能力缺乏。

预防：通过实验室检验进行评估，并咨询营养师或外科优化团队。术前营养支持 / 补充。

现阶段，外科医生普遍认为，营养状况是决定所有手术整体成功的重要因素。因此，术前必须通过临床评估和恰当的实验室检验来确定患者是否营养不良。一些研究指出，20%～67% 的头颈癌患者在手术治疗时存在营养不良的情况，其中包括许多可能需要进行游离组织移植的骨重建手术患者[6]（图16–1）。近期体重减轻超过10% 的患者更容易出现严重的术后并发症，包括伤口感染、瘘管、呼吸系统并发症、心肌损伤，以及进展为败血症[6, 7]。白蛋白、前白蛋白、术前C–反应蛋白水平和体重指数可以作为决定预后以及直接或间接评价营养状况的指标[8-12]。白蛋白、前白蛋白降低的患者更易发生术后恢复慢，软硬组织愈合延迟的情况。相反，术前为患者提供蛋白质营养可缩短住院时间并改善骨愈合，这一点在普外科和骨科患者的治疗中得到了证实[13, 14]。

（三）口内创口开裂

病因：患者因素导致的创口愈合不良，过早咀嚼及缝合线张力大。

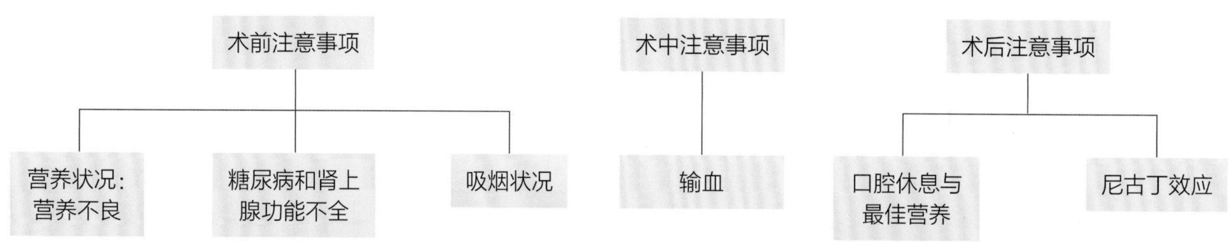

▲ 流程图 16–1　围术期共存病需考虑的因素

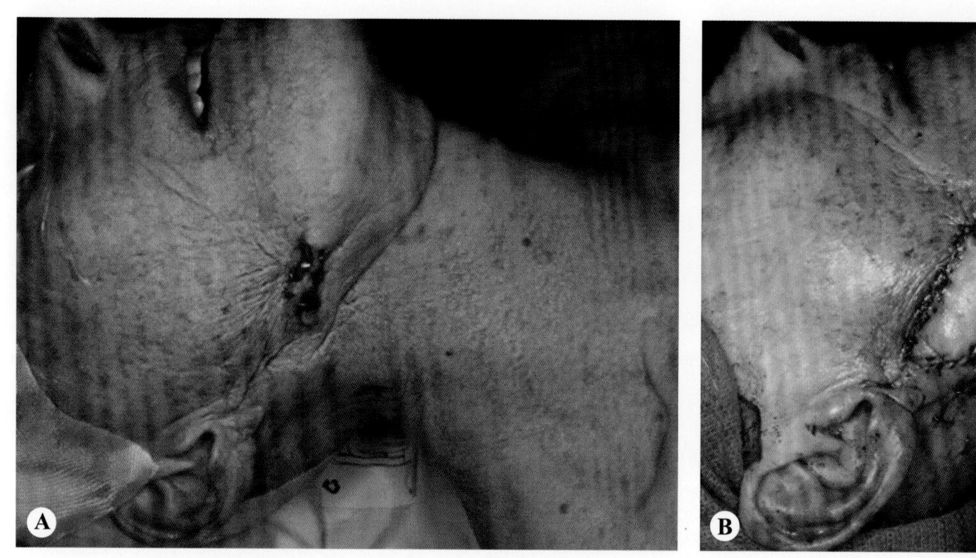

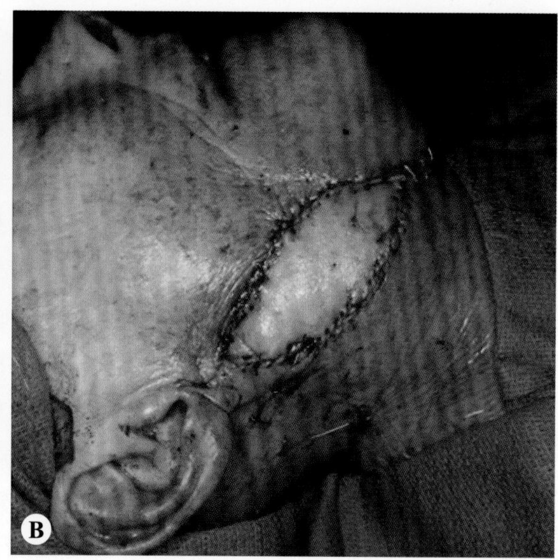

▲ 图 16–1　患者在颌骨切开复位内固定术后出现颌骨坏死和病理性骨折，并发伤口愈合不良和皮肤瘘。在采用游离腓骨皮瓣硬组织重建前，患者经口进食不佳及营养状况差已加以改善

预防：优化营养和患者其他因素，减少口腔活动，经鼻胃管营养支持。

处理：局部创面护理，包括包扎、修整创口边缘、追加组织移植（局部或远处）。

许多口腔颌面部植骨和骨瓣移植手术需要做口内切口或关闭口腔内瘘口。关于术后口腔制动休息存在大量的争议，尚未达成共识，术后患者仍需足够营养来促进创面愈合。有充分证据表明，术后早期营养支持患者预后更好，特别对于重症监护环境下的重大游离组织瓣重建术的患者尤为明显 [15, 16]。对于大型重建手术，应用肠内喂养管可以避开口内创口提供营养支持。

（四）鼻胃管置入并发症

病因：鼻胃管移位到胃以外部位。

预防：插管后使用前先做腹部 X 线检查，确认胃内置管位置。在柔性或刚性内镜直视下观察鼻胃管进入颈段食管的情况。

处理：需注意并确保更换前鼻胃管未被使用。通过 X 线片或透视检查确认鼻胃管已移除或更换。

已有报道放置鼻胃管产生的并发症，包括外伤患者鼻胃管误置入颅内、鼻胃营养液肺吸入、气管食管瘘、鼻窦炎、倾倒综合征引起的腹泻和胃溃疡等（图 16–2）。对于进行某些肿瘤重建术的患者，口内创口愈合期可能较长，选择经皮或开放性胃造瘘可能有益。其主要并发症包括胃管移位至腹膜、结肠或小肠穿孔、造口周围感染、肉芽肿形成，以及其他与胃肠营养相关的问题 [17–20]。

（五）糖尿病的影响及皮质类固醇的使用

血糖控制不佳及围术期皮质类固醇的使用会

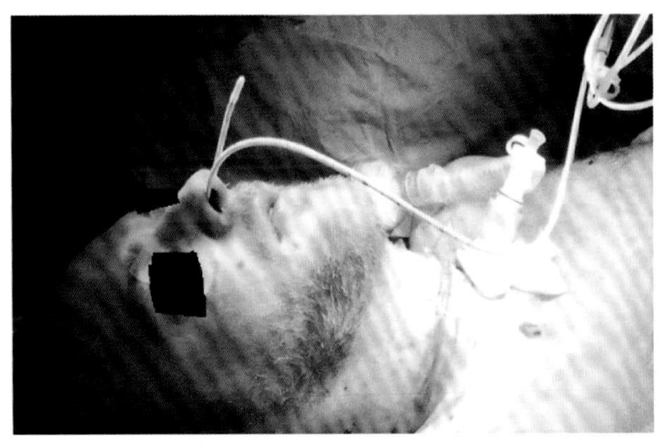

▲ 图 16-2 鼻胃管在食管处向后退缩，并折返至对侧鼻孔穿出

减缓骨骼和组织的愈合。高血糖浓度和皮质类固醇的长期使用与胶原的交联反应受抑有关，而胶原交联是骨和软组织愈合的必要条件[21]。此外，高血糖浓度和皮质类固醇的长期使用对血管生成、巨噬细胞和中性粒细胞的趋化、迁移和吞噬也表现出抑制作用[22-24]。成骨细胞和破骨细胞功能的改变及血管的生长和重塑都会削弱骨的愈合[24-30]。皮质类固醇通常用于围术期治疗，若短期且不超量使用，对创面愈合和感染发生率的影响很小。如上所述，长期使用皮质类固醇会抑制胶原合成及交联，降低成骨细胞和破骨细胞的分化和功能，从而影响愈合[31-34]。

（六）尼古丁效应

尼古丁已被证实对所有组织的血运都有重要影响。其通过诱发微血管收缩，增加纤维蛋白原水平和血小板聚集促使高凝状态，并产生挥发性物质和自由基，从而形成一个影响愈合的炎症环境。有证据表明，即使是低剂量的尼古丁也会通过抑制促成骨骨形态发生蛋白而对骨愈合产生有害影响[35-37]。最好在选择性骨重建手术前戒烟，以最大限度地提高骨再生能力。在术后愈合阶段，吸烟已被证实不利于移植骨存活[38-40]，在单皮质覆盖移植术中，吸烟者的并发症发生率是不吸烟者的 2 倍[41]。

（七）输血风险

病因：术前贫血、术中急性失血、营养不良、铁缺乏症。

预防：术前补充铁剂或促红细胞生成素，术中细致止血。

严重失血的风险包括围术期或术后心肺并发症（如心肌梗死或心律失常），或甚至神经系统后遗症（如卒中），尤其是老年或身体状况不佳的患者。众所周知，输注血液制品存在疾病传播、全身炎症反应综合征、伤口感染、败血症、肺炎、急性肺损伤、急性呼吸窘迫综合征、延长住院时间等诸多风险[42-46]。

对供体部位的骨和软组织进行细致止血，同时使用辅助止血材料可以有效地减少术中和术后失血。但是有报道辅助止血材料也会发生相关的并发症，常用于骨髓腔止血的骨蜡与止血部位的肉芽肿形成及迟发性感染有关[47-55]。其他止血材料的使用，如氧化纤维素止血纱布（Surgicel®，爱惜康公司，萨默维尔市，新泽西州），如果直接置于神经表面或紧邻神经时，也会导致神经感觉异常[56-59]。

为了降低输血风险，给围术期贫血患者使用促红细胞生成素是有好处的[60, 61]。这对于因宗教信仰而不能接受自体输血的患者尤其重要[62, 63]。但是，在低至中等风险的择期手术中使用促红细胞生成素是否具有成本效益还需要进一步研究。

二、硬组织移植的选择和注意事项

（一）自体骨

自体骨是硬组织移植的金标准，移植骨和骨瓣均可用于修复剥脱性、创伤性和先天性骨缺损。其并发症通常与感染、裂开或骨不连有关。术后伤口裂开是最常见的并发症，可导致移植物部分或全部丧失[64-67]。虽然血管化和非血管化组的感染发生率均为 8%～10%，但非血管化骨移植的并发症总发生率可能高达 69%。血管化骨提供了一个更可预测和可行的选择，应在可能的情况下予以考虑[68, 69]。但是，除非需要大量的软组织，否则对于＜4cm 的骨缺损应限制血管化骨的使用，非血管化骨可以成功修复此类缺损。

（二）鼻窦骨移植失败

病因：感染、创口裂开、血肿、鼻窦炎。

预防：鼻窦外科医生的术前评估和尽可能开展 FESS（功能性内镜鼻窦手术），膜材料的使用。

处理：去除移植物及涂布抗生素，局部创面护理和冲洗，尽可能行 FESS。

对于涉及上颌窦的骨内移植物，术后并发症通常与感染有关。当鼻窦移植物感染时，可能需要完全去除移植物并治疗 6 周，待感染清除后再次植骨 [70]。由于骨出血很难控制，鼻窦腔内可能会出现血肿 [71]。术前有鼻窦炎病史的患者在鼻窦扩大术后并发症的发生率较高，包括感染、创口裂开和发生口腔上颌窦瘘 [72, 73]。移植骨的软组织覆盖偶尔是必要的，虽然膜材料的选择多样化使得软组织覆盖更具灵活性，但术前仍需对是否适合覆盖进行评估。

（三）异体移植物和异种移植物

异体移植物和异种移植物因其产品的可获得性、成本低以及无供区发病隐患，越来越得到广泛的使用。有许多可供选择的种类，如颗粒状松质骨、颗粒状皮质骨、皮质松质骨。人们会对这种移植物疾病传播的风险有一些担忧，但在适当的筛查程序和无菌水平保证下（低于 10^{-6}），生物传播的总体概率为 1/100 万。对于特殊疾病（如 HIV，估计传播概率为 1/160 万至 1/800 万）在移植物经过脱矿处理后传播概率大大降低 [74–77]。目前，有多种技术可对骨移植材料成品进行消毒和灭菌。异种移植有其自身问题，如朊病毒传播和牛海绵状脑病（疯牛病）。在颌面外科文献中没有关于传染病的报道，分组研究显示综合使用纯化技术可使传染性成倍减少 $10^{10.3}$（最差情况）至 $10^{19.7}$（最好情况），这与材料制备及动物选择过程几乎不存在传播风险相关 [78, 79]。

三、骨形态发生蛋白

与骨形态发生蛋白相关的肿胀

病因：重组骨形态发生蛋白 –2（rhBMP-2）进行硬组织重建。

处理：根据需要控制气道通气、充分的软组织覆盖、无张力关闭切口，并考虑可能的上下颌骨固定以防止口内受植部位的咀嚼运动。

rhBMP-2 已显示出在硬组织重建方面的前景，更多的是与自体移植物的结合使用 [80]。这种治疗的并发症最令人担忧的是移植物植入后导致的严重肿胀。在颈椎重建中使用 rhBMP-2，有 27% 的患者出现严重的颈部肿胀和吞咽困难，有时会导致住院时间的延长或二次入院 [81, 82]。在使用 rhBMP-2 治疗下颌骨节段性缺损时有同样的担忧，并且还要担心因此造成的口内创口裂开 [83]。另一个 rhBMP-2 应用于硬组织重建特有的现象是异位骨形成 [84, 85]。这可能是由于术中重组溶液溢出到缺损周围的手术区域表面。其他报道的并发症包括慢性感染引起的骨不连和软组织包膜塌陷导致的移植物丧失 [86, 87]。

四、特定供体部位的发病率和并发症

自体骨移植重建必须考虑供体部位可能出现的并发症和发病率。每个供体部位都有其独特的优势、局限性和潜在的并发症。对于很小的缺损，口内供体是最理想的。相比之下，口外供体有更多的重建材料可供使用，但比口内供体有更高的发病率和风险（流程图 16–2）。

（一）口内供体区

常见的口内植骨来源包括下颌升支、下颌骨正中联合、上颌结节和冠状突。Misch 对 50 名患者的两个位点所做的对比研究表明，与下颌升支供骨相比，正中联合供区在术后存在更多问题 [88]。在 28 例正中联合骨移植患者中，3 例发生创口裂开，而于下颌升支供骨者均愈合良好，无创口裂开。作者指出，在正中联合处进行手术时，只有前庭沟切口出现创口愈合问题，而行龈沟切口几乎不发生愈合问题。术后口内供体部位神经感觉的改变与靠近颊长神经、下牙槽神经和颏神经有关。与下唇相比，患者似乎不太能注意到颏神经分布区域的感觉变化 [88]。Misch 报道正中联合取骨后有 10% 的患者发生了暂时性颏神

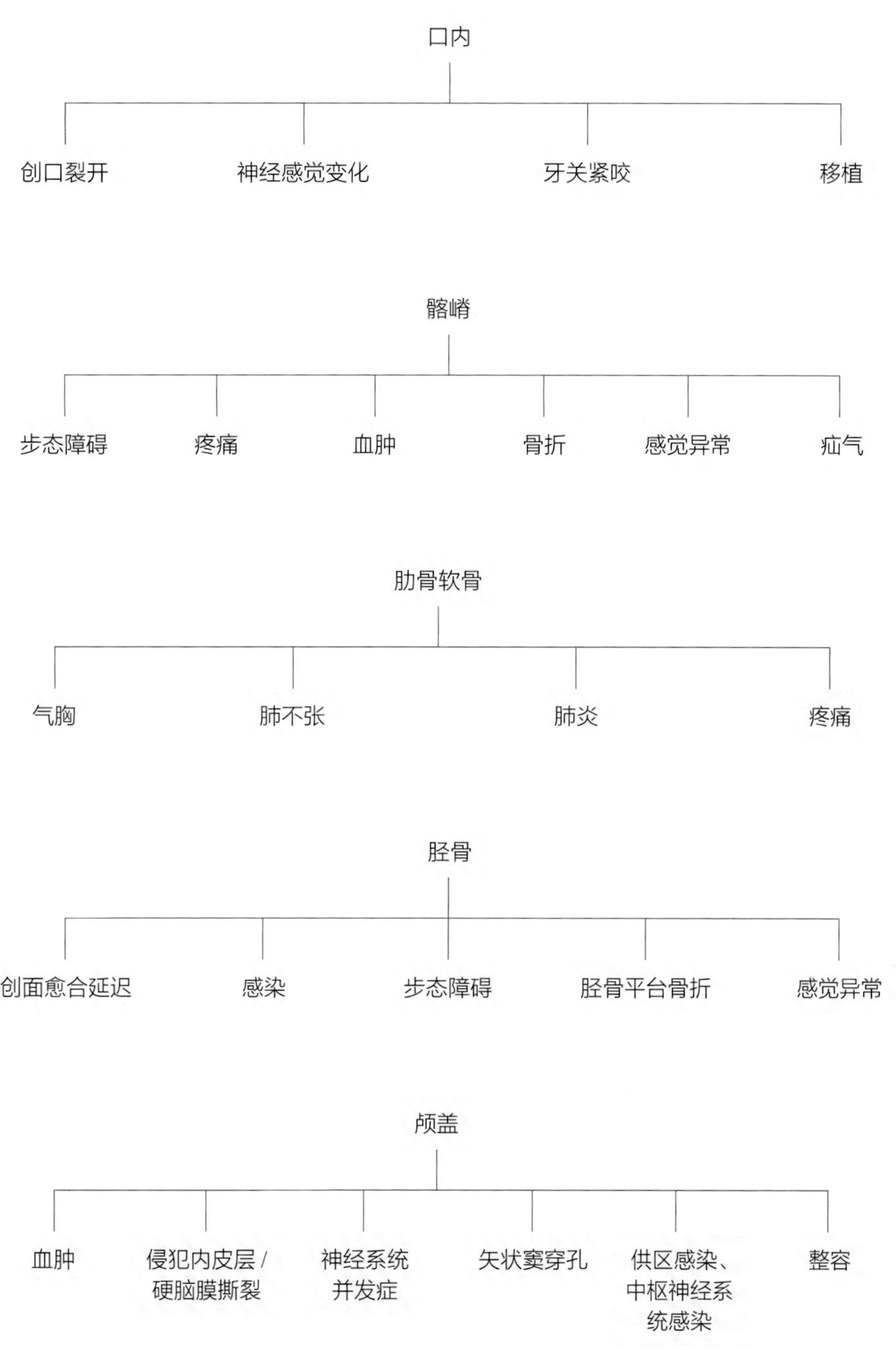

▲ 流程图 16-2　**骨移植供区部位和相关并发症**

经感觉异常，但最终都恢复了。在同一研究中，29% 的患者表示下切牙感觉改变，持续时间长达 6 个月。尽管有的报道称接受下颌升支取骨的患者术后会出现低发生率的暂时性神经感觉异常，但未出现沿下牙槽或颊长神经分布区域感觉的永久性改变 [89]。口腔内供区术后感染不常发生。

口内供区创口裂开

病因：因取骨造成无效腔、切口线位于无效腔上方、伤口关闭不良或张力过大导致创口裂开。

处理：做龈沟内切口或其他可以无张力关闭的切口，不可直接在取骨后缺损区上方做切口。

（二）髂骨取骨区

髂嵴是大、中型骨缺损重建最常用的供体部位之一。髂前嵴和髂后嵴均可用做取骨。取骨术后早期出现行走障碍和疼痛是正常的术后并发症，会随时间的推移而消退[90–92]。行走障碍是由于取骨手术，尤其是需要取块状骨进行移植时，臀肌、髂肌和阔筋膜张肌等肌肉被剥离所致。相反，仅取松质骨并精细操作可以减少这种并发症的发生。虽然髂后嵴取骨需要术中对患者重摆体位才能进入该部位，但在此位置取骨会降低行走困难、疼痛和血肿等并发症的发生，已获得外科医生公认[91, 93]。

髂嵴取骨区感染

病因：血肿及无菌操作技术不佳。

处理：血肿部位切开引流，涂布抗生素，局部细致止血同时使用辅助止血材料如骨蜡、氧化纤维素、活化凝血酶 – 明胶基质（Floseal®, Baxter，www.baxter.com；Surgiflo®，Ethicon, www.ethicon360.com）。

据报道，腹膜后出血致患者死亡是极为罕见的并发症[94]。髂嵴骨折可能发生在髂骨前部和后部的取骨术中，术后的骨折可能继发于外侧肌肉沿着薄弱的髂嵴突然收缩而导致[95]。髂嵴取骨术后还可能因骶髂嵴韧带松弛发生骨盆不稳[96]。肌肉和筋膜复位不良会导致术后疝气（0%～0.8%）的发生[97–99]。术后肠梗阻极其罕见，仅有两名患者被报道[100]。熟悉掌握术区的解剖结构，在保护骨膜的情况下仔细解剖，有助于避免严重并发症的发生，这些并发症通常是由于术者术中无从下手和操作过于粗暴导致。

术后感觉异常常见于股外侧皮神经分布区域（0%～17%）[92, 97, 101, 102]。术中避免过度牵拉及保留髂前上棘 1cm 骨质，可以最大限度地减少对这一神经的损伤。其他有损伤风险的神经包括髂腹股沟神经、髂腹下神经、臀神经、坐骨神经和肋下神经。

五、颅骨移植

内侧皮质骨板损伤

病因：截骨过于冒进、截骨区设计不佳、缺乏清晰的板障间隙。

预防：仔细设计板障骨的供骨部位，至少在一个边缘制备明晰的斜面以便骨凿有适当的角度分离骨皮质。

处理：神经外科会诊，术后连续影像学检查评估血肿或感染。

颅骨通常用作颌面部重建的皮质松质骨来源。供区方便被划入手术区域内，只需要简单解剖就能暴露骨壁。可以轻易且快速地从颅骨上取下移植骨，并用于多种用途，包括鼻部重建、眼眶重建和下颌骨表面贴附等。虽然全层颅骨骨移植是可行的，但通常仅截取外层骨板是最安全的。

据报道，血肿和皮下积液是颅骨取骨术后最常见并发症，并发轻微疼痛也会发生[103]。使用骨蜡或头皮加压包扎止血可以避免血肿。一项对 586 例颅骨移植的回顾性研究中，出现了 5 例皮下积液和 2 例颅内血肿，并发症总发病率为 1%[104]。该报告还强调了颅骨取骨术潜在的严重并发症，即颅骨内板意外穿孔造成硬脑膜撕裂或直接损伤大脑皮质。还有包括术后轻偏瘫的神经系统并发症的报道，虽然这些并发症最终证实都是暂时性的。总的来说，报道中颅骨内板损伤发生率为 0%～13%，会导致不同程度的硬膜下血肿、脑脊液漏、中枢神经系统感染和矢状窦穿透。虽然硬脑膜暴露但未发生撕裂，通常来说并不严重，但仍需要使用颅骨膜或现成的硬脑膜替代品覆盖硬脑膜，并涂布广谱抗生素。当并发症导致硬脑膜撕裂需要修复或对颅内容物造成明显损伤时，应考虑神经外科的介入[104]。

颅骨取骨术切口线处可能会有脱发、瘢痕或瘢痕疙瘩形成，当这些后遗症很明显时，还可能出现严重的容貌并发症。术中应注意不要横切毛囊，避免在头皮瓣上使用止血夹和电刀，做切口时要考虑头发沿着发际线后退，最后仔细关闭伤口，这些将有助于最大限度地减少潜在并发症的发生。

六、肋软骨移植物

（一）疼痛和肺不张

病因：多根肋骨截取，肋软骨截取。

预防：鞘内止痛泵、肋间神经阻滞。

处理：积极的胸部理疗、诱发性肺量计、下床活动。

肋软骨移植经常用于颌面部的骨重建，尤其是在同时需要骨和软骨时。术后并发症包括肺不张、肺炎、气胸和伤口感染。通常术后疼痛的患者需要用夹板固定胸壁，以减少呼吸运动防止疼痛加剧。当从左侧胸部取骨时，疼痛可能与心肌梗死引起的急性胸痛相似，需要仔细鉴别。这种由疼痛引发的吸气减少会促使肺不张和肺炎的发生。一项针对 300 名接受肋骨取骨术患者的研究指出，肺炎是最常见的并发症（8 名患者），有两名患者出现了持续性的肺不张 [105]。

（二）胸膜损伤

病因：截骨操作粗暴，肋骨深面骨膜剥离不佳。

处理：瓦式动作状态下，留置抽吸导管或采用肌肉瓣进行初步关闭。可能需要插入胸腔管。

取骨完成后，应仔细检查手术部位，在麻醉医生施加正压的同时对伤口进行水下漏气检查。正压下出现气泡表明胸膜撕裂。胸膜撕裂的治疗取决于损伤的大小和程度。可以尝试在小 Foley 或红色 Robinson 导管上进行修复，并在最终关闭创口前排空胸膜下的气体。肌肉补片可用来治疗较大的撕裂伤口，最后需要放置胸腔管。此外，应该认识到如果残余肋骨边缘过于锐利，在呼吸过程会刺破胸膜，可能导致延迟性气胸发生 [106]。无论术中情况如何，都建议术后拍摄 X 线片评估气胸，因为即使术中未发现确切证据，仍可能存在气胸（图 16-3）。

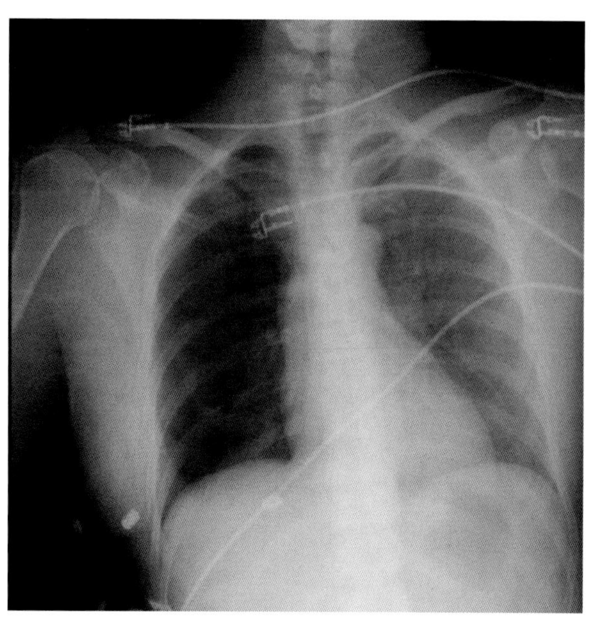

▲ 图 16-3　肋骨取骨后右侧气胸

七、胫骨移植

胫骨因其能够以坐姿进行远端取骨以及相对较低的并发症发病率而广受欢迎。术后并发症包括伤口愈合延迟、感染、步态障碍、骨折和持续性疼痛或感觉异常。一项骨科文献中 230 例胫骨移植病例的回顾性研究显示，并发症的总发生率为 1.3%[107]。0%～4.5% 的病例出现伤口愈合延迟 [107-109]。一篇综述特别提到一名肥胖患者伤口愈合延迟，出现了皮下积液，需要外科清创并放置引流管后关闭伤口 [108]。瘀斑出现常有报道，但会随着时间的推移而消退 [108, 110]。有 2.7% 的病例发生供体部位病理性骨折 [107, 111]。步态障碍往往是暂时的，通常会在 10 天内恢复 [112]，但也有报道称手术后有长达 3 周的行走困难 [109]。有 5% 的病例供体部位出现持续性疼痛 [107, 109]。一项 44 例胫骨移植病例的研究报道了 1 例因取骨手术时进入到关节间隙导致术后持续的关节疼痛。可通过避免胫骨平台区域取骨来预防此现象的发生 [108]。7.5% 的病例会发生神经感觉异常，但这种情况会在几周内消失 [110]。

未成活移植骨段的持续暴露

病因：愈合不良、骨不连、固定松动、感染、放射治疗史、早期咀嚼导致创口裂开。

处理：局部创面护理和冲洗，刮治，清创至有活力的出血骨，牙槽嵴固定或上下颌固定以保持稳定。

对于任何的骨移植物，持续感染和创口裂开都可能会导致部分移植骨失活。无论是从患者共存病的角度还是从手术的角度来看，这类并发症的病因都很多。最终需要正确的伤口护理和对坏死部分进行清创。

八、硬组织重建中的固定装置

（一）牵张成骨术

牵张成骨在骨重建中具有重要作用，作为替代标准骨移植技术的方法，可直接从相邻部位生成骨。用于节段性缺损的输送盘牵张术和用于萎缩性牙槽嵴的牙槽骨牵张术就是具体的例子。但这些技术带来的困难和并发症降低了人们最初对这项技术的热情。

（二）牵引器固定失败

病因：瘘管护理不善和感染、受力明显。

预防：牵引臂局部创口护理和冲洗、术前规划牵张矢量和螺钉定位。

两组大型系列研究显示，机械装置故障、不稳定或破损并不常见，在所有类型的牵引病例中占比不足 6%[113]。其他并发症包括感觉异常（14%～28%）、血肿（4%）和放置牵引器部位的术后骨缺损 [114, 115]。当牵引不能形成足以愈合的骨基质时，还会出现其他并发症。这对接受放射治疗的患者尤其重要，放射治疗后患者骨牵引的作用有限，且骨质条件差。对于较大的骨缺损，牵张成骨最常见的并发症是无法将最终形成的骨基质定位在所需的位置上。这种并发症可能是固定装置本身故障造成的，更常见的原因是外科医生在放置牵引装置时未能恰当地与所需矢量保持一致 [113, 116–120]。为了克服这一限制，许多外科医生已采用计算机建模来提高准确性 [121] 并使用在牵引过程中可调整的装置 [122]。

（三）固定方案

在骨重建中重建板的使用存在很大的争议。许多争论涉及固定板的大小和硬度，支持迷你板或刚性重建板的都有。众所周知，固定板必须具备一定的硬度稳定骨段以便于愈合，但随着对骨折愈合机制和应力屏蔽的认识，治疗理念发生了重大变化 [123–125]。如果固定板使用时，肌肉牵拉产生的扭矩对板产生有害作用力，则可能导致螺钉松动，造成骨移植失败，出现错位愈合或骨不连。同样，固定板的弯曲会将不当应力传递给金属，在错位愈合 / 骨不连时这种情况反复发生，固定板会有断裂的风险。总体而言，固定板使用相关并发症有螺钉松动（占锁定螺钉的 0.8%）、固定板暴露（口内和口外 10%～15%）、钢板断裂（0%～8%），以及由此产生的急性和慢性感染（高达 30%）、口皮瘘和错位愈合 / 骨不连（0.7%～8%）[126–130]（图 16–4，图 16–5）。

（四）固定装置失败

病因：瘘管、生物膜、感染、咀嚼力导致螺钉松动、放射治疗、异体骨反应、钻孔过程中骨过热、过敏反应。

处理：评估硬组织移植物的愈合和稳固情况。最终需要移除固定装置。早期去除固定装置需要加固重建的硬组织，以实现骨愈合。可选择的加固方式包括微型板、重建板、外固定器、和（或）上下颌固定。骨愈合后需要移除固定装置，如果在移除时发现感染，则需要进行细菌培养和涂布抗生素（流程图 16–3）。

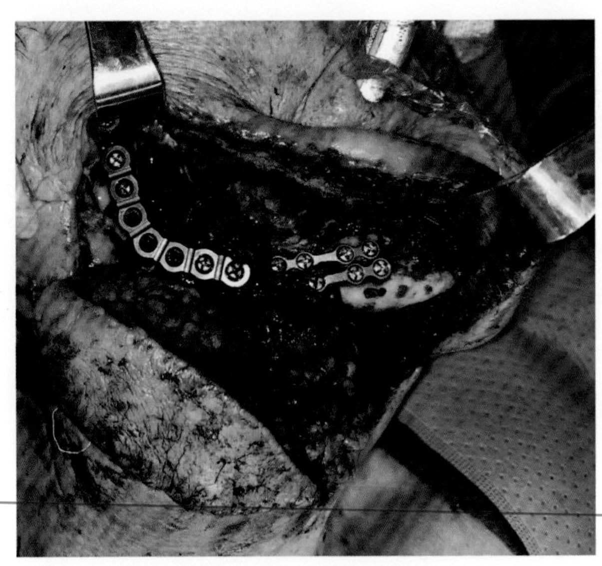

▲ **图 16–4　术后腓骨皮瓣早期螺钉固定失败，固定板断裂，骨折远端微型板置换重建板**

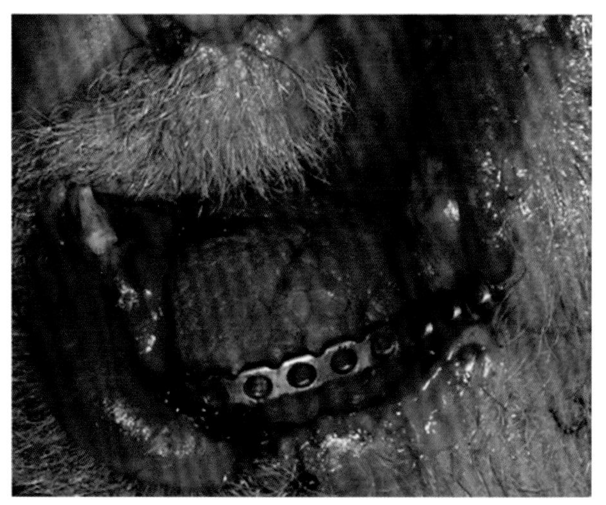

▲ 图 16-5 下颌骨前部缺损重建中的固定板暴露

结论

常言道，控制并发症的最好方法就是避免其发生。必须针对每位患者进行个体化考虑，包括患者共存病、供体部位的可获得性、体质、缺损大小位置、缺损重建物类型（骨骼与复合材料）和受体部位状况。

此外，与患者进行坦诚交流是知情同意中很重要的一部分，我们要认识到许多方法虽然可行，但都有其特定的风险和有利于患者的地方。当许多选择最终导致相似结果时，让患者参与决策尤为重要。

文献中的大量数据表明，并发症的产生是由许多可避免和不可避免的原因导致的。此外，并发症的发生率对于每个外科医生、每台手术和每个患者来说都是独一无二的。外科医生的目标应是优化从患者的第一次术前预约到出手术室的全部诊疗过程，对并发症保持敏锐的认识，并能及时加以预防和管理。

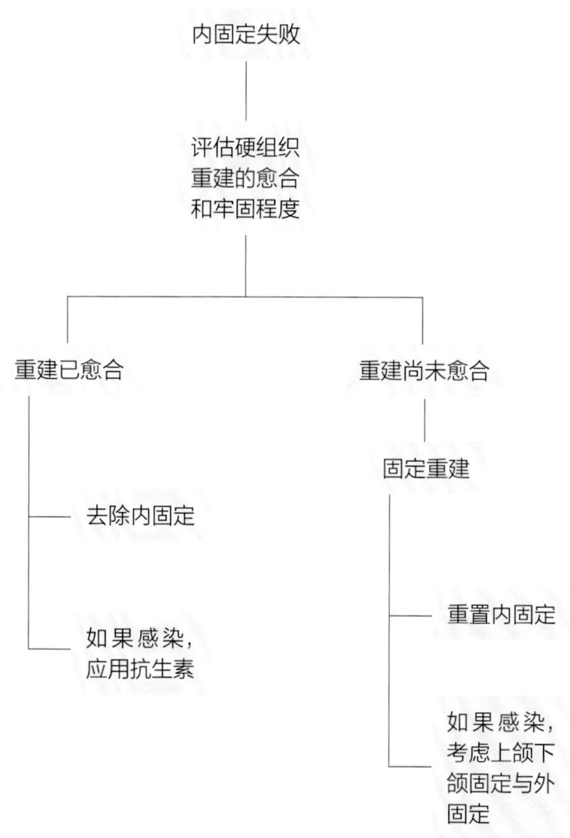

▲ 流程图 16-3 硬组织重建中的固定装置失败处置流程

参考文献

[1] Mukherjee, D. and Eagle, K.A. (2003). Perioperative cardiac assessment for noncardiac surgery: eight steps to the best possible outcome. *Circulation* 107: 2771-2774.

[2] Fleisher, L.A., Beckman, J.A., Brown, K.A. et al. (2009). 2009 ACCF/AHA focused update on perioperative beta blockade incorporated into the ACC/AHA 2007 guidelines on perioperative cardiovascular evaluation and care for noncardiac surgery. *J. Am. Coll. Cardiol.* 54: e13-e118.

[3] Schroeder, B.M. (2002). Updated guidelines for perioperative cardiovascular evaluation for noncardiac surgery. American College of Cardiology. American Heart Association. *Am. Fam. Physician* 66: 1096. 1099-1100; 1103-1094 passim.

[4] ACC/AHA Task Force Report (1996). Special report: guidelines for perioperative cardiovascular evaluation for noncardiac surgery. Report of the American College of Cardiology/American Heart Association Task Force on practice guidelines (Committee on Perioperative Cardiovascular Evaluation for Noncardiac Surgery). *J. Cardiothorac. Vasc. Anesth.* 10: 540-552.

[5] Eagle, K.A., Brundage, B.H., Chaitman, B.R. et al. (1996).

Guidelines for perioperative cardiovascular evaluation for noncardiac surgery. Report of the American College of Cardiology/American Heart Association Task Force on Practice Guidelines (Committee on Perioperative Cardiovascular Evaluation for Noncardiac Surgery). *J. Am. Coll. Cardiol.* 27: 910-948.

[6] van der Schueren MA, V.B.-d., van Leeuwen, P.A., Sauerwein, H.P. et al. (1997). Assessment of malnutrition parameters in head and neck cancer and their relation to postoperative complications. *Head Neck* 19: 419-425.

[7] Sepehr, A., Santos, B.J., Chou, C. et al. (2009). Antibiotics in head and neck surgery in the setting of malnutrition, tracheotomy, and diabetes. *Laryngoscope* 119: 549-553.

[8] Tang, Y.J., Sheu, W.H., Liu, P.H. et al. (2007). Positive associations of bone mineral density with body mass index, physical activity, and blood triglyceride level in men over 70 years old: a TCVGHAGE study. *J. Bone Miner. Metab.* 25: 54-59.

[9] Wang, C.S. and Sun, C.F. (2009). C-reactive protein and malignancy: Clinico-pathological association and therapeutic implication. *Chang Gung Med. J.* 32: 471-482.

[10] Heikkila, K., Ebrahim, S., and Lawlor, D.A. (2007). A systematic review of the association between circulating concentrations of C reactive protein and cancer. *J. Epidemiol. Community Health* 61: 824-833.

[11] Iizuka, T. and Lindqvist, C. (1991). Changes in C-reactive protein associated with surgical treatment of mandibular fractures. *J. Oral Maxillofac. Surg.* 49: 464-467.

[12] Khandavilli, S.D., Ceallaigh, P.O., Lloyd, C.J. et al. (2009). Serum C-reactive protein as a prognostic indicator in patients with oral squamous cell carcinoma. *Oral Oncol.* 45: 912-914.

[13] Schurch, M.A., Rizzoli, R., Slosman, D. et al. (1998). Protein supplements increase serum insulin-like growth factor-I levels and attenuate proximal femur bone loss in patients with recent hip fracture. A randomized, double-blind, placebo-controlled trial. *Ann. Intern. Med.* 128: 801-809.

[14] Ruberg, R.L. (1984). Role of nutrition in wound healing. *Surg. Clin. North Am.* 64: 705-714.

[15] Hernandez, G., Velasco, N., Wainstein, C. et al. (1999). Gut mucosal atrophy after a short enteral fasting period in critically ill patients. *J. Crit. Care* 14: 73-77.

[16] Kubrak, C., Olson, K., Jha, N. et al. (2010). Nutrition impact symptoms: key determinants of reduced dietary intake, weight loss, and reduced functional capacity of patients with head and neck cancer before treatment. *Head Neck* 32: 290-300.

[17] Ziccardi, V.B., Ochs, M.W., and Braun, T.W. (1993). Indications for enteric tube feedings in oral and maxillofacial surgery. *J. Oral Maxillofac. Surg.* 51: 1250-1254.

[18] Falender, L.G., Leban, S.G., and Williams, F.A. (1987). Postoperative nutritional support in oral and maxillofacial surgery. *J. Oral Maxillofac. Surg.* 45: 324-330.

[19] Urban, K.G. and Terris, D.J. (1997). Percutaneous endoscopic gastrostomy by head and neck surgeons. *Otolaryngol. Head Neck Surg.* 116: 489-492.

[20] Koretz, R.L. (2007). Do data support nutrition support? Part II. Enteral artificial nutrition. *J. Am. Diet. Assoc.* 107: 1374-1380.

[21] Goodson, W.H. 3rd and Hunt, T.K. (1979). Wound healing and the diabetic patient. *Surg. Gynecol. Obstet.* 149: 600-608.

[22] Devlin, H., Garland, H., and Sloan, P. (1996). Healing of tooth extraction sockets in experimental diabetes mellitus. *J. Oral Maxillofac. Surg.* 54: 1087-1091.

[23] Yoo, H.K. and Serafin, B.L. (2006). Perioperative management of the diabetic patient. *Oral Maxillofac. Surg. Clin. North Am.* 18: 255-260; vii.

[24] Loder, R.T. (1988). The influence of diabetes mellitus on the healing of closed fractures. *Clin. Orthop. Relat. Res.* 232: 210-216.

[25] Goodman, W.G. and Hori, M.T. (1984). Diminished bone formation in experimental diabetes. Relationship to osteoid maturation and mineralization. *Diabetes* 33: 825-831.

[26] Frost, H.M. and Villanueva, A.R. (1961). Human osteoblastic activity. Ⅲ The effect of cortisone on lamellar osteoblastic activity. *Henry Ford Hosp. Med. Bull.* 9: 97-99.

[27] Hahn, T.J., Halstead, L.R., Teitelbaum, S.L. et al. (1979). Altered mineral metabolism in glucocorticoid-induced osteopenia. Effect of 25-hydroxyvitamin D administration. *J. Clin. Invest.* 64: 655-665.

[28] Hough, S., Avioli, L.V., Bergfeld, M.A. et al. (1981). Correction of abnormal bone and mineral metabolism in chronic streptozotocin-induced diabetes mellitus in the rat by insulin therapy. *Endocrinology* 108: 2228-2234.

[29] Levin, M.E., Boisseau, V.C., and Avioli, L.V. (1976). Effects of diabetes mellitus on bone mass in juvenile and adult-onset diabetes. *N. Engl. J. Med.* 294: 241-245.

[30] Yano, H., Ohya, K., and Amagasa, T. (1996). Insulin enhancement of in vitro wound healing in fetal rat parietal bones. *J. Oral Maxillofac. Surg.* 54: 182-186.

[31] Dan, A.E., Thygesen, T.H., and Pinholt, E.M. (2010). Corticosteroid administration in oral and orthognathic surgery: a systematic review of the literature and meta-analysis. *J. Oral Maxillofac. Surg.* 68: 2207-2220.

[32] Tiwana, P.S., Foy, S.P., Shugars, D.A. et al. (2005). The impact of intravenous corticosteroids with third molar surgery in patients at high risk for delayed health-related quality of life and clinical recovery. *J. Oral Maxillofac. Surg.* 63: 55-62.

[33] Thoren, H., Snall, J., Kormi, E. et al. (2009). Does perioperative glucocorticosteroid treatment correlate with disturbance in surgical wound healing after treatment of facial fractures? A retrospective study. *J. Oral Maxillofac. Surg.* 67: 1884-1888.

[34] Canalis, E., Mazziotti, G., Giustina, A. et al. (2007).

Glucocorticoid-induced osteoporosis: pathophysiology and therapy. *Osteoporos. Int.* 18: 1319-1328.

[35] Ma, L., Zheng, L.W., Sham, M.H. et al. (2010). Effect of nicotine on gene expression of angiogenic and osteogenic factors in a rabbit model of bone regeneration. *J. Oral Maxillofac. Surg.* 68: 777-781.

[36] Ma, L., Sham, M.H., Zheng, L.W. et al. (2011). Influence of low-dose nicotine on bone healing. *J. Trauma* 70: E117-E121.

[37] Zheng, L.W., Ma, L., and Cheung, L.K. (2008). Changes in blood perfusion and bone healing induced by nicotine during distraction osteogenesis. *Bone* 43: 355-361.

[38] Haber, J. and Kent, R.L. (1992). Cigarette smoking in a periodontal practice. *J. Periodontol.* 63: 100-106.

[39] Riebel, G.D., Boden, S.D., Whitesides, T.E. et al. (1995). The effect of nicotine on incorporation of cancellous bone graft in an animal model. *Spine (Phila Pa 1976)* 20: 2198-2202.

[40] Kan, J.Y., Rungcharassaeng, K., Lozada, J.L. et al. (1999). Effects of smoking on implant success in grafted maxillary sinuses. *J. Prosthet. Dent.* 82: 307-311.

[41] Lambert, P.M., Morris, H.F., and Ochi, S. (2000). The influence of smoking on 3-year clinical success of osseointegrated dental implants. *Ann. Periodontol.* 5: 79-89.

[42] Napolitano, L.M., Kurek, S., Luchette, F.A. et al. (2009). Clinical practice guideline: Red blood cell transfusion in adult trauma and critical care. *J. Trauma* 67: 1439-1442.

[43] Napolitano, L.M., Kurek, S., Luchette, F.A. et al. (2009). Clinical practice guideline: red blood cell transfusion in adult trauma and critical care. *Crit. Care Med.* 37: 3124-3157.

[44] Taniguchi, Y. and Okura, M. (2003). Prognostic significance of perioperative blood transfusion in oral cavity squamous cell carcinoma. *Head Neck* 25: 931-936.

[45] Bove, J.R. (1987). Transfusion-associated hepatitis and AIDS. What is the risk? *N. Engl. J. Med.* 317: 242-245.

[46] Ward, J.W., Holmberg, S.D., Allen, J.R. et al. (1988). Transmission of human immunodeficiency virus (HIV) by blood transfusions screened as negative for HIV antibody. *N. Engl. J. Med.* 318: 473-478.

[47] De Riu, G., Meloni, S.M., Raho, M.T. et al. (2008). Delayed iliac abscess as an unusual complication of an iliac bone graft in an orthognathic case. *Int. J. Oral Maxillofac. Surg.* 37: 1156-1158.

[48] Sudmann, B., Bang, G., and Sudmann, E. (2006). Histologically verified bone wax (beeswax) granuloma after median sternotomy in 17 of 18 autopsy cases. *Pathology* 38: 138-141.

[49] Anfinsen, O.G., Sudmann, B., Rait, M. et al. (1993). Complications secondary to the use of standard bone wax in seven patients. *J. Foot Ankle Surg.* 32: 505-508.

[50] Sudmann, B., Anfinsen, O.G., Bang, G. et al. (1993). Assessment in rats of a new bioerodible bone-wax-like polymer. *Acta Orthop. Scand.* 64: 336-339.

[51] Solheim, E., Pinholt, E.M., Bang, G. et al. (1992). Effect of local hemostatics on bone induction in rats: a comparative study of bone wax, fibrin-collagen paste, and bioerodible polyorthoester with and without gentamicin. *J. Biomed. Mater. Res.* 26: 791-800.

[52] Low, W.K. and Sim, C.S. (2002). Bone wax foreign body granuloma in the mastoid. *ORL J. Otorhinolaryngol Relat. Spec.* 64: 38-40.

[53] Wolvius, E.B. and van der Wal, K.G. (2003). Bone wax as a cause of a foreign body granuloma in a cranial defect: a case report. *Int. J. Oral Maxillofac. Surg.* 32: 656-658.

[54] Aurelio, J., Chenail, B., and Gerstein, H. (1984). Foreign-body reaction to bone wax. Report of a case. *Oral Surg. Oral Med. Oral Pathol.* 58: 98-100.

[55] Mattsson, T., Anderssen, K., Koendell, P.A. et al. (1990). A longitudinal comparative histometric study of the biocompatibility of three local hemostatic agents. *Int. J. Oral Maxillofac. Surg.* 19: 47-50.

[56] Loescher, A.R. and Robinson, P.P. (1998). The effect of surgical medicaments on peripheral nerve function. *Br. J. Oral Maxillofac. Surg.* 36: 327-332.

[57] Alkan, A., Inal, S., Yildirim, M. et al. (2007). The effects of hemostatic agents on peripheral nerve function: an experimental study. *J. Oral Maxillofac. Surg.* 65: 630-634.

[58] Nagamatsu, M., Podratz, J., Windebank, A.J. et al. (1997). Acidity is involved in the development of neuropathy caused by oxidized cellulose. *J. Neurol. Sci.* 46: 97-102.

[59] Nagamatsu, M. and Low, P.A. (1995). Oxidized cellulose causes focal neuropathy, possibly by a diffusible chemical mechanism. *Acta Neuropathol.* 90: 282-286.

[60] Sturgis, E.M., Congdon, D.J., Mather, F.J. et al. (1997). Perioperative transfusion, postoperative infection, and recurrence of head and neck cancer. *South. Med. J.* 90: 1217-1224.

[61] Helfaer, M.A., Carson, B.S., James, C.S. et al. (1998). Increased hematocrit and decreased transfusion requirements in children given erythropoietin before undergoing craniofacial surgery. *J. Neurosurg.* 88: 704-708.

[62] Pogrel, M.A. and McDonald, A. (1995). The use of erythropoietin in a patient having major oral and maxillofacial surgery and refusing blood transfusion. *J. Oral Maxillofac. Surg.* 53: 943-945.

[63] Genden, E.M. and Haughey, B.H. (1996). Head and neck surgery in the Jehovah's witness patient. *Otolaryngol. Head Neck Surg.* 114: 669-672.

[64] Benson, P.D., Marshall, M.K., Engelstad, M.E. et al. (2006). The use of immediate bone grafting in reconstruction of clinically infected mandibular fractures: bone grafts in the presence of pus. *J. Oral Maxillofac. Surg.* 64: 122-126.

[65] Tolman, D.E. (1995). Reconstructive procedures with endosseous implants in grafted bone: a review of the literature. *Int. J. Oral Maxillofac. Implants* 10: 275-294.

[66] Misch, C.M. and Misch, C.E. (1995). The repair of localized severe ridge defects for implant placement using mandibular

bone grafts. *Implant Dent.* 4: 261-267.

[67] Adamo, A.K. and Szal, R.L. (1979). Timing, results, and complications of mandibular reconstructive surgery: report of 32 cases. *J. Oral Surg.* 37: 755-763.

[68] Foster, R.D., Anthony, J.P., Sharma, A. et al. (1999). Vascularized bone flaps versus nonvascularized bone grafts for mandibular reconstruction: an outcome analysis of primary bony union and endosseous implant success. *Head Neck* 21: 66-71.

[69] Pogrel, M.A., Podlesh, S., Anthony, J.P. et al. (1997). A comparison of vascularized and nonvascularized bone grafts for reconstruction of mandibular continuity defects. *J. Oral Maxillofac. Surg.* 55: 1200-1206.

[70] Garg, A.K. (1999). Augmentation grafting of the maxillary sinus for placement of dental implants: anatomy, physiology, and procedures. *Implant Dent.* 8: 36-46.

[71] Levin, L., Herzberg, R., Dolev, E. et al. (2004). Smoking and complications of onlay bone grafts and sinus lift operations. *Int. J. Oral Maxillofac. Implants* 19: 369-373.

[72] Raghoebar, G.M., Batenburg, R.H., Timmenga, N.M. et al. (1999). Morbidity and complications of bone grafting of the floor of the maxillary sinus for the placement of endosseous implants. *Mund Kiefer Gesichtschir.* 3 (Suppl. 1): S65-S69.

[73] Timmenga, N.M., Raghoebar, G.M., Boering, G. et al. (1997). Maxillary sinus function after sinus lifts for the insertion of dental implants. *J. Oral Maxillofac. Surg.* 55: 936-939. discussion 940.

[74] Eneroth, C.M. and Martensson, G. (1961). Closure of antro-alveolar fistulae. *Acta Otolaryngol.* 53: 477-485.

[75] Holtzclaw, D., Toscano, N., Eisenlohr, L. et al. (2008). The safety of bone allografts used in dentistry: a review. *J. Am. Dent. Assoc.* 139: 1192-1199.

[76] Buck, B.E., Malinin, T.I., and Brown, M.D. (1989). Bone transplantation and human immunodeficiency virus. An estimate of risk of acquired immunodeficiency syndrome (AIDS). *Clin. Orthop. Relat. Res.* 240: 129-136.

[77] Khan, S.N., Cammisa, F.P. Jr., Sandhu, H.S. et al. (2005). The biology of bone grafting. *J. Am. Acad. Orthop. Surg.* 13: 77-86.

[78] Wenz, B., Oesch, B., and Horst, M. (2001). Analysis of the risk of transmitting bovine spongiform encephalopathy through bone grafts derived from bovine bone. *Biomaterials* 22: 1599-1606.

[79] Sogal, A. and Tofe, A.J. (1999). Risk assessment of bovine spongiform encephalopathy transmission through bone graft material derived from bovine bone used for dental applications. *J. Periodontol.* 70: 1053-1063.

[80] Melville, J.C., Tran, H.Q., Bhatti, A.K. et al. (2020). Is reconstruction of large mandibular defects using bioengineering materials effective? *J. Oral Maxillofac. Surg.* 78 (4): 661.e1-661.e29. https://doi.org/10.1016/j.joms.2019.11.024. Epub 2019 Dec 2.

[81] Shields, L.B., Raque, G.H., Glassman, S.D. et al. (2006). Adverse effects associated with high-dose recombinant human bone morphogenetic protein-2 use in anterior cervical spine fusion. *Spine (Phila Pa 1976)* 31: 542-547.

[82] Smucker, J.D., Rhee, J.M., Singh, K. et al. (2006). Increased swelling complications associated with off-label usage of rhBMP-2 in the anterior cervical spine. *Spine (Phila Pa 1976)* 31: 2813-2819.

[83] Bell, R.B. and Gregoire, C. (2009). Reconstruction of mandibular continuity defects using recombinant human bone morphogenetic protein 2: a note of caution in an atmosphere of exuberance. *J. Oral Maxillofac. Surg.* 67: 2673-2678.

[84] Bennett, M., Reynolds, A.S., and Dickerman, R.D. (2006). Recent article by Shields et al. titled 'Adverse effects associated with high-dose recombinant human bone morphogenetic protein-2 use in anterior cervical spine fusion'. *Spine (Phila Pa 1976)* 31: 2029-2030.

[85] Benglis, D., Wang, M.Y., and Levi, A.D. (2008). A comprehensive review of the safety profile of bone morphogenetic protein in spine surgery. *Neurosurgery* 62: 423-431; discussion ONS431.

[86] Carter, T.G., Brar, P.S., Tolas, A. et al. (2008). Off-label use of recombinant human bone morphogenetic protein-2 (rhBMP-2) for reconstruction of mandibular bone defects in humans. *J. Oral Maxillofac. Surg.* 66: 1417-1425.

[87] Clokie, C.M. and Sandor, G.K. (2008). Reconstruction of 10 major mandibular defects using bioimplants containing BMP-7. *J. Can. Dent. Assoc.* 74: 67-72.

[88] Misch, C.M. (1997). Comparison of intraoral donor sites for onlay grafting prior to implant placement. *Int. J. Oral Maxillofac. Implants* 12: 767-776.

[89] Soehardi, A., Meijer, G.J., Strooband, V.F. et al. (2009). The potential of the horizontal ramus of the mandible as a donor site for block and particular grafts in pre-implant surgery. *Int. J. Oral Maxillofac. Surg.* 38: 1173-1178.

[90] Marx, R. (2005). Bone harvest from the posterior ilium. *Atlas Oral Maxillofac. Surg. Clin. North Am.* 13: 109-118.

[91] Kessler, P., Thorwarth, M., Bloch-Birkholz, A. et al. (2005). Harvesting of bone from the iliac crest - comparison of the anterior and posterior sites. *Br. J. Oral Maxillofac. Surg.* 43: 51-56.

[92] Tayapongsak, P., Wimsatt, J.A., LaBanc, J.P. et al. (1994). Morbidity from anterior ilium bone harvest. A comparative study of lateral versus medial surgical approach. *Oral Surg. Oral Med. Oral Pathol.* 78: 296-300.

[93] Marx, R.E. and Morales, M.J. (1988). Morbidity from bone harvest in major jaw reconstruction: a randomized trial comparing the lateral anterior and posterior approaches to the ilium. *J. Oral Maxillofac. Surg.* 46: 196-203.

[94] Brazaitis, M.P., Mirvis, S.E., Greenberg, J. et al. (1994). Severe retroperitoneal hemorrhage complicating anterior iliac bone graft acquisition. *J. Oral Maxillofac. Surg.* 52: 314-316.

[95] Zijderveld, S., ten Bruggenkate, C.M., van Den Bergh, J.P.A. et al. (2004). Fractures of the iliac crest after split-thickness

bone grafting for preprosthetic surgery: report of 3 cases and review of the literature. *J. Oral Maxillofac. Surg.* 62: 781-786.

[96] Coventry, M.B. and Tapper, E.M. (1972). Pelvic instability: a consequence of removing iliac bone for grafting. *J. Bone Joint Surg. Am.* 54: 83-101.

[97] Beirne, O.R. (1986). Comparison of complications after bone removal from lateral and medial plates of the anterior ilium for mandibular augmentation. *Int. J. Oral Maxillofac. Surg.* 15: 269-272.

[98] Cockin, J. (1971). Autologous bone grafting: complications at the donor site. *J. Bone Joint Surg. Br.* 53: 153.

[99] Kinninmonth, A.W. and Patel, P. (1987). Herniation through a donor site for iliac bone graft. *J. R. Coll. Surg. Edinb.* 32: 246.

[100] James, J.D., Geist, E.T., and Gross, B.D. (1981). Adynamic ileus as a complication of iliac bone removal: report of two cases. *J. Oral Surg.* 39: 289-291.

[101] Canady, J.W., Zeitler, D.P., Thompson, S.A. et al. (1993). Suitability of the iliac crest as a site for harvest of autogenous bone grafts. *Cleft Palate Craniofac. J.* 30: 579-581.

[102] Grillon, G.L., Gunther, S.F., and Connole, P.W. (1984). A new technique for obtaining iliac bone grafts. *J. Oral Maxillofac. Surg.* 42: 172-176.

[103] Jackson, I.T., Helden, G., and Marx, R. (1986). Skull bone grafts in maxillofacial and craniofacial surgery. *J. Oral Maxillofac. Surg.* 44: 949-955.

[104] Kline, R.M. Jr. and Wolfe, S.A. (1995). Complications associated with the harvesting of cranial bone grafts. *Plast. Reconstr. Surg.* 95: 5-13. discussion 14-20.

[105] Sawin, P.D., Traynelis, V.C., and Menezes, A.H. (1998). A comparative analysis of fusion rates and donor-site morbidity for autogeneic rib and iliac crest bone grafts in posterior cervical fusions. *J. Neurosurg.* 88: 255-265.

[106] Caccamese, J.F. Jr., Ruiz, R.L., and Costello, B.J. (2005). Costochondral rib grafting. *Atlas Oral Maxillofac. Surg. Clin. North Am.* 13: 139-149.

[107] O'Keeffe, R.M. Jr., Riemer, B.L., and Butterfield, S.L. (1991). Harvesting of autogenous cancellous bone graft from the proximal tibial metaphysis. A review of 230 cases. *J. Orthop. Trauma* 5: 469-474.

[108] Mazock, J.B., Schow, S.R., and Triplett, R.G. (2004). Proximal tibia bone harvest: review of technique, complications, and use in maxillofacial surgery. *Int. J. Oral Maxillofac. Implants* 19: 586-593.

[109] Catone, G.A., Reimer, B.L., McNeir, D. et al. (1991). Tibial autogenous cancellous bone as an alternative donor site in maxillofacial surgery: a preliminary report. *J. Oral Maxillofac. Surg.* 50: 1258-1263.

[110] Chen, Y.C., Chen, C.H., Chen, P.L. et al. (2006). Donor site morbidity after harvesting of proximal tibia bone. *Head Neck* 28: 496-500.

[111] Hughes, C.W. and Revington, P.J. (2002). The proximal tibia donor site in cleft alveolar bone grafting: experience of 75 consecutive cases. *J. Craniomaxillofac. Surg.* 30: 12-16. discussion 17.

[112] Marchena, J.M., Block, M.S., and Stover, J.D. (2002). Tibial bone harvesting under intravenous sedation: morbidity and patient experiences. *J. Oral Maxillofac. Surg.* 60: 1151-1154.

[113] Norholt, S.E., Jensen, J., Schou, S. et al. (2011). Complications after mandibular distraction osteogenesis: a retrospective study of 131 patients. *Oral Surg. Oral Med. Oral Pathol. Oral Radiol. Endod.* 111: 420-427.

[114] Enislidis, G., Fock, N., Millesi-Schobel, G. et al. (2005). Analysis of complications following alveolar distraction osteogenesis and implant placement in the partially edentulous mandible. *Oral Surg. Oral Med. Oral Pathol. Oral Radiol. Endod.* 100: 25-30.

[115] Perdijk, F.B., Meijer, G.J., Strijen, P.J. et al. (2007). Complications in alveolar distraction osteogenesis of the atrophic mandible. *Int. J. Oral Maxillofac. Surg.* 36: 916-921.

[116] Shetye, P.R., Warren, S.M., Brown, D. et al. (2009). Documentation of the incidents associated with mandibular distraction: introduction of a new stratification system. *Plast. Reconstr. Surg.* 123: 627-634.

[117] Gonzalez-Garcia, R. and Naval-Gias, L. (2010). Transport osteogenesis in the maxillofacial skeleton: outcomes of a versatile reconstruction method following tumor ablation. *Arch. Otolaryngol. Head Neck Surg.* 136: 243-250.

[118] Ettl, T., Gerlach, T., Schusselbauer, T. et al. (2010). Bone resorption and complications in alveolar distraction osteogenesis. *Clin. Oral Investig.* 14: 481-489.

[119] Shetye, P.R., Giannoutsos, E., Grayson, B.H. et al. (2009). Le fort III distraction: part I. Controlling position and vectors of the midface segment. *Plast. Reconstr. Surg.* 124: 871-878.

[120] McCarthy, J.G., Stelnicki, E.J., and Grayson, B.H. (1999). Distraction osteogenesis of the mandible: a ten-year experience. *Semin. Orthod.* 5: 3-8.

[121] Poukens, J., Haex, J., and Riediger, D. (2003). The use of rapid prototyping in the preoperative planning of distraction osteogenesis of the cranio-maxillofacial skeleton. *Comput. Aided Surg.* 8: 146-154.

[122] Hurmerinta, K. and Hukki, J. (2001). Vector control in lower jaw distraction osteogenesis using an extra-oral multidirectional device. *J. Craniomaxillofac. Surg.* 29: 263-270.

[123] Dechow, P.C., Ellis, E. 3rd, and Throckmorton, G.S. (1995). Structural properties of mandibular bone following application of a bone plate. *J. Oral Maxillofac. Surg.* 53: 1044-1051.

[124] Throckmorton, G.S., Ellis, E. 3rd, Winkler, A.J. et al. (1992). Bone strain following application of a rigid bone plate: an in vitro study in human mandibles. *J. Oral Maxillofac. Surg.* 50: 1066-1073. discussion 1073-1064.

[125] Zoumalan, R.A., Hirsch, D.L., Levine, J.P. et al. (2009). Plating in microvascular reconstruction of the mandible: can fixation be too rigid? *J. Craniofac. Surg.* 20: 1451-1454.

[126] Gellrich, N.C., Suarez-Cunqueiro, M.M., Otero-Cepeda, X.L. et al. (2004). Comparative study of locking plates in mandibular reconstruction after ablative tumor surgery: THORP versus UniLOCK system. *J. Oral Maxillofac. Surg.* 62: 186-193.

[127] Blackwell, K.E. and Lacombe, V. (1999). The bridging lateral mandibular reconstruction plate revisited. *Arch. Otolaryngol. Head Neck Surg.* 125: 988-993.

[128] Boyd, J.B. (1994). Use of reconstruction plates in conjunction with soft-tissue free flaps for oromandibular reconstruction. *Clin. Plast. Surg.* 21: 69-77.

[129] Boyd, J.B., Mulholland, R.S., Davidson, J. et al. (1995). The free flap and plate in oromandibular reconstruction: long-term review and indications. *Plast. Reconstr. Surg.* 95: 1018-1028.

[130] Davidson, J., Boyd, B., Gullane, P. et al. (1991). A comparison of the results following oromandibular reconstruction using a radial forearm flap with either radial bone or a reconstruction plate. *Plast. Reconstr. Surg.* 88: 201-208.

第 17 章　软组织重建

Soft Tissue Reconstruction

Nicholas Callahan　Joshua E. Lubek　Donita Dyalram　著　　田　刚　肖　宣　译

头颈部的重建手术有许多并发症。接受放射治疗后，严重软组织缺损区域恶劣的组织环境是导致并发症的一个重要因素。全面了解这些潜在并发症，可以使年轻及有经验的外科医生能够预料并防止这些并发症发生。本章将重点关注头颈部受区软组织重建的并发症，并讨论常用的肌皮瓣、筋膜游离皮瓣，以及局部皮瓣相关的特定并发症及供区并发症。

一、头颈部软组织重建并发症

（一）全部 / 部分皮瓣坏死

病因：皮瓣的动脉供血不足或静脉流出受阻。这可能是由于内源性或外源性因素导致，也可能与手术操作不当有关。

处理：尽可能恢复皮瓣的正常血供。如果皮瓣无法挽救，必要时可用新的局部或游离皮瓣进行二次重建，如果没有瘘管形成的风险，创面可以二期愈合。

皮瓣完全坏死是一种很少发生但非常严重的并发症。皮瓣完全坏死在带蒂肌皮瓣中的发生率不到 8%[1-3]，在游离皮瓣中为 2%～6%[4-6]。皮瓣坏死通常是由物理因素造成的，这些因素或是影响动脉血流进入皮瓣，或是阻碍静脉血液流出。有些是单纯的外源性因素，如加压包扎或气管切开的绑带，有些是内源性因素，如表面皮肤组织的水肿和关闭伤口时张力过大。所有皮瓣均需密切监测是否有动脉供血不足和（或）静脉阻塞的迹象。早期发现、及时处理可以挽救受损的皮瓣，防止皮瓣坏死。

皮瓣坏死也可能是由于在切取过程中操作技术不当以及对解剖结构不熟悉造成的。例如胸大肌皮瓣，依赖于底层肌肉为皮肤提供血运。向内斜切的皮肤切口导致皮下血管网不足，减少了皮内穿支血管的数量，从而降低了皮肤的生存能力。这些穿支血管也可能在皮瓣切取过程中因操作不当而被剪断。这一并发症可以通过将皮岛的皮肤与基底的肌肉组织缝合来预防。如果肌肉组织没有被固定在一个稳定的底座上（比如重建板或骨组织），皮肤可能由于重力原因从肌肉组织上脱落，导致皮瓣坏死[7]。皮瓣完全坏死的处理方法是去除所有坏死组织，清理剩余组织床，冲洗掉感染或污染的组织，然后通过一期缝合或用新的局部或游离皮瓣对剩余缺损进行重建（图 17–1）。

皮瓣部分坏死较皮瓣完全坏死更为常见。皮岛通常会受到影响，而其下的肌肉仍有活力[1, 2]。此时应清除坏死组织以防止坏死或感染进一步发展（图 17–2）。与皮瓣完全坏死类似，可以尝试一期缝合。如果没有瘘管形成的风险，可以对创面进行处理促使继发性肉芽组织形成，或者使用局部或游离皮瓣关闭缺损（流程图 17–1）。

（二）感染

病因：最常见的原因是由于唾液渗漏到伤口

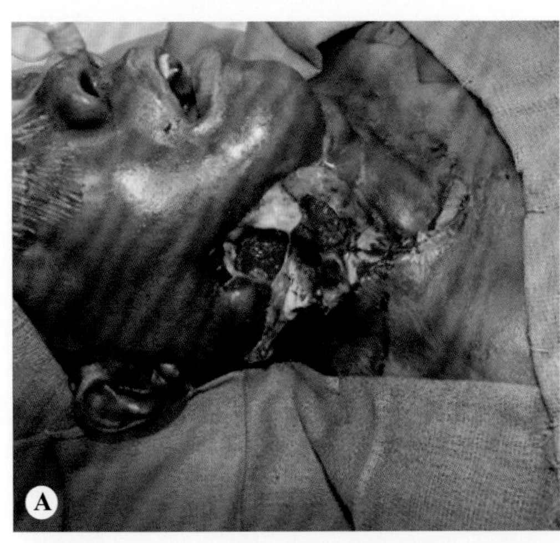

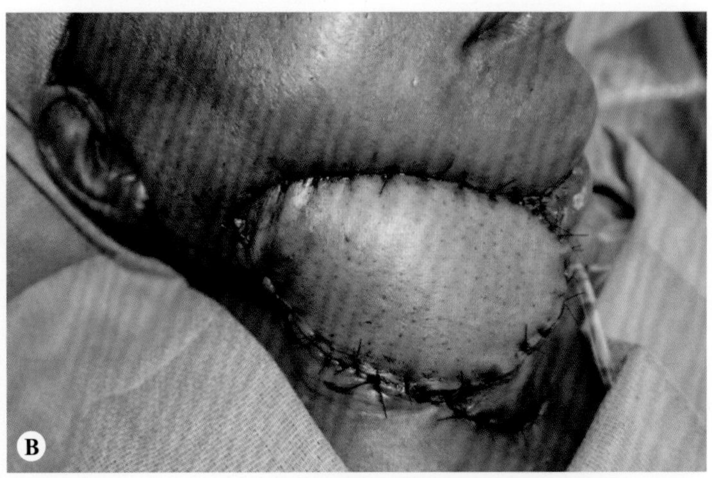

▲ 图 17-1　**A.** 用于颈部缺损重建的胸大肌肌皮瓣几乎完全坏死；**B.** 颈部清创冲洗后，用股前外侧皮瓣重建新的缺损

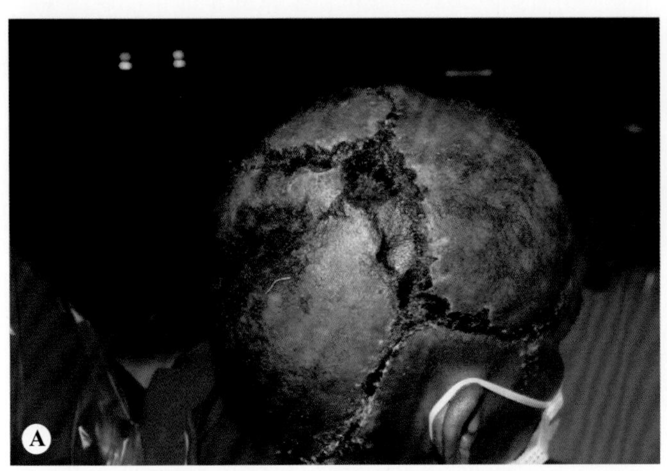

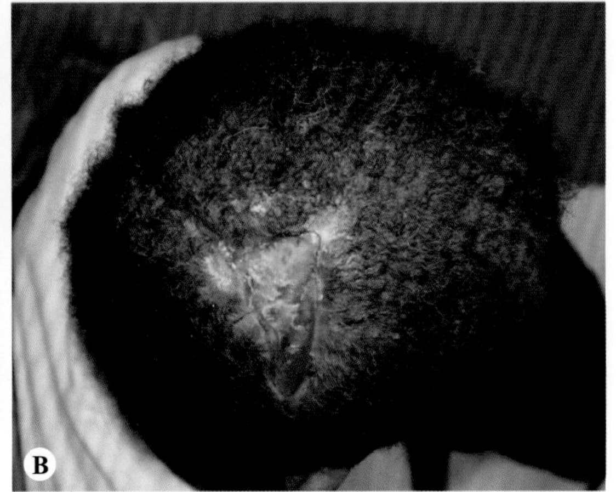

▲ 图 17-2　**A.** 头皮旋转皮瓣最远端部分坏死；**B.** 去除坏死组织后，创面继发肉芽组织

内。患者有共存病如糖尿病或既往接受过放疗的，发生伤口感染的风险更高。

处理：根据细菌培养和药敏试验结果，对感染部位进行切开引流和抗菌治疗。

皮瓣重建患者伤口感染的临床症状与头颈部感染的症状相似。发热、皮肤发红、肿胀加重、波动感、分泌物渗出和恶臭等体征均提示有感染。初步治疗包括拆除部分颈部缝合钉 / 线并打开脓腔，引流脓液，然后对感染区域进行冲洗和包扎。采集脓液进行细菌培养及药敏试验，重要的是开始对患者使用广谱抗生素。如果感染持续存在，可以在手术室进行正规的切开引流。对于游离组织重建的病例，由于盲目引流时存在损伤血管吻合口的风险，应在手术室引流。应检查伤口是否存在可疑的致病因素，如口内伤口裂开，致使唾液渗漏污染。

围术期抗生素的常规使用大大降低了感染的发生率[8]，然而头颈部手术的伤口感染率仍在 10%～20%[9]。虽然有供区感染的风险，但由于皮瓣切取是无菌操作，其感染风险明显低于头颈部[10]。口腔是一个固有的污染区域，无法达到无菌状态。伤口感染可对预后、住院时间、发病率和死亡率产生明显影响。尽量防止伤口感染是关键，但感染一旦发生，迅速诊断和恰当的治疗对成功预后至关重要。

患者发生伤口感染的高风险因素有：麻醉分

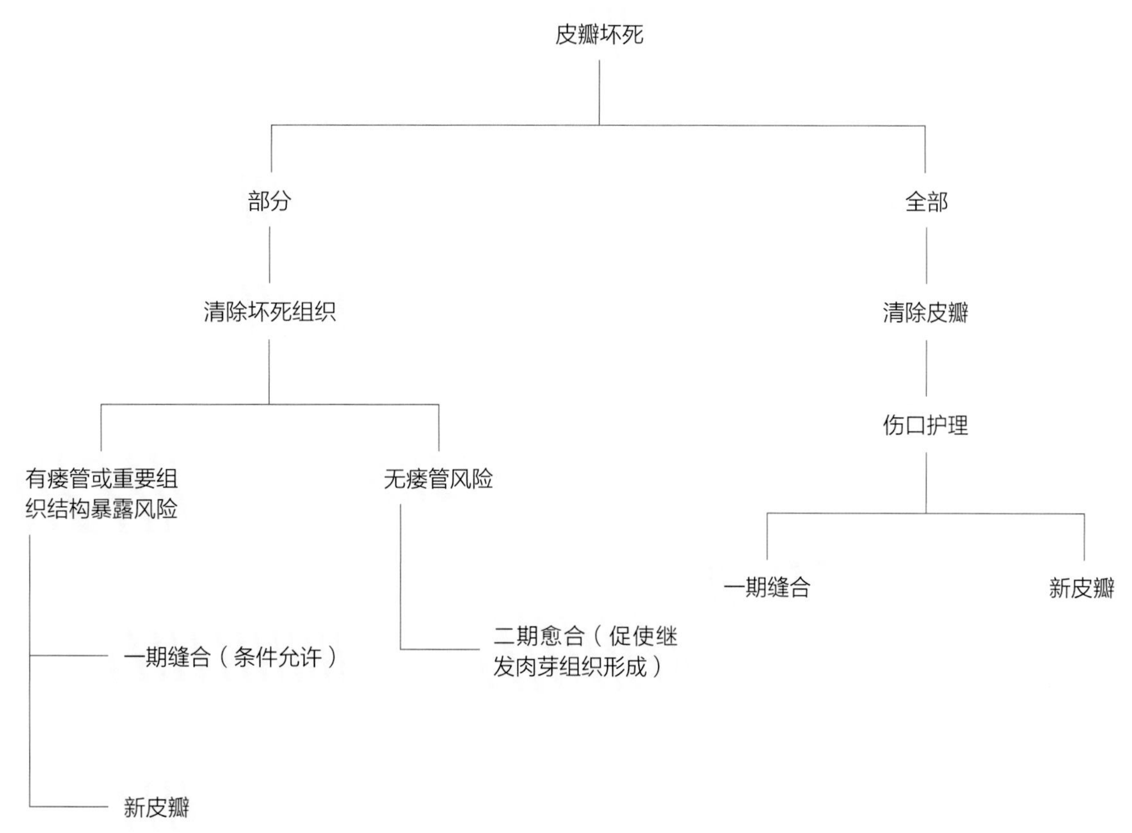

▲ 流程图 17-1　**皮瓣部分或完全坏死的处理**

级高（美国麻醉医师协会制定）、气管切开、既往颈部放疗、营养状况不良[11-14]。这些因素中哪一个是最重要的原因，文献中并不一致。

每毫升唾液中含有 1×10^8 个至 1×10^9 个细菌[15]，高于伤口感染发生所需的每克组织 1×10^5 个细菌[16]。预防感染的方向是减少唾液中的细菌量，因为唾液细菌在头颈部感染中最常被培养出来。大量报道显示，围术期预防性使用抗生素对降低伤口感染的发生率有明显效果。氨苄西林/舒巴坦是预防用药的首选抗生素。其他药物（如头孢氨苄/甲硝唑、左氧氟沙星或莫西沙星联合甲硝唑作为一线用药）也是有效的。有证据表明克林霉素可能会增加手术部位感染的风险[17, 18]。24h 后预防性使用抗生素的益处尚未得到证实，大多数证据支持 24h 后停用抗生素[19]。有早期数据表明，术前口腔内使用局部抗菌药物，如氯己定漱口液，可显著减少颈部伤口术中培养出的细菌[20]（流程图 17-2）。

（三）涎漏和瘘管

病因：伤口关闭不全或在张力下关闭。有放疗史或糖尿病、营养不良等疾病的患者发生伤口开裂以及涎腺瘘管的风险较高。

处理：对感染进行引流，然后行伤口包扎、真空敷料或制备局部/游离组织瓣关闭创面。

在同时涉及口腔和颈部肿物切除的手术中，口咽瘘是一个常见的并发症，报道的发生率接近 10%[21]。术后感染风险高的患者瘘管形成的风险也高。如前所述，瘘管形成伴随涎漏是术后感染的一个重要原因。营养状况不良、有头颈部放疗史或术前有合并症的患者存在形成瘘管的风险[22]。瘘管必须早诊断、早治疗，以防止其发展为重大感染，从而导致皮瓣坏死或危及生命。

早期瘘管不易通过外观检查早期识别。然而，出现发热、心动过速、皮肤发红和分泌物渗出均

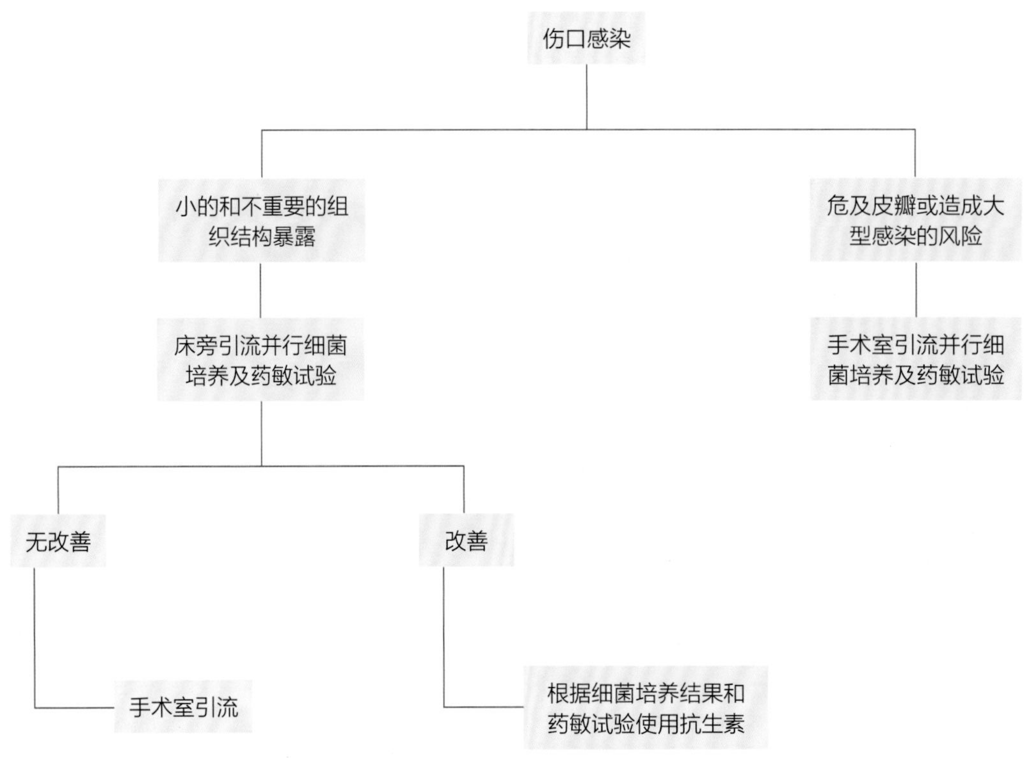

▲ 流程图 17-2 伤口感染的处理

提示有涎漏和瘘管形成。瘘管是典型的延迟并发症，因为黏膜完整性在手术后 5～7 天最弱 [23]。早期的涎漏或瘘管是由于伤口关闭不全、在张力状态下关闭切口或外科切缘有肿瘤残存造成的。早期识别涎漏或瘘管可能会降低这些并发症的发病率，缩短住院时间以及改善预后 [24]（图 17-3）。

治疗原则是建立引流，获取伤口细菌培养。抗生素治疗应针对口腔菌群，并根据具体的培养物和药敏试验结果进行调整。未放疗过的患者其小瘘管可能会自行愈合 [25]，或通过保守治疗如伤口包扎来处理 [26]。伤口覆盖真空敷料是一种有用的辅助手段，可以加速伤口愈合和关闭，但只能用于没有大血管暴露的创面 [27]（图 17-4）。

一旦发生涎漏或术后感染，保护颈动脉至关重要。任何直接污染颈动脉的瘘管都是很危险的，因为颈动脉破裂的后果极其严重。颈动脉破裂比较罕见，在所有头颈部手术患者中发生率约为 3%[28]，其中大多数患者既往接受过放疗。据报道，在所有颈动脉破裂的患者中，死亡率高达 76%。预防是关键，包括使用非三叉形切口，保持厚的颈阔肌下皮瓣，以及预防瘘管和感染。如果颈动脉暴露或缺损太大无法采取保守措施，应对该部位进行清创，并采用区域性或游离的带血管的肌瓣、肌皮瓣或筋膜皮瓣进行覆盖 [31]。

（四）血肿形成

病因：可能由于术中止血不彻底，也可因高血压病和使用抗凝药物而加重。

处理：清除血肿并控制出血点。

头颈部血管丰富增加了出血以及术后血肿的风险 [32]。这种风险常由于患者严重的共存病而加剧，包括高血压病、使用抗凝血药物和巨大的血供丰富的肿瘤 [33]。

在关闭创面前充分止血是防止血肿形成的关键。可以通过止血夹、结扎和（或）电凝止血。也可通过负压引流防止术区积液，并弥补术中止血措施的不足。

大的血肿会压迫大血管及血管蒂进而危及微血管吻合，导致皮瓣坏死（图 17-5，图 17-6）。

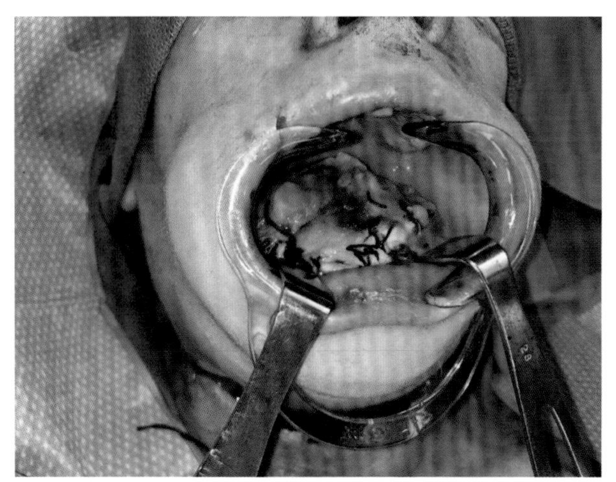

▲ 图 17–3　全舌切除后股前外侧皮瓣重建，皮瓣部分坏死致左侧瘘管形成

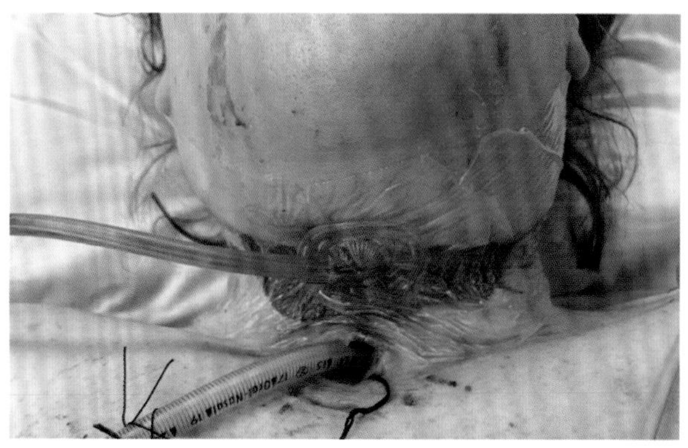

▲ 图 17–4　将真空敷料治疗装置放置在颈部，用于封闭因瘘管感染而造成的部分皮肤缺损

凝固的血液还富含铁等营养物质[34]，是细菌繁殖的理想场所，导致伤口感染发生（流程图 17–3）。

二、带蒂软组织瓣

（一）胸大肌肌皮瓣

胸大肌肌皮瓣是修复口腔、口咽部及皮肤软组织缺损的主要皮瓣之一。胸大肌皮瓣最常被制备为肌皮瓣，但如果不需要皮肤，尤其是在不需要大量组织的情况下，也可以制备为肌肉组织瓣。随着可靠的显微血管游离组织移植运用的增多，胸大肌瓣作为一线重建手段已经大大削弱。尽管如此，胸大肌瓣仍然在头颈部重建中发挥着重要作用。此皮瓣现在主要用于游离皮瓣重建失败后的抢救性手术，当需要大量组织用于覆盖暴露在外的颈部大血管，以及当不能或不适合进行显微血管化重建时，使用该皮瓣。

据报道，该皮瓣重大并发症的发生率为2.4%～4%[1, 7, 35, 36]。超过1/4的皮岛坏死以及皮瓣完全坏死是其重大并发症。将皮岛延伸至胸大肌外的腹直肌肌鞘上会增加皮岛坏死的风险[7]。术中必须通过细致解剖，并尽量避免使用单极电刀来小心保护皮肤中的穿支血管。为了避免皮肤

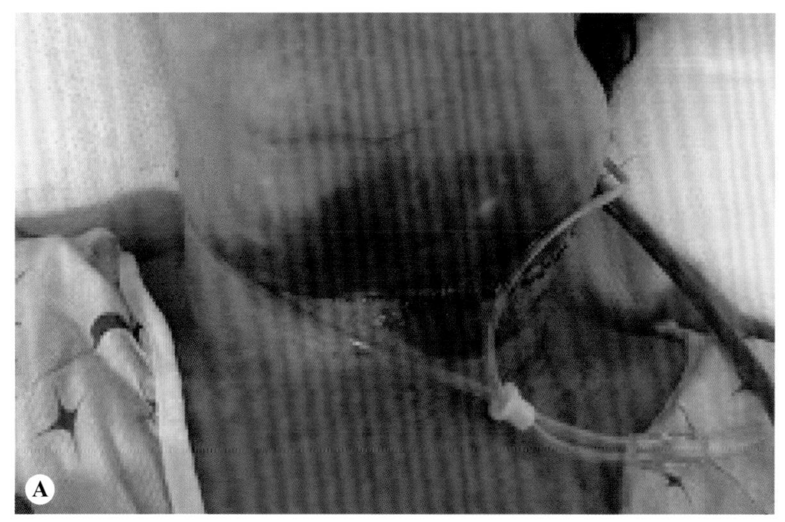

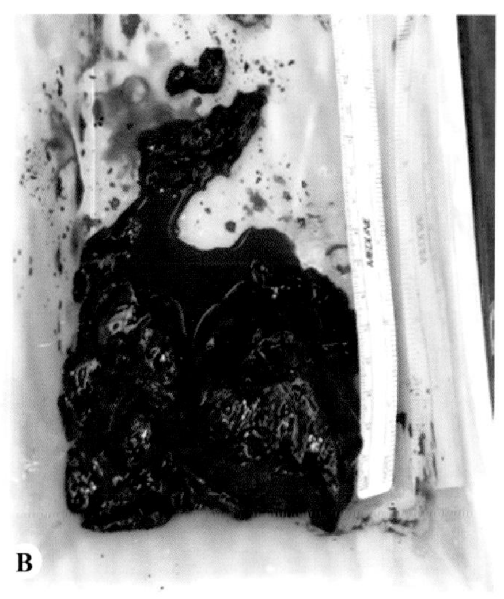

▲ 图 17–5　**A.** 颈清扫术后的巨大血肿，如果不进行处理，会造成吞咽困难、发音障碍和呼吸困难；**B.** 从患者颈部血肿内清理出的血凝块

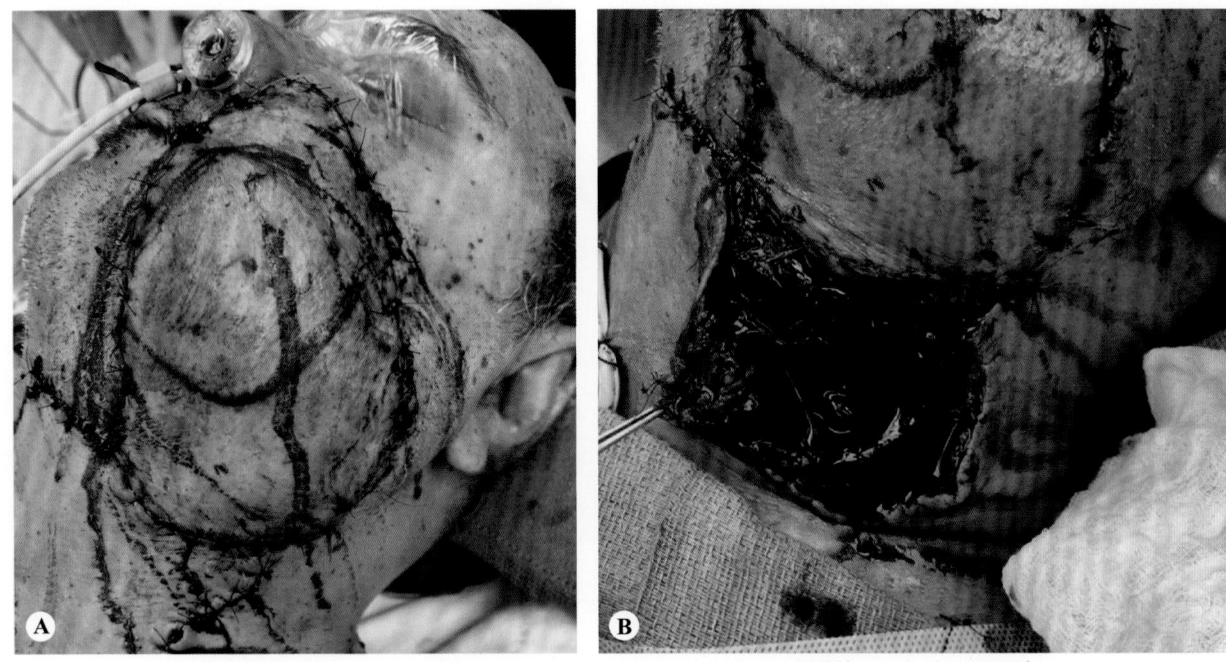

▲ 图 17-6　A. 颈部血肿导致游离皮瓣轻度充血；B. 颈部血肿清理时凝固的血凝块

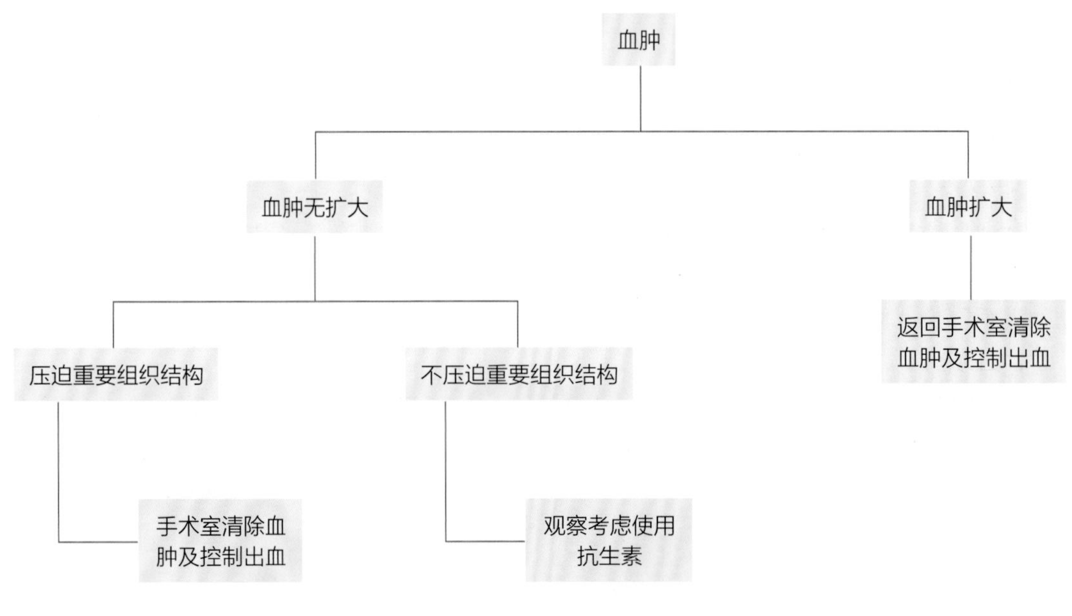

▲ 流程图 17-3　头颈部血肿

穿支血管的损伤，可以临时将皮岛缝合固定在下面的肌肉和筋膜上。

据报道，该皮瓣的总并发症发生率高达 44%～63%[1, 3, 37, 38]。大多数报道的并发症较为轻微，可通过保守的伤口处理进行治疗 [1]，17% 的患者接受了手术治疗 [36]。伤口裂开、皮瓣边缘坏死、感染、皮下积液、血肿、瘘管形成等均为轻微并发症。

大的皮岛切取使得皮瓣的供区难以进行一期关闭，这在瘦弱的男性患者中更为常见。当供区伤口无法获得无张力的一期缝合时，可采用皮片移植关闭创面。

（二）颏下岛状皮瓣

颏下岛状皮瓣已成为头颈部缺损重建的重要方法。它为面部重建提供了良好的颜色以及质感的匹配，并且在进行颈淋巴清扫的病例中，可以避免第二个供体部位产生。此皮瓣的动脉血供来源于面动脉的分支颏下动脉，而其静脉回流由下颌下静脉进入面静脉[39, 40]。该皮瓣也可以使用口角动脉作为逆行皮瓣制备。研究发现，颏下动脉岛状皮瓣的手术成功率为95%，颏下动脉逆行岛状皮瓣的手术成功率为94.5%。

跨越二腹肌前腹的细小颏下血管断裂会造成该皮瓣部分或完全坏死。在制备皮瓣时，虽然不需要切取二腹肌，但将二腹肌前腹纳入制备范围可以为动脉血供提供额外的安全与保护（图17–7）。还有一些特殊情况下，该皮瓣不能从面静脉获得静脉回流，而要通过颈外静脉回流（图17–8）。为了避免这一潜在问题，可以先保留颈外静脉，直到确认面静脉可以作为皮瓣的主要回流静脉。如果静脉的旋转弧度有问题或无意中切断了颈外静脉，则可以将皮瓣转换为混合皮瓣，进行静脉的显微血管吻合（图17–8）。在皮瓣制备的过程中，很容易识别面神经的下颌缘支，取皮瓣时必须注意保护这条神经。当该皮瓣用于肿瘤切除后的重建时，如在颈部的Ⅰa或Ⅰb区检测到阳性转移淋巴结[42]，必须放弃使用该皮瓣。当然，毛发生长（特别是男性）被认为是该皮瓣的缺点，但这可以通过激光治疗或脱毛来改善。

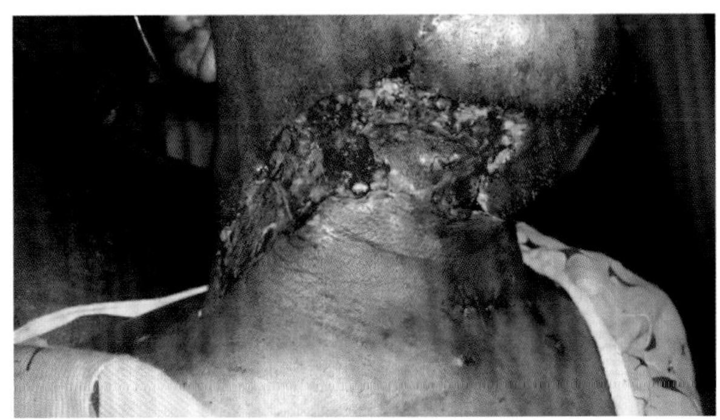

▲ 图17–7　胸大肌皮瓣的皮岛几乎完全坏死；底层肌肉组织被保留下来。清创术和采用真空敷料治疗是挽救这种并发症的方法

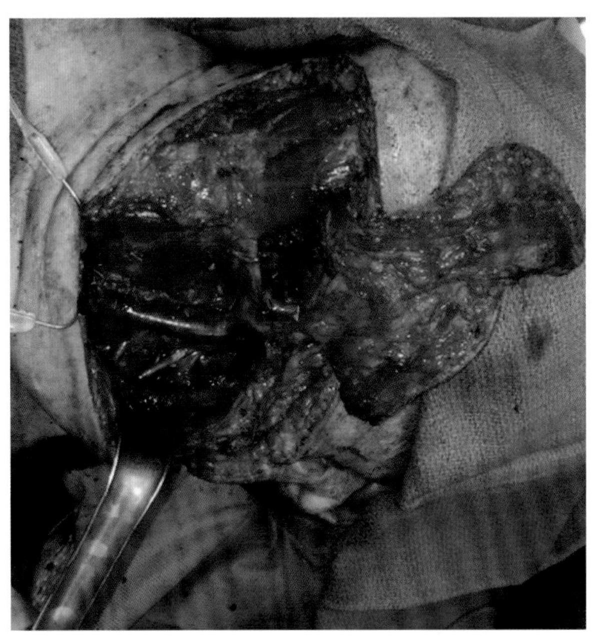

▲ 图17–8　颏下岛状皮瓣：展示了面动脉和面静脉的保留，它们为皮瓣提供流入和流出的血液供应。注意Ⅰa区淋巴组织的安全清扫，并保留二腹肌前腹

（三）前额旁正中皮瓣

前额旁正中皮瓣是修复鼻部缺损的理想供区，其位置接近、旋转方便，颜色和质地匹配良好。该皮瓣浅表轴向血供丰富，并发症少见（图17–9）。

由于皮瓣血运良好，易于切取，皮瓣远心端的坏死和感染很少见。血肿是最常见的并发症，但也很少发生。皮瓣远端被剥离的肌肉和皮下组织易导致术后出血[43]。在缝合前对皮瓣切取后的创面进行充分止血是防止并发症发生的关键。垫枕敷料不常规使用，因为它们可能削弱皮瓣远端部分的血液回流。

（四）颊脂垫瓣

颊脂垫瓣是一种轴型皮瓣，适用于腭、牙槽及颊黏膜的中、小量缺损修复。此瓣切取简单，并发症少[44]。通常，该瓣制备不需要第二个切口，更不需要任何口外切口（图17–10）。

最常报道的并发症是出血、部分坏死、张口困难和瘘管形成[44–46]。修复＞5cm的缺损可能导致皮瓣坏死和瘘管形成。如果从面颊部取材大量

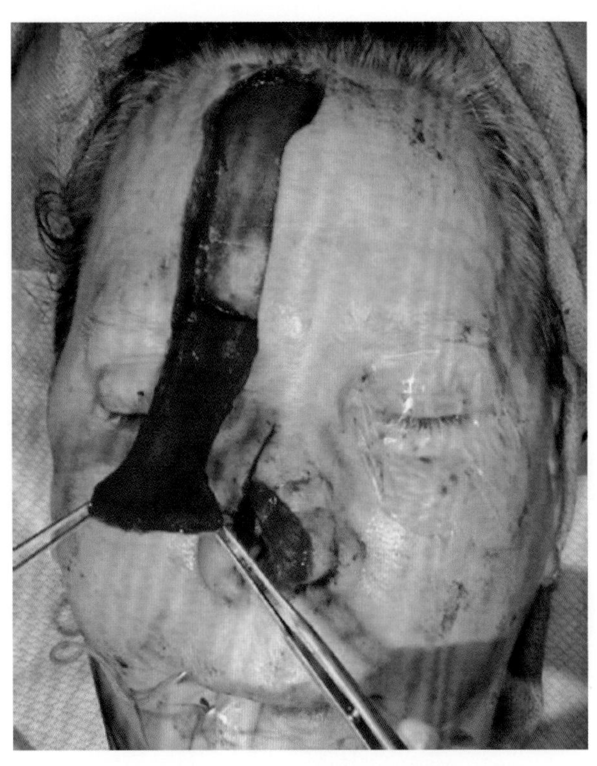

▲ 图 17-9 前额旁正中皮瓣

脂肪，可能会出现面部凹陷 [47]。

三、血管化游离软组织皮瓣

软组织缺损的重建常需要游离组织移植。关于游离组织瓣并发症的完整讨论见第 18 章。

结论

头颈部重建的目的是实现患者功能、形态或外貌的恢复。其重建涉及该区域复杂的解剖结构以及口咽部污染等情况的处理。不幸的是，并发症在头颈部重建的过程中很常见，从缝线裂开、伤口感染和皮下积液等轻微并发症到皮瓣部分或完全坏死等严重并发症不等。这些并发症可能发生在供体部位或受体部位，或同时发生。对潜在并发症的了解可以帮助外科医生在手术中采取预防措施，并在并发症发生时及时诊治。

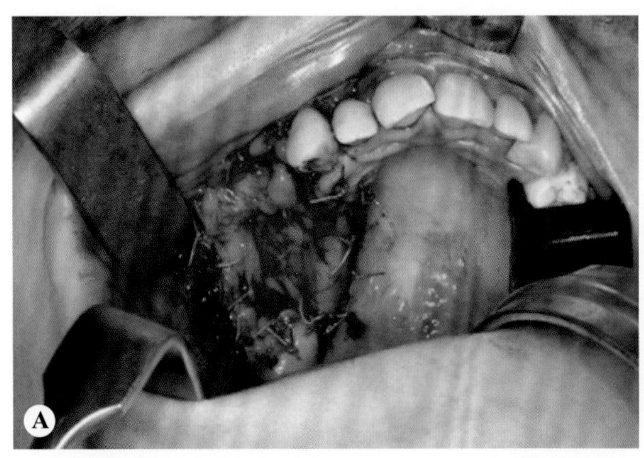

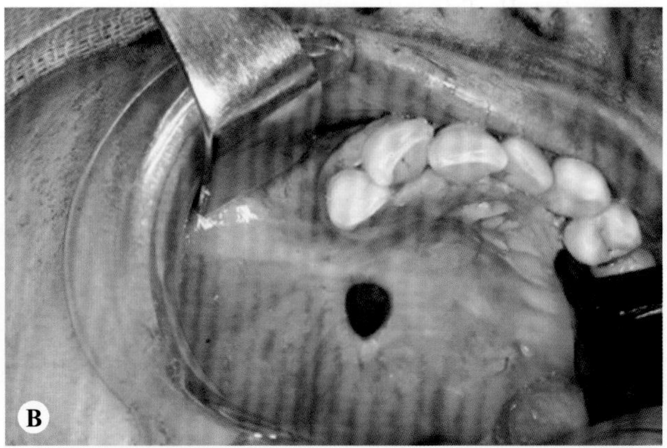

▲ 图 17-10 **A.** 制备好的颊脂垫瓣插入上颌骨后部缺损中；**B.** 用颊脂垫瓣封闭上颌骨后部缺损后发生口腔上颌窦瘘

参考文献

[1] Kroll, S.S., Goepfert, H., Jones, M. et al. (1990). Analysis of complications in 168 pectoralis major myocutaneous flaps used for head and neck reconstruction. *Ann. Plast. Surg.* 25: 93-97.

[2] You, Y.S., Chung, C.H., Chang, Y.J. et al. (2012). Analysis of 120 pectoralis major flaps for head and neck reconstruction. *Arch. Plast. Surg.* 39: 522-527.

[3] El-Marakby, H.H. (2006). The reliability of pectoralis major myocutaneous flap in head and neck reconstruction. *J. Egypt. Natl. Cancer Inst.* 18: 41-50.

[4] Chae, M.P., Rozen, W.M., Whitaker, I.S. et al. (2015). Current evidence for postoperative monitoring of microvascular free flaps: a systematic review. *Ann. Plast. Surg.* 74: 621-632.

[5] Xu, Z., Zhao, X.P., Yan, T.L. et al. (2015). A 10-year

retrospective study of free anterolateral thigh flap application in 872 head and neck tumour cases. *Int. J. Oral Maxillofac. Surg.* 44: 1088-1094.

[6] Gerressen, M., Pastaschek, C.I., Riediger, D. et al. (2013). Microsurgical free flap reconstructions of head and neck region in 406 cases: a 13-year experience. *J. Oral Maxillofac. Surg. Off. J. Am. Assoc. Oral Maxillofac. Surg.* 71: 628-635.

[7] Ramakrishnan, V.R., Yao, W., and Campana, J.P. (2009). Improved skin paddle survival in pectoralis major myocutaneous flap reconstruction of head and neck defects. *Arch. Facial Plast. Surg.* 11: 306.

[8] Becker, G.D. and Parell, G.J. (1979). Cefazolin prophylaxis in head and neck cancer surgery. *Ann. Otol. Rhinol. Laryngol.* 88: 183-186.

[9] Al-Qurayshi, Z., Walsh, J., Owen, S., and Kandil, E. (2019). Surgical site infection in head and neck surgery: a national perspective. *Otolaryngol. Head Neck Surg. Off. J. Am. Acad. Otolaryngol. Head Neck Surg.* 161: 52-62.

[10] Zirk, M., Zalesski, A., Peters, F. et al. (2018). Prevention and management of bacterial infections of the donor site of flaps raised for reconstruction in head and neck surgery. *J. Cranio-Maxillofac. Surg. Off. Publ. Eur. Assoc. Cranio-Maxillofac. Surg.* 46: 1669-1673.

[11] Becker, G.D. (1986). Identification and management of the patient at high risk for wound infection. *Head Neck Surg.* 8: 205-210.

[12] Brown, B.M., Johnson, J.T., and Wagner, R.L. (1987). Etiologic factors in head and neck wound infections. *Laryngoscope* 97: 587-590.

[13] Coskun, H., Erisen, L., and Basut, O. (2000). Factors affecting wound infection rates in head and neck surgery. *Otolaryngol. Head Neck Surg. Off. J. Am. Acad. Otolaryngol. Head Neck Surg.* 123: 328-333.

[14] Penel, N., Lefebvre, D., Fournier, C. et al. (2001). Risk factors for wound infection in head and neck cancer surgery: a prospective study. *Head Neck* 23: 447-455.

[15] Cruse, P. (1977). Infection surveillance: identifying the problems and the high-risk patient. *South. Med. J.* 70 (Suppl 1): 4-8.

[16] Bartlett, J.G. and Gorbach, S.L. (1976). Anaerobic infections of the head and neck. *Otolaryngol. Clin. North Am.* 9: 655-678.

[17] Murphy, J., Isaiah, A., Dyalram, D., and Lubek, J.E. (2017). Surgical site infections in patients receiving osteomyocutaneous free flaps to the head and neck. Does choice of antibiotic prophylaxis matter? *J. Oral Maxillofac. Surg. Off. J. Am. Assoc. Oral Maxillofac. Surg.* 75: 2223-2229.

[18] Haidar, Y.M., Tripathi, P.B., Tjoa, T. et al. (2018). Antibiotic prophylaxis in clean-contaminated head and neck cases with microvascular free flap reconstruction: a systematic review and meta-analysis. *Head Neck* 40: 417-427.

[19] Vila, P.M., Zenga, J., and Jackson, R.S. (2017). Antibiotic prophylaxis in clean-contaminated head and neck surgery: a systematic review and meta-analysis. *Otolaryngol. Head Neck Surg. Off. J. Am. Acad. Otolaryngol. Head Neck Surg.* 157: 580-588.

[20] Simons, J.P., Johnson, J.T., Yu, V.L. et al. (2001). The role of topical antibiotic prophylaxis in patients undergoing contaminated head and neck surgery with flap reconstruction. *Laryngoscope* 111: 329-335.

[21] Girkar, F., Thiagarajan, S., Malik, A. et al. (2019). Factors predisposing to the development of orocutaneous fistula following surgery for oral cancer: experience from a tertiary cancer center. *Head Neck* 41: 4121-4127.

[22] Dawson, C., Gadiwalla, Y., Martin, T. et al. (2017). Factors affecting orocutaneous fistula formation following head and neck reconstructive surgery. *Br. J. Oral Maxillofac. Surg.* 55: 132-135.

[23] Pellini, R., Mercante, G., Marchese, C. et al. (2013). Predictive factors for postoperative wound complications after neck dissection. *Acta Otorhinolaryngol. Ital.* 33: 16-22.

[24] Penel, N., Lefebvre, J.L., Cazin, J.L. et al. (2008). Additional direct medical costs associated with nosocomial infections after head and neck cancer surgery: a hospital-perspective analysis. *Int. J. Oral Maxillofac. Surg.* 37: 135-139.

[25] Coleman, J.J. (1986). Complications in head and neck surgery. *Surg. Clin. North Am.* 66: 149-167.

[26] Phan, M., Van der Auwera, P., Andry, G. et al. (1993). Wound dressing in major head and neck cancer surgery: a prospective randomized study of gauze dressing vs sterile Vaseline ointment. *Eur. J. Surg. Oncol. J. Eur. Soc. Surg. Oncol. Br. Assoc. Surg. Oncol.* 19: 10-16.

[27] Yang, Y.-H., Jeng, S.-F., Hsieh, C.-H. et al. (2013). Vacuum-assisted closure for complicated wounds in head and neck region after reconstruction. *J. Plast. Reconstr. Aesthet. Surg.* 66: e209-e216.

[28] Suárez, C., Fernandez-Alvarez, V., Hamoir, M. et al. (2018). Carotid blowout syndrome: modern trends in management. *Cancer Manag. Res.* 10: 5617-5628.

[29] Chen, Y.-J., Wang, C.P., Wang, C.C. et al. (2015). Carotid blowout in patients with head and neck cancer: associated factors and treatment outcomes. *Head Neck* 37: 265-272.

[30] Kolokythas, A. (2010). Long-Term Surgical Complications in the Oral Cancer Patient: a Comprehensive Review. Part II. *J. Oral Maxillofac. Res.* 1.

[31] Bumpous, J.M. and Johnson, J.T. (1995). The infected wound and its management. *Otolaryngol. Clin. North Am.* 28: 987-1001.

[32] Shah-Becker, S., Greenleaf, E.K., Boltz, M.M. et al. (2018). Neck hematoma after major head and neck surgery: risk factors, costs, and resource utilization. *Head Neck* 40: 1219-1227.

[33] Jethwa, A.R. and Khariwala, S.S. (2018). When should therapeutic anticoagulation be restarted following major head and neck surgery? *Laryngoscope* 128: 1025-1026.

[34] Bullen, J.J., Ward, C.G., and Rogers, H.J. (1991). The critical role of iron in some clinical infections. *Eur. J. Clin. Microbiol. Infect. Dis.* 10: 613-617.

[35] Vartanian, J.G., Carvalho, A.L., Carvalho, S.M. et al. (2004). Pectoralis major and other myofascial/myocutaneous flaps in head and neck cancer reconstruction: experience with 437 cases at a single institution. *Head Neck* 26: 1018-1023.

[36] Milenović, A., Virag, M., Uglešić, V., and Aljinović-Ratković, N. (2006). The pectoralis major flap in head and neck reconstruction: first 500 patients. *J. Cranio-Maxillofac. Surg.* 34: 340-343.

[37] Liu, R., Gullane, P., Brown, D., and Irish, J. (2001). Pectoralis major myocutaneous pedicled flap in head and neck reconstruction: retrospective review of indications and results in 244 consecutive cases at the Toronto General Hospital. *J. Otolaryngol.* 30 (34-40).

[38] Zou, H., Zhang, W.-F., Han, Q.-B., and Zhao, Y.-F. (2007). Salvage reconstruction of extensive recurrent oral cancer defects with the pectoralis major myocutaneous flap. *J. Oral Maxillofac. Surg. Off. J. Am. Assoc. Oral Maxillofac. Surg.* 65: 1935-1939.

[39] Parmar, P.S. and Goldstein, D.P. (2009). The submental island flap in head and neck reconstruction. *Curr. Opin. Otolaryngol. Head Neck Surg.* 17: 263-266.

[40] Abouchadi, A., Capon-Degardin, N., Patenôtrere, P. et al. (2007). The submental flap in facial reconstruction: advantages and limitations. *J. Oral Maxillofac. Surg. Off. J. Am. Assoc. Oral Maxillofac. Surg.* 65: 863-869.

[41] Kim, J.T., Kim, S.K., Koshima, I., and Moriguchi, T. (2002). An anatomic study and clinical applications of the reversed submental perforator-based island flap. *Plast. Reconstr. Surg.* 109: 2204-2210.

[42] Aslam-Pervez, N., Caldroney, S.J., Isaiah, A., and Lubek, J.E. (2018). A retrospective volume matched analysis of the Submental Artery Island pedicled flap as compared to the forearm free flap: is it a good alternative choice for the reconstruction of defects of the oral cavity and oropharynx? *J. Oral Maxillofac. Surg. Off. J. Am. Assoc. Oral Maxillofac. Surg.* 76: 656-663.

[43] Baker, S. *Local Flaps in Facial Reconstruction*, 3e. Saunders https://www.elsevier.com/books/local-flaps-in-facial-reconstruction/baker/978-1-4557-5316-1.

[44] Hao, S.P. (2000). Reconstruction of oral defects with the pedicled buccal fat pad flap. *Otolaryngol. Head Neck Surg. Off. J. Am. Acad. Otolaryngol. Head Neck Surg.* 122: 863-867.

[45] Alkan, A., Dolanmaz, D., Uzun, E. et al. The reconstruction of oral defects with buccal fat pad. *Swiss Med Wkly* 133 (33-34): 465-470.

[46] Colella, G., Tartaro, G., and Giudice, A. (2004). The buccal fat pad in oral reconstruction. *Br. J. Plast. Surg.* 57: 326-329.

[47] Poeschl, P.W., Baumann, A., Russmueller, G. et al. (2009). Closure of oroantral communications with Bichat's Buccal Fat Pad. *J. Oral Maxillofac. Surg.* 67: 1460-1466.

第 18 章 血管化重建

Vascularized Reconstruction

Rui Fernandes Phil Pirgousis Stacey Nedrud 著 韩 煦 杨欣谕 陈佳楠 译

使用带微血管的游离组织移植已成为头颈外科手术中确定的常规重建选择。而且，它已被世界范围内从事口腔颌面外科的单位接受，目前无论在哪里，游离皮瓣重建头颈部缺损都被认为是金标准[1]。微血管重建手术在技术上一直具有挑战性且易受手术者影响，但据报道，游离皮瓣手术的成功率始终在 96%～99%[2-5]。

尽管显微外科技术不断完善，科技不断进步，经验不断积累，但在许多大型医疗中心仍有一小部分游离皮瓣出现失败。与其他技术要求较低的重建手术不同，显微外科手术的失败对于患者和外科医生来说都是潜在的毁灭性打击[6]。对于患者来说，除了住院时间延长，进一步手术和不断增加的治疗费用外，身心双重痛苦也在不断升级。患者的共存病和额外的全身麻醉可能会对患者的康复和治疗结果产生不利影响。对于外科医生来说，游离皮瓣失败使他们面临一种独特而有压力的状况，组织缺损持续存在而可供选择用于覆盖的供体部位更少，尤其是想通过复合组织移植达到理想的功能和美学效果。此外，通常很难在先前吻合失败的血管附近获得进行再吻合的受体血管。在必要的清创后，缺损范围往往比初始的缺损大，并且严重暴露的血管结构需要及时覆盖，这可能使情况更加复杂。本章将参考文献概述复合骨瓣用于头颈部重建的各种并发症，并提供避免和恰当处理这些并发症的策略。

一、桡侧前臂筋膜皮瓣及骨皮瓣

桡侧前臂皮瓣特别适合用于软组织重建；然而，由于骨量不足和供体部位并发症发病率显著，其骨瓣的相应部分已被其他骨瓣所取代（图 18-1）。

（一）手部缺血

病因：由于掌弓不完整、血管解剖变异或筋膜室综合征。

处理：立即手术探查，静脉移植。

桡侧前臂皮瓣切取后手部血管功能不全仍然是最具破坏性的并发症。尽管术前 Allen 实验正常，但仍有大量文献报道这种现象[7, 8]。此类缺血事件通常由不完整的浅表掌弓引起，其中缺少拇指和食指的分支，并且与深层掌弓没有交通支相连[9]。处理方法需要立即手术探查并通过静脉移植重建桡侧血流。急性血管功能不全的其他原因还包括了皮肤关闭太紧和前臂敷料压迫，从而发生筋膜室综合征。限制夹板仅覆盖掌侧，并在术后监测时保持手部暴露，可以避免这种情况。

（二）桡骨骨折

病因：由于骨量不足、取骨大于桡骨的 30%、术后固定不当，以及患者因素（即骨质疏松症）。

处理：用夹板制动（外固定）或用板材内固定。

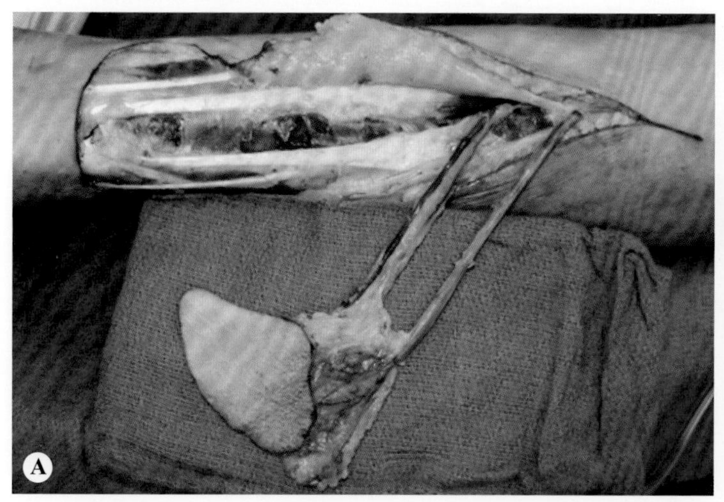
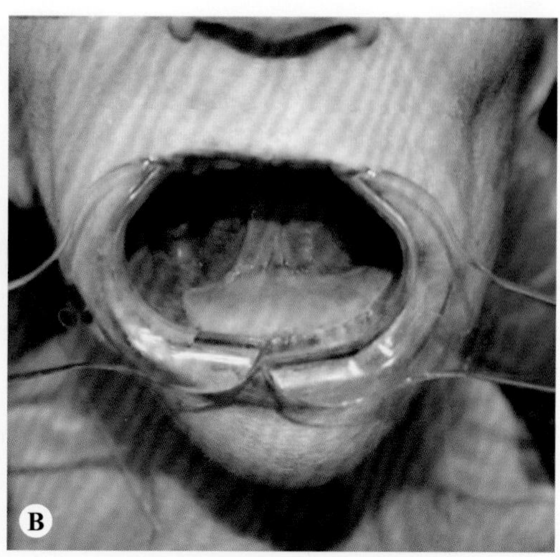

▲ 图 18–1 A. 切取桡侧前臂游离皮瓣时使用头静脉以改善静脉循环；B. 愈合良好的桡侧前臂游离皮瓣

桡侧骨皮瓣最初是被确立为第一个可靠的用于重建下颌骨连续性缺损的游离皮瓣[10]。但由于骨量有限，并且术后桡骨骨折的发生率显著，这种皮瓣很快就不再流行，并被更好的骨瓣所取代。早期报道显示，骨折发生率高达 28%～43%[10–13]，而更大规模的系列报道显示，骨折发生率为 23%[14] 和 31%[15]。骨切开技术和预防性内固定的改进已将这种功能性致残并发症减少到 15%[16]。病理性桡骨骨折严重的常见后遗症包括腕部畸形以及拇长屈肌功能受损导致的腕部和握力下降。生物力学研究证实，当截骨周长达到 50% 时，人类在弯曲桡骨时会损失 75% 或更多的强度[17]，而羊在扭转胫骨时也是如此[18]。将近端和远端骨切开切口做成斜面对剩余桡骨的强度影响最小，可低至 5%[18]。严格遵守截骨尺寸不超过其横截面积的 30% 和周长的 40%，可以最大限度地减少术后桡骨的骨折[19]。另外，可以通过延伸到肘部上方的石膏或预制夹板等外部支撑方式，确保制动 6～8 周以保护桡骨。然而，即便多种方法合并使用，桡骨的骨折率仍然高达 19%[20]。多个大型临床实验结果表明，预防性动态加压板内固定是增加截骨后桡骨的扭转和弯曲强度的最有效方法[21–24]。加压板置于前部还是后部都同样有效，可以将总体骨折率降低至 2.6%，而置于后部可提供更大的加固效果并显著减少愈合问题[22]。上述情况下的二次修复手术非常少见，仅 0.4% 的病例需要（流程图 18–1）。

（三）感觉 / 运动障碍

病因：由于解剖结构的异常和外科医生的失误。

处理：神经修复和（或）神经移植。

前臂桡侧皮瓣切取时导致的神经损伤在文献报道中有所不同，但通常在骨皮瓣中更为严重[25]。正中神经和尺神经的直接损伤并不常见，一旦出现，就会导致患者严重的残疾。Richardson 等[25]

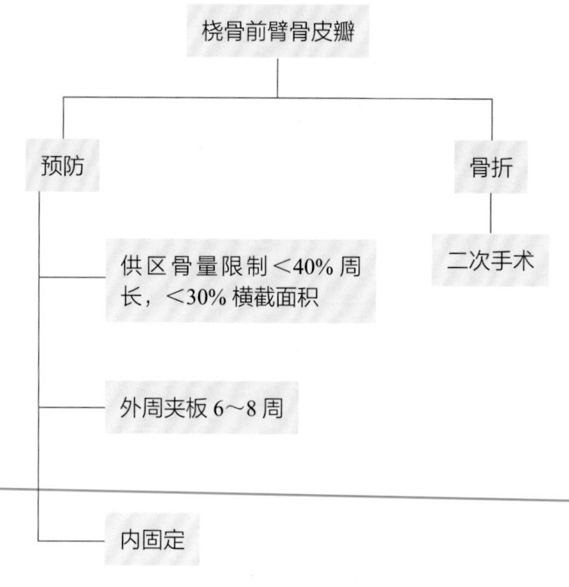

▲ 流程图 18–1 桡骨骨折

在他们的前瞻性研究中指出，骨皮瓣组与未手术的对照组和筋膜皮瓣组（16%）相比，握力、捏力减弱和手腕活动范围减小的发生率为36%。更重要的是，复合组织瓣修复后桡骨骨折患者的功能损害更严重。其他作者在功能障碍发病率方面也发现了类似的结果[13.14.26]。前臂桡侧皮瓣切取引起的感觉障碍仍然很常见，在复合组织瓣和筋膜皮瓣中发生率相似，不论采用的是筋膜下还是筋膜上分离方法[27]。与正中神经和尺神经分布的皮肤区相比，桡神经分布区的客观和主观感觉障碍最大[25, 28]。Kerawala 等发现，76% 的患者在桡神经分布区出现主观感觉丧失，其中 84% 的患者有客观证据表明出现了与针刺、轻触、温度和两点辨别模式相关的感觉障碍[28]。痛性神经瘤和感觉迟钝相对较少，发生率为 2%～10%。感觉恢复似乎随着时间的推移而改善，大多数长期研究报告显示，术后 12 个月左右症状消退[25, 28]。熟练掌握局部解剖，熟知桡神经浅支的位置，可以避免这一并发症。

（四）供区皮肤移植失败

病因：由于肌腱旁剩余的组织不足、患者的合并症、未使用垫枕加压敷料以及伤口护理不善。

处理：使用三溴苯酚铋敷料进行局部创面护理，放置创面真空吸附装置，再次手术取皮和植皮，植皮部位制动。

这仍然是前臂桡侧游离复合瓣和筋膜皮瓣供区缺损修复后最棘手的并发症，也是最热门的研究领域之一[29, 30]。许多作者已经证明，由于植皮失败和伤口愈合延迟，肌腱外露、痉挛和疼痛等客观功能和美学缺陷，都具有显著的统计学意义。文献报道，中厚皮片移植失败率为 19%～53%，13%～33% 的患者肌腱外露，18.7%～33% 的患者肌腱粘连[27]。据报道，全层皮片移植的成功率为 93%，并产生了非常好的美学效果[30]。其他已发表的皮肤供区修复方法包括术前组织扩张、荷包缝合伤口[31]、预制筋膜中厚皮片移植[32]、同种异体真皮[33]、双叶局部皮瓣[34]和负压真空创面敷料[21]。然而，这些系列报道的病例仍是数少，且并未有确切结果表明其作用比常规皮肤移植效果更好。

通过精细的手术技术，在皮瓣切取过程中保留肌腱旁组织，充分使用垫枕加压以促进血浆吸收和融合，以及术后用掌侧夹板固定手腕 10 天等方法，可以最大限度地提高皮肤移植的术后愈合效果（图 18-2，流程图 18-2）。

二、腓骨皮瓣

1974 年，在犬类模型中，第一次成功运用显微血管吻合行游离腓骨瓣移植重建下颌骨[35]。1975 年，Ian Taylor 首次报道了游离腓骨移植重建下肢缺损[36]。随后，Hidalgo 将这种皮瓣用于下颌骨重建[37]。从那时起，腓骨瓣作为大多数颌面部缺损的首选骨瓣得到了普遍的推广应用。其较厚的皮质骨、管状外形、长达 25cm 的长度、可联合皮岛、对多次截骨的耐受性、长的血管蒂和大的血管口径使其非常适合面部骨重建[38, 39]（图 18-3）。

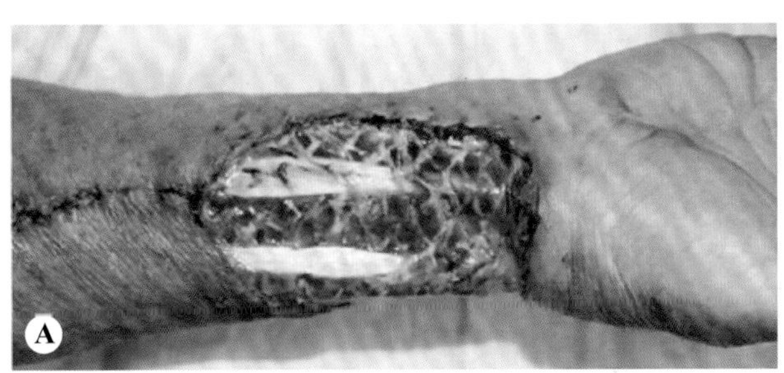

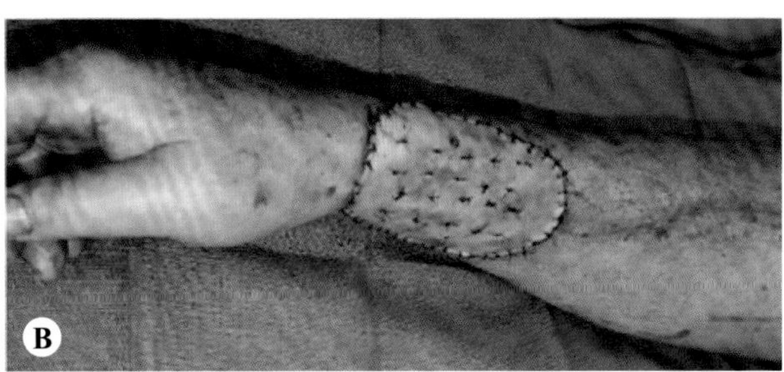

▲ 图 18-2 **A.** 中厚皮片移植后肌腱外露的桡侧前臂游离皮瓣供区；**B.** 桡侧前臂游离皮瓣供区，再次手术植入中厚皮片后连续褥式缝合，并用垫枕辅助愈合

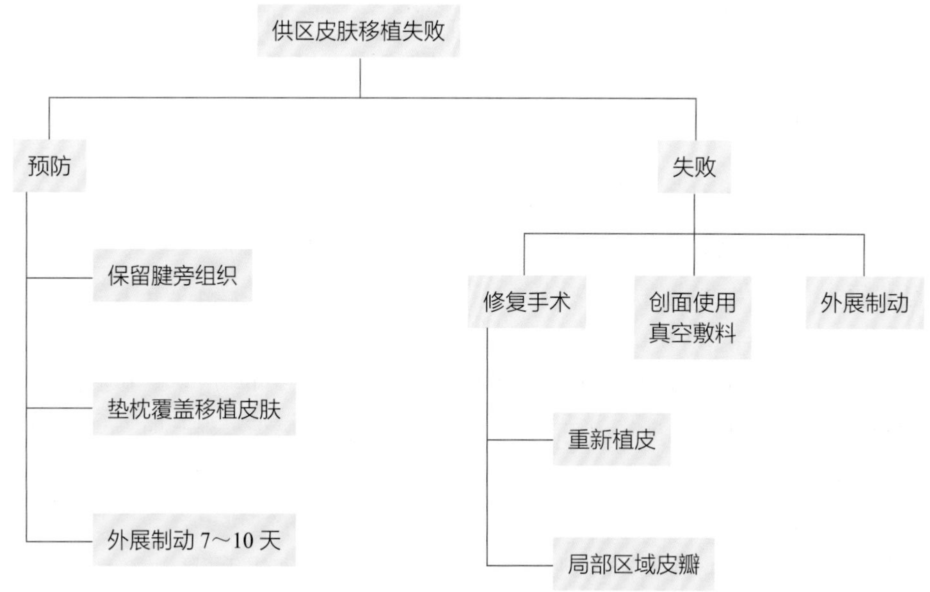

▲ 流程图 18-2　供区皮肤移植失败

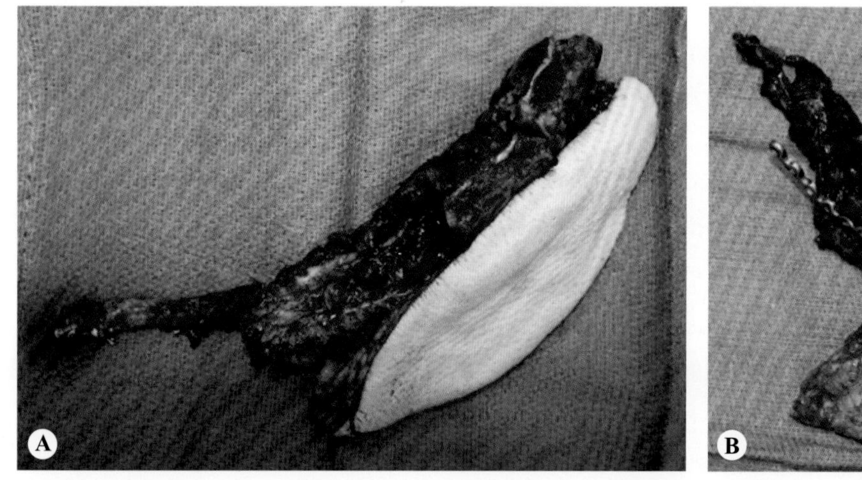

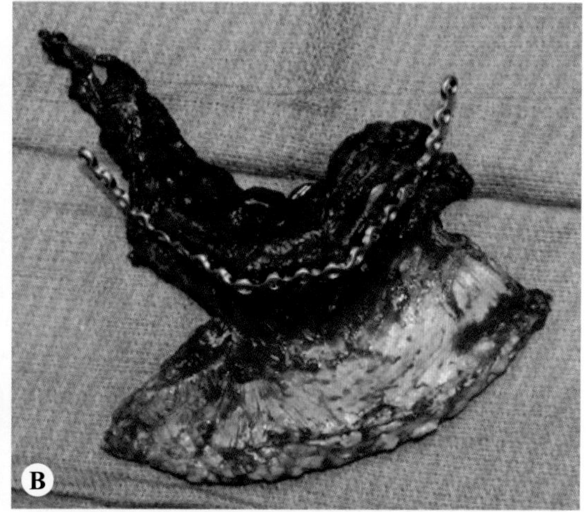

▲ 图 18-3　切取游离腓骨皮瓣

（一）足部缺血 / 血管损害

病因：由于三支穿支血管血流不足、血管畸形、动脉粥样硬化斑块、筋膜室综合征。

处理：根据病因，通过 CTA/MRA（计算机断层扫描血管造影 / 磁共振血管造影）等方法确认血管情况以预防，通过手术进行静脉移植或血肿引流以干预。

足部血管受损是游离腓骨瓣切取后最严重的并发症。其解剖学基础在于先天性或获得性的下肢血管畸形。正常情况下，腓动脉对足部血管供应的贡献很小，主要由胫前和胫后血管供应。在 7%～10% 的病例中，这两个常规占有优势的血管可能显著减弱或单个缺失，而主要血管供应来自腓动脉（腓骨大动脉）。先天性腓骨血管缺失很少见，人群发病率为 0.1%[40]。获得性下肢血管功能不全常常与动脉粥样硬化有关，特别是老年患者。术前行 CTA、MRA 或常规血管造影术是至关重要的，可以避免危及肢体的缺血。过度张力下关闭伤口导致的筋膜室综合征会产生灾难性的缺血并发症。

（二）步态障碍

病因：由于肌肉组织切开后的紊乱，神经与血管的破坏和关节的不稳定。

处理：理疗。

许多作者报道了与步态障碍相关的早期和延迟并发症的发病率，尽管客观测量的参数常常超过主观感知的发病率[41]。尽管有报道称步态改变，脚趾和拇指的屈肌麻痹，以及感知变化，但大多数患者能够正常行走。构成深部肌肉起端的腓骨和骨间膜的丧失会导致肌肉功能紊乱[42]。步态分析研究表明，在腓骨瓣切取后，防痛步态是一种常见现象，表现出典型的患侧下肢站立的时间更短[43]。足下垂是一种不常见但致残的并发症，对行走能力有明显影响，是由手术损伤拇长伸肌或腓神经引起[44]。踝关节不稳定和僵硬也有报道，原因是当腓骨远端保留不足6cm时，会引起胫骨平台下方的距骨外旋，导致外翻畸形[45]。等速研究显示，在四种踝关节运动中，踝关节的活动度和力量都有明显下降。虽然膝关节活动度未受影响。然而，客观评估中，膝关节屈伸时的力量明显减弱[42, 43]。

（三）踇趾屈曲受限

病因：由于拇长屈肌或腓神经功能障碍。

处理：通过精细的外科技术和尽量少的分离拇长屈肌来预防。

几乎所有患者都会出现踇趾屈曲能力受限的情况，这与皮瓣切取时会包含部分拇长屈肌有关。这种现象不会影响行走[46]。腓神经分支受损和筋膜室后部肌肉瘢痕形成也是影响因素。

（四）神经损伤

病因：由于腓总神经及其分支功能障碍、解剖变异和外科技术。

处理：通过在腓总神经分支和腓浅神经穿过腓骨近端的位置，尽量少的在近端剥离以预防，通过神经修复和（或）神经移植来治疗。

腓总神经是腓骨瓣切取过程中具有损伤风险的神经，同时具有感觉和运动功能，据报道，高达24%的病例在腓浅或腓深神经分布区存在感觉障碍[47]。在约7%的病例中，运动障碍导致足背屈无力，原因是腓神经分支受损和相关的马蹄内翻畸形[48]。通过将近端分离限制在距腓骨头部6cm以上，并避免在近端分离时过度用力牵拉，防止腓总神经损伤。

（五）伤口愈合延迟

病因：由于皮肤移植失败、感染或筋膜室综合征。

处理：通过加压包扎和下肢制动进行预防。

当皮岛宽度＜5cm时，可以对皮瓣供区进行一期缝合。较大的皮岛切取后通常需要使用来自第二个供区的中厚皮片移植来覆盖缺损。据估算，部分或全部中厚皮片的坏死率在17%～28%，腓骨肌肌腱和（或）腓骨肌的部分坏死高达5%。约7%的患者，发生供区伤口感染[49]。仔细应用加压包扎和术后夹板固定小腿制动10天，可以优化移植物取材部位的恢复情况。术后静脉输注广谱抗生素可降低感染率。

（六）皮岛坏死

病因：由于穿支血管的过度损伤或摆弄、肌袖切取不足，以及皮瓣嵌入处的几何设计不当而导致穿支血管张力大或受压。

处理：识别肌肉皮肤穿支、细致的手术分离、制备一个保护性的肌肉袖带、皮岛嵌入时尽量减少穿支血管的摆弄和张力。

由于腓骨皮肤的血管供应脆弱，在导致皮岛缺血性坏死后，与腓骨复合组织瓣相关的皮岛的可靠性最初受到了一些人的质疑[37]。然而最近，Wei等[50]描述了供应腓骨皮肤的两种类型的穿支血管。肌间隔穿支仅穿过脚后隔，而肌肉皮肤穿支在进入隔膜之前先穿过拇长屈肌、胫骨后肌或比目鱼肌，然后进入皮肤。在分离过程中识别后一个穿支血管是很重要的，以便在这些穿支血管周围制备一个保护性的肌肉袖带。Yoshimura等[51]指出，71%的皮肤穿支是肌肉皮肤穿支，只有29%是肌间隔穿支。进一步的尸体血管造影研究发现，在80例尸体腿部解剖中，20%缺乏肌间隔穿支，另外6.25%没有肌肉皮肤穿支，但没有提到两者都完全缺失的情况。因此，皮岛的绝对可靠性在 93%～94%[52]。建议在分离时制备一个包含部分拇长屈肌和比目鱼肌的肌袖，以保护这些脆弱的穿支，避免皮岛的缺血损害（图 18-4，流程图 18-3）。

三、肩胛骨皮瓣

在头颈部手术中，游离肩胛骨瓣已被证明是一种非常有价值的重建选择。此瓣以单一的血管蒂为基础，能够携带多个皮瓣（背阔肌、前锯肌和肩胛骨），这使得该独特的皮瓣系统能适合头颈部复杂的三维塑形需要。对于有严重外周动脉粥样硬化性疾病而不适合制备游离腓骨瓣的患者，该皮瓣也是一种理想的替代方法。在老年人群中，此瓣的明显优势是术后早期可以无障碍行走，这是腓骨和髂骨瓣不具备的[53]。

（一）肩部功能障碍

病因：由于大圆肌和小圆肌从肩胛骨上剥离。

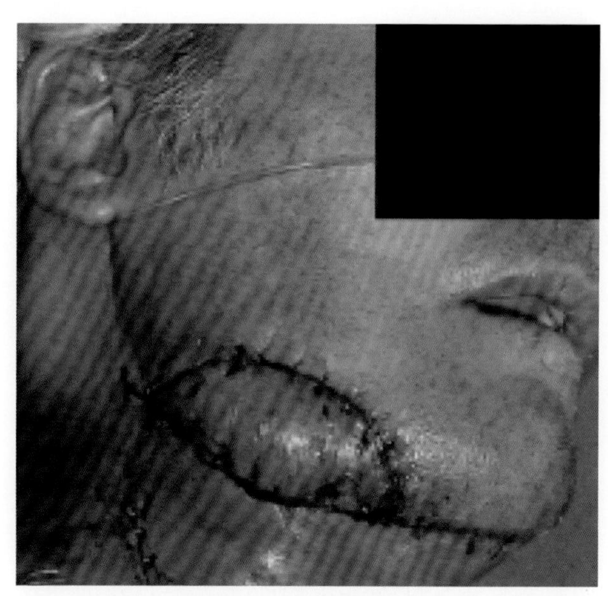

▲ 图 18-4　静脉淤血导致游离腓骨瓣的皮岛出现危象

处理：理疗。

肩部无力是由于在皮瓣切取过程中肩袖肌肉（大圆肌和小圆肌）从肩胛骨的外侧缘分离造成的，可能会导致严重的残疾，特别是在有肩部功

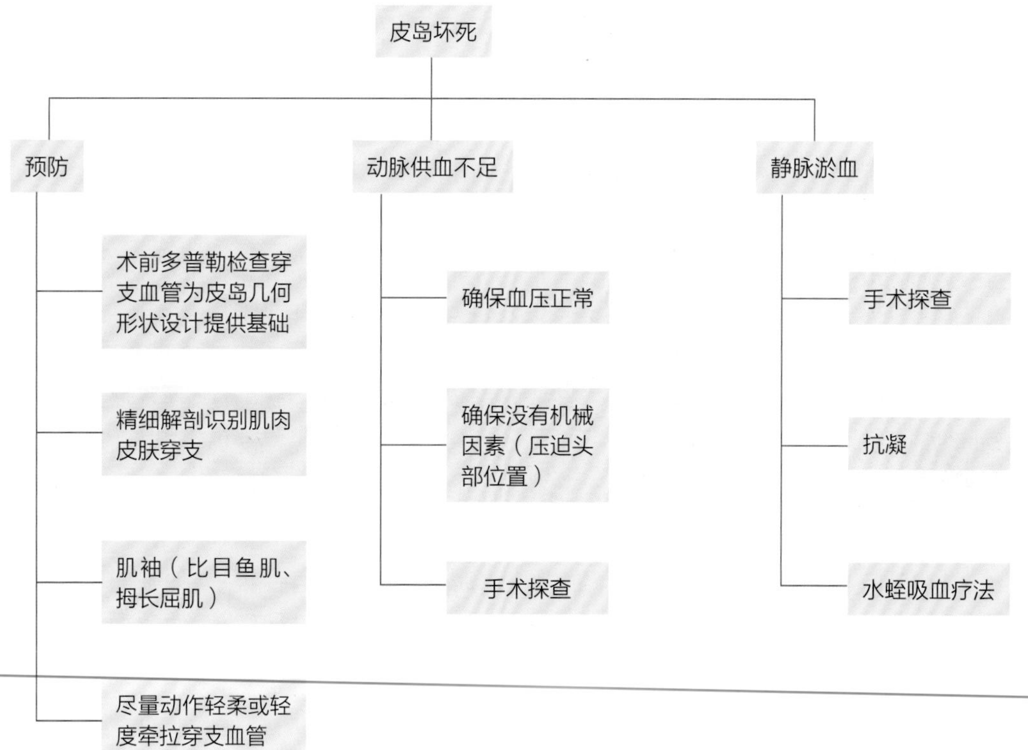

▲ 流程图 18-3　腓骨瓣皮岛坏死

能障碍并伴有颈清扫术后副神经麻痹时。手臂抬高、伸展和内收受限是最常见的肩部运动障碍[54]（图 18–5）。

（二）翼状肩胛

病因：由于在肩胛骨外侧缘横断大圆肌和小圆肌，这是游离皮瓣切取时所必需的。

处理：手术结束时将大圆肌和小圆肌复位缝合至肩胛骨外侧，并进行理疗。

这种并发症通常是由于大圆肌和小圆肌从肩胛骨外侧缘分离，而在皮瓣切取[55]完成后未能重新连接这些肌肉。瘢痕化、失神经后纤维化的圆肌也可能产生这种并发症。特别注意在剩余肩胛骨上钻孔并将这些肌肉锚定在孔上，通常可以避免这个问题。有研究显示，高强度的术后理疗可以最大限度地提高肩部活动能力，并在术后 6 个月恢复功能[56, 57]（流程图 18–4）。

四、髂骨瓣

游离髂骨瓣可以说是为头颈部重建提供了最多的骨量。其位置远离头颈手术组，可两组人同时进行手术，而其固有的形状非常适合面部骨骼的重建[58]。但这种皮瓣通常不被采用，因为该瓣切取技术要求高，血管蒂相对较短，血管口径较小，Markiewicz 等的汇总分析表明此瓣失败率高[59]。然而，另一些人运用这种皮瓣却显示出极好的效果[60]。

Taylor 等[61]，以及 Sanders 和 Mayou[62] 分别于 1979 年确定并报道了旋髂深动脉（deep circumflex iliac artery，DCIA）和静脉是髂骨游离移植最可靠和最优选的血管蒂。Taylor 等通过染料注射研究，进一步阐明了髂骨的骨内和骨膜的血液供应。Ramasastry 等[63] 在 1984 年的实验性工作确定了 DCIA 的升支为腹内斜肌的主要供血血管，可以制备复合皮瓣转移。

（一）腹疝

病因：由于切取皮瓣时对筋膜和肌肉层的过度剥离。

处理：细致的分层缝合以重新整合筋膜平面、腹壁补片修复。

这种并发症是由于切取了部分腹内斜肌和腹直肌（其运动神经走行于腹内斜肌与腹横肌之间的神经血管平面上）的去神经化造成腹壁薄弱导

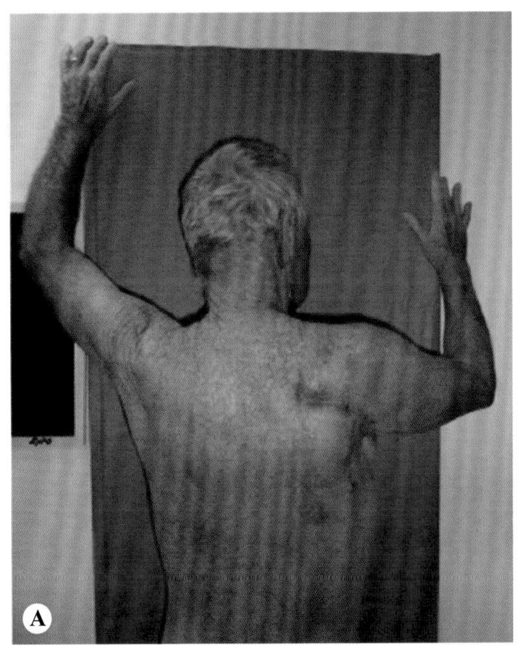

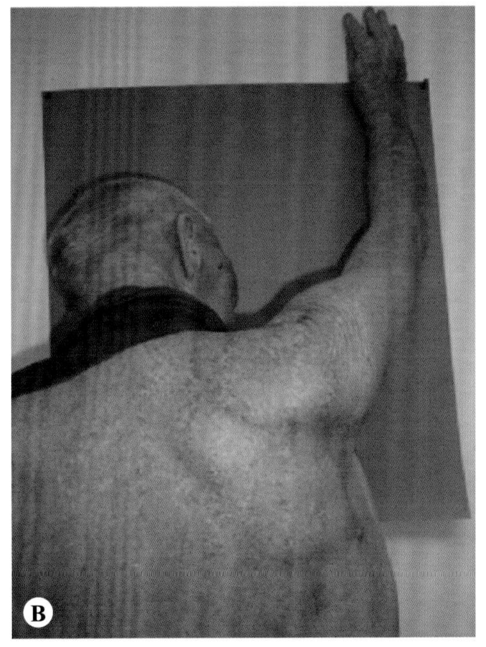

▲ 图 18–5　**A.** 愈合中的复合肩胛骨瓣供区，记录最初的活动受限；**B.** 活动程度增加，比最初的活动受限明显缓解，供体部位瘢痕软化

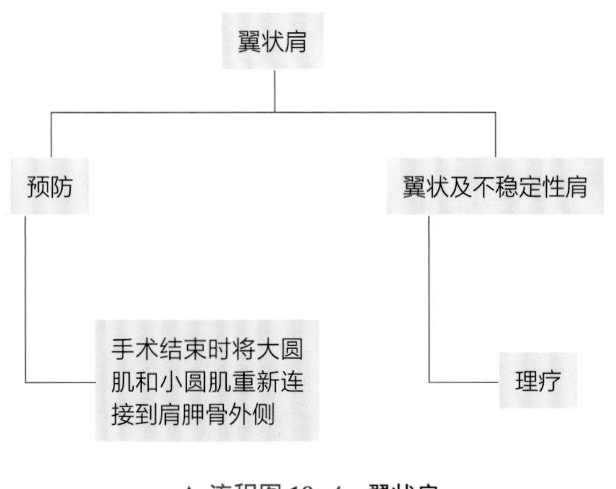

▲ 流程图 18-4 **翼状肩**

致的[64]。切口疝虽然不常见且无明显症状，但其发生率为 3%～9%[65, 66]。腹壁补片加固可以消除这种现象（流程图 18-5）。

（二）轮廓畸形

尽管供体部位在临床上可见轮廓畸形，但患者主观上否认有明显的审美缺憾[67]。

（三）神经性后遗症

病因：由于股骨外侧皮神经损伤。

处理：在尽量轻地牵拉下进行精细手术剥离。

股外侧皮神经横断或牵拉损伤可导致大腿外侧感觉受损[68, 69]。严重的股外侧神经和髂腹股沟神经损伤可能产生大腿疼痛和感觉障碍。

（四）行走 / 步态障碍

病因：由于肌肉剥离和神经损伤。

处理：手术技术及术后理疗。

游离髂骨瓣术后即刻和短期内普遍存在对行走的影响，防痛步态和手术侧髋部无力是常见后遗症[70]。文献报道已通过骨科控制性客观测试证实，术后 6 个月即可恢复行走能力[65, 67]。也有报道称步态障碍是由于牵拉伤或手术创口关闭过紧引发大腿部轻度瘫痪导致的[60, 65]。Ling 等发现，无论从主观上还是客观上，游离腓骨瓣供区并发症的发病率更少，可以更早恢复行走，但以旋髂深动脉（DCIA）为供血血管的游离髂骨瓣仍是一种很好的替代选择[68]。

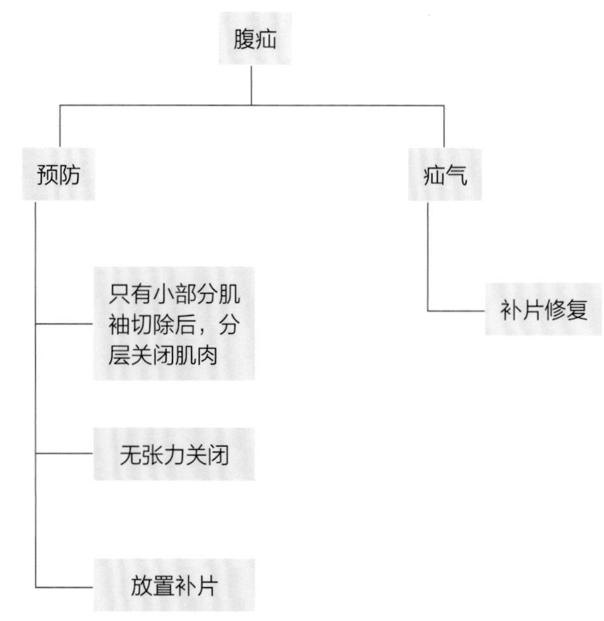

▲ 流程图 18-5 **腹疝**

五、皮瓣失败

大量的病例表明皮瓣失败的原因主要为灌注不足和坏死。皮瓣失败的处理方式因“即将失败”和“已经失败”而不同。“即将失败的皮瓣”是指可以被挽救的皮瓣，需要及时采取措施去除导致皮瓣坏死的原因。“已经失败的皮瓣”是指不可逆的缺血导致部分或全部组织坏死，需要紧急伤口处理、局部清创或再次重建。

日本的一个权威数据库评估了 2846 个游离皮瓣，其中 3.3% 的游离皮瓣失败，其中提到术前风险因素有糖尿病、周围血管疾病、肾衰竭、术前放疗和手术部位既往动过手术[71, 72]。术中风险因素包括麻醉时间＞18h[71]。术后，静脉血栓和动脉血栓形成或供血不足、感染、机械压迫、头部扭曲、高凝状态以及患者合并症（包括戒酒）均可导致皮瓣失败[73]。与外科医生的主观看法相反[74]，使用升压药与皮瓣的有害影响无关，但高液体量确实会增加皮瓣失败发病率[75-77]（图 18-6）。

（一）外科治疗

血管损害出现的时间对成功抢救皮瓣至关重要，这非常依赖于术后皮瓣监测的准确性。Chen 等[78]在 1142 例大系列游离皮瓣病例中，对 113

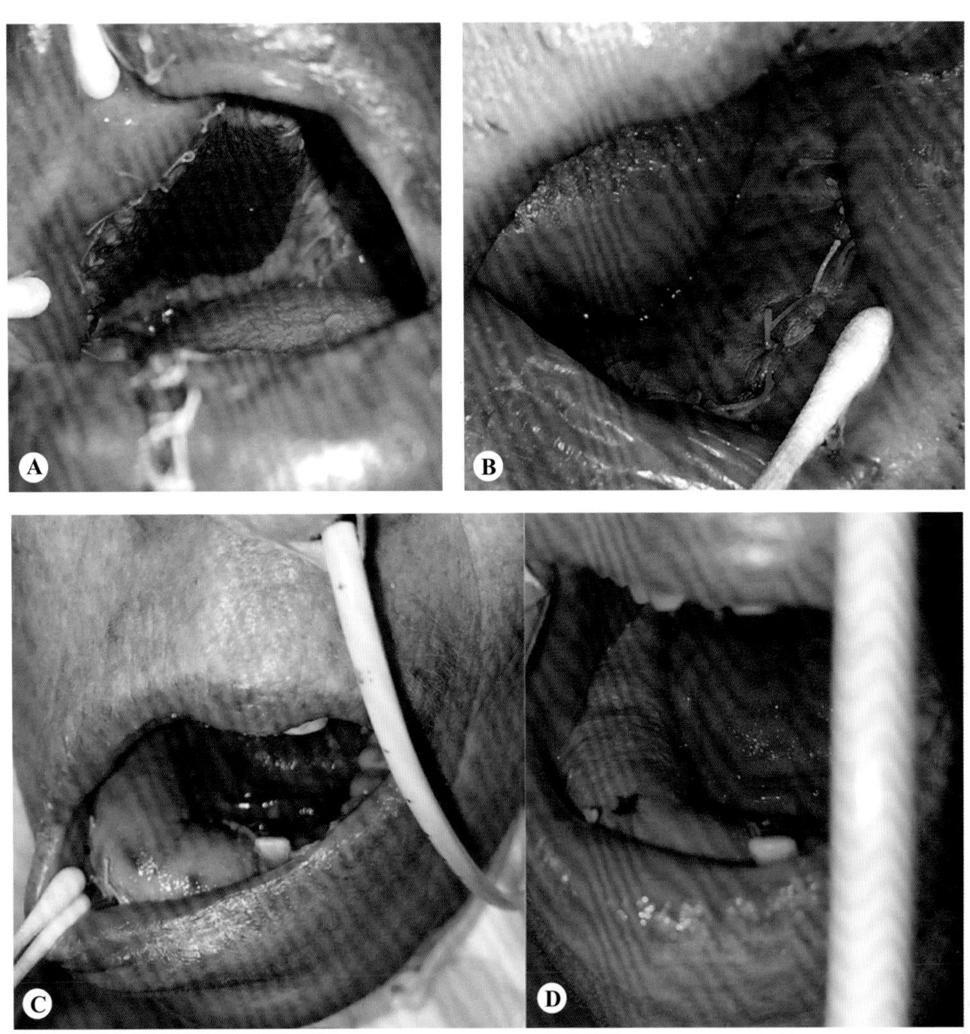

▲ 图 18-6　A. 口内桡侧前臂游离皮瓣因动脉血流不足出现危象；B. 口内股前外侧游离皮瓣因静脉淤血出现危象；C. 桡侧前臂游离皮瓣因颈部扭曲压迫出现瘀斑；D. 纠正患者头位后，皮瓣的颜色、肿胀程度、温度、出血和多普勒均有改善

例发生血管损伤的患者（9.9%）重新探查，其中 51.3% 的患者在术后 4h 内出现血管损伤迹象，82.3% 在术后 24h 内出现，95.6% 在术后 72h 内出现。同样明显的是，有早期循环功能受损的皮瓣抢救成功率明显较低，这进一步支持并强调了在术后应当进行积极的皮瓣监测以便进行快速干预。如果想要成功抢救皮瓣，在无回流现象出现之前，尽早对“即将失败的皮瓣”进行重新探查是至关重要的[79]。在已发表的文献中，受损皮瓣抢救的成功率为 28%～87.5%（图 18-7）。

（二）水蛭吸血疗法

医用水蛭吸血疗法（hirudo medicinalis）可以追溯到公元前 14 世纪的古埃及。它已被证明能有效缓解受损游离皮瓣的静脉淤血。其机制与水蛭素（一种强效抗凝血剂）和透明质酸酶的分泌有关，使水蛭素在局部伤口环境中弥散并与抗组胺药结合，通过舒张血管延长出血时间。Smoot 等[80] 和 Soucacos 等[81] 对 20 名患者上肢和下肢覆盖皮瓣后出现静脉功能不全的皮瓣实施抢救，17 名患者获得成功（图 18-8）。

（三）药物救治

抗凝治疗方案，即肝素和阿司匹林的使用，具体的使用方式因外科医生而异，但在预防和治疗方面都是常用的药物，虽然一些医疗机构

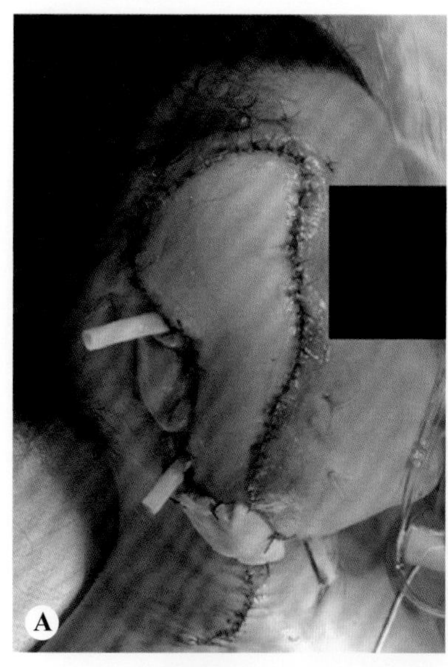

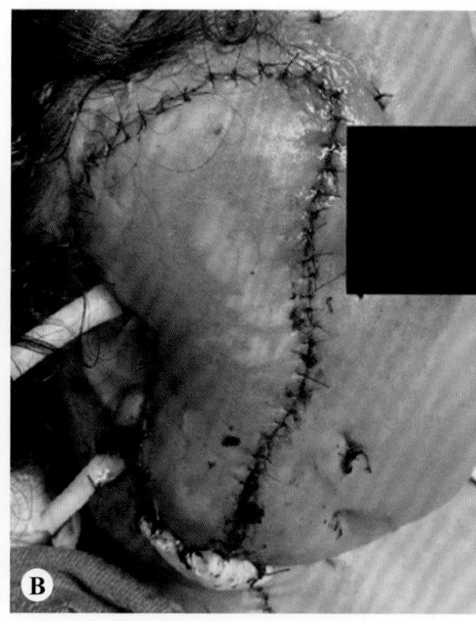

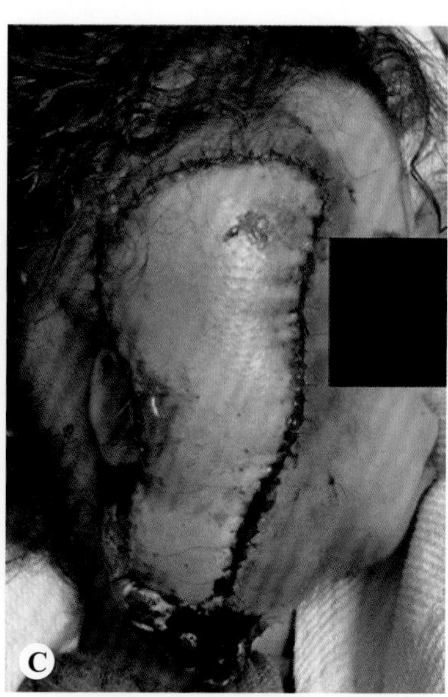

▲ 图 18-7 A. 术后当天的背阔肌游离皮瓣；B. 术后第 1 天察觉皮瓣颜色即刻发生变化，患者立即回到手术室进行再次探查；C. 重新探查后皮瓣活力恢复得非常好

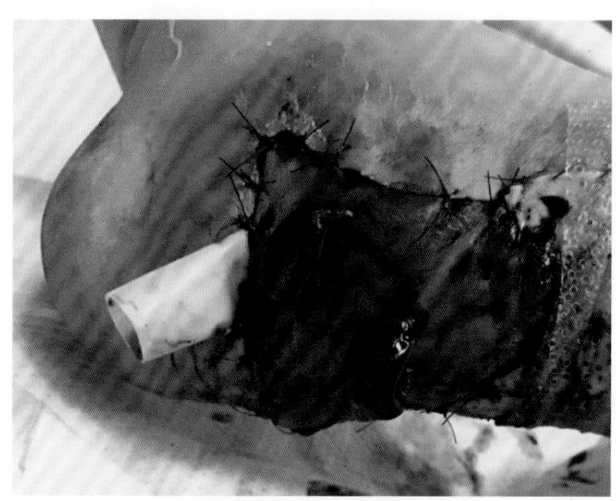

▲ 图 18-8 游离皮瓣重建后静脉淤血的水蛭吸血疗法

在进行预防性皮瓣灌注时不使用抗凝药[75, 82]。Senchenkov 等研制出一种方案，对 15 例有血栓形成并发症的病例使用大剂量肝素、皮瓣内注射组织纤溶酶原激活剂（tPA）和术后全身使用肝素治疗，15 例皮瓣完全恢复且无出血并发症[82]。

文献中讨论了尿激酶、链激酶和 tPA 等溶栓剂，它们通过将血纤维蛋白溶酶原转化为血纤维蛋白溶酶来帮助纤维蛋白溶解[82–85]。Namgoong 等报道了一种尿激酶挽救皮瓣的方案，并获得了成功，在 323 例患者中，15 例需要二次手术探查，6 例接受溶栓治疗，其中 5 例皮瓣完全存活，1 例皮瓣部分坏死[86]。Brouwers 等对溶栓方案的文献进行了系统性回顾。tPA 是最常用的，其次是尿激酶和链激酶，但剂量和使用方法在每项研究中都有所不同。大多数作者建议在动脉吻合口近心端进行局部注射，并考虑断开静脉吻合口，以便在不进入全身循环的情况下进行引流。总的来说，目前尚无共识或证据支持该方法在游离皮瓣抢救中的应用[83]（流程图 18–6）。

（四）放射学评价

术中血管造影可作为一种工具，用于评估皮瓣切取前后的血管灌注、皮瓣的几何形状以及在皮瓣挽救过程中评估，多项研究支持该辅助手段，并且无任何并发症报道。在文献中吲哚菁绿的用法和用量有所不同，剂量从 0.1～1mg/kg 不等，中毒剂量为 5mg /kg[87–92]。智能手机热成像技术正在发展成为血管灌注评估的辅助手段，但尚未有证据证实这是一种可单独使用的评估工具[93–97]。

使用 ^{99m}TC– 亚甲基二膦酸盐的骨闪烁扫描技术常用于检查微血管皮瓣吻合口的通畅以及移植骨的存活能力。它代表了一种安全、灵敏、无

游离皮瓣危象
静脉淤血
保持血压正常
限制液体量
减轻流动中的机械阻碍
手术探查
抗凝
溶栓药物
水蛭吸血疗法
动脉供血不足
保持血压正常
手术探查
抗凝
溶栓药物
感染
围术期抗生素
切开引流
手术探查
患者的合并症
限制液体量
治疗潜在问题
保持血压正常
ICU 和镇静

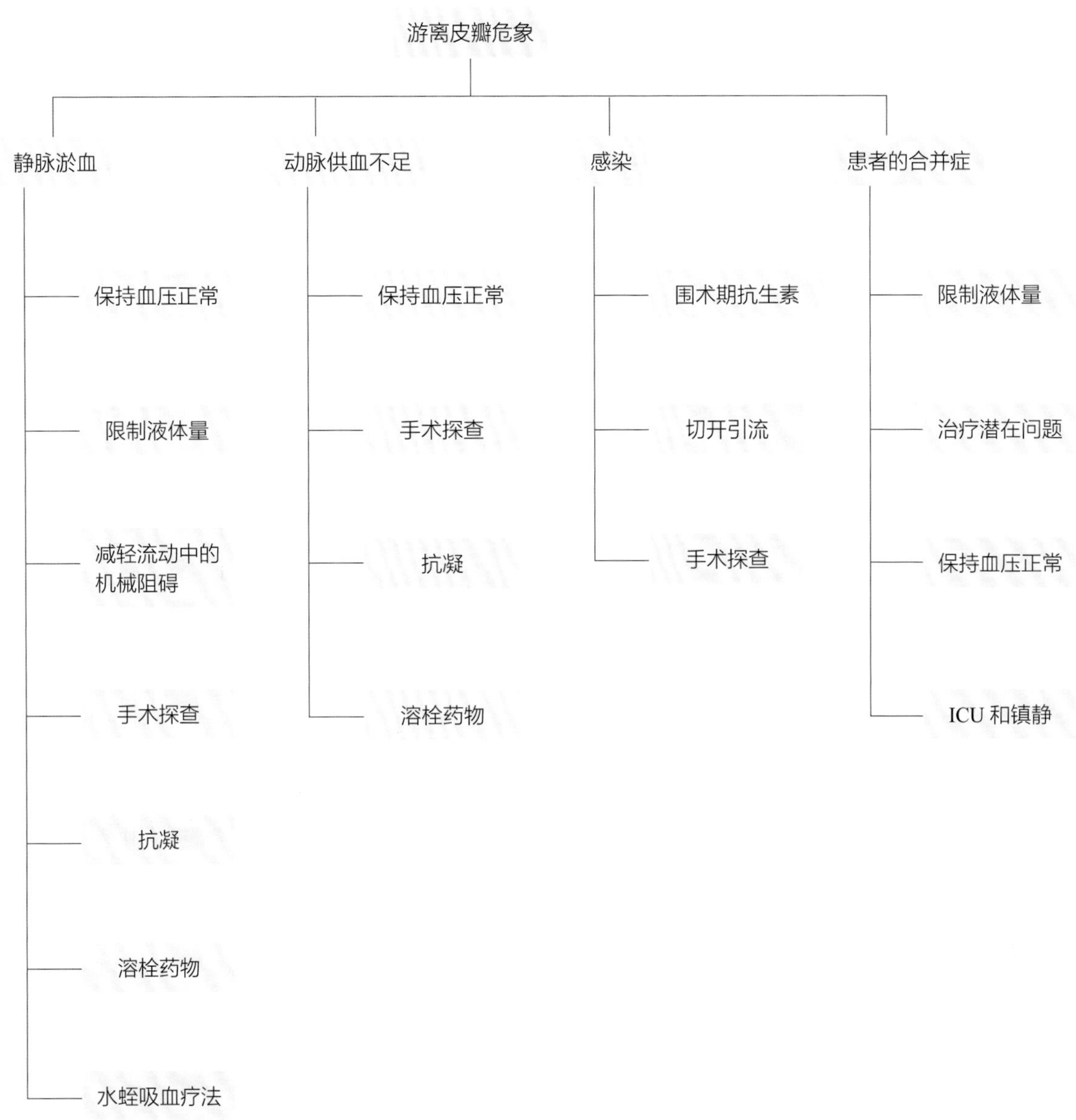

▲ 流程图 **18-6** **游离皮瓣危象**

创的可持续评估骨存活力的技术，在评估复合骨瓣存活力中发挥着重要作用，其准确性可达术后 6 周 [98]。同样，单光子发射计算机断层扫描技术已经成功地用于评估游离皮瓣中骨的存活力，它提供了更好的成像特征和移植骨的结构细节 [99]。此外，基于氟化物流入量的 ^{18}F- 正电子发射断层扫描也被证实在确定术后早期移植物的存活力方面具有高度准确性 [100]。上述所有成像方式已被证明在确定复合骨瓣术后早期和后期的存活力方面（包括血管功能不全的情况）都是敏感和准确的。

结论

微血管重建手术是复杂的外科手术，需要经过高阶教学与训练。并发症可能发生在患者多学科护理延伸过程中的任何时候，有能力、有经验的口腔颌面外科医生能够预防这些并发症的发生或有效处理它们。

参考文献

[1] Brown, J.S., Magennis, P., Rogers, S.N. et al. (2006). Trends in head and neck microvascular reconstructive surgery in Liverpool (1992-2001). *Br. J. Oral Maxillofac. Surg.* 44 (5): 364-370.

[2] Khouri, R.K. and Shaw, W.W. (1989). Reconstruction of the lower extremity with microvascular free flaps: a 10-year experience with 304 consecutive cases. *J. Trauma.* 29 (8): 1086-1094.

[3] Bianchi, B., Copelli, C., Ferrari, S. et al. (2009). Free flaps: outcomes and complications in head and neck reconstructions. *J. Craniomaxillofac. Surg.* 37 (8): 438-442.

[4] Urken, M.L., Buchbinder, D., Costantino, P.D. et al. (1998). Oromandibular reconstruction using microvascular composite flaps: report of 210 cases. *Arch. Otolaryngol. Head Neck Surg.* 124 (1): 46-55.

[5] Nakatsuka, T., Harii, K., Asato, H. et al. (2003). Analytic review of 2372 free flap transfers for head and neck reconstruction following cancer resection. *J. Reconstr. Microsurg.* 19 (6): 363-368. discussion 369.

[6] Yu, P., Chang, D.W., Miller, M.J. et al. (2009). Analysis of 49 cases of flap compromise in 1310 free flaps for head and neck reconstruction. *Head Neck* 31 (1): 45-51.

[7] Jones, B.M. and O'Brien, C.J. (1985). Acute ischaemia of the hand resulting from elevation of a radial forearm flap. *Br. J. Plast. Surg.* 38 (3): 396-397.

[8] Varley, I., Carter, L.M., Wales, C.J. et al. (2008). Ischaemia of the hand after harvest of a radial forearm flap. *Br. J. Oral Maxillofac. Surg.* 46 (5): 403-405.

[9] Coleman, S.S. and Anson, B.J. (1961). Arterial patterns in the hand based upon a study of 650 specimens. *Surg. Gynecol. Obstet.* 113: 409-424.

[10] Soutar, D.S. and McGregor, I.A. (1986). The radial forearm flap in intraoral reconstruction: the experience of 60 consecutive cases. *Plast. Reconstr. Surg.* 78 (1): 1-8.

[11] McGregor, I.A. (1985). Fasciocutaneous flaps in intraoral reconstruction. *Clin. Plast. Surg.* 12 (3): 453-461.

[12] Timmons, M.J., Missotten, F.E., Poole, M.D. et al. (1986). Complications of radial forearm flap donor sites. *Br. J. Plast. Surg.* 39 (2): 176-178.

[13] Boorman, J.G., Brown, J.A., and Sykes, P.J. (1987). Morbidity in the forearm flap donor arm. *Br. J. Plast. Surg.* 40 (2): 207-212.

[14] Bardsley, A.F., Soutar, D.S., Elliot, D. et al. (1990). Reducing morbidity in the radial forearm flap donor site. *Plast. Reconstr. Surg.* 86 (2): 287-292. discussion 293-4.

[15] Vaughan, E.D. (1990). The radial forearm free flap in orofacial reconstruction. Personal experience in 120 consecutive cases. *J. Craniomaxillofac. Surg.* 18 (1): 2-7.

[16] Thoma, A., Khadaroo, R., Grigenas, O. et al. (1999). Oromandibular reconstruction with the radial-forearm osteocutaneous flap: experience with 60 consecutive cases. *Plast. Reconstr. Surg.* 104 (2): 368-378. discussion 379-80.

[17] Swanson, E., Boyd, J.B., and Mulholland, R.S. (1990). The radial forearm flap: a biomechanical study of the osteotomized radius. *Plast. Reconstr. Surg.* 85 (2): 267-272.

[18] Meland, N.B., Maki, S., Chao, E.Y. et al. (1992). The radial forearm flap: a biomechanical study of donor-site morbidity utilizing sheep tibia. *Plast. Reconstr. Surg.* 90 (5): 763-773.

[19] Collyer, J. and Goodger, N.M. (2005). The composite radial forearm free flap: an anatomical guide to harvesting the radius. *Br. J. Oral Maxillofac. Surg.* 43 (3): 205-209.

[20] Clark, S., Greenwood, M., Banks, R.J. et al. (2004). Fracture of the radial donor site after composite free flap harvest: a ten-year review. *Surgeon* 2 (5): 281-286.

[21] Avery, C., Pereira, J., Moody, A. et al. (2000). Negative pressure wound dressing of the radial forearm donor site. *Int. J. Oral Maxillofac. Surg.* 29 (3): 198-200.

[22] Werle, A.H., Tsue, T.T., Toby, E.B. et al. (2000). Osteocutaneous radial forearm free flap: its use without significant donor site morbidity. *Otolaryngol. Head Neck Surg.* 123 (6): 711-717.

[23] Villaret, D.B. and Futran, N.A. (2003). The indications and outcomes in the use of osteocutaneous radial forearm free flap. *Head Neck* 25 (6): 475-481.

[24] Kim, J.H., Rosenthal, E.L., Ellis, T. et al. (2005). Radial forearm osteocutaneous free flap in maxillofacial and oromandibular reconstructions. *Laryngoscope* 115 (9): 1697-1701.

[25] Richardson, D., Fisher, S.E., Vaughan, E.D. et al. (1997). Radial forearm flap donor-site complications and morbidity: a prospective study. *Plast. Reconstr. Surg.* 99 (1): 109-115.

[26] Brown, M.T., Cheney, M.L., Gliklich, R.L. et al. (1996). Assessment of functional morbidity in the radial forearm free flap donor site. *Arch. Otolaryngol. Head Neck Surg.* 122 (9): 991-994.

[27] Lutz, B.S., Wei, F.C., Chang, S.C. et al. (1999). Donor site morbidity after suprafascial elevation of the radial forearm flap: a prospective study in 95 consecutive cases. *Plast. Reconstr. Surg.* 103 (1): 132-137.

[28] Kerawala, C.J. and Martin, I.C. (2006). Sensory deficit in the donor hand after harvest of radial forearm free flaps. *Br. J. Oral Maxillofac. Surg.* 44 (2): 100-102.

[29] Emerick, K.S. and Deschler, D.G. (2007). Incidence of donor site skin graft loss requiring surgical intervention with the radial forearm free flap. *Head Neck* 29 (6): 573-576.

[30] Sidebottom, A.J., Stevens, L., Moore, M. et al. (2000). Repair of the radial free flap donor site with full or partial thickness skin grafts. A prospective randomised controlled trial. *Int. J. Oral Maxillofac. Surg.* 29 (3): 194-197.

[31] Winslow, C.P., Hansen, J., Mackenzie, D. et al. (2000). Pursestring closure of radial forearm fasciocutaneous donor sites. *Laryngoscope* 110 (11): 1815-1818.

[32] Wolff, K.D., Ervens, J., and Hoffmeister, B. (1996). Improvement of the radial forearm donor site by prefabrication of fascial-split-thickness skin grafts. *Plast. Reconstr. Surg.* 98 (2): 358-362.

[33] Lee, J.W., Jang, Y.C., and Oh, S.J. (2005). Use of the artificial dermis for free radial forearm flap donor site. *Ann. Plast. Surg.* 55 (5): 500-502.

[34] Mashrah, M.A., Lingjian, Y., Handley, T.P. et al. (2019).

Novel technique for the direct closure of the radial forearm flap donor site defect with a local bilobed flap. *Head Neck* 41 (9): 3282-3289.

[35] Ostrup, L.T. and Fredrickson, J.M. (1974). Distant transfer of a free, living bone graft by microvascular anastomoses. An experimental study. *Plast. Reconstr. Surg.* 54 (3): 274-285.

[36] Taylor, G.I., Miller, G.D., and Ham, F.J. (1975). The free vascularized bone graft. A clinical extension of microvascular techniques. *Plast. Reconstr. Surg.* 55 (5): 533-544.

[37] Hidalgo, D.A. (1989). Fibula free flap: a new method of mandible reconstruction. *Plast. Reconstr. Surg.* 84 (1): 71-79.

[38] Fernandes, R. (2006). Fibula free flap in mandibular reconstruction. *Atlas Oral Maxillofac. Surg. Clin. North Am.* 14 (2): 143-150.

[39] Kim, D., Orron, D.E., and Skillman, J.J. (1989). Surgical significance of popliteal arterial variants. A unified angiographic classification. *Ann. Surg.* 210 (6): 776-781.

[40] Lippert, H. and Pabst, R. (ed.) (1985). *Arterial Variations in Man: Classification and Frequency*, 60-63. New York: JF Bergman Verlag.

[41] Zimmermann, C.E., Borner, B.I., Hasse, A. et al. (2001). Donor site morbidity after microvascular fibula transfer. *Clin. Oral Investig.* 5 (4): 214-219.

[42] Youdas, J.W., Wood, M.B., Cahalan, T.D. et al. (1988). A quantitative analysis of donor site morbidity after vascularized fibula transfer. *J. Orthop. Res.* 6 (5): 621-629.

[43] Lee, J.H., Chung, C.Y., Myoung, H. et al. (2008). Gait analysis of donor leg after free fibular flap transfer. *Int. J. Oral Maxillofac. Surg.* 37 (7): 625-629.

[44] Coghlan, B.A. and Townsend, P.L. (1993). The morbidity of the free vascularised fibula flap. *Br. J. Plast. Surg.* 46 (6): 466-469.

[45] Pacelli, L.L., Gillard, J., McLoughlin, S.W. et al. (2003). A biomechanical analysis of donor-site ankle instability following free fibular graft harvest. *J. Bone Joint Surg. Am.* 85 (4): 597-603.

[46] Hidalgo, D.A. and Rekow, A. (1995). A review of 60 consecutive fibula free flap mandible reconstructions. *Plast. Reconstr. Surg.* 96 (3): 585-596. discussion 597-602.

[47] Anthony, J.P., Rawnsley, J.D., Benhaim, P. et al. (1995). Donor leg morbidity and function after fibula free flap mandible reconstruction. *Plast. Reconstr. Surg.* 96 (1): 146-152.

[48] Goodacre, T.E., Walker, C.J., Jawad, A.S. et al. (1990). Donor site morbidity following osteocutaneous free fibula transfer. *Br. J. Plast. Surg.* 43 (4): 410-412.

[49] Papadopulos, N.A., Schaff, J., Bucher, H. et al. (2002). Donor site morbidity after harvest of free osteofasciocutaneous fibular flaps with an extended skin island. *Ann. Plast. Surg.* 49 (2): 138-144.

[50] Wei, F.C., Chen, H.C., Chuang, C.C. et al. (1986). Fibular osteoseptocutaneous flap: anatomic study and clinical application. *Plast. Reconstr. Surg.* 78 (2): 191-200.

[51] Yoshimura, M., Shimada, T., and Hosokawa, M. (1990). The vasculature of the peroneal tissue transfer. *Plast. Reconstr. Surg.* 85 (6): 917-921.

[52] Schusterman, M.A. et al. (1992). The osteocutaneous free fibula flap: is the skin paddle reliable? *Plast. Reconstr. Surg.* 90 (5): 787-793. discussion 794-8.

[53] Hallock, G.G. (1997). Permutations of combined free flaps using the subscapular system. *J. Reconstr. Microsurg.* 13 (1): 47-54.

[54] Swartz, W.M., Banis, J.C., Newton, E.D. et al. (1986). The osteocutaneous scapular flap for mandibular and maxillary reconstruction. *Plast. Reconstr. Surg.* 77 (4): 530-545.

[55] Coleman, S.C., Burkey, B.B., Day, T.A. et al. (2000). Increasing use of the scapula osteocutaneous free flap. *Laryngoscope* 110 (9): 1419-1424.

[56] Clark, J.R., Vesely, M., and Gilbert, R. (2008). Scapular angle osteomyogenous flap in postmaxillectomy reconstruction: defect, reconstruction, shoulder function, and harvest technique. *Head Neck* 30 (1): 10-20.

[57] Nkenke, E., Vairaktaris, E., Stelzle, F. et al. (2009). Osteocutaneous free flap including medial and lateral scapular crests: technical aspects, viability, and donor site morbidity. *J. Reconstr. Microsurg.* 25 (9): 545-553.

[58] Brown, J.S. (1996). Deep circumflex iliac artery free flap with internal oblique muscle as a new method of immediate reconstruction of maxillectomy defect. *Head Neck* 18 (5): 412-421.

[59] Markiewicz, M.R., Bell, R.B., Bui, T.G. et al. (2015). Survival of microvascular free flaps in mandibular reconstruction: a systematic review and meta-analysis. *Microsurgery* 35 (7): 576-587.

[60] Urken, M.L., Vickery, C., Weinberg, H. et al. (1989). The internal oblique-iliac crest osseomyocutaneous free flap in oromandibular reconstruction. Report of 20 cases. *Arch. Otolaryngol. Head Neck Surg.* 115 (3): 339-349.

[61] Taylor, G.I., Townsend, P., and Corlett, R. (1979). Superiority of the deep circumflex iliac vessels as the supply for free groin flaps clinical work. *Plast. Reconstr. Surg.* 64 (6): 745-759.

[62] Sanders, R. and Mayou, B.J. (1979). A new vascularized bone graft transferred by microvascular anastomosis as a free flap. *Br. J. Surg.* 66 (11): 787-788.

[63] Ramasastry, S.S., Tucker, J.B., Swartz, W.M. et al. (1984). The internal oblique muscle flap: an anatomic and clinical study. *Plast. Reconstr. Surg.* 73 (5): 721-733.

[64] Urken, M.L., Weinberg, H., Vickery, C. et al. (1991). The internal oblique-iliac crest free flap in composite defects of the oral cavity involving bone, skin, and mucosa. *Laryngoscope* 101 (3): 257-270.

[65] Boyd, J.B., Rosen, I., Rotstein, L. et al. (1990). The iliac crest and the radial forearm flap in vascularized oromandibular reconstruction. *Am. J. Surg.* 159 (3): 301-308.

[66] Duncan, M.J., Manktelow, R.T., Zuker, R.M. et al. (1985). Mandibular reconstruction in the radiated patient: the role of osteocutaneous free tissue transfers. *Plast. Reconstr. Surg.* 76 (6): 829-840.

[67] Rogers, S.N., Lakshmiah, S.R., Narayan, B. et al. (2003). A comparison of the long-term morbidity following deep circumflex iliac and fibula free flaps for reconstruction following head and neck cancer. *Plast. Reconstr. Surg.* 112 (6): 1517-1525. discussion 1526-7.

[68] Ling, X.F., Peng, X., and Samman, N. (2013). Donor-site morbidity of free fibula and DCIA flaps. *J. Oral Maxillofac. Surg.* 71 (9): 1604-1612.

[69] Boyd, J.B. (1989). Deep Circumflex Iliac Groin Flaps. In: *Microsurgical Reconstruction of the Head and Neck* (ed. S.R. Baker), 55-81. New York: Churchill Livingstone.

[70] Rendenbach, C., Goehler, F., Hansen, L. et al. (2019). Evaluation of long-term functional donor-site morbidity after deep circumflex iliac crest artery bone flap harvest. *Microsurgery* 39 (4): 304-309.

[71] Ishimaru, M., Ono, S., Suzuki, S. et al. (2016). Risk factors for free flap failure in 2,846 patients with head and neck cancer: a National Database Study in Japan. *J. Oral Maxillofac. Surg.* 74 (6): 1265-1270.

[72] Farquhar, D.R., Masood, M.M., Pappa, A.K. et al. (2018). Predictors of adverse outcomes in free flap reconstruction: a single-institution experience. *Otolaryngol. Head Neck Surg.* 159 (6): 973-980.

[73] Corbitt, C., Skoracki, R.J., Yu, P. et al. (2014). Free flap failure in head and neck reconstruction. *Head Neck* 36 (10): 1440-1445.

[74] Vyas, K. and Wong, L. (2014). Intraoperative management of free flaps: current practice. *Ann. Plast. Surg.* 72 (6): S220-S223.

[75] Wax, M.K. and Azzi, J. (2018). Perioperative considerations in free flap surgery: a review of pressors and anticoagulation. *Oral Oncol.* 83: 154-157.

[76] Fang, L., Liu, J., Yu, C. et al. (2018). Intraoperative use of vasopressors does not increase the risk of free flap compromise and failure in cancer patients. *Ann. Surg.* 268 (2): 379-384.

[77] Lin, Y., He, J.F., Zhang, X. et al. (2019). Intraoperative factors associated with free flap failure in the head and neck region: a four-year retrospective study of 216 patients and review of the literature. *Int. J. Oral Maxillofac. Surg.* 48 (4): 447-451.

[78] Chen, K.T., Mardini, S., Chuang, D.C. et al. (2007). Timing of presentation of the first signs of vascular compromise dictates the salvage outcome of free flap transfers. *Plast. Reconstr. Surg.* 120 (1): 187-195.

[79] Ames, A. 3rd, Wright, R.L., Kowada, M. et al. (1968). Cerebral ischemia. II. The no-reflow phenomenon. *Am. J. Pathol.* 52 (2): 437-453.

[80] Smoot, E.C., Ruiz-Inchaustegui, J.A., and Roth, A.C. (1995). Mechanical leech therapy to relieve venous congestion. *J. Reconstr. Microsurg.* 11 (1): 51-55.

[81] Soucacos, P.N., Beris, A.E., Malizos, K.N. et al. (1994). Successful treatment of venous congestion in free skin flaps using medical leeches. *Microsurgery* 15 (7): 496-501.

[82] Senchenkov, A., Lemaine, V., and Tran, N.V. (2015). Management of perioperative microvascular thrombotic complications - the use of multiagent anticoagulation algorithm in 395 consecutive free flaps. *J. Plast. Reconstr. Aesthet. Surg.* 68 (9): 1293-1303.

[83] Brouwers, K., Kruit, A.S., Hummelink, S. et al. (2020). Management of free flap salvage using thrombolytic drugs: a systematic review. *J. Plast. Reconstr. Aesthet. Surg.* 73 (10): 1806-1814.

[84] Panchapakesan, V., Addison, P., Beausang, E. et al. (2003). Role of thrombolysis in free-flap salvage. *J. Reconstr. Microsurg.* 19 (8): 523-530.

[85] D'Arpa, S., Cordova, A., and Moschella, F. (2005). Pharmacological thrombolysis: one more weapon for free-flap salvage. *Microsurgery* 25 (6): 477-480.

[86] Namgoong, S., Yang, J.P., Jeong, S.H. et al. (2018). Pharmacological thrombolysis: the last choice for salvaging free flaps. *J. Plast. Surg. Hand Surg.* 52 (6): 367-374.

[87] Green, J.M. 3rd, Thomas, S., Sabino, J. et al. (2013). Use of intraoperative fluorescent angiography to assess and optimize free tissue transfer in head and neck reconstruction. *J. Oral Maxillofac. Surg.* 71 (8): 1439-1449.

[88] Pestana, I.A., Coan, B., Erdmann, D. et al. (2009). Early experience with fluorescent angiography in free-tissue transfer reconstruction. *Plast. Reconstr. Surg.* 123 (4): 1239-1244.

[89] Hitier, M., Cracowski, J.L., Hamou, C. et al. (2016). Indocyanine green fluorescence angiography for free flap monitoring: a pilot study. *J. Craniomaxillofac. Surg.* 44 (11): 1833-1841.

[90] Preidl, R.H., Schlittenbauer, T., Weber, M. et al. (2015). Assessment of free microvascular flap perfusion by intraoperative fluorescence angiography in craniomaxillofacial surgery. *J. Craniomaxillofac. Surg.* 43 (5): 643-648.

[91] Yeoh, M.S., Kim, D.D., and Ghali, G.E. (2013). Fluorescence angiography in the assessment of flap perfusion and vitality. *Oral Maxillofac. Surg. Clin. North Am.* 25 (1): 61-66. vi.

[92] Massaro, A., Gomez, J., Weyh, A. et al. (2021). Serial Perioperative Assessment of Free Flap Perfusion with Laser Angiography. *Craniomaxillofac. Trauma. Reconstr.* 14 (1): 16-22.

[93] Pereira, N. and Hallock, G.G. (2020). Smartphone thermography for lower extremity local flap perforator mapping. *J. Reconstr. Microsurg.* 37 (1): 59-66.

[94] Pereira, N., Valenzuela, D., Mangelsdorff, G. et al. (2018). Detection of perforators for free flap planning using smartphone thermal imaging: a concordance study with computed tomographic angiography in 120 perforators. *Plast. Reconstr. Surg.* 141 (3): 787-792.

[95] Hardwicke, J.T., Osmani, O., and Skillman, J.M. (2016). Detection of perforators using smartphone thermal imaging. *Plast. Reconstr. Surg.* 137 (1): 39-41.

[96] Meyer, A., Roof, S., Gray, M.L. et al. (2020). Thermal imaging for microvascular free tissue transfer monitoring: feasibility study using a low cost, commercially available mobile phone imaging system. *Head Neck* .

[97] Chen, R., Huang, Z.Q., Chen, W.L. et al. (2019). Value of a smartphone-compatible thermal imaging camera in the detection of peroneal artery perforators: comparative study with computed tomography angiography. *Head Neck* 41 (5): 1450-1456.

[98] Takato, T., Harii, K., and Nakatsuka, T. (1988). The sequential evaluation of bone scintigraphy: an analysis of revascularised bone grafts. *Br. J. Plast. Surg.* 41 (3): 262-269.

[99] Moskowitz, G.W. and Lukash, F. (1988). Evaluation of bone graft viability. *Semin. Nucl. Med.* 18 (3): 246-254.

[100] Schliephake, H., Berding, G., Knapp, W.H. et al. (1999). Monitoring of graft perfusion and osteoblast activity in revascularised fibula segments using [18F]-positron emission tomography. *Int. J. Oral Maxillofac. Surg.* 28 (5): 349-355.

第19章 头颈部放射治疗

Head and Neck Radiotherapy

Michael Cummings 著　　蔚一博　乔馨玮　译

放射治疗是许多口腔和鼻腔原发肿瘤患者治疗过程的一部分，通常作为手术切除后的一种辅助治疗手段。在放疗后的最初几个月内，由于炎症和组织损伤，会发生各种“急性”并发症。另外一种被定义为“延迟”并发症，普遍认为与放疗后瘢痕形成和该区域组织低血供状态有关，并且不完全可逆。与前几章不同，外科干预并不总是主要治疗方式，预防性护理也具有重大意义。然而，对疾病过程的了解以及口腔外科医生的共同参与对肿瘤的长期管理至关重要。本章旨在促进对“延迟”放射损伤机制的理解，并提供恰当的处置措施。

一、口干症

病因：肿瘤床和区域淋巴结的治疗性放疗导致唾液腺损伤。

处理：具体如下。

① 预先护理：放射治疗前进行口腔评估，以确定初始卫生状况、病变和需要关注的区域。

② 放疗期间给予放射保护剂：药物阿米福汀在一项非盲的Ⅲ期随机试验中显示出阳性结果，但需要在治疗过程中给药，特别是在放射治疗前的一段时间内给药（并未广泛应用）。

③ 含有羟乙基或甘油基化合物的人工唾液替代物。

④唾液刺激药物：毛果芸香碱，剂量至少2.5mg，每天3次，持续8～12周。

⑤由经过口干症治疗技术专业培训的人员实施针灸疗法。

⑥有条件的地方可使用类似针灸的经皮神经电刺激装置，为期12周。

放疗诱发的口干症是头颈部放疗最常见的延迟并发症，可导致长期的吞咽困难、味觉改变和牙齿状况不佳，显著降低生活质量[1]。其病理生理机制是大唾液腺的分泌性腺泡细胞死亡，不仅引起唾液流量和分泌总量减少，而且改变了可用唾液的电解质成分，并伴随致龋微生物的数量增加，从而导致猖獗龋的发生[2-4]（图19-1）。研究表明，增加对腮腺和颌下腺的放射剂量会增加这种长期延迟并发症发生的风险[5, 6]。考虑到严重口干症（定义为治疗后唾液流量小于治疗前基线的25%），已经确定了常规放疗的限制剂量。肿瘤放射治疗专家参与会诊可以帮助确定唾液腺损伤水平和恢复程度，这一点很重要，因为通常放疗后康复至少需要6个月，但也可能长达5年以上[7]。对于腮腺，建议对单个腮腺的平均放射剂量小于20Gy，如果不能满足，则建议对两个腮腺的平均剂量＜25Gy。下颌下腺的限制剂量不太明确，但推荐放射总量不超过30Gy，而目前的临床试验建议保持平均放射剂量＜39Gy[8]。放疗技术在调强放射治疗（intensity-modulated radiation therapy，IMRT）和质子治疗方面取得了

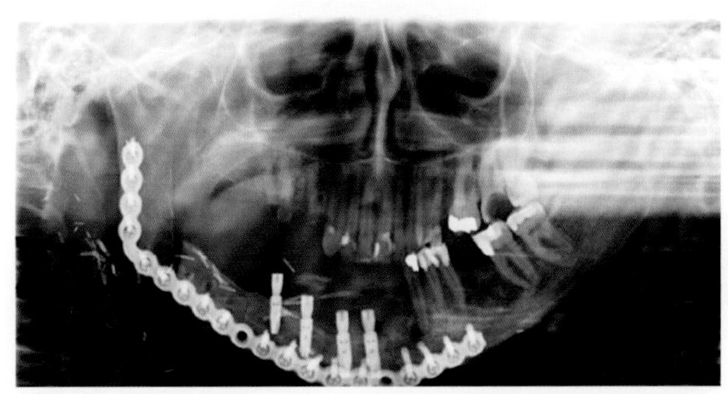

▲ 图 19-1　全景片示：一位年轻患者右下颌牙龈鳞状细胞癌（$T_4aN_2bM_0$）放射治疗后的猖獗龋

重大进展，给予放疗剂量很大范围的自由度，可以最大限度地避开这些器官。遗憾的是，晚期肿瘤和位于颈部Ⅰ区和Ⅱ区的腺体往往无法避开辐射。

口干症的处理方法依赖于支持治疗。常规支持性口腔护理可以在重大手术前发现早期病变。人工唾液替代物已经被证明有一定效果[9]。一种在放疗期间使用，可预防口干症的注射剂获得了 FDA 的批准，但由于不良反应和管理问题以及随后的临床试验结果为阴性，现已很少使用[10, 11]。刺激唾液的药物，特别是毛果芸香碱，在随机对照试验中显示有效[12, 13]。不幸的是，毛果芸香碱的不良反应限制了它在临床的广泛使用，尤其是由于放射治疗导致体重下降的患者易发生头晕的现象。小规模的前瞻性研究已经确定针灸是有效的，但其使用受到技术知识的限制[14]。基于这些研究，在一项前瞻性合作分组试验中评估了一种使用经皮神经电刺激装置模拟针灸的技术，发现它的效果与毛果芸香碱相当[15]（流程图 19-1）。

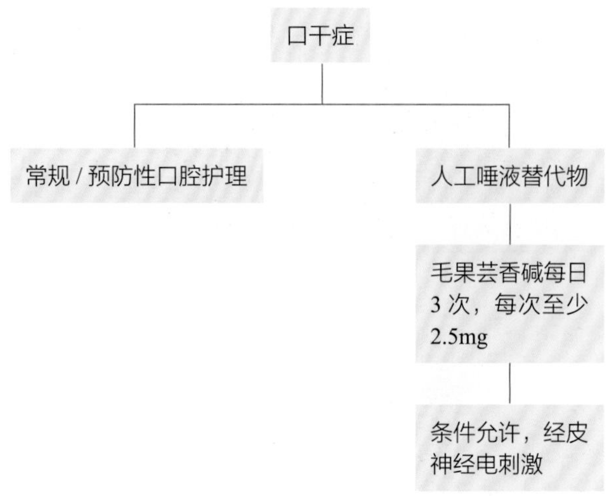

▲ 流程图 19-1　口干症

二、牙关紧咬

病因：咀嚼肌和颞下颌关节组件纤维化。

处理：具体如下。

① 鉴别高危患者——涉及咀嚼肌间隙或颞下颌区域的口腔肿瘤。

② 早期实施运动疗法，最好是在治疗前和治疗期间；伴随而来的疼痛管理是关键。

③ 对于无复发指征的难治性病例，行手术松解。

许多头颈癌患者在手术和放射治疗后出现牙关紧咬，这与肿瘤原发部位所引起的临床症状不同。文献报道的发病率差异很大，最近的一系列报道显示患病率约为 24%[16, 17]。然而，在口腔原发肿瘤中，当手术操作和放射治疗直接影响咀嚼肌或颞下颌关节时，发病率高达 80%[18]（图 19-2）。病理生理学角度认为，由于放射治疗造成了该区域的神经损伤，从而诱发了咬肌、翼内外肌以及颞下颌关节的纤维化[19]。据报道，皮瓣重建也会增加牙关紧咬的风险，这点值得注意，因为皮瓣通常被包括在术后常规放射区域内[20]。翼内外肌的放射剂量每增加 10～15Gy，牙关紧咬的相对危险度就增加 20%[21]。

牙关紧咬的治疗是很困难的。使用己酮可可碱或高压氧治疗（hyperbaric oxygen therapy，HBO）的临床试验没有显示出任何疗效[22]。有人尝试过在麻醉状态下强制张嘴，但效果很有限。文献中唯一获得持续效果的干预措施是运动疗法，尽管在最近的一项 Meta 分析中，并非所有试验都产生了阳性结果[23]。从木制压舌板到商业化销售的医疗器械，没有任何特定的锻炼方法或产品获得了足够的阳性证据能够被推荐。值得注意的是，研究预防和放疗后治疗时机的试验也包

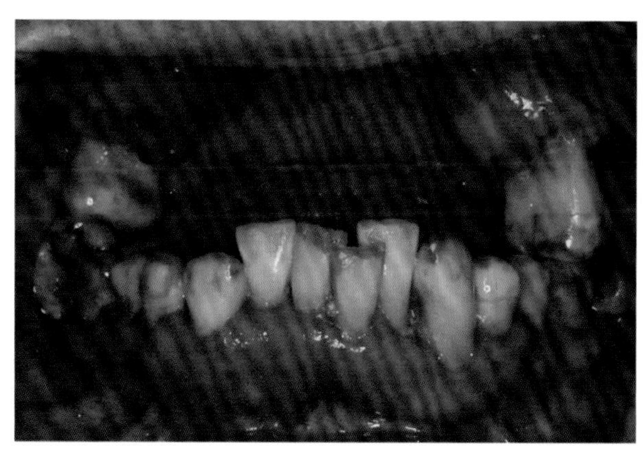

▲ 图 19-2　口内：头颈癌外科手术切除术后放疗 / 化疗后张口困难（牙关紧咬）

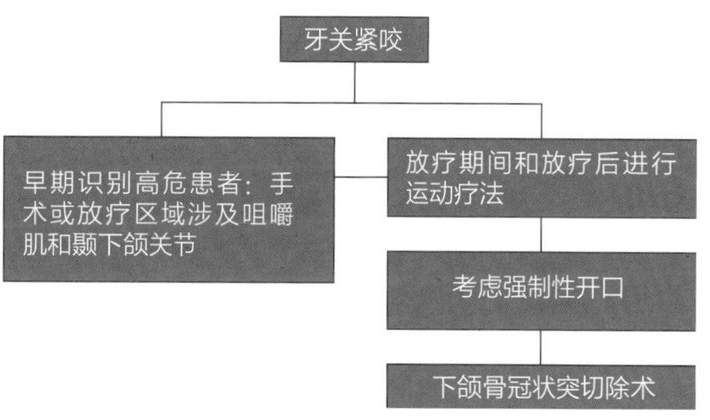

▲ 流程图 19-2　牙关紧咬

含其中。大多数研究发现，运动疗法在改善开口度方面效果较好，因此其被认为是具有最佳疗效的非手术干预方式。

对于肿瘤得到控制且对上述治疗无效的患者，有报道采用手术松解成功。数量不多的系列报道称，下颌骨冠状突切除术可增加约 20mm 的张口度[24]。另有少量报道对游离皮瓣重建引起的瘢痕组织实施松解，平均增加开口度 18mm，尽管随后有一例皮瓣失败[25]。这些都是小范围的研究报道，缺乏大规模的数据证明，但它们确实为难治性牙关紧咬的患者进行手术干预提供了依据（流程图 19-2）。

三、吞咽功能障碍

病因：食管、咽缩肌及会厌的复合损伤和纤维化，导致有效吞咽机制受损。

处理：具体如下。

① 临床吞咽功能的早期评估。

② 放疗前、放疗中、放疗后进行吞咽训练，并鼓励经口进食。

③ 改良吞钡试验来识别吞咽困难的部位。

④ 有指征时进行食管扩张。

⑤ 如发现隐性误吸，改变饮食。

⑥ 治疗伴发的口干症。

放射治疗会导致许多头颈癌患者面临长期的吞咽功能障碍。在一系列前瞻性研究中，放射治疗结束后 6 个月时，放疗肿瘤组 2 级以上吞咽困难（定义为不能正常进食固体食物）的发生率为 22%，24 个月时患病率为 16%[26]。这些研究根据时间确定了不同的吞咽功能障碍类型，急性吞咽功能障碍被认为与炎症和水肿有关，延迟吞咽功能障碍被认为由咽缩肌群纤维化、食管狭窄或会厌功能障碍引起。放疗后改良吞钡检查显示舌根退缩减少，会厌活动延迟，环咽肌切迹形成[27]。术后长期生存者中出现了另一种独特模式，即在放疗 5 年后才出现吞咽困难，此前吞咽功能保留，这一模式正在评估中，目前有假说认为与晚期脑神经病变有关[28]。一个被认为有可能的机制是废用性萎缩，这并非辐射剂量造成的直接后果，而是辐射治疗产生的疼痛导致肌肉的使用和协同作用过少。一些出色的调整肿瘤负荷的观察性研究支持这一假说[29]。

根据放射剂量对吞咽功能的影响，以及放射技术的进步，人们努力优化放射治疗方案，避免发生咽部、食管缩窄[28]。一项评估“吞咽优化调强放射治疗（IMRT）”的Ⅲ期随机试验结果令人鼓舞，目前仅以摘要形式报道：在没有增加肿瘤治疗失败风险的情况下，针对吞咽结构的放射剂量可以调整到最小，而患者的吞咽功能得到了极大的改善[30]。放射剂量是评估吞咽功能障碍的重要因素，肿瘤放射治疗专家能够也应该在这方面提供参考意见。

就像本章讨论的其他延迟并发症一样，吞咽功能障碍的治疗通常从预防开始。坚持经口进食和特定的吞咽锻炼与长期吞咽功能的改善有关系[29, 31]。一项前瞻性随机试验将患者分为三组，分别接受吞咽指导锻炼、空吞咽锻炼和常规护理；其中接受吞咽指导锻炼的一组，放射学表现和吞咽功能都得到了保护[32]。多篇研究报道，在确定纤维化和管腔狭窄的情况下，实施食管及咽部扩张术后，其吞咽功能得到了改善[33–35]。误吸也会发生，据报道，在吞咽检查中出现“隐性”误吸的比例很高，而没有症状的患者高达75%[36]。口干症也是病因之一，对口干症的标准支持治疗也应当执行，以帮助解决吞咽困难（流程图 19–3）。

四、上下颌骨坏死

病因：内外多种因素共同作用。

处理：具体如下。

① 在治疗前进行预防性口腔评估，目的是防止术后任何骨侵袭性牙科治疗。

② 保持口腔卫生。

③ 通过临床或影像学的手段排除肿瘤复发。

④ 使用抗生素行保守治疗。

⑤ 己酮可可碱和维生素 E 的药物疗法。

⑥ 外科清创坏死组织与高压氧联合治疗是合理的，但仍存在争议。

⑦ 对于持续性或严重放射性颌骨坏死（ORN），常考虑手术切除并行修复重建。

下颌骨坏死是一种众所周知的高剂量放疗并发症，文献中的定义各不相同，通常包括一系列临床症状，如疼痛、局部黏膜溃烂、颌骨暴露，以及随后出现的骨坏死（无明确活动性肿瘤）[37]。潜在的病理生理过程包括微血管损伤和炎症，进而导致一个不利于愈合的环境，通常由于口腔内的细菌携带而伴随感染。有学者提出另外的病因，成纤维细胞的增殖导致破骨细胞 / 成骨细胞微环境平衡被破坏，从而导致颌骨坏死的发生[38]。一旦发生颌骨坏死，在缺乏干预措施的情况下病情常会恶化。

文献报道的颌骨坏死危险因素各不相同，经典的因素包括放射剂量、牙齿状况不佳、涉及骨切除的肿瘤手术，联合化疗以及放疗后的侵入性手术[39–41]。在没有创伤刺激的情况下，出现“自发性”颌骨坏死的病例通常发生在治疗后 6 个月至 2 年，也有报道在治疗结束后 10 年发生[42]。下颌骨的高放射剂量已被证明与发生率相关[43]，放疗技术随着调强放射治疗（IMRT）的发展得到改善，放射性下颌骨坏死的发生率

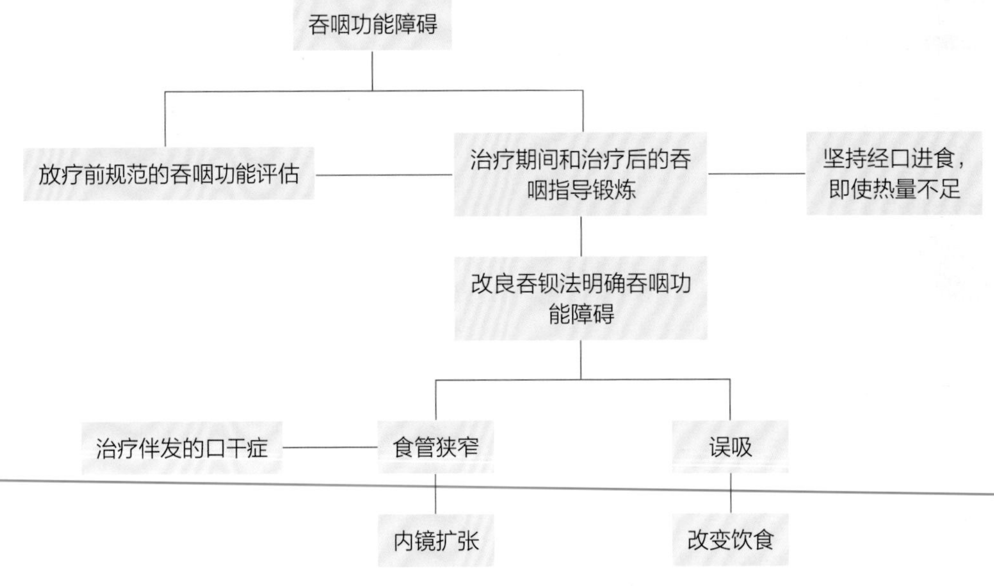

▲ 流程图 19–3　吞咽功能障碍

有所下降，3D时代的一系列报道下颌骨坏死的发生率为40%[40]，而最近的系列研究报道接近6%～7%[41, 43]。对颌骨坏死的定义、分类和治疗，由于采用了不同的定义和分级系统而变得困难。这些分级根据感染、暴露骨量、在X线片上显示的骨折程度和其他相关标准而有所不同[39]。

临床诊断是基于局部疼痛、化脓性分泌物、牙关紧咬和接受高剂量放疗区域的颌骨暴露等情况综合得出的[37]。区分到底是肿瘤复发还是颌骨坏死非常重要，这始终是临床干预和放射线检测的前提。放射学表现包括计算机断层扫描上的溶骨性改变[44]，以及伴发的由感染和炎症引起的软组织异常，这些表现使肿瘤复发和颌骨坏死的诊断有细微差别（图19-3）。磁共振成像能够显示更多的特异性表现，T_1加权像上显示骨髓低信号，T_2加权像上同时显示低信号，伴早期骨皮质破坏和对比增强后骨髓皮质交界面的强化[45]。正位全景片也可显示坏死改变（图19-4）。一般来说，任何形式的放射学结果都可以追踪到特定的临床表现和情况，因此，不是诊断所必需的。活检常被用来排除肿瘤复发，如果进行活检，那么同一样本也应进行细菌培养[46]。活检常常没有特殊的表现以做出病理学诊断，通常为坏死组织，没有肿瘤细胞或其他病原学过程。

放射治疗前进行预防性牙科评估，以确定在未来几年内是否存在需要拔牙的高风险牙齿，从而在治疗前消除致病风险。放疗后一旦出现局部症状，用上述临床和影像学检查的方法排除复发

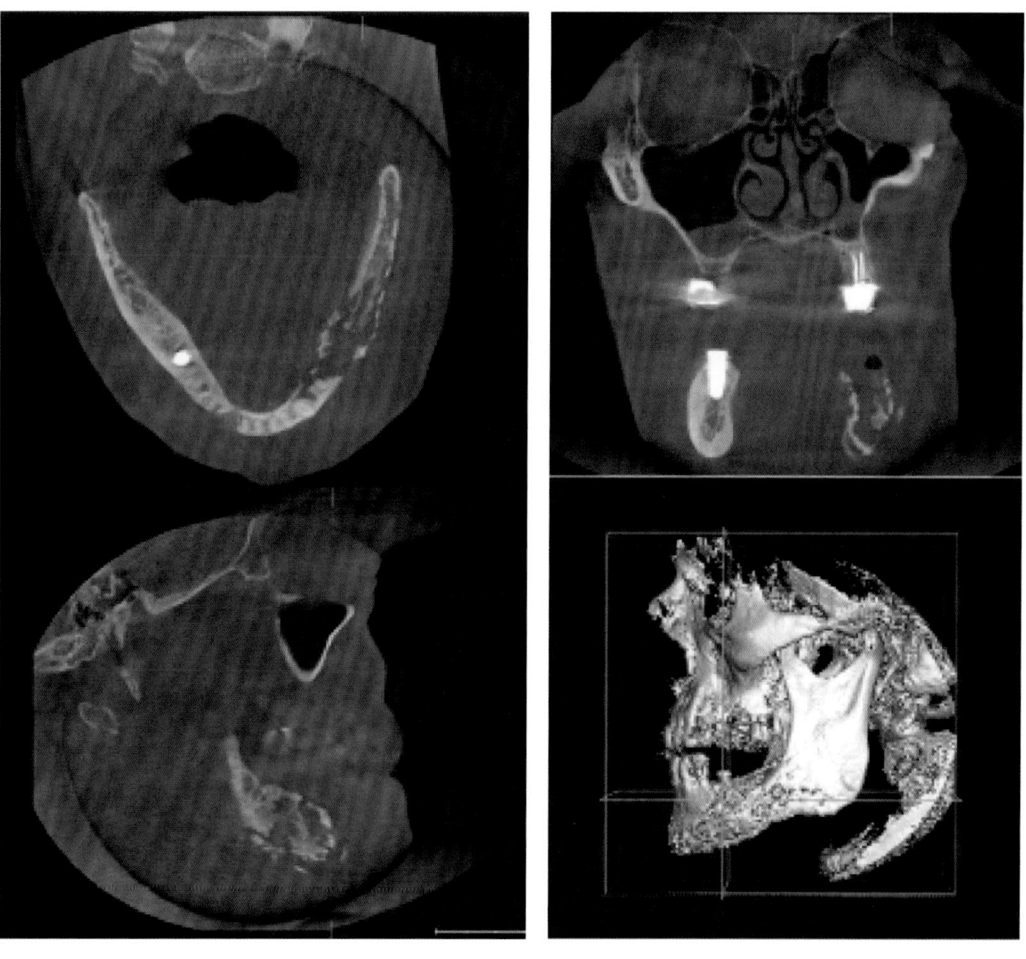

▲ 图19-3 **3D图像显示：扁桃体癌放疗后放射性颌骨坏死遍布下颌骨的非特异性溶骨性改变及骨膜反应**

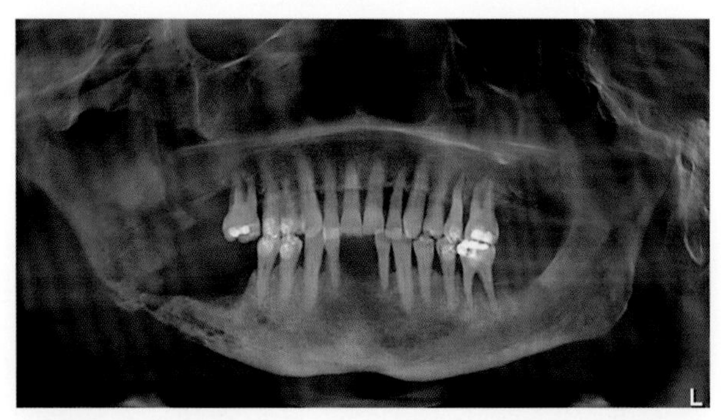

▲ 图 19-4 全景片示：扁桃体癌放疗后右侧下颌角的非特异性溶骨性改变

是第一步，其颌骨坏死的程度取决于诊断的确定性。是否发生颌骨坏死与特定区域所接受的放疗剂量有很大的相关性。保持口腔卫生和抗生素治疗感染通常用于早期病变，这些病变可能是无症状或轻度症状，可通过定期临床检查发现。两项前瞻性非随机试验表明，每天 800 mg 的己酮可可碱和 1000 IU 的维生素 E 联合用药至少 6 个月，最多 18 个月，有助于促进“显著”放射性颌骨坏死的愈合 [47]。在一项回顾性研究中，同样的方案也显示出了良好效果 [48]。一项大型回顾性系列研究也证实了其有效性，尽管矛盾的是，同时使用抗生素会降低其有效性 [49]。虽然没有随机证据存在，出于良好的药物安全性，使得药物干预是普遍的治疗方式。一项评估比较这一药物治疗方案与高压氧治疗的随机试验正在进行 [50]。

也有手术干预的报道，然而存在显著的侵入性，适用于药物治疗无效的病例。对明显坏死的组织进行清创，提供清洁的伤口愈合环境是一种合理的选择 [51]。对于持续性 / 难治性放射性颌骨坏死，手术切除坏死组织并进行骨或皮瓣重建有一定的益处 [52]。类似的治疗方式在上颌骨坏死中也有报道 [53]。可能需要在清创术后重建组织缺损。系列回顾性研究报道了基于游离软组织皮瓣的重建并取得了一定的成功 [54]。然而，利用腓骨行颌骨重建一直是研究的热点 [55, 56]。

高压氧治疗是一种在文献中存在重大争议的治疗方法。其作用机制是，超大气压的氧气浓度可以促进愈合并改变潜在的低血供坏死环境。高压氧治疗主要作为手术治疗的辅助或预备手段，也有单一治疗的报道。一些临床试验（多为前瞻性试验）将高压氧治疗与不同的手术清创技术结合在一起，证明高压氧联合手术治疗效果更好 [57]。最新的 Cochrane 文献综述也报告了高压氧治疗的优点 [58]。然而，最近的一项随机Ⅲ期试验中，两组患者都接受氯己定冲洗和抗生素治疗，报道称高压氧治疗没有明显效果 [59]。高压氧治疗的费用以及时间成本加剧了争议，患者需要进行 20～30 次治疗，每次治疗 90～120min（流程图 19-4）。

五、软组织坏死和软骨坏死

这里简要说明软组织和软骨坏死与放射性颌骨坏死的区别。据报道，头颈部放疗中的软组织坏死特指术后手术区域的软组织分解破坏，被认为由微血管损伤和血供障碍引发坏死所导致。这类疾病近来被认为与经口腔机器人手术（TORS）切除部位辅助放疗后产生的并发症有关。目前研究其发病机制似乎与初次手术切除深度和覆盖黏膜的放疗剂量有关，治疗步骤尚未明确 [60, 61]。

此外，TORS 后软组织坏死和放射性颌骨坏死都必须与喉软骨坏死区分开来，后者是一种罕见（发病率＜1%）且独特的疾病，表现为放疗多年后发生的喉软骨破坏。对于早期的软骨坏死，已经尝试了抗生素、清创和高压氧治疗 [62, 63]，但对于晚期病例，由于喉软骨破坏的潜在严重性，喉切除术一直是主要的治疗手段。由于其罕见性，关于喉软骨坏死的数据最多只包括一些小型的回顾性病例，而且缺乏高水平的证据来支持具体的治疗建议。

结论

头颈部放射治疗可能导致各种早期和延迟并发症，了解病因和对应的治疗手段能最大限度地减少并发症的发生，并使其得到有效控制。

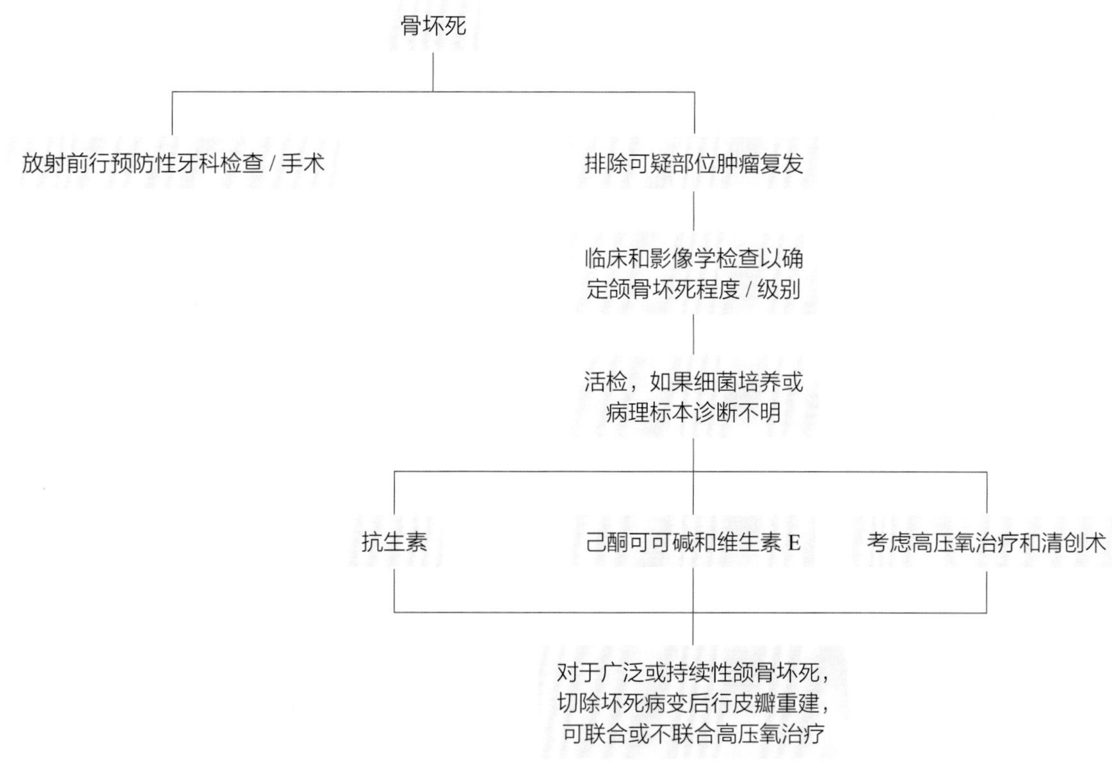

▲ 流程图 **19-4**　**骨坏死**

参考文献

[1] Chambers, M.S., Garden, A.S., Kies, M.S., and Martin, J.W. (2004). Radiation-induced xerostomia in patients with head and neck cancer: pathogenesis, impact on quality of life, and management. *Head Neck* 26: 796-807.

[2] Dreizen, S., Brown, L.R., Handler, S., and Levy, B.M. (1976). Radiation-induced xerostomia in cancer patients: effect on salivary and serum electrolytes. *Cancer* 38: 273-278.

[3] Brown, L.R., Dreizen, S., Handler, S., and Johnston, D.A. (1975). Effect of radiation-induced xerostomia on human oral microflora. *J. Dent. Res.* 54: 740-750.

[4] Keene, H.J. and Fleming, T.J. (1987). Prevalence of caries-associated microflora after radiotherapy in patients with cancer of the head and neck. *Oral Surg. Oral Med. Oral Pathol.* 64: 421-426.

[5] Deasy, J.O., Moiseenko, V., Marks, L. et al. (2010). Radiotherapy dose-volume effects on salivary gland function. *Int. J. Radiat. Oncol. Biol. Phys.* 76 (3 Suppl): S58-S63.

[6] Saarilahti, K., Kouri, M., Collan, J. et al. (2006). Sparing of the submandibular glands by intensity modulated radiotherapy in the treatment of head and neck cancer. *Radiother. Oncol.* 78: 270-275. Erratum in: Radiother Oncol 2006;80(1):107-108.

[7] Braam, P.M., Roesink, J.M., Raaijmakers, C.P. et al. (2007). Quality of life and salivary output in patients with head-and-neck cancer five years after radiotherapy. *Radiat. Oncol.* 2: 3.

[8] Wang, Z.H., Yan, C., Zhang, Z.Y. et al. (2011). Impact of salivary gland dosimetry on post-IMRT recovery of saliva output and xerostomia grade for head-and-neck cancer patients treated with or without contralateral submandibular gland sparing: a longitudinal study. *Int. J. Radiat. Oncol. Biol. Phys.* 81: 1479-1487.

[9] Warde, P., Kroll, B., O'Sullivan, B. et al. (2000). A phase II study of Biotene in the treatment of postradiation xerostomia in patients with head and neck cancer. *Support. Care Cancer* 8: 203-208.

[10] Brizel, D.M., Wasserman, T.H., Henke, M. et al. (2000). Phase III randomized trial of amifostine as a radioprotector in head and neck cancer. *J. Clin. Oncol.* 18: 3339-3345.

[11] Lee, M.G., Freeman, A.R., Roos, D.E. et al. (2019). Randomized double-blind trial of amifostine versus placebo for radiation-induced xerostomia in patients with head and neck cancer. *J. Med. Imaging Radiat. Oncol.* 63: 142-150.

[12] LeVeque, F.G., Montgomery, M., Potter, D. et al. (1993). A multicenter, randomized, double-blind, placebo-controlled, dose-titration study of oral pilocarpine for treatment of radiation-induced xerostomia in head and neck cancer patients. *J. Clin. Oncol.* 11: 1124-1131.

[13] Mercadante, V., Al Hamad, A., Lodi, G. et al. (2017).

Interventions for the management of radiotherapy-induced xerostomia and hyposalivation: a systematic review and meta-analysis. *Oral Oncol.* 66: 64-74.

[14] Blom, M., Dawidson, I., Fernberg, J.O. et al. (1996). Acupuncture treatment of patients with radiation-induced xerostomia. *Eur. J. Cancer B Oral Oncol.* 32B: 182-190.

[15] Wong, R.K., Deshmukh, S., Wyatt, G. et al. (2015). Acupuncture-like transcutaneous electrical nerve stimulation versus pilocarpine in treating radiation-induced xerostomia: results of RTOG 0537 Phase 3 Study. *Int. J. Radiat. Oncol. Biol. Phys.* 92: 220-227.

[16] van der Geer, S.J., van Rijn, P.V., Kamstra, J.I. et al. (2019). Prevalence and prediction of trismus in patients with head and neck cancer: a cross-sectional study. *Head Neck* 41: 64-71.

[17] van der Geer, S.J., Kamstra, J.I., Roodenburg, J.L. et al. (2016). Predictors for trismus in patients receiving radiotherapy. *Acta Oncol.* 55: 1318-1323.

[18] Bensadoun, R.J., Riesenbeck, D., Lockhart, P.B. et al.; Trismus Section, Oral Care Study Group, Multinational Association for Supportive Care in Cancer (MASCC)/ International Society of Oral Oncology (ISOO). (2010). A systematic review of trismus induced by cancer therapies in head and neck cancer patients. *Support. Care Cancer* 18: 1033-1038.

[19] Rapidis, A.D., Dijkstra, P.U., Roodenburg, J.L. et al. (2015). Trismus in patients with head and neck cancer: etiopathogenesis, diagnosis and management. *Clin. Otolaryngol.* 40: 516-526.

[20] Agarwal, P., Shiva Kumar, H.R., and Rai, K.K. (2016). Trismus in oral cancer patients undergoing surgery and radiotherapy. *J. Oral Biol. Craniofac. Res.* 6 (Suppl 1): S9-S13.

[21] Strojan, P., Hutcheson, K.A., Eisbruch, A. et al. (2017). Treatment of late sequelae after radiotherapy for head and neck cancer. *Cancer Treat. Rev.* 59: 79-92.

[22] King, G.E., Scheetz, J., Jacob, R.F., and Martin, J.W. (1989). Electrotherapy and hyperbaric oxygen: promising treatments for postradiation complications. *J. Prosthet. Dent.* 62: 331-334.

[23] Scherpenhuizen, A., van Waes, A.M., Janssen, L.M. et al. (2015). The effect of exercise therapy in head and neck cancer patients in the treatment of radiotherapy-induced trismus: a systematic review. *Oral Oncol.* 51: 745-750.

[24] Bhrany, A.D., Izzard, M., Wood, A.J., and Futran, N.D. (2007). Coronoidectomy for the treatment of trismus in head and neck cancer patients. *Laryngoscope* 117: 1952-1956.

[25] Mardini, S., Chang, Y.M., Tsai, C.Y. et al. (2006). Release and free flap reconstruction for trismus that develops after previous intraoral reconstruction. *Plast. Reconstr. Surg.* 118: 102-107.

[26] Christianen, M.E., Verdonck-de Leeuw, I.M., Doornaert, P. et al. (2015). Patterns of long-term swallowing dysfunction after definitive radiotherapy or chemoradiation. *Radiother. Oncol.* 117: 139-144.

[27] Logemann, J.A., Pauloski, B.R., Rademaker, A.W. et al. (2008). Swallowing disorders in the first year after radiation and chemoradiation. *Head Neck* 30: 148-158.

[28] Hutcheson, K.A., Lewin, J.S., Barringer, D.A. et al. (2012). Late dysphagia after radiotherapy-based treatment of head and neck cancer. *Cancer* 118: 5793-5799.

[29] Hutcheson, K.A., Bhayani, M.K., Beadle, B.M. et al. (2013). Eat and exercise during radiotherapy or chemoradiotherapy for pharyngeal cancers: use it or lose it. *JAMA Otolaryngol. Head Neck Surg.* 139: 1127-1134.

[30] Nutting, C., Rooney, K., Foran, B. et al. (2020). On behalf of the DARS investigators. Results of a randomized phase III study of dysphagia-optimized intensity modulated radiotherapy (Do-IMRT) versus standard IMRT (S-IMRT) in head and neck cancer. *J. Clin. Oncol.* 38 (suppl): 6508.

[31] Bhayani, M.K., Hutcheson, K.A., Barringer, D.A. et al. (2013). Gastrostomy tube placement in patients with oropharyngeal carcinoma treated with radiotherapy or chemoradiotherapy: factors affecting placement and dependence. *Head Neck* 35: 1634-1640.

[32] Carnaby-Mann, G., Crary, M.A., Schmalfuss, I., and Amdur, R. (2012). "Pharyngocise": randomized controlled trial of preventative exercises to maintain muscle structure and swallowing function during head-and-neck chemoradiotherapy. *Int. J. Radiat. Oncol. Biol. Phys.* 83: 210-219.

[33] Chapuy, C.I., Annino, D.J., Tishler, R.B. et al. (2013). Success of endoscopic pharyngoesophageal dilation after head and neck cancer treatment. *Laryngoscope* 123: 3066-3073.

[34] Francis, D.O., Hall, E., Dang, J.H. et al. (2015). Outcomes of serial dilation for high-grade radiation-related esophageal strictures in head and neck cancer patients. *Laryngoscope* 125: 856-862.

[35] Murphy, B.A. and Gilbert, J. (2009). Dysphagia in head and neck cancer patients treated with radiation: assessment, sequelae, and rehabilitation. *Semin. Radiat. Oncol.* 19: 35-42.

[36] Langerman, A., MacCracken, E., Kasza, K. et al. (2007). Aspiration in chemoradiated patients with head and neck cancer. *Arch. Otolaryngol. Head Neck Surg.* 133: 1289-1295.

[37] Chronopoulos, A., Zarra, T., Ehrenfeld, M., and Otto, S. (2018). Osteoradionecrosis of the jaws: definition, epidemiology, staging and clinical and radiological findings. A concise review. *Int. Dent. J.* 68: 22-30.

[38] Delanian, S. and Lefaix, J.L. (2004). The radiation-induced fibroatrophic process: therapeutic perspective via the antioxidant pathway. *Radiother. Oncol.* 73: 119-131.

[39] Kuhnt, T., Stang, A., Wienke, A. et al. (2016). Potential risk factors for jaw osteoradionecrosis after radiotherapy for head and neck cancer. *Radiat. Oncol.* 11: 101.

[40] Monnier, Y., Broome, M., Betz, M. et al. (2011). Mandibular osteoradionecrosis in squamous cell carcinoma of the oral cavity and oropharynx: incidence and risk factors. *Otolaryngol. Head Neck Surg.* 144: 726-732.

[41] Studer, G., Studer, S.P., Zwahlen, R.A. et al. (2006). Osteoradionecrosis of the mandible: minimized risk profile following intensity-modulated radiation therapy (IMRT). *Strahlenther. Onkol.* 182: 283-288.

[42] Nabil, S. and Samman, N. (2012). Risk factors for osteoradionecrosis after head and neck radiation: a systematic review. *Oral Surg. Oral Med. Oral Pathol. Oral Radiol.* 113: 54-69.

[43] Tsai, C.J., Hofstede, T.M., Sturgis, E.M. et al. (2013). Osteoradionecrosis and radiation dose to the mandible in patients with oropharyngeal cancer. *Int. J. Radiat. Oncol. Biol. Phys.* 85: 415-420.

[44] Mallya, S.M. and Tetradis, S. (2018). Imaging of radiation- and medication-related osteonecrosis. *Radiol. Clin. North Am.* 56: 77-89.

[45] Chong, J., Hinckley, L.K., and Ginsberg, L.E. (2000). Masticator space abnormalities associated with mandibular osteoradionecrosis: MR and CT findings in five patients. *AJNR Am. J. Neuroradiol.* 21: 175-178.

[46] Ruggiero, S., Gralow, J., Marx, R.E. et al. (2006). Practical guidelines for the prevention, diagnosis, and treatment of osteonecrosis of the jaw in patients with cancer. *J. Oncol. Pract.* 2: 7-14.

[47] Delanian, S., Depondt, J., and Lefaix, J.L. (2005). Major healing of refractory mandible osteoradionecrosis after treatment combining pentoxifylline and tocopherol: a phase II trial. *Head Neck* 27: 114-123.

[48] Robard, L., Louis, M.Y., Blanchard, D. et al. (2014). Medical treatment of osteoradionecrosis of the mandible by PENTOCLO: preliminary results. *Eur. Ann. Otorhinolaryngol. Head Neck Dis.* 131: 333-338.

[49] Patel, V., Gadiwalla, Y., Sassoon, I. et al. (2016). Use of pentoxifylline and tocopherol in the management of osteoradionecrosis. *Br. J. Oral Maxillofac. Surg.* 54: 342-345.

[50] Bulsara, V.M., Bulsara, M.K., and Lewis, E. (2019). Protocol for prospective randomised assessor-blinded pilot study comparing hyperbaric oxygen therapy with PENtoxifylline+TOcopherol± CLOdronate for the management of early osteoradionecrosis of the mandible. *BMJ Open* 9: e026662.

[51] Fan, H., Kim, S.M., Cho, Y.J. et al. (2014). New approach for the treatment of osteoradionecrosis with pentoxifylline and tocopherol. *Biomater. Res.* 18: 13.

[52] Jacobson, A.S., Buchbinder, D., Hu, K., and Urken, M.L. (2010). Paradigm shifts in the management of osteoradionecrosis of the mandible. *Oral Oncol.* 46: 795-801.

[53] Shokri, T., Wang, W., Vincent, A. et al. (2020). Osteoradionecrosis of the maxilla: conservative management and reconstructive considerations. *Semin. Plast. Surg.* 34: 106-113.

[54] Sandel, H.D. 4th and Davison, S.P. (2007). Microsurgical reconstruction for radiation necrosis: an evolving disease. *J. Reconstr. Microsurg.* 23: 225-230.

[55] Kim, J.W., Hwang, J.H., and Ahn, K.M. (2016). Fibular flap for mandible reconstruction in osteoradionecrosis of the jaw: selection criteria of fibula flap. *Maxillofac. Plast. Reconstr. Surg.* 38: 46.

[56] Ang, E., Black, C., Irish, J. et al. (2003). Reconstructive options in the treatment of osteoradionecrosis of the craniomaxillofacial skeleton. *Br. J. Plast. Surg.* 56: 92-99.

[57] Peterson, D.E., Doerr, W., Hovan, A. et al. (2010). Osteoradionecrosis in cancer patients: the evidence base for treatment-dependent frequency, current management strategies, and future studies. *Support. Care Cancer* 18: 1089-1098.

[58] El-Rabbany, M., Duchnay, M., Raziee, H.R. et al. (2019). Interventions for preventing osteoradionecrosis of the jaws in adults receiving head and neck radiotherapy. *Cochrane Database Syst. Rev.* 2019 (11): CD011559. https://doi.org/10.1002/14651858. CD011559.pub2.

[59] Shaw, R.J., Butterworth, C.J., Silcocks, P. et al. (2019). HOPON (Hyperbaric Oxygen for the Prevention of Osteoradionecrosis): a randomized controlled trial of hyperbaric oxygen to prevent osteoradionecrosis of the irradiated mandible after dentoalveolar surgery. *Int. J. Radiat. Oncol. Biol. Phys.* 104: 530-539.

[60] Lukens, J.N., Lin, A., Gamerman, V. et al. (2014). Late consequential surgical bed soft tissue necrosis in advanced oropharyngeal squamous cell carcinomas treated with transoral robotic surgery and postoperative radiation therapy. *Int. J. Radiat. Oncol. Biol. hys.* 89 (5): 981-988. https://doi.org/10.1016/j.ijrobp.2014.04.024.

[61] Weinstein, G.S., O'Malley, B.W. Jr., Rinaldo, A. et al. (2015). Understanding contraindications for transoral robotic surgery (TORS) for oropharyngeal cancer. *Eur. Arch. Otorhinolaryngol.* 272 (7): 1551-1552. https://doi.org/10.1007/s00405-014-3331-9.

[62] Oppenheimer, R.W., Krespi, Y.P., and Einhorn, R.K. (1989). Management of laryngeal radionecrosis: animal and clinical experience. *Head Neck* 11 (3): 252-256. https://doi.org/10.1002/hed.2880110311.

[63] Roh, J.L. (2009). Chondroradionecrosis of the larynx: diagnostic and therapeutic measures for saving the organ from radiotherapy sequelae. *Clin. Exp. Otorhinolaryngol.* 2 (3): 115-119. https://doi.org/10.3342/ceo.2009.2.3.115.

第 20 章　显微神经外科手术

Microneurosurgery

Michael Miloro 著　朱　强　郁　莹　译

三叉神经损伤常见于口腔颌面外科手术，其发生并不一定是因为术者违反了手术操作原则，而是由于三叉神经靠近术区时，术中操作非常容易损伤（医源性的意外是三叉神经的损伤因素），这类神经损伤大都可以恢复。而下牙槽神经（inferior alveolar nerve，IAN）比舌神经（Lingual nerve，LN）恢复的可能性更高，这是因为下牙槽神经位于下颌神经管内，能够引导神经再生；而舌神经位于软组织内，损伤后可能形成瘢痕组织，阻碍了舌神经的修复再生。神经损伤的危险因素很多，包括高龄、女性、手术的复杂性、手术时间的长短、外科医生的技能和经验等。其中，第三磨牙拔除术具有一些特殊的危险因素，包括术前存在冠周炎、手术的难度、阻生牙在颌骨内的深度和轴向角度的影响、舌向阻生导致的舌侧骨板缺失、去骨分牙等操作，以及术后在拔牙窝内放置可能具有神经毒性的药物，如止血类药物（氧化纤维素）或者抗炎类药物（四环素）等。对于影像学显示第三磨牙牙根靠近下颌神经管的高风险患者，术者可考虑采用截冠术（保留第三磨牙根部）来降低风险。在部分情况下，术者还可采用舌神经游离术来保护易受损伤的舌神经。一般情况下，第三磨牙拔除术和正颌手术所致的神经损伤，其感觉功能一般可以自行恢复。而种植手术和根管治疗所导致的神经损伤往往持续更久，并伴有病理性的神经疼痛。对于神经损伤患者，外科医生必须记录客观和主观测试的临床表现，并使用分级量表对损伤进行分类，以确定损伤的严重程度并监测损伤的进展，一般来说，持续一个月以上的神经感觉异常表明损伤程度较高，恢复的预期不可确定，此时转诊到有经验的显微神经外科医生，可能会有更好的恢复机会。通常如无禁忌证，建议短期（1 周）服用皮质类固醇（甲泼尼龙），及非甾体抗炎药（NSAID）和每日维生素 B_{12}（氰基钴胺素）6～12 个月。使用类固醇旨在减少损伤引起的神经周围水肿，维生素 B_{12} 可以营养神经，促进神经纤维的修复。每隔几周进行临床检查，密切随访，一旦观察到神经损伤有明显的好转迹象，则无须额外的干预措施。虽然部分神经损伤的患者在 3 个月内就有明显的改善，但大多数神经损伤的患者在损伤后的 3～9 个月才能达到痊愈。这是因为神经完全麻木的患者，无法在 3 个月内实现感觉的功能性恢复（图 20–1）。

显微神经外科手术用于治疗经久不愈的神经损伤，手术的成功率可能会受到影响。虽然确切的最佳神经修复节点尚不清楚，但根据既往的病例判断，显微神经外科修复术在神经损伤后 3～9 个月进行，比在 12 个月后进行可能具有更高的成功率。神经损伤修复的时机如此重要，是因为随着时间的迁延，大脑将重新开始接受感觉信息并改变反馈的方式（集中化、习惯化），这样将

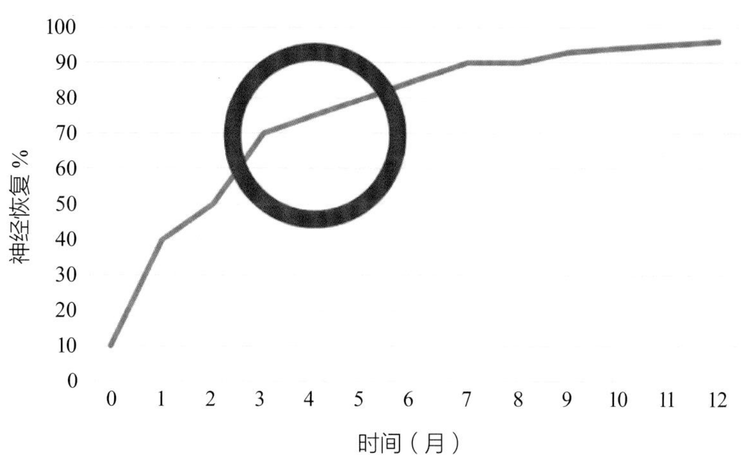

▲ **图 20-1 自发神经再生**

注：大多数自发神经恢复发生在神经损伤后的 3～6 个月

致使周围神经即便进行了修复，也没有效果，尤其对于病理性神经痛的临床状况更是如此。其次，由于损伤部位的神经缺乏顺行和逆行的神经元运输，远端神经会发生沃勒变性导致残端萎缩，为了修复需要切除更长的受损神经，理论上这可能会影响更长跨度的神经愈合。但是，这种情况在三叉神经损伤中没有明确的显示，特别在下颌骨切除术后，即刻用同种异体神经移植（7.0cm）重建下颌神经评估成功的时候。再次，在神经试图自我修复的过程中，随着上调和增强蛋白质的合成，三叉神经节细胞体最终死亡，这也将致使三叉神经细胞轴突的外周修复无效。神经性疼痛早期（1～3 个月），疼痛感可能表明神经瘤的形成，需要采取药物治疗和早期手术，而晚期（9～12 个月）则需要神经科医生进行药物治疗，使用膜稳定剂（抗抑郁药、抗惊厥药）、γ-氨基丁酸激动药（加巴喷丁）和外用药物（辣椒碱），而非手术的治疗。治疗神经性疼痛综合征的其他方法包括针灸，生物反馈，神经阻滞，冷冻，射频消融（伽马刀）及试探性的小剂量激光（砷化镓铝）治疗。一般来说，当感觉不能自行恢复时，才需要进行显微神经手术。对于舌神经，如果没有持续的自发性恢复的证据，则在受伤后 1～3 个月进行探查和修复。下牙槽神经在受伤后的 3～6 个月进行探查和修复。下牙槽神经损伤恢复的时间比舌神经更长，理由是下颌神经管可能有助于引导下牙槽神经的再生，因此其自行恢复率高于舌神经，因此下牙槽神经的修复需要观察随访更久。作为对神经损伤主题的整体介绍，本章将着重于三叉神经分支修复的并发症处理，特别是舌神经和下牙槽神经。

一、神经修复后缺乏感觉功能的恢复

显微神经外科手术的主要目标是达到感觉的功能性恢复（functional sensory recovery，FSR），而不是达到完全正常的感觉。虽然这也是可能的，但不是现实的期望。神经感觉功能性恢复的评定标准参照医学研究委员会量化表（表 20-1）。根据详细的神经感觉检查，被评定为 S3、S3+ 或 S4 等级的患者可被评判为感觉的功能性恢复。

神经损伤功能性恢复成功的关键因素之一，是从神经损伤到神经外科修复的时间。由于上述因素（中央化、沃勒变性和神经节细胞死亡），如果经过足够的随访时间，还未达到神经功能性恢复的标准，则及时进行显微神经外科探查和手术修复，将成为手术的最佳时机。当然，经验丰富的显微神经外科医生是另一个重要因素，手术成功与否依然取决于外科医生。也许这就是相关文献报道中手术成功率变化范围大（25%～90%），预后难以预测的原因。由于这些研究大多是病例

20-1　医学研究委员会量表

MRCS 分级	描　述
S0	无恢复
S1	深部皮肤痛觉恢复
S1+	部分浅表痛觉恢复
S2	部分浅表痛觉和触觉恢复
S2+	部分浅表痛觉和触觉恢复，伴有感觉过敏
S3	部分浅表痛觉和触觉恢复，无感觉过敏；静态两分辨觉＞15mm
S3+	与 S3 等级相同有良好的刺激定位；静态两分辨觉 = 7～15mm
S4	与 S3 等级相同有良好的刺激定位；静态两分辨觉 =2～6mm

注：S3、S3+ 和 S4 表示功能性感觉恢复

报告，缺乏一致性检验的标准评价，临床证据的评价等级较低。缺乏感觉功能性恢复的原因可能是多因素的，包括：患者的选择性差异，手术入路的难度，神经的近心端和远心端无法定位，神经断端切除不充分，在暴露和神经修复的准备过程中，对下牙槽神经和舌神经的医源性损伤，神经修复部位的张力过大，修复神经周围的血管床不良等多种因素。

对于神经修复后缺乏感觉功能性恢复的患者，如果出现明显的感觉迟钝（MRCS＜S3）或完全麻木（MRCS=S0），可考虑二次手术修复，但必须由经验丰富的显微神经外科医师进行。也可考虑使用生物反馈的感官练习及维生素 B_{12}，潜在地促进恢复，但不一定能够实现感觉的功能性修复（流程图 20-1）。

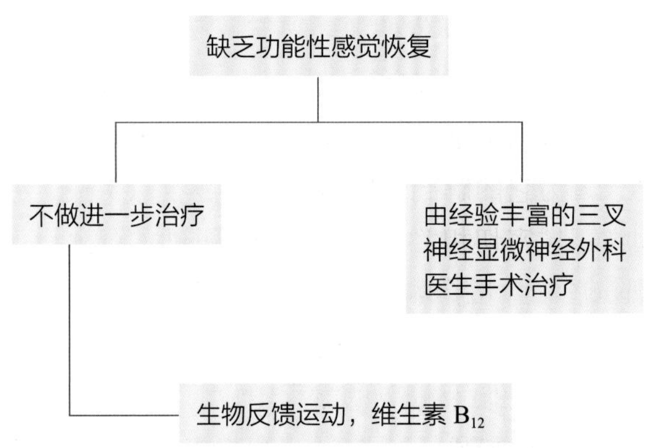

▲ 流程图 20-1　**神经修复后缺乏功能性感觉恢复**

二、病例筛选不佳

正确的诊断对于是否采取手术处理神经损伤至关重要，诊断必须在有完整的术前病史记录、完善的临床神经感觉检查的前提下进行。其中，临床神经感觉检查包括使用刷划方向辨别、两点辨别、接触检测、针刺伤害和热辨别，以及使用视觉模拟量化表进行主观评估，也可用一个或多个评估系统（例如 MRCS 或 Seddon 分类或 Sunderland 分级标准）对神经损伤的严重程度进行正确的分类或分级。显微神经外科手术虽然没有绝对的适应证，并且多数手术的执行取决于外科医生，但非消退性的完全麻木（MRCS=S0）和无感觉功能性恢复的感觉减退（MRCS=S1，S2）被认为是进行神经探查和修复治疗的适应证。一旦病例筛选不当会产生更多的问题，例如已经存在感觉功能性恢复的病例，在接受显微神经外科修复手术后，可能导致术后的感觉恢复甚至低于术前水平的状况。谚语“Prium non nocere”（首先无损害）在这种情况下非常适用。对病例的合

理筛选，经验丰富的三叉神经显微神经外科医生被认为是最有资格评估、诊断和治疗神经损伤患者的关键因素。此外，影像学的运用可提高评估的准确性，例如我们可以利用磁共振神经造影（magnetic resonance neurography，MRN）对下牙槽神经和舌神经的损伤进行评估。尽管MRN有助于记录神经损伤的区域，但目前而言这不是必需的检查项目，也不是普遍适用的，而临床神经的感觉检查才是必需的检查并记录的内容。最后，对只有主观症状而没有神经损伤的客观临床检查证据的患者，如果考虑进行显微神经外科手术，建议术者要非常谨慎，因为患者过高的期望值很可能会导致手术失败。

三、手术入路困难，无法定位神经损伤端

有时，由于手术的入路和视野受到限制，对近端和远端的神经残端无法进行神经修复（流程图20-2）。这种情况在舌神经的近端残端尤为常见，因为它的解剖位置与第三磨牙拔除术造成的损伤区域密切相关，而舌神经的近端在分离后可能会缩入翼下颌间隙。一些显微神经外科医生会担心无法探查舌神经的近端，所以他们不太愿意尝试完全切除舌神经的断端组织（这是神经修复的一个关键步骤）。

当然，通过对可见的最近的神经断端外膜进行临时留置缝合，可以保证在不失去对近端残端控制的前提下，连续切除神经断端的神经瘤。使用降落伞缝合技术可以在切除所有的神经瘤瘢痕组织时，控制近端残端。降落伞缝合技术包括通过神经导管（从外到内）水平褥式缝合，然后通过将近端神经残端放置水平，做神经外膜缝合，最后通过神经导管（从内到外）缝合；这有助于将神经残端（5mm）拉入神经导管（图20-2）。如果近端残端可以定位但无法使用神经导管连接，则可以使用另一种方法，即神经搭桥或神经移植技术（图20-3）。这可能涉及同侧或对侧颏神经搭桥，使用神经移植（自体移植或异体移植）将远端下牙槽神经或舌神经残端与对侧下牙槽神经或舌神经/颏神经以端端吻合的方式连接。如果远端残端无法定位或丢失，可尝试对同侧颏神经/下牙槽神经或舌下神经进行类似的神经搭桥手术，或采用神经改向手术，从而将近端残端改向并埋在肌肉或骨腔中，以防止轴突微突起形成神经瘤，并可能发展成神经性疼痛。

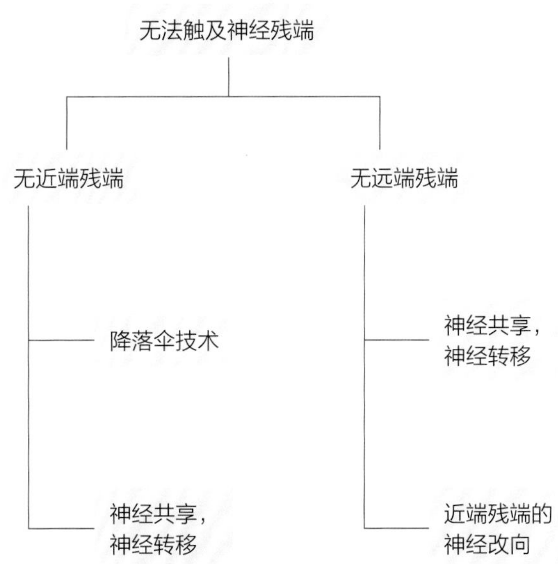

▲ 流程图 20-2　**神经残端的外科手术困难**

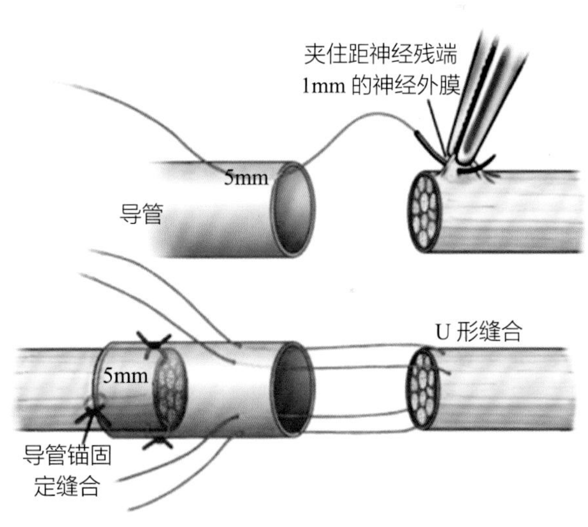

▲ 图 20-2　**降落伞神经修复技术**

降落伞技术显示了从神经导管穿过神经外膜的水平褥式缝合（或U形缝合），以控制神经残端并将其引导到神经导管中。在这种情况下，首先要保证第一针缝合线穿过神经导管的位置，应将神经残端引导到神经导管中5mm

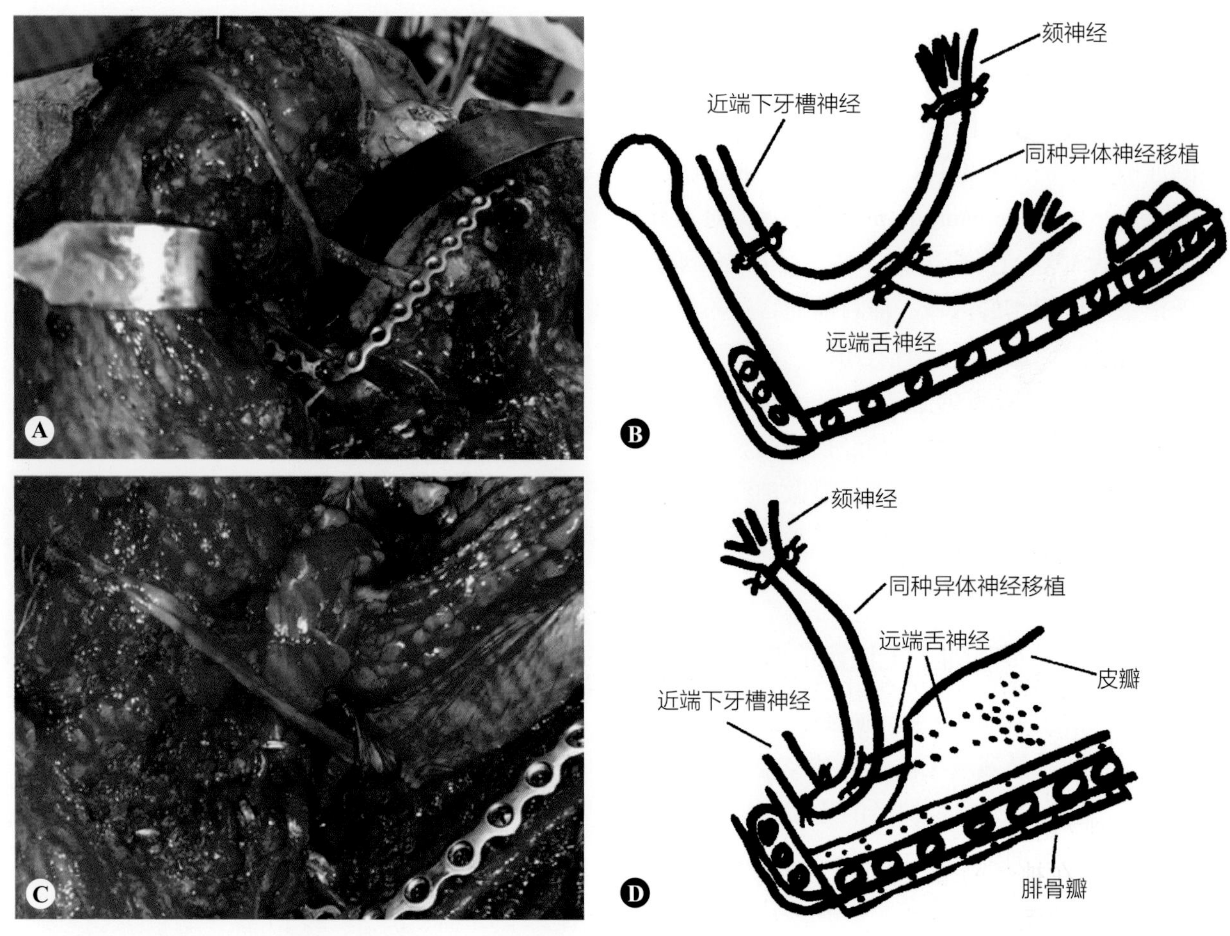

▲ 图 20-3　神经共享技术

A. 下颌切除术中右侧舌神经和下牙槽神经，同种异体移植重建之间的即刻神经共享操作；B. 显示了使用近端下牙槽和颏神经之间的同种异体神经进行的右侧下牙槽神经重建，近端舌神经被切除，无法用于修复，因此，使用连接器辅助修复技术从远端舌神经到同种异体神经建立端侧吻合；C. 插入腓骨瓣后，显示右侧下牙槽同种异体移植重建，远端舌神经放置在皮瓣内，重新支配右侧口底和舌头；D. 显示了腓骨重建以及将右远端舌神经放置在皮瓣下，为右侧口底和舌头提供感觉神经支配

四、舌神经或下牙槽神经的医源性神经损伤

在试图修复神经的过程中，受损的舌神经或下牙槽神经可能因暴露或者过度的操作，导致损伤的神经进一步受到医源性损伤。对舌神经而言，损伤可能发生在离其较远的舌侧入路，而对下牙槽神经的损伤可能发生于下颌骨外侧去除皮质骨窗，以暴露下颌神经管和下牙槽神经的过程中（图 20-4）。下牙槽神经的损伤可能是由于使用钻头或外科手术器械引起的。用下颌骨矢状劈开术（sagittal split osteotomy，SSO）进入下颌神经管，手术操作本身有可能在原神经损伤的位置，或劈开路径上的其他任何位置，对下颌神经管造成医源性的损伤。当然，下牙槽神经采用颌下入路，会使面神经（下颌缘支）有医源性损伤的风险。无论何项操作，都应注意操作轻柔，不要过度操作导致张力或压迫，这可能会致使初始损伤部位产生进一步的神经损伤。

五、神经瘤切除不足

为了最大限度地提高神经修复成功的概率，必须对所涉及的异常神经组织进行完全切除（图 20-5）。例如，如上所述，为了控制近端舌神经，有限的手术通路会阻止外科医生完整切除

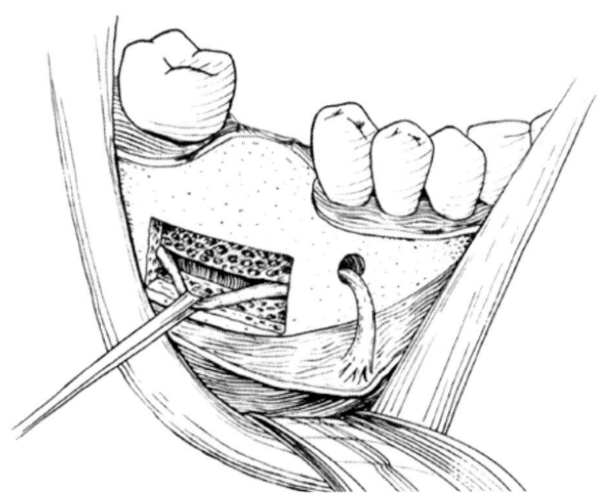

▲ 图 20-4 骨皮质开窗

在截骨术准备和神经暴露过程中，颊侧骨皮质窗的形成可能会对 IAN 造成医源性损伤

神经瘤。在这种情况下，可以如上所述，采用缝合控制技术之一。此外，如果显微神经外科医生不准备用自体神经移植或同种异体神经移植物，那么他 / 她可能会犹豫，是否要切除更多的神经组织，在神经两端距离较大的情况下，无法进行神经的无张力修复。为确保在神经残端的近端和远端进行充分的神经瘤切除，在完成神经修复之前（流程图 20-3），必须在手术显微镜下确认出现健康的“蘑菇状”神经束，并伴有点状筋膜间渗血。简而言之，神经瘤切除的不充分会导致其持续存在，从而影响神经的感觉功能恢复。

六、神经修复部位张力

神经损伤治疗中一个具有挑战性的概念，是神经缺隙的管理，包括直接修复、导管修复、自体移植或同种异体移植（流程图 20-4），选择的依据是神经缺隙长度和神经瘤切除后的神经缺损，以及外科医生的经验和偏好。神经修复失败的危险因素之一，是修复部位的张力过大和伴有血管损伤，这通常是由于神经切除术和神经外膜直接对位缝合，引起的明显神经断端间隙所致。已有证据表明，对神经进行 10%～15% 的拉伸，可导致神经内膜、神经外膜、神经周围和神经内血管的血流量减少 100%（缺血）。相同程度的神经拉伸（神经失用症）可导致轴突生长减少近 50%，并随后导致神经再生的成功率下降 50%。张力下手术封闭神经的缺损类似于在张力下缝合皮肤伤口，因两者都会导致肥厚的瘢痕形成。张力下修复神经时，会导致神经瘤的“产生”，明显感觉恢复的预后不佳。虽然传统想法会认为神经的直接修复，比采用神经移植的成功率高（神经愈合所需的长度增加），但有证据表明，采用神经移植物能够减少修复部位出现张力，而且还可以促进神经营养和神经营养因子，增强神经感觉的恢复。此外，与直接神经外膜修复相比，采用连接辅助器修复技术具有更好的效果，因为避免了筋膜错位的发生，并且修复部位的张力（和血管缺血）从神经束断端附近的缝合线，转移到

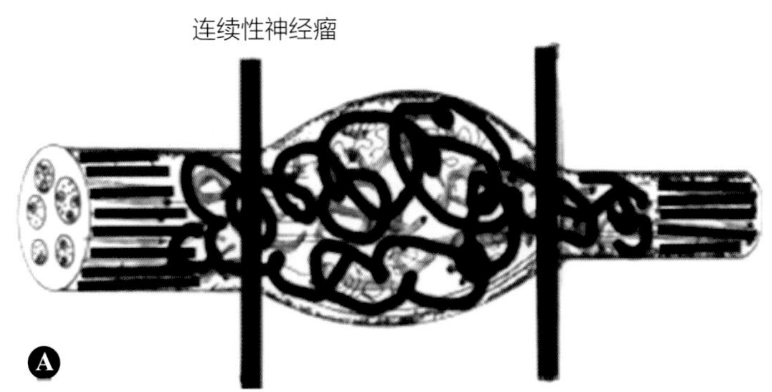

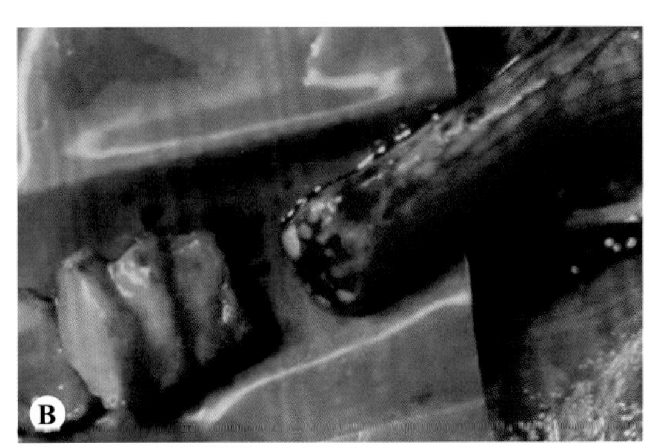

▲ 图 20-5 神经瘤瘢痕组织切除不足

A. 神经瘢痕组织切除不充分会在每个神经残端留下残留的神经瘤，导致神经感觉恢复不良；B 必须切除整个神经瘢痕组织（神经瘤）以暴露健康的神经组织（“蘑菇状”神经束）和出血的神经周围血管

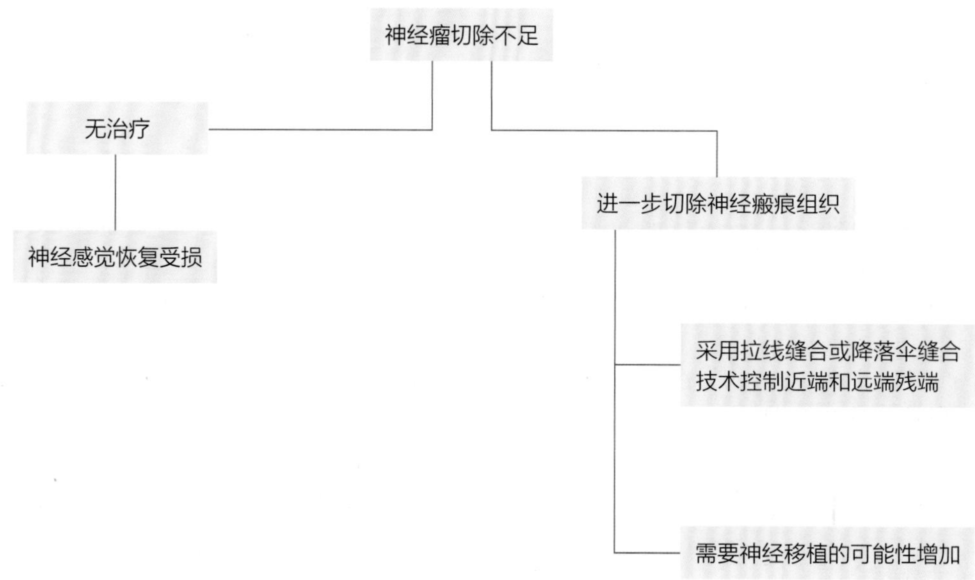

▲ 流程图 20-3　**神经瘤切除不足**

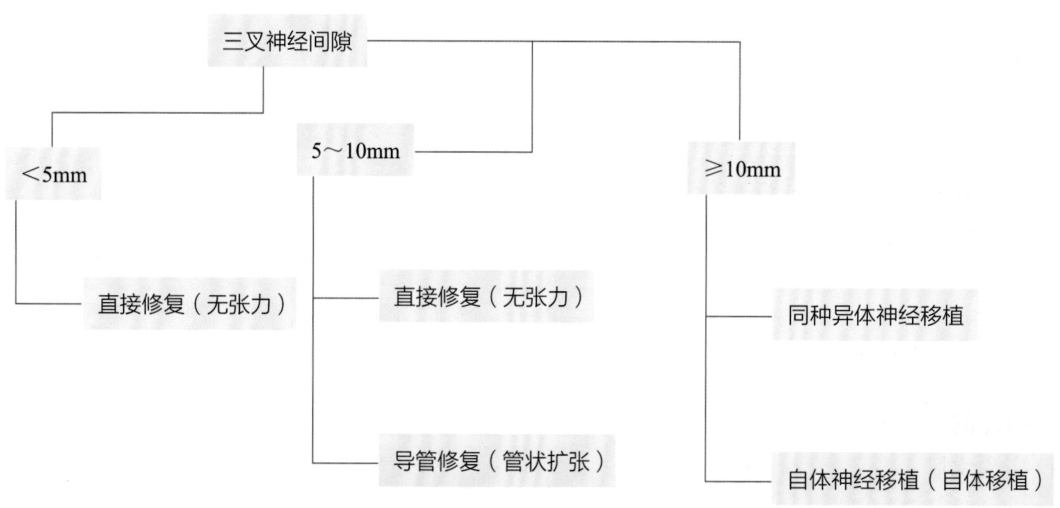

▲ 流程图 20-4　**神经间隙的管理**

了远离神经外膜束的位置（图 20-6）。

七、束状排列不良

接合是用于一般神经修复的术语，表示在神经外膜修复之前，来自神经残端近端和远端的神经束准确对齐。对于三叉神经系统，其本质通常为多束（>10 束），接合是不可行的，它不可能准确地定位分束。此外，直接通过神经外膜修复技术进行接合，通常会导致有意或无意的神经束排列不良，神经束的错位有可能损害轴突传导的恢复（图 20-6）。而利用连接器辅助神经外膜修复，可以让连接器内神经残端的近端和远端之间有一个小间隙（0.5mm），以防止神经束排列不良，并使近端轴突芽能够找到正确的远端轴突目标。连接器辅助神经外膜修复还消除了修复部位的张力以及神经血管的缺血。通常，每个神经残端只需要 2～3 条缝合线（通常为 8-0 尼龙单丝缝合线，末端带针）。

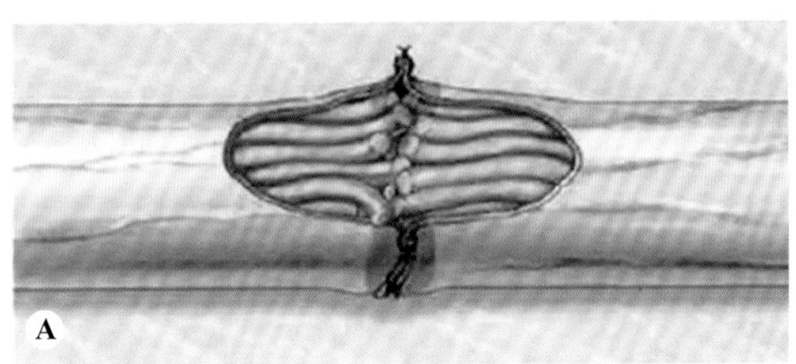
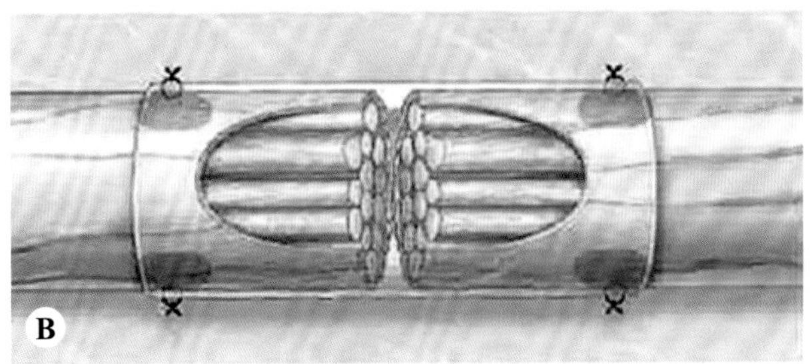

▲ 图 20-6　神经修复部位张力和神经束排列不良

A. 直接神经外膜修复技术显示修复部位直接出现张力和血管缺血，以及近端和远端神经残端的束状排列不良；B. 连接器辅助神经外修复技术，没有神经束错位，允许神经束有一个小间隙（0.5mm），缝合线的张力转移到远离修复部位的神经外膜位置。注意：每个神经残端只有 2～3 个缝合点

八、软组织床血管不良

最后，关于术中并发症，修复神经组织床的愈合必须有良好的血管化。有时，在多次手术、慢性感染、冠周炎以及对该区域进行放疗后，周围血管可能已经受损，这会影响神经血运的重建和再生。采用保护神经的覆盖物（神经保护器）可以有效阻止瘢痕的形成，进而导致对神经的压迫。同时，还可以使修复的神经在周围愈合的组织内滑动，并且不隔绝神经与邻近组织的血管接触，进而在瘢痕区或血管破坏的区域内，促进神经的感觉恢复。

九、神经修复后肌萎缩

除了额外的发病率和恢复期（通常是轻微和短暂的疼痛和水肿）外，三叉神经修复（特别是舌神经修复）后的神经痉挛是更常见的术后后遗症之一。这是由于舌神经修复过程中对翼内肌来回牵拉和创伤所致。一般来说，这是暂时的，在 2～3 周可以自愈，同时用软食、温热漱口液、非甾体抗炎药和自主理疗进行有效治疗，可以加速恢复正常的最大张口度。手术应尽可能避免对翼内肌进行不必要的操作或损伤。

十、神经修复后的自我损伤

神经损伤后或神经修复后，特别在神经修复术之前，患者的神经感觉恢复了一些，或者在神经修复后的初期，舌神经或下牙槽神经的感觉减退区的神经感觉水平较低时，可能会发生自我损伤（嘴唇或舌头咬伤）。然而，如果选择适当的患者，并且有明显的感觉减退（MRCS=S1，S2）或麻木（MRCS=S0）作为神经修复的指征，则神经修复后这种情况并不常见。自我伤害的最佳治疗或预防是对患者进行宣教，让其有意识地减轻由于感觉异常或感觉变化，而可能发生的任何自残行为（嘴唇或舌头咬伤）。如有必要，也可采用软咬合垫或矫治器。

十一、神经医源性损伤

舌神经可因舌侧的手术入路切口，或暴露术野及修复前准备过程中的不当操作和牵拉，造成人为的损伤。此外，虽然不常见，在舌神经的修复过程中，过度剥离口底可能会导致舌下神经（以及舌动脉、颌下腺导管）受伤；暴露下牙槽神经的特定手术入路可导致其受到医源性损伤。对于外侧皮质骨开窗的方法，下牙槽神经可能会因使用高速手机或超声骨刀而损伤。计算机引导的外科导板可用于下牙槽神经的精准定位，以及颊侧皮质骨的深度，以防止或限制开窗去骨时，对下牙槽神经造成医源性的损伤（图 20-7）。下颌骨矢状劈开时，除了初始损伤位点外，还可能会导致下牙槽神经其他位点的损伤。采用经颈（下颌下，改良 Risdon）的方法来暴露下牙槽神经，面神经（第Ⅶ对脑神经）有可能受损，特别是下颌缘支。通常情况下，这些因过度牵拉造成

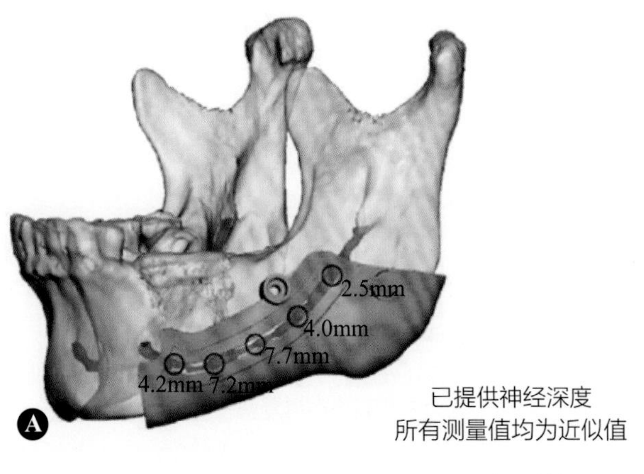

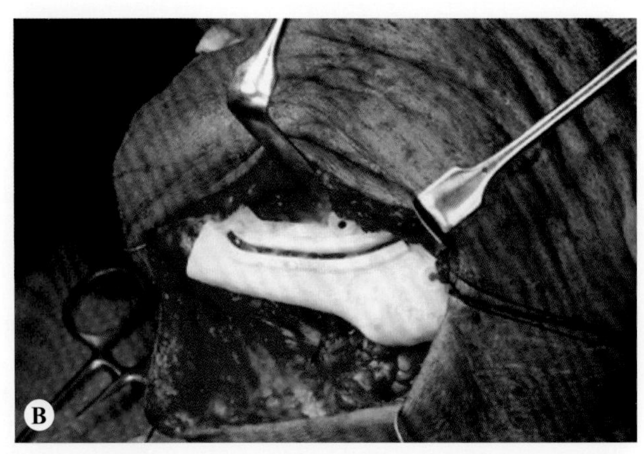

▲ 图 20–7　神经手术指南

A. 使用虚拟外科手术计划来制作手术指南，以确定下牙槽神经管的精确三维位置；B. 手术导板的术中视图，以便进行侧方剥离，暴下颌神经管和下牙槽神经（引自 Thomas Schlieve 博士，DDS，MD，FACS）

的神经麻木与传导阻滞的神经损伤会自行恢复。值得深思的是，虽然神经修复手术过程可能非常理想，但由于在修复中没有注意到对舌神经或下牙槽神经的医源性损伤，最终导致神经感觉的功能性恢复没有成功。

十二、未发现神经损伤

在神经损伤的探索过程中，有可能无法确定具体的损伤部位进行修复，这种情况虽然很罕见，可能是对神经损伤的诊断出现错误。例如，在一个与第三磨牙相关的神经损伤病例中，舌神经或下牙槽神经损伤可能被认为是因为拔牙手术造成的，但实际上可能是下颌骨阻滞麻醉注射的损伤结果，特别在使用了较高浓度麻醉剂（4% 阿替卡因）的情况下。此外，一般来说，机械性损伤对神经的创伤是可见的，而化学性或热损伤可表现为亚临床损伤（不可见），神经的外部变化很小。采用磁共振神经造影有利于在术前评估可疑的神经损伤，以定位和确认具体的损伤区域，并制定正确的神经修复手术方案，包括根据神经损伤的程度和长度评估是否需要神经移植。

十三、病理性下颌骨骨折

下颌骨下牙槽神经的手术入路可以通过各种技术手段实现，包括外侧皮质骨开窗、颊侧扩大截骨术和下颌骨矢状劈开术。如果外侧皮质骨开窗或颊侧截骨术导致过多去骨，尤其对于重度萎缩性下颌骨，可能会出现病理性下颌骨骨折。采用常规措施治疗病理性下颌骨骨折时，应注意神经修复的结果可能会受到影响。

十四、错殆畸形与颞下颌关节问题

当采用下颌骨矢状劈开术治疗下牙槽神经损伤时，有髁突旋转或错位的风险，导致咬合紊乱或颞下颌关节（TMJ）问题。在全口牙列和咬合稳定的患者中，这种情况发生的概率很小，可以在截骨手术之前，预先在钢板内钻出螺钉的位置，来防止近端部分错位。此外，减少手术中解剖和分离肌肉（咬肌、颞肌）的范围，这有助于维持近端的术前位置。轻微的错殆和颞下颌关节问题通常可以自行愈合，但有些可能需要进行咬合调整、正畸、正颌或颞下颌关节手术。大多数短暂性的颞下颌关节问题和肌筋膜疼痛可通过软食、热敷和非甾体抗炎药有效地解决。

十五、神经移植并发症

与自体神经移植相关的并发症取决于所采用的特定神经。一般来说，由于相似的尺寸和神经束的排列模式，腓肠神经主要用于舌神经和下牙槽神经的移植修复（图 20–8）。耳大神经（greater

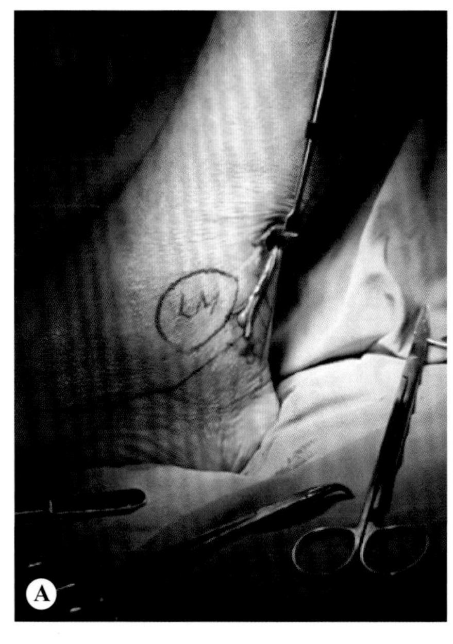

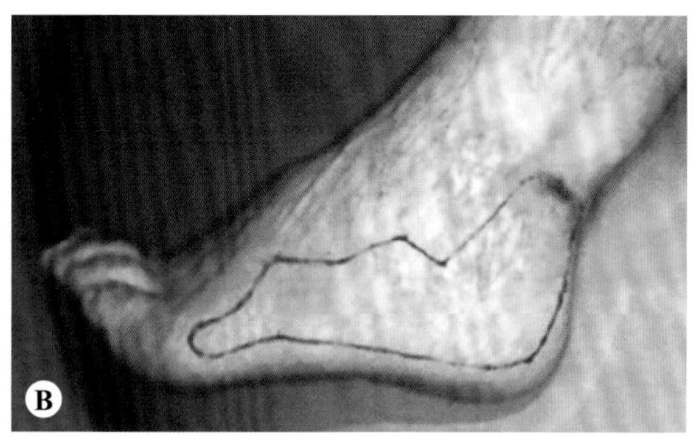

▲ 图 20-8 腓肠神经移植

A. 通过外侧大腿后方和上方的小切口收获左侧腓肠神经。注意：神经远端有分支，对三叉神经修复不太理想。B. 采集神经后，供体部位有神经感觉障碍，涉及足和踝关节的左外侧

auricular nerve，GAN）被用于三叉神经的移植修复，与舌神经和下牙槽神经相比，其直径较小（约小 50%），因此，需要采用电缆移植方式（具有多个吻合部位）。此外，对于要求恢复下唇和颏部附近皮肤感觉的患者来说，采用耳大神经作为供体，其产生的瘢痕，以及耳前、耳后区和耳垂的感觉丧失，一般都不能接受。对于腓肠神经，瘢痕位于外踝附近，感觉异常区包括外侧足背和脚踝，患者比较容易接受。其他供体神经也被考虑用于三叉神经的修复，但是，由于所有自体神经的移植都需要牺牲一条神经，并且供体区域的神经缺损一般不进行修复，这将导致供体神经分布的区域会有严重的麻木感。

供体神经获取部位出现神经病理性疼痛或感觉障碍并不常见，但如果患者在进行神经修复手术时，其舌神经或下牙槽神经已形成有病理性疼痛的神经瘤，那么术后神经病理性疼痛出现的概率可能会更高。目前，随着临床上可用的同种异体神经移植材料出现，自体神经移植的需求和使用已经减少，供区发病率自然也随之降低。

采用去细胞化同种异体神经移植物的相关并发症很少见。大量研究表明，应用神经连接器或神经保护器（猪小肠黏膜下层细胞外基质），不会发生神经移植组织的排斥反应、炎症反应或感染性并发症，并且证明了 87% 的上肢同种异体神经修复患者可达到感觉的功能性恢复。由经验丰富的显微神经外科医生进行时，三叉神经的修复结果与这些结果相一致。

十六、神经性疼痛发展

三叉神经修复术后出现神经病理性疼痛、感觉过敏、痛觉过敏、感觉障碍、灼性神经痛或复杂区域疼痛综合征的情况并不常见。对于术前没有神经病理性疼痛的患者，神经修复后出现疼痛的情况非常少见，因此选择正确的手术适应证至关重要。手术修复前存在神经病理性疼痛的患者，大多数在神经修复后会持续或者复发。这就是为解决神经病理性疼痛症状，而决定进行神经修复手术需要非常慎重的原因。事实上，神经病理性疼痛作为唯一的神经损伤症状可能被认为是神经修复手术的禁忌证，这也取决于其持续的时间。神经损伤早期（1～3 个月）的感觉障碍提

示神经瘤的可能形成，需及时进行显微神经外科手术切除神经瘤，并防止症状的集中；而后期（9～12 个月）的感觉障碍可能已经集中，需要其他的治疗方法，包括药物治疗。如前所述，导致神经病理性疼痛的发生可能性较高的，最常见病因是种植体植入和根管治疗，这可能是由于手术过程中机械、化学、热损伤所致。

十七、下颌骨切除术中的下牙槽神经重建

最新证据表明，对长达 7cm 的下牙槽神经缺损进行即刻同种异体神经移植重建，可使 90% 的患者达到感觉的功能性恢复，儿童患者可达到近 100% 的成功率。采用模拟外科手术方案（图 20–9）、正确的手术方法和配合默契的手术团队，能够在较短时间内为患者取得重大的成功。考虑到可能出现的并发症，需要关注的并不多。虽然化疗药物和放疗可能对同种异体神经移植的恢复结果产生影响，但尚无对下牙槽神经的重建进行相关的研究。在头颈部恶性肿瘤的情况下，也应根据国家综合癌症网络指南考虑神经的重建。有一个值得关切的问题是，如果术中冰冻显示肿瘤累及的神经边界清晰，但最终的病理报告显示神经边缘受累，必须决定是否重新手术去除神经移植物。这个问题存在争议，当然也取决于病例和外科医生的偏好，但在这些情况下考虑放弃神经移植，并不是一个合理的理由。

采用模拟外科手术方案可以在术前确定手术中神经移植的长度、直径和位置（绿色）。

十八、其他并发症

显微神经外科手术可能会发生各种各样的并发症。术中出血通常用局部措施进行控制，这点尤为重要，因为即便是轻微的持续性出血，也能影响神经修复手术的视野。如果需要烧灼，双极电凝是最合适的。严重感染并不常见（Ⅱ类伤口），但如果关闭创口时黏膜或皮肤切口有张力或血肿，则可能发生伤口开裂和感染。伤口裂开

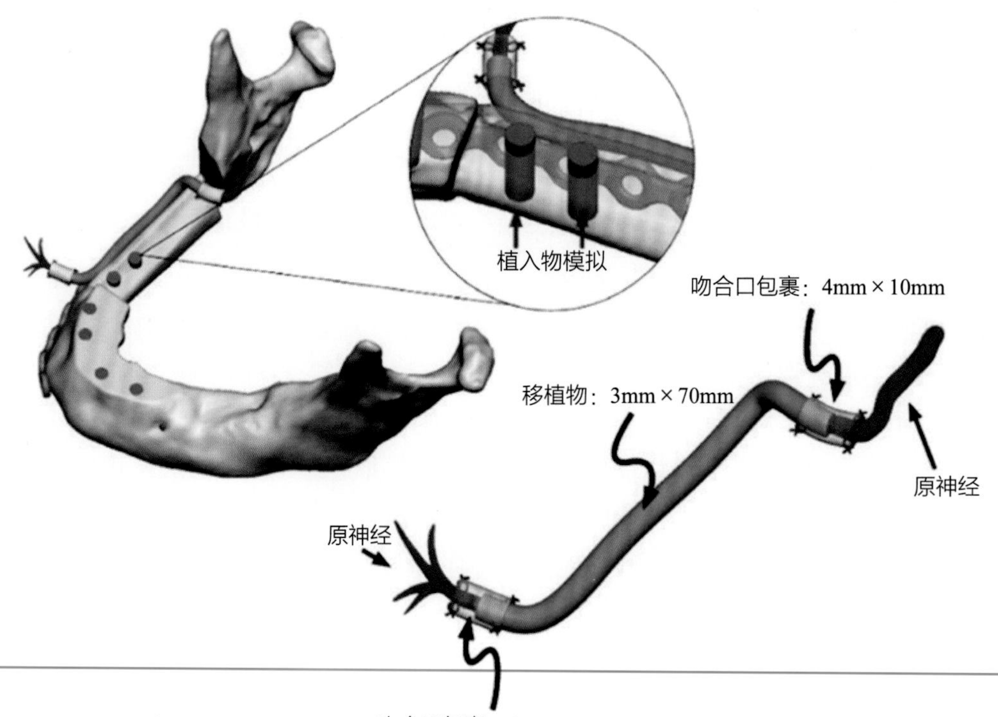

▲ 图 20–9　虚拟外科手术计划用于神经移植

通常用局部措施和口腔冲洗（氯己定）进行治疗。经颈皮肤入路治疗下牙槽神经可能会形成肥厚性瘢痕，这个问题可以采用皮质类固醇注射或瘢痕修复的手术来解决。

结论

虽然神经损伤可能是大多数口腔和颌面外科手术的并发症，但这些神经损伤的显微神经外科修复的并发症却很少被讨论或记录。对于从事显微神经外科手术的外科医生来说，选择正确的患者是最重要的，神经修复手术本身的病因、并发症和不良后果的预防和治疗的基本知识也是至关重要的。也许，经验丰富的显微神经外科医生才是最合适的临床医生，他的职责包括对患者进行评估，提供治疗建议，咨询专家（神经科医生，神经外科医生），实施显微神经外科手术（如果有指征）以及术后评估和治疗并发症。与所有并发症一样，没有比经验更好的老师，并发症为医生提供了最好的学习经验，然而这是以牺牲患者的利益为代价的。

推荐读物

[1] Miloro, M. (ed.) (2013). *Trigeminal Nerve Injuries*. Berlin, Germany: Springer-Verlag.

[2] Miloro, M. (ed.) (2012). Microneurosurgery. In: *Peterson's Principles of Oral and Maxillofacial Surgery*, 3e, 919-944. PmPH-USA Publishers.

[3] Miloro, M. (2016). Nerve repair. In: *Oral and Maxillofacial Surgery Review: A Comprehensive and Contemporary Update, a Multimedia Course*. Oakstone Publishing.

[4] Schlieve, T., Miloro, M., and Kolokythas, A. (2017). Diagnosis and Management of Trigeminal and Facial Nerve Injuries. In: *Oral and Maxillofacial Surgery*, 3e (ed. Fonseca RJ), 70-113. Elsevier.

[5] Miloro, M. and Kolokythas, A. (2013). Traumatic injuries of the trigeminal nerve. In: *Oral and Maxillofacial Trauma*, 4e (ed. R.J. Fonseca), 650-682. Philadelphia, PA: Elsevier Publications.

[6] Markiewicz, M.R., Callahan, N., and Miloro, M. (2021). Management of traumatic trigeminal and facial nerve injuries. *Oral Maxillofacial. Surg. Clin. N. Am.* 33: 381-405.

[7] Palla, B. and Miloro, M. (2021). Microneurosurgery. In: *The History of Maxillofacial Surgery: An Evidence-Based Journey* (ed. E.M. Ferneini, M.T. Goupil and S. Halepas), 125-138. Springer.

第 21 章 经口腔机器人手术

Transoral Robotic Surgery

Joshua E. Lubek　Naseem Ghazali　著　　何海涛　郭昱皞　胡凯凯　译

经口腔机器人手术（TORS）是一种微创手术方法，通过口腔插入精密的机械臂来替代开放性手术。TORS 不需要较大的颈面部切口、咽切开和下颌劈开，避免了开放性手术时间长、创伤大、并发症多和住院时间长的不足。

自十多年前 TORS 获得 FDA 批准以来，主要用于口咽癌（oropharyngeal cancers，OPC）的手术治疗，并越来越多地用于头颈癌其他部位，包括下咽、喉、磨牙后区和咽旁的肿瘤（图 21–1）。TORS 的治疗范围已经扩展到其他疾病，如睡眠呼吸暂停，甚至成为甲状腺和唾液腺手术新的最小入路。

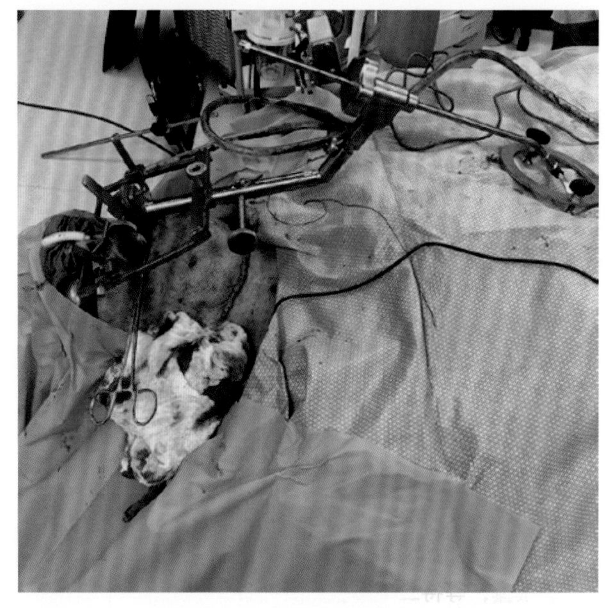

▲ 图 21–1　高度专业化的开口器使进入口咽和喉部成为可能

并发症是指"任何偏离术后正常病程的情况"[1]。手术的其他不良反应结果包括后遗症和"未能治愈"。后遗症被认为是"手术操作固有的后果"，如果处理不当，可能会发展成并发症。另一方面，"未能治愈"不被认为是一种并发症，而是一个用于描述"手术的原始目的没有达到"的术语。本章将后遗症和"未能治愈"与并发症一并考虑，以便对 TORS 治疗 OPC 和阻塞性睡眠呼吸暂停的负面结果进行全面讨论（表 21–1）。

一、疼痛

病因：所有 TORS 患者都会在术后感到疼痛，其原因可能是局部和全身炎症反应的综合作用。局部组织损伤引起的疼痛是由神经刺激、炎症和肌肉痉挛共同引起的。口咽部经常有手术创面大面积暴露并进行二期愈合（图 21–2）。由于与常规扁桃体切除术和随机舌根活检术相比，TORS 的咽侧切除术和舌根黏膜切除术的手术面积和深度更大，因此预期的局部疼痛程度更高。治疗睡眠呼吸暂停的舌根手术，包括舌扁桃体切除术、部分舌中线切除术和会厌切除术，也可能属于这一类。单极电凝常用于 TORS 手术，由于其广泛性的电能损伤，导致热损伤和组织坏死。电凝引起的神经损伤也导致了更高的疼痛报告。

表 21-1　经口腔机器人手术的不良结果

治疗失败	后遗症及并发症	其他
转开放手术	疼痛	张口困难等肌肉骨骼问题
	吞咽困难	医源性损伤，如牙齿损伤、软组织撕裂、烧伤
	气道水肿	颈椎椎间盘炎
	出血	气道着火
手术切缘不足	医源性口腔皮肤穿通及咽瘘形成	
	吸入性肺炎	
	神经损伤，包括味觉障碍	

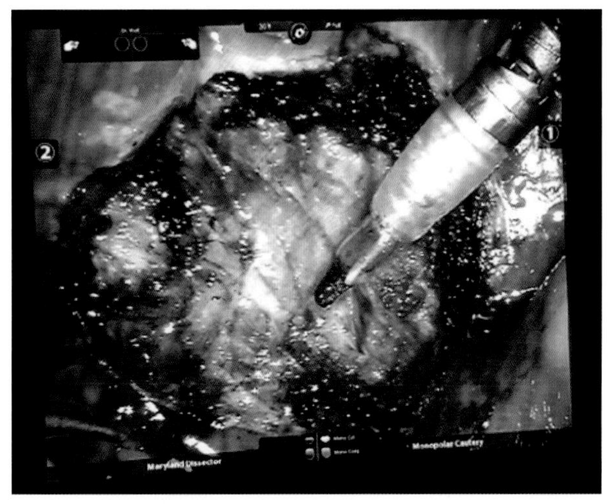

▲ 图 21-2　扁桃体和扁桃体窝切除术后。翼状筋膜附近的脂肪暴露，等待二期愈合肉芽生长

当 TORS 与其他手术（包括颈淋巴结清扫术和皮瓣重建术）联合进行时，全身炎症反应的强度可能更大。

处理：TORS 术后无法控制的疼痛在短期内与多种不良事件发生率相关，包括非计划的再入院和出血[2]。因此，推荐使用特定的镇痛方案来优化术后疼痛控制。

1. 热损伤预防

减少单极电凝的能量或使用更新的器械，如剪刀式双极电凝，可能有助于减轻术后疼痛。通过在 TORS 手术过程中选择使用掺铥的 YAG 激光器，也可以减少 / 防止热损伤，并与较低的疼痛评分有关[3]

2. 镇痛方案调整

基于证据的 TORS 后镇痛方案仍然很少，报道的镇痛方案是从扁桃体切除术中演化出来的，特别是围术期类固醇的使用[4, 5]。延长围术期类固醇使用时间的随机对照试验结果表明，使用单一模式的药物，即类固醇来控制 TORS 后疼痛，不太可能有效[6]。

3. 阿片类药物减少的镇痛方案调整

对阿片类药物依赖和其他与阿片类药物相关不良反应的担忧导致越来越多地使用以非阿片类药物为特征的多模式镇痛（multimodality analgesia，MMA）方案，即对乙酰氨基酚、非甾体抗炎药（NSAID）、抗惊厥药和类固醇。MMA 方案用于增加 TORS 后镇痛的有效性，并减少对阿片类药物的单独依赖[4, 5]。在 TORS 后疼痛管理中，MMA 方案的好处与头颈部手术后快速康复（enhanced recovery after surgery，ERAS） 方案的应用相吻合[7, 8]。

4. 头颈部手术的 ERAS 方案

报告显示，在大型（开放式）头颈部手术中，采用 ERAS 方案的患者住院时间缩短，阿片类药物使用明显减少，术后疼痛控制更好[9-11]。该方案指出，患者应接受术前镇痛，并通过使用阿片类药物减少的 MMA 方案最佳地控制围术期和术后疼痛，包括非甾体抗炎药、对乙酰氨基酚、加巴喷丁、局部麻醉剂、皮质类固醇（适当时）和阿片类药物[8]。

二、吞咽困难

病因：所有 TORS 患者术后都将出现不同程度的吞咽困难。对早期 OPC 进行 TORS 术后短期吞咽功能进行前瞻性研究发现，尽管大多数患者可以开始经口饮食，但患者术后通常至少经历一个月的吞咽困难[12]。在这种情况下，吞咽疼痛是导致吞咽困难最常见的原因。

偶尔，当气管切开导管在位时，由于吞咽不协调，TORS 术后可能发生早期短暂性吞咽困难。吞咽不协调可能是由于复合组织缺如、先前存在的吞咽功能障碍以及存在无感觉的皮瓣重建。OPC 切除术后可出现鼻饲反流，特别是当有大范围软腭受累时。正常的吞咽反射机制也可能受到术后口咽感觉异常的影响。

与吞咽功能障碍直接相关的问题，即脱水、吞咽困难和吸入性肺炎，是 TORS 术后非计划再入院的一些常见原因[13]。TORS 术后超过 30 天的鼻胃管依赖提示持续的吞咽困难，需要放置胃造瘘管，不过在使用 TORS 作为单一手段治疗早期癌症中是罕见的。在 TORS 术后需要辅助放射治疗的患者经常接受择期经皮内镜引导下胃造瘘术（percutaneous endoscopic gastrostomy，PEG）置管。

大多数接受或不接受辅助治疗的 TORS 术后患者主诉在治疗后 6～12 个月恢复到基线的生活质量和吞咽功能[14]。据估计，长期胃造瘘管依赖（即 TORS 后>6 个月）非常罕见（1%），且与既往放疗史显著相关[1]。在这个队列中，辐射诱导的纤维化是主要影响因素。

处理：

① 控制疼痛。良好的疼痛控制对有效治疗疼痛性吞咽困难至关重要。

② 规范的吞咽评估。语音治疗师对吞咽困难进行早期吞咽评估。吞咽困难相关的再入院可以通过术后早期吞咽困难的积极评估和处理来预防。

③ 早期经口摄入。当确定可以安全吞咽时，应尽快给予适当稠度的经口进食。

④ 安全的吞咽。代偿策略的建立，如吞咽的代偿姿势动作（例如，旋转或不同时收或不收下颏、液体清洗或用力吞咽）可以帮助促进安全吞咽，并有助于处理疼痛相关的吞咽困难。

⑤ 经口摄入的短期替代方案。一些患者可能会放置鼻胃管，以处理预期 TORS 术后早期出现的暂时性吞咽困难。出院时使用鼻胃管的患者并非罕见，他们需要密切随访以确保改善。通常很少观察到术后 30 天以上的依赖鼻胃管进食患者[12]。

⑥ 经口摄入的长期替代方案。长期的吞咽困难，即超过 TORS 术后 6 个月，需行 PEG 置管。

⑦ 在某些情况下，吞咽功能正常的患者可以考虑择期 PEG，其置管时间是关键。通常是于 TORS 术辅助治疗开始前后择期置管。在这种情况下，择期 PEG 置管可以促进辅助治疗期间的营养摄入，提高依从性。尽管仍有争议，但当计划进行较大原发肿瘤的 TORS、挽救性 TORS 和带皮瓣的 TORS 时，可考虑选择即刻 PEG[15]。

三、气道肿胀

病因：由于手术部位的创伤引起炎症，TORS 的另一个后遗症是气道肿胀。大部分 TORS 后即刻呼吸道肿胀发生在舌体部。这是由于开口器刃端长时间压迫舌部以及随后再灌注引起（图 21-3）。尽管如此，气道肿胀仍然是罕见的。其部分原因可能是当咽部手术床留待肉芽生长而没有皮瓣重建的情况下组织体积的减少。有皮瓣重建时 TORS 可能出现气道肿胀，这与气道内存在皮瓣组织的体积有关[16]。

对于因阻塞性睡眠呼吸暂停或肿瘤治疗而进行的舌根部手术，情况略有不同，可能出现舌根部和声门上区肿胀、阻塞。这些手术可能是独立

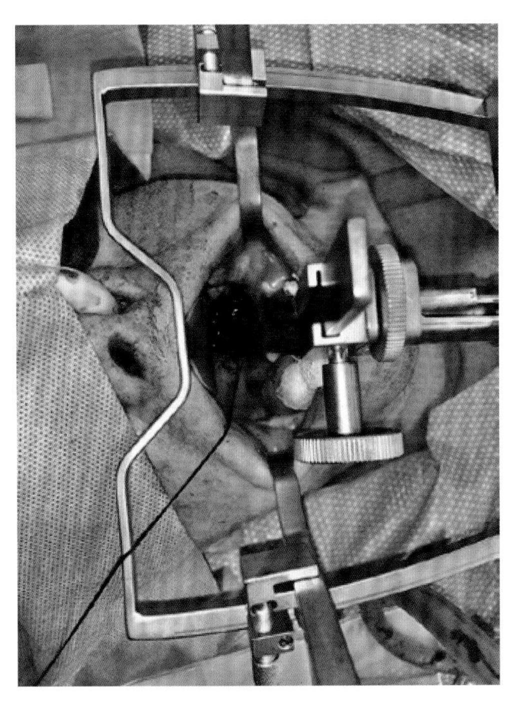

▲ 图 21-3 长时间压迫舌部会导致舌肿胀或坏死

的，也可能是多平面手术的一部分，包括咽部、腭部和（或）鼻部手术[17]。虽然大多数阻塞性睡眠呼吸暂停患者通常不会在 TORS 后出现气道肿胀，但在不同上气道水平进行几种手术操作，理论上存在气道损伤的风险。

处理：应从术中阶段开始考虑气道肿胀的处理以减轻肿胀，以期避免紧急气管切开术，并减少长期依赖气管切开术的可能性。

① 药物。诱导时可静脉注射类固醇，术后再给药数次以减少组织肿胀[18]。

② 器械。注意手术各环节与机器人的衔接有助于减少舌部受压的时长。在等待术中冰冻结果的同时放开开口器减轻对舌部的压迫，也有助于减少压迫时间及术后肿胀。

③ 预先的气道管理。通常，基于外科医生的判断，可在 TORS 术前完成气管切开术以处理预期存在的气道肿胀。这一决定与原发肿瘤较大、舌根的切除、双侧颈部淋巴结清扫以及需要皮瓣重建有关。针对美国 300 名 TORS 外科医生的一项调查报道，需要气管切开术的 TORS 手术不到 3%，大多数择期气管切开术（74%）在术后几天就可以拔管[19, 20]。此外，随着外科医生经验的增加，气管切开率呈下降趋势[17]。长期气管切开依赖是罕见的，估计范围在 0%～3.5%（平均 0.6%）[20]。处理TORS后气道肿胀的另一种选择是留置插管，特别是当肿胀主要位于舌前部时。这是阻塞性睡眠呼吸暂停患者 TORS 术后的首选。

四、出血

病因：出血是 TORS 的后遗症，被描述为“患者注意到有带血的痰液、血水、棕色痰液或红色血丝”[21]。这种描述表明术后止血正常，无活动性出血（活动性出血表现为鲜红色血液或血凝块）[21]。

在 TORS 相关的所有并发症中，术后出血是最常见的，也是最危险的并发症之一。最近一项关于 TORS 术后出血的 Meta 分析和系统评价报道，各研究中 TORS 术后出血的发生率从 3.1% 到 19.7% 不等，TORS 术后出血的混合均值和中位数分别为 5.8% 和 6.5%[24]。

TORS 术后出血的风险与口咽部高度血管化的解剖特点直接相关，在这一部位的肌层和黏膜下层内存在复杂的知名血管网。由于TORS技术，特别是口咽侧切术，切除的范围比标准扁桃体切除术深，包括大血管在内的许多血管被烧灼、钳夹和结扎，血管的末端分支暴露并等待二期愈合[21]。

手术床内暴露血管的糜烂是 TORS 术后出血的常见原因，与较大的原发肿瘤、较广的手术范围、既往放疗史、高血压、唾液暴露/感染和围术期抗凝有关[24]（图 21-4）。此外，继发感染的时间与报道的术后出血时间一致，为第 1～21 天，中位时间为 5～8 天[21, 25]。

TORS 术后出血也可能是不可预测的，其严重程度可能从轻微到危及生命不等。由于与所需的具体医疗干预相关，梅奥诊所（Mayo Clinic）最近对出血的严重程度提出了量化分类标准（分为四个等级）[20]。由于在急性情况下很难量化实际失血量，这一标准非常实用[24]。在评估出血严重程度的研究中，术后轻微出血和大出血的总发

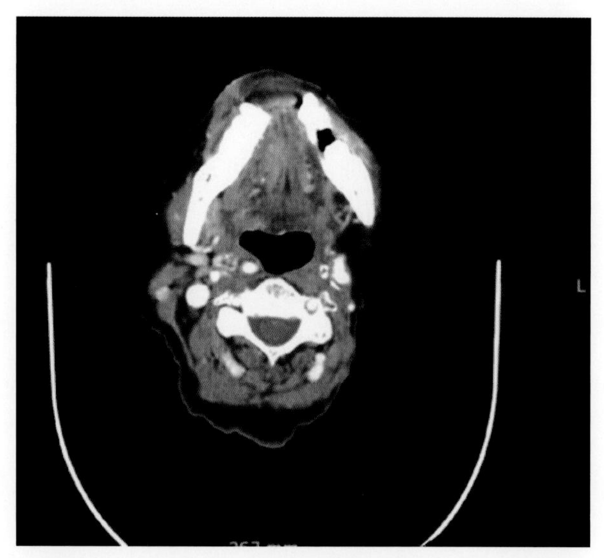

▲ **图 21-4　术前 CT 显示异常的颈内动脉位于咽黏膜下，邻近扁桃体窝处的坏死复发肿瘤。这是经口腔机器人手术入路的禁忌证，以尽量减少危及生命的出血或脑卒中的可能性**

生率分别为 5.3% 和 2.9%[23]。

据报道，TORS 术后发生灾难性出血的频率估计为 3.5%，而灾难性出血导致的死亡率在 0.17%～0.3%[19]。这也许解释了为什么 TORS 术后出血占术后再入院原因的 30%。重新入院的意愿与可能发生严重 / 灾难性出血的担忧有关。为预防可能发生的死亡结局，可能需要即刻干预，包括输血、血管栓塞以有效止血和紧急气管切开术以便于气道管理。

术后出血导致机体异常或死亡的典型机制是由于误吸和窒息，而不是失血。因血液迅速模糊咽部视野妨碍插管，最终导致误吸和缺氧。吸入的血液凝固，并在远端支气管肺树积聚，导致长时间缺氧、酸中毒、心律失常、脑灌注不足、缺氧性脑病，甚至死亡[20]。

出血的处理（流程图 21-1）：预防、减轻和处理 TORS 术后出血的策略可以考虑如下。

术中预防术后出血的措施

(1) 术中仔细解剖，小心放置止血夹。对于直径大于 2～4mm 的血管，应考虑使用止血夹和缝扎。电凝止血时，双极比单极更好，因为它能够封闭血管末端。通过使血压正常化和瓦式动作，确保在 TORS 结束时止血是可靠的。使用纱布包或扁桃体纱布球压迫保护手术床，直到拔管完成。

(2) 在颈部淋巴结清扫时进行预防性颈动脉结扎（transcervical artery ligation，TAL），以减少 TORS 术后出血的严重程度。这个额外的步骤是在颈清扫过程中进行的，这里介绍两种 TAL 方法。第一种方法是结扎颈外动脉近心端残端，而第二种方法针对供应切除床的颈外动脉的特定知

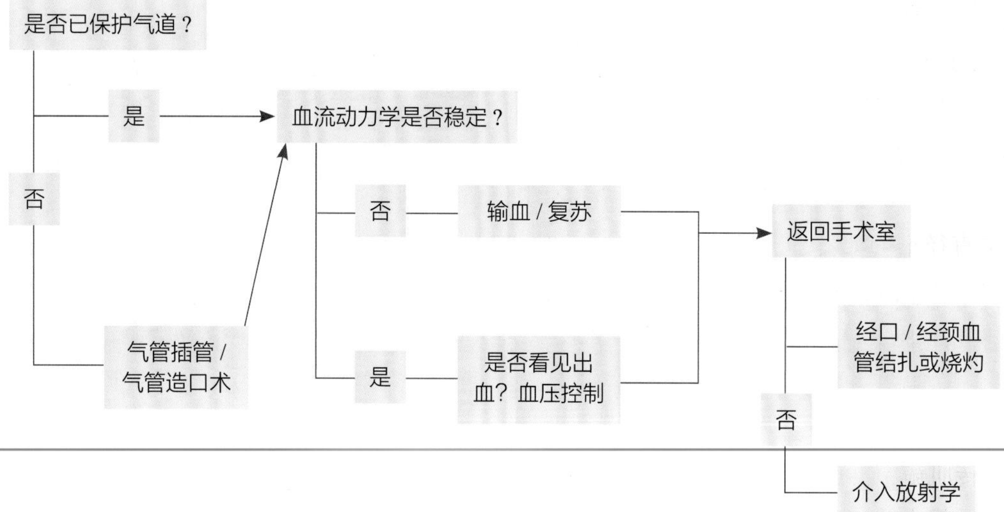

▲ 流程图 21-1　出血

名血管。口咽切除术通常结扎舌动脉、面动脉和咽升动脉，而如果切除向下延伸至舌骨，也可以结扎甲状腺上动脉。没有证据表明这两种方法孰优孰劣[20, 26]。

总的来说，TAL 并没有降低 TORS 术后出血的总发生率[23]，但与未行 TAL 的患者相比，它确实降低了 TORS 术后严重和危及生命的出血的频率[24, 25]。初次咀嚼综合征是 TAL 可能发生的一种并发症。

① 应避免结扎双侧舌动脉（图 21-5），因为舌坏死的风险可能升高显著。

② 早期经口饮食、水化作用和保持良好的口腔卫生。

③ 围术期和术后的药物处理。进行严格的血压控制和合理的抗凝治疗。

④ 术后及时复查。要求 TORS 术后报告出血的患者返回医院进行评估，进行纤维鼻咽镜检查。

五、医源性口腔 - 颈部穿通及咽瘘形成

病因：医源性口腔 - 颈部穿通可作为同时行 TORS 切除与颈部淋巴结清扫时的后遗症发生。在根治性扁桃体切除术和在 I b 区颈部淋巴结清扫中（颌下腺、淋巴结和纤维脂肪组织）尤其如此。术中发现的医源性口腔 - 颈部穿通（即目视所见或盐水冲洗显示穿通）的发生率估计为 2%～29%[27-29]。高达 14% 的医源性口腔 - 颈部穿通将发展为咽瘘（PCF）。

处理：术中发现的医源性口腔 - 颈部穿通的处理（流程图 21-2）取决于缺损的大小和外科医生的判断。

① 通常直径小于 1cm 的小缺损可以经口或经颈一期关闭。经颈纤维蛋白胶、胶原膜或真皮替代品可放置在缺损处关创，并放置负压引流管。

② 较大的缺损需要用局部皮瓣、区域皮瓣或显微血管组织移植进行规范重建。

局部旋转肌瓣包括二腹肌、下颌舌骨肌和胸锁乳突肌。局部皮瓣如颏下岛状皮瓣或锁骨上皮瓣已被证明是有效的。血管化皮瓣的选择包括前

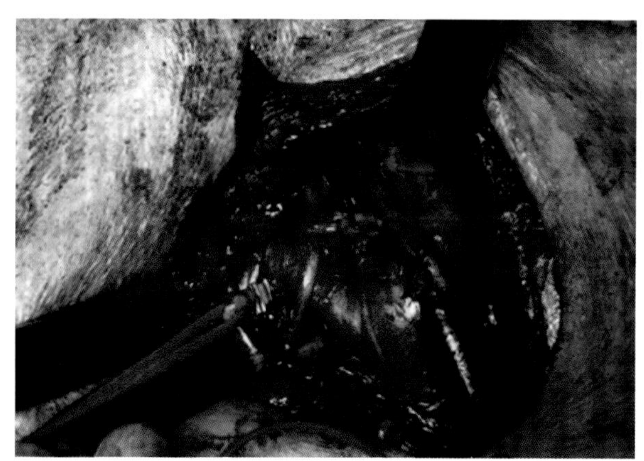

▲ 图 21-5 舌动脉的结扎
清楚显露舌下神经后小心牵开，加以保护

臂皮瓣和股前外侧肌皮瓣。随着越来越多的外科医生从分阶段的 TORS 入路转向同时进行 TORS 和颈部淋巴结清扫术，以及更大的肿瘤切除，皮瓣越来越多地用于治疗 TORS 后口咽部的口腔皮肤缺损[16, 30, 31]。在同期进行的 TORS 和颈部淋巴结清扫术中使用皮瓣的原因之一是为了防止 PCF 及其并发症。与经验不足的 TORS 外科医生相比，具有实践经验的 TORS 外科医生更有可能处理更复杂、肿瘤负担更重的病例，并更频繁地使用皮瓣[32]。

③ 插入鼻胃管，根据外科医生的偏好和临床评估，患者禁食（包括食物、水和口服药物）持续 1～7 天。在开始经口进食之前，可以进行改良的钡餐或食管造影，以排除渗漏或瘘管。至少在术后 24～48h，应对混合性口腔菌群预防性使用抗生素。

④ 对于先前接受过放射治疗的挽救性 TORS 患者，处理较大的医源性口腔 - 颈部穿通口时，皮瓣重建是明智的选择。

⑤ PCF 往往在 TORS 术后 7～12 天由医源性口腔 - 颈部缺损发展而来[27]，其处理取决于 PCF 的严重程度。

(1) 对于轻微的 PCF，通常局部组织护理已经足够。这可能包括经颈部切口引流、坏死组织清创和干湿纱布敷料填塞伤口。通常，这可以在门诊或床旁进行，而无须返回手术室。在瘘管愈合之前，所有患者都应保持禁食状态，因此可能

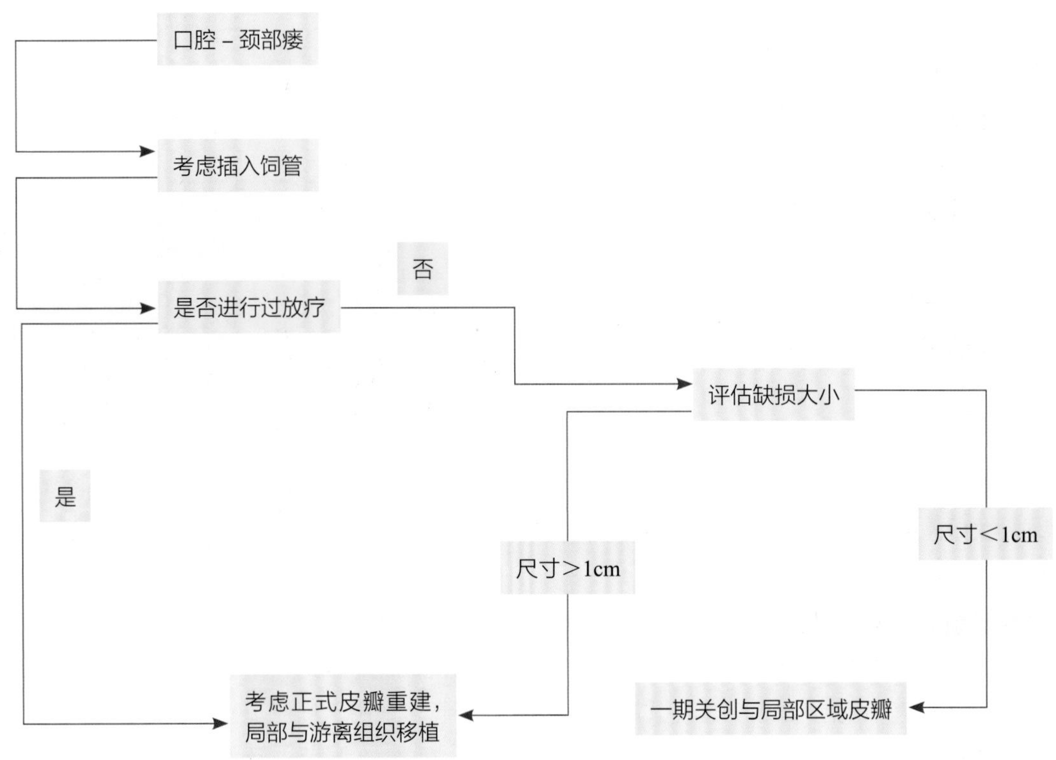

▲ 流程图 21–2　口腔 – 颈部瘘 / 穿通

需要重新插入鼻胃管。

(2) 当对局部处理反应不佳（这可能使辅助治疗的开始时间推迟）或发展为败血症、慢性感染时，可能需要更积极的处理方法。由于继发性出血的风险较高，建议返回手术室清创和皮瓣重建。这种手术的并发症风险相对于在首次择期 TORS 术中进行皮瓣重建的风险更高。

六、吸入性肺炎

病因：吸入性肺炎与 TORS 术后吞咽功能障碍有关。一项外科医生的调查报告显示，1.1%TORS 术后病例发生吸入性肺炎 [19]。一项针对 TORS 术后再入院的全国性研究报道，11.6% 患者在 TORS 术后 30 天内发生吸入性肺炎，其中 9.4% 需要再入院 [22]。

处理：具体如下。

①预防。早期识别发生吸入性肺炎的高风险患者并进行积极针对性的围术期管理，这有助于减少肺部感染的可能性并防止再次入院。这包括诱发性肺量计训练、胸部物理治疗、早期活动和细致的口腔护理。使用改良的钡餐吞咽检查和语言病理评估对吞咽进行早期评估也很重要。

②治疗。吞咽安全尚未完全建立时，为支持营养摄入放置鼻饲管或胃造瘘管可能是恰当的。在吞咽困难和肺炎的药物治疗方案（例如适当的抗生素、雾化药物和胸部物理治疗）中考虑吞咽康复训练，当需要积极的心肺支持时，需要入院重症监护治疗。

七、神经损伤

病因：神经损伤发生率较低，包括暂时性舌下神经损伤（0.9%）、永久性舌下神经损伤（0.1%）、舌神经损伤（0.6%）[19]。理论上，由于开口器和咬合块的压迫，存在舌神经损伤的风险 [33]。味觉改变也被描述为 TORS 的并发症。这更可能与颈清扫和舌根黏膜切除术时味蕾的破坏有关，而不是舌神经的损伤。

令人惊讶的是，神经损伤的报道频率并不

高，特别是舌咽神经，它经常在舌切除术和口咽侧切除术中被遇到并意外损伤。对舌咽神经的漏报可能是由于客观上难以评估，甚至更难确定舌咽神经功能障碍是否导致了TORS术后吞咽困难。在睡眠呼吸暂停患者中的TORS术后有异物感的报道[17]。

处理：通常采用保守治疗。涉及舌神经和可能的舌咽神经的感觉障碍可以用加巴喷丁治疗。

八、其他

（一）牙关紧闭和颈部痉挛

病因：TORS患者体位涉及颈部伸展和开口[34]。体位在整个机器人手术过程中是固定的。长时间的颞下颌关节和颈部过度拉伸可能导致肌肉骨骼不适和痉挛。口咽切除术后，反应性翼肌痉挛也可能导致牙关紧闭。TORS后可能有长期张口受限，尤其是在使用辅助放疗后。颈部疼痛也可能是颈椎间盘炎的症状，这是咽部手术的罕见并发症。

处理：肌肉骨骼不适和痉挛可以用镇痛药、非甾体抗炎药和物理治疗干来干预和管理。可以使用医疗器械进行开口康复训练。当患者被放置到TORS所需体位时，必须注意确保颈部和肩部得到支撑。

（二）颈椎间盘炎

病因：颈椎间盘炎是一种颈椎感染，可累及椎体、椎间盘、椎旁结构和椎管。这是严重颈部疼痛的一种罕见的原因，可能发生在咽部手术后，包括TORS术后[35-37]。颈椎间盘炎的发病可能出现延迟，因为据报道诊断为该病和TORS之间的平均间隔为2.1个月（范围：20天至4.5个月），中位为2个月。除颈部疼痛外，其他临床表现包括神经功能障碍、发热、意识不清、伤口愈合不良和吞咽困难。影像学标准的存在可以明确诊断。鉴别诊断包括椎体放射性骨坏死或癌症复发。

该并发症的术前危险因素为老年人、男性、既往放疗、主动吸烟、酒精依赖、肥胖和其他。促进这种情况发生的手术因素包括手术时间长、严重失血、广泛的软组织剥离、组织坏死和无效腔的形成。大面积暴露伤口的继发性感染，伴随着手术造成的正常组织屏障的丧失（特别是椎前筋膜未被保留时），以及放疗后继发的血供变差，允许感染延续扩散到颈椎。长期并发症包括脊柱畸形、吞咽困难和神经功能障碍。

处理：

① 在生化标志物提示炎症和感染的情况下进行影像学检查可明确诊断。微生物学诊断可通过对伤口取材获得。

② 保守治疗是脊柱炎的标准治疗，采用多学科团队方法，包括传染病学、神经病学、神经外科学专家会诊、身体康复和疼痛管理。治疗的目标是根除感染、稳定脊柱、恢复神经功能减退和控制疼痛。选择具有良好骨穿透性的抗生素治疗，静脉注射6周。微生物培养和药敏实验可以指导敏感抗生素的选择。如培养结果为阴性，可以使用广谱抗生素治疗。

③ 在疾病早期可能需要卧床休息或支架固定。这有助于减轻疼痛、稳定脊柱和防止畸形。一旦疼痛得到进一步的控制，建议在支架辅助下行走，可以选用颈托或头环背心。

④ 手术适用于有脊髓压迫和进行性神经功能减退的有症状患者。相对手术适应证包括由于广泛的骨破坏、明显的畸形或保守治疗失败而导致的脊柱不稳定。最常见的手术适应证是当影像引导的活检不能确诊时，需要获得细菌学或组织学的证实。

⑤ 长期并发症包括脊柱畸形、吞咽困难和神经功能障碍。

（三）医源性牙齿、角膜和软组织损伤

病因：医源性损伤往往会早期发现，通常是轻微和短期的。医源性损伤包括对牙齿和口腔软组织的损伤。与牙齿相关的损伤可能是由开口器、机器人和非机器人器械臂导致的机械损伤。包括牙折、充填物脱落、修复体移位、牙齿半脱位和全脱位。报道的牙齿损伤率为1.4%[19]。

TORS 过程中也可能发生软组织瘀斑、撕裂和烧伤，角膜损伤也可能发生，包括擦伤[33]。

处理：医源性损伤的预防是首要的。使用护目镜 / 覆盖物、牙保护套和拍照用颊拉钩可以提供保护性的物理屏障。机器人摆位对接时，要确保机械臂在理想位置以避免碰撞周围结构很关键。

① 牙齿损伤最好由牙医和（或）口腔 / 颌面外科医生处理。预防牙齿损伤包括术前良好的口腔检查，使用术前牙护套，或由术前牙印和铸石模型制作的患者专用牙护套。

② 口腔和面部软组织损伤通常在手术结束时发现。这些损伤可以通过局部伤口关闭和术后保持良好的口腔卫生来处理。在压迫下切牙时，舌腹侧面可能发生意外的撕裂伤。这可以通过舌体在口腔牵开器内的仔细定位和使用下颌牙齿保护套来预防。

③ 角膜损伤的处理应请眼科医生会诊处理。

九、气道着火

病因：气道着火是任何使用全身麻醉的外科手术风险。氧气是一种氧化剂（支持燃烧过程），并且可以通过可燃材料（即麻醉气体或塑料气管导管）和点火源如火花或单极烧灼产生的高温（910°C）的联合作用使气道着火。尽管 FiO_2 大于 25% 时都可能发生气道着火，但有文献报道的病例 FiO_2 均大于 50%[36]。在 TORS 手术过程中，单极烧灼和狭窄术野器械的使用需要时刻保持警惕并保护气管导管，以避免这种医源性损伤（图 21–6）。应使用抗激光或加强型气管导管进行 TORS 手术。一旦发生气道着火，患者的病情可能会非常危重，包括急性呼吸窘迫综合征和需要体外膜肺氧合的肺衰竭或死亡。存活下来的患者通常会发展为长期的严重的喉气管狭窄和肺纤维化。

处理：如果怀疑或目击气道起火，整个手术团队必须快速有效地采取行动，以确保患者和手术室工作人员的安全（流程图 21–3）。

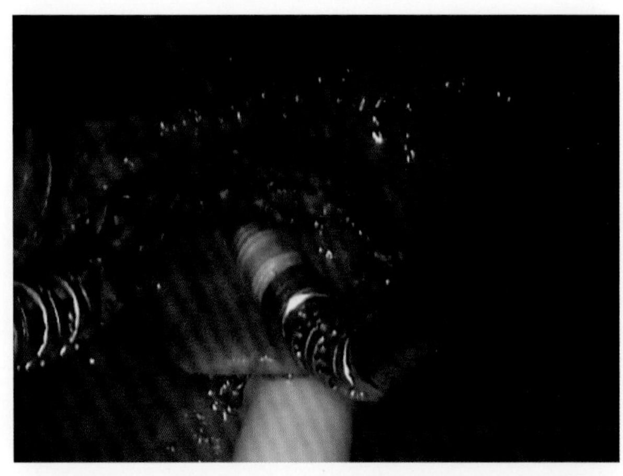

▲ 图 21–6 舌根切除时气管导管与单极铲十分接近

① 立即通知麻醉师，怀疑气道着火并降低 FiO_2。拨打急救电话。

② 不要取出气管导管，因为管尖可能会出现火焰（蓝色火焰），并在取出时造成进一步的伤害。只有在火焰熄灭后才更换气管导管或检查气管插管。

③ 立即冲洗气管插管，并用大量冷盐水浇灭患者 / 手术区域。

④ 取下手术治疗巾和机器臂，为患者提供通气和血流动力学支持。

十、手术“治疗失败”：转为开放入路或放弃 TORS 手术

采用 TORS 入路的计划手术可能会被放弃和（或）手术计划更改为开放入路，即在手术室中转换为开放手术。因此，微创 TORS 手术的最初目的没有达到。

病因：转换为开放式手术最常见的两个原因包括机器人设备故障和无法获得最佳肿瘤术野暴露[37]。无法获得最佳肿瘤暴露可能导致肿瘤切除失败，因此改变手术计划是合理的。偶尔，意外的病变的侵犯范围被发现超出了视野或手术机器人设备的范围。鉴于下咽的解剖结构，位于下咽肿瘤的暴露是最具挑战性的。下咽组织位于喉后，在仰卧位时塌陷，它漏斗状的结构具有一个狭窄的锥形末端，限制了机械臂运动的范围。无

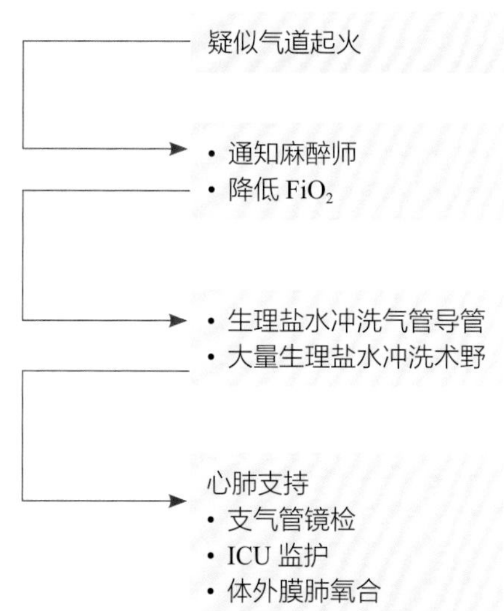

▲ 流程图 **21-3**　气道着火

法通过机器人看到的大出血也需要转换为开放手术入路，以确保患者安全。

在任何外科手术过程中都可能出现设备故障问题。然而，机械故障在大型、擅长多种专科手术的达芬奇机器人系统是非常罕见的。据报道，大型系列机械故障的发生率为 2.4%（43/1797），其中开 / 关故障、控制台故障、机械臂故障、光学系统故障和系统错误是故障的来源 [38]。较新的机器人系统、在职培训和对仪器的小心处理有助于消除这些错误和问题。

处理：尽管内镜手术是一种公认的术式，但与其他外科专科相比，TORS 的"转为开放手术"率在 TORS 文献中很少报道。据估计发生率为 2.2%，其原因中暴露不良占 1.7%（3/178），机器人设备故障占 0.56%（1/178）[35]。这些数字可能反映了 2009—2014 年期间外科医生在新开展使用 TORS 中的早期经验。

① 推荐在 TORS 前进行全内镜检查。这可以在安排 TORS 手术之前作为单独的手术操作进行，也可以在同一手术期间在 TORS 操作之前进行，避免对患者进行多次全身麻醉。外科医生能够使用用于 TORS 的开口器检查开口位置，以确保获得适当的入路和视野。使用不同的开口器进行多次尝试将确保选择的开口器是最为合适的。

② 手术当天机器人系统的机械故障无法修复时，可以决定进行"转为开放手术"或在可能 / 合适的情况下重新安排手术。

十一、TORS"未能治愈"：手术切缘不足

病因：当 TORS 用于肿瘤切除时，其目的是通过整体切除来实现肿瘤清除，即完全、非碎片性地切除具有足够安全切缘的肿瘤。一直以来，充分的肿瘤切除需要无瘤的切除边缘，其中肿瘤侵犯前沿距离切除边缘 5mm 或更大。这与美国国家综合癌症网络指南一致，安全的切缘被定义为距离肿瘤侵犯前沿 5mm 或以上的切缘。最近的数据提示，对于 HPV（人乳头瘤病毒）阳性和 HPV 阴性的口咽鳞状细胞癌，大于 2mm 的切缘都是足够的。然而，鉴于其特定的解剖边界和在这方面缺乏文献支持，这一经验界限值在口咽部的价值仍需要验证。一项累积研究分析了 1676 例接受 TORS 的患者，其中 135 例边缘阳性（8.1%），1541 例边缘阴性（91.9%）[39]。

处理：降低切缘阳性的策略包括以下几点。

① 术前慎重选择适合患者的影像学检查（CT 扫描、磁共振成像）。

② 手术前内镜检查确保入路显露充分、可切除。

③ 在高手术量的 TORS 中心进行适当的机器人训练和手术操作。

④ 外科医生和病理科医生之间良好的沟通，注意标本的定位和墨染切缘评估（图 21-7）。

⑤ 术中使用活体染料（卢戈氏碘）和免疫荧光、超声等新技术来帮助观察手术切除过程中的边缘 [40, 41]。

结论

经口腔机器人手术是一种复杂的辅助性手术方法，需要接受高等教育和培训、有能力、有经验的口腔颌面外科医生，才能够预防并发症或在其发生时有效地处理它们。

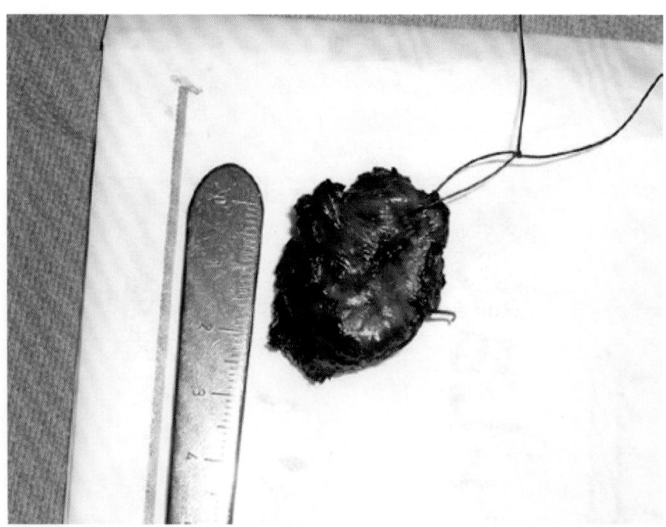

◀ 图 21-7　扁桃体窝及舌根切除治疗 **HPV** 阳性鳞状细胞癌。标本被病理科医生仔细定位、墨染，以进行边缘分析

参考文献

[1] Dindo, D., Demartines, N., and Clavien, P.A. (2004). Classification of surgical complications: a new proposal with evaluation in a cohort of 6336 patients and results of a survey. *Ann. Surg.* 240 (2): 205-213.

[2] Hay, A., Migliacci, J., Karassawa Zanoni, D. et al. (2017). Complications following transoral robotic surgery (TORS): a detailed institutional review of complications. *Oral Oncol.* 67: 160-166.

[3] Van Abel, K.M., Moore, E.J., Carlson, M.L. et al. (2012). Transoral robotic surgery using the thulium:YAG laser: a prospective study. *Arch. Otolaryngol. Head Neck Surg.* 138 (2): 158-166.

[4] Scott, S.I., Madsen, A.K.Ø., Rubek, N. et al. (2018). Time course of subacute pain after transoral robotic surgery (TORS) for oropharyngeal squamous cell carcinoma versus traditional bilateral tonsillectomy in adults - a case-control study. *Acta Otolaryngol.* 138 (9): 837-842.

[5] Bobian, M., Gupta, A., and Graboyes, E.M. (2020). Acute pain management following head and neck surgery. *Otolaryngol. Clin. North Am.* 53 (5): 753-764.

[6] Clayburgh, D., Stott, W., Bolognone, R. et al. (2017). A randomized controlled trial of corticosteroids for pain after transoral robotic surgery. *Laryngoscope* 127 (11): 2558-2564.

[7] Dort, J.C., Farwell, D.G., Findlay, M. et al. (2017). Optimal perioperative care in major head and neck cancer surgery with free flap reconstruction: a consensus review and recommendations from the enhanced recovery after surgery society. *JAMA Otolaryngol. Head Neck Surg.* 143 (3): 292-303.

[8] Ganti, A., Eggerstedt, M., Grudzinski, K. et al. (2020). Enhanced recovery protocol for transoral robotic surgery demonstrates improved analgesia and narcotic use reduction. *Am. J. Otolaryngol.* 41 (6): 1026-49.

[9] Coyle, M.J., Main, B., Hughes, C. et al. (2016). Enhanced recovery after surgery (ERAS) for head and neck oncology patients. *Clin. Otolaryngol.* 41 (2): 118-126.

[10] Eggerstedt, M., Stenson, K.M., Ramirez, E.A. et al. (2019). Association of perioperative opioid sparing multimodal analgesia with narcotic use and pain control after head and neck free flap reconstruction. *JAMA Facial Plast. Surg.* 21 (5): 446-451.

[11] Jandali, D.B., Vaughan, D., Eggerstedt, M. et al. (2019). Enhanced recovery after surgery in head and neck surgery: reduced opioid use and length of stay. *Laryngoscope* 130 (5): 1227-1232.

[12] Albergotti, W.G., Jordan, J., Anthony, K. et al. (2017). A prospective evaluation of short-term dysphagia after transoral robotic surgery for squamous cell carcinoma of the oropharynx. *Cancer* 123 (16): 3132-3140.

[13] Topf, M.C., Vo, A., Tassone, P. et al. (2017). Unplanned readmission following transoral robotic surgery. *Oral Oncol.* 75: 127-132. https://doi.org/10.1016/j.oraloncology.2017.11.009.

[14] Castellano, A. and Sharma, A. (2019). Systematic review of validated quality of life and swallow outcomes after transoral robotic surgery. *Otolaryngol. Head Neck Surg.* 161 (4): 561-567.

[15] Frenkel, C.H., Yang, J., Zhang, M. et al. (2018). Gastrostomy in the era of minimally invasive head and neck cancer surgery. *Laryngoscope* 128 (4): 847-851.

[16] Meccariello, G., Montevecchi, F., Sgarzani, R., and Vicini, C. (2018). Defect-oriented reconstruction after transoral robotic surgery for oropharyngeal cancer: a case series and review of the literature. *Acta Otorhinolaryngol. Ital.* 38 (6): 569-574.

[17] Glazer, T.A., Hoff, P.T., and Spector, M.E. (2014). Transoral

robotic surgery for obstructive sleep apnea: perioperative management and postoperative complications. *JAMA Otolaryngol. Head Neck Surg.* 140 (12): 1207-1212.

[18] White, H.N., Frederick, J., Zimmerman, T. et al. (2013). Learning curve for transoral robotic surgery: a 4-year analysis. *JAMA Otolaryngol. Head Neck Surg.* 139 (6): 564-567.

[19] Chia, S.H., Gross, N.D., and Richmon, J.D. (2013). Surgeon experience and complications with transoral robotic surgery (TORS). *Otolaryngol. Head Neck Surg.* 149 (6): 885-892.

[20] Pollei, T.R., Hinni, M.L., Moore, E.J. et al. (2013). Analysis of postoperative bleeding and risk factors in transoral surgery of the oropharynx. *JAMA Otolaryngol. Head Neck Surg.* 139 (11): 1212-1218.

[21] Zenga, J., Suko, J., Kallogjeri, D. et al. (2017). Postoperative hemorrhage and hospital revisit after transoral robotic surgery. *Laryngoscope* 127 (10): 2287-2292.

[22] Parhar, H.S., Gausden, E., Patel, J. et al. (2018). Analysis of readmissions after transoral robotic surgery for oropharyngeal squamous cell carcinoma. *Head Neck* 40: 2416-2423.

[23] Stokes, W., Ramadan, J., Lawson, G. et al. (2020). Bleeding complications after Transoral robotic surgery: a meta-analysis and systematic review. *Laryngoscope* 131 https://doi.org/10.1002/lary.28580. Epub ahead of print.

[24] Mandal, R., Duvvuri, U., Ferris, R.L. et al. (2016). Analysis of post-transoral robotic-assisted surgery hemorrhage: frequency, outcomes, and prevention. *Head Neck* 38 (Suppl 1): E776-E782.

[25] Gleysteen, J., Troob, S., Light, T. et al. (2017). The impact of prophylactic external carotid artery ligation on postoperative bleeding after transoral robotic surgery (TORS) for oropharyngeal squamous cell carcinoma. *Oral Oncol.* 70: 1-6.

[26] Kubik, M., Mandal, R., Albergotti, W. et al. (2017). Effect of transcervical arterial ligation on the severity of postoperative hemorrhage after transoral robotic surgery. *Head Neck* 39 (8): 1510-1515.

[27] Moore, E.J., Olsen, K.D., and Martin, E.J. (2011). Concurrent neck dissection and transoral robotic surgery. *Laryngoscope* 121: 541-544.

[28] Kucur, C., Durmus, K., Gun, R. et al. (2016). Safety and efficacy of concurrent neck dissection and transoral robotic surgery. *Head Neck* 38 (S1): E519-E523.

[29] Dziegielewski, P.T., Teknos, T.N., Durmus, K. et al. (2013). Transoral robotic surgery for oropharyngeal cancer: long-term quality of life and functional outcomes. *JAMA Otolaryngol. Head Neck Surg.* 139: 1099-1108.

[30] Genden, E.M., Park, R., Smith, C., and Kotz, T. (2011). The role of reconstruction for transoral robotic pharyngectomy and concomitant neck dissection. *Arch. Otolaryngol. Head Neck Surg.* 137 (2): 151-156.

[31] González García, J.á., Pollán Guisasola, C., Chiesa Estomba, C.M. et al. (2019). Reconstruction of oropharyngeal defects after transoral robotic surgery. Review and recommendations of the Commission of Head and Neck Surgery of the Spanish Society of Otolaryngology and Head and Neck Surgery. *Acta Otorrinolaringol. Esp.* 70 (4): 235-244.

[32] Frenkel, C.H., Yang, J., Zhang, M. et al. (2017). Compared outcomes of concurrent versus staged Transoral robotic surgery with neck dissection. *Otolaryngol. Head Neck Surg.* 157 (5): 791-797.

[33] Sethi, R.K.V., Chen, M.M., and Malloy, K.M. (2020). Complications of Transoral robotic surgery. *Otolaryngol. Clin. North Am.* 53 (6): 1109-1115.

[34] Lawson, G., Matar, N., Remacle, M. et al. (2011). Transoral robotic surgery for the management of head and neck tumors: learning curve. *Eur. Arch. Otorhinolaryngol.* 268 (12): 1795-1801.

[35] Mavrogenis, A.F., Megaloikonomos, P.D., Igoumenou, V.G. et al. (2017). Spondylodiscitis revisited. *EFORT Open Rev.* 2 (11): 447-461.

[36] Gorphe, P., Sarfati, B., Janot, F. et al. (2014). Airway fire during tracheostomy. *Eur. Ann. Otorhinolaryngol. Head Neck Dis.* 131: 197-199.

[37] Aubry, K., Vergez, S., de Mones, E. et al. (2016). Morbidity and mortality revue of the French group of transoral robotic surgery: a multicentric study. *J. Robot Surg.* 10 (1): 63-67.

[38] Kim, W.T., Ham, W.S., Jeong, W. et al. (2009). Failure and malfunction of da Vinci surgical systems during various robotic surgeries: experience from six departments at a single institute. *Urology* 74 (6): 1234-1237.

[39] Gorphe, P. and Simon, C. (2019). A systematic review and meta-analysis of margins in transoral surgery for oropharyngeal carcinoma. *Oral Oncol.* 98: 69-77. https://doi.org/10.1016/j.oraloncology.2019.09.017.

[40] Clayburgh, D.R., Byrd, J.K., Bonfili, J., and Duvvuri, U. (2016). Intraoperative ultrasonography during transoral robotic surgery. *Ann. Otol. Rhinol. Laryngol.* 125 (1): 37-42. https://doi.org/10.1177/0003489415596754.

[41] Weyers, B.W., Marsden, M., Sun, T. et al. (2019). Fluorescence lifetime imaging for intraoperative cancer delineation in transoral robotic surgery. *Transl. Biophotonic.* 1 (1-2): e201900017. https://doi.org/10.1002/tbio.201900017.

第22章　涎腺内镜

Sialoendoscopy

Oded Nahlieli　Michael Alterman　著　　汤玉芳　译

唾液腺疾病的微创治疗最早建立于20世纪80年代，采用冲击波的方法裂解唾液腺结石[1, 2]。

1990年，Konigsberger和Gundlach推出了一种微型柔性内镜和体内碎石机相结合的方法来粉碎唾液腺结石[3, 4]。此后不久，1991年，Katz提出了一种进入大唾液腺导管系统的微型柔性内镜[5]。他使用0.8mm的柔性内镜进行诊断，并在半盲技术下用Dormia篮取出结石。1994年，Nahlieli等提出了使用微型硬性内镜诊断和治疗唾液腺阻塞性疾病的方法。后续的研究分享了使用该新技术的中长期疗效[6-9]。2000年，Marchal等使用涎腺内镜技术获得了类似的经验[10]，而Zenk等在2004年引入了一种新的显微内镜[11]。

在20世纪90年代和21世纪，涎腺内镜被认为是一种用于诊断和治疗成人及儿童唾液腺疾病的可靠和安全的技术。它似乎对治疗唾液腺结石、青少年复发性腮腺炎、慢性复发性腮腺炎、导管狭窄、弯曲、异物和其他一些唾液腺疾病有效。涎腺内镜微创技术被认为是一项有前景的新创新，它可能有助于避免包括腮腺和颌下腺在内的唾液腺疾病的重大手术干预[12-15]。

这项技术除了令人兴奋和成功以外，几乎没有文章报道关于涎腺内镜可能出现的并发症以及如何避免和适当地处理这些并发症。

本章描述了介入性涎腺内镜和内镜辅助下的口内导管外手术常见的并发症，并提出了如何避免和处理这些并发症的建议。

一、涎腺内镜与根治性手术

在评估任何新技术时，要考虑的最重要的因素之一是新技术至少要和它试图取代的技术一样安全。微创技术也是如此，至关重要的是，要确保在它带来益处的同时，患者不会面临不必要的风险。

腮腺和颌下腺传统手术相关的并发症包括神经损伤、唾液流量减少、Frey综合征、面部瘢痕、涎腺囊肿和涎瘘[16-21]。这些并发症将在本书的另一章中讨论。

与涎腺根治性手术相比，涎腺内镜手术相关的并发症有不同的原因。大多数根治术的并发症集中在神经系统的损伤上，原因是手术中无意损伤了面神经。这种类型的并发症在涎腺内镜病例中被认为是非常罕见的。事实上，面瘫或Frey综合征从未有文献记载[10, 22, 23]。如果颌下腺受累，可能会发生舌神经麻痹，但这种并发症的发生率很小，据报道不足0.5%的病例[23, 24]。研究表明，术后即刻发生舌神经感觉异常的风险为15%，这种感觉异常通常是暂时的，随着时间推移会自行缓解[25-27]。

二、涎腺内镜相关并发症

内镜和内镜辅助手术可能出现常规术后并发

症，如感染和出血[28]，内镜介入也可能会产生一些特殊的并发症[29]。尽管大多数涎腺内镜并发症是轻微的，但有一些需要特别注意[22, 29, 30]，例如具有血管畸形的静脉结石可能被误诊为唾液腺结石。对这种静脉结石的误诊和手术试图取出唾液腺结石的手术可能会导致严重的意外出血。因此，充分的影像学检查对于病理实体的正确诊断至关重要[31]。与内镜相关的主要并发症被定义为直接导致额外手术的医源性损伤[25, 26]。次要并发症被定义为导致手术失败、需要二次手术、更改手术计划或因手术本身导致偏离计划过程的事件。根据这些定义，主要并发症发生率仅为2%～3%，次要并发症发生率为19%～23%[10, 22–31]。

涎腺内镜相关并发症可分为与手术结果相关的并发症和与特定涎腺内镜工具相关的并发症。

（一）与涎腺内镜相关的并发症

涎腺内镜手术相关的并发症主要包括唾液腺导管撕裂、继发性狭窄、腺体肿胀、涎瘘和穿孔、创伤性舌下腺囊肿、舌神经损伤、出血和血肿。

1. 导管撕裂

(1) 病因：导管撕裂主要发生在结石取出过程中。手术医生将结石捕捉在网篮中，然后试图从管道中取出。如果牵引力过大，则可能发生导管撕裂。这种并发症是罕见的，但如果手术医生缺乏该技术的经验，则可能会发生。

(2) 预防：在使用网篮夹住结石时，避免对结石产生过大的牵引力。

(3) 处理：精细的显微外科手术和导管内支架可以修复损伤，然而，在一些症状性病例中（腺体反复肿胀），可能需要切除腺体或注射肉毒杆菌[26.32.33]（流程图 22–1）。

2. 继发性狭窄

(1) 病因：继发性或术后涎腺导管狭窄是涎腺内镜术后的主要并发症[10, 22, 23, 30, 34]。发生这种并发症的风险不超过2%～2.45%[10, 34, 35]。在腮腺和颌下腺病例中，可以通过腺体持续肿胀、导管内没有任何其他的结石，以及受影响腺体的导管口唾液流量缺乏或减少来判断术后导管狭窄。大多数术后狭窄位于导管口附近，通常可以成功扩张的[10, 23, 24, 35]。

(2) 预防：在内镜手术结束时插入唾液引流管，并用含有100mg氢化可的松的2ml生理盐水（氢化可的松100mg/2cm³）进行导管内和腺体内冲洗，可以预防大多数术后狭窄的形成[23]。

(3) 处理：导管口区域的狭窄可以使用扩张器治疗，通过注入含有氢化可的松（氢化可的松100mg/2cm³）的注射液来引导灌洗唾液导管，并使用唾液引流管进行治疗。导管系统其他部位的狭窄与原发性狭窄的治疗方法相似，主要采用高静水压的涎腺球囊扩张和唾液引流进行治疗[12, 23]。在导管完全堵塞的情况下，建议探查并改道进行唾液引流（图 22–1，流程图 22–2）。

3. 导管穿孔

(1) 病因：唾液导管穿孔（假路）主要发生在导管口附近，是由于导管壁与口腔黏膜分离，或在导管内镜手术（如清除结石和扩张导管狭窄）过程中发生的，主要发生在导管口附近[34–36]。可以通过内镜观察到正常导管腔内解剖结构的异

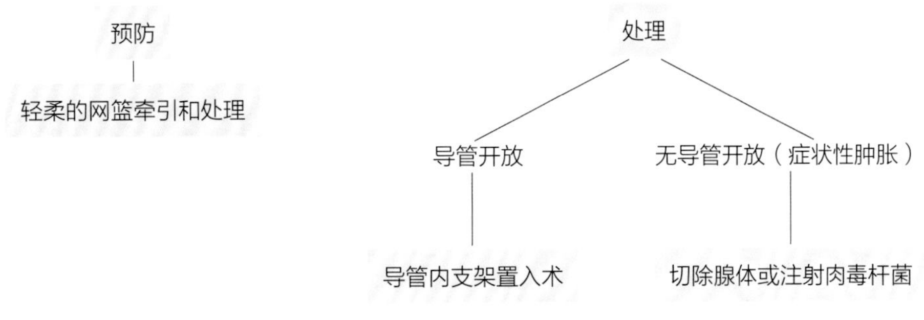

▲ 流程图 22–1 导管撕裂

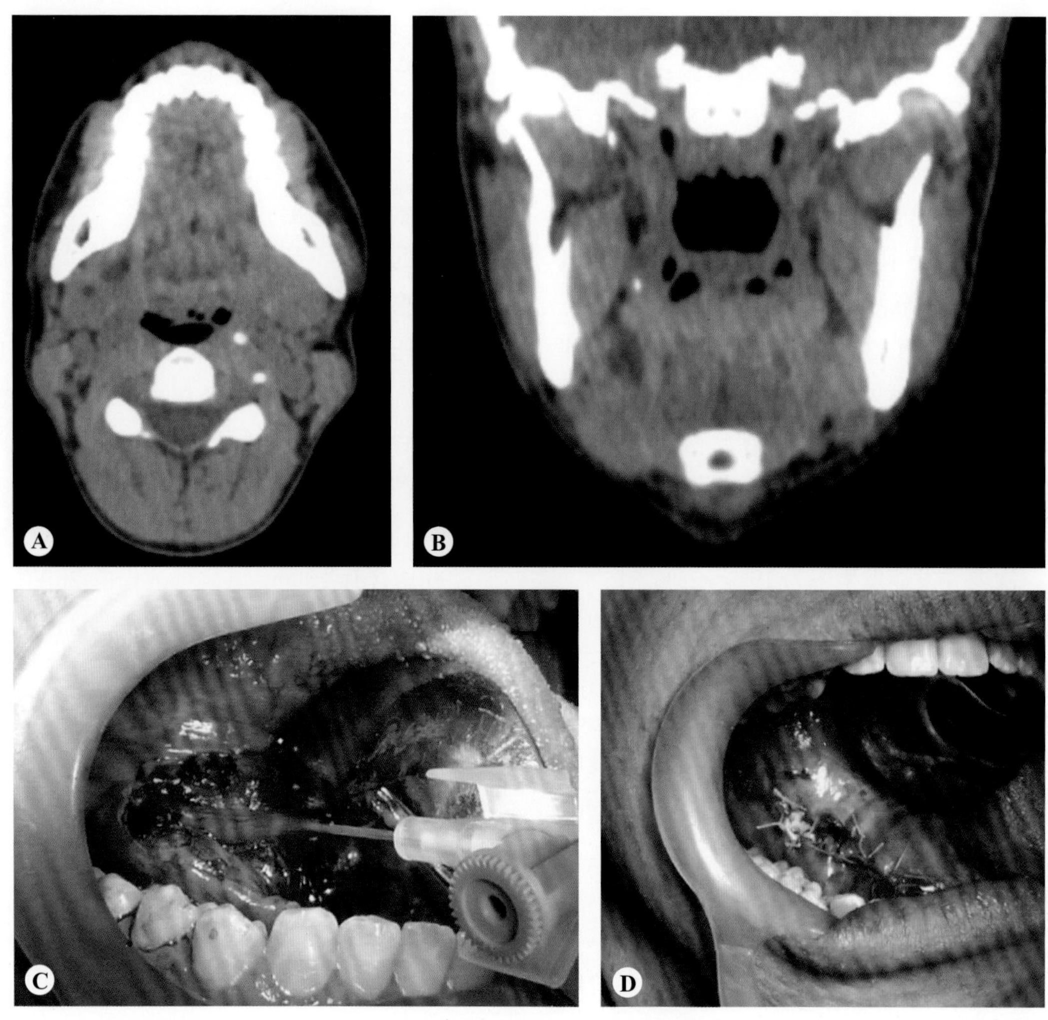

▲ 图 22-1 下颌下腺导管完全堵塞

轴状位（A）和冠状位（B）多排螺旋计算机断层扫描（MDCT）显示了阻塞物附近唾液聚集。使用涎管探查导管（C）并改道（D）

常，来诊断这种病变（图 22-2），另一个指征是穿孔部位周围因灌注液渗漏而出现过度肿胀。

(2) 预防：当医生识别导管的管腔部分时，仔细观察导管的解剖结构和冲洗过程，有助于防止导管穿孔。

(3) 处理：应识别距离穿孔最近的导管部分，插入唾液引流管来连接穿孔。此外，应使用含氢化可的松的注射液来冲洗导管（流程图 22-3）。

4. 术后即刻腺体肿胀

(1) 病因：尽管许多原因可导致涎腺内镜后出现迟发性腺体肿胀，包括主唾液腺导管阻塞和导管穿孔 [10, 23, 34]，但术后即刻腺体肿胀通常是由于手术过程中过度冲洗造成的。这种腺体肿胀通常在 12～24h 消退 [23, 27, 37]。虽然通常不会造成危险，但这种并发症可能会导致颌下腺内镜术后出现气道损害（图 22-3）[38]。因此，如果计划进行双侧颌下腺手术，应在完成第一个腺体的手术后，仔细检查腺体和口腔，以确定是否可以安全进行第二个腺体的手术。

(2) 预防：术后即刻腺体肿胀的预防应包括适当且合理的冲洗量，避免过度冲洗腺体。手术过程中使用的最大冲洗量应与导管的直径相对应，狭窄的导管应限制冲洗量。通常，不应超过 20～60ml 的生理盐水。可以考虑插入唾液引流管

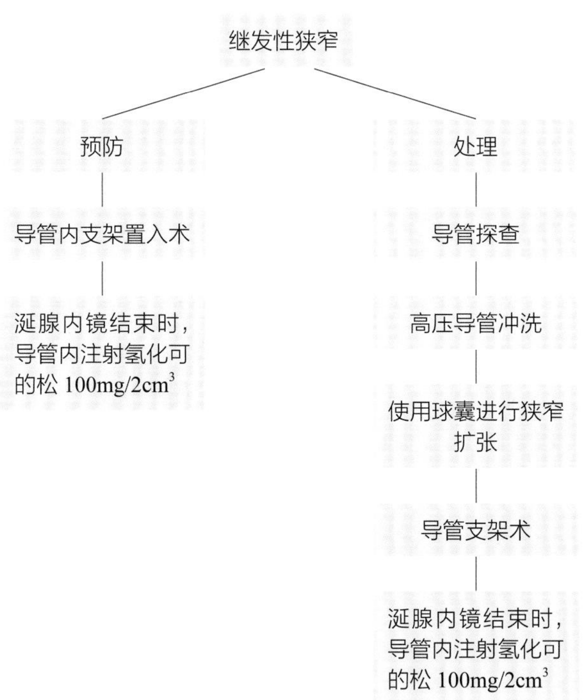

▲ 流程图 22-2　继发性狭窄

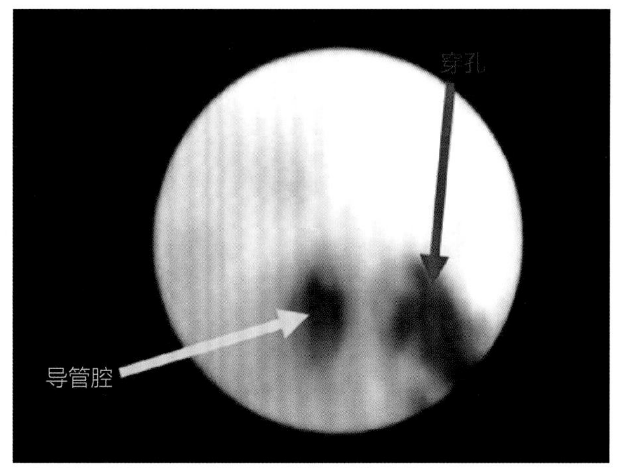

▲ 图 22-2　导管穿孔的涎腺内镜视图。请注意不规则创面（红箭）与正确的导管腔（黄箭）的对比

（在颌下腺病例中）。此外，绝对禁止使用机械性生理盐水泵。

(3) 处理：如果术后即刻腺体肿胀在 24h 内未消退，则可通过系统性激素治疗、按摩受影响的腺体和给予患者补液治疗（流程图 22-4）。

5. 舌下腺囊肿

(1) 病因：术后舌下腺囊肿的形成是口底手

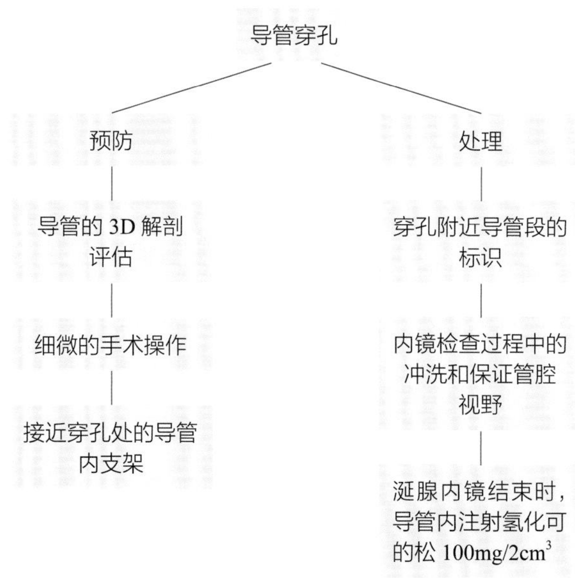

▲ 流程图 22-3　导管穿孔

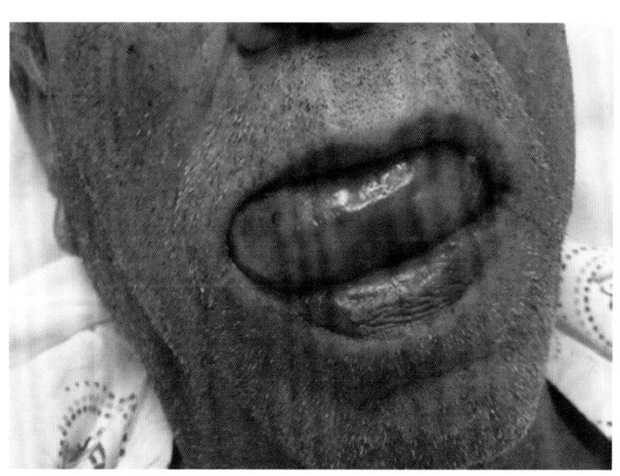

▲ 图 22-3　术后即刻颌下区肿胀，必须密切跟踪患者进行气道管理

术过程中一个众所周知的并发症（图 22-4A）。因此，舌下腺囊肿的形成可能发生在颌下腺内镜检查后 [24, 35, 39, 40]，发生率为 1%～2.45%[39–41]。形成舌下腺囊肿的风险与手术的范围成正比，接受特定内镜辅助手术治疗（如牵引术）的患者风险较大。舌下腺囊肿通常会表现为口底部的肿胀，呈蓝色。

(2) 预防：我们无法在所有情况下完全预防舌下腺囊肿的形成。但是，舌下腺囊肿形成的发生率可以通过以下方法来降低：仔细轻柔地处理舌

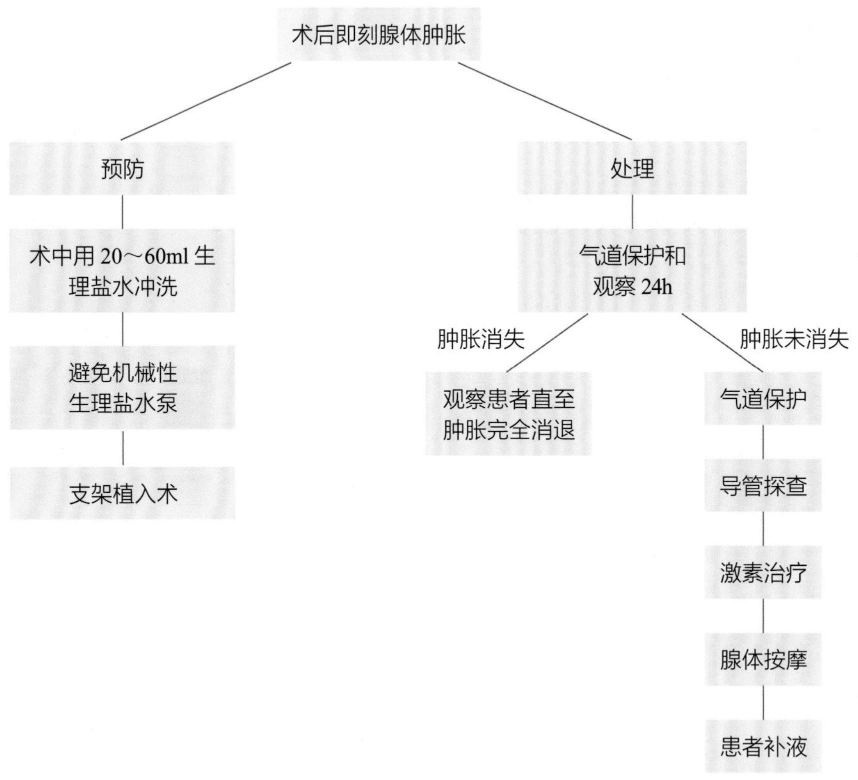

▲ 流程图 22–4　术后即刻腺体肿胀

下区域、在解剖该区域时使用激光技术或双极电刀以及在颌下腺导管中插入唾液引流管四周[23, 39]。

(3) 处理：舌下腺囊肿的主要治疗方法应包括去顶术、可做或不做的造袋术以及使用 4/0 Vicryl 缝线将碘仿纱条固定在口底，持续 2 周（图 22–4B～D）。在 7% 的病例中，舌下腺囊肿可能复发，需要再次进行造袋术。对于难治性舌下腺囊肿，可能需要进行舌下腺切除术[23, 27]（流程图 22–5）。

6. 舌神经损伤

(1) 病因：舌神经感觉异常是颌下腺内镜手术中的一种罕见并发症（0.4%～0.7%）[30, 36]，它主要发生在累及口底的内镜辅助手术后。在单纯的导管内镜手术中，只有由于涎腺导管穿孔才会发生。通常舌神经损伤可能通过神经评估确定。麻醉风险甚至更为罕见，位于主导管后 1/3 的涎石也可能增加舌神经损伤的发生率[30, 36]。

(2) 预防：由于涎石和舌神经距离较近，预防舌神经损伤的风险应通过术前成像评估。仔细处理下颌下腺导管，了解舌神经解剖学，以及神经和导管之间的关系，可以防止舌神经损伤。应避免使用单极电刀，且必须实施无血手术技术。

(3) 处理：在舌神经感觉异常确诊后应立即给予激素治疗。在特定情况下，可根据三叉神经损伤处理指南（图 22–5，流程图 22–6）进行手术治疗[23, 42, 43]。

7. 出血和血肿

(1) 病因：出血是最常见的颌下腺 / 舌下腺内镜手术的并发症。口底有丰富的脉管系统，其中舌部血管占大部分血供。这些血管的损伤可能导致严重的出血。严重出血的另一个危险因素是面静脉异常。

(2) 预防：手术医生必须熟悉口底的血管解剖，重点是排查面静脉异常的可能性。此外，手术技术必须是无血的和细致的。在手术结束前，应升高患者的血压，并控制任何活动性出血。此外，建议在手术结束时用 Hexakapron 冲洗手

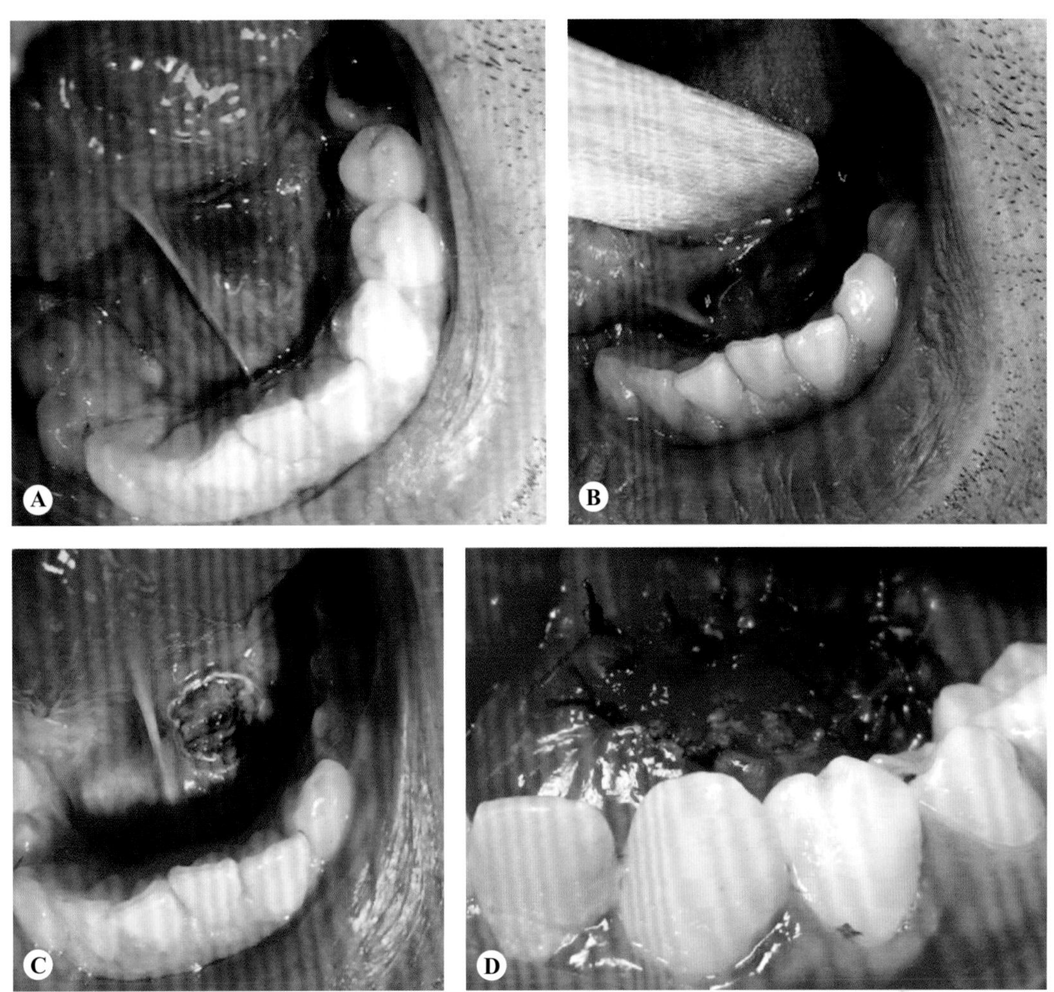

▲ 图 22-4　术后的舌下腺囊肿（A）通常首先用去顶术（B）治疗（在这种情况下，用 CO_2 激光去顶）。无顶的舌下腺囊肿（C）的边缘可以缝合，口底（D）的周围组织行造袋术治疗

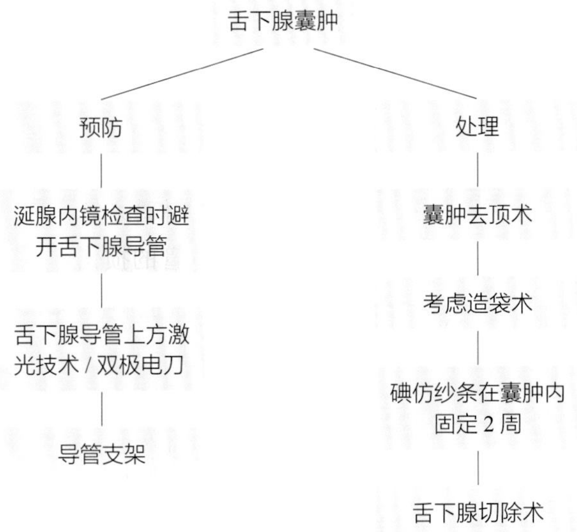

▲ 流程图 22-5　舌下腺囊肿

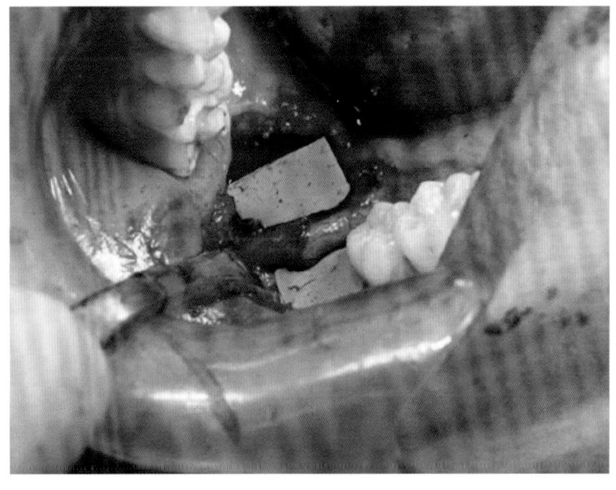

▲ 图 22-5　舌神经损伤的修复。舌神经在下颌第二磨牙处与下颌下腺导管重叠，在该区域探查导管时，应注意不要损伤舌神经

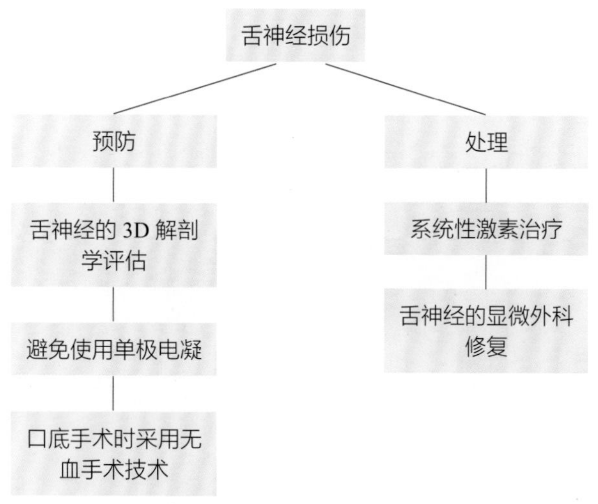

▲ 流程图 22-6　舌神经损伤

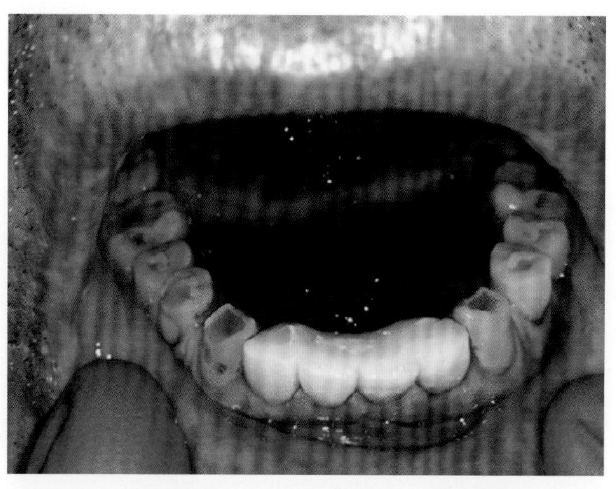

▲ 图 22-6　术后血肿。血肿不能排出，必须密切关注患者的气道管理情况

术野。

(3) 处理：口底出血控制技术应使用血管夹和双极电刀。为了防止舌神经损伤，必须避免单极电刀。如果发生术后血肿（图 22-6），应密切观察患者的气道管理。血肿引流是禁忌。当怀疑大血管受损并持续出血时，应探查口底并止血（流程图 22-7）。

（二）特定涎腺内镜治疗的并发症

特定的涎腺内镜设备包括取出结石的各种类型的内镜、网篮、抓钳，用于进行狭窄扩张的球囊，激光纤维和各种其他用于涎石取出的工具。

器械损坏或故障通常是使用不当的结果，会

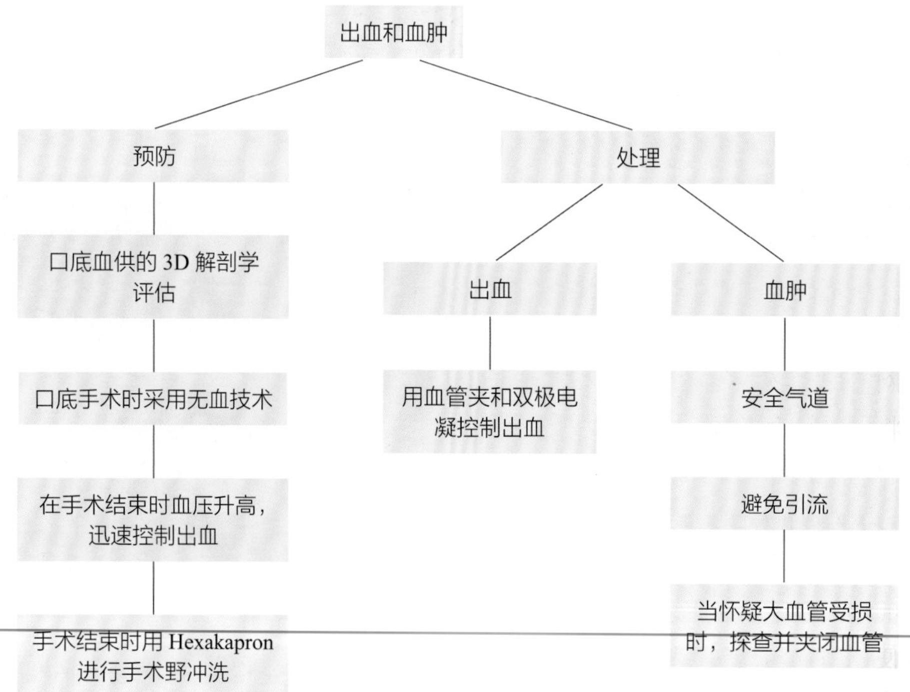

▲ 流程图 22-7　出血和血肿

导致并发症，需改变手术计划。

与特定的涎腺内镜器械相关的常见并发症包括术中对镜体的损坏、网篮脱位、抓钳损伤和球囊破裂。

1. 术中对镜体的损伤

(1) 病因：多种镜体可用于涎腺内镜，它们大多数是坚韧且薄的，以便于探查导管分支。小直径的镜体（通常在 0.7～1.7mm）需要特殊的光纤技术，这种技术在结构上是极度敏感的。因此，过度弯曲镜体可能导致光纤断裂，致使内镜的视野部分或完全丧失。

(2) 预防：使用时必须小心，不能用力过猛，必须避免弯曲镜体。当使用内镜进行涎腺取石术时，手术医生必须熟悉它们的附加效应，以避免损伤镜体。

(3) 处理：建议涎腺内镜手术设备包括至少一个备用镜体。如果术中镜体受损，无法清晰地看到手术视野，则必须终止手术（流程图 22–8）。

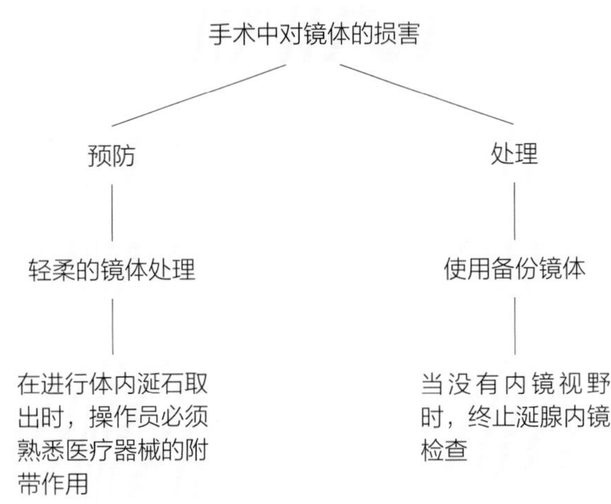

▲ 流程图 22–8 手术中对镜体的损害

2. 网篮脱位

(1) 病因：用于取涎石的网篮厚度是 0.3～0.8mm，如果手术动作粗暴可能会脱落。这通常发生在结石已经被捕获在网篮里，但导管的解剖结构不支持取出时，即结石位于狭窄的近端、结石大于主孔直径或连接到导管的非活动结石时。

(2) 预防：在使用网篮取石之前，必须对结石的大小、形状和位置进行精确评估。应在手术前进行充分的影像学检查，并在术中进行内镜探查。如果手术医生不确定是否可以在不过度用力的情况下取出结石，则禁忌使用网篮。

一种评估网篮取出潜力的方法是在不捕获涎石的情况下，将网篮完全打开，靠近涎石，如果受到导管管腔的限制，则应放弃使用网篮。

(3) 处理：当网篮脱位时，应将其取出。在可行的情况下，可以使用破碎手段，例如激光纤维将网篮捕获的结石破碎，直到将结石从网篮中释放出来，并使用另一网篮的抓钳将脱位的网篮闭合并取出。当这个方法不可行时，开放性口内手术技术可以定位网篮在导管中的位置，并将其取出。如果无法通过口内取出脱位网篮，可以选择涎腺切除术（流程图 22–9）。

3. 抓钳断裂

(1) 病因：与网篮脱落的风险类似，在取涎石时用力过度可能导致抓钳断裂。如果抓钳的一部分在导管内脱落，过度的冲洗可能会将其推到涎腺近端，超过导管的门部，进入近端导管的分支，使断裂颗粒的取回更具挑战性。

(2) 预防：使用抓钳必须控制力量。如果结石被卡住，抓钳不能轻易将其释放时，应避免过度用力。

(3) 处理：当抓钳发生断裂，应立即将其从工作通道中移出。如果抓钳的部分脱落到管腔内，可以采用像小涎石一样的方式取出。应注意不要通过使用过度的冲洗将断裂的碎片推向近端（流程图 22–9）。

4. 球囊撕裂

(1) 病因：球囊是一种用于扩张狭窄导管的设备。它在空的时候插入导管狭窄处，然后注入生理盐水以产生物理压力使狭窄处扩张。生理盐水过度填充球囊可能会导致球囊破裂，并使其碎片散落到管道中。

(2) 预防：每个球囊都有明确的生理盐水使用量说明，说明要使用的生理盐水量。必须仔细遵守说明，因为球囊的过度填充是绝对禁止的。

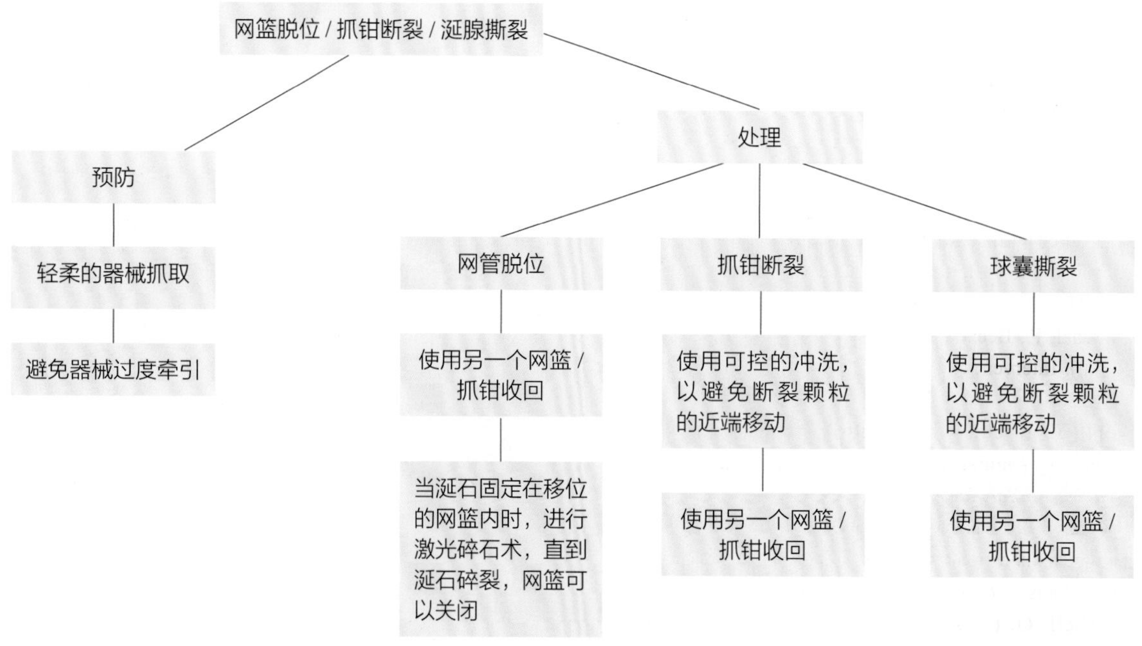

▲ 流程图 22–9　**网篮脱位 / 抓钳故障 / 涎腺撕脱**

(3) 处理：与抓钳断裂的情况类似，必须将撕脱的球囊残余物从导管系统中移除。这可以使用网篮和抓钳来实现。必须注意不要使用过度的冲洗将这些残余物推向近端（流程图 22–9）。

结论

总的来说，与传统的唾液腺手术相比，涎腺内镜相关的并发症明显较少。然而，鉴于传统和微创手术技术用于不同的唾液腺疾病，这种比较并不容易进行。

大多数并发症可以通过精确的术前评估和计划、细致的手术技巧和谨慎的器械操作来避免。

由于涎腺内镜操作的性质，以及各种技术的陡峭学习曲线，所有希望从事涎腺内镜的医生应该以循序渐进的方式进入这个领域，掌握唾液腺和导管系统的解剖，熟悉潜在的并发症、预防及处理这些并发症的方法。

参考文献

[1] Marmary, Y. (1986). A novel and non-invasive method for the removal of salivary gland stones. *Int. J. Oral Maxillofac. Surg.* 15: 585-587.

[2] Iro, H., Benzel, W., Zenk, J. et al. (1993). Minimally invasive treatment of sialolithiasis using extracorporeal shock waves. *HNO* 41: 311-316.

[3] Konigsberger, R., Feyh, J., Goetz, A. et al. (1990). Endoscopic controlled laser lithotripsy in the treatment of sialolithiasis. *Laryngorhinootologie* 69: 322-323.

[4] Gundlach, P., Scherer, H., Hopf, J. et al. (1990). Endoscopic-controlled laser lithotripsy of salivary calculi: in vitro studies and initial clinical use. *HNO* 38: 247-250.

[5] Katz, P.H. (1991). Endoscopie des glands salivires. (Endoscopy of the salivary glands). *Ann. Radiol. (Paris)* 34: 110-113.

[6] Nahlieli, O., Neder, A., and Baruchin, A.M. (1994). Salivary gland endoscopy - a new technique for diagnosis and treatment of sialolithiasis. *J. Oral Maxillofac. Surg.* 52: 1240-1242.

[7] Nahlieli, O. and Baruchin, A.M. (1997). Sialoendoscopy-

three years experience as a diagnostic and treatment modality. *J. Oral Maxillofac. Surg.* 55: 912-918.

[8] Nahlieli, O. and Baruchin, A.M. (1999). Endoscopic technique for the diagnosis and treatment of obstructive salivary gland diseases. *J. Oral Maxillofac. Surg.* 57: 1394-1401.

[9] Nahlieli, O. and Baruchin, A.M. (2000). Long term experience with endoscopic diagnosis and treatment of salivary gland inflammatory diseases. *Laryngoscope* 110: 988-994.

[10] Marchal, F., Becker, M., Dulguerov, P., and Lehmann, W. (2000). Interventional sialoendoscopy. *Laryngoscope* 110: 318-320.

[11] Zenk, J., Koch, M., Bozzato, A., and Iro, H. (2004). Sialoscopy - initial experience with a new endoscope. *Br. J. Oral Maxillofac. Surg.* 42: 293-298.

[12] Nahlieli, O., Shacham, R., Yoffe, B., and Eliav, E. (2001). Diagnosis and treatment of stricture and kinks in salivary gland ducts. *J. Oral Maxillofac. Surg.* 59: 484-490.

[13] Nahlieli, O. (2001). Development and application of microsalivary gland endoscopy. In: *Controversies in the Management of Salivary Gland Disease* (eds. M. MacGurk and A. Renehan), 274-283. Oxford, UK: Oxford University Press.

[14] Nahlieli, O., London, D., Zagury, A., and Eliav, E. (2002). Combined approach to impacted parotid stones. *J. Oral Maxillofac. Surg.* 60: 1418-1423.

[15] Nahlieli, O., Shacham, R., Bar, T., and Eliav, E. (2003). Endoscopic mechanical retrieval of sialolithiasis. *Oral Surg. Oral Med. Oral Pathol.* 95: 396-402.

[16] Mra, Z., Komisar, A., and Blaugrund, S.M. (1993). Functional facial nerve weakness after surgery for benign parotid tumours: a multivariate statistical analysis. *Head Neck* 15: 147-152.

[17] Owen, E.R., Banerjee, A.K., Kissin, M., and Kark, A.E. (1989). Complications of parotid surgery: the need for selectivity. *Br. J. Surg.* 76: 1034-1035.

[18] Moeller, K., Esser, D., Boeger, D. et al. (2013). Parotidectomy and submandibulectomy for benign diseases in Thuringia, Germany: a population-based study on epidemiology and outcome. *Eur. Arch. Otorhinolaryngol.* 270 (3): 1149-1155.

[19] Milton, S.M., Thomas, B.M., and Bickerton, R.C. (1986). Morbidity study of submandibular gland excision. *Ann. R. Coll. Surg. Engl.* 68: 148-150.

[20] Chang, Y.N., Kao, C.H., Lin, Y.S., and Lee, J.C. (2013). Comparison of the intraoral and transcervical approach in submandibular gland excision. *Eur. Arch. Otorhinolaryngol.* 270 (2): 669-674.

[21] Hasson, O. (2007). Sialoendoscopy and sialography: strategies for assessment and treatment of salivary gland obstructions. *J. Oral Maxillofac. Surg.* 65 (2): 300-304.

[22] Lari, N., Chossegros, C., Thiery, G. et al. (2008). Sialoendoscopy of the salivary glands. *Rev. Stomatol. Chir. Maxillofac.* 109 (3): 167-171.

[23] Nahlieli, O. (2009). Advanced sialoendoscopy techniques, rare findings, and complications. *Otolaryngol. Clin. North Am.* 42 (6): 1053-1072.

[24] Iro, H., Zenk, J., Escudier, M.P. et al. (2009). Outcome of minimally invasive management of salivary calculi in 4,691 patients. *Laryngoscope* 119 (2): 263-268.

[25] Bowen, M.A., Tauzin, M., Kluka, E.A. et al. (2010). Diagnostic and interventional sialoendoscopy: a preliminary experience. *Laryngoscope* 121 (2): 299-303.

[26] Walvekar, R.R., Razfar, A., Carrau, R.L., and Schaitkin, B. (2008). Sialendosocopy and associated complications: a preliminary experience. *Laryngoscope* 118: 776-779.

[27] Nahlieli, O., Nakar, L.H., Nazarian, Y., and Turner, M.D. (2006). Sialoendoscopy: a new approach to salivary gland obstructive pathology. *J. Am. Dent. Assoc.* 137 (10): 1394-1400.

[28] Parente Arias, P.L., Fernández Fernández, M.M., Varela Vázquez, P. et al. (2016). Minimally invasive video-assisted submandibular sialadenectomy: surgical technique and results from two institutions. *Surg. Endosc.* 30 (8): 3314-3320. https://doi.org/10.1007/s00464-015-4604-0.

[29] Pitak-Arnnop, P., Pausch, N.C., Dhanuthai, K. et al. (2010). Endoscope-assisted submandibular sialadenectomy: a review of outcomes, complications, and ethical concerns. *Eplasty* 10: e36.

[30] Strychowsky, J.E., Sommer, D.D., Gupta, M.K. et al. (2012). Sialoendoscopy for the management of obstructive salivary gland disease: a systematic review and meta-analysis. *Arch. Otolaryngol. Head Neck Surg.* 138 (6): 541–547. https://doi.org/10.1001/archoto.2012.856.

[31] Nahlieli, O. (2015). Complications of sialoendoscopy: personal experience, literature analysis, and suggestions. *J. Oral Maxillofac. Surg.* 73 (1): 75-80.

[32] Gary, C., Kluka, E.A., Schaitkin, B., and Walvekar, R.R. (2011). Interventional sialoendoscopy for treatment of juvenile recurrent parotitis. *J. Indian Assoc. Pediatr. Surg.* 16 (4): 132-136.

[33] Karavidas, K., Nahlieli, O., Fritsch, M., and McGurk, M. (2010). Minimal surgery for parotid stones: a 7-year endoscopic experience. *Int. J. Oral Maxillofac. Surg.* 39 (1): 1-4.

[34] Marchal, F., Chossegros, C., Faure, F. et al. (2008). Salivary stones and stenosis. A comprehensive classification. *Rev. Stomatol. Chir. Maxillofac.* 109 (4): 233-236.

[35] Nahlieli, O., Bar, T., Shacham, R. et al. (2004). Management of chronic recurrent parotitis: current therapy. *J. Oral Maxillofac. Surg.* 62 (9): 1150-1155.

[36] Atienza, G. and López-Cedrún, J.L. (2015). Management of obstructive salivary disorders by sialoendoscopy: a systematic review. *Br. J. Oral Maxillofac. Surg.* 53 (6): 507-519. https://doi.org/10.1016/j.bjoms.2015.02.024.

[37] Kroll, T., Finkensieper, M., Sharma, S.J. et al. (2013). Short-term outcome and patient satisfaction after sialoendoscopy. *Eur. Arch. Otorhinolaryngol.* 270 (11): 2939-2945. https://

doi.org/10.1007/s00405-013-2418-z.

[38] Iwai, T., Matsui, Y., Yamagishi, M. et al. (2009). Simple technique for dilatation of the papilla in sialoendoscopy. *J. Oral Maxillofac. Surg.* 67 (3): 681-682.

[39] Nahlieli, O., Droma, E.B., Eliav, E. et al. (2008). Salivary gland injury subsequent to implant surgery. *Int. J. Oral Maxillofac. Implants* 23 (3): 556-560.

[40] Mandel, L. (2008). Plunging ranula following placement of mandibular implants: case report. *J. Oral Maxillofac. Surg.* 66 (8): 1743-1747.

[41] Harrison, J.D., Kim, A., Al-Ali, S. et al. (2013). Postmortem investigation of mylohyoid hiatus and hernia: aetiological factors of plunging ranula. *Clin. Anat.* 26 (6): 693-699. https://doi.org/10.1002/ca.22212.

[42] Dower, J.S. Jr. (2010). More about oral paresthesia. *J. Am. Dent. Assoc.* 141 (11): 1301-1302.

[43] Moore, P.A. and Hersh, E.V. (2010). Oral paresthesia. *J. Am. Dent. Assoc.* 141 (11): 1300-1301.

第23章 唾液腺手术
Salivary Gland Surgery

Antonia Kolokythas Robert Ord 著 蔡 俊 译

唾液腺手术的范围从单纯的唇黏液腺囊肿切除到高级别唾液腺恶性肿瘤的根治性切除（采用开放术式和内镜入路）。因此，对于这些手术相关的并发症的处理，在处理方法和严重程度上均有显著差异。值得注意的是，在非主要针对唾液腺的手术中，如面部美容手术[1, 2]，涉及唾液腺的并发症可能会因导管或腺体本身的损伤而发生。本章的目的是介绍涵盖与原发性唾液腺手术相关的潜在并发症，涉及小唾液腺和大唾液腺，并包括良性和恶性病变（流程图 23–1）。我们还将提供对并发症进行逐步管理的方法。与内镜唾液腺手术相关的并发症在另一章中讨论，因此不包括在这一章中。

一、良性疾病和病理

与良性病变治疗有关的并发症包括治疗黏液逃逸反应、黏液潴留囊肿以及在嘴唇、腭部和口腔黏膜发现的良性唾液腺肿瘤。黏液囊肿，特别是下唇的黏液囊肿，是最常遇到的与小唾液腺损伤引起的黏液逃逸反应有关的情况（图 23–1）。其治疗方法是切除黏液囊肿和可能引起黏液溢出的相关小腺体[3–6]。下唇黏液囊肿切除术的并发症包括黏液囊肿的复发、颏神经分支的损伤、瘢痕和出血（流程图 23–2）。

（一）复发

病因：由于在同一部位反复外伤形成新的黏液囊肿，或者由于没有完全切除相关小唾液腺，或无意中损伤邻近小唾液腺。

处理：再次切除，仔细切除邻近小唾液腺，并需考虑一并切除唾液腺表面的黏膜。

（二）颏神经损伤

病因：由于黏液囊肿靠近颏神经终末支，在剥离黏液囊肿或切除周围小唾液腺时可发生损伤。

处理：通过仔细解剖终末神经分支来进行预防。

（三）瘢痕

病因：由于切口设计不当，伤口裂开，反复损伤。

处理：在切口设计时要达到无张力闭合，特别对于年轻患者需做到埋置缝线，以防止咀嚼缝线造成创伤，使用浸润麻醉，避免长时间的唇部麻醉和创伤。

（四）出血

病因：唇部血管的损伤。

处理：通过合理的切口设计，在口轮匝肌的浅表进行解剖，识别、结扎和电凝血管控制受损伤血管的出血量。

小唾液腺最常见的良性肿瘤是多形性腺瘤（pleomorphic adenoma，PA），最常见于上腭，其次是单形性腺瘤，最常见于上唇[7–13]。与良性病变治疗相关的并发症与实际切除的肿瘤范围和手术部位有关（图 23–2）。由于绝大多数多形性腺

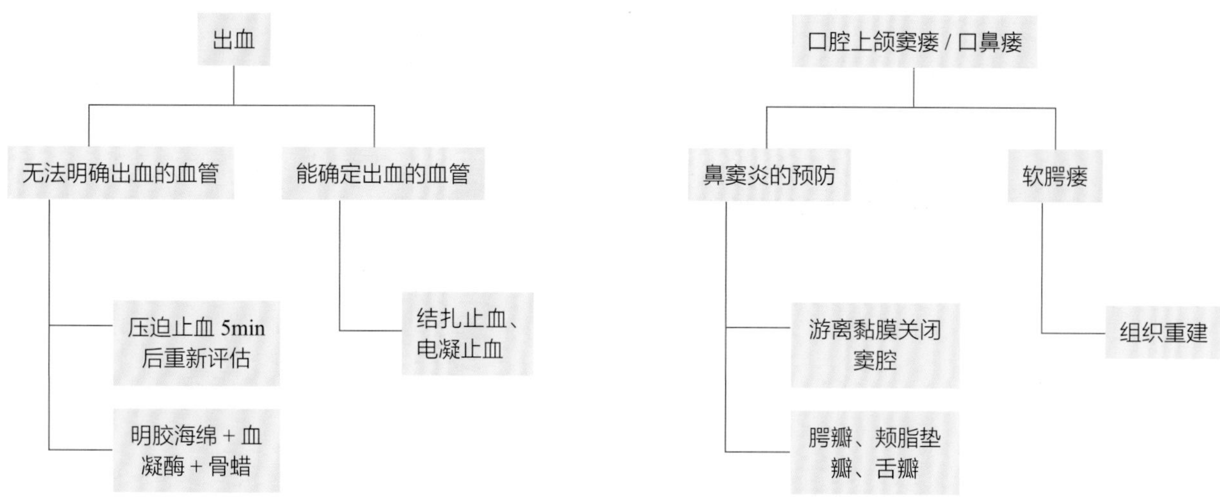

▲ 流程图 23-1　小唾液腺手术并发症 - 腭部

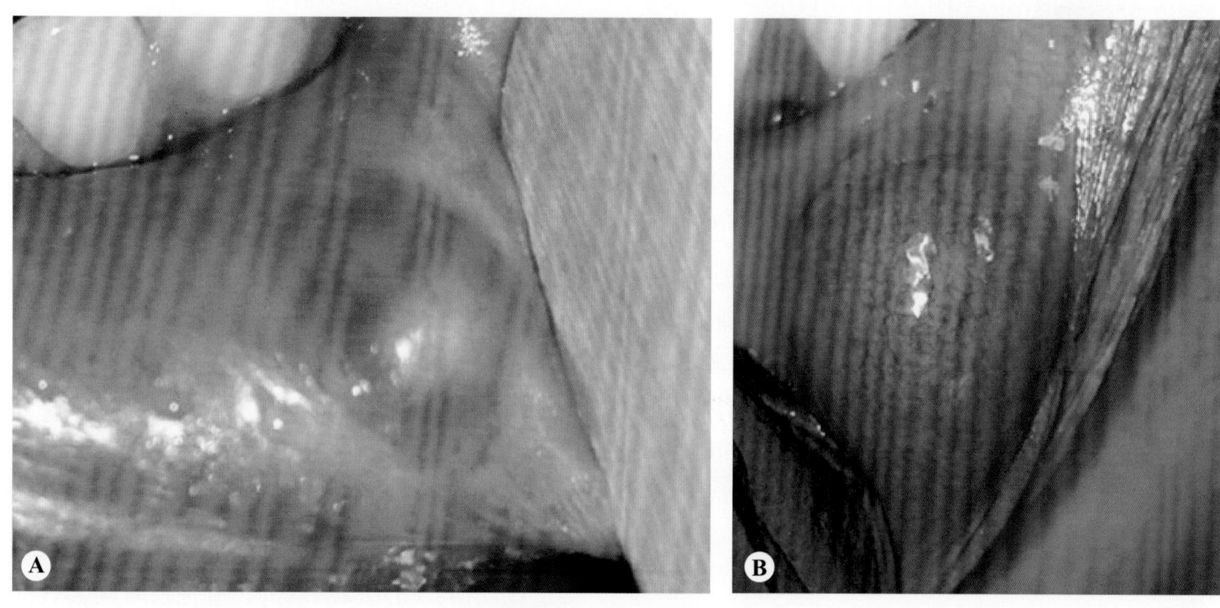

▲ 图 23-1　黏液囊肿示例

A. 小的黏液囊肿；B. 大的弥漫性黏液囊肿

瘤发生在上腭，术中最常见的并发症是腭动脉出血和可能的经硬腭或软腭口鼻 / 口窦瘘，具体瘘的位置取决于手术的部位。腭神经损伤不需要修复[13]。损伤后的麻醉区域通常是无关紧要的，并能随着时间的推移而消失。如果腭动脉被切断，它就会缩回到较厚的腭瓣中，难以钳夹、缝扎或电凝止血。良好的光线和吸引器吸力是必不可少的，如果血管无法显露，则使用 0 号丝线从黏膜表面穿过骨膜全层缝合，然后行褥式缝合打结，通常就可以止血。如果血管在神经孔附近被切断并回缩到骨内，不能直接钳夹，则将骨蜡填塞到骨管通常就可以解决问题。对于使骨变薄的深部肿瘤和无意中形成的瘘管，立即关闭是最好的方法（图 23-3）。口鼻瘘最好采用两层缝合，以腭动脉为蒂的腭瓣可提供黏膜覆盖。在上颌后牙区瘘管和无牙颌患者中，通常可以使用颊脂垫。也

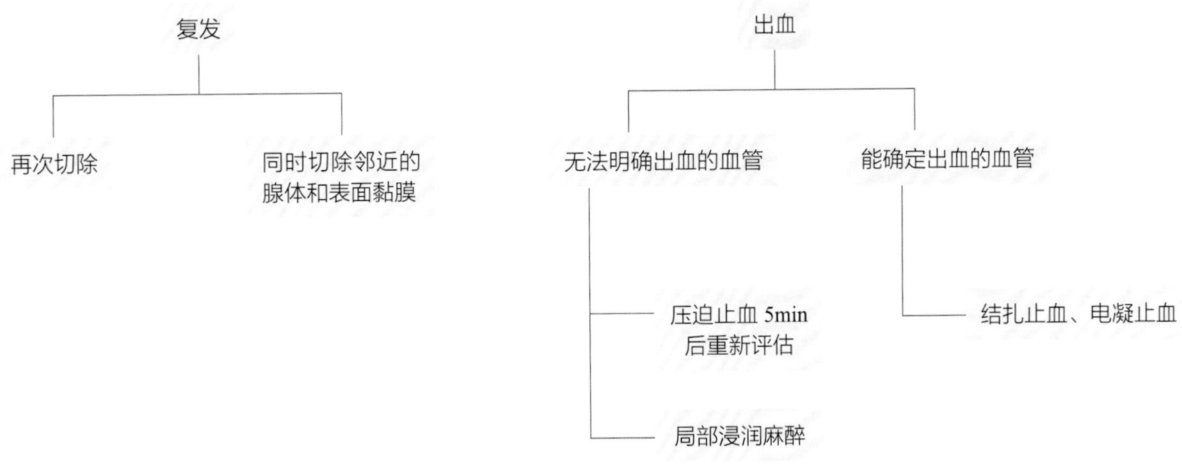

▲ 流程图 23-2　黏液囊肿切除并发症

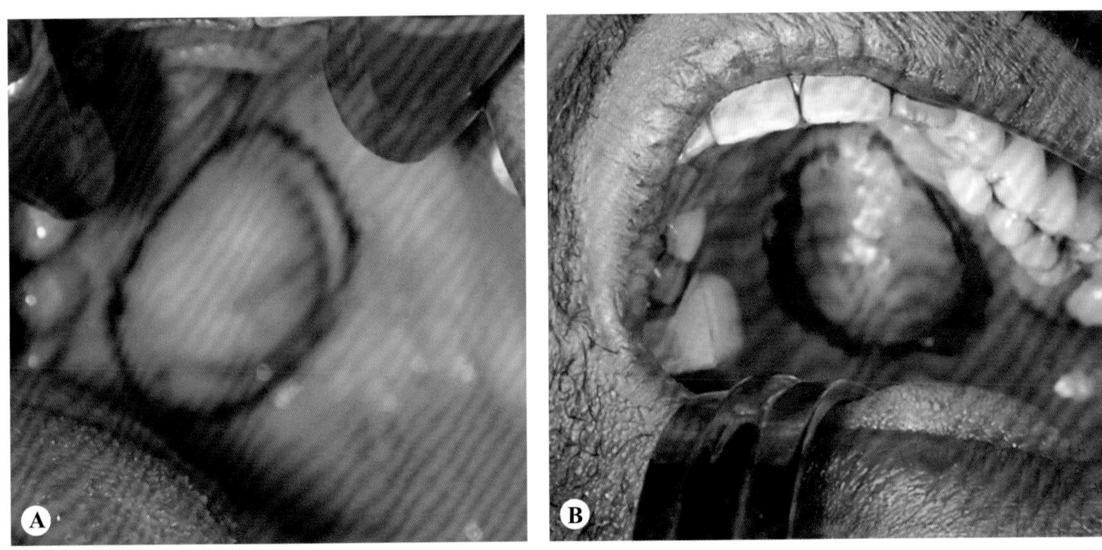

▲ 图 23-2　腭部多形性腺瘤的轮廓

可以采用腭部旋转皮瓣，达到立即或延迟关闭瘘口（图 23-4 和图 23-5）。

（五）腭动脉出血

病因：肿瘤切除时对血管的损伤。

处理：具体如下。

1. 确保良好的光线和吸力。

2. 如果出血的血管可见并伴有搏动性动脉出血，应行缝扎和电凝止血。

3. 如果出血的血管不可见（回缩到腭组织深层中），并且已经进行了最大的努力，但仍未能止血，则需用 0 号线全层缝合整个腭黏膜。出血点的近端和远端都要进行严密的缝合，才能有效止血。

4. 如果血管缩回到腭神经管中并继续出血，将骨蜡填充到腭管中通常会起到止血的作用。

（六）口腔上颌窦瘘和口鼻瘘

病因：在已经变薄的腭骨上因意外形成穿孔。

处理：具体如下。

1. 腭黏膜较厚且活动度差，所以通常不能直接拉拢缝合。

2. 如果可能的话，需松解上颌窦 / 鼻腔黏膜将穿孔处关闭。

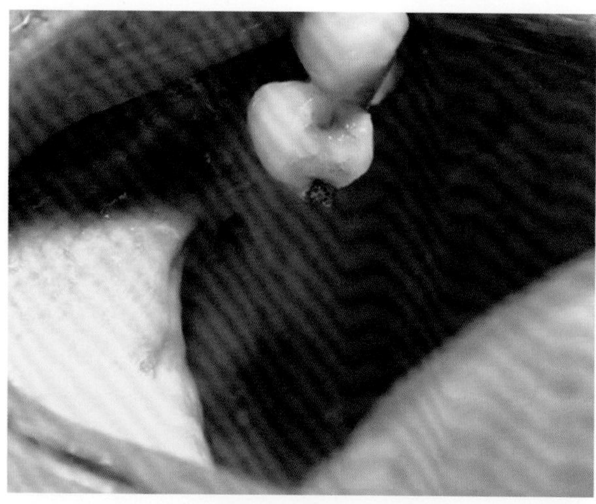

▲ 图 23-3　口腔上颌窦瘘

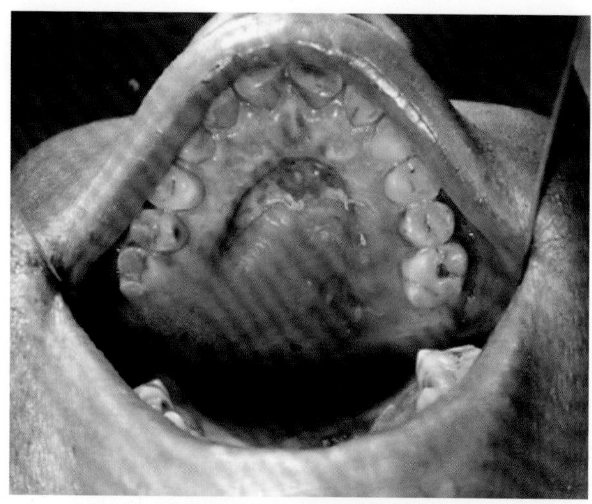

▲ 图 23-4　腭瓣即刻修复

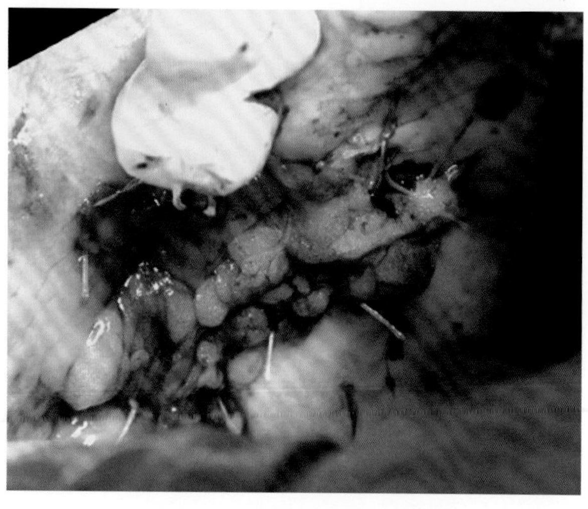

▲ 图 23-5　颊脂垫瓣修复瘘管

3. 基于对侧腭动脉为蒂部的腭瓣是一个很好的初步选择。

4. 由于黏膜是无弹性的，所以皮瓣需设计得比较长，因为它们是不能很好地拉伸或弯曲的。

5. 将缝合线放置在正常的骨面上，而不是瘘管上。

6. 给患者使用鼻窦炎药物治疗方案，并告知患者禁止擤鼻涕。

7. 将缝合线放置 3 周。

8. 如果瘘管在软腭，组织是有弹性的，简单的分层封闭就足够了。

9. 于上颌磨牙后区，尤其是无牙颌患者，可通过第二磨牙颊侧骨膜，动员颊侧脂肪垫封闭瘘口。

由于多形性腺瘤的高复发潜力，与其治疗相关的最常见的晚期并发症是肿瘤的复发。这类肿瘤没有真正的包膜，它们浸润到周围的纤维假包膜中，在没有活检证实的情况下经常被错误地切除。复发的原因是肿瘤侵犯了切缘[14, 15]。对并发症的治疗主要是预防，通过局部扩大切除，切缘至少在肿瘤外 1.0cm，并在可能的情况下再次切除以清除手术边缘的残余肿瘤。第二次手术并不总是可行的。为确保肿瘤边缘清晰，理想情况是在切除前通过切口组织活检获得组织病理学确认，以便计划充分的手术切除。对于小涎腺肿瘤，最好通过腭部肿块的中心而不是周边进行活检。此外，围术期冷冻切片可能有助于确保手术边缘无肿瘤。在边缘呈阳性的情况下，再次切除是一种选择，特别是当同一位外科医生同时进行这两种手术时。再次切除的局限性包括对阳性切缘的确切位置、手术瘢痕和该区域采用的重建类型的不确定性。仔细的标本定位和外科医生与病理科医生之间的沟通在所有肿瘤手术中都是非常宝贵的，尤其是在阳性边缘的情况下，更需要病理支持指导再次切除。

（七）多形性腺瘤切除术后并发症

1. *复发*

病因：由于肿瘤周围没有真正的包膜，肿瘤

向周围组织生长。

处理：以肿瘤外 1.0cm 为切缘切除或切至下一解剖层次，术中行冷冻病理切片指导各边缘范围，如切缘阳性需术中再次扩大切除。

注意：在切缘阳性的情况下，标定具体位置对在此切除的范围至关重要。

单形性腺瘤最常见于上唇，通常是小病灶，因为它们通常被认为是脂肪瘤或黏液囊肿，包膜良好，所以在没有组织病理学诊断的情况下就进行切除[8, 16]。切除这类肿瘤或其他任何唇部良性肿瘤的并发症包括出血、瘢痕和邻近神经分支的损伤。特别是下唇部位更容易引发这些并发症。除了多形性腺瘤，其他肿瘤切除后复发是不常见的，因为这些肿瘤有良好的包膜，且不浸润周围结构。

黏液囊肿切除后并发症的处理也适用于以上情况。与口腔黏膜良性唾液腺病变有关的并发症包括多形性腺瘤的复发，以及对唾液腺导管和面神经分支的损伤。关于其复发的处理，跟其他肿瘤的处理相同。对于唾液腺导管的损伤，首先应进行导管的识别和插入软管，以便在解剖过程中保护导管。如果导管受损或其需要作为被切除的一部分，则可以将其转置到更近端的位置，并建立一个新的黏膜开口。另一种方法是修复导管，将导管内插入软管并固定在上覆黏膜上，以确保导管通畅（图 23-6）。经口腔入路手术对面神经的损伤较少见，但也可因进行性深层次的解剖已到达了颊肌并靠近了皮肤。如果发生这种情况，通常是面神经终末分支受损。所以如果需要做深入颊肌的手术解剖，应使用手术放大镜仔细解剖，这样就可以达到识别和避免损伤神经结构的目的。

2. 涎腺导管损伤

病因：由于肿瘤靠近导管，肿瘤直接延伸到导管内。

处理：首先要预防和识别涎腺导管并插入软管做好标记，在肿瘤切除时要仔细解剖导管周围组织。必要时采取导管移位或导管支架修复术。

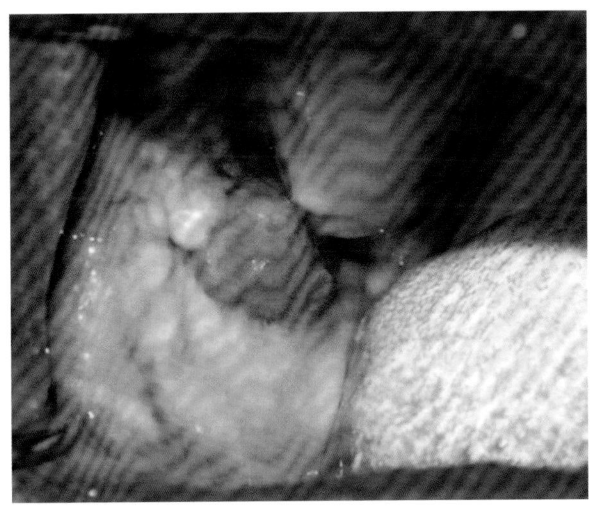

▲ 图 23-6 位于腮腺导管开口附近的颊黏膜唾液腺肿瘤

如果手术过程中导管可能被分割，首先进行“标记”缝合，以控制切割端，防止它向近端缩回（流程图 23-3）。

3. 面神经终末分支损伤

病因：解剖至颊肌深部。

处理：预防为主，在放大镜下解剖。

（八）恶性病变

与恶性病变处理相关的并发症包括唇部、腭部和颊部黏膜恶性肿瘤的治疗。其中最常见的是黏液表皮样癌、腺样囊性癌和多形性腺瘤恶变[17-21]。与恶性肿瘤切除相关的并发症包括之前讨论过的出血和神经损伤，但最关键的是肿瘤复发。正如前面所讨论的围术期，冷冻病理切片可以帮助确定切缘状态并指导是否需要进一步扩大切除。在一些口内小唾液腺恶性肿瘤如腺样囊性

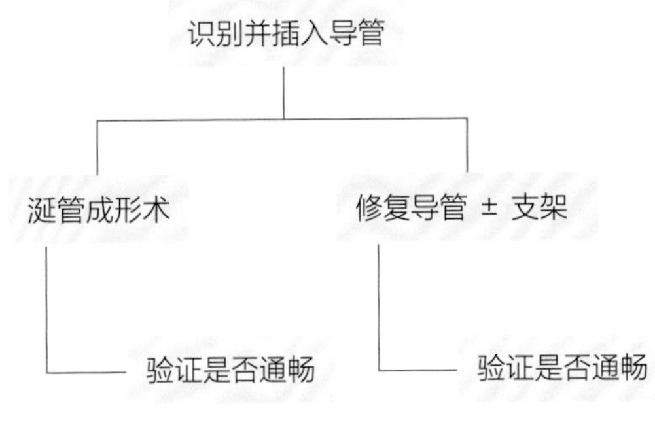

▲ 流程图 23-3 导管损伤

瘤中，常可看到侵犯神经。对于腭部肿瘤，应向近端行冰冻病理示踪腭大神经，因为神经周围播散可将肿瘤带至颅底或眼眶部。不幸的是，恶性肿瘤“跳跃性”生长可以发生在神经中，所以冷冻切片回示的切缘阴性并不能保证将肿瘤切除干净了。标本定位在所有肿瘤切除中都是至关重要的，因为它有助于再次切除，并在需要时指导术后放疗。根据肿瘤的病理类型，选择采用选择性或根治性颈淋巴清扫。与颈淋巴结清扫术相关的并发症可以在本书的其他地方找到，这一章不再讨论。

二、大唾液腺手术并发症

（一）良性颌下腺病变

与颌下腺良性病变治疗相关的并发症包括涎腺结石、囊肿和颌下腺良性肿瘤，尽管后两种相对罕见[12, 22]。对于涎腺结石的治疗包括：对于涎石离导管口足够近（图 23-7），可以通过口腔入路，单独取出涎石；或者切除涎腺导管系统和腺体（图 23-8）[23-26]。通过口腔取石时，常见的并发症是结石向近端移位和舌神经或舌下腺损伤。通过在结石近端使用结扎线同时对导管进行插管并控制其中的结石，可防止移位。导管必须在唾液石上纵向切开以便取出，因此应该建立一个新的开口将导管上皮与口腔黏膜的上下层缝合。由于缝线的放置方式可能会阻塞导管，因此应确认新导管开口的通畅性。如果在涎石切除术中无意中损伤了舌下腺，有形成舌下腺囊肿的风险，其相关并发症的治疗将在本章后面讨论。

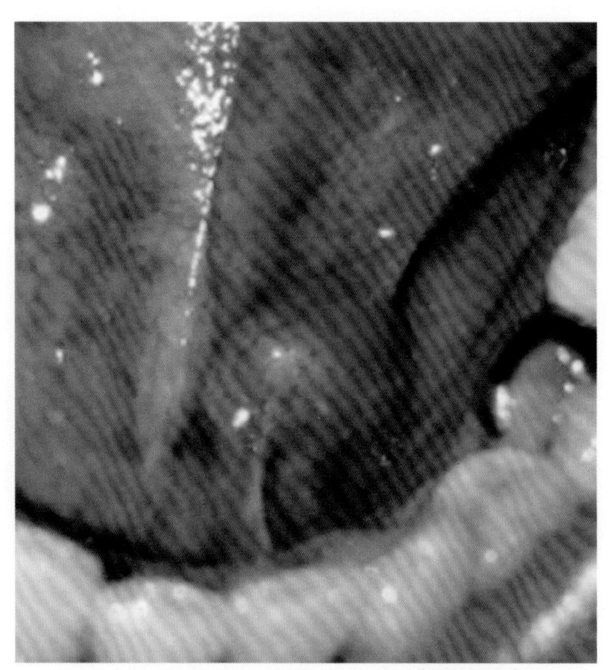

▲ 图 23-7　导管开口处的涎腺结石

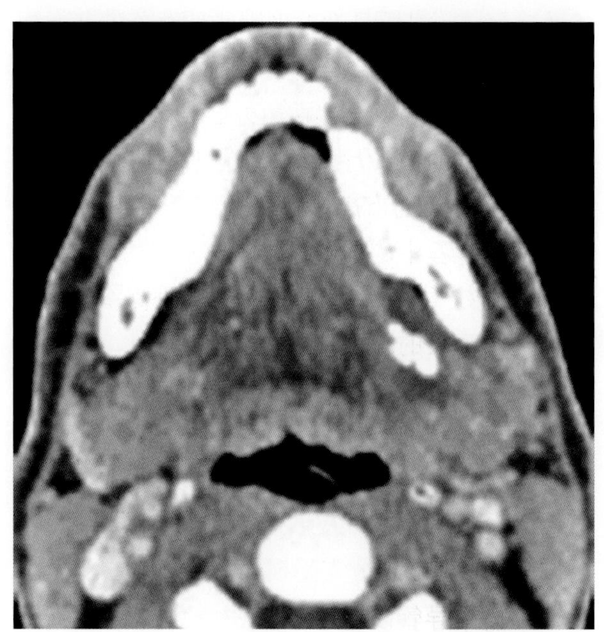

▲ 图 23-8　CT 显示颌下腺腺体内的涎腺结石

（二）涎石取出术后并发症

1. 涎石移位

病因：导管内结石的“流动性”。

处理：通过在结石的近端使用结扎缝线，将结石控制在导管内。

2. 导管损伤

病因：结石造成的损伤、经口腔入路取石时造成的损伤和导管开口处梗阻。

处理：导管识别后插入软管，在结石上方纵向切开导管，通过将导管上皮缝合到口腔黏膜的覆盖层以恢复和建立新的导管开口。在新开口形成后，通过压迫腺体以确保唾液自由流动来验证导管的通畅。

结石取出后晚期并发症是导管狭窄。这个可以通过切除和涎腺成形术、插管和冲洗、球囊扩张或涎腺内镜来治疗。

当颌下腺因腺体内的涎石或存在囊肿或肿瘤而丧失功能需要切除时，相关并发症包括出血、血肿形成、感染、沿颈部切口瘢痕、面神经下颌缘支损伤、舌神经损伤、唾液漏入颈部并形成瘘管等。识别并仔细解剖和结扎面部血管及其分支是控制出血和预防腺体切除术后血肿形成的关键。引流管的使用有助于预防血肿形成，特别是当腺体切除后有很大的无效腔或在感染的情况下。在最初的24～48h加压包扎可以帮助防止肿胀和潜在的血肿形成。颌下腺腺体切除术后颈部的感染相对少见，但当形成血肿而未及时处理或唾液漏入颈部时感染也可发生。如果未正确识别和结扎颌下腺导管，则可能发生涎瘘。唾液渗漏到颈部会引起肿胀、感染和慢性引流瘘管。如果发生血肿或感染，应切开引流，创口分泌物细菌培养药敏实验指导下使用抗生素治疗。如果形成瘘管，则必须切除瘘管并查明病因，即确定导管并结扎，并清除可能留在原位的任何涎石。面神经下颌缘支的损伤对患者是毁灭性的，可以通过仔细的手术解剖来避免。选择适当的切口位置，并在解剖过程中使用神经刺激仪。利用面部血管将神经上拉（Hayes Martin 手法）是保护延伸至颈深筋膜浅层的神经的一种很好的方法。在涎石或炎症情况下，需小心抬高腺体包膜并进行包膜内剥离以保护神经[27, 28]。如果在切除颌下腺的过程中，颌下腺导管的口腔内部分保持完整，仅结扎了导管的近端部分，一种罕见的晚期并发症是在口腔内导管的残余部分形成结石。一些专家建议切除整个导管以防止这种情况发生。然而，这就需要将“清洁”的颈部手术入路与“污染”的口腔入路相结合。

颌下腺切除有一个必要的步骤即当舌神经到下颌下神经节的副交感神经纤维被切断时，可发生舌神经损伤。下颌舌骨肌后缘的广泛收缩和神经的可见性，舌神经与腺体在牵拉后呈现V形，这个动作在避免舌神经切断中至关重要。在任何情况下，如果目睹神经横断，应立即进行修复。舌下神经深入二腹肌的腹部和舌骨舌肌的深面，所以它通常没有损伤的风险。然而，常因有易出血的小静脉，导致在腺体的后下边界处电凝导致神经的损伤。有整整一章节致力于神经损伤和修复，因此读者可在这一章中了解详细信息和循序渐进的方法（流程图23-4至流程图23-6）。

3. 出血

病因：损伤面部血管和面部血管在腺体内的分支。

处理：仔细鉴别血管主干与血管在腺体内的分支，并将在解剖过程中无意中受伤的部位进行仔细的结扎。

4. 血肿形成

病因：不明原因的血管损伤和腺体切除后的无效腔。

处理：关闭创口前仔细检查结扎血管，腺体切除后留下的无效腔要加压包扎24～48h，充分引流，并给予抗生素治疗。

5. 感染

病因：颈部血肿形成继发感染和涎瘘。

处理：预防血肿，充分引流，抗生素治疗，结扎涎腺导管以防止涎瘘。

6. 颈部切口瘢痕

病因：切口设计不当，既往引流放置位置或瘘管处，伤口裂开。

处理：沿皮肤静息线行切口设计，在健康皮肤上切口，切除死皮或以前的瘘管，无张力缝合伤口。

7. 面神经下颌缘支的损伤

病因：切口设计和解剖不当，在神经附近使用电刀电凝。

处理：合理使用神经刺激仪、手术放大镜、Hayes-Martin 手法、腺体囊抬高或行囊内剥离(不适用于炎性疾病或涎石症，不适用于肿瘤手术)。

8. 舌神经和舌下神经损伤（图23-9）

病因：横断，强力回缩，在神经附近使用电刀电凝。

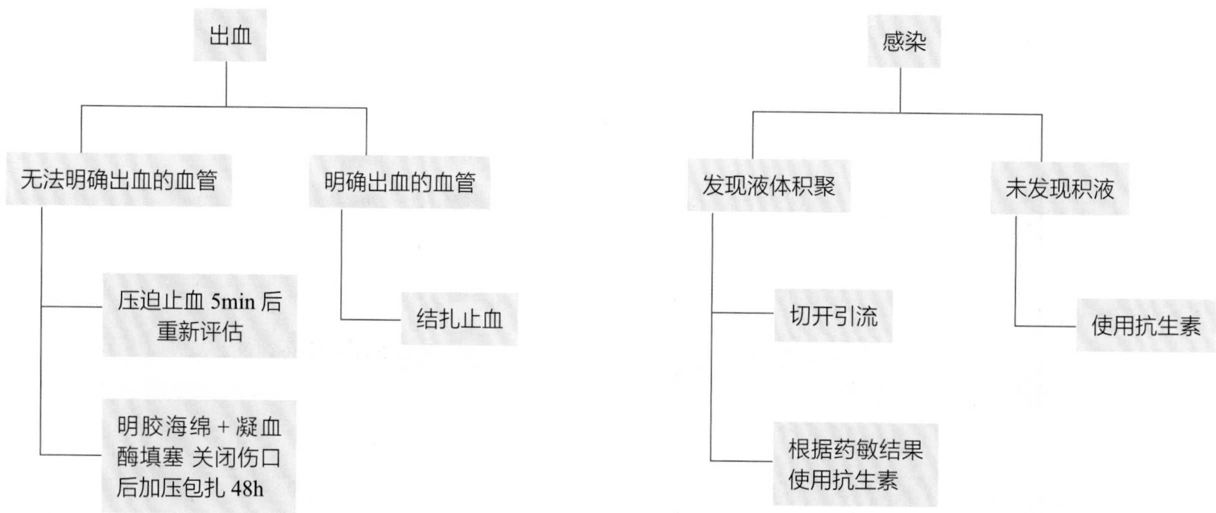

▲ 流程图 23-4 颌下腺切除术的并发症

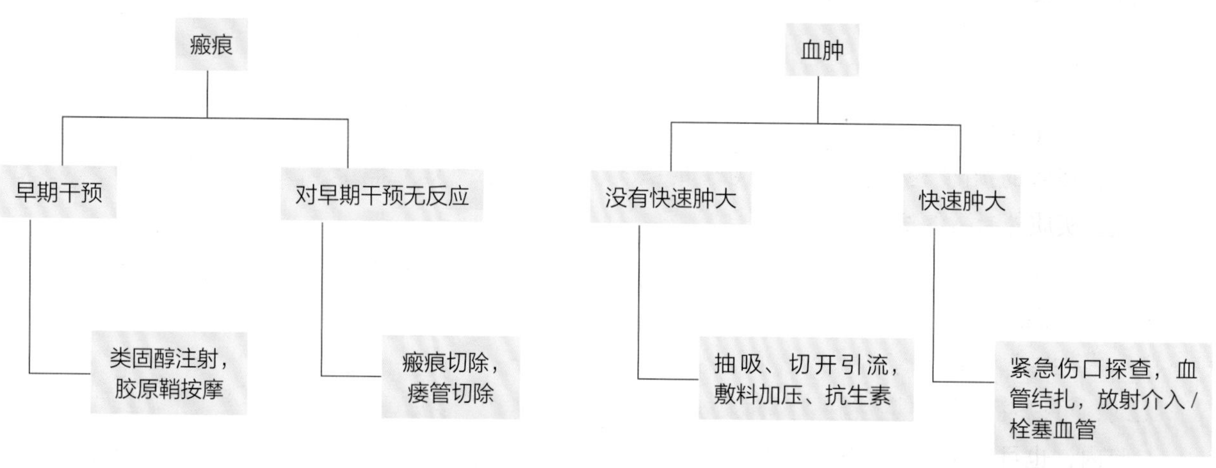

▲ 流程图 23-5 颌下腺切除术的并发症

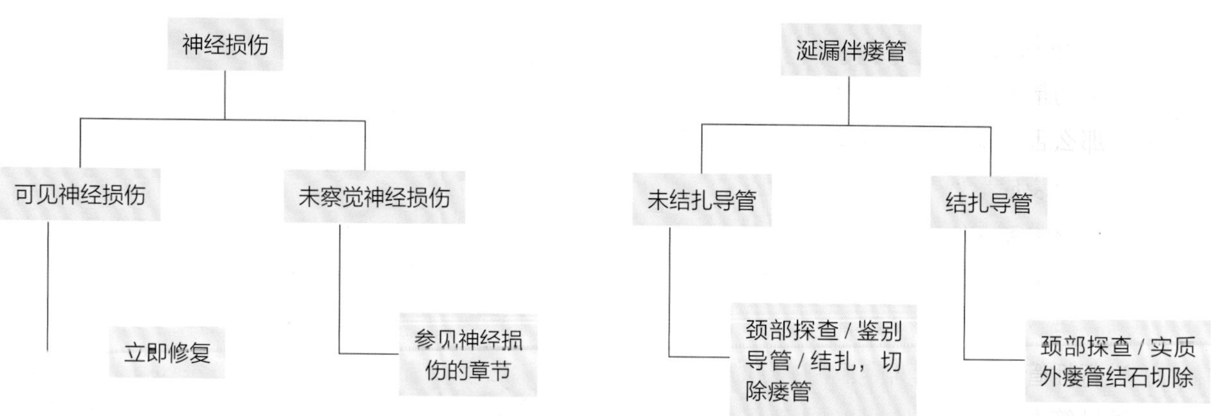

▲ 流程图 23-6 颌下腺切除术的并发症

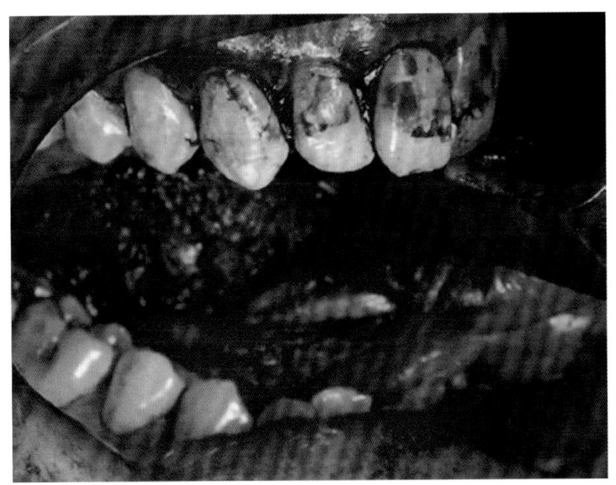

▲ 图 23-9 口内照片示口底部颌下腺导管与舌神经的关系

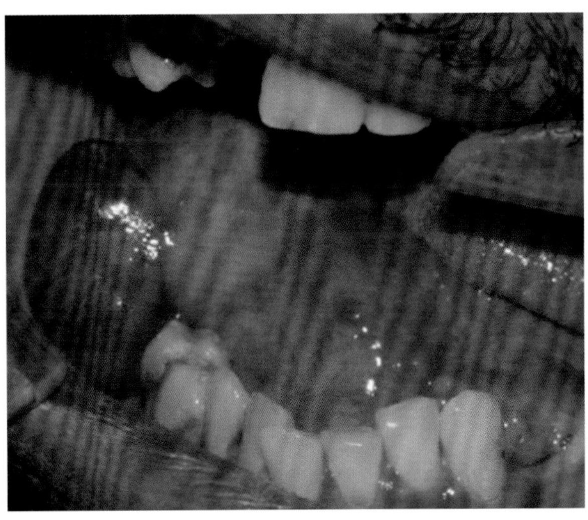

▲ 图 23-10 舌下腺囊肿口内型

处理：预防为主，行可视化操作。如果目击神经已横断，则需立即神经吻合修复。

9. 唾液漏入颈部形成瘘管

病因：未能识别和结扎导管，实质外涎石。

处理：瘘管的预防，瘘管的切除，导管的识别和结扎，实质外涎石的切除。

（三）舌下腺良性病变

舌下腺良性病变手术治疗的并发症包括舌下腺囊肿和良性肿瘤。舌下腺囊肿是舌下腺疾病中最常见的，可以发生在所有年龄段。囊肿可以局限在口腔内，也可以延伸到下颌舌骨肌以下，进入颈部，形成潜突型舌下腺囊肿[29]（图 23-10 和图 23-11）。治疗方法是切除舌下腺，但舌下腺囊肿也可以保守治疗，尤其是对年幼的儿童。与保守治疗（包括使用或不使用 CO_2 激光的袋成形术）相关的最常见并发症是复发。如果袋成形术失败，那么舌下腺切除术是治疗舌下腺囊肿的最终方法。与袋成形术相关的并发症包括无意中损伤颌下腺导管或导管开口部，以及更罕见的损伤舌神经终末分支。后一种并发症在舌下腺切除时更容易发生。在袋成形术和舌下腺切除术期间对导管进行插管，可以同时观察和保护导管。此外，如果导管在手术过程中受伤，它可以很容易地定位和转移到更近的位置。如果舌神经终末支损伤，修复很可能是没法做到的，需要在术前和术后适当地告知患者这种潜在的并发症。

（四）舌下腺囊肿治疗后并发症

1. 复发

病因：保守治疗失败、腺体反复损伤或导管损伤。

处理：切除舌下腺，如发现颌下腺导管有损伤则需立即行导管修复。

2. 颌下腺导管损伤

病因：在袋成形术未能识别和插管保护导管，导致导管损伤。

处理：识别导管并置管后，在泪道探头上纵向切开导管，将导管上皮与口底黏膜缝合，建立新的导管开口。在新的导管开口形成后，通过压迫腺体以确保唾液自由流动来验证导管的通畅。

（五）腮腺良性病变

与腮腺良性病变治疗相关的并发症包括涎石、囊肿和腮腺良性肿瘤的发生[12, 30]。腮腺的涎腺结石虽然比颌下腺的涎腺结石发生率低，但会引起导管的梗阻甚至感染，可能需要切除结石，扩张导管，或切除腺体。当结石位于导管系统的远端并可通过口腔入路取出，可考虑行涎石取出术。与颌下腺导管结石切除术类似，腮腺导管插管和在结石近端结扎是防止导管损伤和涎石移位

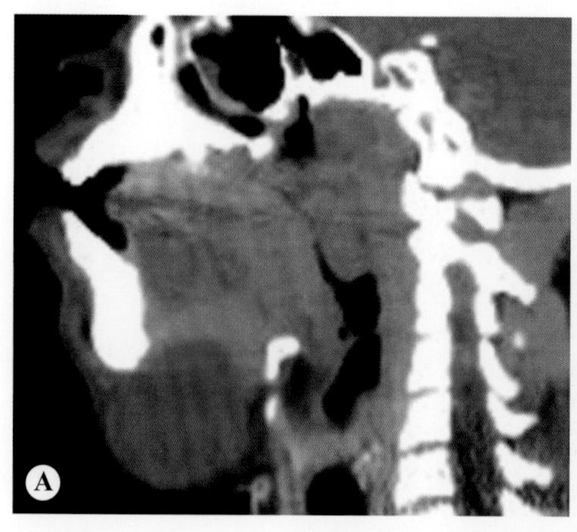

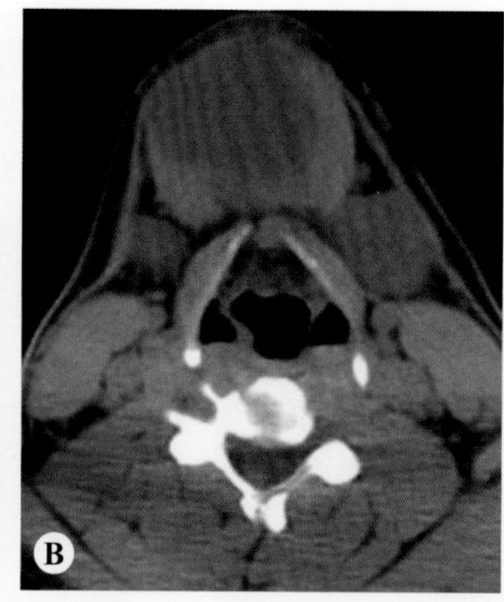

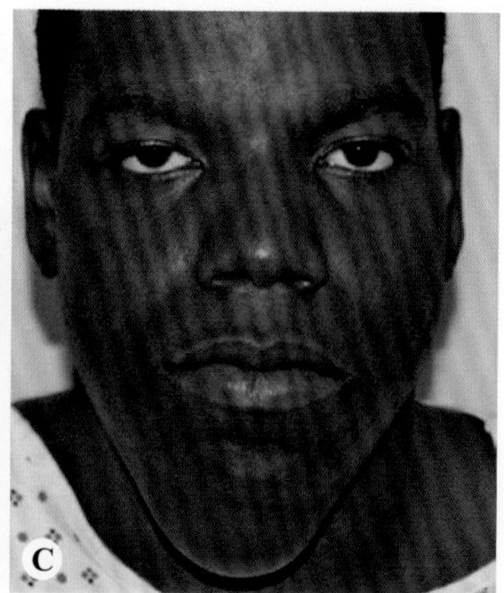

▲ 图 23-11　A. 矢状切面 CT；B. 轴向切面 CT；C. 面部轮廓肿胀图像

的关键步骤。可以建立一个新的导管开口，或者在导管支架内置入导管并将其固定在黏膜上以确保其通畅。

腮腺最常见的良性肿瘤是混合瘤。由于肿瘤的组织学特征及其与假包膜的关系而引起的复发问题已经被提及。虽然是否需要进行腮腺部分切除术还是行单纯的包块切除是存在争议的，但单纯摘除腮腺的复发率很高 [31]。假包膜中的管状结构、卫星结节和伪足将留在原位，并在摘除后引起多灶性复发 [32, 33]。腮腺切除术后最常见的并发症是面神经损伤、味觉出汗综合征和面部凹陷。面神经损伤是手术中必须面对的问题，而味觉出汗综合征和面部凹陷则较晚发生。较少见的是涎腺囊肿、导管损伤和瘘管形成（流程图 23-7，流程图 23-8）。

（六）面神经损伤

预防：两项 Meta 分析表明，与腮腺部分切除术相比，行肿瘤囊外切除的并发症较少，但最近的一项系统综述发现，肿瘤囊外切除的风险降低不足以推荐取代腮腺部分切除术 [33, 34]。根据解剖标志茎突和乳突找到面神经主干并沿着主干解剖神经至远端。总是在神经的上方进行解剖，除非肿瘤的位置使得必须在神经分支下方进行解剖。保持无血污染的视野，对小血管使用双极电凝止血。不要在神经附近使用电刀电凝，应使用微型血管夹。除非你能清楚地看到解剖结构，否则不要切开组织。

处理：如果神经已经切断，可使用手术放大镜或手术显微镜并用纤维蛋白胶进行显微吻合。如果神经末梢不能对位吻合，可以取邻近的耳大神经移植。

（七）味觉出汗综合征

预防：在进行腮腺切除翻瓣时，翻起浅表肌筋膜系统层并将其与皮肤分开缝合。其他材料也可用于防止味觉出汗综合征，包括颞筋膜、胸锁乳突肌瓣、阔筋膜、游离脂肪移植物、冻干同种异体真皮等 [35]。

处理：这取决于症状的严重程度。抗胆碱能药和止汗剂一般就足够了。在症状严重的情况下，可以使用进一步的手术，即在腮腺和皮肤之间插入一层（见上文）。目前的金标准是使用 A 型肉毒杆菌注射来解决这个问题。

（八）面部凹陷

预防：在手术时，脂肪移植物或分层的脱细胞异体移植物可用于小的缺损。缺损较大的部位可采用胸锁乳突肌瓣、颞肌瓣或游离皮瓣，如前臂筋膜瓣、股前外侧皮瓣。

处理：在已确定的缺陷中，可以使用类似的重建方法。

单纯腮腺深叶切除术、腮腺浅叶切除术和腮腺全切除术的面部凹陷的发生率分别为 0%～1%、0%～26% 和 0%～16%。

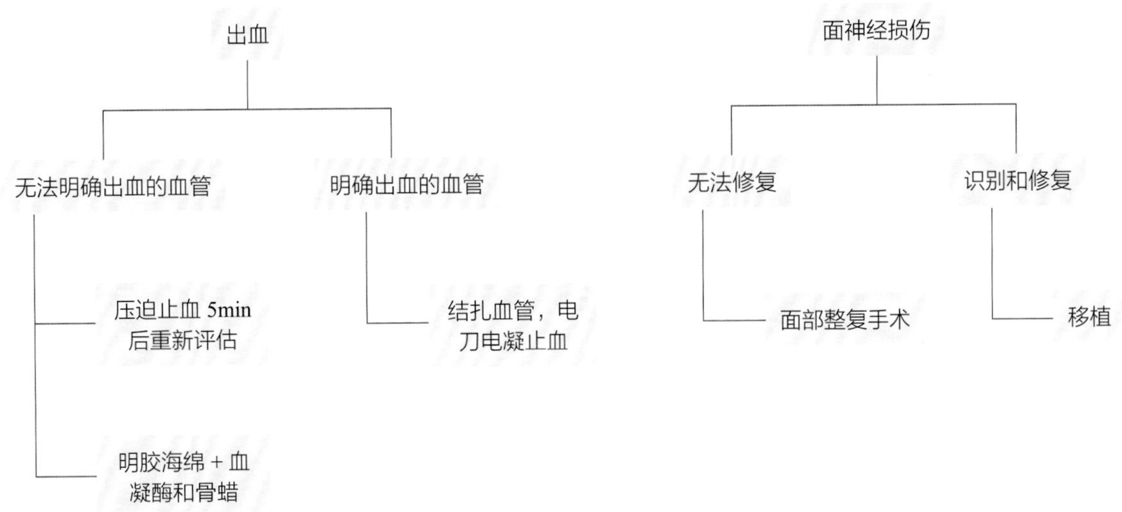

▲ 流程图 23-7　腮腺切除术并发症

味觉出汗综合征
肉毒杆菌毒素
抗胆碱能药止汗剂
无效
间置移植物
涎腺囊肿
吸入压力
抗唾液生成药物
无效
肉毒杆菌毒素

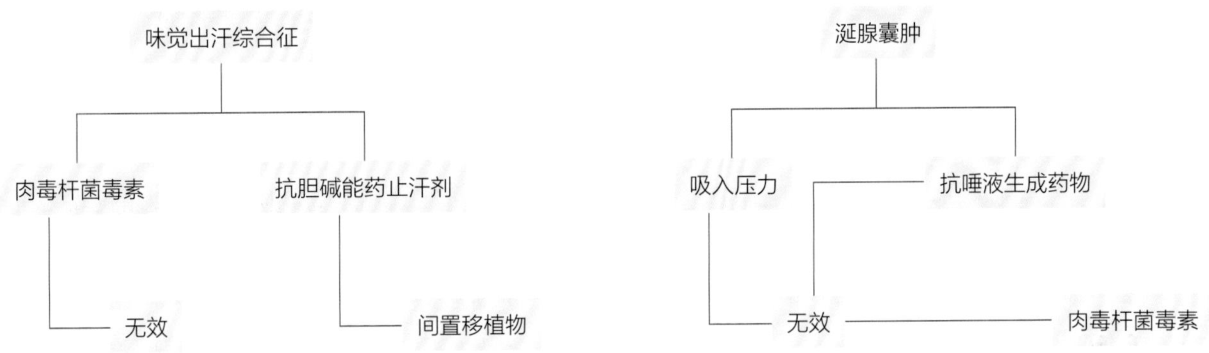

▲ 流程图 23-8　腮腺切除术并发症

（九）涎腺囊肿

预防：如果术中腺体包膜及下方的腺泡组织受损，应术中缝合修复。

处理：大多数由腺体本身产生的唾液囊肿可以通过保守的穿刺抽吸、局部压迫和抗唾液分泌剂来解决。在顽固性病例中，可以使用肉毒杆菌注射。导管横断引起的涎腺囊肿通常不能通过保守治疗迅速解决。

（十）腮腺导管横断

预防：在解剖面神经颊支时要仔细解剖和识别导管。

处理：如果在手术时发现，应立即修复导管。并且可能需要植入支架来预防狭窄。如果在手术治疗后因涎腺膨出而发现，则需要对导管进行修复，涎腺内镜可能对这部分病例是有用的。

（十一）腮腺瘘

处理：腮腺切除术后腮腺瘘是罕见的。大多数病例是可以通过保守治疗或肉毒杆菌毒素注射来解决。

在顽固性腮腺瘘病例中，可能需要切除瘘管并用局部皮瓣转移行封闭缝合。

（十二）颌下腺、舌下腺和腮腺的恶性病变

与恶性病变相关的并发症包括腺样囊性癌、腺泡细胞癌、黏液表皮样癌和鳞状细胞癌的治疗[17, 37–46]。恶性肿瘤累及舌下腺可能是由于口腔上皮恶性肿瘤对舌下腺的侵袭。关于腮腺恶性肿瘤，除上述恶性肿瘤外，导管癌和皮肤恶性肿瘤转移到腮腺淋巴结也是常见的。在恶性病变的治疗过程中可以出现出血、血肿、瘘管形成、唾液漏出、脑神经损伤等并发症。本章前面已经介绍了每种并发症的处理方法。由于腺样囊性癌常侵犯神经，故舌下 / 颌下腺腺样囊性癌患者可能需要切除舌神经、舌下神经和面神经下颌支。这同样适用于面神经的腮腺癌。是否需要初次修补视情况而定。

与所有恶性病变一样，切缘明确且为阴性的切除应该是我们手术的目标，因此，肿瘤外科手术的潜在并发症是切缘阳性。如前所述，术中冰冻病理切片有助于指导切缘阳性的情况下是否需要进一步切除。或者，如果冷冻切片报告与最终病理报告相反（称为围术期阴性，但在最终复查时发现阳性），则可以进行再次手术切除。再次手术是具有挑战性的，但如果是由同一名外科医生实施手术，那他对于阳性切缘的位置、额外切除的可行性和所进行的重建能做到很好地把控。当颈部清扫术作为恶性肿瘤治疗的一部分时，与颈部清扫术相关的并发症已在前面讨论过，这里不包括在内。

结论

唾液腺手术可以是小手术，也可以是大手术，并发症的严重程度和处理方法也各不相同，但有能力、有经验的口腔颌面外科医生能够预防并发症或在并发症发生时有效地处理它们。

参考文献

[1] Nahlieli, O., Abramson, A., Shacham, R. et al. (2008). Endoscopic treatment of salivary gland injuries due to facial rejuvenation procedures. *Laryngoscope* 118: 763-767.
[2] Nahlieli, O., Droma, E.B., Eliav, E. et al. (2008). Salivary gland injury subsequent to implant surgery. *Int. J. Oral Maxillofac. Implants* 23: 556-560.
[3] Chaitanya, P., Praveen, D., and Reddy, M. (2017). Mucocele on lower lip: a case series. *Indian Dermatol. Online J.* 8: 205-207.
[4] Hayashida, A.M., Zerbinatti, D.C., Balducci, I. et al. (2010). Mucus extravasation and retention phenomena: a 24-year study. *BMC Oral Health* 10: 15.
[5] Zeng, Q.C. and Mandel, L. (2019). Surgical Management of the Labial Mucocele. *N. Y. State Dent. J.* 85: 42-44.
[6] Mohammad, S., Khan, M., Salahuddin, B. et al. (2019). A spectrum of oral mucoceles: histopathology and management. *Pakistan Oral Dent. J.* 39: 140-143.
[7] Becelli, R., Frati, R., Cerulli, G. et al. (2001). Pleomorphic adenoma of the minor salivary glands of the palate. *J. Exp. Clin. Cancer Res.* 20: 25-28.
[8] Mader, C.L. and Nelson, J.F. (1981). Monomorphic adenoma of the minor salivary glands. *J. Am. Dent. Assoc.* 102: 657-659.
[9] Valstar, M.H., de Ridder, M., van den Broek, E.C. et al. (2017). Salivary gland pleomorphic adenoma in the Netherlands: a nationwide observational study of primary tumor incidence, malignant transformation, recurrence, and risk factors for recurrence. *Oral Oncol.* 66: 93-99.
[10] Toida, M., Shimokawa, K., Makita, H. et al. (2005). Intraoral minor salivary gland tumors: a clinicopathological study of 82 cases. *Int. J. Oral Maxillofac. Surg.* 34: 528-532.
[11] Abrahão, A.C., Santos Netto Jde, N., Pires, F.R. et al. (2016). Clinicopathological characteristics of tumours of the intraoral minor salivary glands in 170 Brazilian patients. *Br. J. Oral Maxillofac. Surg.* 54: 30-34.
[12] Weber, R.B., Petit, B., Wolf, P. et al. (1990). Salivary gland tumors in the parotid gland, submandibular gland, and the palate region. *Ann. Otol. Rhinol. Laryngol.* 116: 1055-1060.
[13] Magennis, P. (1990). Sensory morbidity after palatal flap surgery - fact or fiction? *J. Ir. Dent. Assoc.* 36: 60-61.
[14] Weber, A. (1981). Pleomorphic adenoma of the hard palate. *Ann. Otol. Rhinol. Laryngol.* 90: 192-193.
[15] Feinmesser, R. and Gay, I. (1983). Pleomorphic adenoma of the hard palate: an invasive tumour? *J. Laryngol. Otol.* 97: 1169-1172.
[16] Levine, J., Krutchkoff, D.J., and Eisenberg, E. (1981). Monomorphic adenoma of minor salivary glands: a reappraisal and report of nine new cases. *J. Oral Surg.* 39: 101-107.
[17] Andersen, L.J., Therkildsen, M.H., Ockelmann, H.H. et al. (1991). Malignant epithelial tumors in the minor salivary glands, the submandibular gland, and the sublingual gland. Prognostic factors and treatment results. *Cancer* 68: 2431-2437.
[18] Copelli, C., Bianchi, B., Ferrari, S. et al. (2008). Malignant tumors of intraoral minor salivary glands. *Oral Oncol.* 44: 658-663.
[19] Gonzalez Lagunas, J., Rodado, C., Raspall, G. et al. (2001). Malignant tumors of the minor salivary glands. Retrospective study on 59 cases. *Med. Oral* 6: 142-147.
[20] Kruse, A.L., Gratz, K.W., Obwegeser, J.A., and Lubbers,

H.T. (2010). Malignant minor salivary gland tumors: a retrospective study of 27 cases. *Oral Maxillofac. Surg.* 14: 203-209.

[21] Piloni, M. and Keszler, A. (1998). Malignant tumors of the minor salivary glands. A retrospective study of 89 cases. *Med. Oral* 3: 71-77.

[22] Kolokythas, A., Sidal, T., Sheppard, R., and Miloro, M. (2010). Salmonella-infected submandibular gland cyst: case report and review of the literature. *J. Oral Maxillofac. Surg.* 68: 2909-2913.

[23] Saga-Gutierrez, C., Chiesa-Estomba, C.M., Larruscain, E. et al. (2019). Transoral Sialolitectomy as an alternative to Submaxilectomy in the treatment of submaxillary sialolithiasis. *Ear Nose Throat J.* 98: 287-290.

[24] Da Mata, P.S., Maeda, C.Y., Martins, D.G., and Junior, C.A.L. (2020). Sialolithiasis: series of 12 clinical cases. *Oral Surg. Oral Med. Oral Pathol. Oral Radiol.* 129: e122.

[25] Wolf, G., Langer, C., and Wittekindt, C. (2019). Sialolithiasis: current diagnostics and therapy. *Laryngorhinootologie* 98: 815-823.

[26] Pachisia, S.M.G., Sahu, S., and Ghosh, S. (2019). Submandibular sialolithiasis: a series of three case reports with review of literature. *Clin. Pract.* 9: 1119.

[27] Preuss, S.F., Klussmann, J.P., Wittekindt, C. et al. (2007). Submandibular gland excision: 15 years of experience. *J. Oral Maxillofac. Surg.* 65: 953-957.

[28] Chiesa Estomba, C., Sistiaga Suarez, J., Gonzalez-Garcia, J. et al. (2018). Marginal mandibular nerve injury during neck dissection of level IIa, and the influence of different types of dissection: diathermy versus cold knife. *Otolaryngol. Pol.* 72: 21-25.

[29] Kabunda Syebele, T.I.M. (2020). The anatomical basis and rational for the transoral approach during the surgical excision of the sublingual salivary gland for the management of plunging ranula. *Am. J. Otolaryngol.* 41: 102371.

[30] Croonenborghs, T.M., Van Hevele, J., Scheerlinck, J. et al. (2020). A multicentre retrospective clinico-histopathological review of 250 patients after parotidectomy. *Int. J. Oral Maxillofac. Surg.* 49: 149-156.

[31] Lin, Y.Q., Wang, Y., Ou, Y.M. et al. (2019). Extracapsular dissection versus partial superficial parotidectomy for the treatment of benign parotid tumours. *Int. J. Oral Maxillofac. Surg.* 48: 895-901.

[32] Zbaren, P. and Stauffer, E. (2007). Pleomorphic adenoma of the parotid gland: histopathologic analysis of the capsular characteristics of 218 tumors. *Head Neck* 29: 751-757.

[33] Albergotti, W.G., Nguyen, S.A., Zenk, J., and Gillespie, M.B. (2012). Extracapsular dissection for benign parotid tumors: a meta-analysis. *Laryngoscope* 122: 1954-1960.

[34] Foresta, E., Torroni, A., Di Nardo, F. et al. (2014). Pleomorphic adenoma and benign parotid tumors: extracapsular dissection vs superficial parotidectomy - review of literature and meta-analysis. *Oral Surg. Oral Med. Oral Pathol. Oral Radiol.* 117: 663-676.

[35] Hojjat, H., Svider, P.F., Raza, S.N. et al. (2018). Economic analysis of using free fat graft or acellular dermis to prevent post-parotidectomy Frey syndrome. *Facial Plast. Surg.* 34: 423-428.

[36] Nahlieli, O. (2017). Complications of traditional and modern therapeutic salivary approaches. *Acta Otorhinolaryngol. Ital.* 37: 142-147.

[37] Zdanowski, R., Dias, F.L., Barbosa, M.M. et al. (2011). Sublingual gland tumors: clinical, pathologic, and therapeutic analysis of 13 patients treated in a single institution. *Head Neck* 33: 476-481.

[38] Andreasen, S., Bjorndal, K., Agander, T.K. et al. (2016). Tumors of the sublingual gland: a national clinicopathologic study of 29 cases. *Eur. Arch. Otorhinolaryngol.* 273: 3847-3856.

[39] Rinaldo, A., Shaha, A.R., Pellitteri, P.K. et al. (2004). Management of malignant sublingual salivary gland tumors. *Oral Oncol.* 40: 2-5.

[40] Perez, D.E., Pires, F.R., Alves Fde, A. et al. (2005). Sublingual salivary gland tumors: clinicopathologic study of six cases. *Oral Surg. Oral Med. Oral Pathol. Oral Radiol. Endod.* 100: 449-453.

[41] Yu, T., Gao, Q.H., Wang, X.Y. et al. (2007). Malignant sublingual gland tumors: a retrospective clinicopathologic study of 28 cases. *Oncology* 72: 39-44.

[42] Yu, T., Gao, Q.H., Wang, X.Y. et al. (2007). A retrospective clinicopathologic study of 30 cases of sublingual gland malignant tumors. *Hua Xi Kou Qiang Yi Xue Za Zhi* 25: 64-66.

[43] Lee, R.J., Tong, E.L., Patel, R. et al. (2016). Malignant sublingual gland tumors: demographics, prognostic factors, and treatment outcomes. *Oral Surg. Oral Med. Oral Pathol. Oral Radiol.* 121: 180-187.

[44] Liu, Y., Li, H., Qin, L. et al. (2017). Prognostic factors in malignant sublingual salivary gland tumors. *J. Oral Maxillofac. Surg.* 75: 1542-1548.

[45] Lee, R.J., Tan, A.P., Tong, E.L. et al. (2015). Epidemiology, prognostic factors, and treatment of malignant submandibular gland tumors: a population-based cohort analysis. *JAMA Otolaryngol. Head Neck Surg.* 141: 905-912.

[46] Safdieh, J., Givi, B., Osborn, V. et al. (2017). Impact of adjuvant radiotherapy for malignant salivary gland tumors. *Otolaryngol. Head Neck Surg.* 157: 988-994.

相关图书推荐

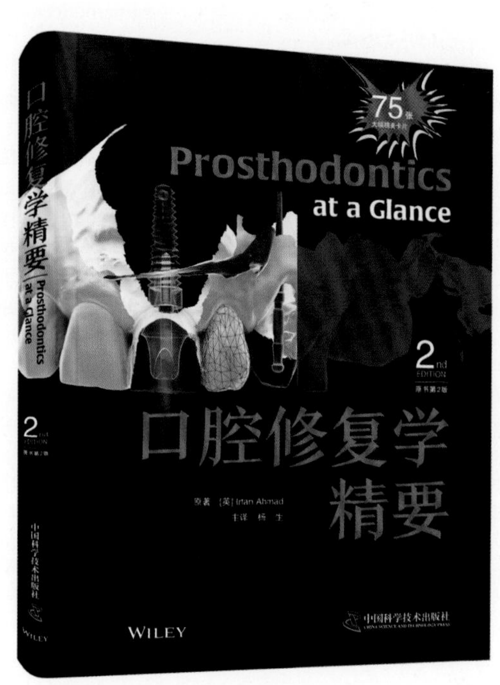

原著 [英] Irfan Ahmad

主译 杨 生

定价 168.00元

本书引进自WILEY出版社，是口腔经典著作“A Glance”系列丛书之一。本书为全新第2版，融合了口腔修复学的最新技术和科学进展，以3D打印技术、口腔内扫描、数字工作流程和诊断、微笑设计、阴影评估和使用真皮填充物的面部增强为特色，全面介绍了数字化技术和再生医学在口腔修复学中的作用，书中配有多张彩图和高清照片，每章文末均有对本章内容的总结。本书内容翔实，图文并茂，系统全面，既可作为口腔修复科临床医生的指导用书，又是口腔专业医学生不可多得的参考用书。